WORD BOOK OF ACUPUNCTURE POINT

TSUBOTAN

With the Localization of Acupuncture point and the Etymology of their name

통합 근신경학으로 배우는

경혈보감 經穴寶鑑

감수 Shuichi Katai, Paulo Kenichi Takahashi
저자 Omi Sakamoto, Hiroshi Harashima
역자 **김종필** · 감수 **이철형**

이철형

- 의학박사(통합의학전공)
- 현) 한국정통침구학회 교수
- 현) 한국열린사이버대학교 뷰티건강디자인학과 특임교수
- 1986년부터 국내 대기업에서 식품영양학, 건강기능식품학 등을 연구, 마케팅하고 2000년부터 침뜸의학 전반에 걸쳐 연구하면서 현대의학과 동양의학 그리고 보완대체의학이 하나된 통합의학으로 근거중심의 Acupressure & Acupuncture를 배우고 연구하고 강의하고 있음.
- 주요논문으로 '위식도역류질환의 병인병기 및 침구치료에 대한 고전 및 현대 한의학 문헌 비교고찰'.
- '뒤통수밑근 억제기법과 목 안정화운동이 만성 비특이적 목 통증 환자의 통증과 관절가동범위에 미치는 영향'
- 고주파 스펙트럼에 의한 침술의 전기공학적 관찰(공저)
- 동양의학 뜸에 대한 주파수 스펙트럼 분석 (공저)
- 침뜸을 위한 경혈 미세위치에 따른 주파수 스펙트럼 변화(공저)
- 극혈 마사지와 시침이 원혈에 미치는 주파수 스펙트럼 영향 비교(공저).
- 동양의학 12경맥에 대한 전송선로 고찰(공저)
- Existence of HF Electricity at the Acupoints and Meridian Flow Observation via the RF Spectrum(Science, 공저)

김종필

- 충주고등학교, 인하대학교 전자공학과를 졸업했다.
- 1989년 대학졸업후, 현대전자에 입사한뒤 30여년간 반도체 관련 영업에 종사하고 있다.
  2001년부터 2007년까지 하이닉스, 마그나칩반도체의 동경법인주재원으로 근무했다.
  현재 반도체재료관련 중소기업 대표이사로 재직하고 있다.
- 뜸사랑 37기
- 옮긴책으로는「유능한 사장의 현장회계 숫자 읽기, 2018」,
  「가나가와 치히로의 경영 성공철학 100가지 비법, 2022」

Hansol

TSUBOTAN

Word book of Acupuncture points

-with the Localization of Acupuncture points and the Etymology of their name <1st Edition>

by Hiroshi Harashima, Omi Sakamoto

Supervised by Shuichi Katai, Kenichi Takahashi

Original Japanese 1st edition published by NTS INC., Tokyo

Korean translation rights by arrangement with Hiroshi Harashima through A.F.C. Literary Agency.

경혈보감 – 통합 근신경학으로 배우는

발 행 2024년 7월 30일
저 자 Omi Sakamoto, Hiroshi Harashima
역 자 김종필
감 수 이철형
발행처 한솔의학
주 소 서울시 마포구 월드컵북로 64-1, 1층
전 화 02-3144-6788
정 가 45,000원

ISBN 979-11-89657-59-8

mdbook.co.kr

경혈해부학을 세상에 선보이는 기쁨!

경혈해부학을 이제서야 선보이게 되었다. 지금까지 경혈을 이렇게까지 상세하게 밝혀내고, 탐구하여 검토하고 그 결과를 이해하기 쉽게 시각화한 책이 없었다고 생각한다. 이제까지 경혈을 공부하는 학생들에게 있어서 단지 참아내야만 하는 것으로 생각할 수 밖에 없거나 이름이 생각나지 않으면 한탄할 수 밖에 없는 것으로 종국에 가서 경혈 공부를 경멸할 수 밖에 없는 것이 되지 않았을까 하는 생각이다.

그러나 본서를 손에 넣은 사람은 결국 경혈을 탐색하는 것이 재미있고, 경혈은 배우는데 유의미한 가치가 있다는 것을 느끼기에 당연하다고 본다. 경혈이라는 이름의 유래를 알고, 경혈의 위치를 자기 나름대로 해부학적인 상상을 할 수 있고 신체 내에 침이 들어가 조직에 어떻게 근접해 가는지를 입체적으로 이미지화 할 수 있게 되리라 본다. 그래서 부지불식간에 자신이 경혈를 배우는데 몰두하고 열중, 골몰 할 수 있다는 것을 깨닫고 이러한 것이 침구를 배우기 시작하여 처음 경험하는 일이라고 감격해 할 것이 분명하다. 자기 뇌의 근육을 단련하여 경혈을 마스터하려고 한다면 열심히 몰두하게 되리라 본다. 이것이 본서의 의도이다. 일반적으로 책을 출판하기 위해서는 수많은 어려움이 있지만 이 책이 독자의 손에 닿기까지도 많은 노력이 있었다.

3년 전에 이 책의 제작에 대한 이야기를 들었는데 그 이후 1년이상 제작사의 사정으로 지진부진하게 되어 기획자체가 진행되지 못했던 때가 있었다. 걱정하고 있던 내가 새로운 경혈서의 출간 계획이 무산된 것은 아닙니까?라고 물어본 것이 도화선이 되었고, 이를 계기로 제작팀에 불이 붙어 구체적인 작업을 시작하게 되었다. 그 이후 물 흐르듯이 진행되어 결국 완성에 이르게 되었고, 여러분의 손에 무사히 도달하게 되었다. 이 책을 읽는 것으로 경혈의 학습 뿐만 아니라 공부하는 것 차체의 즐거움을 느낀다면 큰 기쁨이겠다. 이 책이 여러분의 경혈공부에 용기를 주리라는 것은 의심할 여지가 없을 것이다.

가타이 히데가즈

츠쿠바기술대학 교수

감수의 글

경혈은 인체의 경락 유주상에 반응하는 부위로 침 · 뜸이나 지압 · 맛사지 · 꽈샤하는 자리이다. 이는 눌러서 통증을 일으키는 혈자리로 진단도 되고 치료도 되는 경험으로 발견된 치료 자리로 축적된 자리이기도 하다. 따라서 이 점들을 연결한 것이 경락이 되고, 그 경락의 선에서 반응하는 곳이 경혈이 되기도 한다. 경락 상에 존재하는 혈이라 하여 경혈이라 칭하는데 이는 12장부의 반응노선으로 12정경의 경혈과 기경팔맥의 임독맥을 합한 14경맥의 361혈을 경혈이라 부른다. 이외 경외기혈이 있고, 천응혈이라 부르는 아시혈, 또한 신혈(新穴) 등이 존재한다.

제4 순환계라 불리는 경락은 김봉한, 소광석 등 수많은 학자가 그 실체에 대해 입증하려 했으나 아직은 미완의 숙제이다. 하지만 눈으로 보이지만 않을 뿐, 파동으로 인식하는 등 다양한 방법으로 그 존재를 입증하여 임상에 적용하고 있다. 서양에서 들어온 오스테오파시의 경우가 그렇다.

경락과 나를 물아일체(物我一體)에 따라 공존함으로 비로소 그 경락이 느낌으로 와닿고 이를 통해 궁구하여 학습이 쌓이다 보면 궁극에 이르러 어느 날 '유레카'를 외침으로 활연관통(豁然貫通)이 될 것이고 비로소 의통(醫通)이 될 것이다.

경혈의 재발견에서 2020년 손태호 등은 '고주파 스펙트럼에 의한 침술의 전기공학적 관찰'에서 경맥에 존재하는 고주파 전기를 기초로 하여 원혈에 시침하여 원혈에서의 스펙트럼과 극혈에 동시 시침했을 때 원혈에서의 스펙트럼 변화를 비교 분석하여 경혈에서 고주파 전기가 존재하며, 경맥마다 특정 스펙트럼 즉, 고유 전기를 가진다는 연구를 발표하여 경혈의 존재를 부각하는 연구 업적을 이루어 냈다.

중국의 Fang Li 등은 그의 「What is the Acupoint? A preliminary review of Acupoints」에서 동물실험이지만 족삼리혈 자극시 아데노신이 방출되는데 이는 뉴런사이의 시냅스를 안정화시킨다고 주장하였다. 이는 인산과 함께 ATP의 구성요소로 멜라토닌과 함께 수면물질 중 하나이다. 산소압 수준을 높인 족삼리, 상거허, 중정, 전중 등의 혈을 자극 시 효능이 있음이 밝혀졌고, 천식환자에게 열결과 태연혈의 조합이 반응을 하고 월경전증후군에 삼음교혈이 또한 반응을 한다. 양방향 효과가 뛰어난 혈로서는 고혈압, 저혈압 모두에 효과가 있는 백회혈, 변비나 설사에 효능이 있는 합곡, 태충혈의 효과들 그리고 오동환 등의 아토피 피부염에 혈해, 음릉천, 삼음교, 태충, 곡지, 합곡, 족삼리 등은 침 치료를 족삼리, 내관, 삼음교, 관원 등은 전자뜸으로서 배합의 우수성을 제시하였다. 2014년 중국의 Bo Xie 등은 합곡, 태충, 곡지, 행간의 침 치료에서 2006년 이은화, 2010년 조순희, 2023년 정종신은 무극보양뜸 자리로 본태성고혈압과 관계된 논문을 발표하였다. 이처럼 침 · 뜸의 효과는 입증이 되어왔지만 이를 배우는 데 있어 혈들의 조합은 하루아침에 얻어지는 것이 아니다. 우선 기본적으로 가장 먼저 접근하는 것은 361개의 혈 자리와 몇 개의 경외기혈 등이다. 이를 알기 위해서는 이론적으로 그 혈성과 주치증 등이 우선하지만 몸에서는 취혈 또한 매우 중요하다. 동인형으로 접한 취혈도 실제 한 사람 한 사람 적용 시에는 표면에서 촉진으로 혈을 찾게 되는데 생긴 모습이 같지 않으므로 이에 측정법이 존재한다.

감수의 글

경혈을 취혈시 동신촌법과 골도분촌법을 위주로 측정하는데 이 가운데 골도분촌법은 뼈마디를 기준으로 몸의 일정 거리를 등분하여 취혈하는 것으로 어느 경우에는 머리카락 경계, 특정 신체 부위 등을 기준으로 삼는다. 이는 근골격을 해부상으로 이해하고 만져지는 근육이나 피부에서 정확한 취혈을 도모하게된다. 혈자리란 사람마다 약간의 차이가 존재할 수도 있고 심지어는 다리 길이, 팔 길이, 배부의 좌 · 우측 기울기의 차이에 따라 같은 사람도 좌우가 달라 질 수 있다. 따라서 각 근육이 경락과의 반응점을 나타내고 근육의 기시점과 정지점에 위치한 경혈과 경락, 이의 신경이나 혈관의 흐름에 대한 해부학적으로 자세한 사진과 함께 쓰인 교재가 늘 필요하였다. 비록 일본에서 만들어져 번역을 거쳐 나온 책이지만 이미 대만이나 중국 등에서 스테디셀러로 꾸준히 나가는 명서이므로 늦은 감이 있지만 일선에서 강의하는 사람으로서 근 신경통합으로 해부한 경혈보감으로서 더할 나위 없는 책이므로 적극 추천하는 바다.

통합의학전문가 통합 의학박사 **이 철 형**

한국정통침구학회 교수 및 한국열린사이버대학교 뷰티건강디자인학과 특임교수

경혈해부학은 침구지식의 보고이다.

나는 1988년 4월부터 6월까지 3개월간 오사카-상하이 연구자 교환협정에 따라 상하이중의학원(현, 상하이중의약대학)에 단기유학을 다녀온 경험이 있다. 사실 그 이전인 1984년, 상하이 중의학원 해부학교실 엄진국(嚴振國) 교수가 당시 내가 소속되어 있던 오사카시립대학교 의과대학 해부학 교실로 연수를 왔고, 그때 처음으로 엄 교수님으로부터 침마취 등 중국의 침술에 대한 이야기를 들었다. 당시 중국에서는 중의학과 서양의학을 결합하여 양자의 장점을 살리는 방향으로 의료 개혁이 진행되고 있었다. 또한, 유학 기간 동안 한의학 기초 이론 강의를 듣고 엄교수가 중심이 되어 집필한 경혈단면해부도해(經穴斷面解剖刀解, 상지, 하지편)의 번역을 맡기도 했다. 귀국 후, 엄교수의 제안으로 간사이 침구단기대학(현 간사이의료대학)의 교수들과 공저로 1992년 3월에 상지편을, 12월에 하지편을 출판하였다. 이러한 경험을 바탕으로 발행이 결정된 경혈해부학중에서 "경혈과 관련된 해부학적 구조에 대한 설명 부분"을 담당하게 되었다.

이 책에서는 많은 책에서 볼 수 있는 것처럼 단순히 해부학적 구조의 명칭만을 기재한 것이 아니라, 침이 통과하는 해부학적 구조와 그 부근의 구조에 대한 설명을 병행하여 기술하고 있다. 또한, 별도의 기준을 설정하여 내용을 보다 깊이 있게 다루었다. [예를 들면, 쇄골하와(鎖骨下窩), 삼각근흉근구(三角筋胸筋溝) 등에 대해]. 구체적으로 말하자면, 먼저 침이 처음으로 통과하는 피부에 있는 감각을 수용하는 **신경**(神經)을 **검은색**(黑色)으로 기재하고 있다. 척수신경(脊髓神經)의 경우, 어느 척수분절에서 유래한 것인지를 (괄호)내에 표기하였는데, 여러 문헌이 있으므로 그 중 하나로 참고하기 바란다.

다음으로 **근육**(筋)을 주황색으로 표시하였는데, 근육명뿐만 아니라 지배신경과 기능도 함께 표기하였다. 그러나 기능에 대해서는 모든 기능을 기술하지는 않고, 대표적인 것을 중심으로 기술했다. 한편, **동맥**(動脈)을 **적색**, **정맥**(靜脈)은 **청색**으로 표시하였고 동맥은 어느 동맥의 가지에서 나뉘어졌는지, 정맥은 어느 정맥에서 정맥으로 유입되는지를 표기했다. 병행하는 경우에는 분지되는 [**동 · 정맥**(動 · 靜脈)]으로 표현하였다. 마지막으로 침의 심부에 있는 **뼈**(骨), **내장**(內臟) 등을 **녹색**으로 표시하였고, 특히, 기흉 등 **위험혈**(危險血)의 경우는 주의표시로 환기시키고 있다. 본서는 모든 경혈에 대해 그 명칭의 유래와 의미, 부위와 취혈방법, 해부학적 구조, 관련한 임상용어 등에 대한 다방면에 걸친 해설을 담고 있으며 이를 한 권의 책에 통합해 놓은 것이 가장 큰 특징이다. 관련 서적을 여러 권 구입하지 않고도 경혈에 관한 기본적인 지식을 컬러로 시각화된 이 책 한 권으로 종합적으로 학습할 수 있도록 배려하고 있다. WHO도 그 효과를 인정하고 있는 침구 치료는 앞으로 일본에서 추진되고 있는 통합의료 중에서 점점 더 중요한 위치를 차지해 가리라고 생각한다. 국민의 미병(未病)과 치료에 종사하는 전통의학을 담당하는 침구사, 안마사, 지압사를 양성하는데, 그리고 경락, 경혈을 중시(重視)하는 민간요법에서 중요시(重要視)하는 과학적인 접근방법을 습득하는데 이 책이 도움이 되기를 바란다.

다카하시 겐이치
오키나와 종합의료학원 원장

흥미롭고 도움이 되는 경혈해부학

나는 1999년부터 물리치료사 그리고 스포츠 트레이너로서 많은 일반인들과 운동선수들을 만나면서 침구치료에 관심을 가지게 된 계기는 2007년 미국 유학 시절이었다. 시내에는 이미 침술을 하는 병원이 존재하고 일반인들의 침술에 대한 인식이 매우 높다는 사실에 큰 충격을 받았다. 아시아라고 하는 제한된 지역에서의 의료라고 받아 들였던 침 치료가 과학적 근거를 중요시하는 미국에서 받아들이고 있다는 현실은 나에게 있어 향후 의료성장의 가능성을 크게 기대할 수 있는 일대 사건이었다. 귀국 후 침구사의 국가자격을 취득하기위해 학교에 입학했지만, 그 세계의 문을 열고 맨 먼저 날아든 것이 361개라는 방대한 수의 경혈이었다. 침구치료를 하기 위해 경혈을 외우는 것은 피할 수 없는 길임을 각오하고 있었지만 그 경혈은 난해한 한자로 표현되어 있었고, 해부학적 구조[근(筋), 골(骨), 신경(神經), 혈관(血管) 등]도 암기하지 않으면 안되었다. 당시, 이미 의학적인 기초지식을 갖추었던 나조차도 고생을 해야만 했기 때문에 아직 충분한 지식을 갖추지 못한 학생에게 있어 경혈을 외우는 작업은 상상 이상의 노력을 필요로 하는 일이라는 것을 알게 되었다. 그러나 침구를 배우는 학생에게 중요한 것은 단순히 경혈을 외우는 것뿐만 아니라 실제 몸으로 정확하게 경혈을 취혈하지 못하면 침술의 효과가 없을 뿐만 아니라 심각한 사고를 유발할 수 있는 위험성도 내포하고 있다. 그래서 이러한 문제를 해결하기 위해 철저하게 이해하기 쉬운 경혈 텍스트를 목표로 경혈해부학을 기획하게 되었고, 나는 각 장의 첫 해설과 유주(流注), 컬럼 등을 중심으로 담당하였다. 특히 컬럼에서는 내가 침구 치료에 흥미를 갖게 된 계기가 되었던 침 치료의 실체를 다루었다.

지금까지의 경혈책은 크기가 커서 들고 다니기에는 어려움이 있었고, 해부학적인 요소를 병행하여 배울 수 있는 책이 거의 없었다. 그래서 본서에서는 소형이면서 충실한 내용으로서 독자의 많은 사랑을 받았던 단(單)시리즈의 특징을 최대한 살려, **경혈의 어원, 부위와 취혈 방법, 해부학적 구조, 관련한 임상용어** 등을 사진과 3D 그래픽화상을 이용하여 이해하기 쉽게 표현함으로써 침구를 배우는 학생들에게는 그야말로 이상적인 책으로 활용될 수 있을 것으로 확신한다. 또한, 침구사뿐만 아니라 물리치료사나 작업치료사, 운동 트레이너들에게도 해부학적 구조와 경혈과의 관계를 칼라로 이해하기 쉽게 시각화된 본서를 활용한다면, 한층 더 높은 지식과 기술 향상에 큰 역할을 하리라고 기대하고 있다.

마지막으로 많은 관계자들의 지식과 기술이 집약된 이 책을 많은 분들이 애독하여 침구학의 발전과 인류의 건강에 조금이나마 도움이 되기를 기대하며 서문을 맺는다.

사카모토 오오미

2011년 2월 ARK Medical Japan 주식회사 대표이사 물리치료사

경혈명의 유래를 찾는 어려움과 즐거움

단(單)시리즈의 독자로부터 지금까지 의학이나 생물학뿐만 아니라 다양한 분야의 [~단(單)]관련 문의가 많이 있었다. 그 중에 마침내 현실화된 것이 경혈해부학이다. 해부학의 단시리즈에서는 해부학 영어 단어의 유래를 고대 그리스어나, 라틴어의 세계에서 참조하였지만, 본서에서는 "침구를 처음 배우는 학생의 이해를 돕기 위한 정보를 될 수 있으면 많이, 또한, 간결하게 담아낼 것"을 모토로 하여 경혈명의 의미를 고금의 경혈명의 유래설과 고대 한자의 기원을 통하여 소개할 수 있도록 시험해 보았다.

한자의 경혈명은 단 두세 음절의 단어로 체표 상의 모든 부위를 가리킬 수 있다(물론, 라틴어나 영미의 그중에, 대개는 장황한 어구가 되기 십상이다). 그럼에도, 해부학적인 각 부위의 특징을 자연계와 일상생활의 모든 사상을 활용하여 때로는 과장된 표현을 사용하여 (외과를 곤륜산맥에 예를 드는 등) 생생하게 묘사하고 있다. 경혈해부학을 통해 경혈을 명명했던 고대인의 날카로운 관찰력과 탁월한 표현력을 감상해 보았으면 하는 바람이다. 경혈 이름이 탄생한 초기에는 그 의미를 알고 있었을 것이지만 오늘날에는 대부분 베일에 싸여 있다. 책의 끝에 참고 문헌에는 "중국침구혈위통람(中國鍼灸穴位通覽), 왕덕심주편(王德深主編)" 등의 참고한 문헌을 열거하고 있지만 동일 경혈에 관한 기술을 비교해 보면 해석이 여러 가지(때로는 10가지 이상) 존재한다는 것을 알 수 있다. 이 책은 휴대가 간편하고 간결한 책을 지향했기 때문에 부득이하게 그 여러 설 중 하나, 혹은 몇 가지 설을 소개하는데 그쳤다. 선정 기준은 '현대의 학생들이 경혈 이름을 외울 때 어떤 유래 설명이 힌트가 될 수 있는가'였기 때문에 반드시 학문적으로 일관성이 있다고 볼 수는 없다. 상세하게, 이 문제를 연구하고 싶은 경우에는 참고 문헌을 활용하였으면 한다.

학생들이 경혈명을 외울 때 원뜻을 논하기 전에 한자 자체의 난해함이 장애가 된다. 예를 들어, "욱(彧 문채 욱), 격(膈, 가슴 격), 신(顖, 정수리 신), 료(髎, 엉덩이뼈 료), 락(濼, 강이름 락), 병(秉, 잡을 병), 리(釐, 다스릴 리), 로(顱, 머리뼈 로), 려(蠡, 좀먹을 려), 계(瘈, 미칠 계), 유(牖, 들창 유), 첩(輒, 문득 첩)"과 같은 글자는 경혈명 이외에서는 거의 볼 수 없는 특수한 한자일 뿐이다. 이들과 친해지기 위해 본서에서는 "한자의 유래를 찾자"라는 매혹스러운 세계의 일부만 선보였다. 또한, 상용한자 중에도 뜻밖의 상형문자의 기원이 숨겨져 있는 것이 있다[현(県, 매달 현), 염(厭, 싫어할 염), 연(然, 그러할 연), 기(期, 기 기)]. 욱중(彧中)의 욱(彧)자를 보고 늑골(肋骨)이 나열되어 있는 모양(彡, 터럭 삼)을 떠올릴 수 있고, 격관(膈關)의 격(膈)을 보고, 흉강(胸腔)과 복강(腹腔)을 가르는 횡격막(横隔膜)을 떠올리며, 더 나아가서 신회(顖会)의 신(顖)을 보고, 신생아의 천문(泉門)이 머리에 떠오른다면 이들 경혈의 위치도 외우기 쉽게 되는 것은 당연할 것이다.

이러한 한자 유래설에는 의견이 일치하는 것도 있고 경혈 이름의 유래와 마찬가지로 연구자에 따라 설명이 전혀 다른 것도 많다. 본서의 한자해설에는 Toudou[藤堂, 藤堂明保-Akiyasu Toudou(1915.9.20~1985.1.2), 일본의 한자학자-역자 주]설과 Shirakawa[白川靑水, Sizumi Shirakawa(1910.4.9~2006.10.30), 일본의 한자학자-역자 주]설에서도 인용하고 있기에, 전문가가 보기에는 기준이 없다고 느낄 수도 있겠지만 경혈의 유래와 연관 짓기 쉬운 설을 우선한 결과이니 너그러이 이해해 주길 바란다.

1971년 중국 호남성 장사에서 발굴된 마왕퇴(馬王堆)에서 족비십일맥구경(足臂十一脈灸經)과 음양십일맥구경(陰陽十一脈灸經)이라는 의서가 발견되었다. 2세기 전의 이들 의서에는 오장육부(五臟六腑)에 해당하는 11개의 경맥이 기재되어 있지만 경혈에 대한 언급은 없었다. 약 1세기경의 소문(素問), 영추(靈枢)에는 아마 약 130여개의 경혈이 기록되어 있었을 것으로 보인다. 약 2세기경의 명당경(明堂經)에는 약 350혈이, 3세기 후반의 침구갑을경(鍼灸甲乙經)에는 356개의 경혈이 기록되어 있다. 이 시기 동안 경혈의 수는 급속히 증가했다고 볼 수 있다.

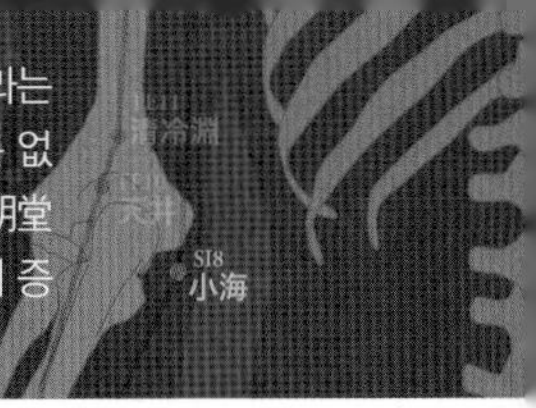

경혈명이나 한자의 기원 등 과거를 탐구하는 학문에는 현존하고 있는 문헌, 발견된 출토품 등의 자료만으로 이론을 구축해야 하는 제약이 있어 답답함을 금할 수 없다. 그러나 19세기 말 갑골문자의 발견으로 한자학의 급속한 발전의 길을 열었듯이, 경혈 이름의 유래도 새로운 고고학적 발견이나 기존 자료의 재평가를 통해 뜻밖의 증거가 손에 잡힐 가능성은 충분히 있다. 또한, 앞으로 더 많은 지식이 쌓여갈 것을 크게 기대하고 있다.

경혈해부학의 최초 구상에서는 이미 출간된 육단(肉單) 처럼 컴퓨터 상에서 자유자재로 인체를 움직여 경혈의 위치나 그 해부학적 구조를 확인할 수 있는 소프트웨어를 기획하였다. 그렇지만 3D화상화에 있어서 남녀노소, 인종, 체형 등에 따라 달라지는 신체의 형상을 정하는 것이 가장 큰 문제였다. 또한, 경혈의 자침각도나 깊이의 문제, 혈관이나 신경의 주행과 분포에 따른 개개의 변이, 자세에 따른 뼈와 근육, 혈관과 신경의 위치관계 변화 등, 아무리 해도 단기간에 해결할 수 없는 문제가 산적해 있었다. 언젠가는 3차원 소프트화를 목표로 하고 있지만 우선은 2차원의 종이로 표현하는 형태로 세상에 내놓는 것을 하나의 이정표로 삼았다. 경혈에 침을 삽입할 때 피하의 어떤 신경, 혈관, 근육, 뼈에 작용이 미칠까를 상상하는 데 이러한 3D화상이 일조할 수 있다면, 기쁘기 그지없겠다.

이 책의 완성은 많은 사람의 협력 없이는 도저히 실현될 수 없었다. 제2차 일본 경혈위원회 위원장이며 츠크바기술대학교의 가타이 히데가즈(Katai Hidekazu)교수님은 바쁘신 와중에도 감수자로서 많은 지도를 해 주셨다. 또한, 뇌단(腦單)이나 육단(肉單)의 교정 시에도 도움을 받았다. 오키나와 통합의료 학원의 다카하시 케이치(Takahashi Kenichi) 학원장께서는 해부학적 구조의 설명 부분을 감수해 주셨을 뿐만 아니라 지면상 제약이 많은 가운데 요점을 간결하고 분명하게 해부학적 해설을 집필해 주셨다. 사카모또 오미(Sakamoto Omi)선생은 유주(流注)의 설명과 머리말의 경혈해설 칼럼을 집필해 주셨고, 머리의 모델로서도 두 팔을 걷고 도와주셨다. 3DCG + 실사합성의 해부학적 체크에 관해서는 성마리아나의과대학 해부학 교실의 복안(復顔) 전문가이신 나가오까 토모히토(Nagaoka Tomohito)선생으로부터 지도를 받았다. 또한, 미술해부 모델의 히로(Hiro)씨와 여성모델로서는 카와시마(Kawashima)씨가 장시간에 걸쳐 여러 각도에서 수많은 사진 촬영에 흔쾌히 응해 주셨다. 출판사인 주식회사 NTS의 요시다 타카시(Yoshida Takashi)사장, 우스이 유이신(Usui Yuishin)씨는 본서의 기획에 깊은 이해와 협조를 해 주셨다. 또한, 사진가 겸 디자이너로서 제작을 맡아주셨던 다카자와 가즈히토(Takazawa Kazuhito)씨, 본서의 기획편집과 DPT 제작 겸 디자이너로서 노력해 주신 마츠시마 히사코(Matsushima Hisako)씨, 3DCG의 모델링을 맡았던 스미오카 다이스케(Sumioka Daisuke)씨는 장기간에 걸쳐 방대한 작업을 철저하게 해 주셨다. 같은 회사의 이노우에 야스코(Inoue Yasuko)씨로 부터도 일러스트 제작의 협력을 받았다. 타니가와 무네히사(Tanikawa Munehisa)씨는 자료조사, 데이터 입력을 담당하였고, 히가시지마 카오리(Higashijima Kaori)씨와 다나카 리나(Tanaka Rina)씨에게서는 일러스트제작과 해부학도면, 갑골문자(甲骨文字) 원본을 다시 그리는 일을 맡아 주었다. 호리바 마사히코(Horiba Masahiko)씨에게는 DTP 제작의 협력을 요청하였다. 중국어 문헌의 조사에 관해서는 미야자키 토모미(Miyazaki Tomomi)씨의 도움을 받았다. ㈜디지털인프레스사의 우 세이이치(U Seiichi)씨는 인쇄에 관한 편의를 제공해 주었다. 이면을 빌어, 많은 협력자, 모든 분에게 마음으로부터 깊은 감사의 뜻을 표하고 싶다.

Harashima Hiroshi

2011년 2월 역사.사이언스라이터

역자의 글

2019년 봄, 직장 후배가 뜸사랑에서 침구과정을 수료했다는 애기를 듣게 되었다. 참 유용한 것인데, 잘 배웠네 하며, 어릴 때 아버님께서 체하거나, 감기에 걸려 심하게 앓았을 때, 침을 놓아주시던 기억이 떠오르며, 자신과 가족을 위해서라도 의학 상식을 갖고 있을 나이가 되었다는 생각이 들었다. 어디에서 공부를 했느냐고 물었더니, 청량리역에서 도보로 10분여 떨어진 "구당침뜸평생교육원"에서 배웠다 하여, 인터넷을 통해 알아보니 5월중순의 일요반 교육프로그램이 있어, 신청을 했다.

뜸사랑에서 침뜸을 배우는 동안, 일본의 경혈학책인 "츠보단"이라는 원서를 갖고 혈자리를 참고하며 공부하던 동기들이 번역서라도 있으면 좋겠다는 의견이었다. 일본책의 번역을 해 본 경험이 있었기 때문에 번역과 관련한 업무를 츠보단의 출판사인 NTS사로 연락을 해 보았다. 출판사의 의견은, 본 책의 해외 출판은 출판사가 갖고 있는 것이 아니라 저자인 Harashima씨가 갖고 있다는 내용과 저자의 연락처를 보내 주었다.

저자에게 한국에서의 번역출간을 원한다고 하니, 감사하다는 말과 번역에 따른 절차를 통하여, 도서출판 한솔의학의 협조로 번역을 시작하게 되었다. 번역 진행중에 동경으로 업무 출장이 있어, 저자와 만나 책의 기획 과정에 대한 애기를 듣는 것도 좋겠다는 생각으로 미팅을 의뢰하니 흔쾌히 자리를 마련해 주었다. 동경중심부 긴자거리의 커피숍, 털털하게 생긴 Harashima상과의 첫 만남에서, "단"시리즈 4권(뇌단_腦單, 장단_臟單, 골단_骨單, 육단_肉單)의 책을 주면서, 지금까지 5권의 단시리즈로 73만부의 책이 판매되었고, 70여권의 책을 만들었고 하였다. 초등학교때부터 학교 공부보다는 본인이 관심이 가는 다양한 주제를 파고 들어, 중학교부터는 와세다 대학의 도서관에서 관련 책들을 독파하면서 공부(건축, 독일어, 히브리어, 라틴어, 성서, 역사 등)한 것이 지금의 자신을 만들었다고 했다. 츠보단이 일본에서 출판된 이후 4만부, 대만에서도 번역 출간되어 4만부이상 판매가 되었다며, 1억2천만 인구의 일본보다, 2천3백만의 대만에서 더 많이 팔렸다는 것이 의아하다며 웃었다.

동양의학(침뜸의학, 한의학, 중의학, 북한의 고려의학)은, 우리 몸이 정기신의 합일체로 이루어졌으며, 신체의 근본인 정과 생명에너지의 근원이며, 정과신을 매개하는 기, 그리고 모든 지적.인식활동을 총체인 신이 어우러져 생명활동을 유지한다. 우리 몸에 기혈의 순환체계로서 경락이 있고, 기혈이 들어오고 나가고, 질병의 반응이 나타나는 경혈이 있다.

침뜸은 병을 치료하기도 하고, 예방의학으로서도 뛰어난 기능을 갖고 있다. 침은 몸안의 기혈 순환을 좋게 하여 병을 치료하고 자연치유력을 높여주는 수단이라면, 직접구의 뜸은 피부에 화상을 입혀 몸안으로 양기를 보하면서, 기혈순환을 좋게 하고, 면역력을 높이며, 몸의 자연치유력을 향상시켜 준다.

"모든 병은 기에서 온다(百病生於氣)"고 한다. 사람의 "생로병사"중에, "노병"은 시간이 가면서 피할 수 없는 과정이다. 나이가 들어간다는 것은 기운의 쇠퇴 과정이며, 기운이 없어지면 생을 마감하게 된다.

침뜸의학은 생노병사의 과정중, "병"의 단계와 거리를 둘 수 있는 매우 유용한 방법이 아닐까 하는 생각이 든다.

항간에 회자되는 말중 "구구팔팔이삼사"라는 말을 비웃기라도 하듯, 뜸의 생활화로 100세를 훌쩍 넘기고도, 현역으로서 평생을 살았던 두 분이 있어 소개해 본다.

한 분은, 일본의 하라 시메타로(原志免太郎, 1882. 10. 04~1991. 06. 18)박사로, 1929년, "결핵에 감염된 토끼에게 뜸을 떠 저항력이 증가하는 것을 밝혀낸 논문"으로 일본 최초의 '뜸 의학박사'가 되었고, 의학계의 "열자극단백질" 연구의 효시가 된 분이다. 이분도 평생 뜸을 뜨고 생활하셨기에, 104살까지 청진기를 들고 환자를 돌보았으며, 108세로 돌아갔을 때, 당시 일본 남성 최장수의 기록까지 갖게 되었다.

두 번째는 구당 김남수(1915. 5. 12 ~ 2020. 12. 27) 선생으로, 침구인으로서 우리 몸의 근본인 음양의 평형조절을 통하여 자연치유력을 높혀주는 "무극보양뜸"을 고안하여, "배워서 남주자"라는 교육이념으로 침뜸 대중화를 위해 평생 활동하였으며, 무극보양뜸의 생활화로, 104세까지 건강하게 침구사로서 환자를 돌보았고, 105세에 생을 마감하였다. 뜸이 나이를 들어도 신체의 기운을 유지하고, 건강하게 생활할 수 있도록 양기를 보충해 주는 탁월한 방법이라는 것을 반증해 주는 사례라 하겠다.

우리가 기에 대해 주목하고 생활한다면 병에 걸릴 확률은 많이 줄어들 것이다. 특히 나이 들어 대사량이 떨어져 생활에 불편을 느끼는 분이나, 만성질환을 앓고 있는 분들은, 기가 약해진 결과로서 나타나는 병증이기에, 노쇠한 기운을 회복할 수 있는 근원적 치료방법으로서 뜸을 고려해 보는 것도 좋은 선택이라 생각한다.

본 역서는 정기신 합일체인 신체내 정과 신의 매개체로서 기의 순환과 조절 및 병증의 반응점인 14정경의 361개 혈과 48개의 경외기혈 자리를 2D와 3D의 해부학적 구조를 토대로 상세하고, 이해하기 쉽게 도해한 책이다. 신체 부위에 따라 여러 유주의 경락이 지나는 곳에 위치한 혈자리들을 함께 설명하고 있어, 공부하는 분들에게 새로운 이해의 폭을 넓혀주는 안내서이며, 경락경혈을 공부하는 즐거움도 제공해 주리라 믿는다. 경락경혈을 통해 업무를 수행하는 많은 분들에게도 유익한 참고서가 되기를 기대해 본다.

역자 **김 종 필**

본서의 구성

경혈의 이름은 어려운 한자를 많이 사용하고 있기 때문에, 기억하기 위해서는 상당한 수고를 필요로 하지만 본서는 경혈의 어원 및 경혈명에 사용되어 있는 한자 자체의 유래를 이해하기 쉽게 설명하였다. 이러한 이유로 경혈의 세계에 대한 흥미가 한층 깊어지고, 경혈의 이름을 손쉽게 기억할 수 있게 되리라 본다.

본서는 각 경맥마다 (1) 개요(槪要), (2) 도해(圖解)와 혈성(血性), (3) 어원해설(語源解說), (4) 경혈의 취혈법(取穴法)과 관련한 부위의 해부학(解剖學) 용어해설로 되어있다.

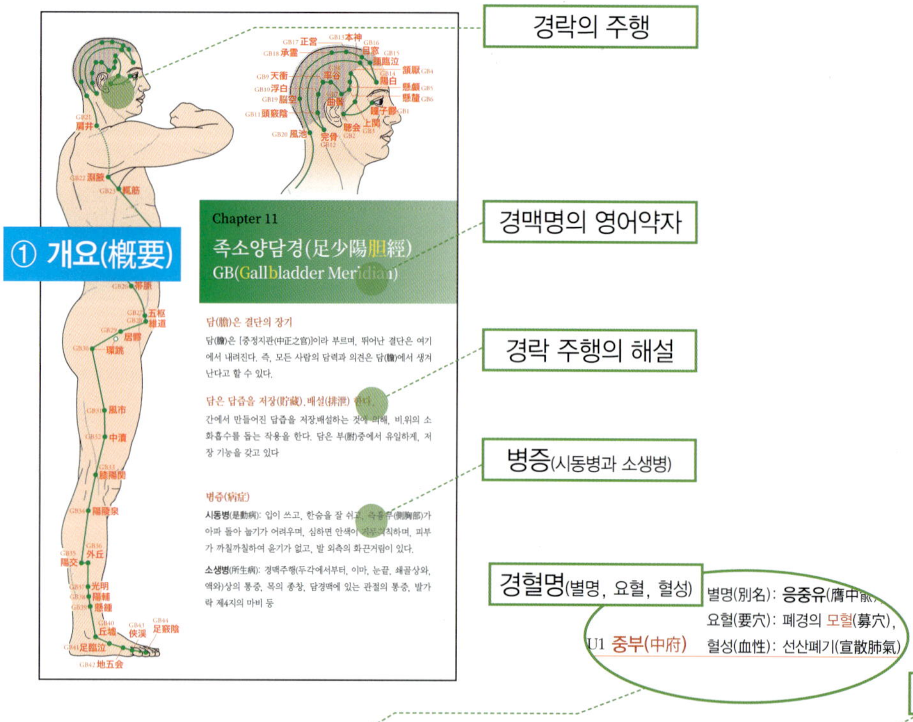

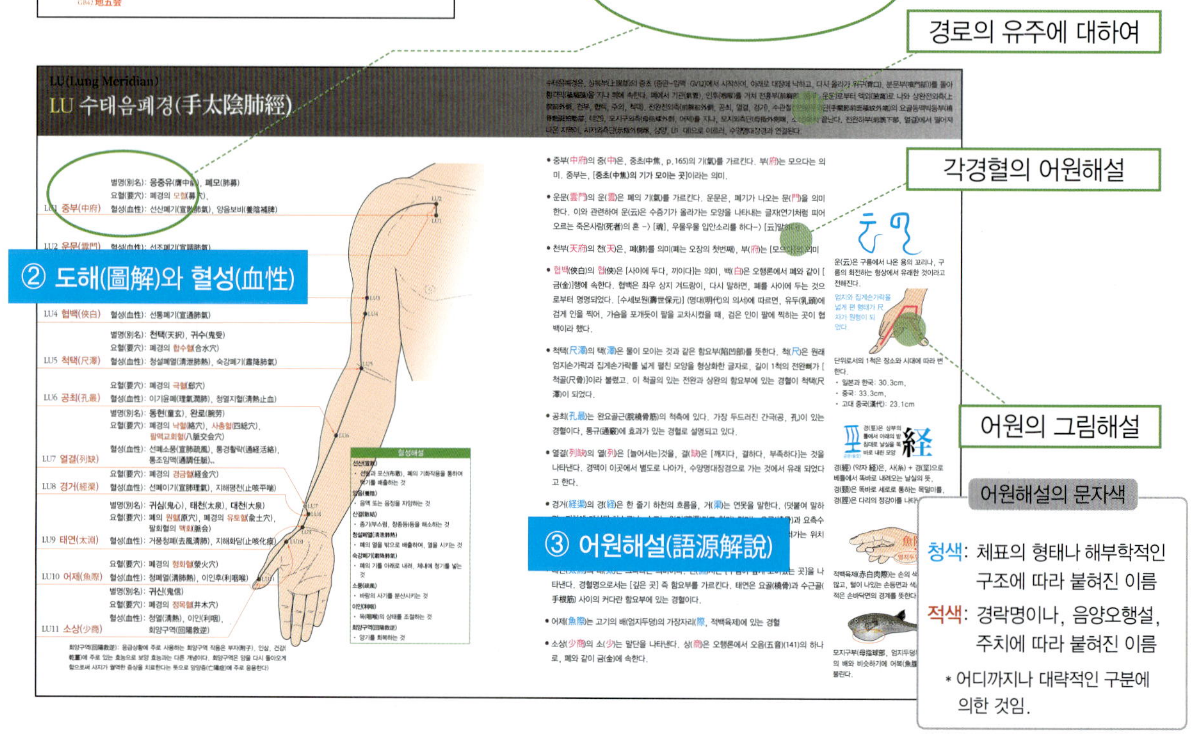

- 본서는 WHO(World Health Organization)/WPRO(Western Pacific Region Organization)에 의해 국제 표준화된 침구치료에 필요한 361경혈 부위를 전부 다루고 있다.
- 정확한 혈의 위치를 취하기 위해서는 해부학용어를 이해하고 그 부위를 실제 몸에서 촉진하는 것이 필수이다.
- 실제 사진과 3DCG를 통하여 근육과 뼈의 랜드마크(골지표骨指表)와 경혈부위를 효율적으로 배울 수 있다.

실사 + 3D 화상의 합성

경혈의 취혈법

경혈부위의 정의

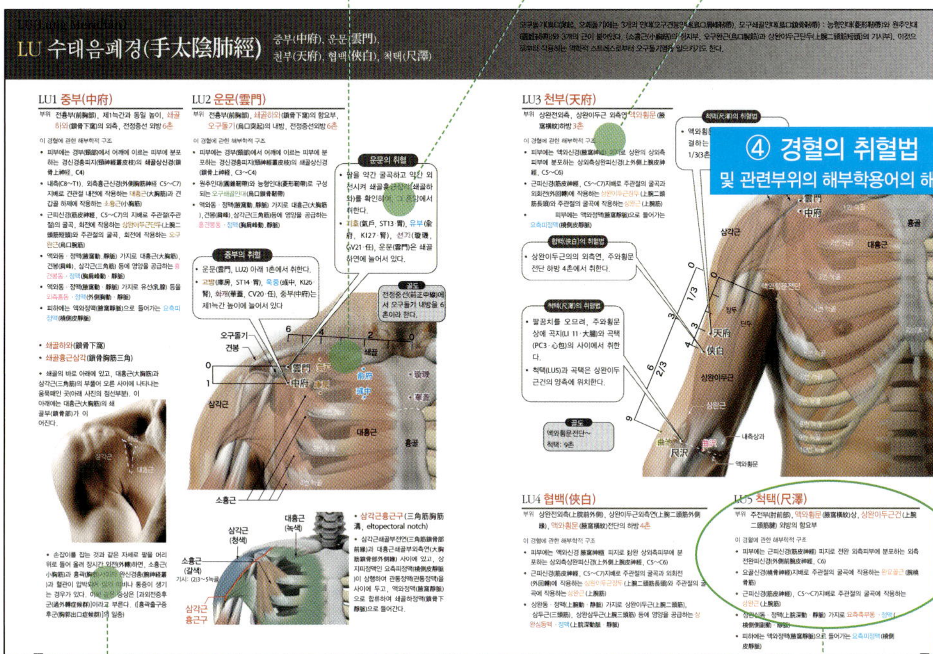

해부용어의 해설

연관된 대표적인
해부학적 구조

- 신경은 **검은색**
- 근육은 오렌지색
- 동맥은 적색
- 정맥은 청색

5 척택(尺澤)

부위 주전부(肘前部), 액와횡문(腋窩橫紋)상, 상완이두근건(上腕二頭筋腱) 외방의 함요부

이 경혈에 관한 해부학적 구조

- 피부에는 근피신경(筋皮神經) 피지로 전완 외측피부에 분포하는 외측전완피신경(外側前腕皮神經, C6)
- 요골신경(橈骨神經)지배로 주관절의 굴곡에 작용하는 완요골근(腕橈骨筋)
- 근피신경(筋皮神經), C5~C7)지배로 주관절의 굴곡에 작용하는 상완근(上腕筋)
- 상완심동 · 정맥(上腕深動 · 靜脈) 가지로 요측측부동 · 정맥(
- …側動 · 靜脈)
- … 액와정맥(腋窩靜脈)으로 들어가…

목차

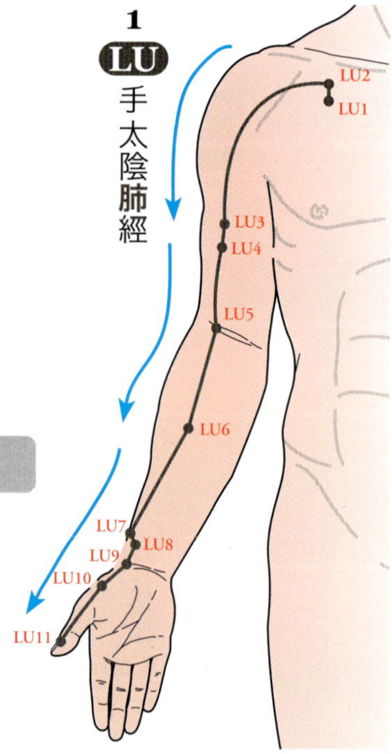

Chapter 1
수태음폐경(手太陰肺經, Lung Meridian, LU)

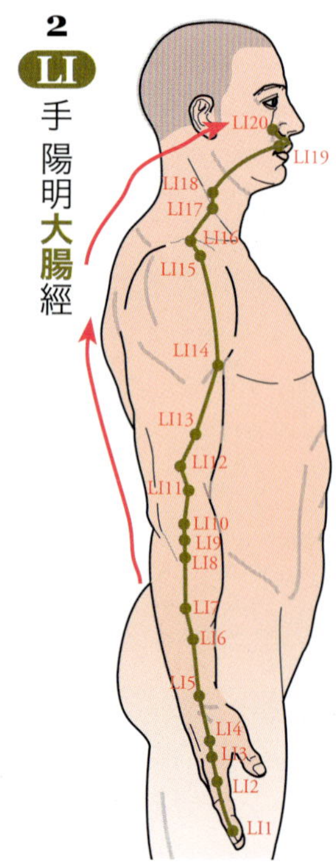

Chapter 2
수양명대장경(手陽明大腸經, Large Intestine Meridian, LI)

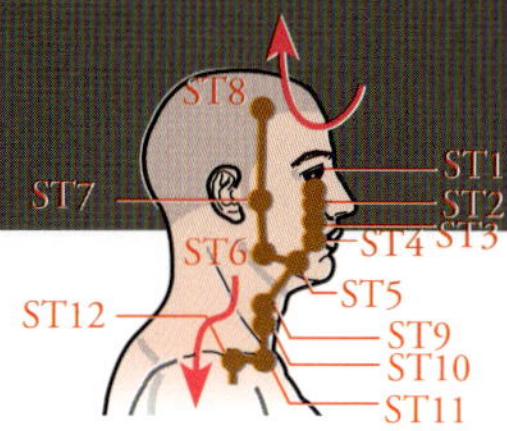

Chapter 3
족양명위경(足陽明胃經, Stomach Meridian ST)

3 ST 足陽明胃經

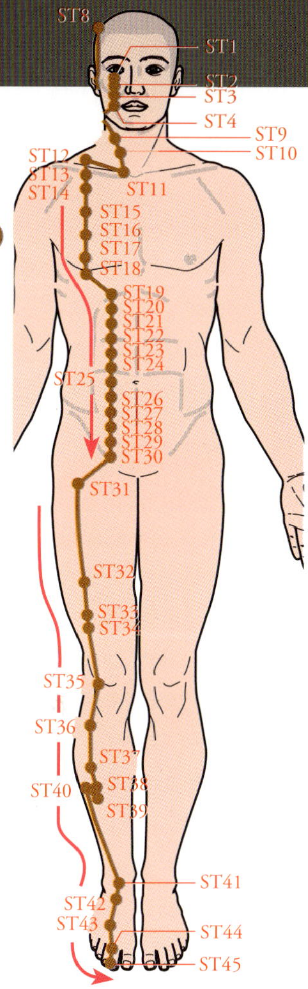

Chapter 4
족태음비경(足太陰脾經, Spleen Meridian, SP)

4 SP 足太陰脾經

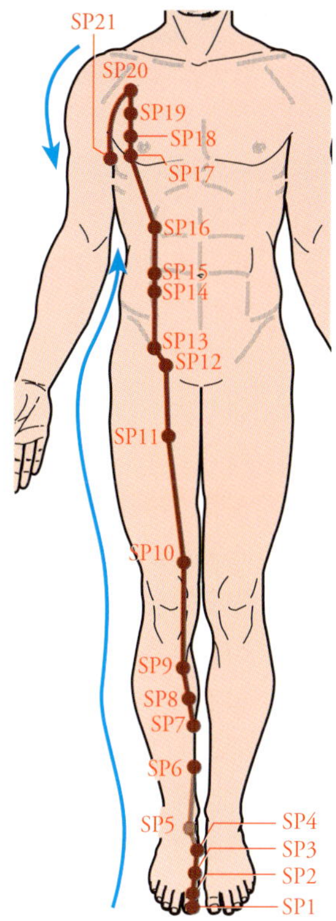

목차

Chapter 5
수소음심경(手少陰心經, Heart Meridian, HT)

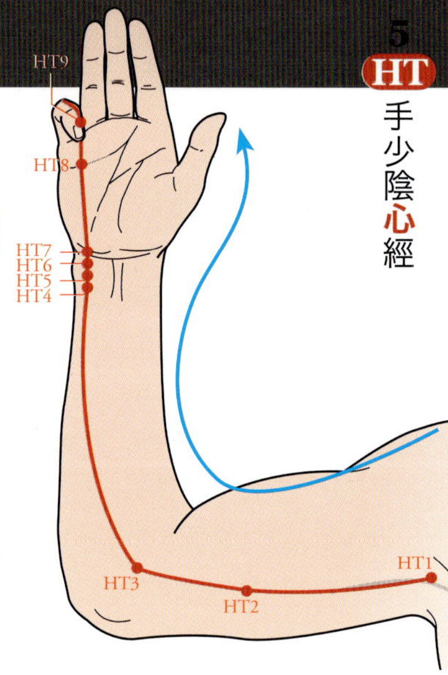

5
HT
手少陰心經

Chapter 6
수태양소장경(手太陽小腸經, Small Intestine Meridian, SI)

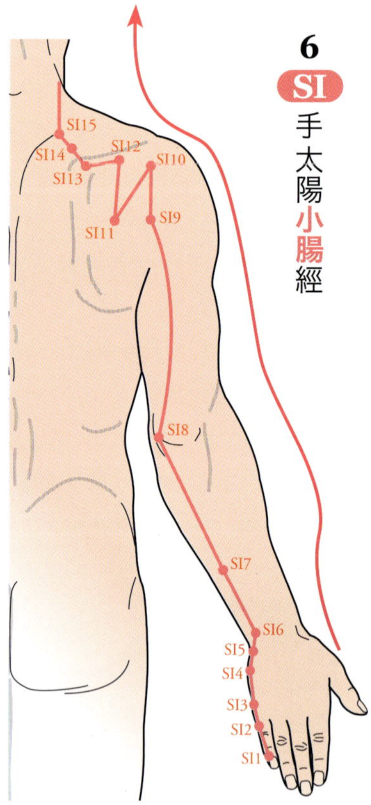

6
SI
手太陽小腸經

Chapter 7
족태양방광경(足太陽膀胱經, Bladder Meridian, BL)

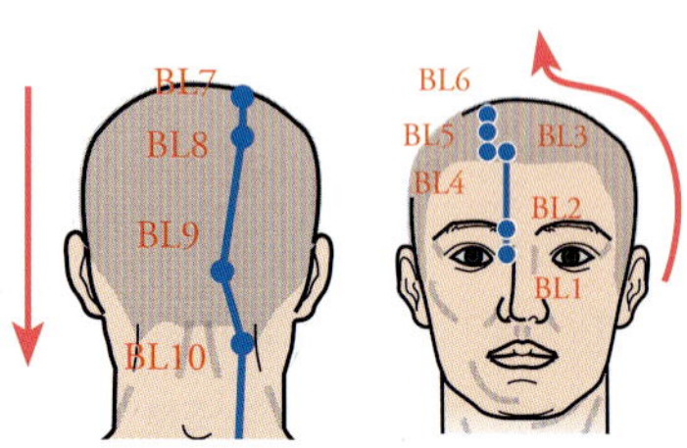

7 BL 足太陽膀胱經

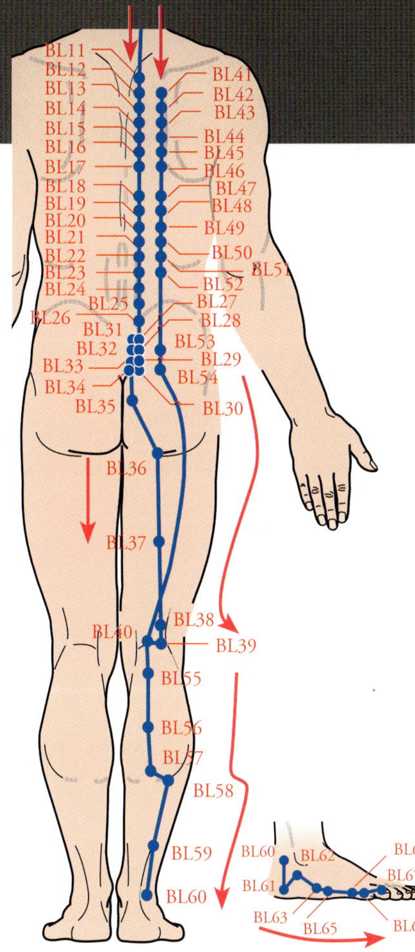

7 BL 足太陽膀胱經

Chapter 8
족소음신경(足少陰腎經, Kidney Meridian, KI)

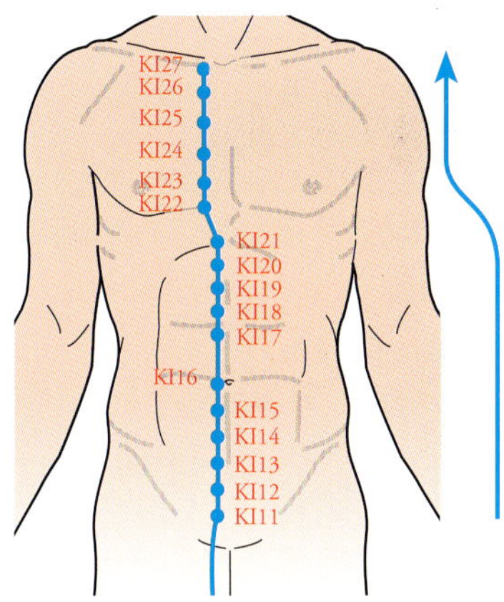

8 KI 足少 陰腎經

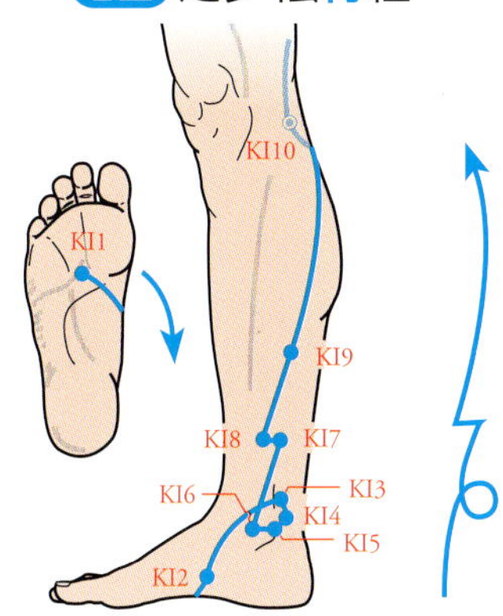

Chapter 9
수궐음심포경(手厥陰心包經, Pericardium Meridian, PC)

목차

Chapter 10
수소양삼초경(手少陽三焦經, Triple Energizer Meridian, TE)

Chapter 11
족소양담경(足少陽胆經, Gallbladder Meridian, GB)

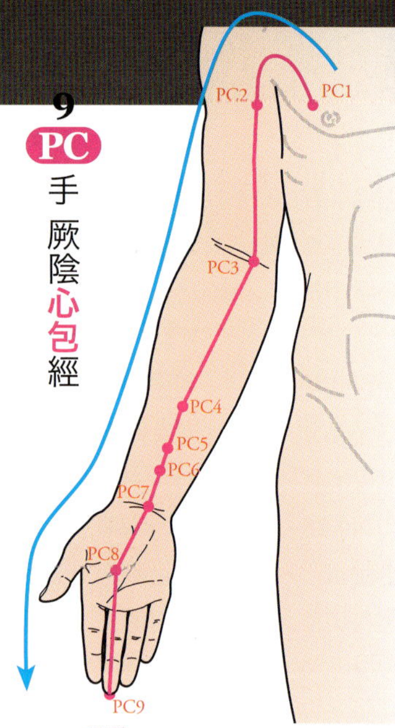

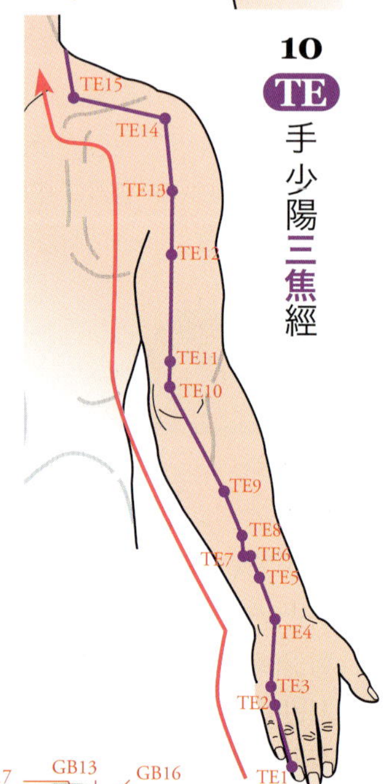

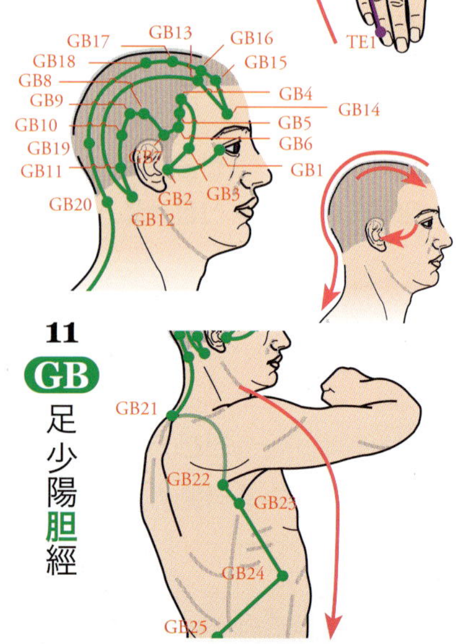

Chapter 12
족궐음간경(足厥陰肝經, Liver Meridian, LR)

Chapter 13
독맥(督脈, Governor Vessel, GV)

11 GB 足少陽胆經

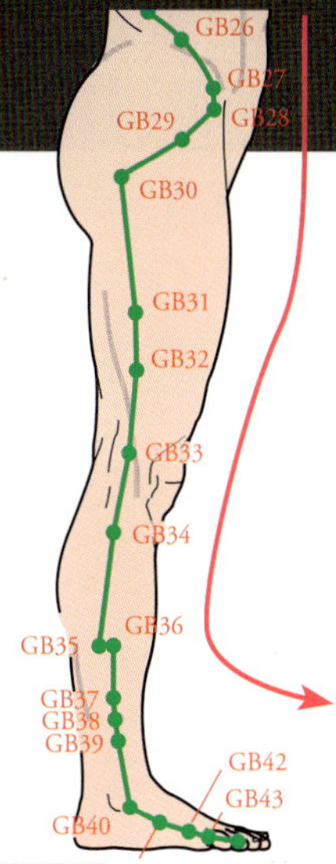

12 LR 足厥陰肝經

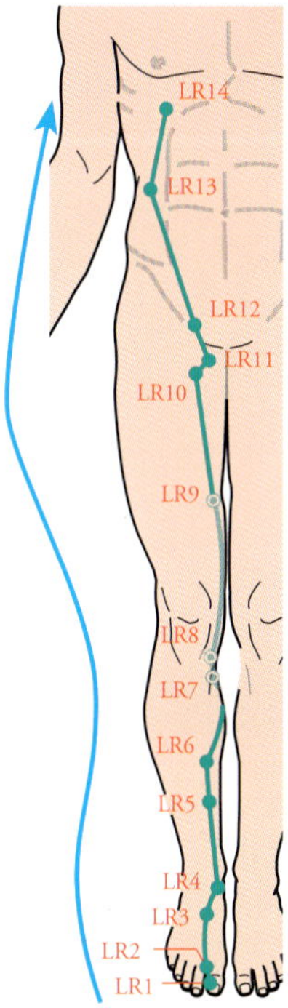

13 GV 督脈

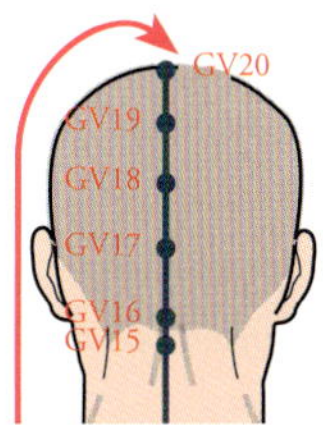

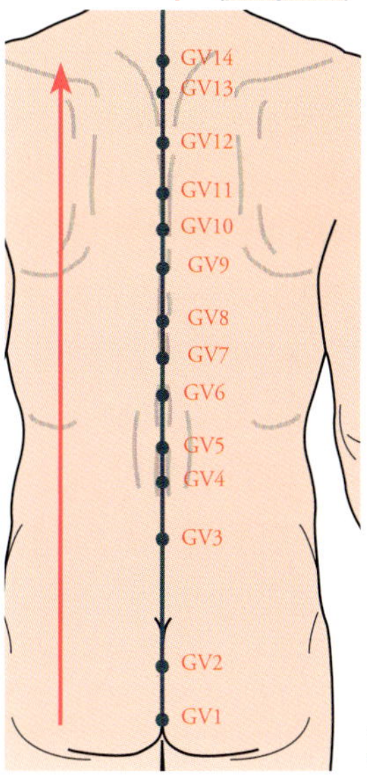

13 GV 督脈

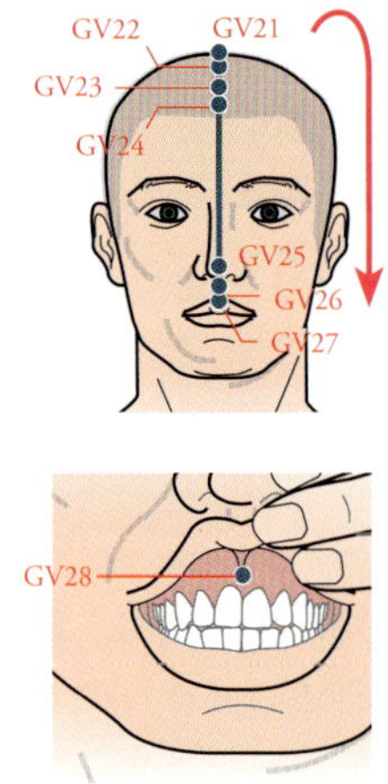

Chapter 14
임맥(任脈, Conception Vessel, CV)

14 CV 任脈

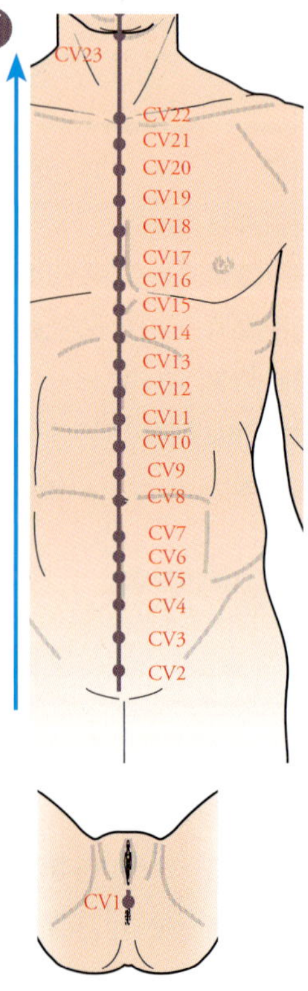

부록

칼럼목차

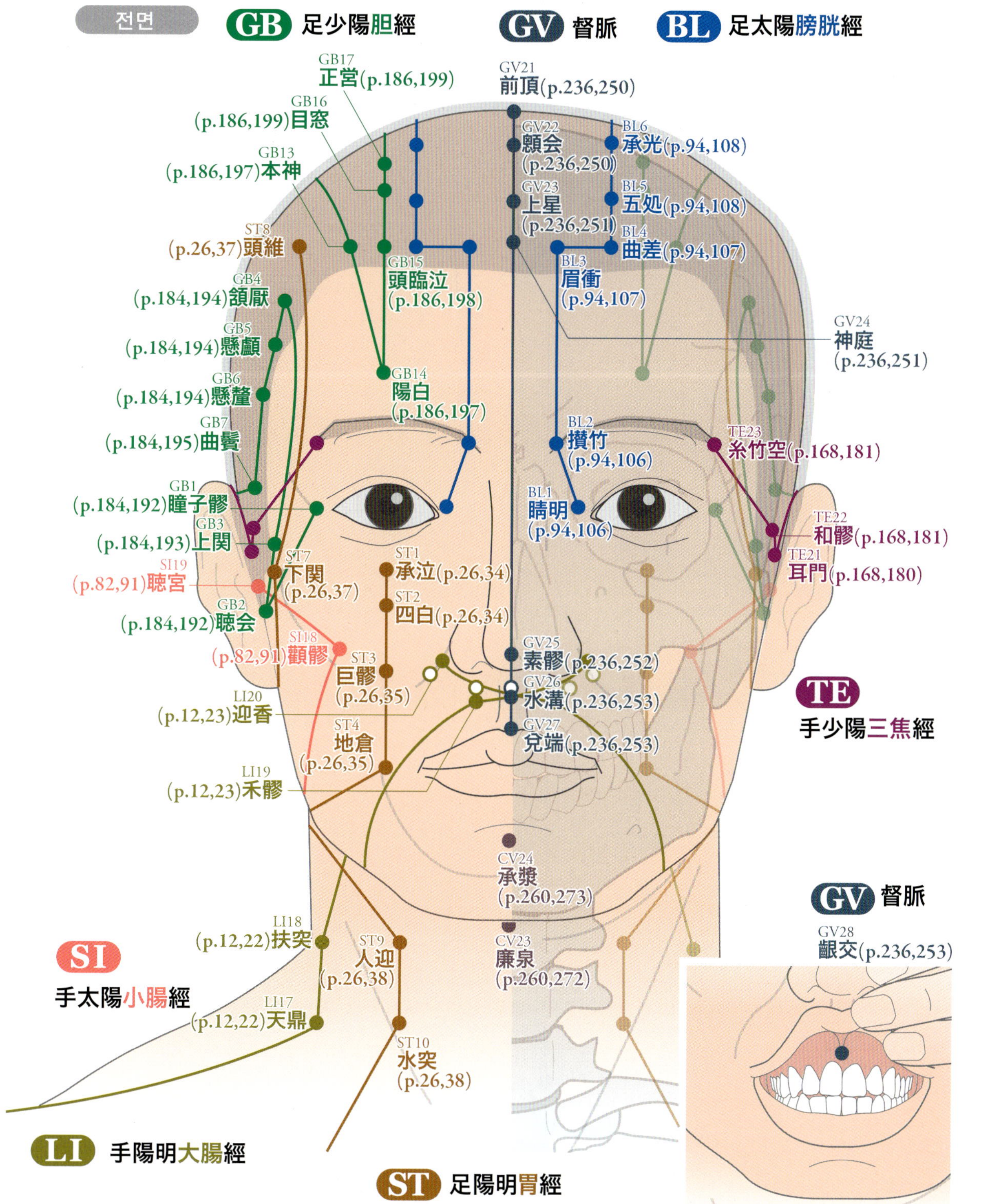
전면
GB 足少陽胆經
GV 督脈
BL 足太陽膀胱經
GB17 正営(p.186,199)
GB16 (p.186,199)目窓
GB13 (p.186,197)本神
ST8 (p.26,37)頭維
GB4 (p.184,194)頷厭
GB5 (p.184,194)懸顱
GB6 (p.184,194)懸釐
GB7 (p.184,195)曲鬢
GB1 (p.184,192)瞳子髎
GB3 (p.184,193)上関
SI19 (p.82,91)聴宮
GB2 (p.184,192)聴会
SI18 (p.82,91)顴髎
LI20 (p.12,23)迎香
LI19 (p.12,23)禾髎
LI18 (p.12,22)扶突
LI17 (p.12,22)天鼎
GB15 頭臨泣(p.186,198)
GB14 陽白(p.186,197)
ST7 下関(p.26,37)
ST1 承泣(p.26,34)
ST2 四白(p.26,34)
ST3 巨髎(p.26,35)
ST4 地倉(p.26,35)
ST9 人迎(p.26,38)
ST10 水突(p.26,38)
GV21 前頂(p.236,250)
GV22 顖会(p.236,250)
GV23 上星(p.236,251)
GV24 神庭(p.236,251)
GV25 素髎(p.236,252)
GV26 水溝(p.236,253)
GV27 兌端(p.236,253)
CV24 承漿(p.260,273)
CV23 廉泉(p.260,272)
BL6 承光(p.94,108)
BL5 五処(p.94,108)
BL4 曲差(p.94,107)
BL3 眉衝(p.94,107)
BL2 攅竹(p.94,106)
BL1 睛明(p.94,106)
TE23 糸竹空(p.168,181)
TE22 和髎(p.168,181)
TE21 耳門(p.168,180)
TE 手少陽三焦經
SI 手太陽小腸經
LI 手陽明大腸經
ST 足陽明胃經
GV 督脈
GV28 齦交(p.236,253)

후면

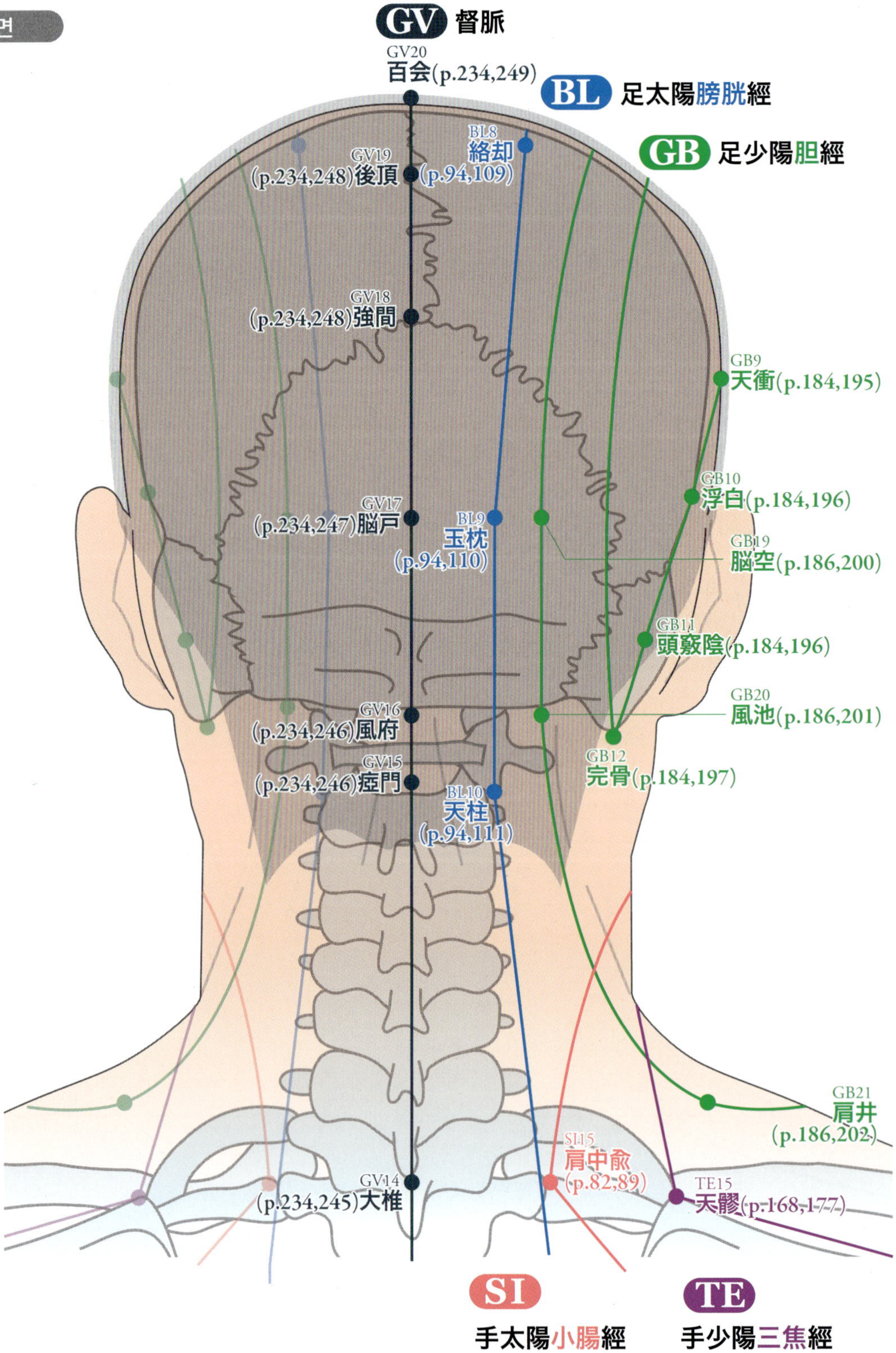
GV 督脈
GV20 百会(p.234,249)
BL 足太陽膀胱經
BL8 絡却(p.94,109)
GB 足少陽胆經
GV19 (p.234,248)後頂
GV18 (p.234,248)強間
GB9 天衝(p.184,195)
GB10 浮白(p.184,196)
GV17 (p.234,247)脳戸
BL9 玉枕(p.94,110)
GB19 脳空(p.186,200)
GB11 頭竅陰(p.184,196)
GB20 風池(p.186,201)
GV16 (p.234,246)風府
GB12 完骨(p.184,197)
GV15 (p.234,246)瘂門
BL10 天柱(p.94,111)
GB21 肩井(p.186,202)
SI15 肩中兪(p.82,89)
GV14 (p.234,245)大椎
TE15 天髎(p.168,177)
SI 手太陽小腸經
TE 手少陽三焦經

- LU 수태음폐경(手太陰肺經)
- LI 수양명대장경(手陽明大腸經)
- ST 족양명위경(足陽明胃經)
- SP 족태음비경(足太陰脾經)
- HT 수소음심경(手少陰心經)
- SI 수태양소장경(手太陽小腸經)
- BL 족태양방광경(足太陽膀胱經)
- KI 족소음신경(足少陰腎經)
- PC 수궐음심포경(手厥陰心包經)
- TE 수소양삼초경(手少陽三焦經)
- GB 족소양담경(足少陽胆經)
- LR 족궐음간경(足厥陰肝經)
- GV 독맥(督脈)
- CV 임맥(任脈)

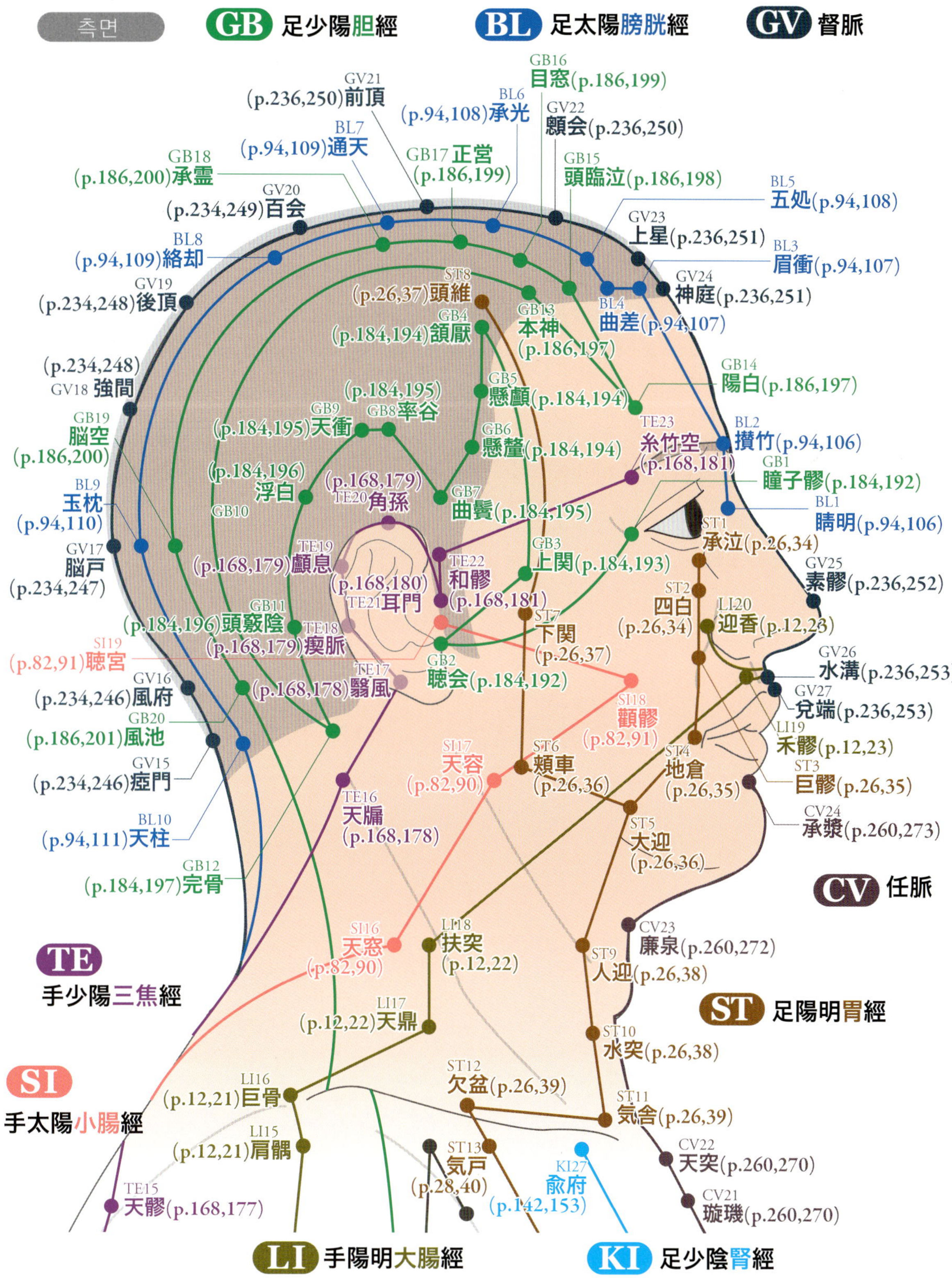

부위에 따른 목차 ③ 체간(體幹)

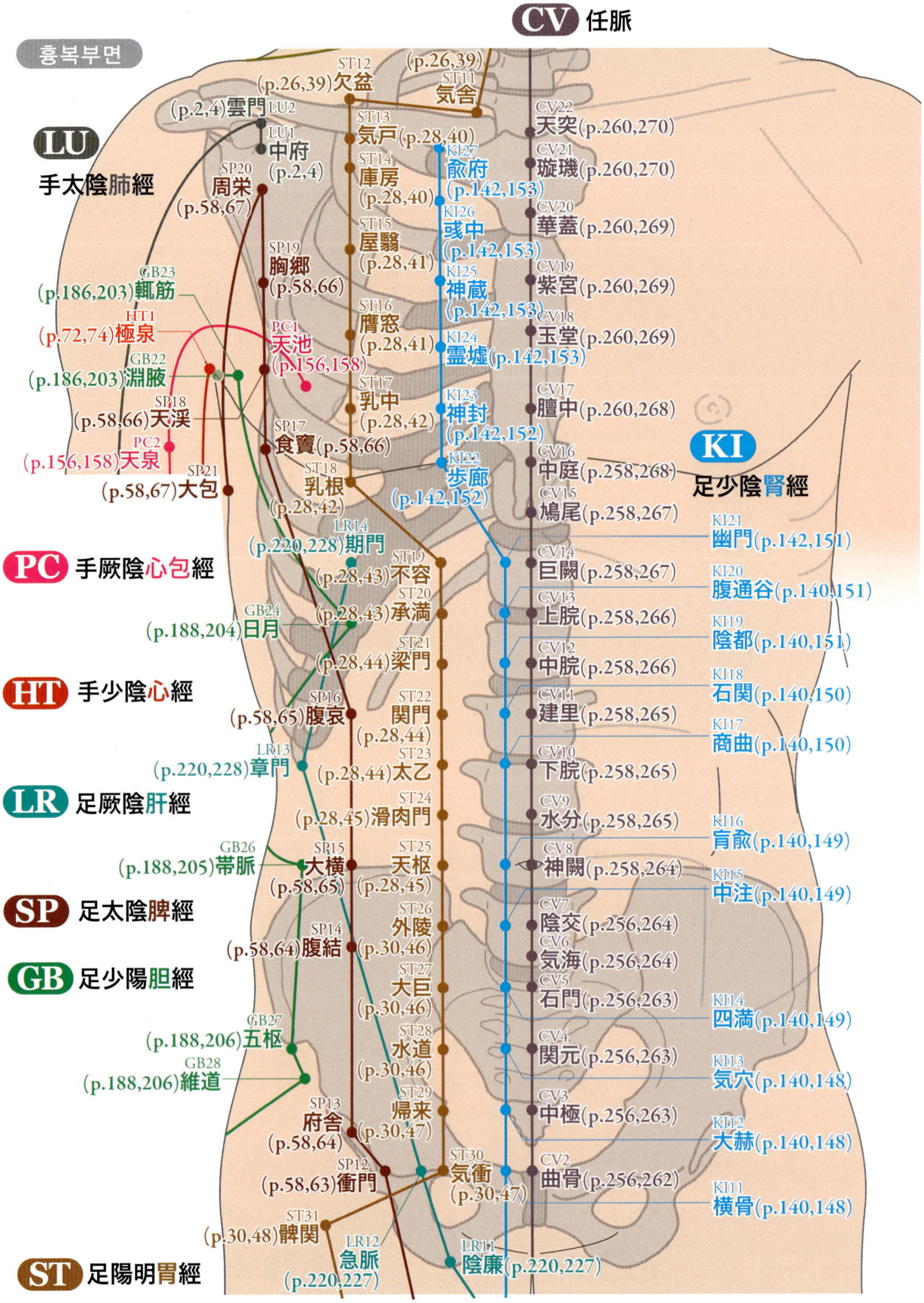

- LU 수태음폐경(手太陰肺經)
- SP 족태음비경(足太陰脾經)
- BL 족태양방광경(足太陽膀胱經)
- TE 수소양삼초경(手少陽三焦經)
- GV 독맥(督脈)
- LI 수양명대장경(手陽明大腸經)
- HT 수소음심경(手少陰心經)
- KI 족소음신경(足少陰腎經)
- GB 족소양담경(足少陽胆經)
- CV 임맥(任脈)
- ST 족양명위경(足陽明胃經)
- SI 수태양소장경(手太陽小腸經)
- PC 수궐음심포경(手厥陰心包經)
- LR 족궐음간경(足厥陰肝經)

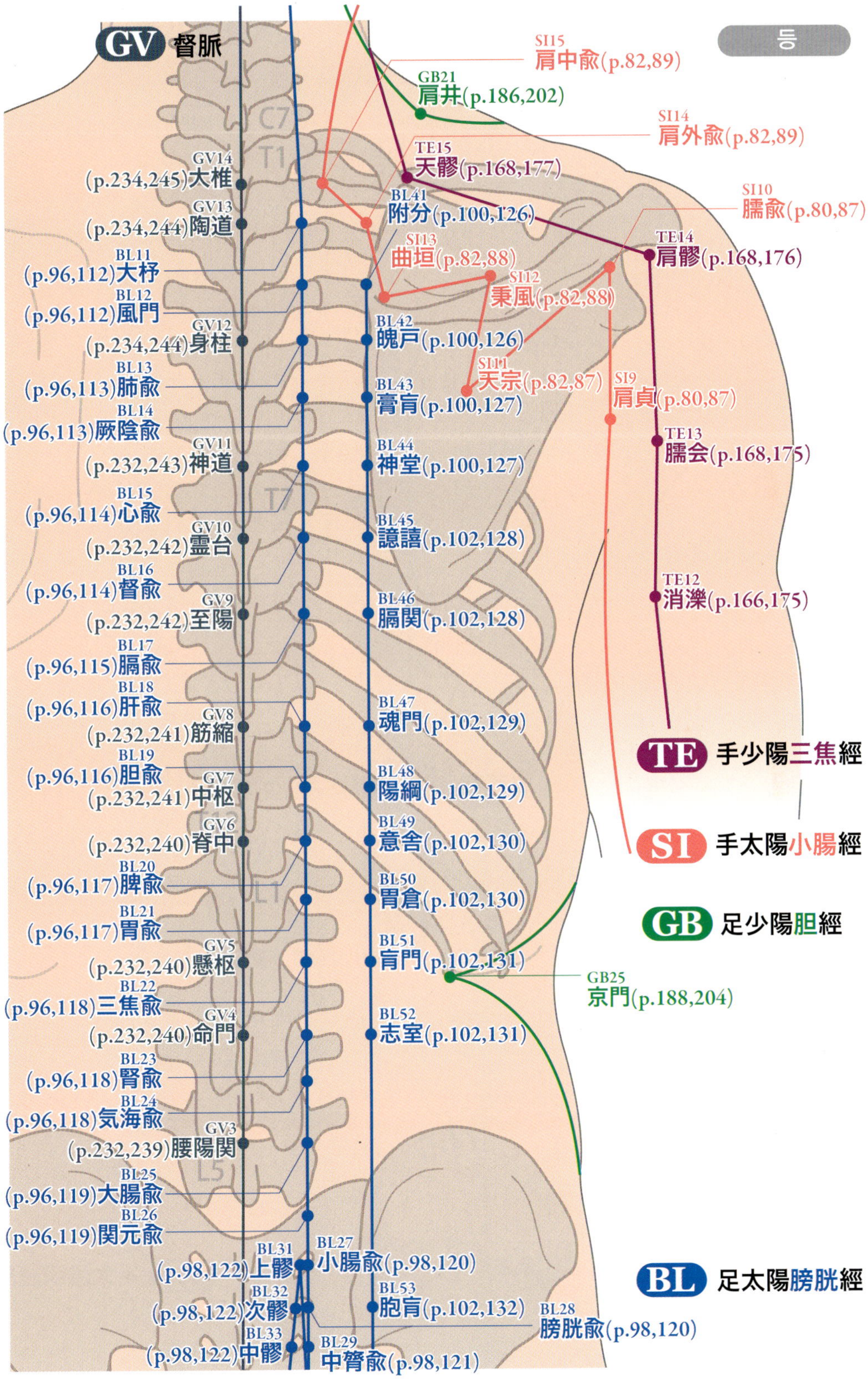

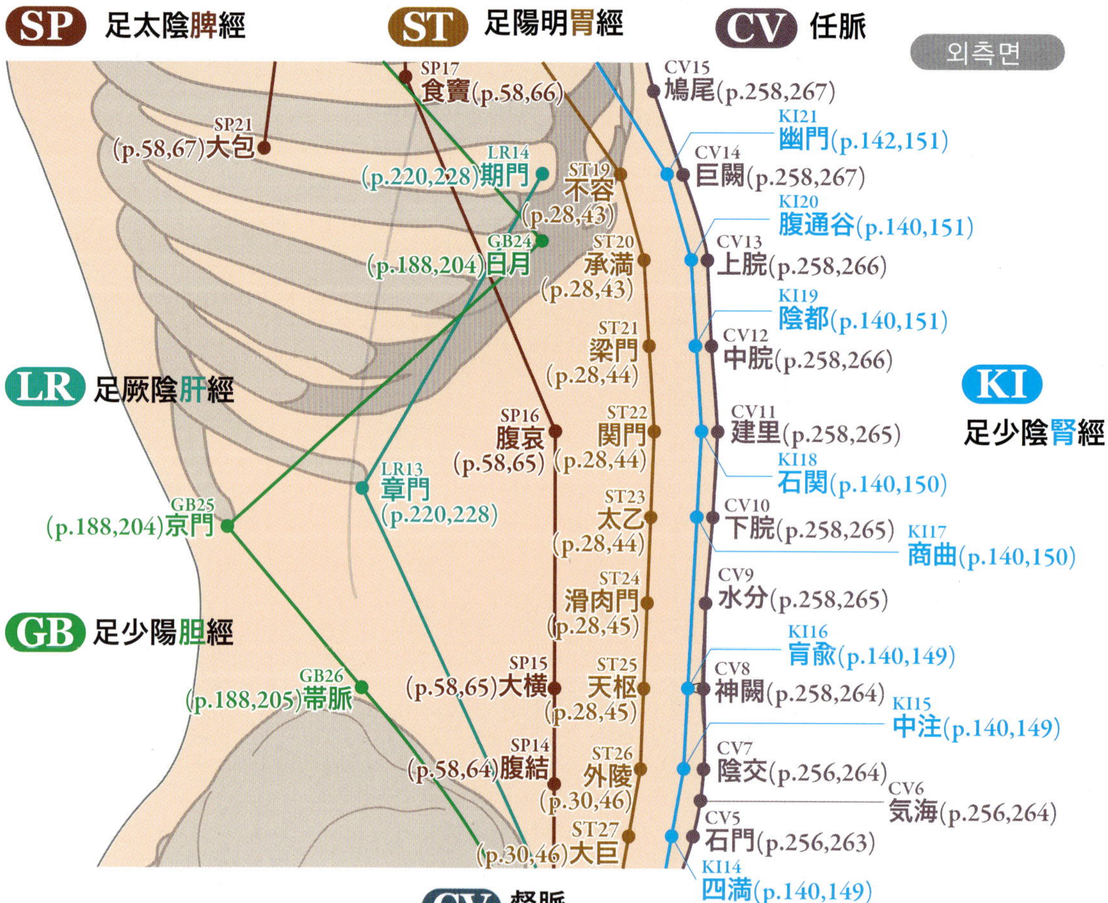
SP 足太陰脾經
ST 足陽明胃經
CV 任脈
외측면
SP17 食竇(p.58,66)
CV15 鳩尾(p.258,267)
KI21 幽門(p.142,151)
SP21 (p.58,67)大包
LR14 (p.220,228)期門
ST19 不容 (p.28,43)
CV14 巨闕(p.258,267)
KI20 腹通谷(p.140,151)
GB24 (p.188,204)日月
ST20 承満 (p.28,43)
CV13 上脘(p.258,266)
KI19 陰都(p.140,151)
ST21 梁門 (p.28,44)
CV12 中脘(p.258,266)
LR 足厥陰肝經
KI 足少陰腎經
SP16 腹哀 (p.58,65)
ST22 関門 (p.28,44)
CV11 建里(p.258,265)
KI18 石関(p.140,150)
LR13 章門 (p.220,228)
GB25 (p.188,204)京門
ST23 太乙 (p.28,44)
CV10 下脘(p.258,265)
KI17 商曲(p.140,150)
ST24 滑肉門 (p.28,45)
CV9 水分(p.258,265)
GB 足少陽胆經
KI16 肓兪(p.140,149)
GB26 (p.188,205)帯脈
SP15 (p.58,65)大横
ST25 天枢 (p.28,45)
CV8 神闕(p.258,264)
KI15 中注(p.140,149)
SP14 (p.58,64)腹結
ST26 外陵 (p.30,46)
CV7 陰交(p.256,264)
CV6 気海(p.256,264)
ST27 (p.30,46)大巨
CV5 石門(p.256,263)
KI14 四満(p.140,149)

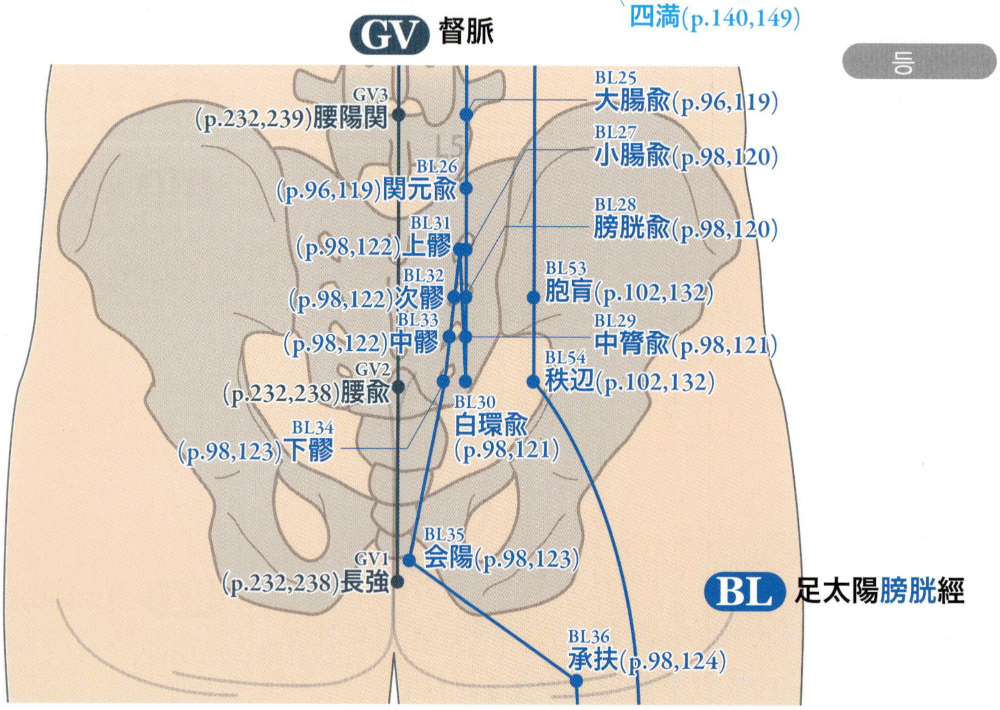
GV 督脈
등
GV3 (p.232,239)腰陽関
BL25 大腸兪(p.96,119)
L5
BL27 小腸兪(p.98,120)
BL26 (p.96,119)関元兪
BL28 膀胱兪(p.98,120)
BL31 (p.98,122)上髎
BL53 胞肓(p.102,132)
BL32 (p.98,122)次髎
BL33 (p.98,122)中髎
BL29 中膂兪(p.98,121)
GV2 (p.232,238)腰兪
BL54 秩辺(p.102,132)
BL30 白環兪 (p.98,121)
BL34 (p.98,123)下髎
BL35 会陽(p.98,123)
GV1 (p.232,238)長強
BL 足太陽膀胱經
BL36 承扶(p.98,124)

● LU 수태음폐경(手太陰肺經)	● LI 수양명대장경(手陽明大腸經)	● ST 족양명위경(足陽明胃經)
● SP 족태음비경(足太陰脾經)	● HT 수소음심경(手少陰心經)	● SI 수태양소장경(手太陽小腸經)
● BL 족태양방광경(足太陽膀胱經)	● KI 족소음신경(足少陰腎經)	● PC 수궐음심포경(手厥陰心包經)
● TE 수소양삼초경(手少陽三焦經)	● GB 족소양담경(足少陽胆經)	● LR 족궐음간경(足厥陰肝經)
● GV 독맥(督脈)	● CV 임맥(任脈)	

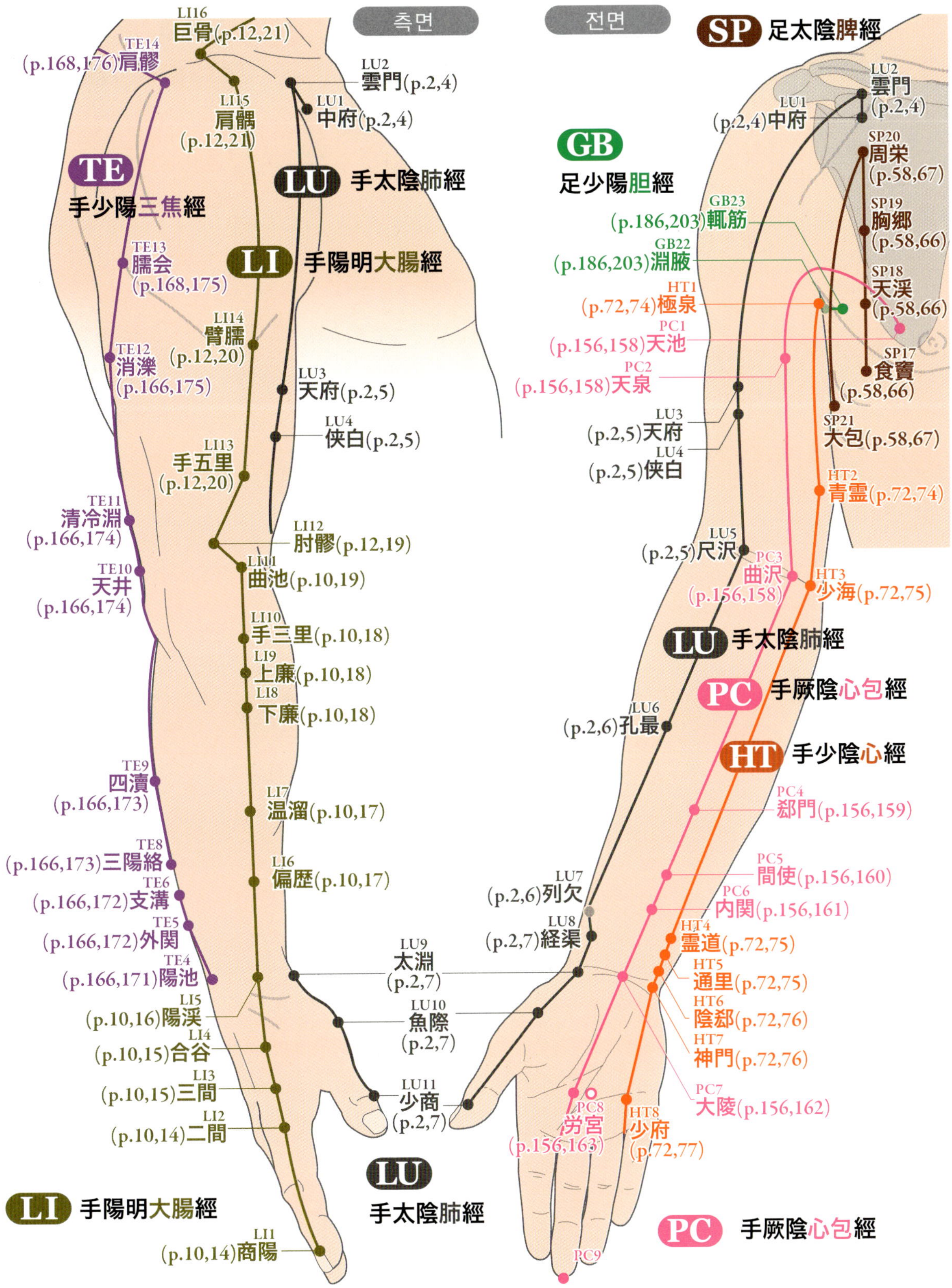

부위에 따른 목차 ⑤ 상지(上肢), 손(手), 하지(下肢)

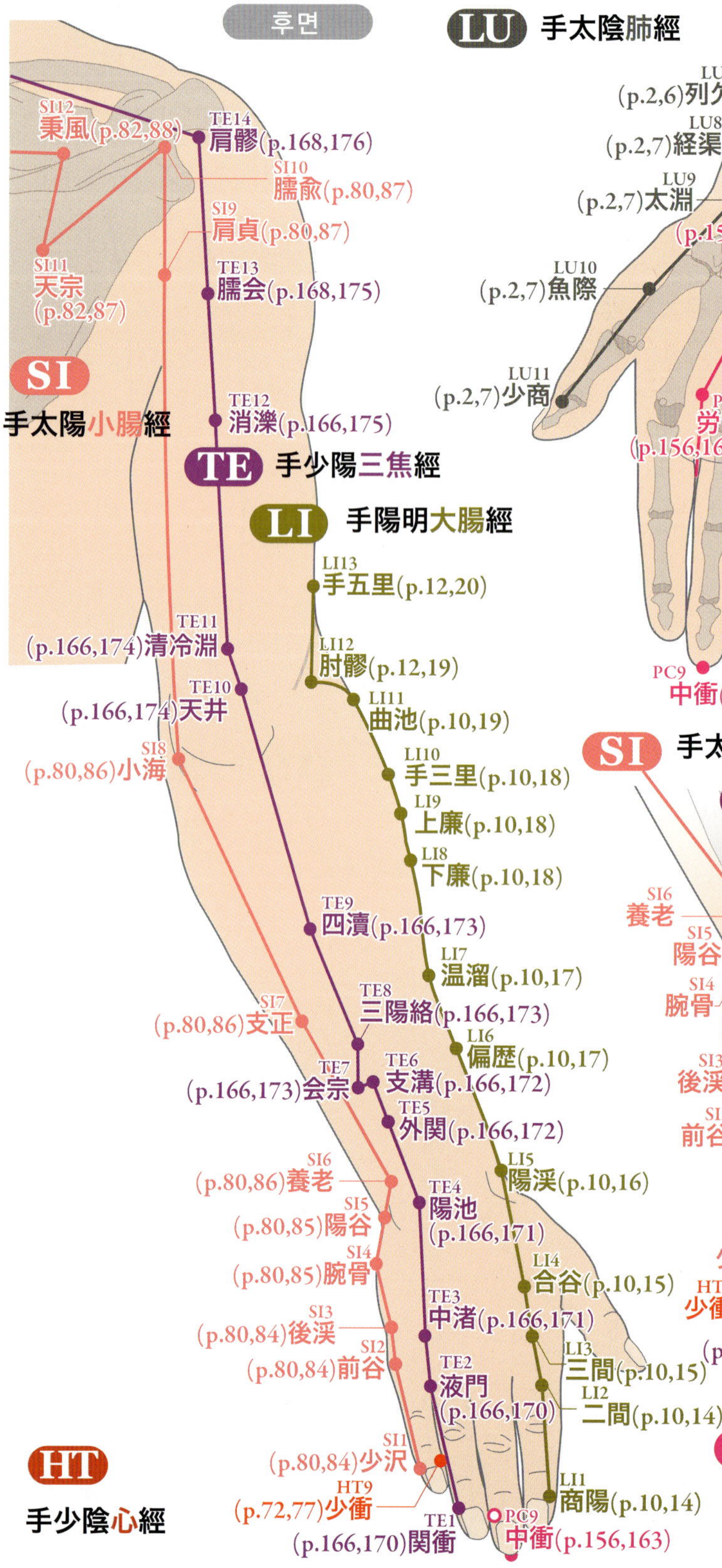

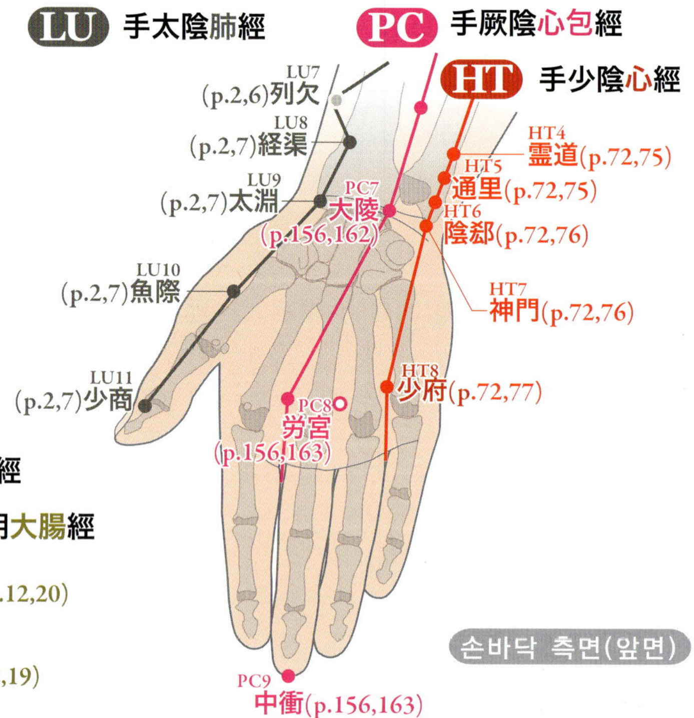

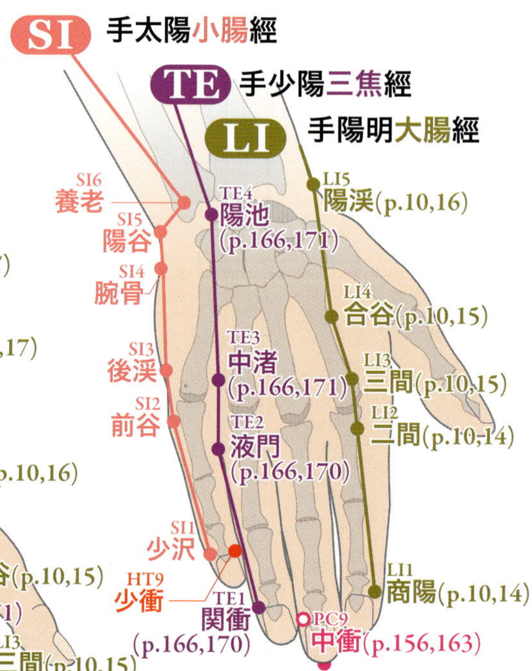

- LU 수태음폐경(手太陰肺經)
- SP 족태음비경(足太陰脾經)
- BL 족태양방광경(足太陽膀胱經)
- TE 수소양삼초경(手少陽三焦經)
- GV 독맥(督脈)
- LI 수양명대장경(手陽明大腸經)
- HT 수소음심경(手少陰心經)
- KI 족소음신경(足少陰腎經)
- GB 족소양담경(足少陽胆經)
- CV 임맥(任脈)
- ST 족양명위경(足陽明胃經)
- SI 수태양소장경(手太陽小腸經)
- PC 수궐음심포경(手厥陰心包經)
- LR 족궐음간경(足厥陰肝經)

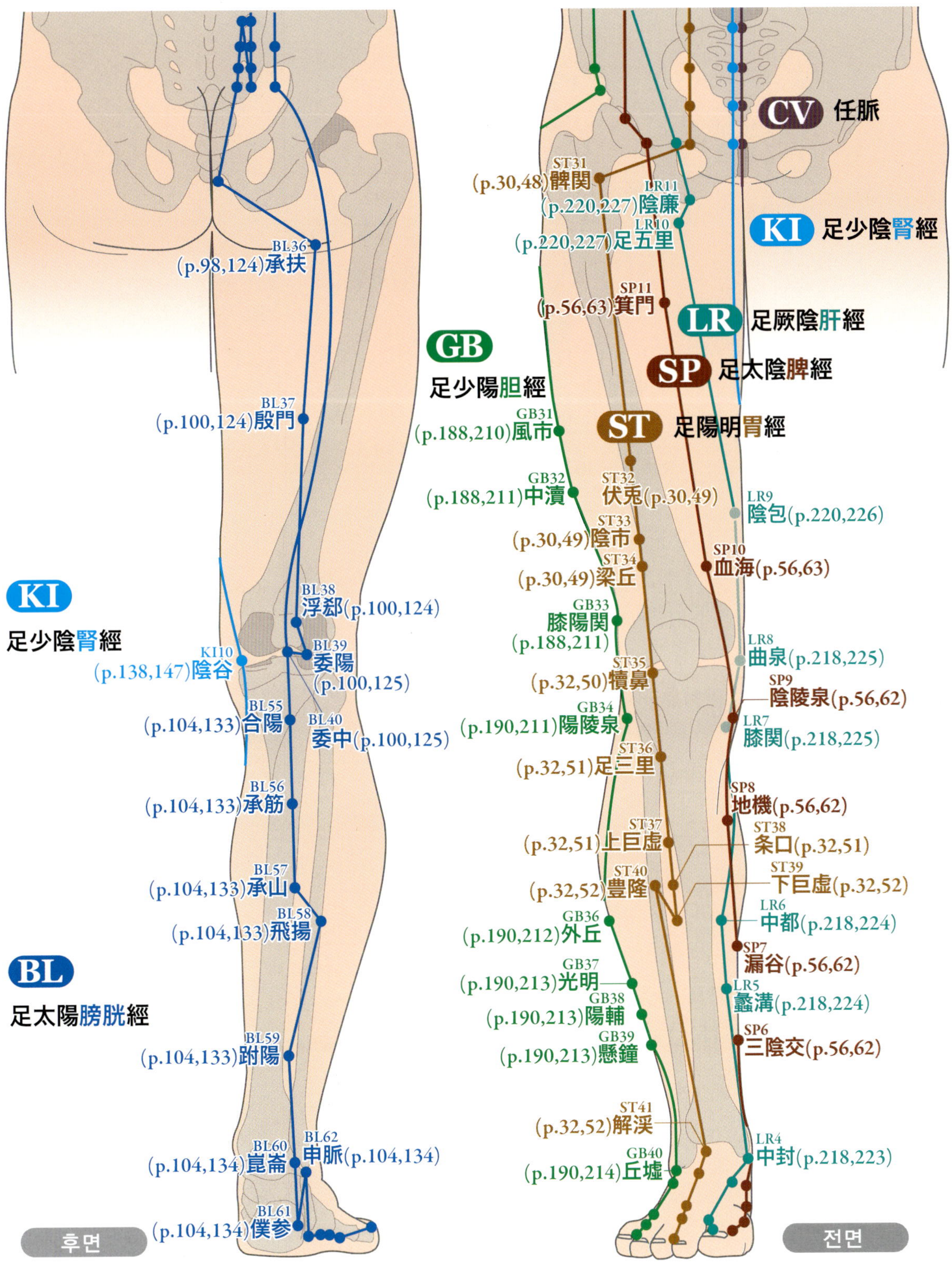

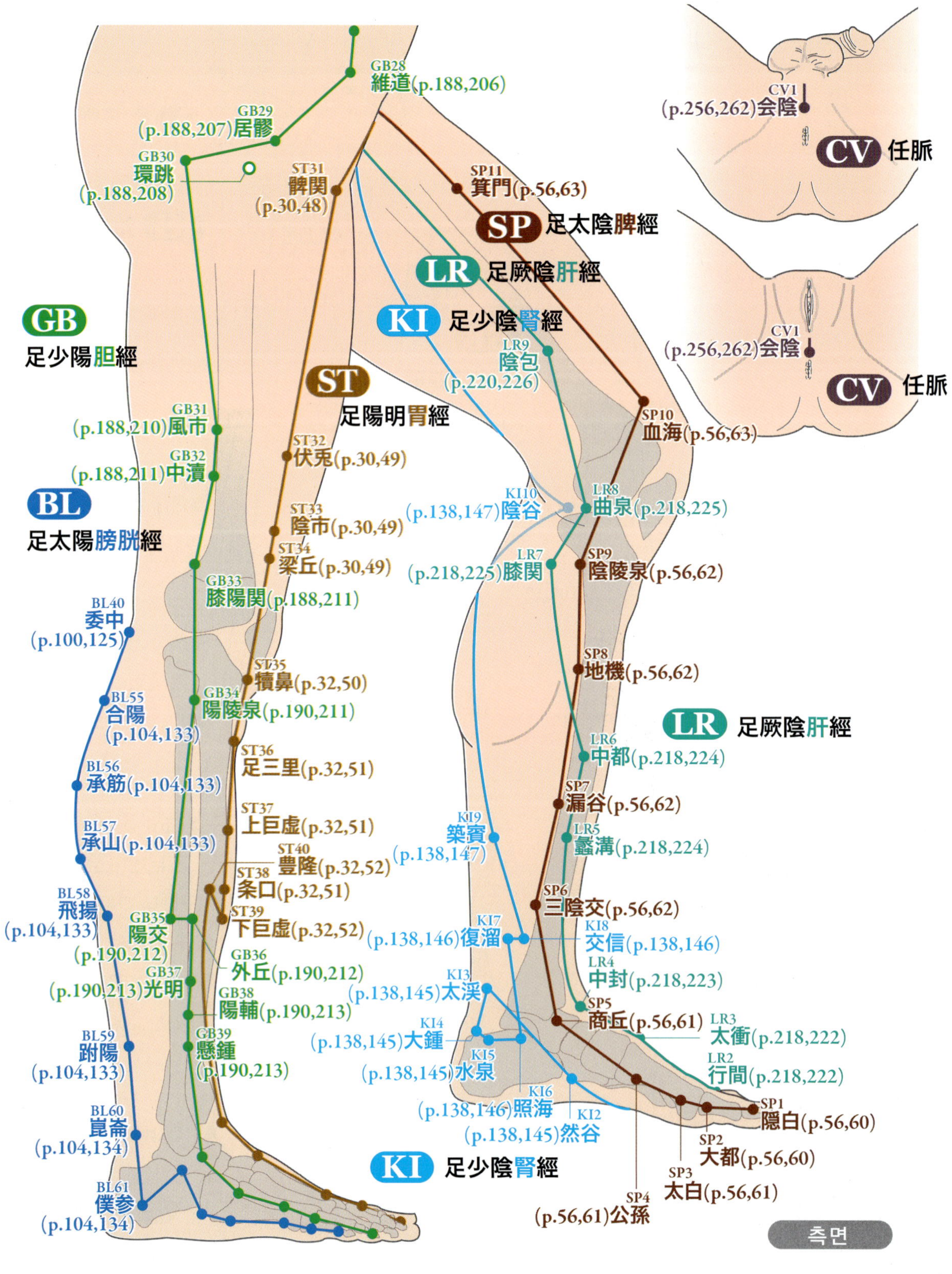
GB28
維道(p.188,206)
GB29
(p.188,207)居髎
GB30
環跳
(p.188,208)
ST31
髀関
(p.30,48)
SP11
箕門(p.56,63)
SP 足太陰脾經
LR 足厥陰肝經
KI 足少陰腎經
GB
足少陽胆經
LR9
陰包
(p.220,226)
ST
足陽明胃經
GB31
(p.188,210)風市
GB32
(p.188,211)中瀆
SP10
血海(p.56,63)
ST32
伏兎(p.30,49)
BL
足太陽膀胱經
ST33
陰市(p.30,49)
KI10
(p.138,147)陰谷
LR8
曲泉(p.218,225)
ST34
梁丘(p.30,49)
LR7
(p.218,225)膝関
SP9
陰陵泉(p.56,62)
GB33
膝陽関(p.188,211)
BL40
委中
(p.100,125)
ST35
犢鼻(p.32,50)
SP8
地機(p.56,62)
BL55
合陽
(p.104,133)
GB34
陽陵泉(p.190,211)
LR 足厥陰肝經
ST36
足三里(p.32,51)
LR6
中都(p.218,224)
BL56
承筋(p.104,133)
SP7
漏谷(p.56,62)
ST37
上巨虚(p.32,51)
KI9
築賓
(p.138,147)
LR5
蠡溝(p.218,224)
BL57
承山(p.104,133)
ST40
豊隆(p.32,52)
ST38
条口(p.32,51)
SP6
三陰交(p.56,62)
BL58
飛揚
(p.104,133)
GB35
陽交
(p.190,212)
ST39
下巨虚(p.32,52)
KI7
(p.138,146)復溜
KI8
交信(p.138,146)
GB36
外丘(p.190,212)
GB37
(p.190,213)光明
LR4
中封(p.218,223)
KI3
(p.138,145)太渓
GB38
陽輔(p.190,213)
SP5
商丘(p.56,61)
LR3
太衝(p.218,222)
KI4
(p.138,145)大鍾
BL59
跗陽
(p.104,133)
GB39
懸鍾
(p.190,213)
KI5
(p.138,145)水泉
LR2
行間(p.218,222)
KI6
(p.138,146)照海
KI2
(p.138,145)然谷
SP1
隠白(p.56,60)
BL60
崑崙
(p.104,134)
SP2
大都(p.56,60)
KI 足少陰腎經
SP3
太白(p.56,61)
BL61
僕参
(p.104,134)
SP4
(p.56,61)公孫
CV1
(p.256,262)会陰
CV 任脈
CV1
(p.256,262)会陰
CV 任脈
측면

- LU 수태음폐경(手太陰肺經)
- LI 수양명대장경(手陽明大腸經)
- ST 족양명위경(足陽明胃經)
- SP 족태음비경(足太陰脾經)
- HT 수소음심경(手少陰心經)
- SI 수태양소장경(手太陽小腸經)
- BL 족태양방광경(足太陽膀胱經)
- KI 족소음신경(足少陰腎經)
- PC 수궐음심포경(手厥陰心包經)
- TE 수소양삼초경(手少陽三焦經)
- GB 족소양담경(足少陽胆經)
- LR 족궐음간경(足厥陰肝經)
- GV 독맥(督脈)
- CV 임맥(任脈)

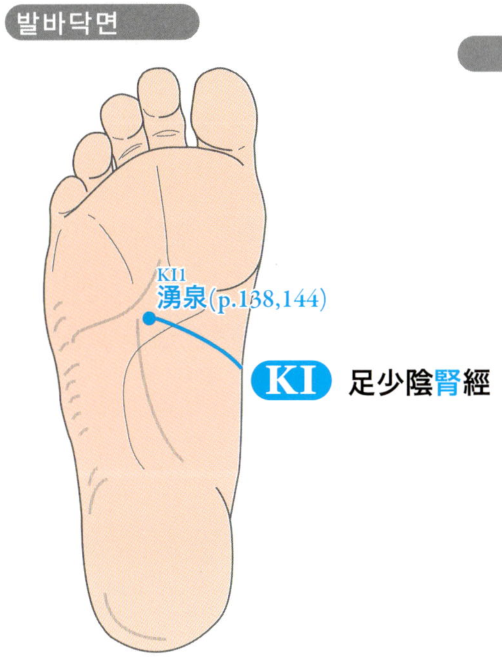

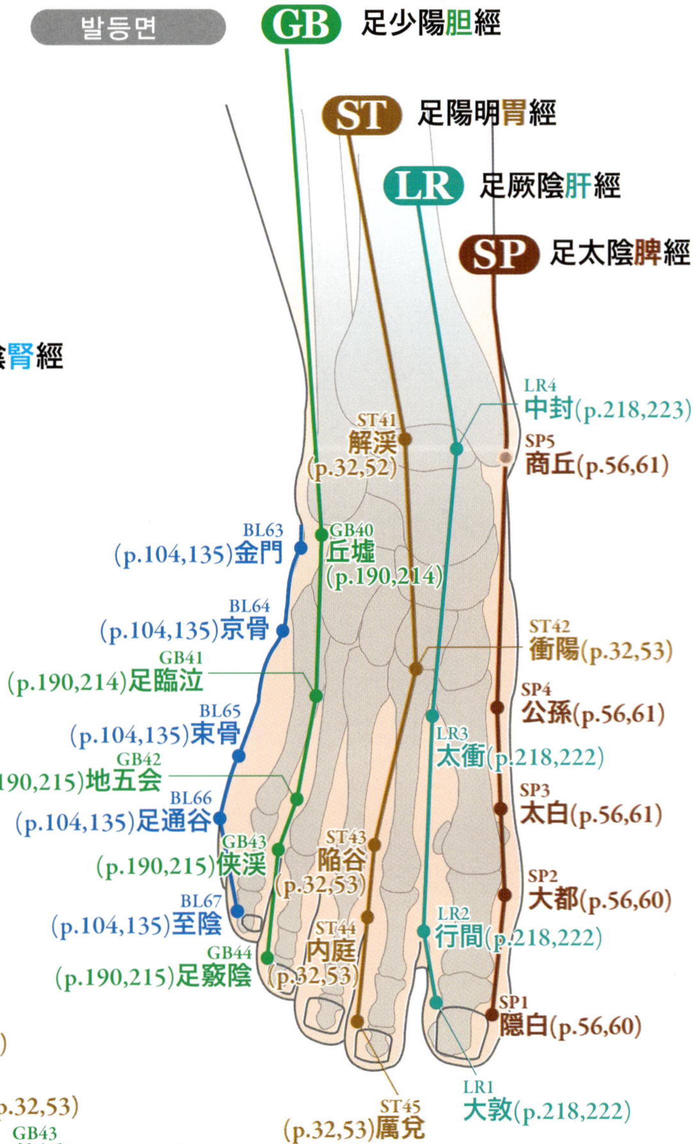

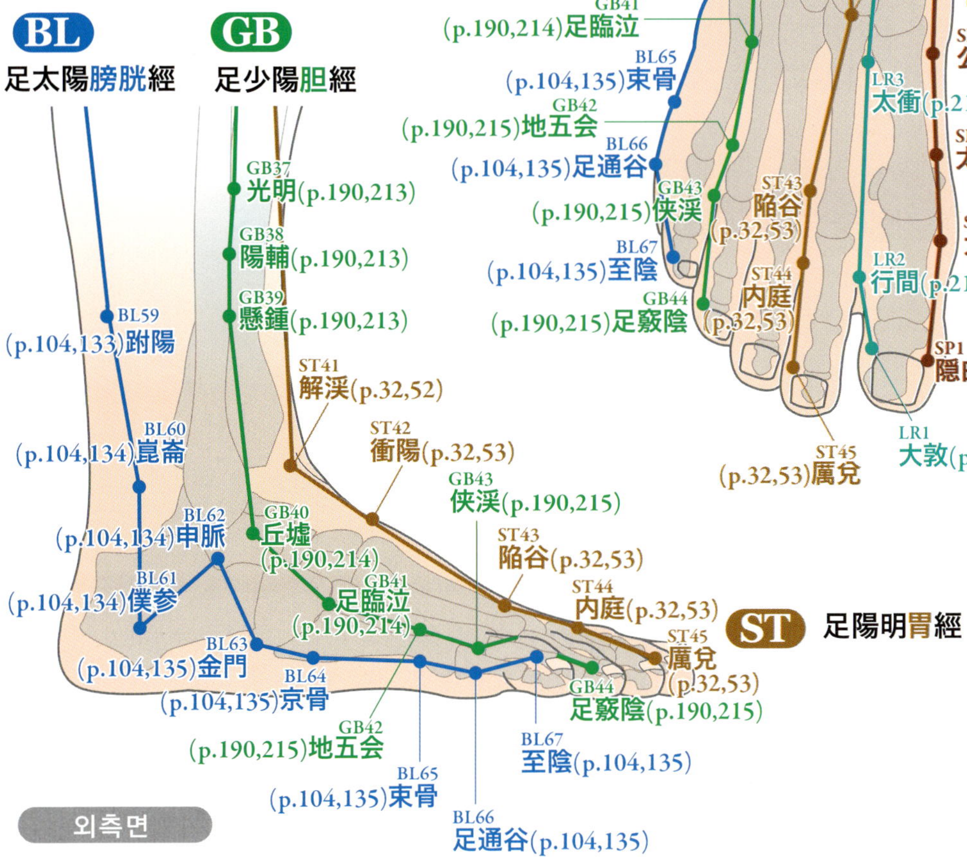

혈(穴)에 대하여

사전에는 혈의 정의에 대해 "목표했던 결과가 얻어지는 곳", 두 번째로 "뜸을 뜨는 곳"이라고 적혀 있다. 침구학에서 한자로는 혈(穴)에 해당한다. 혈(穴, 구멍)은 과실, 결점, 결손 등 모자라서 불완전한 곳을 뜻하며 '장부(臟腑)의 구멍'은 좋은 의미는 아니지만, 경마의 대혈(大穴-다크호스, 예상을 크게 뒤집는)에 해당하는 예상외의 결과라는 의미도 있다. 또한, '일반적으로 알려지지 않은 유효한 곳'이라는 의미도 있어 침구학의 혈자리에 가까운 의미라고 할 수 있다.

침구학에서 지금까지 혈은 공혈(孔穴), 기혈(氣穴), 혈도(穴道), 폄혈(砭穴) 등으로 표현해 왔다.

현대 중의학에서는 유혈(腧穴)로 표현한다.

혈의 발견

일반적으로 혈은 아픈 곳이나, 불편한 곳에 자연스럽게 손을 대고 만지는 동안 증상이 완화되는 경험이나, 부모가 아이를 어루만지면 아이의 몸과 마음이 좋아지는 등의 경험에서 발견되었다고 한다. 다시 말해 '치료'라고 하는 단어의 생성과 관련한 혈의 발견설이다. 그러나 학술적으로는 처음에는 뜸을 손발의 끝에 뜨면서 신체에 수직으로 전달되는 감각의 연쇄를 인식하여 수직적인 흐름(경맥의 원형)을 발견하고 이후 그 수직적인 흐름의 중간에 침을 놓음으로써 특이적으로 작용하는 지점을 발견했다. 이와 같이 경맥이 발견된 뒤에 혈(의 초기 형태)이 발견되었다고 생각된다.

혈은 경혈(經穴), 기혈(奇穴), 아시혈(阿是穴)의 3종류가 있다.

따라서, 혈은 경혈(經穴)이 아니다. 경혈은 세 가지 혈 개념 중 하나다.

경혈(經穴)

경맥상의 혈, 침구학 이론체계 중에서 사용하는 혈. 따라서 경혈(經穴)은 경맥의 개념, 장부의 개념, 기혈의 개념 등과 불가분의 관계가 있다. 예를들어, 경혈은 12개의 정경맥(正經脈)과 2개의 기경맥(독맥과 임맥)을 합하여 14경맥이 있고, 361개의 경혈이 있다. 경맥(기혈의 흐름)에 영향을 미치는 **경혈**(예를 들면, **오행혈**[정혈(井穴), 형혈(滎穴), 수혈(兪穴), 경혈(經穴), 합혈(合穴)]과 원혈(原穴), 낙혈(絡穴), 극혈(郄穴), 여기에 장부와 직접적인 관계가 있는 유혈(兪穴)과 모혈(募穴)이 있다. 또한, 경혈마다 병인(病因), 병상(病狀), 병태(病態)에 어떻게 영향을 미치는지 등 경혈별 혈성(血性)이나, 주치(主治)도 정해져 있으며 경혈은 침구학이라는 학문 체계 안에서 각각의 역할을 가지고 있다.

기혈(奇穴)

명칭이나 부위는 정해져 있지만 침구학 이론체계와는 다른 개념으로 임상현장에서 응용되는 경혈이다. 현재 WHO가 정한 기혈(**奇穴**)은 48개가 있다.(P.274) 특효혈(特效穴)이라고도 불린다.

아시혈(阿是穴)

만지거나 눌렀을 때 느껴지는 체표의 압통 부위나 민감하게 느껴지는 부위, 또는 만진 사람이 느끼는 경결(硬結)이나, 함몰되어 있는 부위가 아시혈(**阿是穴**)이다. 휴혈(畦穴), 천응혈(天應穴)이라고도 한다. 현재에 있어서 아시혈의 개념에 가까운 것은 압통점(圧痛点), 지각과민점(知覺過敏点), 압진점(圧診点), 구진점(丘診点), 피전점(皮電点), 양도점(良導点), 트리거포인트(Trigger Point) 등이 있다

신혈(新穴)과 기혈(奇穴)

기혈(**奇穴**)은 48개의 혈을 WHO에 의해 정해 놓았다. 또 다른 한편 신혈(**新穴**)이라고하는 것도 있다. 기혈과 신혈의 차이는 기혈은 1900년 이전에, 신혈은 1901년 이후에 발견된 혈이다. 어쨌든 기혈이지만, 연도에 따라 부르는 이름이 다르다.

오행혈(五行穴)

12경맥중 신경(腎經)을 제외한 11개의 경맥은 손가락과 발가락에 있다. 각 경맥에는 손발 끝에서부터 팔꿈치 또는 무릎까지 경혈의 어느 쪽이든 오행의 분류에 따라 특징적인 성질(性質)이 할당되어 있다. 이러한 경혈을 오행혈(**五行穴**)이라 한다. 오행혈은 손과 발가락의 정혈(井穴)에서 시작하여 팔꿈치 또는 무릎의 합혈(合血)까지 정형수경합(井滎兪經合)의 흐름으로 진행한다.

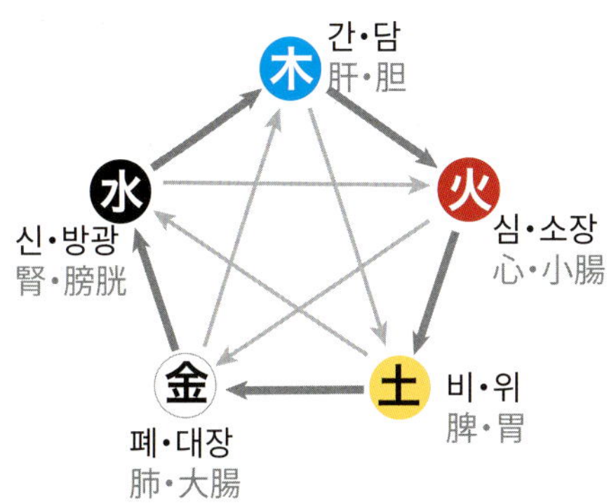

따라서, 음경(陰經)의 경우는 목화토금수(木火土金水)의 순서로 오행이 나뉘고, 양경(陽經)은 금수목화토(金水木火土)의 순서로 오행을 구분하였다. 다시 말하면, 음경의 정혈(井穴)은 정목혈(井木穴)이지만 양경의 정혈(井穴)은 정금혈(井金穴)이 된다.

이 오행혈은 난경(難經) 69難과 79難의 선혈법(選穴法)에 따라 치료혈의 이론적 근거를 마련하려고 할 때 각 경맥의 오행과 경혈의 오행을 조합하여 치료혈의 근거로 제시되었다. 이 때문에 어느 경혈에 오행이 배당하는지를 알고 있지 않으면, 선혈(選穴; 어떤 경혈을 선정할 것인지의 여부)의 어려움이 따른다.

혈의 명칭 부여방법

혈의 명칭은 부위 모양, 기능 등의 특징에 따라 몇 가지 부여 방법이 있다.

- **혈의 위치:** 뼈나 관절, 경혈 등 주요 부위(Landmark)에서의 떨어진 거리로 이름을 붙였다.
  족삼리(足三里)는 슬개골하연에서 3촌, 족오리(足五里)는 기문(箕門)에서 5촌, 부돌(扶突)은 후두융기(喉頭隆起)에서 일부(一扶, 3촌)에 있다.

- **부위의 해부학적 이름:** 혈이 있는 부위의 고대 해부학적 명칭이나 이와 관련하어 붙어진 명칭.
  신회(顖会)의 신(顖)-전정(前頂), 옥침(玉枕骨, 후두골의 부위), 완골(完骨, 유양돌기의 명칭), 결분(缺盆, 쇄골와의 명칭), 거골[쇄골, 결분골(欠盆骨)이라고도], 협거(頰車, 하악골), 비노[臂臑, 비는 전완(前腕), 노는 상완(上腕) 혹은 상완이두근부], 복토(伏兔, 대퇴사두근 부위), 속골(束骨, 제5중족골두), 경골(京骨, 제5중족골의 융기), 관(關, 주로 관절) 등

- **혈이 있는 부위의 모양:** 혈이 있는 부위나 그 모양에 따라 명칭이 붙여진 것들.
  택(澤), 곡(谷), 계(溪), 지(池) 등은 움푹 들어간 곳. 구(溝), 거(渠), 허(虛), 조(条) 등은 가늘고 긴 홈 모양. 렴(廉), 융(隆), 릉(陵)은 융기된 형상을 의미한다. 음릉천(陰陵泉), 양릉천(陽陵泉), 외릉(外陵) 등은 융기부, 어[魚, 모지구(母指球)], 독비(犢鼻, 송아지의 코 형상), 정(庭, 내정), 태[兌, 입구, 문을 의미, 여태(厲兌)], 기(箕, 기는 탈곡용의 바구니, 箕門) 등은 물건의 형상과 유사한 것이다.

- **혈 부위의 움직임**
  태을(太乙)은 앞으로 구부릴 때에 크게 굽어지는 부위를 의미한다.

- **혈의 작용**
  혈해(血海, 부인과, 특히 월경에 관련한다는 의미), 수도(水道, 배뇨장애 등 수분대사와 관련한다는 의미), 누곡(漏谷, 배뇨장애에 작용한다고 하는 의미), 청령(青靈), 영도(靈道), 신문(神門), 신도(神道) 등(靈과 神 등은 모두 정신작용에 관계한다고 하는 의미)

- **혈 부위의 형상**
  충[衝, 충문(衝門), 기충(氣衝)]은 동맥의 박동부를 의미한다.

- **혈의 역할:** 침구학상의 역할에 따라 부여된 이름
  기호[氣戶, 기가 출입하는 문=호(戶)], 온류(溫溜, 따스함이 머무르는 곳), 상구(商丘), 소상[少商, 상은 오행중 오음(五音)의 폐로 금행에 속함], 소부(少府), 소충(少衝), 少海[소(少)는 수소음심경의 少를 의미한다] 등, 혼문(魂門), 신당(神堂), 의사(意舍), 백호(魄戶), 지실(志室) 등은 오신(五神)이 반영된 경혈명. 배

부(背部, 등 부위)의 유혈[폐유(肺兪), 심유(心兪), 방광유(膀胱兪), …]은 그 장부명과의 관계로 붙혀진 이름이다.

유(兪)자에 대하여

- 유(兪)자가 붙어있는 유혈은 등쪽에 있는 장부의 이름에 붙혀진 경혈을 시작으로 노유(臑兪), 견중유(肩中兪), 견외유(肩外兪) 등 적지않다.
- 유(兪)는 ① 나무에 홈을 파서 만든 배를 의미, ② 꾸짖음이라는 말과 동의를 나타내는 단어, 또는 ③ 고치다, 치료하다 등의 유(癒, 병나을 유)와 동의어이고 또한, ④ 등(背中) 이라고 하는 뜻도 있어 등쪽에 있는 뜸의 혈(경혈)의 의미가 있다.
- 유(兪)는 유모혈(兪募穴)중에 등쪽에 있는 유혈(兪穴)의 의미이지만 오행혈[정(井), 형(滎), 수(兪), 경(經), 합(合)] 중의 수혈(兪穴)과 같은 글자(동의음)이고 륜(輪), 수(腧)와도 통한다.

대(大)와 태(太)

- 대혁(大赫), 대종(大鐘), 대도(大都)…., 태계(太溪), 태을(太乙), 태백(太白), 태연(太淵)…과 같이 경혈명에 대(大)와 태(太)자가 붙은 혈자리가 적지않다.
- 대(大)는 물건이나 일이 크다는 뜻으로 우수하거나 최상급을 의미한다. 한편, 태(太)도 큰 것, 훌륭한 것이라는 의미가 있지만 대(大)와 다른 점은 태초(太初), 태조(太祖), 태극권(太極拳) 등과 같이 '처음, 제일, 핵심'이라는 의미가 있다는 점이다. 태(泰, 편안할 태)와 연결하여 사용되었기 때문에 평온하다(穩, 온)는 의미도 있다. (p.139 참조)

풍(風)자가 붙은 혈자리에 대하여

풍부(風府), 풍지(風池), 풍문(風門), 예풍(翳風), 병풍(秉風) 등 풍(風)자가 붙는 경혈은 두부(頭部), 항부(項部), 경부(頸部), 견부(肩部) 등 오사(五邪)의 하나인 풍사(風邪)가 침입하기 쉬운 신체 상부에서 많이 볼 수 있다. 참고로 신체 상부에서 침입하기 쉬운 것은 그 외에도 서사(暑邪), 조사(燥邪)가 있고 한사(寒邪)와 습사(濕邪)는 신체의 하부에서 침입하기 쉽다고 알려져 있다. 풍사(風邪)는 감기, 중풍(中風, 뇌혈관 질환의 총칭), 편고(偏枯, 반신불수를 말하고 편풍(偏風)이라고도 한다) 등을 유발한다. 위의 풍(風)자가 붙은 경혈은 이러한 병을 치료하는데 적절한 자리이다. 풍사가 들어오는 문이나 모여드는 곳 머무르는 못(池) 등으로 표시되며 풍사의 진입을 막는 예(翳), 병(秉) 등의 글자도 이에 해당한다.

경락에 대하여

경락(經絡)은 경(經)과 락(絡)이 합쳐진 글자이다. 경(經)은 날실, 경위(經緯)는 '일의 경과'의 의미로 사용되지만 원래는 날실과 씨실을 뜻한다. 또한, 경(經)은 남북을 주행하는 도로의 뜻이 있지만 현재에는 지구의 수직 기준선인 동경(東經)과 서경(西經)으로 사용된다. 락(絡)은 얽히거나 그물처럼 생긴 형상의 것 또는 줄기, 연결통로 체표면에 가까이 있는 혈관을 가리킨다.

경락은 침구학에서 경맥(經脈)과 낙맥(絡脈)을 말한다. 경맥은 신체를 종축(縱軸)으로 흐르는 맥을 뜻하고 낙맥은 경맥과 경맥끼리 서로 연결되거나 그물망처럼 온몸을 감싼다는 의미를 가지고 있다. 경맥과 낙맥은 각각의 그룹이 있다. 경맥을 경락이라고 표현하는 것이 맞지만 경락의 의미에서 보면 경락이 경맥은 아니다. 경락은 종축(縱軸)의 경맥과 이것을 횡방향으로 연결하는 낙맥을 의미하는 경우와 심부(深部)의 경맥으로부터 체표(體表)면으로 향하는 지맥(支脈), 손락(孫絡), 부락(浮絡)으로 분지하여 체표에서 전신을 덮고 있는 낙맥 전체를 의미하는 경우가 있다.

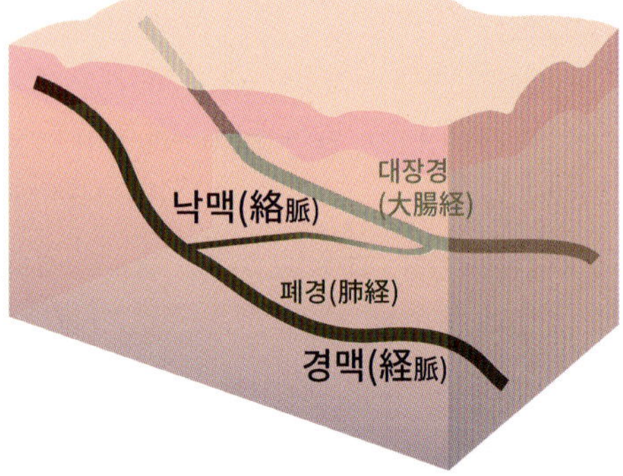

종축의 경맥과 이것을 횡방향으로 연결하는 낙맥

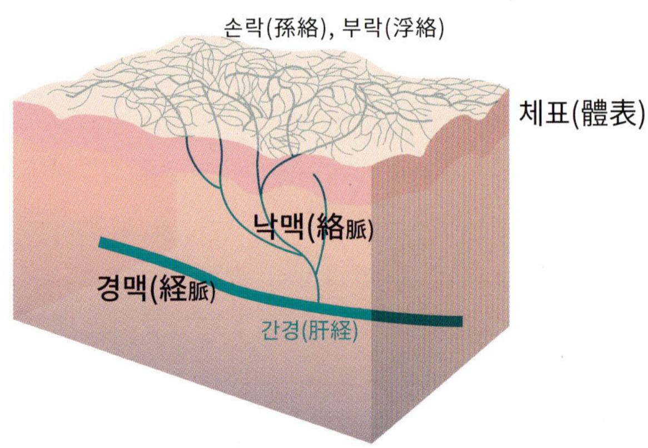

심부의 경맥에서 체표면으로 향해 분지하여
표피로 전신을 덮고있는 낙맥

- 경락(經絡)
  - 낙맥(絡脈)
    - 십오별락(十五別絡)
    - 손락(孫絡)
    - 부락(浮絡)
  - 경맥(經脈)
    - 정경12경맥(正經十二經脈)
    - 기경팔맥(奇經八脈)
    - 경별(經別)
    - 경수(經水)
    - 경근(經筋)

정경12경맥(正經十二經脈)

수삼음경맥 (手三陰經脈)	수태음폐경 (手太陰肺經)(11혈)	수소음심경 (手少陰心經)(9혈)	수궐음심포경 (手厥陰心包經)(9혈)
수삼양경맥 (手三陽經脈)	수양명대장경 (手陽明大腸經)(20혈)	수태양소장경 (手太陽小腸經)(19혈)	수소양삼초경 (手少陽三焦經)(23혈)
족삼음경맥 (足三陰經脈)	족태음비경 (足太陰脾經)(21혈)	족소음신경 (足少陰腎經)(27혈)	족궐음간경 (足厥陰肝經)(14혈)
족삼양경맥 (足三陽經脈)	족양명위경 (足陽明胃經)(45혈)	족태양방광경 (足太陽膀胱經)(67혈)	족소양담경 (足少陽胆經)(44혈)

기경팔맥(奇經八脈)
- 독맥(督脈)(28혈), 임맥(任脈)(24혈) — 정경12경맥과 함께 14 경맥
- 충맥, 대맥, 음유맥, 양유맥, 음교맥, 양교맥 (衝脈, 帯脈, 陰維脈, 陽維脈, 陰蹻脈, 陽蹻脈)

경맥의 종류

1. 십이경맥(十二經脈)

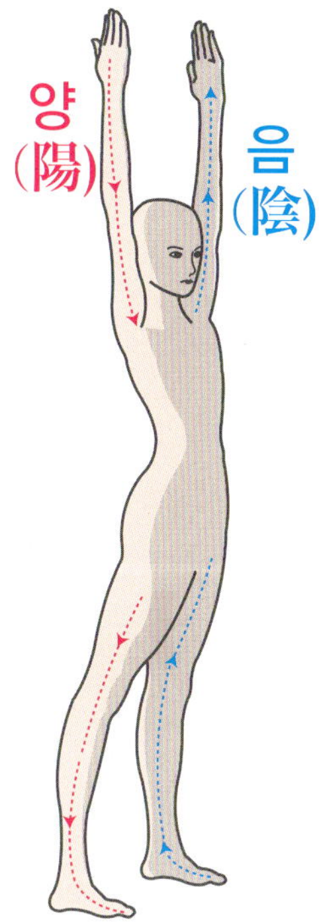

십이경맥은 각각 장부, 머리, 몸통, 사지 등과 연결되어 있어 전신에 기혈을 순환시키고 서로 연결되어 있는 하나의 순환체계이다. 십이경맥은 육장육부(六臟六腑) 중 한 장부에 속하며, 3음경과 3양경(三陰三陽)으로 되어 있다. 양발을 지면을 딛고 있을 때 사람의 몸에 태양이 비치는 면을 양(陽), 닿지 않는 면을 음(陰)이라고 생각하면 이해하기 쉽다. 양측을 주행하는 경맥은 양경이고 음측을 통하는 경맥은 음경이다. 삼음은 태음(太陰), 소음(少陰), 궐음(厥陰)이고 삼양은 태양(太陽), 소양(少陽), 양명(陽明)이 되고 각각 손과 발을 주행하고 있다[수삼음(手三陰), 수삼양(手三陽), 족삼음(足三陰), 족삼양(足三陽)].한편, 위경(胃經)은 몸 전면의 음측, 담경(胆經)은 측면의 음양의 경계를 흐른다. 또한, 주행에는 방향성이 있어, 그 흐름을 유주(流注)라고 한다. 유주의 방향은 양손을 올려서 만세를 하고 있는 자세를 떠올리면 이해하기가 쉽다.

2. 기경팔맥(奇經八脈)

정경 십이경맥을 흐르고 있는 기혈이 가득차 넘치면 범람하지 않도록 기혈이 기경으로 흐르도록 한다. 기경은 일반적이지 않는 별도로 취급하는 맥이라는 의미로 십이경맥과는 별도의 그룹으로 되어 있다. 이 기경에는, 팔맥[독맥(督脈), 임맥(任脈), 충맥(衝脈), 대맥(帶脈), 양교맥(陽蹻脈), 음교맥(陰蹻脈), 양유맥(陽維脈), 음유맥(陰維脈)]이 있지만 십이경맥처럼 장부(臟腑)와 연결되지 않고 기경팔맥 상호 간에는 표리관계가 없다. 기경팔맥의 역할은 십이경맥의 사이를 종횡으로 다니고 교차하여 경락간의 연계를 긴밀하게 하는 동시에 경맥에 흐르는 기혈을 조정하고 경맥 중의 기혈이 왕성하게 되면 넘쳐나는 기혈을 저장하고 부족하면 보충하는 역할을 한다. 기경팔맥중 임맥과 독맥은 각각 몸통 정중앙의 전후를 유주하며 십이경맥과 똑같이 고유의 경혈을 가지고 있다.

기경팔맥에는 경맥마다 주치혈이 정해져 있는데, 이를 통혈(通穴)이라 한다. 두개의 기경맥은 주치혈을 짝지어 행하는 치료법이 있다. 이를 위해 두개의 주치혈을 짝지은 치료는 동시에 두개의 정경(正經)을 이용한 치료가 된다.

음유맥(陰維脈)	내관(內關)(心包)	——	비(脾)	공손(公孫)	충맥(衝脈)
양유맥(陽維脈)	외관(外關)(三焦)	——	담(膽)	족임읍(足臨泣)	대맥(帶脈)
독맥(督脈)	후계(後溪)(小腸)	——	방광(膀胱)	신맥(申脈)	양교맥(陽蹻脈)
임맥(任脈)	열결(列欠)(肺)	——	신(腎)	조해(照海)	음유맥(陰蹻脈)

2개의 기경맥의 주치혈 조합

3. 경별(經別)

'십이경별(十二經別)', '별행의 정경(正經)'이라고도 부르며, 십이경맥에서 갈라져 흉복부 및 머리를 순환하는 6개의 중요한 경맥으로 주로 십이경맥 주행의 부족한 부분을 보충하는 역할을 한다.

십이경별의 순행은 정경(正經)으로부터 떨어져 나온 뒤, 사지(四肢)에서 체강부(體腔部)로 들어가 장부를 돌아 다시금 체표로 나와 대부분 두정부(頭頂部)로 올라가 원래의 정경으로 되돌아간다. 십이경별의 작용은 표리관계가 되는 경맥과 경맥의 결속을 강화하고 나아가서 경맥과 장부와의 연계를 강화하는 역할을 한다.

4. 경수(經水)

경수는 체내 진액의 흐름을 중국의 주요한 12개의 강에 비유한 것을 말한다. 기혈뿐만 아니라 진액(체내의 수분)의 흐름도 강물처럼 흐른다고 생각하여 영추(靈樞)의 경수편에 '족태양경은 청수(淸水)에 합하고 방광경에 속하며, 수도(水道)를 통한다. 족소양경은 밖으로 위수(渭水)에 합하고 담(胆)에 속한다. 족양경은 해수(海水)에 합하고 위(胃)에 속한다.'라고 기록되어 있다.

5. 경근(經筋)

경근은 정경 십이경맥의 유주(流注)상 혹은 이것과 관련한 낙맥중 기혈에 의해 자양(滋養)되고 있는 운동기능에 관련한 계통이다. 열두 개의 경근은 정경 십이경맥과 똑같이 삼음삼양(三陰三陽)으로 분류되지만 체내의 장부와 락(絡)하는 것은 아니다.

경근의 순행은 모두 사지말단에서 시작하여 근육(肌肉)이 풍부한 곳을 경유하여 큰관절의 주변으로 모여든다. 또한, 일부 경근은 전음부(前陰)의 생식기 부위에 모여 있다. 십이경근은 전신에 분포하고 있어 정상적인 관절의 운동을 가능케 한다. 또한, 십이경맥의 체표 순환 부족을 보충하는 역할도 맡고 있다. 따라서 경근에 이상이 생기면 비통(痹痛, 저림통), 경련(痙攣) 등의 운동기능과 관련한 병증이 나타난다.

요혈(要穴)에 대하여

각 경맥에는 10개 이상의 경혈이 있는데, 그중 임상에 중요한 작용을 하는 것도 있고 경맥마다 서로 같은 성질을 갖고 있어 임상적 역할이 정해져 있는 경혈이 있는데, 이를 요혈이라고 한다.

요혈(要穴)에는 오요혈(五要穴), 오행혈(五行穴)이 있으며 그 외에도 사총혈(四總穴), 팔회혈(八會穴), 팔맥교회혈(八脈交會穴), 교회혈(交会穴), 하합혈(下合穴)이 있다.

오요혈: 원혈, 극혈, 낙혈, 모혈, 유혈(原穴, 郄穴, 絡穴, 募穴, 兪穴)
오행혈: 정혈, 형혈, 수혈, 경혈, 합혈(井穴, 滎穴, 兪穴, 經穴, 合穴)
사총혈: 족삼리, 위중, 열결, 합곡(足三里, 委中, 列欠, 合谷)
팔회혈: 장, 부, 기, 혈, 근, 맥, 골, 수(臟, 腑, 気, 血, 筋, 脈, 骨, 髓)의 경기(經氣)가 교회하는 경혈
팔맥교회혈: 열결, 조해, 후계, 신맥, 내관, 공손, 외관, 임읍 (列欠, 照海, 後渓, 申脈, 內關, 公孫, 外關, 臨泣)
교회혈: 복수의 경맥이 교차하는 경혈
하합혈: 육부의 합혈

유주(流注)

경맥에는 기혈이 흐르고 있다. 음식물을 소화, 흡수하여 음기를 흡수하고 대기의 양기와 결합하여 진기(眞氣)를 만들어 전신에 순환시키는데, 그 경로가 경맥이며 경맥 안을 기혈이 순환한다. 이 기혈의 순환을 담당하는 것이 영기(營氣)이고 영혈(営血)로서 경맥을 돌아 전신을 자양한다.

그래서 영혈이 순환하는 경로는 폐경(肺經)에서 시작하여 대장경(大腸經) ➡ 위경(胃經) ➡ 비경(脾經)을 거쳐 최종적으로는 담경(胆經) ➡ 간경(肝經)에서 종료한다. 이와 같이 기혈이 경맥을 흐르는 방향이 정해져 있고 이를 유주(流注)라고 한다. 유주는 대략적으로 말해서 수삼음경은 몸통으로부터 손가락으로 수삼양경은 손가락으로부터 안면부로 또한, 족삼음경은 발가락에서 가슴으로 족삼양경은 두부(頭部, 눈주위)로부터 발가락으로 흐르고 있다. 이 삼음삼양(三陰三陽)의 12가지 흐름으로 손발, 머리와 얼굴, 경부, 가슴, 등, 요천추부와 몸 전체에 관여하고 있다.

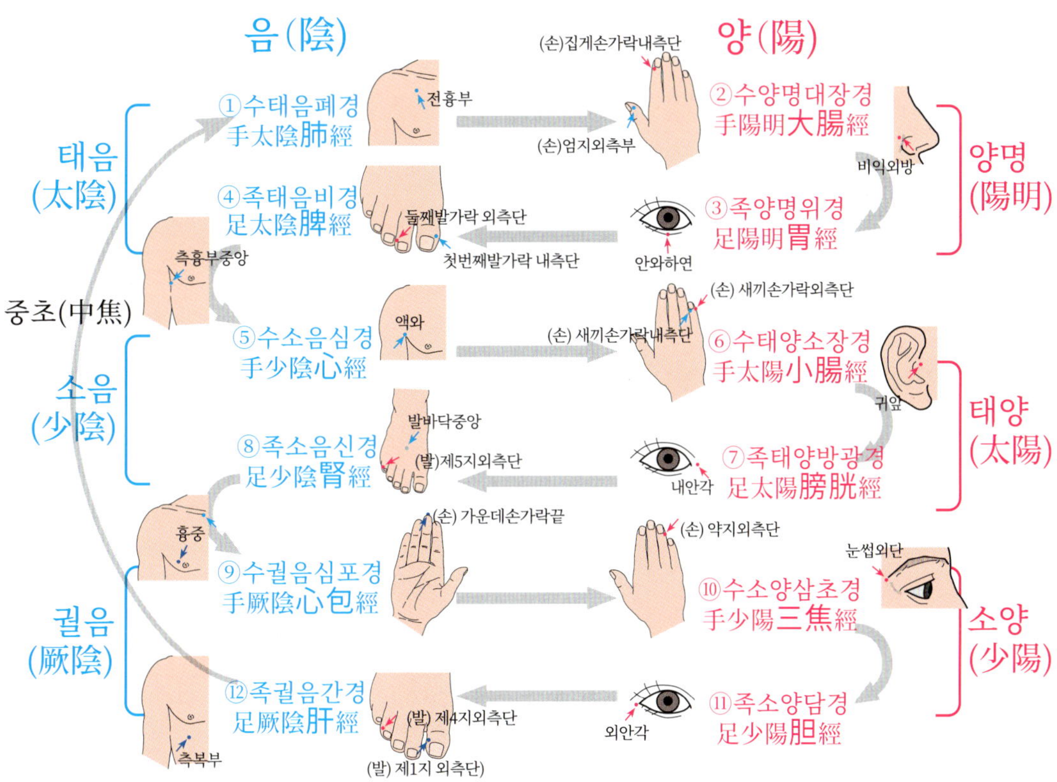

경락경혈개론(장부 · 기혈 · 골도법 ①)

장부의 개념

장부(臟腑)는 내장기관인 육장[六臟, 간(肝), 심(心), 비(脾), 폐(肺), 신(腎), 심포(心包)]와 육부[六腑, 담(胆), 소장(小腸), 위장(胃腸), 대장(大腸), 방광(膀胱), 삼초(三焦)]의 총칭이다. 오장육부라는 단어도 있지만 이 경우에는 심포가 포함되지 않는다. 다른 기관으로서는 기항부[寄項府, 뇌(髓), 수(髓), 골(骨), 맥(脈), 담(脳), 여자포(女子胞)(子宮)]가 있다.

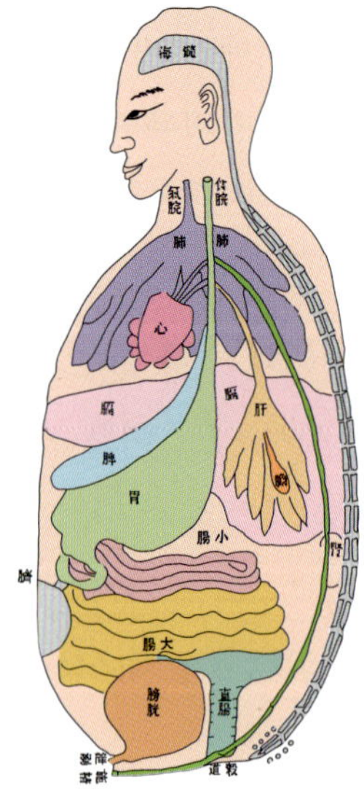

그림은 『침구대성』에서 발췌

장(臟)은 장(蔵, 곳간)에서 파생된 단어로 장(臟)은 안에 5신(神)을 저장하고 있다는 의미로 실질적인 장기(臟器)를 의미하며 음양에서는 음(陰)의 기관으로 본다. 부(腑)는 안이 비어있는 장기로서 영양물질을 소화, 흡수하고 소화된 음식물의 찌꺼기와 오줌의 배설을 하는 역할을 담당한다. 부(腑)는 부(府)에서 파생된 단어로 창고를 의미하며, 사람이나 물건이 모이는 곳이라는 뜻이며 양(陽)의 기관이 된다.

부(腑)가 섭취한 음식물을 소화, 흡수하여 생명현상을 영위히기 위헤 기혈(氣血)을 생성하고 이를 통해 살아가지만 기혈의 여분을 쌓아두는 역할은 장(臟)에서 한다. 그리고 다시 장(臟)에 쌓아둔 기혈을 사용하여 부(腑)는 소화, 흡수 활동을 할 수 있다는 상호보완적인 관계로 생명체의 기본적인 기능을 담당하는 것을 장부(臟腑)라고 한다.

기혈의 개념

기혈(気血)은 신체를 자양하는 영양소로 살아가기 위한 가장 기본적인 원기(原氣)이다. 기와 혈은 다른 개념이다. 생명현상을 영위하는 요소로서 혈(血)이 먼저 개념화 되었다. 피(血)는 동물을 죽여 고기로 만들 때도, 사람이 다량의 출혈로 숨이 끊어지는 경우에도 몸에서 유출되어 없어지는 것과 숨이 끊어지는 것을 비교적 쉽게 연관 지어 인식했다고 볼 수 있다. 그후에는 기의 개념이 체계화 되어 기혈이라고 일컬어지게 되었다.

기혈의 근원은 수곡(水穀)의 기*[1]와 대기(大氣)*[2], 선천(先天氣)*[3]의 기로 만들어져 폐에서 부터 전신으로 퍼진다. 수곡은 음식물, 대기는 공기이다. 즉, 지구상에 존재하는 유기물과 무기물을 섭취한 후 분해, 흡수하여 각각으로부터 기를 만들어 신체의 구조물로서 또한, 에너지원으로서 이용한다. 살아가는데 있어 근원적인 요인으로서 기를 모은다는 개념은 현대의학과 기본적으로 사고체계가 동일하다는 것을 알 수 있다.

*[1]수곡(水穀)의 기
음식물을 말함, 위는 [수곡의 바다]라고 불리며, 음식물을 저장, 소화하는 작용을 한다.

*[2]대기(大氣)
수곡(음식물)에서 변화한 기가, 흉중에 분산되어 호흡이나 심장의 원동력이 되는 것, 폐의 호흡 기능과 심혈의 순환을 좋게 하는 작용이다.

*[3]선천(先天)의 기
사람이 태어나면, 부모님에게 이어받아, 생명활동의 원동력이 되는 기이다. 선천의 기에 대응하여 생후 스스로의 생명활동 중에 만들어내는 기를 [후천의 기]라고 한다.

골도법(骨度法)

어떻게 혈의 위치를 정했을까

고대인들이 경혈의 위치를 정하는 것은 쉽지 않았을 것이다. 사람마다 키가 다르고, 몸통과 팔다리의 길이도 사람마다 일정하지 않기 때문이다. 일단은 키가 183cm인(七尺五寸) 사람을 표준으로 정하여 팔다리, 몸통의 길이를 정하였다. 그러나 그것만으로 혈의 위치를 모순없이 정하는 것이 가능했을 것인가?

예를 들면, 전완(前腕)은 수관절(手關節)로부터 주관절(肘關節)까지의 12촌(정확하게는 12.5촌이지만 WHO에는 12촌이라고 함)으로 정해져 있다. 경혈이 정해졌던 한대(漢代)의 1촌은 거의 2.3cm로, 전완 전체가 27.6cm이다. 그러나 당시 사람의 전완의 길이가 27.6cm인 사람은 적었을 것이다.

여기서 1촌이라고 말하는 것은 절대척도의 1촌(2.3cm)이 아니고, 부위전체의 길이를 등분했을 때에 계산된 길이이다. 전완의 길이에 관계없이 이것의 1/12을 이 부분의 1촌이라고 한다.

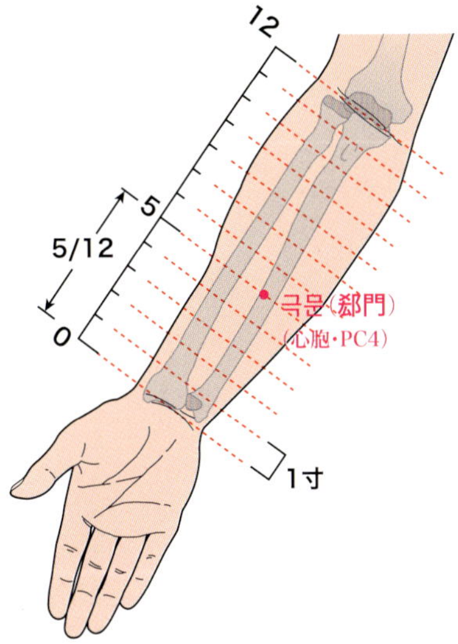

오류가 있지 않을까라고 처음에는 생각했을 지도 모른다. 하지만 고대중국인들이 생각해 낸 이 골도법은 매우 합리적이다. 즉 모든 사람의 극문(郄門)의 위치는 절대적인 길이로는 개인차가 있어 통일성이 없지만 전완의 길이를 12촌하고 수관절부터 5촌의 위치이기 때문에 5/12로 정한다면, 모든 사람이 동일 비율로 극문의 취혈을 하는 것이 된다. 매우 훌륭한 방법이다.

기본골도

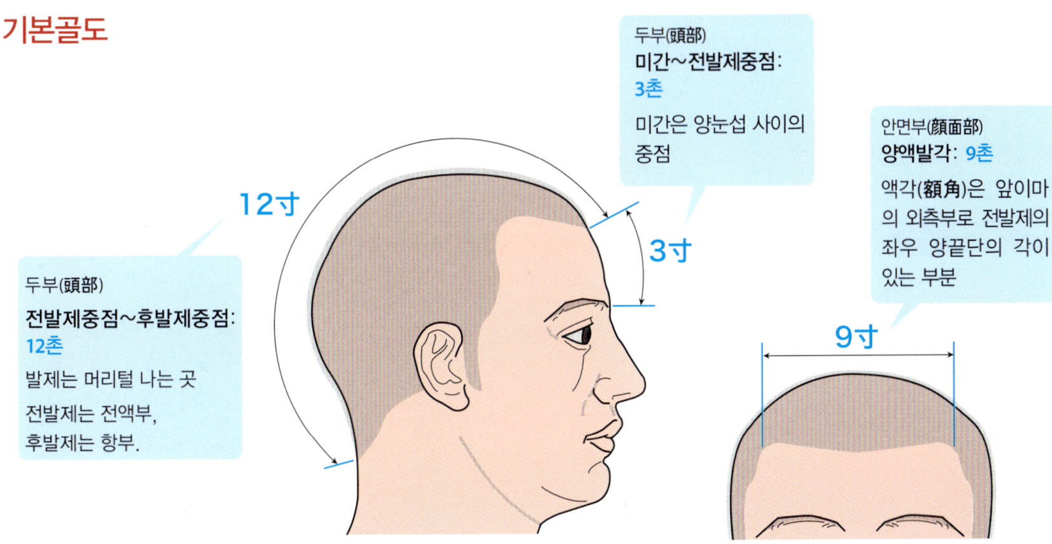

경락경혈개론(골도법 ②)

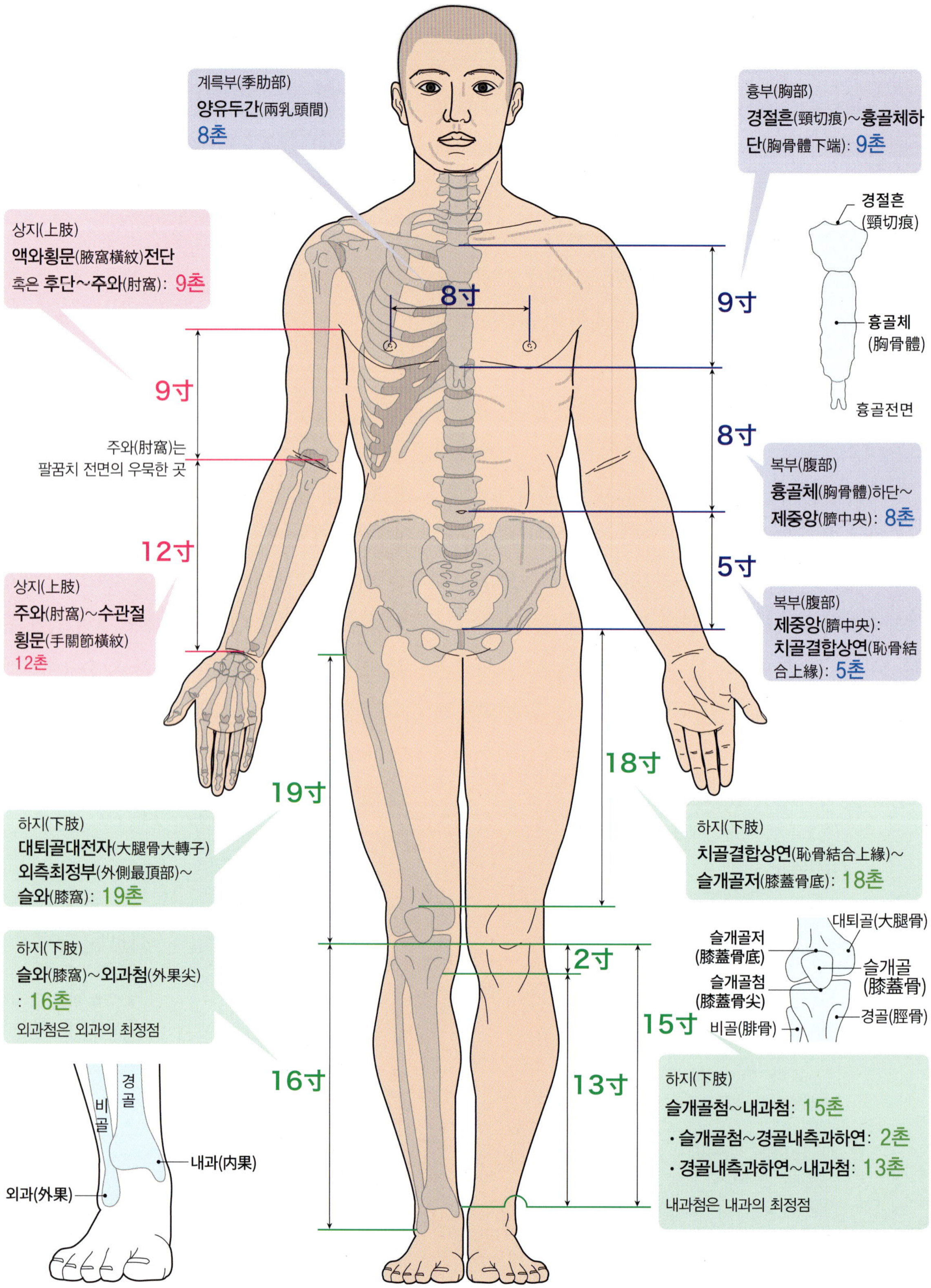

계륵부(季肋部)
양유두간(兩乳頭間)
8촌
흉부(胸部)
경절흔(頸切痕)~흉골체하단(胸骨體下端): 9촌
경절흔
(頸切痕)
흉골체
(胸骨體)
흉골전면
상지(上肢)
액와횡문(腋窩橫紋)전단
혹은 후단~주와(肘窩): 9촌
8寸
9寸
9寸
주와(肘窩)는
팔꿈치 전면의 우묵한 곳
8寸
복부(腹部)
흉골체(胸骨體)하단~
제중앙(臍中央): 8촌
12寸
5寸
상지(上肢)
주와(肘窩)~수관절
횡문(手關節橫紋)
12촌
복부(腹部)
제중앙(臍中央):
치골결합상연(恥骨結合上緣): 5촌
18寸
19寸
하지(下肢)
대퇴골대전자(大腿骨大轉子)
외측최정부(外側最頂部)~
슬와(膝窩): 19촌
하지(下肢)
치골결합상연(恥骨結合上緣)~
슬개골저(膝蓋骨底): 18촌
대퇴골(大腿骨)
슬개골저
(膝蓋骨底)
슬개골
(膝蓋骨)
슬개골첨
(膝蓋骨尖)
경골(脛骨)
비골(腓骨)
하지(下肢)
슬와(膝窩)~외과첨(外果尖)
: 16촌
외과첨은 외과의 최정점
2寸
15寸
16寸
13寸
경골
비골
내과(內果)
외과(外果)
하지(下肢)
슬개골첨~내과첨: 15촌
· 슬개골첨~경골내측과하연: 2촌
· 경골내측과하연~내과첨: 13촌
내과첨은 내과의 최정점

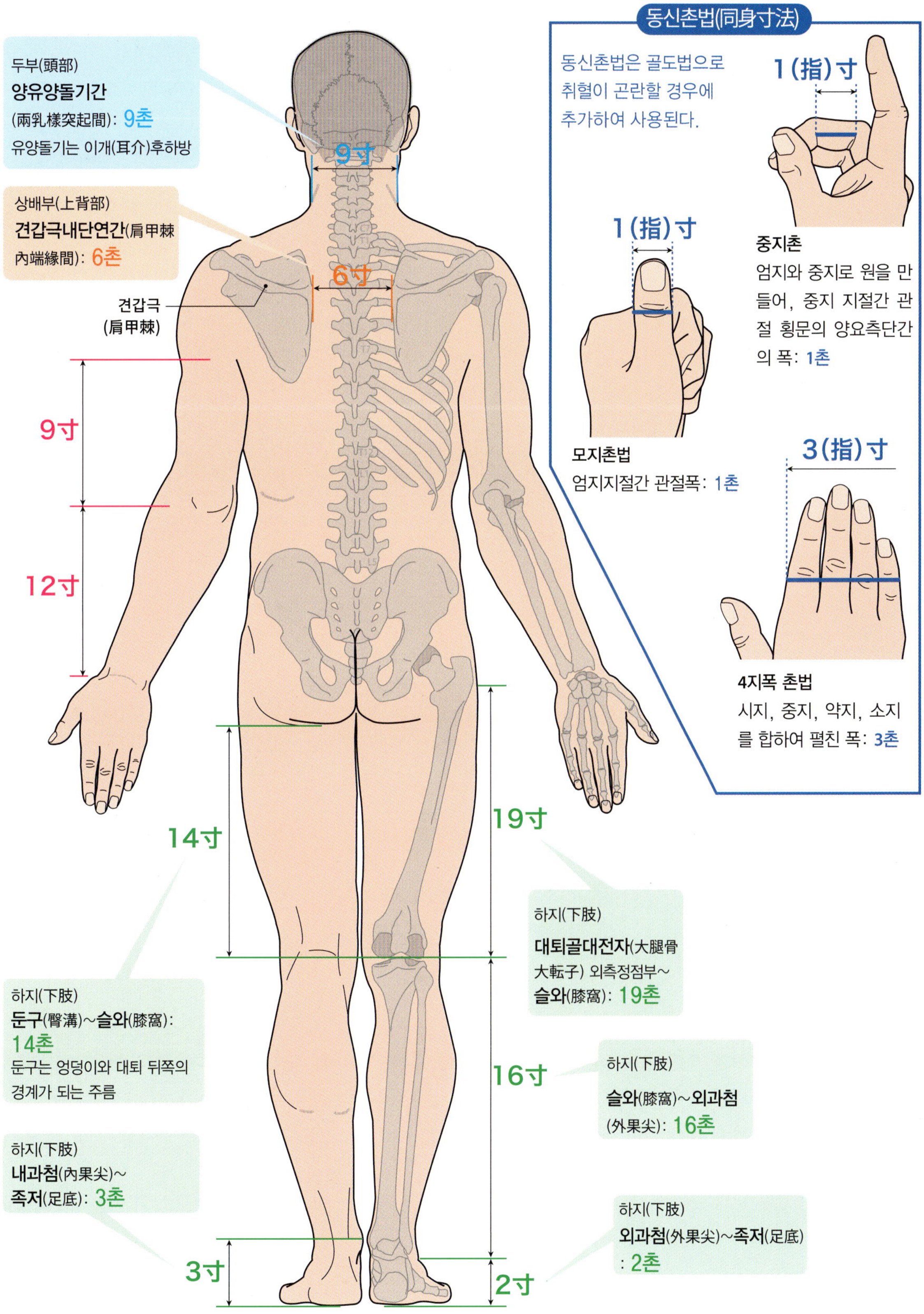

두부(頭部)
양유양돌기간
(兩乳様突起間): 9촌
유양돌기는 이개(耳介)후하방
9寸
상배부(上背部)
견갑극내단연간(肩甲棘內端緣間): 6촌
6寸
견갑극
(肩甲棘)
9寸
12寸
14寸
19寸
16寸
3寸
2寸
하지(下肢)
대퇴골대전자(大腿骨大転子) 외측정점부~
슬와(膝窩): 19촌
하지(下肢)
둔구(臀溝)~슬와(膝窩):
14촌
둔구는 엉덩이와 대퇴 뒤쪽의
경계가 되는 주름
하지(下肢)
슬와(膝窩)~외과첨
(外果尖): 16촌
하지(下肢)
내과첨(內果尖)~
족저(足底): 3촌
하지(下肢)
외과첨(外果尖)~족저(足底)
: 2촌
동신촌법(同身寸法)
동신촌법은 골도법으로
취혈이 곤란할 경우에
추가하여 사용된다.
1(指)寸
중지촌
엄지와 중지로 원을 만
들어, 중지 지절간 관
절 횡문의 양요측단간
의 폭: 1촌
1(指)寸
모지촌법
엄지지절간 관절폭: 1촌
3(指)寸
4지폭 촌법
시지, 중지, 약지, 소지
를 합하여 펼친 폭: 3촌

고전해부의 명칭 ① 두경부(頭頸部), 상지(上肢)

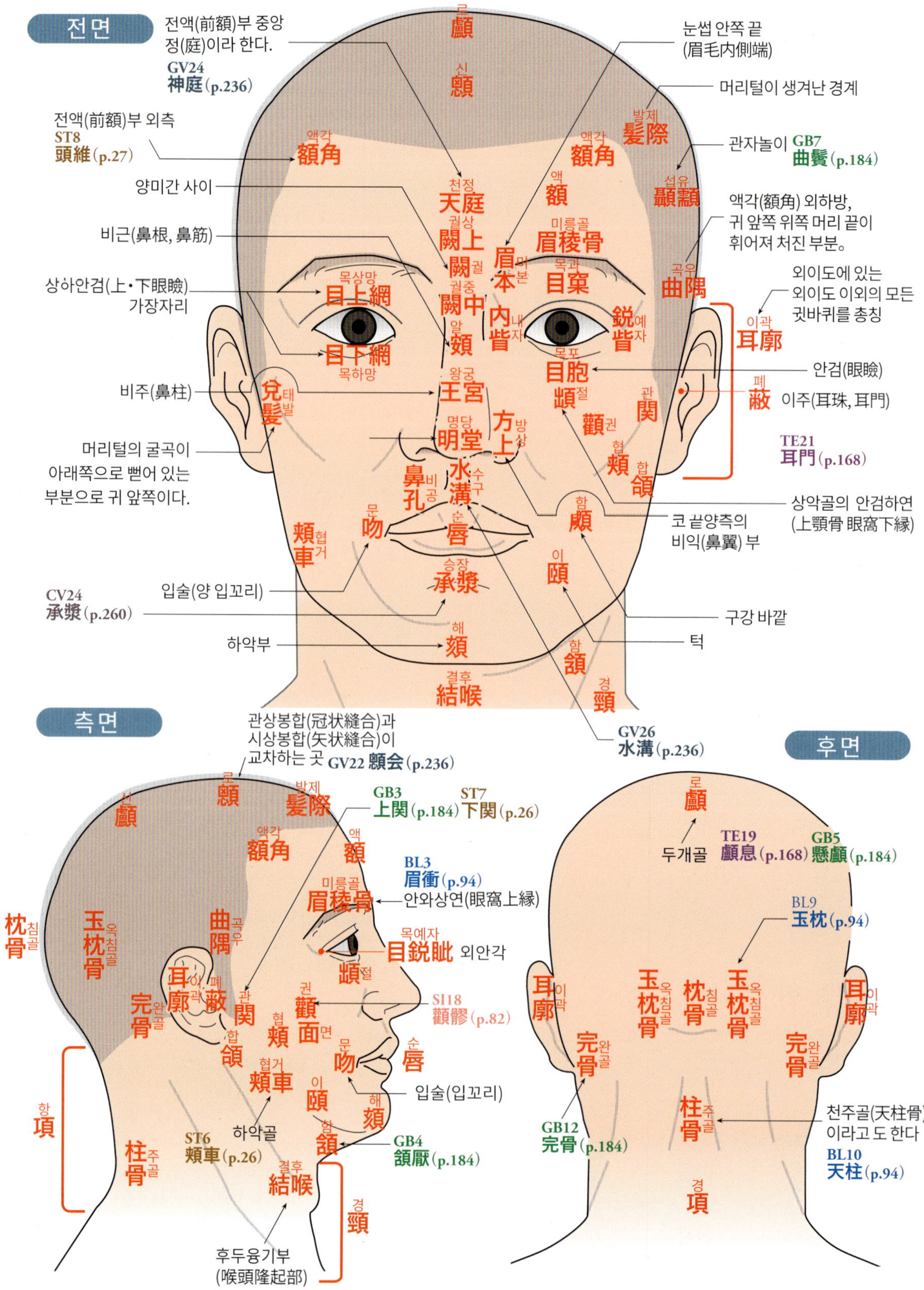

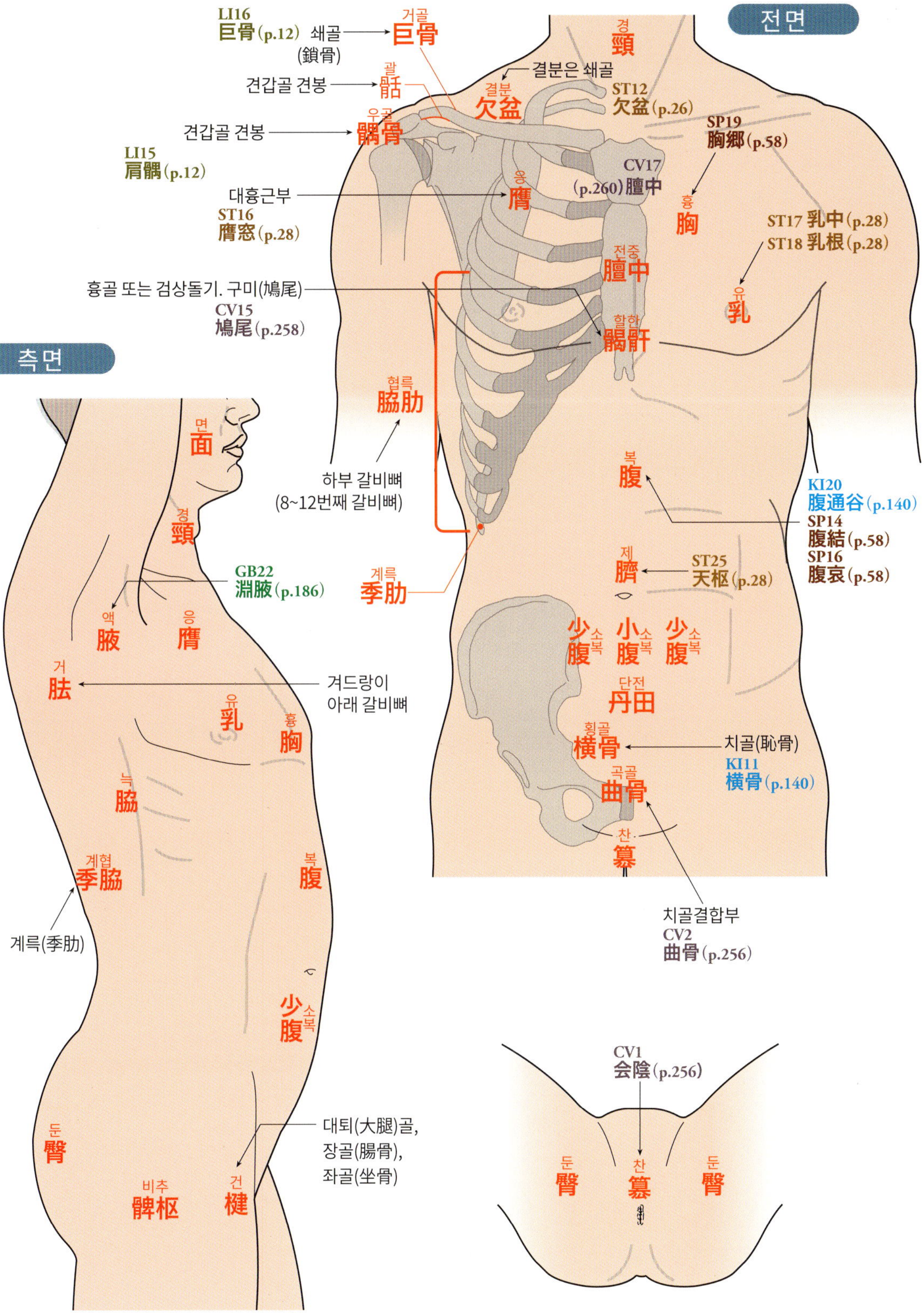

전면
LI16
巨骨(p.12) 쇄골(鎖骨)
거골 巨骨
견갑골 견봉
괄 髺
견갑골 견봉
우골 髃骨
LI15
肩髃(p.12)
결분은 쇄골
결분 欠盆
ST12
欠盆(p.26)
경 頸
SP19
胸鄉(p.58)
CV17
(p.260)膻中
대흉근부
ST16
膺窓(p.28)
응 膺
흉 胸
ST17 乳中(p.28)
ST18 乳根(p.28)
전중 膻中
흉골 또는 검상돌기. 구미(鳩尾)
CV15
鳩尾(p.258)
할하 髑骬
유 乳
협륵 脇肋
하부 갈비뼈
(8~12번째 갈비뼈)
복 腹
KI20
腹通谷(p.140)
SP14
腹結(p.58)
SP16
腹哀(p.58)
계륵 季肋
제 臍
ST25
天枢(p.28)
少腹 소복
小腹 소복
少腹 소복
단전 丹田
횡골 橫骨
치골(恥骨)
KI11
橫骨(p.140)
곡골 曲骨
찬 簒
치골결합부
CV2
曲骨(p.256)
측면
면 面
경 頸
GB22
淵腋(p.186)
액 腋
응 膺
거 胠
겨드랑이
아래 갈비뼈
유 乳
흉 胸
늑 脇
계협 季脇
계륵(季肋)
복 腹
少腹 소복
둔 臀
비추 髀枢
건 楗
대퇴(大腿)골,
장골(腸骨),
좌골(坐骨)
CV1
会陰(p.256)
둔 臀
찬 簒
둔 臀

고전해부의 명칭 ② 체간(体幹), 상지(上肢), 하지(下肢)

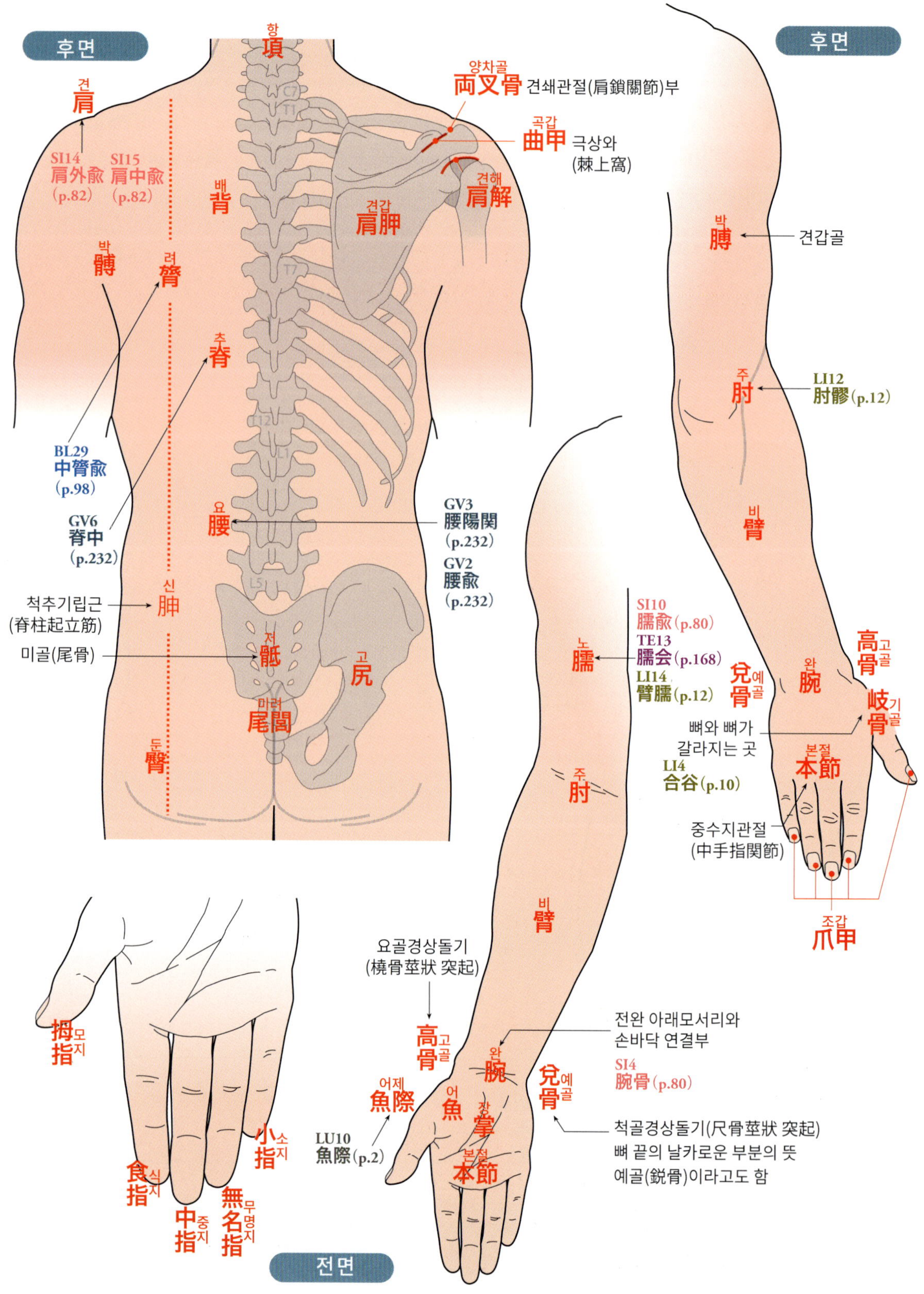

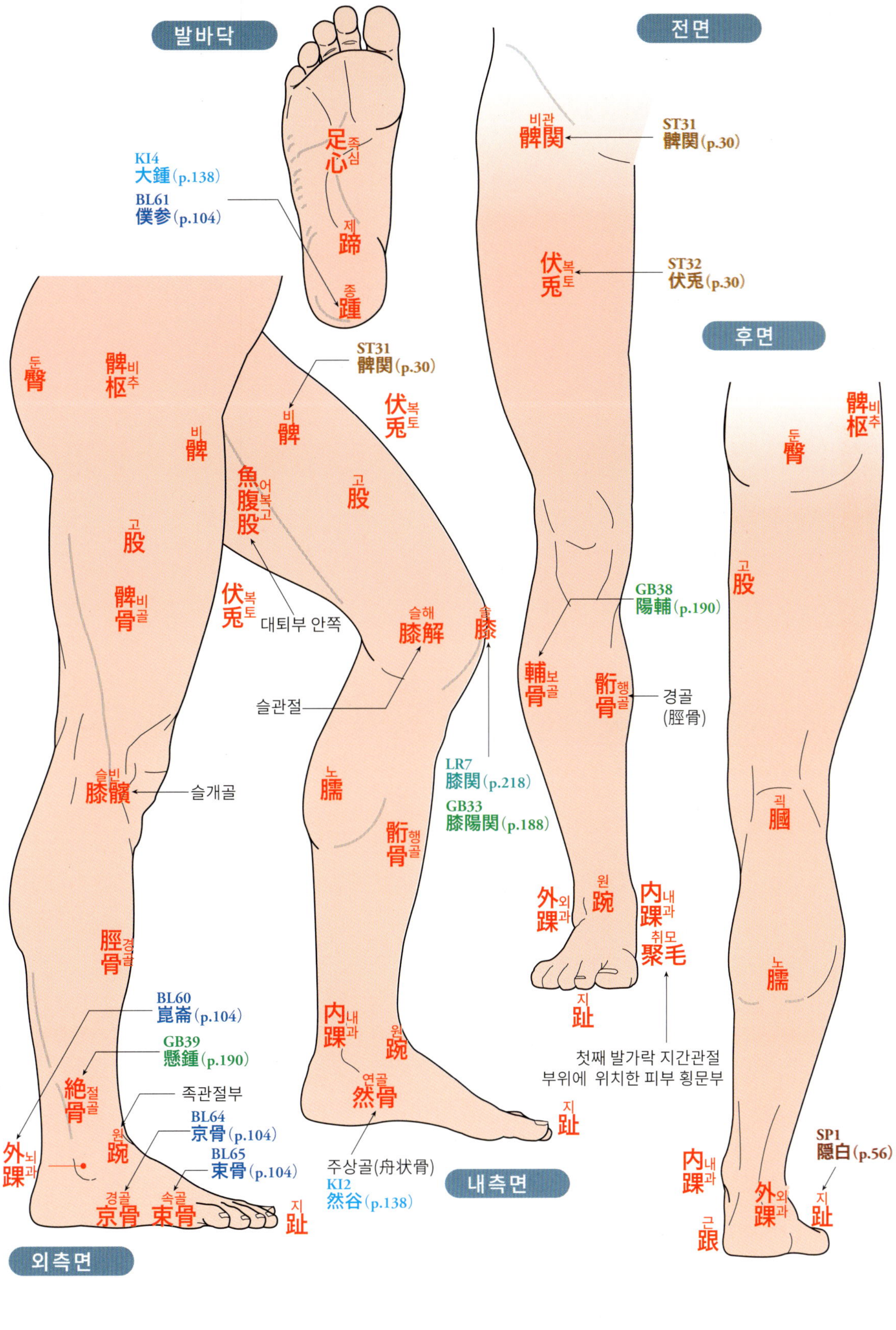

발바닥
足心 족심
蹄 제
踵 종
KI4
大鍾(p.138)
BL61
僕参(p.104)
전면
髀関 비관
ST31
髀関(p.30)
伏兎 복토
ST32
伏兎(p.30)
후면
髀枢 비추
臀 둔
股 고
膕 괵
臑 노
內踝 내과
外踝 외과
SP1
隱白(p.56)
趾 지
跟 근
GB38
陽輔(p.190)
輔骨 보골
骭骨 행골
경골
(脛骨)
外踝 외과
踠 원
內踝 내과
聚毛 취모
趾 지
첫째 발가락 지간관절
부위에 위치한 피부 횡문부
ST31
髀関(p.30)
臀 둔
髀枢 비추
髀 비
伏兎 복토
魚腹股 어복고
股 고
髀骨 비골
대퇴부 안쪽
膝解 슬해
膝 슬
슬관절
LR7
膝関(p.218)
GB33
膝陽関(p.188)
膝髕 슬빈
슬개골
臑 노
骭骨 행골
脛骨 경골
BL60
崑崙(p.104)
GB39
懸鍾(p.190)
絶骨 절골
족관절부
BL64
京骨(p.104)
BL65
束骨(p.104)
外踝 외과
踠 원
京骨 경골
束骨 속골
趾 지
內踝 내과
踠 원
然骨 연골
주상골(舟状骨)
KI2
然谷(p.138)
趾 지
내측면
외측면

수태음폐경은 상복부의 중초(中焦)(중완中脘, 任 · GV12)에서 시작하여 아래로 대장(大腸)에 낙하고 다시 올라가 위구(胃口, 분문부噴門部)를 돌아 횡격막을 지나 폐에 속한다. 폐에서 기관지, 인후를 거쳐 전흉부(前胸部, **중부**中府, **운문**雲門)로부터 액와(腋窩)로 나와 상완전외측(上腕前外側, **천부**天府, **협백**俠白), 주와(肘窩, **척택**尺澤), 전완전외측(前腕前外側, **공최**孔最, **열결**列欠, **경거**經渠), 수관절전면횡문외단(手關節前面橫紋外端)의 요골동맥박동부(橈骨動脈拍動部, **태연**太淵), 모지구외측(母指球外側, **어제**魚際)를 지나, 모지외측단(母指外側端, **소상**少商)에서 끝난다. 전완하부(前腕下部, 열결列欠)에서 떨어져 나온 지맥이, 시지외측단(示指外側端, 상양商陽, 大 · LI1)으로 이르러, 수양명대장경과 연결된다.

- 중부(中府)의 중(中)은 중초(中焦, P.165)의 기(氣)를 가르킨다. 부(府)는 모으다는 의미. 중부는 '중초(**中焦**)의 기가 모이는 곳'이라는 의미.

- 운문(雲門)의 운(雲)은 폐(肺)의 기(氣)를 가르킨다. 운문은 폐기가 나오는 문(門)을 의미한다. 이와 관련하여 운(云)은 수증기가 올라가는 모양을 나타내는 글자(연기처럼 피어오르는 죽은사람(死者)의 혼('魂'), 우물우물 입안소리를 하다. 운(云')

- 천부(天府)의 천(天)은 폐(肺)를 의미(폐는 오장의 첫번째)하고, 부(府)는 모으다의 의미

- 협백(俠白)의 협(俠)은 사이에 두다, 끼이다는 의미. 백(白)은 오행론에서 폐와 같이 '금(金)'에 속한다. 협백은 좌우 상지 겨드랑이, 다시 말하면, 폐를 사이에 두는 것으로부터 명명되었다. '수세보원(壽世保元)'에 따르면, 유두(乳頭)에 검게 먹을 찍어 가슴을 포개듯이 팔을 교차시켰을 때 검은 먹이 팔에 찍히는 곳이 협백이라 했다.

- 척택(尺澤)의 택(澤)은 물이 모이는 것과 같은 함요부(陷凹部)를 뜻한다. 척(尺)은 원래 모지(**母指**)와 시지(**示指**)를 넓게 펼친 모양을 형상화한 글자로 길이 1척의 전완뼈를 '척골(尺骨)'이라 불렀고. 이 척골에 있는 전완(**前腕**)과 상완(**上腕**)의 함요부(**陷凹部**)에 있는 경혈이 척택(尺澤)이 되었다.

- 공최(孔最)는 완요골근(**腕橈骨筋**)의 척측(**尺側**)에 있다. 가장 두드러진 간극(**隙間**, **孔**)이 있는 경혈이다, 통규(通竅; 막힌 것을 뚫어줌)에 효과가 있는 경혈로 설명되고 있다.

- 열결(列缺)의 열(列)은 '늘어서는 것'을, 결(缺)은 '깨지다, 결하다, 부족하다'는 것을 나타낸다. 경맥이 이곳에서 분리되어 수양명대장경으로 가는 것에서 유래 되었다고 한다.

- 경거(經渠)의 경(經)은 한 줄기 하천의 흐름을, 거(渠)는 연못을 말한다.[덧붙여 말하면, 지하에 매설된 하수구나, 수로는 '암거(暗渠)'라고 한다] 경거는 요골(**橈骨**)과 요측수근굴근(**橈側手根屈筋**) 사이의 홈에 요골동맥(**橈骨動脈**)이 줄기가 되어 흘러가는 위치에 있는 경혈이다.

- 태연(太淵)의 태(太)는 '크다'라는 의미이다. 연(淵)자는 '수심이 깊게 고여 있는 곳'을 나타낸다. 경혈명으로서는 '깊은 곳' 즉 함요부(**陷凹部**)를 가르킨다. 태연은 요골(**橈骨**)과 수근골(**手根骨**) 사이의 커다란 함요부에 있는 경혈이다.

- 어제(魚際)는 물고기의 복부(엄지두덩)의 가장자리(際, 적백육제)에 있는 경혈

- 소상(少商)의 소(少)는 말단을 나타낸다. 상(商)은 오행론에서 오음(五音)(P.141)의 하나로 금(金)에 속한다.

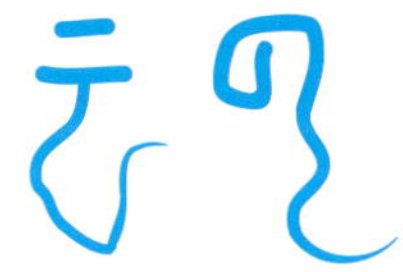

云(운)은 구름에서 나온 용의 꼬리나, 구름의 회전하는 형상에서 유래한 것이라고 전해진다.

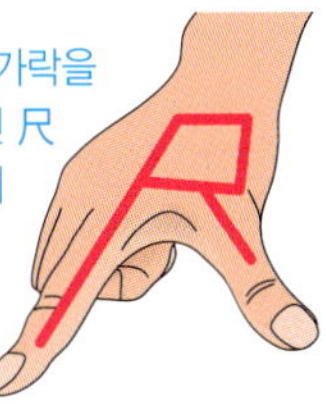

엄지와 집게손가락을 넓게 편 형태인 尺자가 원형이 되었다.

단위로서의 1척은 장소와 시대에 따라 변한다.

- 일본과 한국: 30.3cm,
- 중국: 33.3cm,
- 고대 중국(漢代): 23.1cm

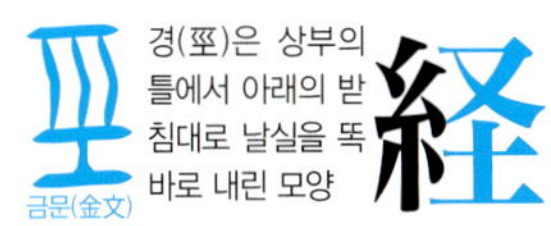

經(경)은 糸(사) + 巠(경)으로 베틀에서 똑바로 내려오는 날실의 뜻,

頸(경)은 똑바로 세로로 통하는 목덜미를, **脛**(경)은 다리의 정강이를 나타낸다.

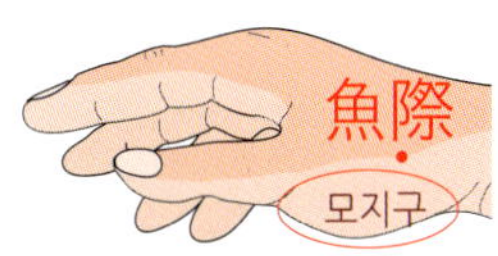

赤白肉際(적백육제)는 손의 색소침착이 많고, 털이 나있는 손등면과 색소침착이 적은 손바닥면의 경계를 뜻한다.

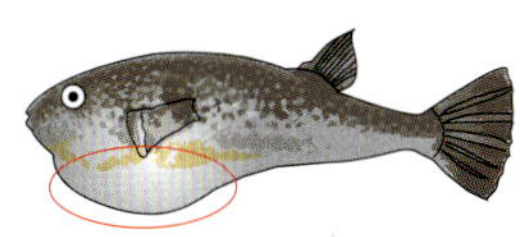

모지구부(母指球部, 엄지두덩부)는 어류의 배와 비슷하기 때문에 어복(魚腹)이라고도 불린다.

Lung Meridian

LU 수태음폐경(手太陰肺經)

중부(中府), 운문(雲門), 천부(天府), 협백(俠白), 척택(尺澤)

LU1 중부(中府)

부위 전흉부(前胸部), 제1늑간과 동일 높이, 쇄골하와(鎖骨下窩)의 외측, 전정중선 외방 6촌

이 경혈에 관한 해부학적 구조

- 피부에는 목에서 어깨에 이르는 피부에 분포하는 경신경총피지(頸神經叢皮枝)의 **쇄골상신경**(鎖骨上神經, C4)
- 내측(C8~T1)•외측흉근신경(外側胸筋神經 C5~C7) 지배로 견관절 내전에 작용하는 대흉근(大胸筋)과 견갑골 하제에 작용하는 소흉근(小胸筋)
- 근피신경(筋皮神經, C5~C7)의 지배로 주관절의 굴곡, 회외에 작용하는 상완이두근단두(上腕二頭筋短頭)와 주관절의 굴곡과 내전에 작용하는 오구완근(烏口腕筋)
- 액와동 · 정맥(腋窩動 · 靜脈) 가지로 대흉근(大胸筋), 견봉(肩峰), 삼각근(三角筋) 등에 영양을 공급하는 흉견봉동 · 정맥(胸肩峰動 · 靜脈)
- 액와동 · 정맥(腋窩動 · 靜脈) 가지로 유선(乳腺) 등에 영양을 공급하는 외측흉동 · 정맥(外側胸動 · 靜脈)
- 피하에는 액와정맥(腋窩靜脈)으로 들어가는 요측피정맥(橈側皮靜脈)

쇄골하와(鎖骨下窩)

쇄골흉근삼각(鎖骨胸筋三角)

쇄골의 바로 아래에 있고 대흉근(大胸筋)과 삼각근(三角筋)의 부풀어 오른 사이에 나타나는 움푹패인 곳(아래 사진의 점선부분). 이 아래에는 대흉근(大胸筋)의 쇄골부(鎖骨部)가 이어진다.

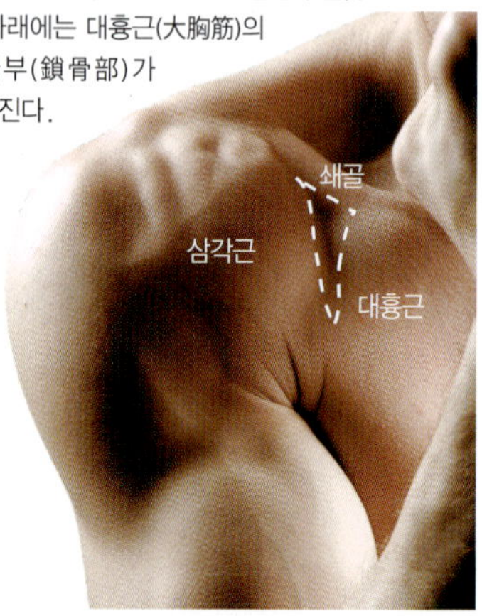

손잡이를 잡는 것과 같은 자세로 팔을 머리위로 들어 올려 장시간 외전(外轉)하면, **소흉근**(小胸筋)과 흉곽(胸廓)사이의 완신경총(腕神經叢)과 혈관이 압박되어 팔의 마비나 통증이 생기는 경우가 있는 데 이같은 증상을 '**과외전증후군**(過外轉症候群)'이라고 부른다. (흉곽출구증후군의 일종)

LU2 운문(雲門)

부위 전흉부(前胸部), 쇄골하와(鎖骨下窩)의 함요부, 오구돌기(烏口突起)의 내방, 전정중선외방 6촌

이 경혈에 관한 해부학적 구조

- 피부에는 목에서 어깨에 이르는 피부에 분포하는 경신경총피지(頸神經叢皮枝)의 **쇄골상신경**(鎖骨上神經, C3~C4)
- 원추인대(圓錐靭帶)와 능형인대(菱形靭帶)로 구성되는 오구쇄골인대(烏口鎖骨靭帶)
- 액와동 · 정맥(腋窩動 · 靜脈) 가지로 대흉근(大胸筋), 견봉(肩峰), 삼각근(三角筋) 등에 영양을 공급하는 흉견봉동 · 정맥(胸肩峰動 · 靜脈)

운문(雲門)의 취혈

- 팔을 굴곡하고 약간 외전시켜 쇄골흉근삼각(쇄골하와)를 확인하여 그 중앙에서 취한다.
- 기호(氣戶, ST13·胃), 유부(兪府, KI27·腎), 선기(璇璣, GV21·任), 운문(雲門)은 쇄골하연에 늘어서 있다.

중부(中府)의 취혈

- 운문(雲門, LU2)아래 1촌에서 취한다.
- 고방(庫房, ST14·胃), 욱중(彧中, KI26·腎), 화개(華蓋, CV20·任), 중부(中府)는 제1늑간 높이에 늘어서 있다.

골도

앞정중선(正中線)에서 오구돌기 내방을 6촌으로 한다.

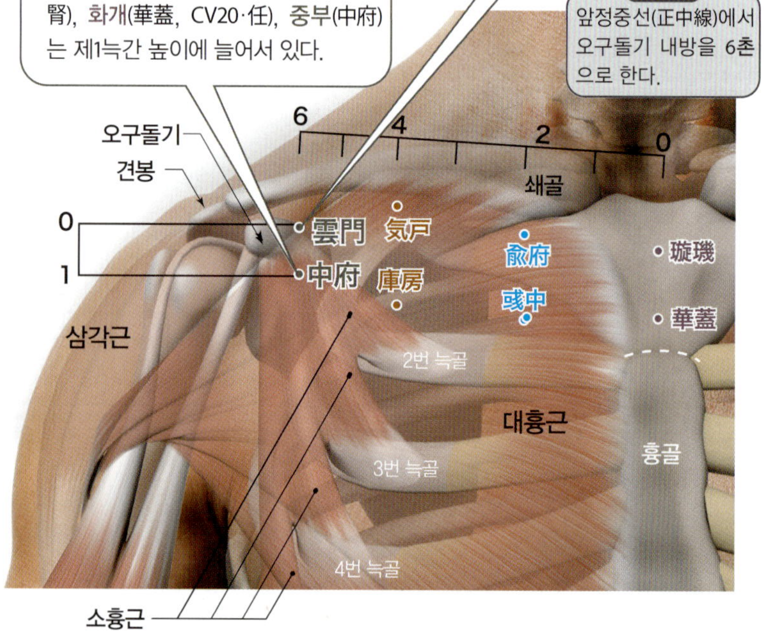

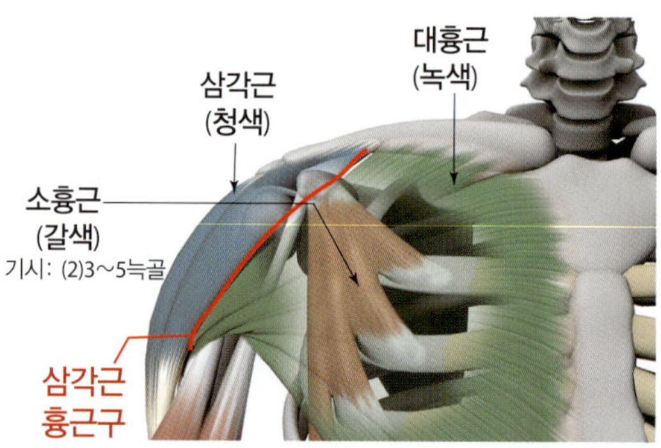

삼각근흉근구(三角筋胸筋溝, eltopectoral notch)

삼각근쇄골부전연(三角筋鎖骨部前緣)과 대흉근쇄골부외측연(大胸筋鎖骨部外側緣) 사이에 있고 상지의 피정맥인 **요측피정맥**(橈側皮靜脈)이 상행하여 관통정맥(貫通靜脈)을 사이에 두고, 액와정맥(腋窩靜脈)으로 합류하여 쇄골하정맥(鎖骨下靜脈)으로 들어간다.

오구돌기(오훼돌기)烏口突起에는 3개의 인대(오구견봉인대烏口肩峰靭帶, 오구쇄골인대烏口鎖骨靭帶: 능형인대菱形靭帶와 원추인대圓錐靭帶)와 3개의 근이 붙어있다(소흉근小胸筋의 정지부, 오구완근烏口腕筋과 상완이두근단두上腕二頭筋短頭의 기시부).
이들이 작용하는 역학적 스트레스로 인해 **오구돌기염**이 발생할 수 있다.

LU3 천부(天府)

부위 상완 전외측, 상완이두근 외측연 액와횡문(腋窩橫紋)하방 3촌

이 경혈에 관한 해부학적 구조

- 피부에는 액와신경(腋窩神經) 피지로 상완의 상외측 피부에 분포하는 **상외측상완피신경**(上外側上腕皮神經, C5~C6)
- 근피신경(筋皮神經, C5~C7) 지배로 주관절의 굴곡과 외회전에 작용하는 상완이두근장두(上腕二頭筋長頭)와 주관절 굴곡에 작용하는 상완근(上腕筋)
- 피하에는 액와정맥(腋窩靜脈)으로 들어가는 요측피정맥(橈側皮靜脈)

천부(天府)의 취혈법

액와횡문 전단과 척택(尺澤, LU5)을 연결하는 선상의, 액와횡문 전단 1/3(3촌)에서 취한다.

협백(俠白)의 취혈법

상완이두근의 외측연, 액와횡문전단(腋窩橫紋前端) 하방 4촌에서 취한다.

척택(尺澤)의 취혈법

- 팔꿈치를 오므려, 주와횡문 상에 곡지(曲池, LI11·大腸)와 곡택(曲澤 PC3·心包)의 사이에서 취한다.
- 척택(LU5)과 곡택은 상완이두근건의 양측에 위치한다.

골도

액와횡문 전단~척택 9촌

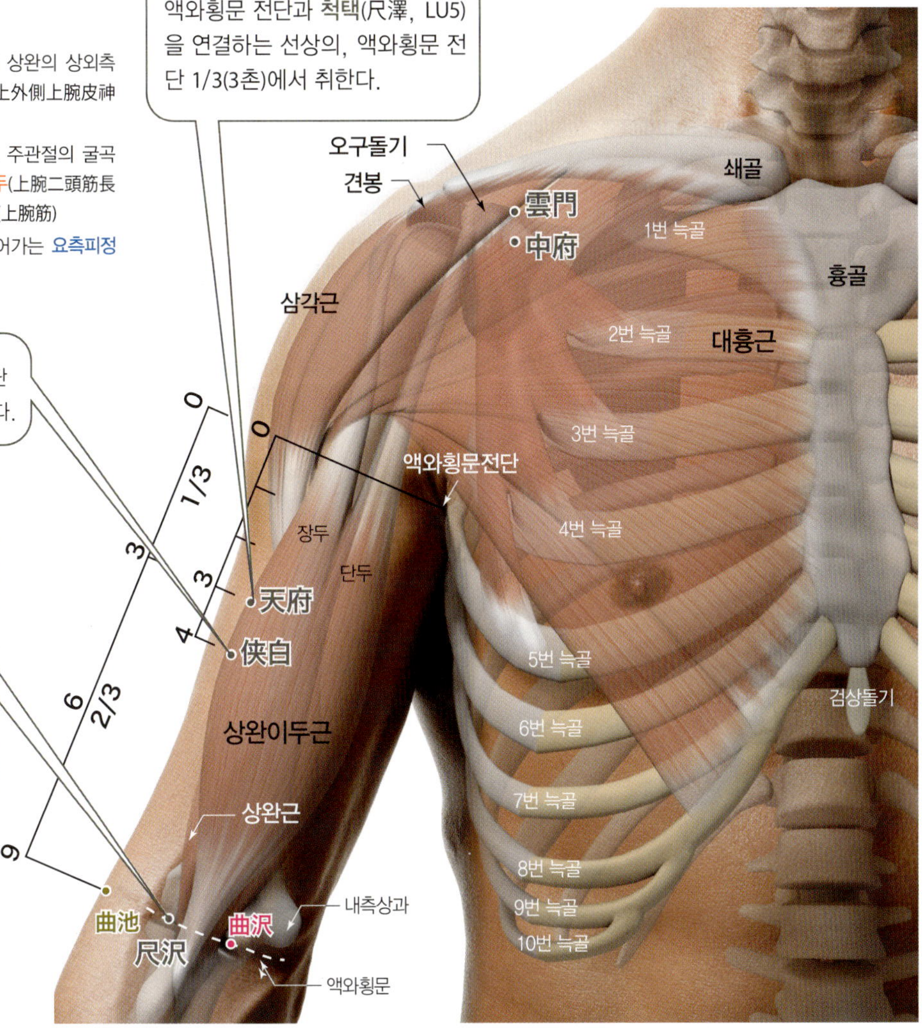

LU4 협백(俠白)

부위 상완 전외측(上腕前外側), 상완이두근 외측연(上腕二頭筋外側緣), 액와횡문(腋窩橫紋)전단의 하방 4촌

이 경혈에 관한 해부학적 구조

- 피부에는 액와신경(腋窩神經) 피지로 상완의 상외측 피부에 분포하는 **상외측상완피신경**(上外側上腕皮神經, C5~C6)
- 근피신경(筋皮神經, C5~C7) 지배로 주관절의 굴곡과 외회전에 작용하는 상완이두근장두(上腕二頭筋長頭)와 주관절의 굴곡에 작용하는 상완근(上腕筋)
- 상완동 · 정맥(上腕動 · 靜脈) 가지로 상완이두근(上腕二頭筋), 삼두근(三頭筋), 상완삼두근(上腕三頭筋) 등에 영양을 공급하는 상완심동맥 · 정맥(上腕深動脈 · 靜脈)

LU5 척택(尺澤)

부위 주전부(肘前部), 주와횡문(肘窩橫紋) 상, 상완이두근건(上腕二頭筋腱) 외방의 함요부

이 경혈에 관한 해부학적 구조

- 피부에는 근피신경(筋皮神經) 피지로 전완의 외측 피부에 분포하는 **외측전완피신경**(外側前腕皮神經, C6)
- 요골신경(橈骨神經) 지배로 주관절의 굴곡에 작용하는 완요골근(腕橈骨筋)
- 근피신경(筋皮神經), C5~C7) 지배로 주관절의 굴곡에 작용하는 상완근(上腕筋)
- 상완심동 · 정맥(上腕深動 · 靜脈) 가지로 요측측부동 · 정맥(橈側側副動 · 靜脈)
- 피하에는 액와정맥(腋窩靜脈)으로 들어가는 요측피정맥(橈側皮靜脈)

LU 수태음폐경(手太陰肺經)

공최(孔最), 열결(列缺), 경거(經渠), 태연(太淵), 어제(魚際)

LU6 공최(孔最)

부위 전완전외측(前腕前外側), 척택(尺澤, L5)과 태연(太淵, LU9)의 연결선상, **수관절장측횡문**의 상방 **7촌**

이 경혈에 관한 해부학적 구조

- 피부에는 근피신경(筋皮神經) 피지로 전완 외측피부에 분포하는 **외측전완피신경**(外側前腕皮神經, C6)
- 요골신경심지(근지: 筋枝)(C5~T1) 지배로 주관절의 굴곡에 작용하는 **완요골근**(腕橈骨筋)
- 정중신경(正中神經, C5~T1) 지배의 **원회내근**(圓回內筋)
- 주와내측단에서 상완동 · 정맥으로부터 분기하는 전완의 요측에 위치하여 근에 영양을 공급하는 **요골동** · **정맥**(橈骨動 · 靜脈)
- 피하에는 액와정맥(腋窩靜脈)으로 유입하는 **요측피정맥**(橈側皮靜脈)

LU7 열결(列缺)

부위 전완요측, 장모지외전근건과 단모지신근건 사이, **수관절장측횡문**(手關節掌側橫紋)의 상방 **1.5촌**

이 경혈에 관한 해부학적 구조

- 피부에는 근피신경(筋皮神經) 피지로 전완 외측피부에 분포하는 **외측전완피신경**(外側前腕皮神經, C6)
- 요골신경심지(근지:筋枝)(C5~T1) 지배로 주관절의 굴곡에 작용하는 **완요골근(건), 장모지외전근(건), 단모지신근건**
- 정중신경(C5~T1) 지배의 **방형회내근**(方形回內筋)
- 주와내측단(肘窩內側端)에서 상완동 · 정맥으로부터 분기하는 전완의 요측에 위치하는 근육에 영양을 공급하는 **요골동** · **정맥**(橈骨動 · 靜脈)
- 피하에는 주와정맥(肘窩靜脈)으로 유입하는 **요측피정맥**(橈側皮靜脈)

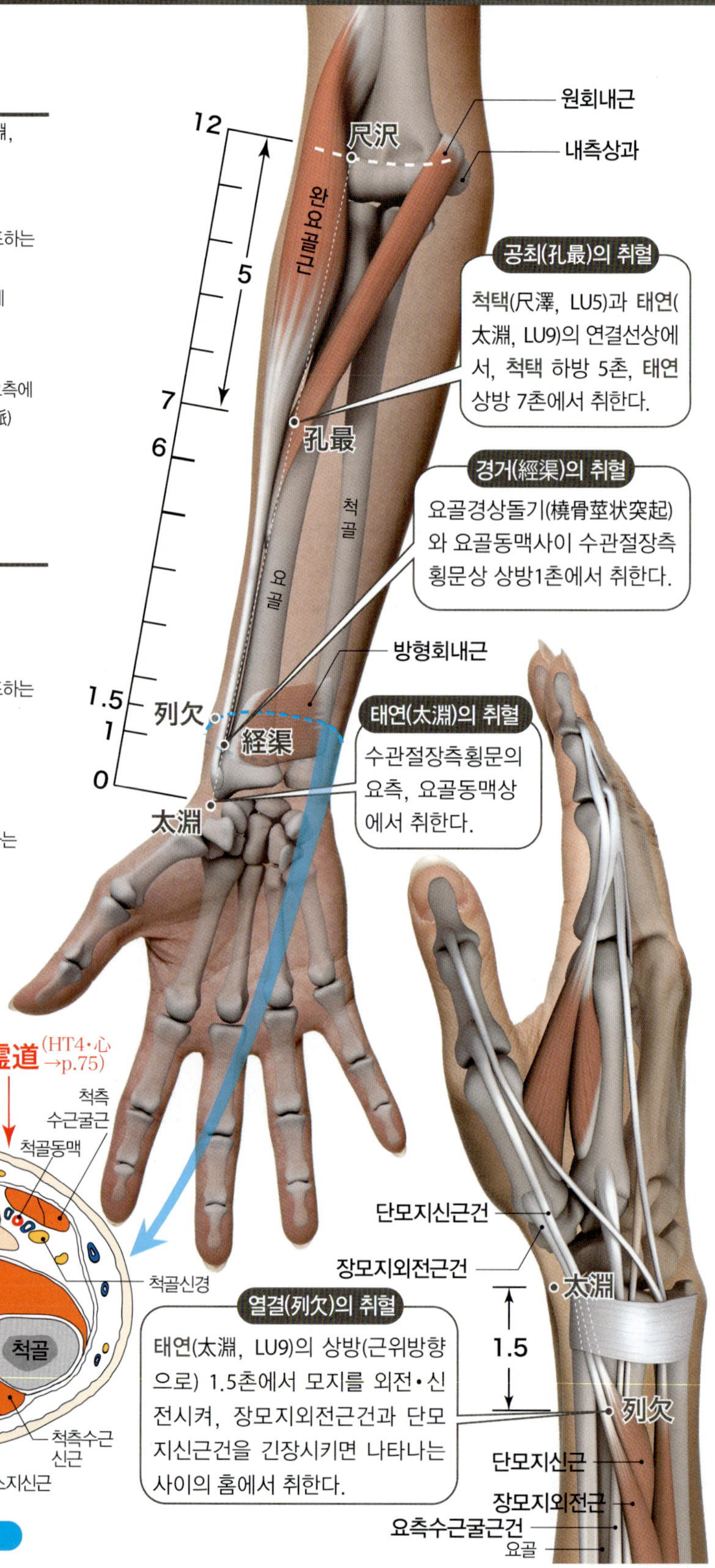

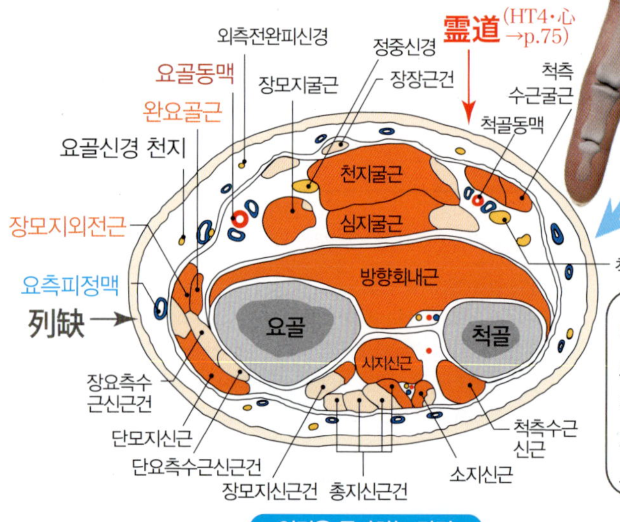

열결을 통과하는 단면

어제(魚際)는 모지구상(母指球上)에 위치한다. 모지구(母指球)를 구성하는 근은 ① 단모지외전근(短母指外転筋, 정중신경), ② 모지대립근(母指対立筋, 정중신경), ③ 단모지굴근(短母指屈筋, 천두: 정중신경, 심두: 척골신경), ④ 모지내전근(母指内転筋, 척골신경)에 있다.
수근관증후군(手筋管症候群)으로 정중신경마비(正中神經痲痺)가 일어나면 모지구의 마비와 위축이 나타나 원숭이 손처럼 된다.

LU8 경거(經渠)

부위 전완 전외측, 요골경상돌기[※1]와 요골동맥사이, 수관절장측횡문(手關節掌側橫)의 상방 1촌

이 경혈에 관한 해부학적 구조

- 피부에는 근피신경 피지로 전완 외측피부에 분포하는 **외측전완피신경**(外側前腕皮神經, C5~C7)
- **요골신경천지**(피지: 皮枝)(C5~C8, T1)
- 요골신경심지(근지: 筋枝)(C5~T1) 지배로 주관절의 굴곡에 작용하는 완요골근(건), 장모지외전근(건)
- 주와 내측단에서 상완동 · 정맥으로부터 분지하는 전완 요측에 위치하는 근등에 영양을 공급하는 요골동 · 정맥(橈骨動 · 靜脈)
- 심부에는 완요골근건이 머무는 요골경상돌기가 있다.

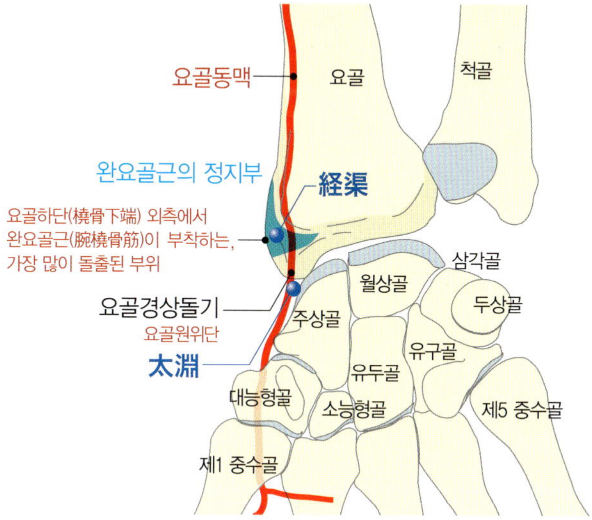

※1 요골경상돌기(橈骨莖狀突起)는 경거(LU8) 부위로 사용하는 '완요골근의 정지부'를 지칭하는 단어로서는 적절하지 않다. 그렇지만 한중일에서 오랫동안 관용으로 사용되고 있어, WHO/WPRO의 경혈부위 표기에도 이렇게 표기하였기에, '요골경상돌기'가 되었다. 그러나 의미하는 부위는 '완요골근(腕橈骨筋'의 정지부이다. 고전에서는 고골(高骨), 관(關)으로 표기한다.

LU9 태연(太淵)

부위 수관절전외측, 요골경상돌기(橈骨莖狀突起)와 주상골(舟狀骨)사이, 장모지외전근건(長母指外轉筋腱)의 척측 함요부

이 경혈에 관한 해부학적 구조

- 피부에는 근피신경의 피지(皮枝)로 전완 외측피부에 분포하는 **외측전완피신경**(外側前腕皮神經, C5~C7)
- **요골신경천지**(피지: 皮枝)(C5~C8, T1)
- 정중신경(C5~T1) 지배의 요측수근굴근(건)(橈側手根屈筋(腱)
- 요골신경가지로 후골간신경지배의 장모지외전근(건)(長母指外轉筋(腱))
- 주와 내측단에서 상완동 · 정맥으로부터 분지하는 전완 요측에 위치하는 근육에 영양을 공급하는 요골동 · 정맥(橈骨動 · 靜脈)
- 피하에는 액와정맥으로 유입하는 요측피정맥(橈側皮靜脈)이 있다.

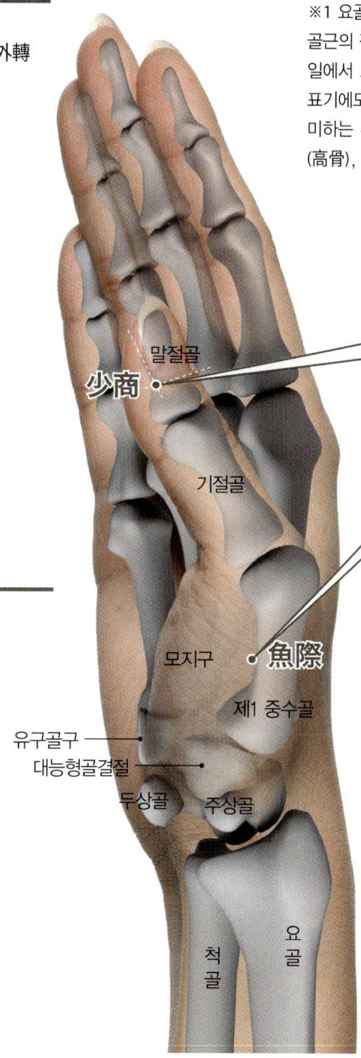

소상(少商)의 취혈

모지조갑근부(母指爪甲根部) 근위연의 연장선과 요측연 연결선의 교차점에서 취한다.

어제(魚際)의 취혈

손바닥, 제1 중수골중점의 요측 적백육제, 함요부에서 취한다.

LU10 어제(魚際)

부위 손바닥, 제1 중수골 중점의 요측, 적백육제

이 경혈에 관한 해부학적 구조

- 피부에는 **정중신경수장지**(正中神經手掌枝, C5~T1)
- 손등(手背)의 요측반(橈側半) 피부에 분포하는 **요골신경천지**(피지: 皮枝)(C5~T1)
- 정중신경(C6~C7) 지배의 단모지외전근(短母指外轉筋), 모지대립근(母指対立筋)
- 정중신경(C6~C7) 지배의 단모지굴근천두(短母指屈筋淺頭), 척골신경(尺骨神經, C6~C7) 지배의 단모지굴근심두(短母指屈筋深頭)
- 요골동맥의 가지로 모지대립근의 아래를 통하고 제1 고유장측지동 · 정맥(固有掌側指動 · 靜脈)을 분기하는 모지주동 · 정맥(母指主動 · 靜脈)

LU11 소상(少商)

부위 모지, 말절골요측, 조갑각(爪甲角)의 근위 외방 0.1촌, 조갑요측연(爪甲橈側緣)의 수직선과 조갑기저부 수평선의 교차점

이 경혈에 관한 해부학적 구조

- 피부에는 모지말절골(母指末節骨)의 손등 피부에 분포하는 **요골신경천지(피지)**(C5~T1)
- 모지주동맥(母指主動脈) 가지의 고유장측지동맥(固有掌側指動脈)(모지요측동맥; 母指橈側動脈)이라고 한다.)
- 제1지의 조갑각(爪甲角)

혈성(穴性)에 대하여

이 책에는 경혈의 부위, 해부•생리학, 전문용어의 해설과 함께 혈성을 기재하고 있다. 혈성이라는 것은 간단히 말하면 경혈이 가진 작용과 치료효과를 뜻한다.

혈성이론은 1930년대에 중국에서 간행된 '침구잡지(鍼灸雜誌)'에 연재된 라조거(羅兆琚)가 저술한 '실용침구지요(實用鍼灸指要)'에서 처음으로 소개되었다고 알려져 있다(담원생, 譚源生). 이에 따르면, 혈성이라는 이론은 제창된지 80년정도 밖에 되지않았기에 침구학의 기나긴 역사로 볼때 아직까지는 미숙한 이론이라고 볼 수 있다.

혈성은 어떤 경혈이 관계하는 경맥에 미치는 영향이나 효과가 있는 증후, 질환, 병기 및 생체에 대한 작용 등을 나타낸다. 이 경혈의 유효성이나 작용을 정의하는 사고체계로서는 중의학의 약성이론(藥性理論)(서양의학의 약리이론)을 경혈에 적용한 것이라고 담원생은 설명하고 있다. 일본의 수많은 침구사들은 탕약을 고려하지 않고 임상을 행하고 있기때문에, 약성이론을 경혈에 적용한 이러한 사고체계에 당혹스러울 수도 있다.

예를 들어, 감기약으로서 유명한 갈근탕의 7가지 약제(단미, 생약)의 하나인 갈근은 약성이론의 대분류에서는 해표제(解表劑, 발한, 발산을 촉진하는 작용을 하는 약제)이고 중분류로서는 신량해표제(辛涼解表劑, 식히면서 해표시키는 약제)가 된다. 즉 갈근은 비교적, 실증인 사람의 초기감기 증상인 발열은 있지만 발한이 생기지않고 경견부(頸肩部)가 팽팽하게 당기거나 머리가 무거운 상태일 때 혹은 두통이나 근육통 등이 있을 때에, 해표(발한에 의해 피부표면에 있는 사기를 제거하는 것)하여 이러한 증상을 완화시키기에 적절한 작용을 갖는다. 이 때문에 갈근탕이 풍사의 초기에 투여된다. 이와 같이 중의약의 단미(單味)가 갖는 생체작용을 분류, 정리한 것이 약성이론이다.

그러면 이러한 사고방식을 경혈에 적용한 혈성과는 어떠한지 설명해 보자.

예를 들어, 풍사의 침구치료로 설명하면 '해표류(解表類)'로 분류되는 경혈은 '발산풍한류(發散風寒類)'로서 풍지, 풍부, 풍문, 열결, 두유, 사백, 옥침, 천주(風池、風府、風門、列欠、頭維、四白、玉枕、天柱) 등이 있고 또한, '발산풍열류(發散風熱類)'로서 어제, 소상, 중부, 척택, 대추, 곡지, 합곡(魚際、少商、中府、尺澤、大椎、曲池、合谷) 등이 있다. 이들은 주치로 풍사를 포함하고 있는 경혈군으로 이들 경혈을 사용하여 풍사 치료를 한다.

만약 경혈 각각에 약성이론과 같은 작용이 있고 경혈도 약물과 동일하게 분류 가능하다고 본다면 경혈의 이론적 조합에 의해 치료체계를 만들기 쉽고, 경혈처방학의 확립도 용이할지도 모른다.

현재 혈성학은 중국에서 하나의 체계로서 확립되었지만 혈성을 보증하기위한 임상적인 검토는 충분하지 않다고 생각한다. 혈성학이 침구이론 체계에 뿌리를 내리기 위해서는 경혈의 실제작용 확인과 유효성의 입증, 더욱이 지금까지 언급되어온 치료작용이나 치료효과와 혈성이론의 관계를 명확하게 하는 것이 필수불가결이며 앞으로 기대가 되는 바이다.

(形井秀一, Katai Hidekazu)

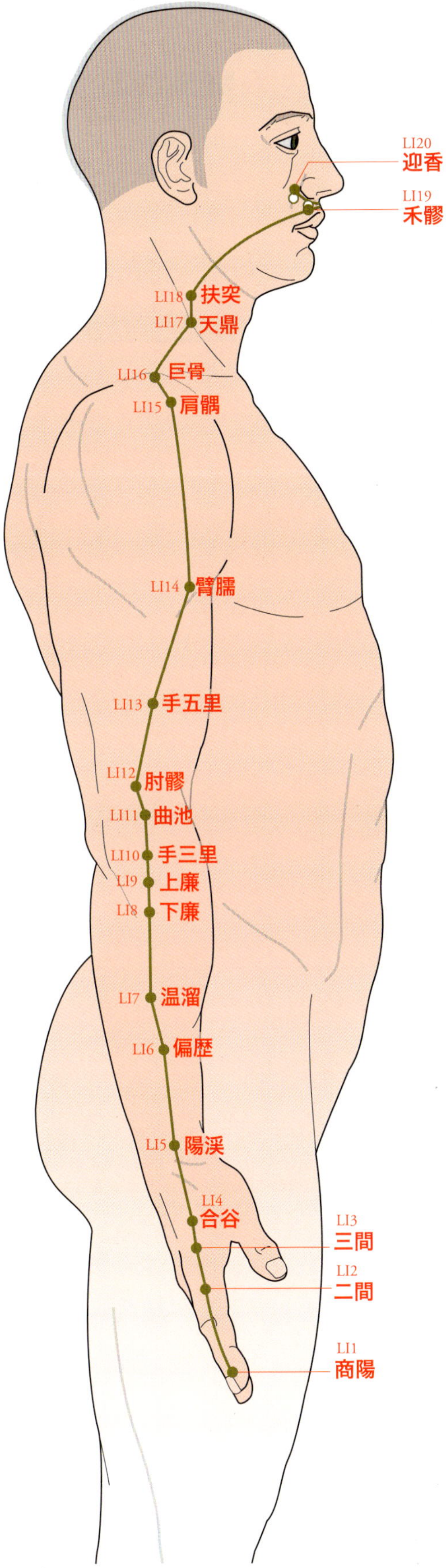

Chapter 2

수양명대장경(手陽明大腸經)
LI(Large Intestine Meridian)

대장은 전화(傳化)를 담당한다.

대장은 '**전도지관**(傳道之官)'이라고 부르며, 소장에서 청탁(清濁)으로 나누어진 음식물의 찌꺼기를 받아 그 중에서 수액(진액)을 흡수하여 변을 만들어 대장의 말단으로 보내 체외로 배출하는 역할을 한다.

병증(病症)

시동병(是動病): 치통, 목과 인후의 부종·통증

소생병(所生病): 황달, 갈증, 코막힘, 코피, 인후의 부종·통증, 대장경의 경맥상(상지의 후면외측)의 통증, 지각·운동장애, 시지(집게손가락)의 통증 등

Large Intestine Meridian

LI 수양명대장경(手陽明大腸經) ① 손 · 전완

LI1 상양(商陽)
별명: **절양**(絶陽)
요혈: 대장경의 **정금혈**(井金穴)
혈성: 설열소종(泄熱消腫), 개규성신(開竅醒神)

LI2 이간(二間)
별명: **간곡**(間谷)
요혈: 대장경의 **형수혈**(滎水穴)
혈성: 산풍(散風), 청열(淸熱), 소종(消腫)

LI3 삼간(三間)
별명: **소곡**(少谷)
요혈: 대장경의 **수목혈**(兪木穴)
혈성: 산풍(散風), 행기(行氣), 청열(淸熱)

LI4 합곡(合谷)
별명: **호구**(虎口)
요혈: 대장경의 **원혈**(原穴),
사총혈(四總穴-합곡, 열결, 위중, 족삼리)
혈성: 진통안신(鎭痛安神), 신경활락(神經活絡),
소풍해표(疏風解表)

LI5 양계(陽溪)
별명: **중괴**(中魁)
요혈: 대장경의 **경화혈**(經火穴)
혈성: 청열산풍(淸熱散風), 명목이인(明目利咽)

LI6 편력(遍歷)
요혈: 대장경의 **낙혈**(絡穴)
혈성: 청열소폐(淸熱疎肺), 통조수도(通調水道)

LI7 온류(溫溜)
별명: **역주**(逆注), **사두**(蛇頭), **지두**(池頭)
요혈: 대장경의 **극혈**(郄穴)
혈성: 청열해독(淸熱解毒), 조리장위(調理腸胃)

LI8 하렴(下廉)
혈성: 통부기(通腑氣), 이관절(利關節)

LI9 상렴(上廉)
혈성: 통부기(通腑氣), 이관절(利關節)

LI10 수삼리(手三里)
별명: **귀사**(鬼邪), **삼리**(三里)
혈성: 거풍통락(去風通絡),
조리장위(調理腸胃), 소종지통(消腫止痛)

단순히 삼리(三里)라고 하지만 족삼리(P.32)와 구별하기위해 수(手)라는 단어를 추가

LI11 곡지(曲池)
별명: **귀신**(鬼臣)
요혈: 대장경의 **합토혈**(合土穴)
혈성: 거풍해표(去風解表), 청열이습(淸熱利湿),
조화기혈(調和氣血)

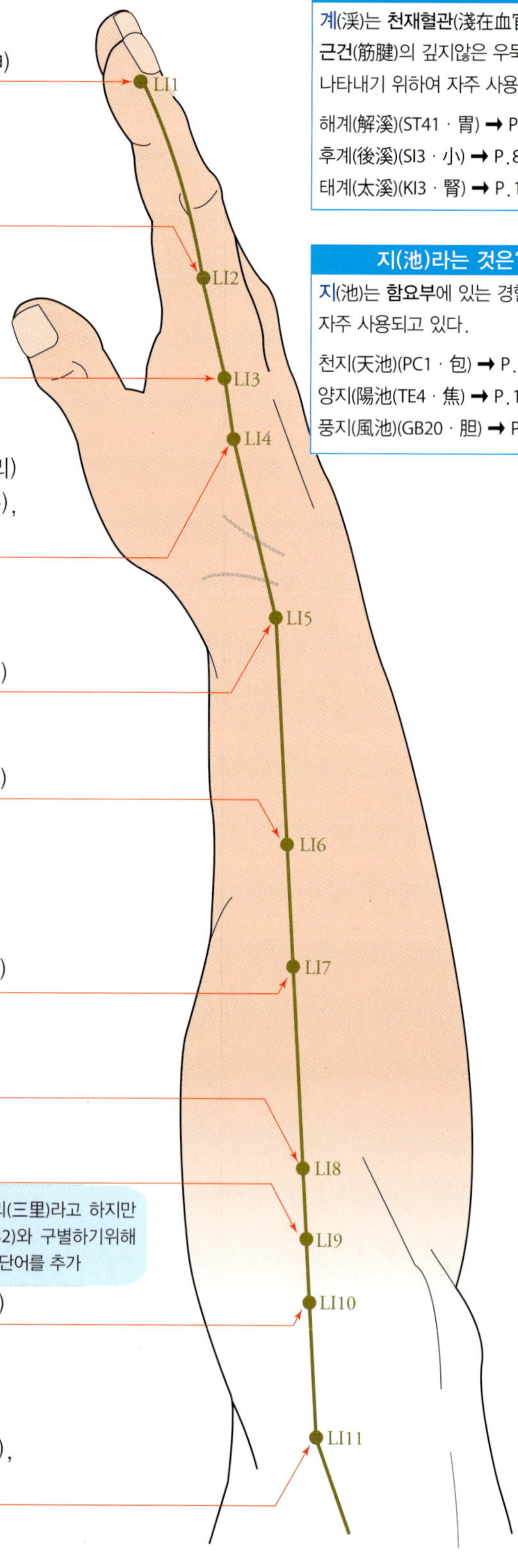

계(溪)라는 것은?

계(溪)는 **천재혈관**(淺在血官)이나 **근건**(筋腱)의 깊지않은 우묵한 곳을 나타내기 위하여 자주 사용된다.

해계(解溪)(ST41 · 胃) ➡ P.33
후계(後溪)(SI3 · 小) ➡ P.81
태계(太溪)(KI3 · 腎) ➡ P.139

지(池)라는 것은?

지(池)는 **함요부**에 있는 경혈명에 자주 사용되고 있다.

천지(天池)(PC1 · 包) ➡ P.157
양지(陽池)(TE4 · 焦) ➡ P.167
풍지(風池)(GB20 · 胆) ➡ P.187

수양명대장경은 수태음폐경의 맥기를 받아 시지외측단(**상양**商陽)에서 시작하여 시지 외방을 돌아(**이간**二間, **삼간**三間), 제1, 제2 중수골 사이의 수배측(手背側, **합곡**合谷)을 나와 장•단무지신근건(長•短母指伸筋腱) 사이(**양계**陽溪)로 들어간다. 또한, 요골을 따라 전완후외측(장요측수근신근과 단요측수근신근 사이)을 올라가(**편력**偏歷, **온류**溫溜, **하렴**下廉, **상렴**上廉, **수삼리**手三里) 주와횡문 외단(**곡지**曲池)에 이른다.

혈성해설

설열(泄熱): 열을 체외로 배출하는 것

개규(開竅): 구규(九竅)(눈, 귀, 코, 입, 요도, 항문)의 통로를 좋게하여 사기를 체외를 배출하는 것. 또한, 의식을 확실하게 하는 것.

성신(醒神): 의식을 바르게 하는 것

산풍(散風): 풍의 사기를 체외로 내보내는 것

행기(行氣): 기의 흐름을 좋게 하는 것. 기체를 치료하는 방법

소풍(疏風): 풍의 사기를 분산시키는 것

해표(解表): 소표(疎表)라고도 한다. 외감초기에 체표의 사기를 제거하는 것

이인(利咽): 인후의 상태를 조절하는 것

통조수도(通調水道): 수액대사를 원활하게 하는 것

통부기(通腑氣): 대장의 움직임을 좋게하여 배변을 촉진

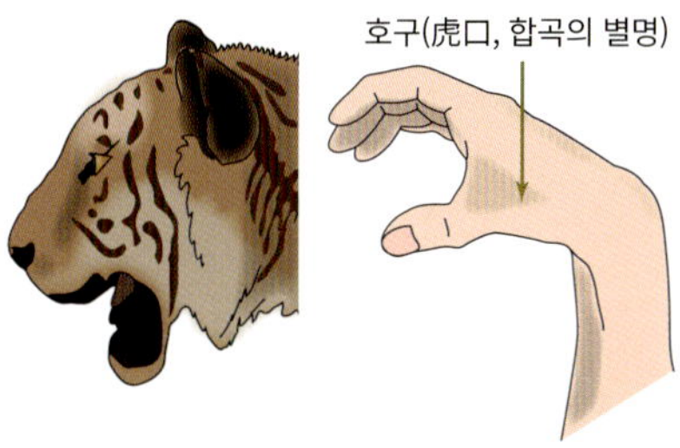

- 상양(商陽)의 상(商)은 음양오행설에서는 오음의 하나로 '폐와 대장'과 동일한 오행(金行)에 속한다(P. 141). 양(陽)은 손 등(즉 수관절의 배면)에 있는 양경이라는 것을 가리킨다.
- 이간(二間)은 두 번째 마디[근위지절간관절(PIP관절-Proximal InterPhal angeal)]의 근위 쪽에 있다. 대장경의 두번째 경혈
- 삼간(三間)은 세 번째 마디[중수지절관절(MCP관절-MetaCarpoPalange al)]의 근위 쪽에 있다. 대장경의 세번째 경혈
- 합곡(合谷)의 곡(谷)이나, 별명의 호구(虎口)는 모지(母指)와 시지(示指)를 벌렸을 때의 형상을 예로 든 것.
- 양계(陽溪)의 양(陽)은 양측(손에서 말하면 손등면)을, 계(溪)는 요골소와(橈骨小窩)의 함요부(陷凹部)를 가르킨다.
- 편력(遍歷)의 편(偏)은 한쪽 끝(片端), 력(歷)은 '돌다, 순환하다'는 의미로 전완배면의 한쪽 끝(片端)을 돌아가는 경락에 있는 경혈을 나타낸다. 또는 편(偏)은 '斜, 기욺, 경사짐'의 의미로 대장경의 경혈인 편력에서부터 폐경을 향하여 '기울어서' 나아간다는 것에서 명명되었다
- 온류(溫溜)의 온(溫)은 '따뜻함'을, 류(溜)는 '머물다, 모이다'을 의미한다. 온류는 '따뜻함'이 '흘러들어 머문다'는 곳의 의미
- 하렴(下廉)의 렴(廉)은 능형(菱形, 마름모꼴)의 뿔(角)을 가리키지만 렴(廉)은 '발(簾)'의 의미도 있다. 하렴은 팔꿈치를 구부려 깊숙한 곳에 비스듬히 나타나는 골릉(骨稜)의 척측하방에 있는 경혈을 뜻한다. 또한, 렴(廉)은 상렴과 하렴의 2개의 경혈에 있는 근[장 · 단요측수근신근(長•短橈側手根伸筋 등]을 예로 든 것이다.
- 상렴(上廉)은 앞서 말한 하렴의 상방(上方)에 있는 경혈이다.
- 수삼리(手三里)의 리(里)는 '기혈이 모인다'는 곳을 의미하며 사람이 모이는 '향리, 마을'을 비유한 것. 수삼리는 곡지(曲池)로부터 2촌 아래에 있는 경혈이지만 곡지로부터 3촌이라는 설도 일부 존재한다. 경혈명에 있어서 1리(里)는 1촌(寸)을 뜻하며, 전완에 있어서 1촌의 길이는 1/12가 된다.
- 곡지(曲池)는 팔꿈치를 구부린(曲) 부분에 있는 깊지 않은 함요부를 뜻한다.

LI 수양명대장경(手陽明大腸經) ② 상완, 얼굴

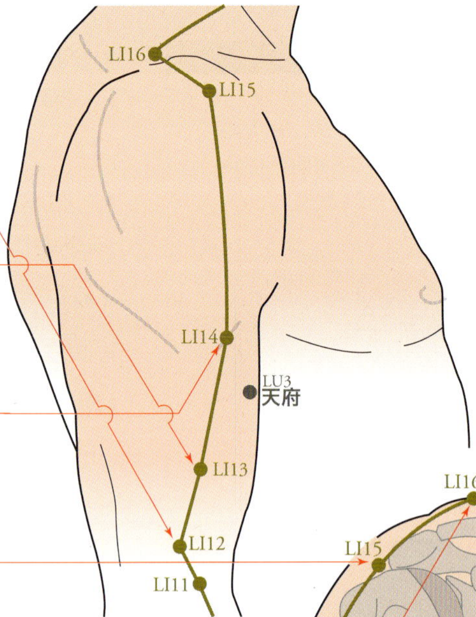

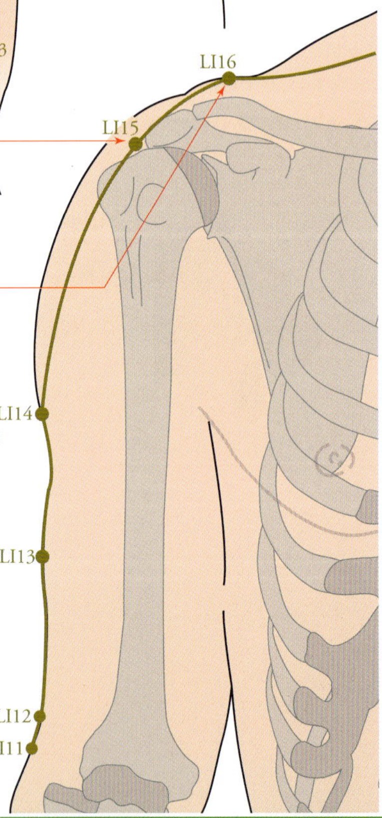

LI12 **주료(肘髎)** 혈성: 소근이절(疏筋利節)

LI13 **수오리(手五里)** 혈성: 소근지통(疏筋止痛), 행기산어(行氣散瘀)

LI14 **비노(臂臑)** 별명: **두충**(頭衝)
혈성: 거풍통락(去風通絡)
청열명목(淸熱明目)

LI15 **견우(肩髃)** 혈성: 소풍활락(疏風活絡)
통리관절(通理關節)
조화기혈(調化氣血)

LI16 **거골(巨骨)** 혈성: 서근이절(舒筋利節)

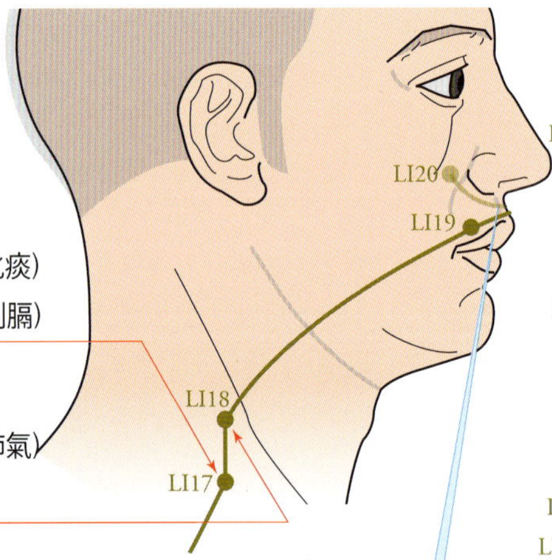

LI17 **천정(天鼎)** 혈성: 이기화담(理氣化痰)
청인이격(淸咽利膈)

LI18 **부돌(扶突)** 혈성: 선리폐기(宣理肺氣)
이인후(理咽喉)

대장경의 유주는 화료(禾髎)에서 반대측의 비익(鼻翼) 외측의 영향(迎香)으로 교차한다.

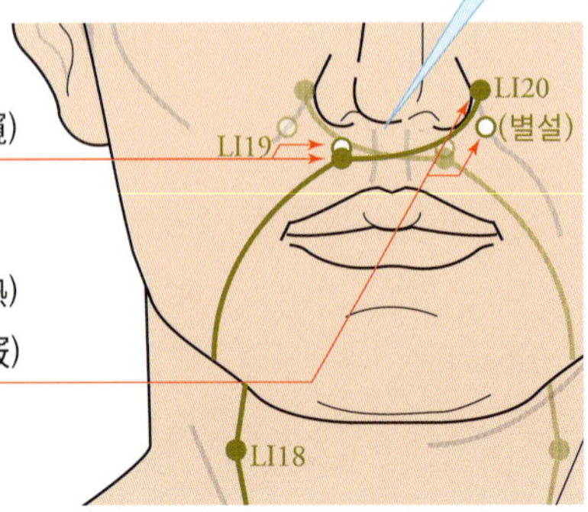

LI19 **화료(禾髎)** 혈성: 거풍개규(去風開竅)

LI20 **영향(迎香)** 별명: **충양**(衝陽)
혈성: 산풍청열(散風淸熱)
선통비규(宣通鼻竅)

혈성해설

- **소근**(疏筋): 근육을 풀어주는 것(소근이절–疏筋利節, 근육을 풀어, 관절의 움직임을 좋게하는 것)
- **산어**(散瘀): 어혈을 풀어, 혈의 흐름을 좋게하는 것
- **청열**(淸熱): 체내의 열을 식히는 것(체표의 열을 식히는 것을 해열(解熱)이라한다.)
- **서근**(舒筋): 근육의 움직임을 느긋하게 하는 것
- **청인**(淸咽): 인후를 깨끗하게 하는 것
- **비규**(鼻竅): 콧구멍

주와횡문외단(肘窩橫紋外端, 곡지曲池)에서 상완후외측(上腕後外側, **주료**肘髎, **수오리**手五里, **비노**臂臑), 어깨 위로(**견우**肩髃), 견관절외단으로 가서(**거골**巨骨), 대추(督・GV14)에서 모든 양경(수족삼양경手足三陽經 및 독맥督脈)과 만난다. 또한, 대쇄골상와(大鎖骨上窩)의 결분缺盆(胃・ST12)을 내려와 폐에 낙하고 횡격막을 관통하여 대장에 속한다. 대쇄골상와에서 나누어진 지맥은 목을 따라 올라가(**천정**天鼎, **부돌**扶突) 뺨을 관통하여 아래 치아로 들어가서 돌아나와 입을 거쳐 코 아래의 인중에서 좌우교차하여 외비공직하(外鼻孔直下, **화료**禾髎)를 지나 비익외방(鼻翼外方, **영향**迎香)에서 족양명위경에 연결된다.

- 주료(肘髎)의 료(髎)는 뼈의 간극인 함요부를 가리킨다(P.99). 주료는 **주관절**[자세하게 말하면, 완요관절(腕橈關節)] 가까이 있는 함요부의 경혈

- 수오리(手五里)는 팔꿈치와 어깨 사이를 1척 7촌으로 할 때 폐경의 천부(天府, LU3, P.2)에서 5촌에 있는 경혈이다. 효용에 기초한 해석으로는 오장(五臟)의 병에 효과가 있는 경혈이라고 한다.

- 비노(臂臑)의 비(臂)는 팔 또는 전완을 뜻하고 노(臑)는 상완의 전면(상완이두근 쪽) 또는 [부드러운 근육]을 나타낸다(P.81)

- 견우(肩髃)는 견갑골의 견봉(肩峰)과 상완골두(上腕骨頭)의 사이에 있는 경혈. 우(髃)는 쇄골과 상완골이 늘어서서 만나는 곳인 견봉단(肩峰端)을 뜻한다.

- 거골(巨骨)은 고대 중국에서 '쇄골(鎖骨)'을 뜻하며, 쇄골의 외측단 후내방에 있는 경혈을 가리킨다. 원래 거(巨)자는 '길이를 재는 자, 굽은자'로 쓰였기 때문에 거골(巨骨)의 거(巨)는 거대한 뼈라는 의미보다는 쇄골의 형태를 예시했다는 설이 있다.

- 천정(天鼎)의 정(鼎, 세발솥)은 고대중국의 **세개의 다리가 있는 청동기**의 일종이다. 천정은 천(天, 머리부)을 좌우의 흉쇄유돌근과 척추의 3개의 발이 지지하고 있다고 가정하거나, 좌우의 천정(天鼎)과 대추(大椎, P.234)로 지지하고 있기 때문이다. 또는 좌우의 대장경과 독맥으로 지지하고 있다는 설도 있다.

- 부돌(扶突)의 돌(突)은 목의 돌출되어 있는 부위, 즉 후두융기(喉頭隆起)를 말한다. 부돌은 후두융기로부터 1부(扶=3촌, 손가락4개의 폭)에 있는 경혈을 말한다.

- 화료(禾髎)의 화(禾)는 '벼이삭'을 말하며(P.83), 오행론으로는 금(金)에 속하고 오감으로는 코(鼻)와 관계한다. 료(髎)는 함요부 혈로 여기에서는 외비공(外鼻孔)을 가리킨다. 화료는 외비공(外鼻孔)의 바로 아래에 있는 경혈을 나타낸다.

- 영향(迎香)은 향(香)기를 받아들이는(迎) 외비공(外鼻孔)의 외방에 있는 경혈 또는 코 질환에 관계하는 요혈의 의미로 해석되고 있다.

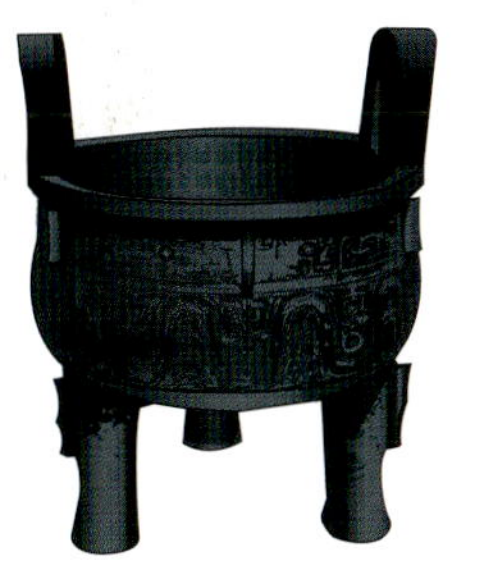

鼎(정) 고대 중국에서 취사나 제기용으로 사용했던 세발달린 청동기를 말한다. 정담(鼎談)이라는 것은 세사람이 마주앉은 좌담회나 회의를 말한다.

사람의 자세, 칼

臂

辟(임금 벽), 벽은 형을 명하는 군주가 사람을 엎드리게 하는 모습 또는 칼로 사람의 살을 잘라내는 형벌을 가하는 모습이라고 하여 얇고 평평한것을 의미한다.

'辟易(벽역)한다'의 뜻은 몸을 납작하게 하여 물러나게 한다는 뜻에서 유래했다. 壁(벽)은 얇고, 평평한 것.

臂(비)는, 팔 외측의 평평한 부분 또는 몸의 외측에 벽(壁)에 해당하는 부분을 가리킨다. 덧붙혀 말하면, 팔면육비(八面六臂)는 원래 8개의 얼굴과 6개의 팔이 있는 불상을 말하며, 한 사람이 다방면에서 활약하고 있는 것을 나타낸다.

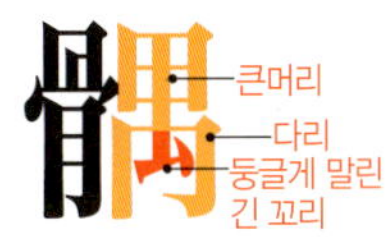

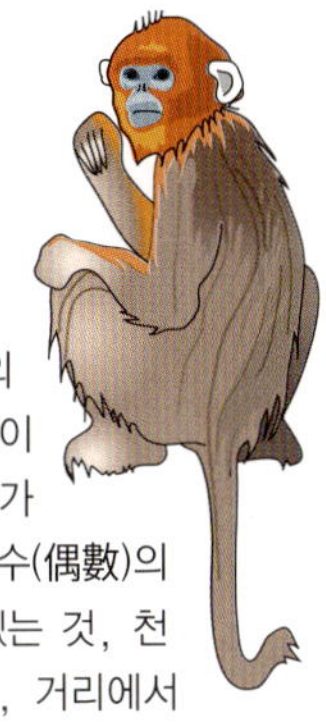

우(禺)는 꼬리가 긴 원숭이의 형상으로 사람과 비슷한 면이 있어, 쌍을 이루다라는 의미가 되었다고 한다. 여기에서 우수(偶數)의 偶(우)는 두 개가 나란히 있는 것, 천재일우(千載一遇)의 遇(우, 거리에서 우연히 만나는 것)으로 파생하였다.

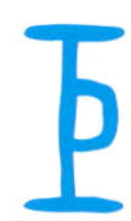

전문(篆文)

마치 수학시간에 선생님이 사용하는 것과 같은 손잡이가 있는 자.

巨

巨(거)는 원래 자를 나타내며 여기에서 떨어져 있는 것을 측정하는 도구로서 '분리된 것', 이후에는 '커다란 것, 거대(巨大)'라는 의미로 파생되었다.

'**정(鼎)의 경중(輕重)을 묻다**'라고 하는 고사성어에서 나오는 鼎(정)은 하왕조의 시조인 우(禹)가 진상으로 받은 금속으로 만든 거대한 솥을 말한다. 하왕조가 망하고 은나라로 다음의 주나라로 이어지는 왕위 계승의 상징으로 간주되었다. 춘추오패의 한 사람인 초의 장왕이 당시 주나라 정왕의 사자인 왕손만에게 솥의 무게와 크기에 대해 묻기에 더욱 큰 솥을 만들 것을 암시하여 제위에 대한 야심을 나타냈으나, 왕손만은 '제위는 덕이 있는 사람에게 계승되고 이어져왔기에, 솥의 경중은 문제가 아니다'라고 간하였다. 현재는 '위에 있는 사람의 능력을 의심하거나, 그 지위를 빼앗을 야심을 나타내다.'라는 의미로 사용되고 있다.

Large Intestine Meridian

LI 수양명대장경(手陽明大腸經) 상양(商陽), 이간(二間), 삼간(三間), 합곡(合谷)

LI1 상양(商陽)

부위 시지 말절골 요측, 조갑각 근위외방 0.1촌, 조갑 요측연의 수직선과 조갑기저부 수평선의 교점

이 경혈에 관한 해부학적 구조

- 피부에는 제2지 수배피부(手背皮膚)에 분포하는 **정중신경**의 **고유장측지신경**(固有掌側指神經, C7)
- 요골동맥과 척골동맥의 배측수근지에서 배측중수동맥에 이어지는 **배측지동맥**(背側指動脈)
- 제2지의 조각(爪角)

LI2 이간(二間)

부위 시지, 제2 중수지절관절 요측(中手指節關節橈側)의 원위 함요부, 적백육제

이 경혈에 관한 해부학적 구조

- 피부에는 수배(手背)의 요측반(橈側半) 피부에 분포하는 **요골신경천지**(피지)(C5~T1)
- 요골신경지배로 제2지의 외전에 작용하는 **제1배측골간근**(건)(背側骨間筋(腱))
- 요골동맥과 척골동맥의 배측수근지동맥망에서 제1배측중수동맥에 이어지는 **배측지동맥**(背側指動脈)
- 심부에는 제2지의 **기절골저**(基節骨底)가 있다.

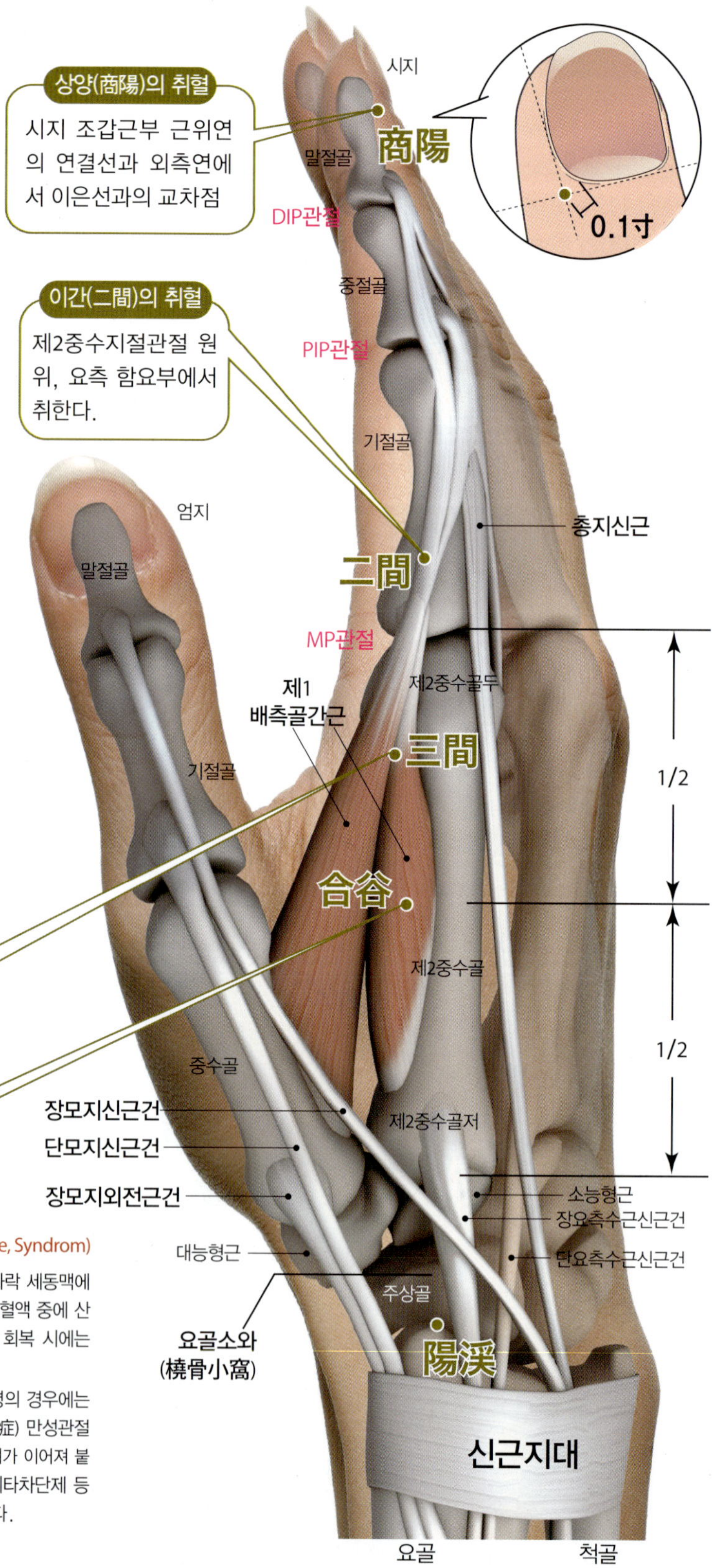

레이노현상(병, 증후군) Raynaud Phenomena(Disease, Syndrom)

한냉 시나 정신적인 스트레스 등에 의해, 발작성으로 손, 발가락 세동맥에 경련이 생겨 손발가락의 피부가 창백하고 지아노제(Zyanose, 혈액 중에 산소가 결핍하여 피부나 점막이 검프르게 보이는 상태)가 되고 회복 시에는 반대로 충혈과 발적이 나타나는 현상을 **레이노현상**이라 한다.

레이노현상으로 기초질환이 의심되지 않는 경우 결국 원인불명의 경우에는 **레이노병**이라 한다. 명백한 기초질환, 예를 들어 강피증(强皮症) 만성관절류마티스 등의 교원병(膠原病, 피부와 근육이 붙거나, 근육과 뼈가 이어져 붙거나 세포와 혈관 사이가 메워지거나 하는 병의 총칭), 그리고 베타차단제 등의 일부 약에 의해 발생하는 경우에는 **레이노증후군**과 구별된다.

합곡(合谷)은 다양한 증상에 활용되기 때문에 사용 빈도가 높고, 우수한 진통 효과를 기대할 수 있으며 상지의 통증, 저림, 마비 등에 효과가 있다. 또한, 고전에서는 대장경의 원혈(原穴)로 대장의 질환 및 대장경의 이상증후(異常症候)에 사용할 수 있다. 사총혈(四總穴)의 하나이며(눈의 병을 합곡에서 치료한다), 안면, 머리의 통증(두통, 치통, 인후통) 등 다양한 병증에 사용한다

LI3 삼간(三間)

부위 손등, 제2중수지절관절 요측의 근위 함요부

이 경혈에 관한 해부학적 구조

- 피부에는 손등의 요측반(橈側半) 피부에 분포하는 **요골신경천지**(피지)(C5~T1)
- 요골신경(C6~C8) 지배로 제2지의 외전에 작용하는 제1배측골간근(건)
- 정중신경지배로 제2지의 기절골 굴곡에 작용하는 제1충양근(蟲樣筋)
- 요골동맥과 척골동맥의 배측수근지에서 배측중수동맥으로 이어지는 배측지동맥
- 침은 제2중수골의 장측을 통과한다.

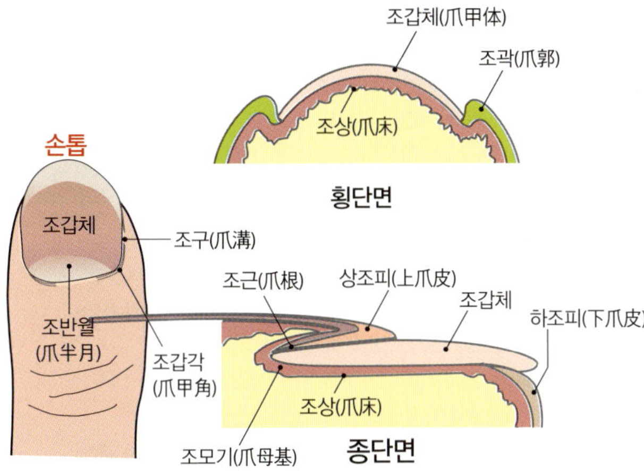

손톱은 피부의 표피가 함입(陷入)되어 생겼다. 표피의 각질층이 각화하여 딱딱하게 된 부분이 **조갑체**로 그 아래의 결합조직층이 조상이다. 손톱을 만드는 기초부위가 조모기(爪母基)이다. 하얗게 보이는 **반월**이라는 부분은 각화가 불완전한 부분이다.

LI4 합곡(合谷)

부위 손등, 제2중수골중점의 요측

이 경혈에 관한 해부학적 구조

- 피부에는 제2지의 수배피부(手背皮膚)에 분포하는 **요골신경천지**(피지)(C5~T1)
- 요골신경(C8~T1) 지배로 제2지의 외전에 작용하는 제1배측골간근(건)
- 요골동맥과 척골동맥의 배측 수근동맥망에서 제1배측중수동맥
- 요측피부정맥으로 들어가는 수배정맥망(手背靜脈網)
- 침은 제1, 2 중수골 사이를 통과한다.

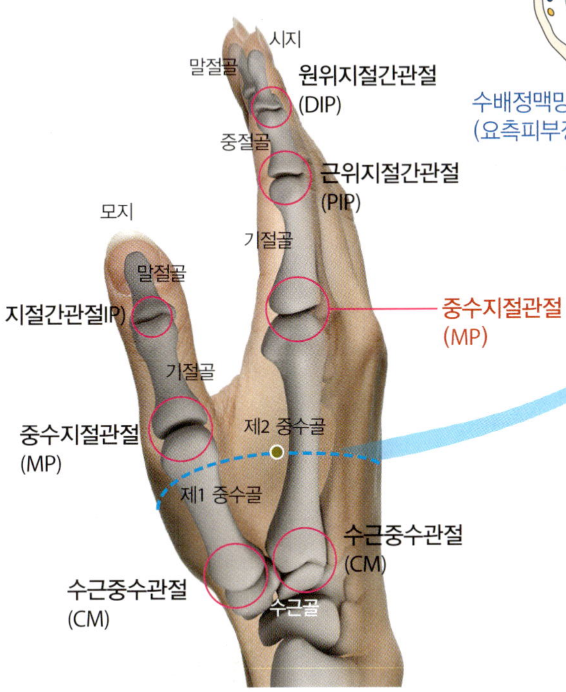

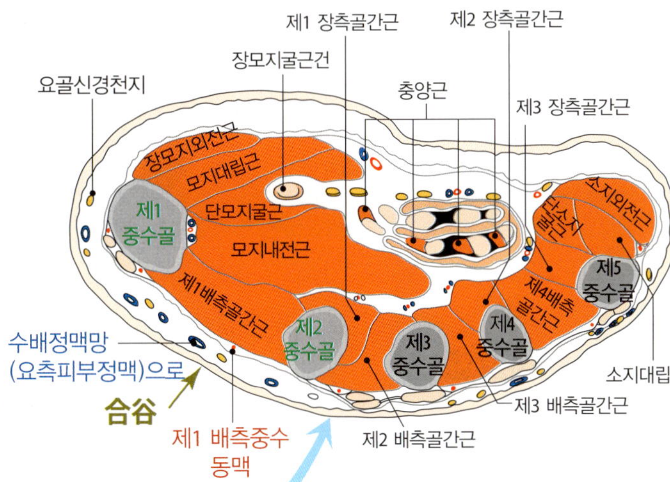

합곡(合谷)혈의 단면

중수지절관절 Metacarpophalangeal(MP) joint

MP관절과 근위지절간관절[近位指節間關節, Proximal InterPhalangeal(PIP)]을 굴곡시키면 물건을 잡는 것이 가능하다. MP관절은 형상분류로는 **다축성구관절**(多軸性球關節)이지만 장측인대[掌側靭帶, 장측판(掌側板)]이나 측부인대(側副靭帶)에서 운동 제한이 발생하여 **굴곡, 신전과 외전, 내전**의 운동만 할 수 있다. 또한, 물건을 움켜쥘 때 MP관절의 측부인대가 긴장해서 외전, 내전 운동을 할 수 없게 되며, 이 관절이 안정되어야 물건을 강하게 쥐고 조일 수 있게 된다.

LI5 양계(陽溪)

부위 수관절후외측, 수관절배측횡문요측, 요골경상돌기의 원위, 요골소와(橈骨小窩)의 함요부

이 경혈에 관한 해부학적 구조

- 피부에는 수근(手根)의 배측피부에 분포하는 **요골신경천지**(피지)(C6)
- 장모지외전근(건)과 함께 동일한 활액(건)초로 둘러싸여 제1터널을 통과하는 단모지신근(건)(短母指伸筋(腱)과 제3터널을 통과하는 장모지신근(건)(長母指伸筋(腱))사이
- 주와(肘窩)를 통과하는 상완이두근건(上腕二頭腱筋)의 내측에 상완동맥에서 분기하는 요골동맥의 배측수근지
- 수배정맥망(手背靜脈網)에서 이어지는 요측피정맥(橈側皮靜脈)
- 심부에는 주상골(舟狀骨)이 있다.

양계(陽溪)의 취혈

장모지신근건(長母指伸筋腱)과 단모지신근건(短母指伸筋腱)의 사이로 모지를 충분하게 외전•신전시켰을 때 나타나는 함요부에서 요골과 주상골사이에서 취한다.

요골소와(해부학코담배갑) Radial foveolar

요골소와(橈骨小窩)는 모지를 강하게 외전, 신전할 때 나타나는 **장모지신근건**(長母指伸筋腱)과 **장모지외전근건**(長母指外轉筋腱)과 **단모지신근건**(短母指伸筋腱) 사이의 함몰처. 이 아래를 요골동맥이 주행하고 그 아래에는 대능형골(大菱形骨)과 주상골(舟狀骨)이 있다. '해부학적 답배갑'(tabatière 프랑스어로 코담배갑이라는 뜻)라 한다. 한때는 분말의 코담배를 이 함요부에 올려놓고, 이것을 코에 가까이 대어 향기를 흡입하였다.

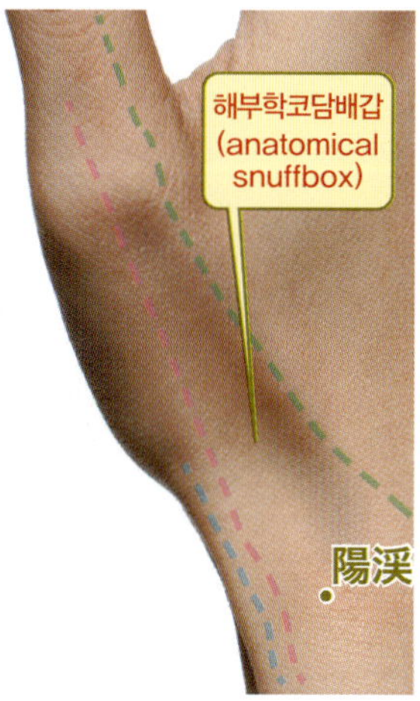

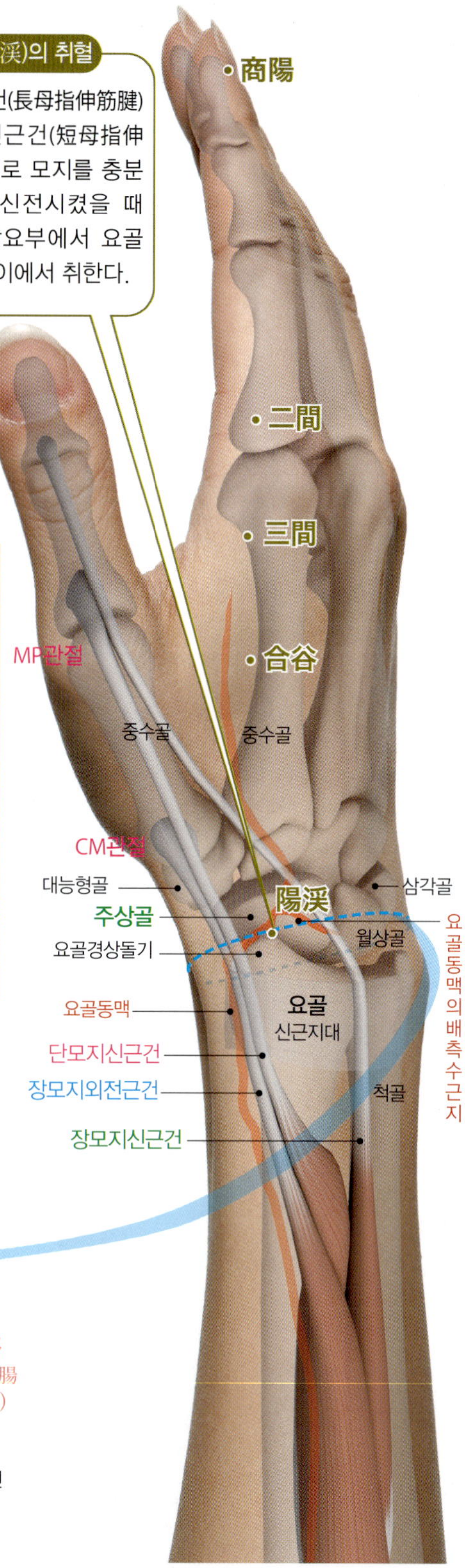

양계(陽溪)의 단면도

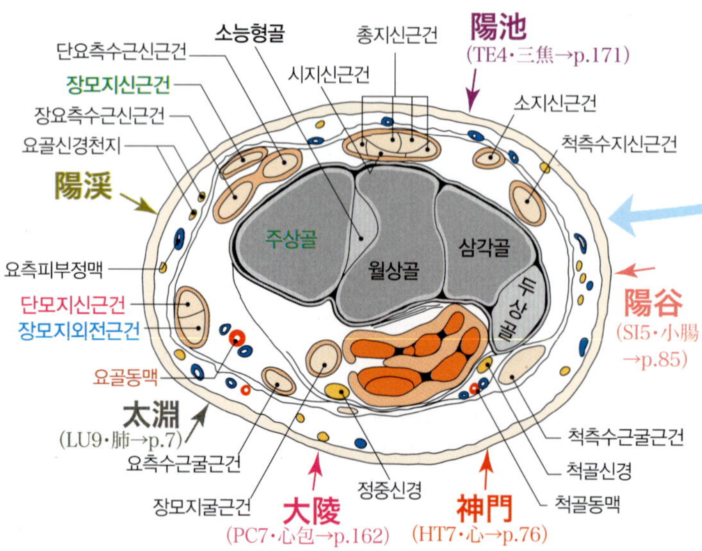

양계(陽渓)는 장모지신근건(長母指伸筋腱)과 단모지신근건(短母指伸筋腱) 사이에서 생기는 요골소와(橈骨小窩)에서 취한다. 이 부위는 De Quervain's병(장모지외전근과 단모지신근건의 건초염)이 있을 경우 압통이 생기기 쉬운 부위이다. 또한, 심부에는 주상골(舟状骨이 있어 넘어져 손을 부딪쳤을 때 이 뼈의 골절이 있을 수 있다. 주상골 골절은 치료에 어려움이 많은 부위이다.

LI6 편력(偏歷)

부위 전완후외측, 양계(陽渓, LI5)와 곡지(曲池, LI11)의 연결선상, 수관절배측횡문의 상방 3촌

이 경혈에 관한 해부학적 구조

- 피부에는 근피신경 피지의 **외측전완피신경**(外側前腕皮神經, C6)
- 단모지신근(건)과 함께 동일 활액(건)초로 둘러싸인 제1터널을 통과하는 장모지외전근(건)
- 요골신경(C6~C7) 지배의 장 · 단요측수근신근(건)
- 주와(肘窩)를 통하는 상완이두근건의 내측 상완동 · 정맥에서 분기하는 요골동 · 정맥(橈骨動 · 静脈)
- 수배정맥망에서 이어지는 요측피정맥橈側皮静脈)

LI7 온류(溫溜)

부위 전완후외측, 양계(陽渓, LI5)와 곡지(曲池, LI11)의 연결선상, 수관절배측횡문의 상방 5촌

이 경혈에 관한 해부학적 구조

- 피부에는 근피신경 피지의 **외측전완피신경**(外側前腕皮神經, C6)
- 요골신경 심지(근지)(C6~C7) 지배로 상완골외측상과에 기시하는 장·단요측수근신건(長 · 短橈側手根伸筋)
- 주와(肘窩)를 통하는 상완이두근건의 내측 상완동 · 정맥으로부터 분기하는 요골동 · 정맥(橈骨動 · 静脈)
- 수배정맥망에서 이어지는 요측피정맥橈側皮静脈)

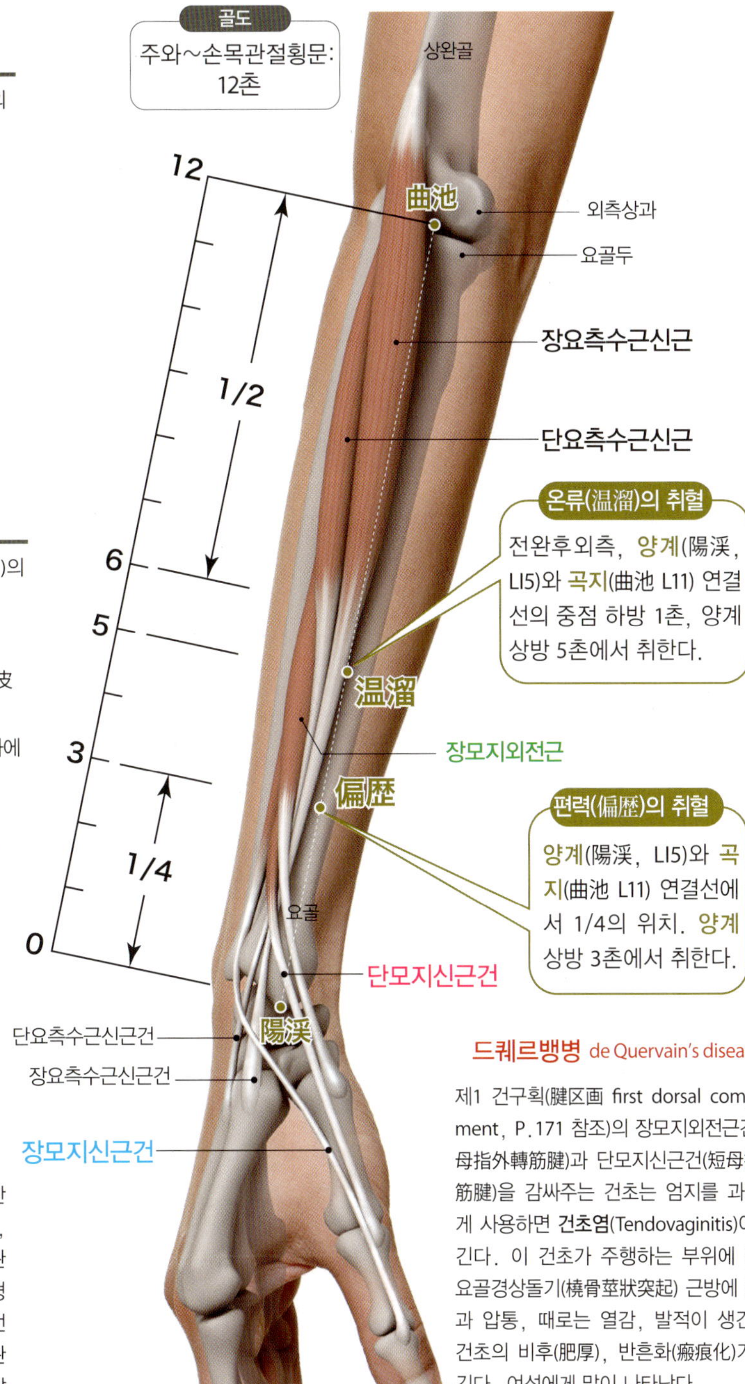

드퀘르뱅병 de Quervain's disease

제1 건구획(腱区画 first dorsal compartment, P.171 참조)의 장모지외전근건(長母指外轉筋腱)과 단모지신근건(短母指伸筋腱)을 감싸주는 건초는 엄지를 과도하게 사용하면 **건초염**(Tendovaginitis)이 생긴다. 이 건초가 주행하는 부위에 있는 요골경상돌기(橈骨莖狀突起) 근방에 종창과 압통, 때로는 열감, 발적이 생긴다. 건초의 비후(肥厚), 반흔화(瘢痕化)가 생긴다. 여성에게 많이 나타난다.

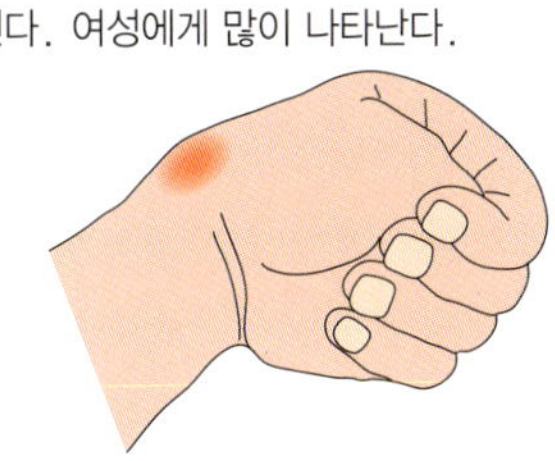

코레스골절 Colles' Fracture

요골원위에서 생기는 골파편(骨破片)이 후방으로 이동한 골절로 고령자에게 매우 많이 보인다. 손목관절의 통증, 종창, 관절가동역(關節可動域)의 제한이 일어나고 수관절을 포함한 손이 배측으로 전위하여 포크와 같이 변형한다. 또한, 수장측(手掌側) 근위의 주골편(主骨片)이 전이하는 것에 의한 직접손상이나 종창을 동반하는 수근관증후군(手筋管症候群)에 의해 정중신경마비[수지지각장해(手指知覺障害), 모지구근마비(母指球筋痲痺)]를 동반하는 경우도 있다.

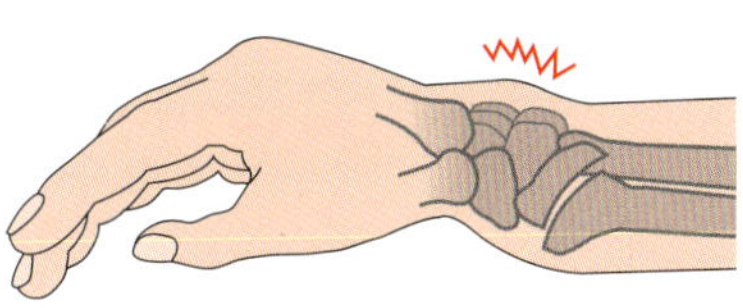

LI 수양명대장경(手陽明大腸經) 하렴(下廉), 상렴(上廉), 수삼리(手三里), 곡지(曲池) 외

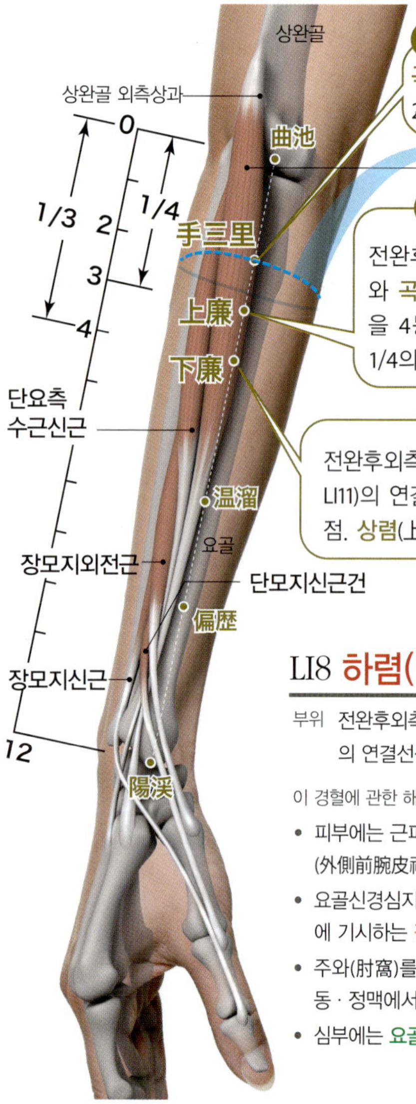

수삼리(手三里) 취혈

곡지(曲池, LI11) 하방 2촌에서 취한다.

상렴(上廉)의 취혈

전완후외측, 양계(陽溪, LI5)와 곡지(曲池, LI11)의 연결선을 4등분하여 곡지(LI11)에서 1/4의 위치에서 취한다.

하렴(下廉)의 취혈

전완후외측, 양계(陽溪, LI5)와 곡지(曲池, LI11)의 연결선상에서, 곡지로부터 1/3지점. 상렴(上廉 LI9) 하방 1촌에서 취한다.

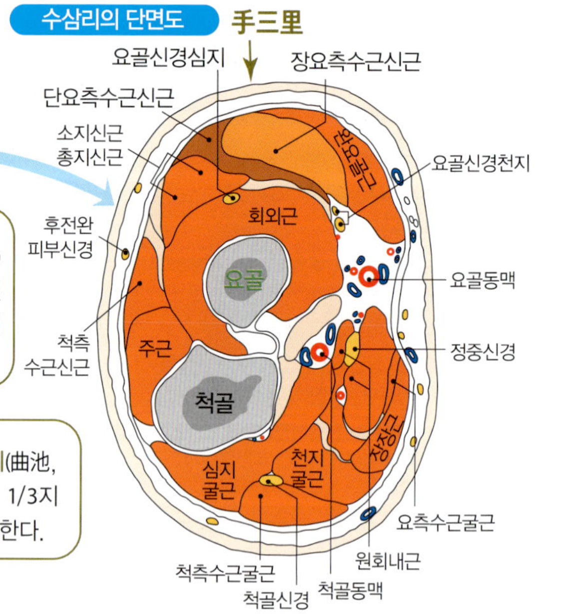

LI8 하렴(下廉)

부위 전완후외측, 양계(陽溪, LI5)와 곡지(曲池, LI11)의 연결선상, 주와횡문(肘窩横紋) 하방 4촌

이 경혈에 관한 해부학적 구조

- 피부에는 근피신경 피지의 **외측전완피신경**(外側前腕皮神經, C6)
- 요골신경심지(근지)(C6~C7) 지배로 상완골외측상과에 기시하는 장·단요측수근신건(근)과 회외근
- 주와(肘窩)를 통과하는 상완이두근건의 내측 상완동·정맥에서 분기하는 요골동·정맥(橈骨動·静脈)
- 심부에는 요골(橈骨)이 있다.

LI9 상렴(上廉)

부위 전완후외측, 양계(陽溪, LI5)와 곡지(曲池, LI11)의 연결선상, 주와횡문(肘窩横紋) 하방 3촌

이 경혈에 관한 해부학적 구조

- 피부에는 근피신경 피지의 **외측전완피신경**(外側前腕皮神經, C6)
- 요골신경심지(근지)(C6~C7) 지배로 상완골외측상과에 기시하는 장·단요측수근신건(근)
- 제1 터널를 통과하는 장모지외전근
- 주와(肘窩)를 통과하는 상완이두근건의 내측 상완동·정맥에서 분기하는 요골동·정맥(橈骨動·静脈)
- 심부에는 요골(橈骨)이 있다.

LI10 수삼리(手三里)

부위 전완후외측, 양계(陽溪, LI5)와 곡지(曲池, LI11)의 연결선상, 주와횡문 하방 2촌

이 경혈에 관한 해부학적 구조

- 피부에는 근피신경 피지의 **외측전완피신경**(外側前腕皮神經, C6)
- 요골신경심지(근지)(C6~C7) 지배로 상완골외측상과에 기시하는 장·단요측수근신건(근)
- 요골신경심지(근지)(C6~C7) 지배로 상완골외측상과와 척골 회외근능선(回外筋稜)에서 기시하는 회외근
- 심부에는 요골(橈骨)이 있다.

곡지(曲池)의 취혈①

팔꿈치(肘)를 충분하게 구부려 주와횡문 외단의 함요부에서 취한다.

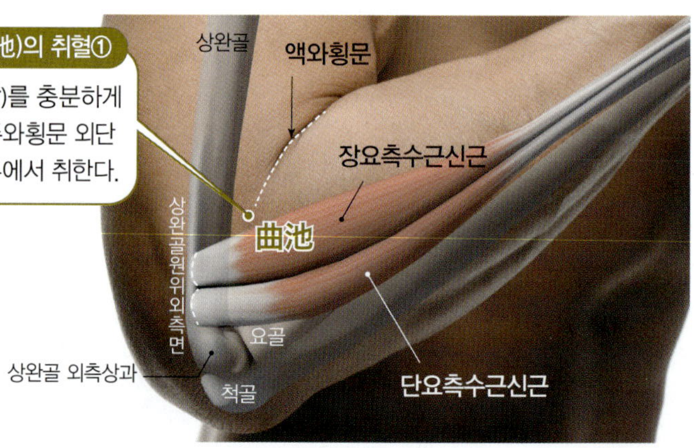

상완골외측상과(上腕骨外側上顆)에는 수관절(手關節), 수지신근군(手指伸筋群)이 붙어있다. 이들 근육의 과사용으로 **상완골외측상과염**(上腕骨外側上顆炎, Tennis Elbow)을 일으키는 경우가 있다. 이 질환은 30~50세의 중년 여성에서 많이 나타나며, 단요측수근신건(短橈側手筋伸腱)이 관여하고 있다. 수삼리(手三里)와 곡지(曲池)는 모두 장·단요측수근신근 상에 위치하고 있는 까닭에 두 혈에 현저한 압통을 초래하는 경우가 많다.

LI11 곡지(曲池)

부위 주외측 척택(尺澤, LU5)과 상완골외측상과의 연결선상의 중점

이 경혈에 관한 해부학적 구조

- 피부에는 요골신경 피지의 **후전완피신경**(後前腕皮神經, C6)
- **요골신경심지**(근지)(C5~T1) 지배로 상완골외측상과에서 기시하는 장·단요측수근신건(근)
- 심부에는 **요골신경**(C5~C8)
- 상완동맥에서 분기하는 상완심동·정맥 가지의 요측부동·정맥(橈側骨動·静脈)

LI12 주료(肘髎)

부위 주후외측, 상완골외측상과의 상연, 외측과상릉의 전연

이 경혈에 관한 해부학적 구조

- 피부에는 요골신경 피지의 **후전완피신경**(後前腕皮神經, C6)
- 요골신경지배로 주관절의 신전에 작용하는 상완삼두근(上腕三頭筋)
- 상완동맥에서 분기하는 상완심동·정맥 가지의 중측부동·정맥(中側骨動·静脈)

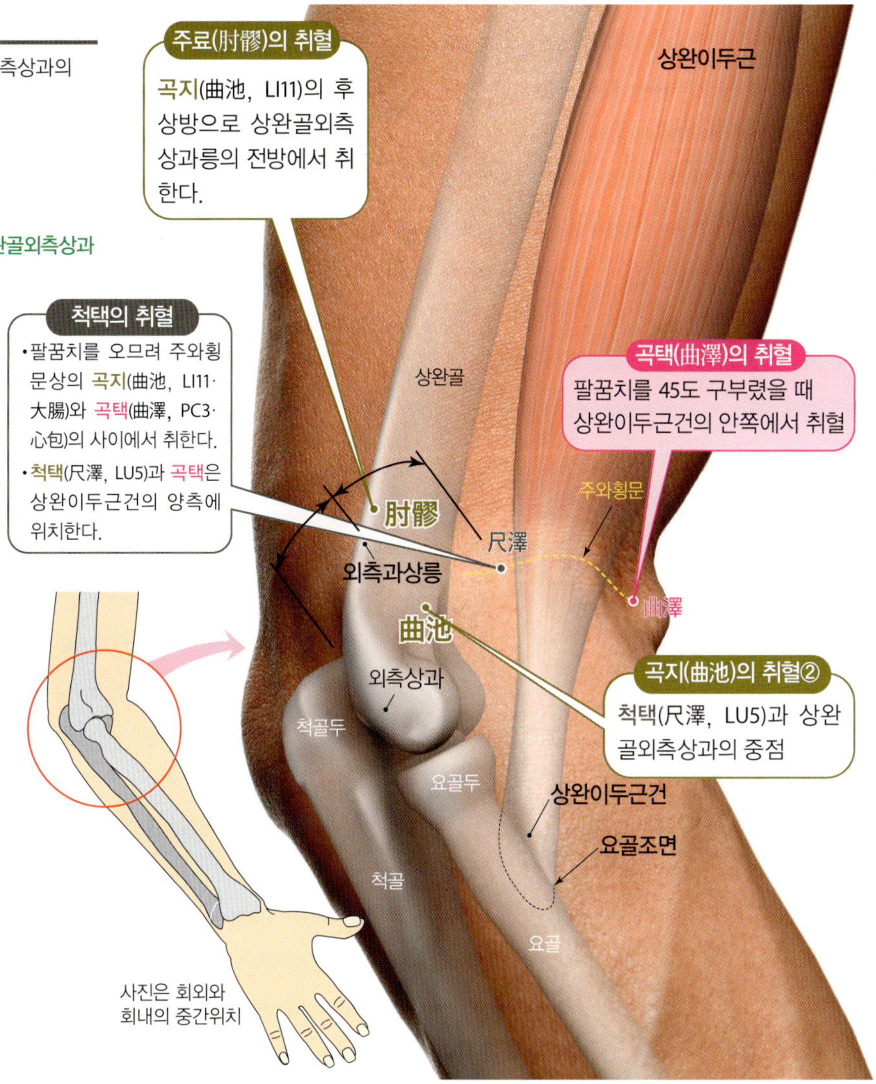

외측상과염
(外側上顆炎, Lateral epicondylitis)

외측상과(外側上顆)는 **전완천층**(前腕淺層)의 **신근군**(伸筋群)의 기시부이다. 테니스 와 같은 운동시 이들 근을 과도하게 사용하면 부착부가 반복해서 당기게 되어 만성적인 염증을 일으키고 압통이 나타난다. 이것을 Tennis Elbow라고 한다. 테니스 운동을 하지 않아도 30~50세의 여성에게 행주나 걸레 짜기가 힘든 경우에도 Tennis Elbow라고 하는 경우도 있다.

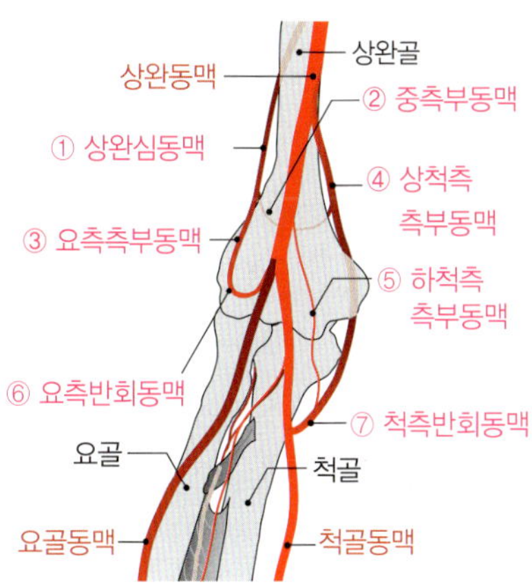

상완동맥(上腕動脈) brachial Artery)과 측부혈행로(側副血行路) Collateral Artery

액와동맥에서 이어지는 상완동맥으로부터 처음 분기한 ① 상완심동맥(上腕深動脈)은 상완골후면을 주행하고 ② 중측부동맥(中側副動脈)과 ③ 요측측부동맥(橈側側副動脈)으로 분기한다.

상완심동맥 분기부로부터 하방에서 ④ 상척측측부동맥(上尺側側副動脈) ⑤하척측측부동맥(下尺側側副動脈)이 분기한다. 이들 4개의 측부혈관은 주와(肘窩)에서 상완동맥으로부터 분기하는 요골동맥과 척골동맥의 가지에서 상행하는 ⑥ 요측반회동맥(橈側反回動脈), ⑦ 척측반회동맥(尺側反回動脈)과 문합(吻合)하여 주관절 주위의 **동맥망**을 형성하고 상완동맥이 주관절 가까이에서 폐쇄가 생기더라도 상지말단까지 혈액을 공급할 수 있는 구조로 되어 있다.

LI 수양명대장경(手陽明大腸經) 수오리(手五里), 비노(臂臑), 견우(肩髃), 거골(巨骨)

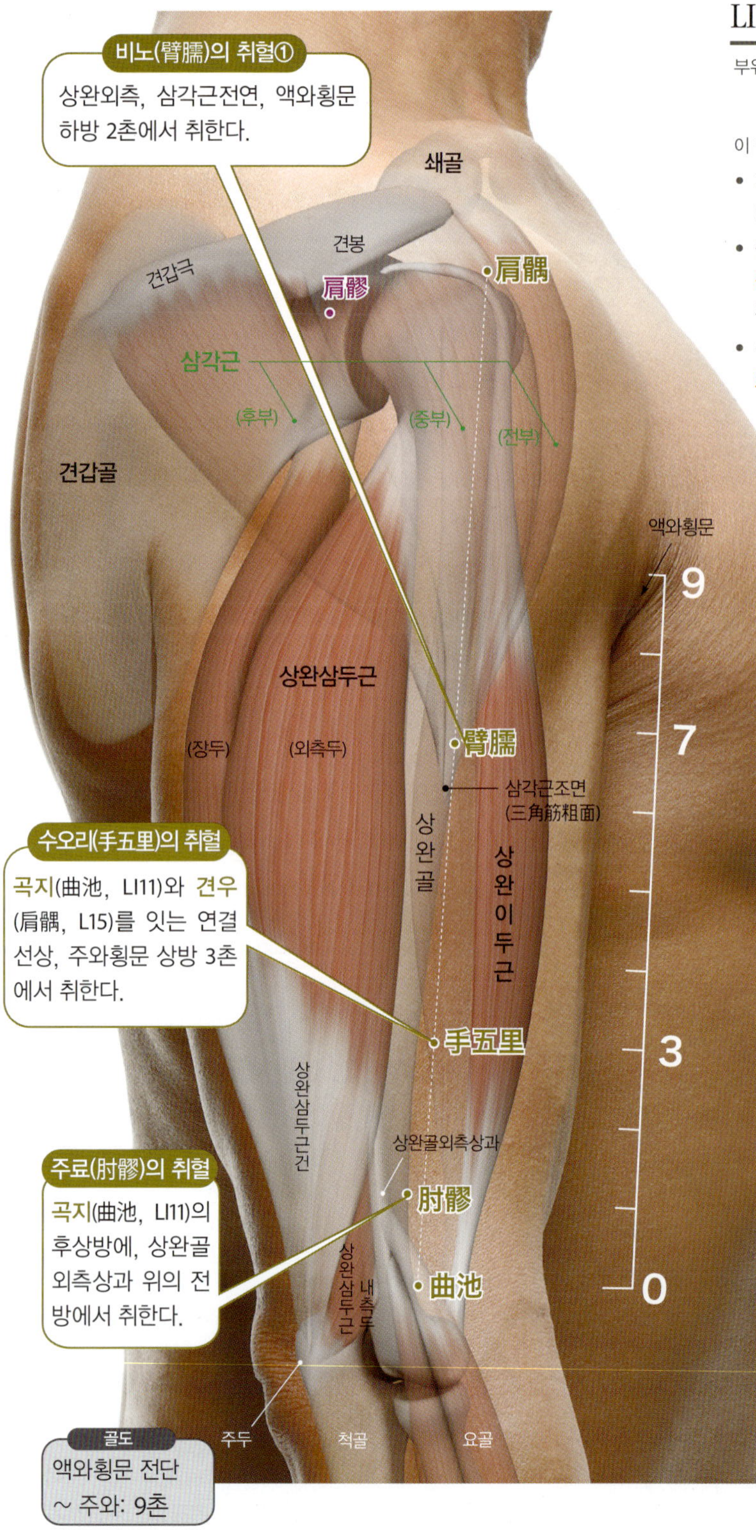

LI13 수오리(手五里))

부위 상완외측 곡지(曲池, LI11)와 견우(肩髃, LI15)을 잇는 연결선상, 주와횡문의 상방 3촌

이 경혈에 관한 해부학적 구조

- 피부에는 **요골신경** 피지의 **하외측상완피신경**(下外側上腕皮神經, C5)
- 근피신경(C5~C6) 지배로 주관절의 굴곡에 작용하는 상완근(上腕筋)과 요골신경(橈骨神經, C6~C8) 지배로 주관절의 신전에 작용하는 상완삼두근(上腕三頭筋)
- 상완동맥에서 분기하는 상완심동 · 정맥가지의 요측측부동 · 정맥(橈側側副動 · 靜脈)

LI14 비노(臂臑)

부위 상완외측, 삼각근전연, 곡지(曲池, LI11) 상방 7촌

이 경혈에 관한 해부학적 구조

- 피부에는 액와신경 피지의 **상외측상완피신경**(C5~C6)
- 심부에 **요골신경**(C5~C8)
- 액와신경의 근지(C5~C6) 지배로 견관절의 외전, 굴곡, 신전에 작용하는 삼각근(三角筋)
- 상완동맥에서 분지하는 상완심동 · 정맥 가지의 요측측부동 · 정맥(橈側側副動 · 靜脈)

삼각근(三角筋, deltoid)

삼각근은 견관절에서 매우 강력한 외전근으로, 쇄골부[鎖骨部, 전부(前部)], 견봉부[肩峯部, 중부(中部)], 견갑극부[肩中棘部, 후부(後部)]의 세 곳에서 기시한다. 외전운동에 관련하는 것은 주로 중부의 견봉부에 있다. 또한, 이들 기시부는 승모근(僧帽筋)의 정지부와 거의 동일하다. 삼각근이 견관절을 외전시킬 때는 승모근이 견갑골을 고정하기 때문에 중량물을 들어올리는 것이 가능하다. 견갑골을 삼각근이 완전히 덮고 있기에 외부 충격을 흡수하는 보호작용도 한다.

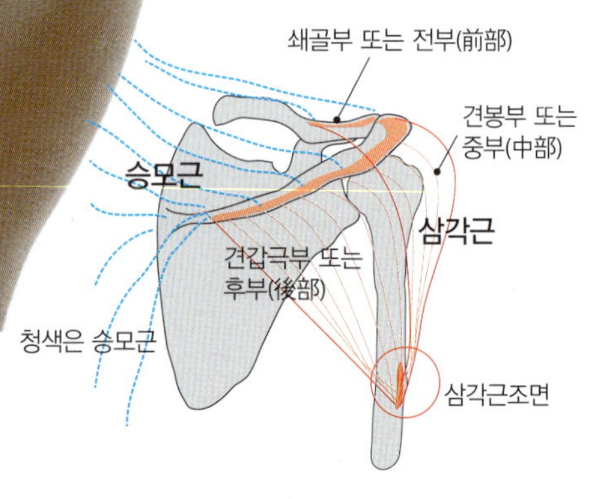

삼각근은 전부, 중부, 후부의 세 개 섬유로 구성되어, 견관절의 운동에 있어서 힘을 발휘하는 중요한 근육이다.
삼각근을 지배하고 있는 **액와신경**(腋窩神經)이 마비되면, 삼각근위축, 외전근력저하, 상완외측의 지각장애가 발생한다.

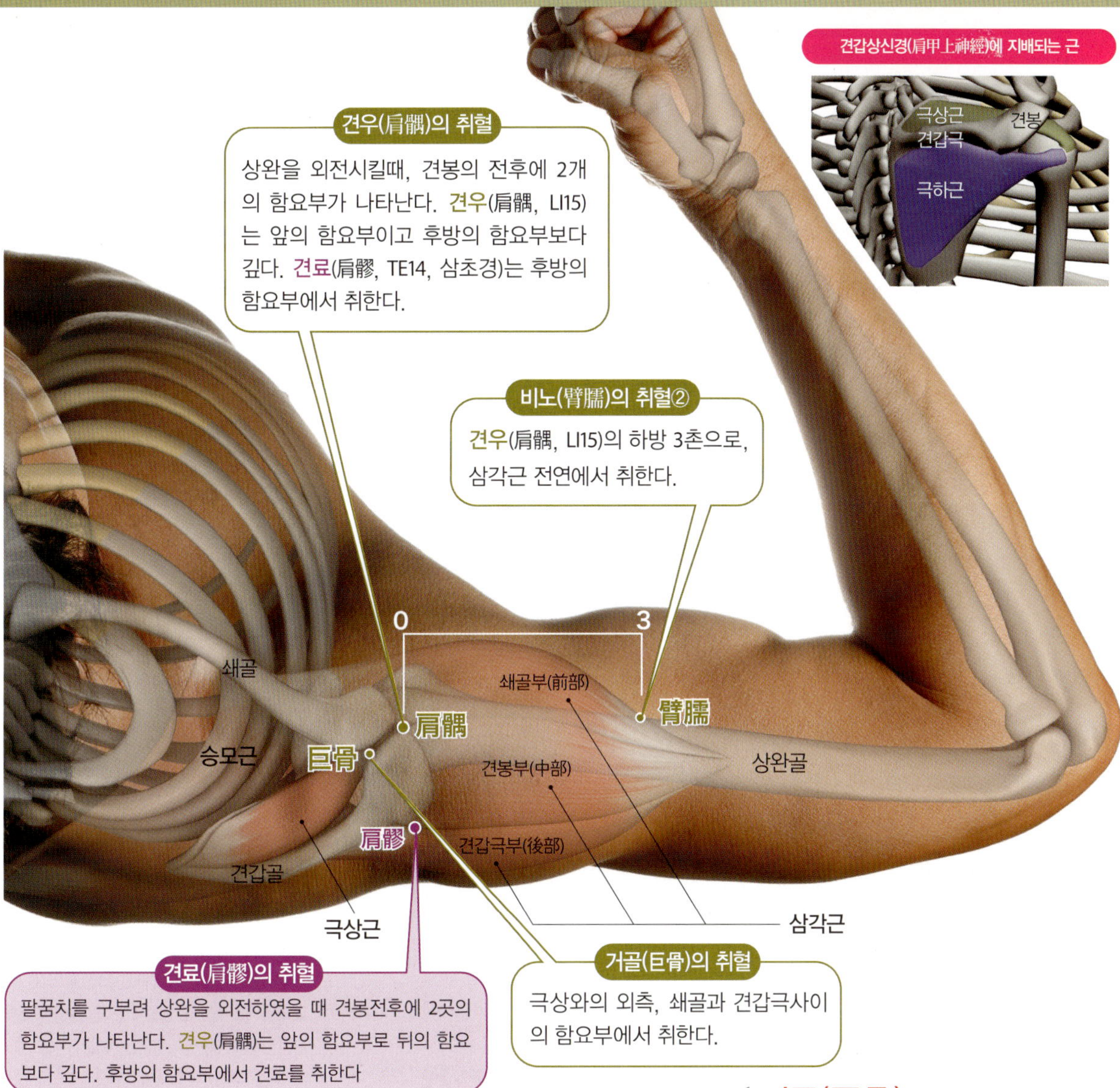

LI15 견우(肩髃)

부위 견주위부, 견봉외연의 전단과 상완골대결절(上腕骨大結節)사이의 함요부

이 경혈에 관한 해부학적 구조

- 피부에는 경신경총의 피지에서 경부로부터 어깨에 이르는 피부에 분포하는 **쇄골상신경**(C4)
- 액와신경 근지(C5~C6) 지배로 견관절의 외전, 굴곡, 신전에 작용하는 삼각근(三角筋)
- 견갑상신경(C5~C6) 지배로 견관절의 외전에 작용하는 극상근건(棘上筋腱)
- 액와동맥에서 분지하는 후상완회선동 · 정맥(後上腕回旋動 · 靜脈)
- 심부에는 견봉하낭(肩峯下囊)있다.

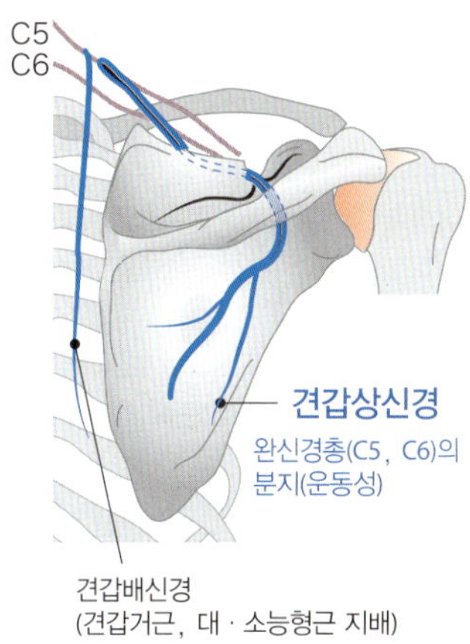

LI16 거골(巨骨)

부위 견주위부(肩周圍部), 견봉단과 견갑극사이의 함요부

이 경혈에 관한 해부학적 구조

- 피부에는 경신경총의 피지로 경부로부터 어깨에 이르는 피부에 분포하는 **쇄골상신경**(鎖骨上神經, C4)
- 견갑상신경(C5~C6) 지배로 견관절의 외전에 작용하는 극상근(棘上筋)
- 견갑골상연의 견갑절흔을 통하여 극상근과 극하근을 지배하는 **견갑상신경**(肩甲上神經, C5~C6)
- 쇄골하동맥 가지의 갑상경동 · 정맥에서 분지하여 견갑절흔(肩甲切痕)을 지나지않는 견갑상동 · 정맥(肩甲上動 · 靜脈)
- 쇄골 견봉단(肩峰端)과 견봉 사이에 있는 견쇄인대(肩鎖靭帶)

LI17 천정(天鼎)

부위 전경부, 윤상연골(輪狀軟骨)과 같은 높이, 흉쇄유돌근의 후연

이 경혈에 관한 해부학적 구조

- 피부에는 경신경총의 피지에서 경부로부터 어깨에 이르는 피부에 분포하는 **쇄골상신경**(鎖骨上神經, C3)
- 안면신경경지(顔面神經頸枝) 지배의 표정근으로 구각을 내리는 광경근(広頸筋)
- 부신경척수근(副神經脊髓筋)과 경신경총의 전지(前枝, C2~C3) 지배의 흉쇄유돌근(胸鎖乳突筋)
- 후두정맥이나 하악후정맥에서 혈액을 모아 쇄골하정맥에 들어가는 외경정맥(外頸靜脈)
- 심부에는 **완신경총**(腕神經叢)이 있다.

LI18 부돌(扶突)

부위 전경부, 갑상연골(甲狀軟骨)상연과 같은 높이, 흉쇄유돌근(胸鎖乳突筋)의 전연과 후연 사이

이 경혈에 관한 해부학적 구조

- 피부에는 경신경총의 피지에 있는 **경횡신경**(頸橫神經, C2~C3)
- 안면신경경지(顔面神經頸枝) 지배의 표정근으로 구각을 내리는 광경근(広頸筋)
- **부신경척수근**(副神經脊髓筋)과 **경신경총의 전지**(前枝, C2~C3) 지배의 흉쇄유돌근(胸鎖乳突筋)
- 흉쇄유돌근 심부에 경동맥초에 덮힌 총경동맥 · **미주신경** · 내경정맥
- 후두정맥이나 하악후정맥에서의 혈액을 모아 쇄골하정맥에 들어가는 외경정맥(外頸靜脈)

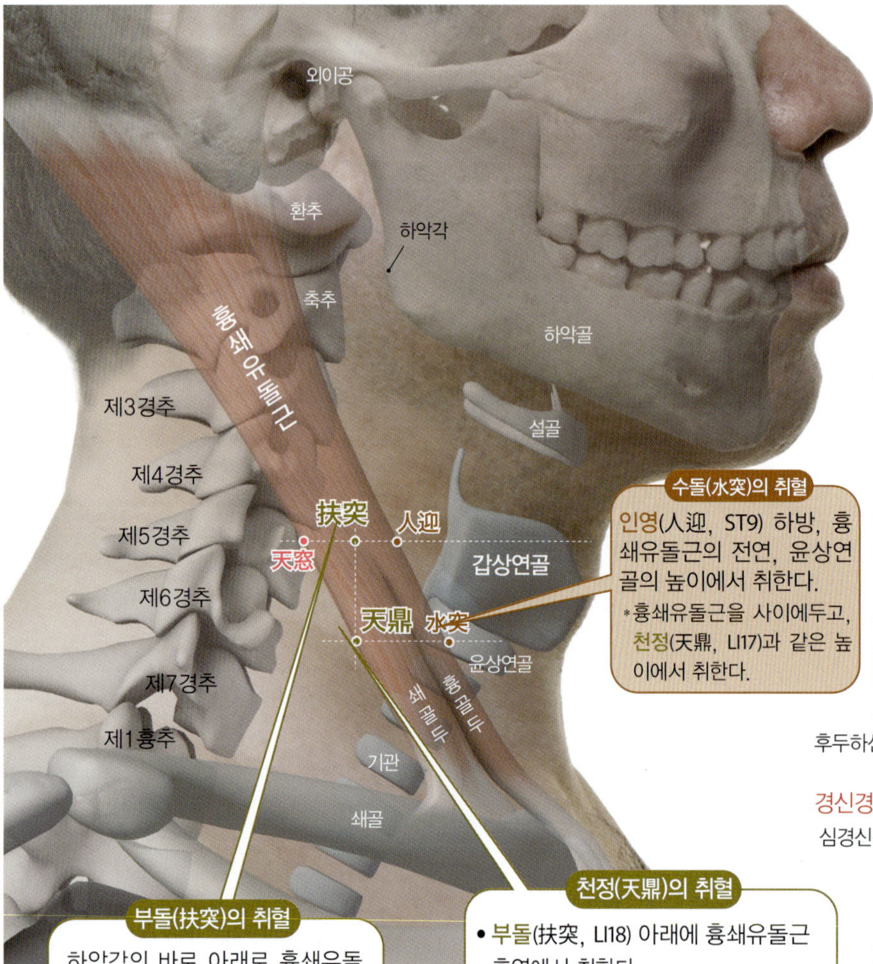

수돌(水突)의 취혈

인영(人迎, ST9) 하방, 흉쇄유돌근의 전연, 윤상연골의 높이에서 취한다.

*흉쇄유돌근을 사이에두고, 천정(天鼎, LI17)과 같은 높이에서 취한다.

부돌(扶突)의 취혈

하악각의 바로 아래로 흉쇄유돌근 전연과 후연의 사이, 인영(人迎, ST9·胃)의 외방에서 취한다

천정(天鼎)의 취혈

- 부돌(扶突, LI18) 아래에 흉쇄유돌근 후연에서 취한다.
- 흉쇄유돌근을 사이에 두고, 수돌(水突, ST10·胃)과 동일 높이에서 취한다.

경신경총(頸神經叢)과 쇄골상신경(鎖骨上神經)
cervical plexus and supracravicular nerve

경신경은 척수분절(脊髓分節)의 경수(頸髓)에서 출입하는 말초신경으로 추간공의 말초에서 전지와 후지로 나뉜다. C1에서 C4까지의 전지가 **경신경총**(頸神經叢)을 형성하고 C5에서 T1까지의 전지가 **완신경총**(腕神經叢)을 형성한다. 경부에서 어깨에 이르는 피부에 분포하는 피지에는 소후두신경(小後頭神經, C2~C3), 대이개신경(大耳介神經, C3), 경횡신경(頸橫神經, C3), 쇄골상신경(鎖骨上神經, C3~C4)이 있다. C1에서 C3전지의 근지는 **경신경고리**를 형성하여 설골하근군(舌骨下筋群)을 지배한다. 대후두신경(大後頭神經)은 C2 후지의 피부분지로서 후두부 피부에 분포한다.

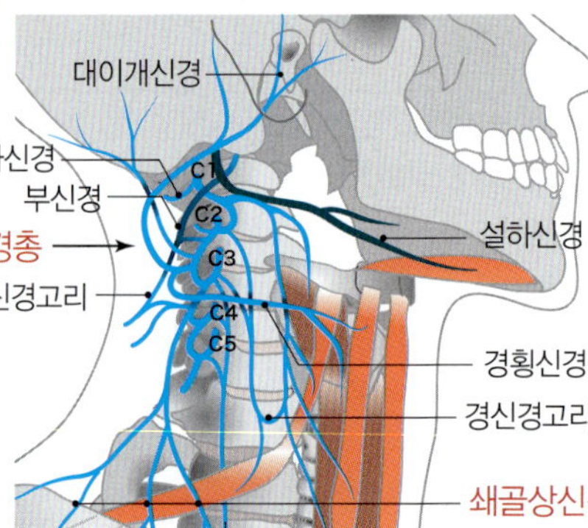

구륜근(口輪筋)은 12개의 뇌신경 중에서 7번째의 안면신경의 지배를 받는다. 따라서 안면신경 마비가 생기면 입을 오므리거나, 휘파람을 불 때에 입술을 내미는 것이 불가능하게 된다. 또한, 영향(迎香)은 비순구상(鼻唇溝上)에 위치하지만, 안면신경마비에서는 마비측의 비순구가 얇게 된다.

LI19 화료(禾髎)

부위 안면부, 인중구 중점과 같은 높이, 비공외연(鼻孔外縁) 하방.
- **별설**: 안면부, 인중구(人中溝)의 위쪽 1/3과 같은 높이, 비공외연 하방.

이 경혈에 관한 해부학적 구조

- 피부에는 상악신경 가지로 안와하공(眼窩下孔)을 통과하는 안와하신경(眼窩下神經)
- 안면신경 근지 지배의 표정근으로 입을 닫게하는 구륜근(口輪筋)
- 피부에 촉지할 수 있는 안면동 · 정맥에서 분지되는 상순동 · 정맥(上脣動 · 靜脈)

LI20 영향(迎香)

부위 안면부, 비순구중, 비익외연(鼻翼外縁)중점과 같은 높이
별설 : 안면부, 비순구중, 비익하연(鼻翼下縁)의 높이

이 경혈에 관한 해부학적 구조

- 피부에는 상악신경(上顎神經) 가지로 안와하공(眼窩下孔)을 통과하는 **안와하신경**(眼窩下神經)
- 안면신경 근지지배(筋枝支配)의 표정근으로 상순을 올리는 상순거근(上脣擧筋)
- 피부에 촉지할 수 있는 안면동 · 정맥에서 분지되어, 비익외측(鼻翼外側)을 주행하는 안각동 · 정맥(眼角動 · 靜脈)
- 심부에는 상악골(上顎骨)이 있다.

화료(禾髎)의 취혈

수구(水溝, GV26·督)의 외방 0.5촌에서 취한다.

별설

수구 외방 0.5촌, 인중구 위에서 1/3과 동일 높이, 비공외연(鼻孔外縁) 하방에서 취한다.

영향(迎香)의 취혈

비익외측연의 중점과 같은 높이로 비순구중에서 취한다.

별설

안면부, 비순구중, 비익하연의 높이에서 취한다.

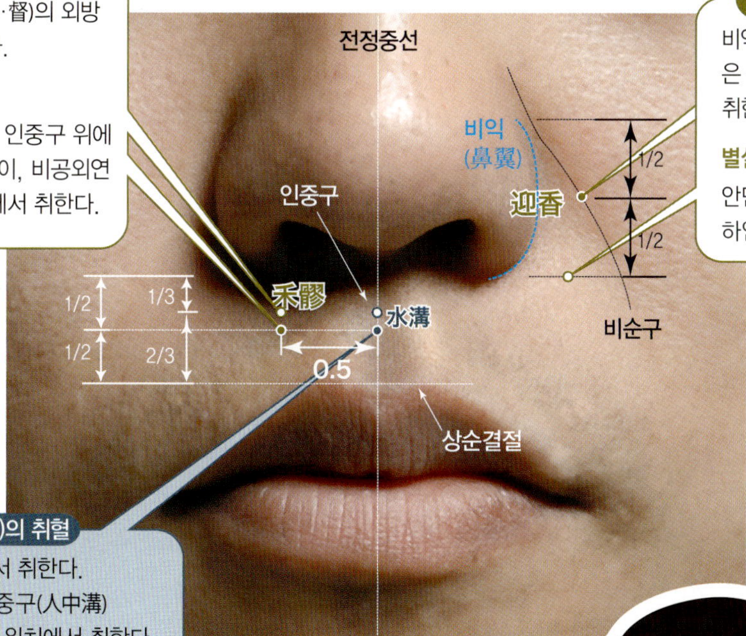

수구(水溝)의 취혈

인중구의 중점에서 취한다.
별설: 안면부, 인중구(人中溝) 위에서 1/3 위치에서 취한다.

안면신경마비(顔面神經痲痺)−Facial Palcy

눈 주위에 있는 안륜근은 눈을 꼭 감을 때에 수축하는 안와부(眼窩部)와 눈을 가볍게 감을 때에 수축하는 안검부(眼瞼部)로 나뉘어진다. 두 쪽 모두 **안면신경 운동섬유**의 지배하에 있기 때문에 피질핵로(皮質核路)의 장애로 반대측 안륜근(眼輪筋)이 마비된다. 그 결과 눈이 떠 있는 상태로 되어 각막이 자극을 받아 **적목**이 되기도 하고 눈물이 흘러 내린다. 또한, 입주위에 있는 구륜근은 입을 닫을 때에 기능하지만 안면신경마비로는 입을 닫을 수 없게 되어 음식물을 입에 넣어도 흘러나오거나, 침이 흘러 나오기도 한다. 협근(頰筋)은 Buccinator(나팔수)라고도 불리는 것처럼 마비가 되면 휘파람을 불 수 없다.

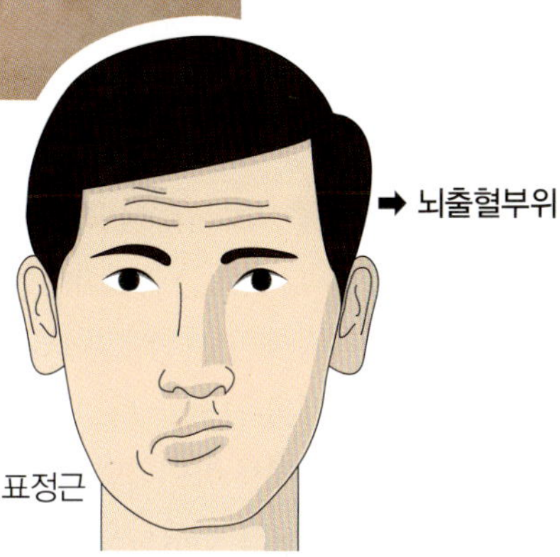

좌측의 내포출혈(內包出血)에 의한 우측반의 표정근마비

전액부(前額部)는 양측안면신경지배로 마비되지 않는다.

시동병(是動病)과 소생병(所生病)

'황제내경(黃帝內經)'에는 경맥이나 낙맥의 병에 대해 여러 편에 걸쳐 기재되어 있다. 이 황제내경은 동양의학서적의 대표적인 의학서이지만 저자, 편자에 대해서는 자세하게 알려져 있지 않다. 이 책은 소문(素問)과 영추(靈樞)로 나뉘어져 있으며 '소문'에는 생리, 병리, 진단, 치료, 양생법 등이 수록되어 있다. '영추'에는 침의학의 기초인 인체의 조직이나 기능, 병인, 병기, 맥진 및 침의 구체적인 사용법 등에 대해 기록되어 있다. 또한, '영추' 경맥편에는 병증에 관한 각각의 경맥에 두 종류의 병증군(病症群)이 기술되어 있으며 이를 시동병과 소생병이라 부른다.

출전(出典)	시동병(是動病)	소생병(所生病)
난경이십이난 (難經二十二難)	먼저 기(氣)가 병드는 것	후(後)에 혈이 병드는 것
난경양현조주 (難經楊玄操注)	사기가 외부에 있는 병	사기가 내부에 있는 병
난경서영태주 (難經徐靈胎注)	본경(本經)의 병	타경(他經)의 병
14경발휘화어초 (十四經発揮和語鈔)	경락의 병	장부의 병
영추집주(靈樞集注)	외인에 의한 병	내인에 의한 병

시동병(是動病)은 '이것이 동하고 있을 때의 병'이라는 의미로 외사(外邪)가 경맥에 영향을 미쳐 일어나는 병이다. 경맥에 외사가 침입하여 이상(병)이 발병한 경우가 시동병이다.

소생병(所生病)은 장부에 의해 생겨난 병이라는 의미로 장부에 발생한 병기 또는 그 장기가 소속된 경맥에 파급하여 생기는 병기이다. 따라서, 장부 및 경맥상에 발생한 병이 소생병이다. 그러나 영추에는 시동병과 소생병을 비교한 해설은 기재되어 있지 않다. 이 때문에 후세 사람들이 다양한 해석을 하고 있으며 이들의 상이점을 열거한 것이 좌측 표에 있는 것처럼 크게 다섯 가지로 나뉘어진다.

피부분절 (Dermatome)

하나의 척수분절(脊髓分節)의 신경이 지배를 받는 피부영역을 Dermatome(피부분절)이라고 한다. 피부감각영역을 신경근 단위로 이해하는 것은 임상적으로 매우 중요하다. 예를 들어, 추간판 탈출증으로 감각신경근이 손상되면 이에 대응하는 피부분절에 감각장애가 나타난다. 따라서 감각장애의 부위에 따라서 어느 추간판에 헤르니아가 있는지를 확인할 수 있다. 또한, 대상포진(헤르페스 바이러스에 의한 척수신경절의 염증)환자는 그 신경절을 지배하는 신경절에 일치하는 증상을 보인다.

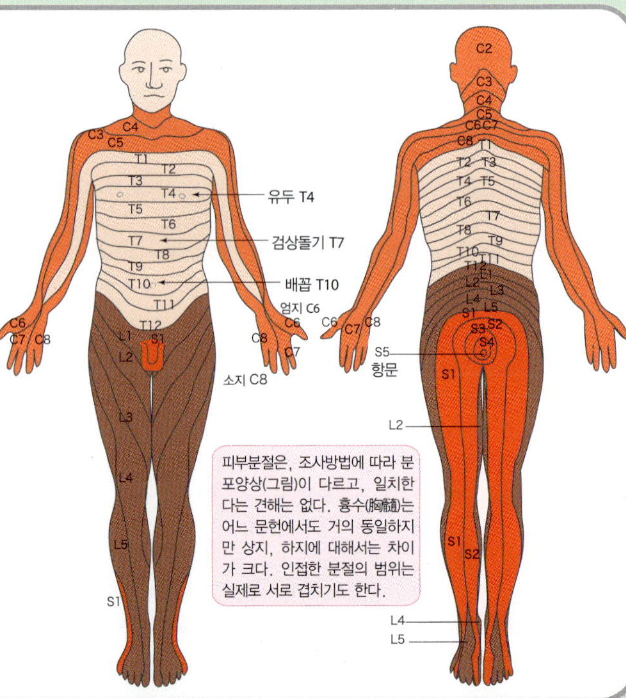

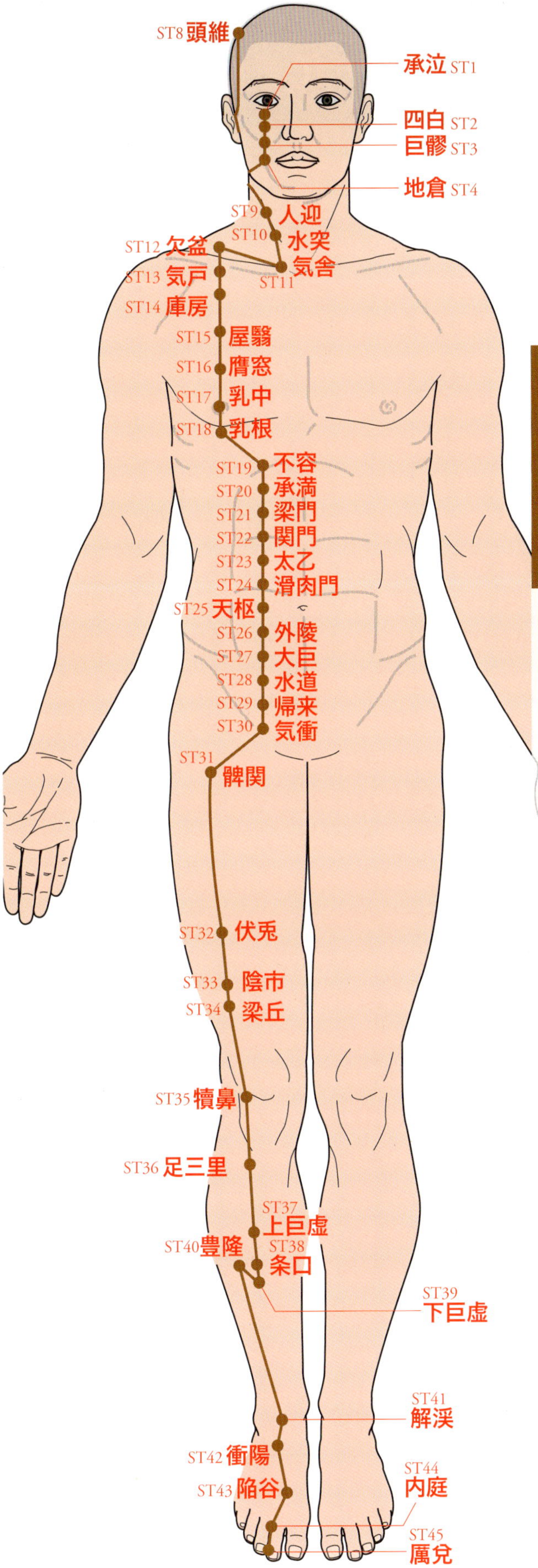

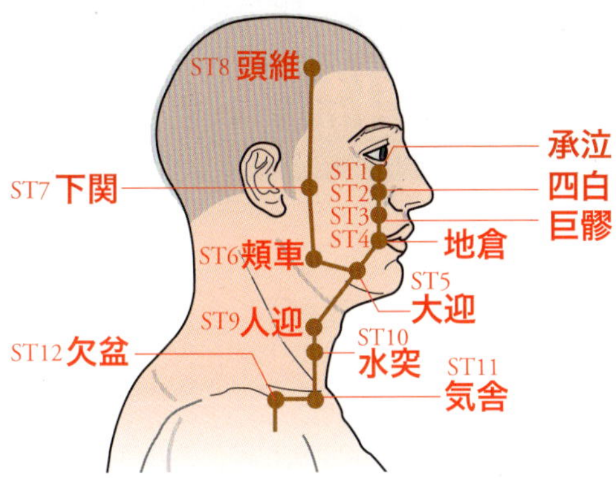

Chapter 3

족양명위경(足陽明胃經)

ST(Stomach Meridian)

위는 수납(受納), 부숙(腐熟), 통강(通降)을 담당한다. 수곡(水穀)의 바다(海)

위(胃)는 비(脾)와 같이 **창름지관**(倉廩之官)이라 부르며, 음식물을 받아들여(**수납**, 受納), 이를 소화(**부숙·숙성**, 腐熟·熟成)하여 소장으로 내려보내는(**통강**, 通降) 역할을 한다. 오장육부(五臟六腑)의 활동원인 수곡의 정기(영양)는 반드시 위의 소화작용을 거쳐 생성된다. 이 때문에 위의 기능에 이상이 생긴다면 다른 장부의 작용에 중대한 영향을 미치고 질병을 유발한다.

병증(病症)

시동병(是動病): 오한(惡寒)이 있고 하품을 자주하며 안색이 검게 된다. 이것이 심하게 되면 사람이나 불을 싫어한다. 나무와 나무가 부딪치는 소리만 들어도 매우 놀라며 안절부절하고 혼자서 방안에만 있으려고 한다. 이것이 더욱 심하게 되면 높은 곳에 올라가 노래를 부르기도 하고 옷을 벗어 던지며 마구 뛰기도 한다. 또한, 복명(腹鳴, 배가 꾸르륵 거리는 소리), 복창(腹脹)이 있다.

소생병(所生病): 비혈(鼻血), 위통, 구안와사(안면신경마비), 전경부(前頸部)의 부종, 위경의 경맥상(흉복부, 서혜부, 하지 전면외측, 족배부)의 통증, 발가락 제2지의 마비 등

ST 족양명위경(足陽明胃經) ① 두경부(頭頸部)

ST1 승읍(承泣)
별명: **혜혈**(鼷穴)
혈성: 산풍설화(散風泄火), 소사명목(疏邪明目)

ST2 사백(四白)
혈성: 거풍명목(去風明目)

ST3 거료(巨髎)
혈성: 거풍활락(去風活絡)

ST4 지창(地倉)
별명: **회유**(会維)
혈성: 소풍행기(疏風行氣), 이기관(利機關), 부정진통(扶正鎭痛)

ST5 대영(大迎)
별명: **수공**(髓孔)
혈성: 소풍산한(疏風散寒), 청열해독(清熱解毒)

ST6 협거(頰車)
별명: **기관**(機關), **귀상**(鬼牀)
혈성: 개관통락(開關通絡), 소풍청열(疏風清熱)

ST7 하관(下關)
혈성: 소풍청열(疏風清熱), 통관이규(通關耳竅)

ST8 두유(頭維)
혈성: 거풍설화(去風泄火), 지통명목(止痛明目)

ST9 인영(人迎)
별명: **천오회**(天五会)
혈성: 통맥(通脈), 강역(降逆), 이기(理氣), 청열평천(清熱平喘)

ST10 수돌(水突)
별명: **수문**(水門), **수천**(水天)
혈성: 강역평천(降逆平喘), 청인(清咽)

ST11 기사(氣舍)
혈성: 산결강역(散結降逆), 청인지통(清咽池痛)

ST12 결분(缺盆)
별명: **천개**(天蓋)
혈성: 선폐강역(宣肺降逆), 청열산결(清熱散結

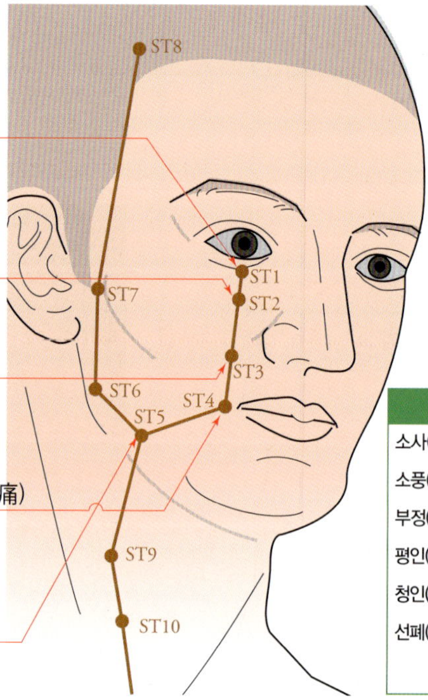

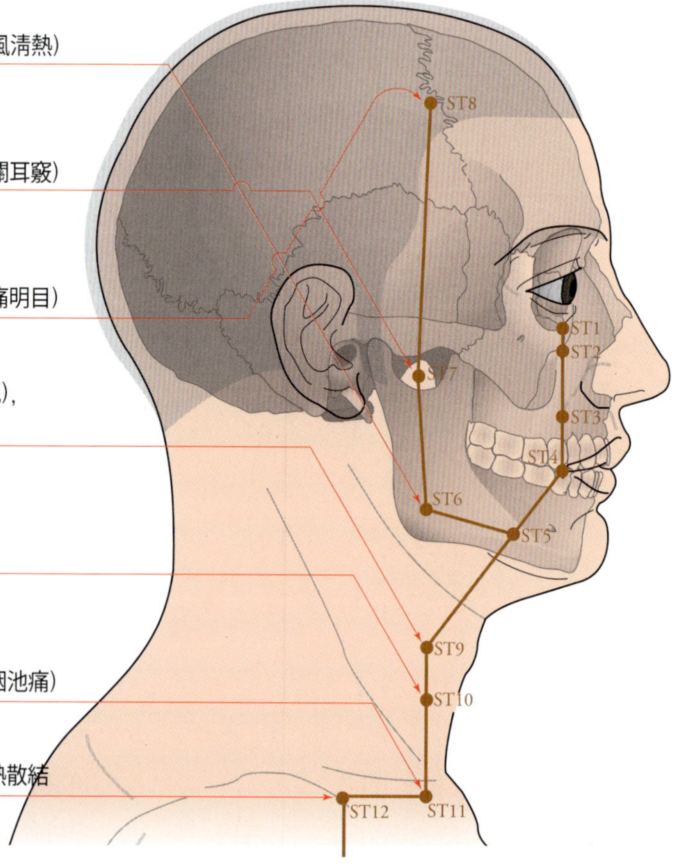

혈성해설

소사(疏邪): 사기를 소산(疏散)
소풍(疏風): 풍의 사기를 분산
부정(扶正): 기의 부족을 보충
평인(平咽): 호흡곤란이나 천식 개선
청인(清咽): 인후를 깨끗하게 하는 것
선폐(宣肺): 선백(宣白)이라고도 하며, 폐기를 소통하는 치료법

족양명위경은 수양명대장경의 맥기를 받아 비익외방(鼻翼外方)에서 발단하여 비근부(鼻根部)에서 족태양방광경과 교차한 후 내려가서 코의 외측을 돌아(**승읍**承泣, **사백**四白, **거료**巨髎) 윗니(上齒)로 들어가서 돌아나와 입을 사이에 두고(**지창**地倉), 입술을 돌아 아래턱에서 만난다. 되돌아와서 아래턱(下顎)의 안면동맥박동부(**대영**大迎), 하악각(**협거**頰車), 귀앞(耳前)의 **하관**(下關)에서 발제(髮際)를 돌아 액각(**두유**頭維)에 이른다. 대영에서 나뉘어진 지맥은 총경동맥 박동부(인영人迎), 기관을 돌아(**수돌**水突, **기사**氣舍), 대쇄골상와(大鎖骨上窩, **결분**缺盆)로 들어가 횡격막을 관통하여 위에 속하고 비(脾)에 낙한다.

- 승(承)은 '인수하다. 받아들이다'의 뜻. 승읍(承泣)은 눈물을 받아내는 장소에 있는 경혈을 가리킨다.
- 사백(四白)의 사(四)는 '사방, 주위로 넓어지는' 것, 백(白)은 '밝다'라는 의미를 갖는다. 이 경혈이 눈의 질환에 효과가 있는 것을 시사하고 있다. 별설(別說)로는 백(白)자가 술병이나 술잔 등의 술마시는 기구를 가리키는 것에서 잔과 같은 형태의 안와(眼窩)의 뜻을 나타낸다고도 한다.
  ※ 거백(擧白)이라는 단어는 '술잔을 장식하여 술을 마시거나, 술을 권하는 것'을 말한다.
- 거(巨)는 크다. 료(髎)는 '뼈의 함요부(陷凹部)'를 가리킨다.(P.99) 코의 외방에 관골돌기(寬骨突起) 하방의 함요부(陷凹部)에 있는 경혈을 뜻한다.
- 지창(地倉)은 지기(地氣, 음식물)를 창고(倉)인 위에 수납하는 입 주위에 있는 경혈의 뜻. 위는 비와 함께 오행론에서는 토에 속하고 땅(地)에 결부되어 있다.
  ※덧붙혀서 지(地)라는 이름이 붙은 경혈은 하반신에 많으나, 지창은 예외이다.
- 대영(大迎)은 승읍(承泣)과 두유(頭維)에서 나온 2개의 경맥이 영합(迎合)하는 부위에 있기 때문이라는 설이 있다.
- 협거(頰車)는 고대중국에서 하악골(下顎骨)을 의미한다고 알려졌다.
- 관(關)은 관골궁(寬骨弓)을 가리키며 하관(下關)은 관골궁 중앙하부에 있는 경혈을 뜻한다. 또한, 관(關)은 악관절(顎關節)을 가리키고 하악골의 관절운동장애에 효용이 있다는 것에서 유래한다는 설도 있다.
- 두유(頭維)의 유(維)는 '연결하다' 또는 액각(額角)(P.XLI) 즉 '머리와 얼굴의 이음매의 발제, 관자놀이'의 뜻
- 인영(人迎)의 인(人)은 중초(中焦, 이경우는 胃)를 나타내며 음식물을 입으로부터 중초(위)로 맞이하는 경혈이라는 뜻. 별설로 인영은 총경동맥의 박동점(総頸動脈 拍動点)으로 '박동을 촉진'할 수 있다는 것에서 유래.
- 수돌(水突)은 '물을 삼킬 때에 튀어나오는 곳'의 뜻
- 기사(氣舍)는 기관(氣管)이 가까이에 있어, '기(氣)가 모이는 장소(舍)', '기(氣)가 출입하는 부위'를 말한다.
- 결분(缺盆)은 '쇄골상와(鎖骨上窩)'를 '귀떨어진 찻잔'에 비유한 것

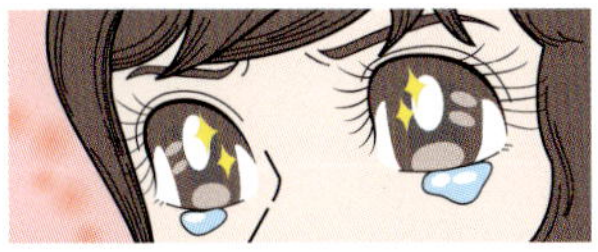

承泣(승읍)은 눈물을 받아내는 부분

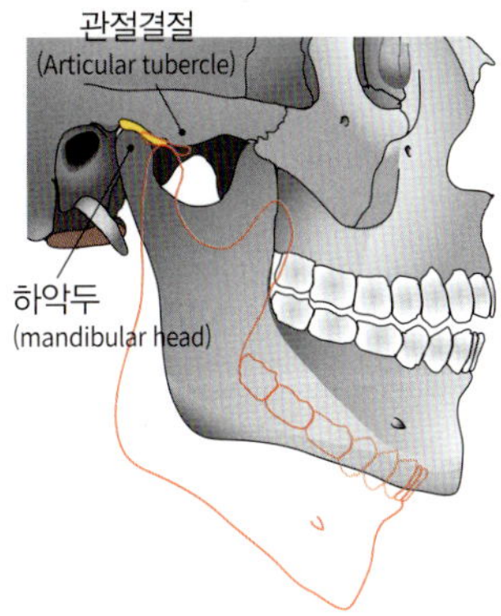

頰車(협거)의 車(거)는 하악골의 개폐를 거(車)에 비유한 것, 엄밀하게 하악골을 열면 **회전축은 전방으로 이동**한다. 하악두(下顎頭)가 관절결절(關節結節)보다도 전방으로 너무 나아가면 '악관절 탈구' 즉 턱이 빠지게 된다.

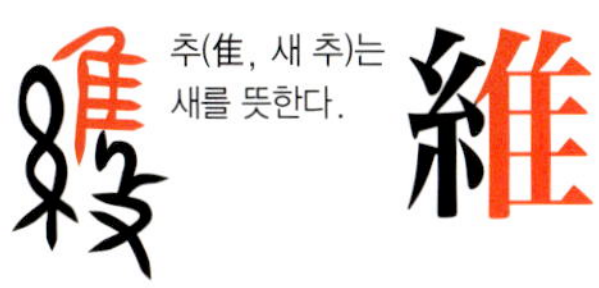

維(유)자는 일설(一說)로 무게가 있는 새를 나타내며 그 무게로 아래로 늘어진 줄 즉, 털을 나타낸다고 한다. 또한, 새를 아래에서 잡아당기는 줄이라는 설도 있다.

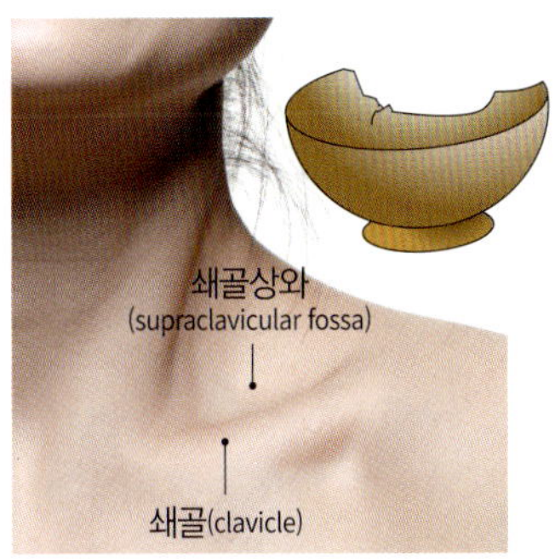

缺盆骨(결분골)은 쇄골을 말한다.

ST 족양명위경(足陽明胃經) ② 흉복부(胸腹部)

ST13 **기호(氣戶)** 혈성: 선폐이기(宣肺理氣), 지해평천(止咳平喘)

ST14 **고방(庫房)** 혈성: 이기관흉(理氣寬胸), 강역화담(降逆化痰)

ST15 **옥예(屋翳)** 혈성: 강역화담(降逆化痰), 소풍활혈(疏風活血)

ST16 **응창(膺窓)** 혈성: 강역평천(降逆平喘)

ST17 **유중(乳中)**

ST18 **유근(乳根)**
별명: **벽식**(薜息)
혈성: 선통폐기(宣通肺氣), 활혈통락(活血通絡)

ST19 **불용(不容)** 혈성: 행기지통(行氣止痛), 조중화위(調中和胃)

ST20 **승만(承滿)** 혈성: 화위이기(和胃理氣)

ST21 **양문(梁門)** 혈성: 조중화위(調中和胃), 소적화체(消積化滯)

ST22 **관문(關門)** 혈성: 이기화중(理氣和中), 건비화위(健脾和胃)

ST23 **태을(太乙)** 혈성: 진경화담(鎮驚化痰), 화위지동(和胃止疼)

ST24 **활육문(滑肉門)** 혈성: 강역(降逆), 건위지구(健胃止嘔)

ST25 **천추(天樞)**
별명: **장계**(長谿), **곡문**(谷門, 穀門), **순제**(循際), **장곡**(長谷), **장계**(長谿)
요혈: 대장의 모혈
혈성: 조리장위(調理腸胃), 이기화위(理氣和胃

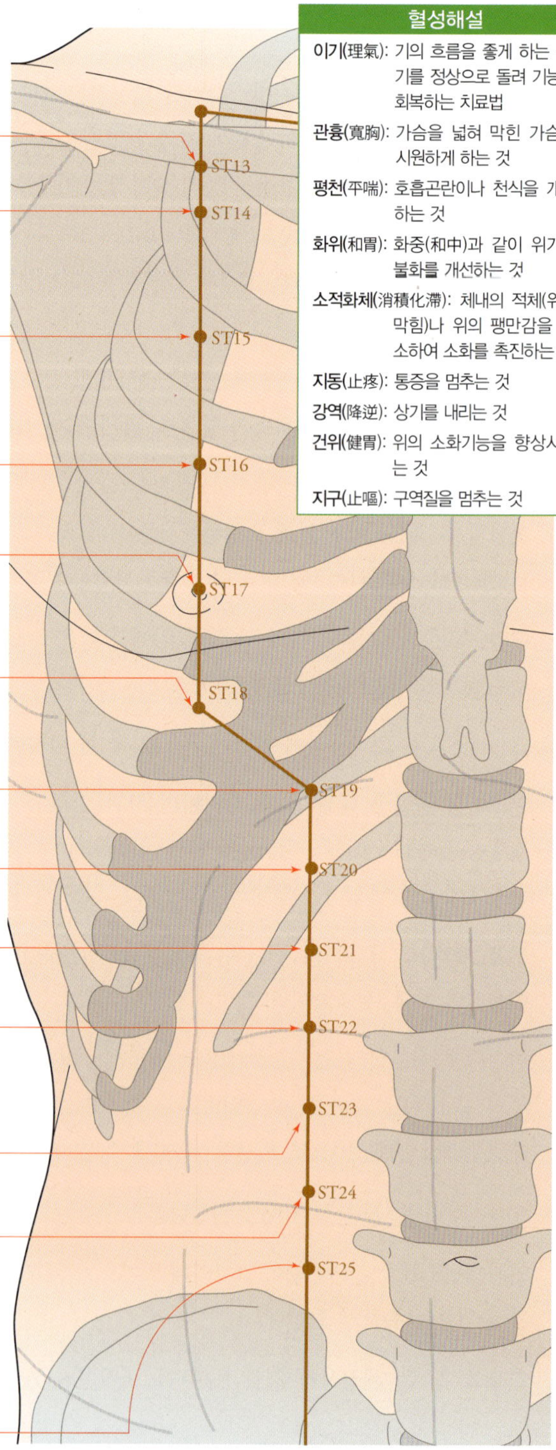

혈성해설

- **이기(理氣)**: 기의 흐름을 좋게 하는 것, 기를 정상으로 돌려 기능을 회복하는 치료법
- **관흉(寬胸)**: 가슴을 넓혀 막힌 가슴을 시원하게 하는 것
- **평천(平喘)**: 호흡곤란이나 천식을 개선하는 것
- **화위(和胃)**: 화중(和中)과 같이 위기의 불화를 개선하는 것
- **소적화체(消積化滯)**: 체내의 적체(위의 막힘)나 위의 팽만감을 해소하여 소화를 촉진하는 것
- **지동(止疼)**: 통증을 멈추는 것
- **강역(降逆)**: 상기를 내리는 것
- **건위(健胃)**: 위의 소화기능을 향상시키는 것
- **지구(止嘔)**: 구역질을 멈추는 것

족양명위경은 대쇄골상와(**결분**缺盆)로부터 흉부에서는 유두선상의 전정중선 외방 4촌(**기호**気戸, **고방**庫房, **옥예**屋翳, **응창**膺窓, **유중**乳中, **유근**根)을 복부에서는 복직근 외측연의 전정중선 외방 2촌(배꼽과 같은 높이까지: **불용**不容, **승만**承満, **양문**梁門, **태을**太乙, **활육문**滑肉門, **천주**天枢)을 내려온다.

- 기호(氣戶)는 기(氣)가 출입하는 문호(門戶)라는 뜻. 폐(肺)의 상부에 있는 경혈
- 고방(庫房)은 기를 쌓아놓는 창고(倉庫) 또는 방(房)인 폐(肺)에 있는 경혈의 의미
- 옥예(屋翳)의 옥(屋)은 기를 축척하는 가옥(家屋)을 가리키며, 예(翳)는 '깃으로 된(혹은 깃으로 장식한) 커다란 부채, 양산'. 경혈의 응창(膺窓)을 창으로 보면 옥예(屋翳)는 그 위의 차양(지붕)에 상당한다. 또한, 폐(肺)는 오장의 덮개(지붕) 이기때문에 폐를 나타내는 것이다.
- 응창(膺窓)의 응(膺)은 '가슴부위의 근육', 즉 대흉근(大胸筋) 부근을 가리킨다. (우측의 해설 참조) 응창은 흉부에 있어 기를 통하는 창의 뜻
- 유중(乳中)은 유두(乳首)의 중앙(中)에 있는 경혈의 뜻
- 유근(乳根)은 유방의 근원에 있는 경혈의 뜻
- 불용(不容)은 '들어가지 못한다', 즉 '**음료나 음식물이 정체하기 쉽고, 통과하기 어려운 부위**'를 시사하고 있다고 한다. 왼쪽의 불용은 식도에서 위의 입구에 있는 분문(噴門) 가까이에 있다.
- 승만(承滿)은 음식물을 먹고 팽만한 부위에 해당하는 경혈의 뜻. 또는 과식에 의해 위의 팽만감에 효과가 있는 경혈의 뜻
- 양문(梁門)의 양(梁, 들보)은 기둥과 기둥사이에 수평하게 놓는 횡목(橫木)의 뜻. 들보를 걸친 문기둥과 같이 긴장하고 있는 복직근(腹直筋)을 가리킨다고도 말한다. 또는 심와부(心窩部)에서 배꼽(臍)에 걸쳐 있는 긴장을 동양의학에서는 복량(伏梁)이라 부르기에 이것을 치유하는 경혈의 뜻.
- 관문(關門)은 복직근 부위에 있는 경혈 또는 문이 닫힌 것과 같이 음식물을 받아 들일 수 없을 때에 사용하는 경혈
- 태을(太乙)의 태(太)는 '크다', 을(乙)은 '구부리다, 굽히다'는 뜻. 몸을 앞으로 구부릴 때 크게 굽혀지는 부위에 있는 경혈
- 활육문(滑肉門)은 복직근 부위에 있는 경혈. 혀의 움직임을 부드럽게 하는 효과가 있는 경혈의 뜻
- 천추(天樞)는 국토의 중앙을 의미하는 것에서 인체의 중심인 배꼽(臍)을 나타내고 그 외방에 있는 경혈의 뜻. 위장의 기능을 조정하는 요혈이라는 것을 가리킨다. 덧붙혀 북두칠성의 첫번째 단에 있는 별(큰곰자리 알파성)도 고대중국에서는 천추(天樞)라고 불렀다(P.261)

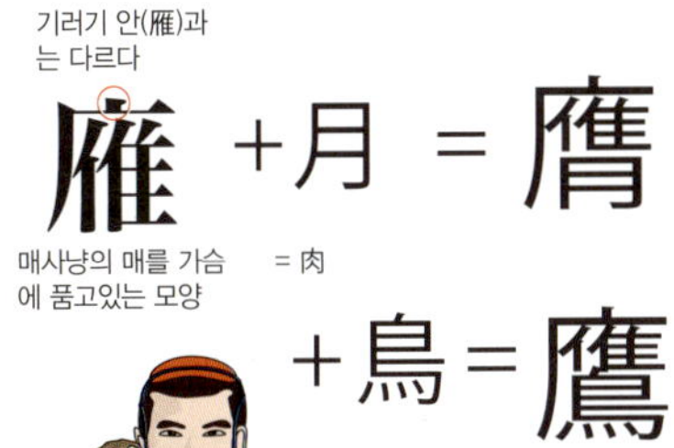

기러기 안(雁)과 는 다르다
雁 +月 = 膺
매사냥의 매를 가슴에 품고있는 모양
= 肉
+鳥 = 鷹

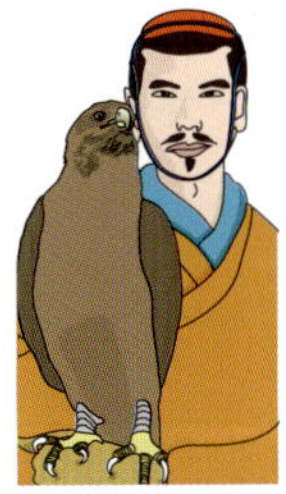

雁(매)는 매사냥꾼이 隹[새를 뜻하지만 이 경우에는 매(鷹)]를 가슴에 가까이하고 있는 자세를 형상화한 것으로 매사냥꾼을 나타낸다. 여기에 月(육달월)을 더하여 매를 가까이한 부분의 '가슴의 육'을 의미한다. '매를 가슴에 품고있는 모양'으로부터 「품다」, 「지키다」라는 의미도 생겼다. 抱擁(포옹)의 擁(옹)의 오른쪽 부분도 雁(응)이 변형된 것이다. 慶應(경응)의 應(응, 応의 옛글자)의 일부가 되었다. 덧붙혀서 雁(기러기 안)의 厂(민엄 호)는 기러기가 V자형으로 나란히 서서 나는 모양을 나타내기에 유래는 다르다.

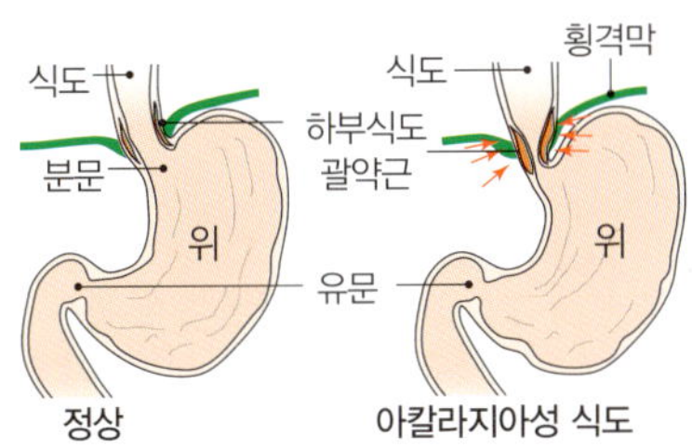

분문(噴門)근처의 하부식도 괄약근이 정상적으로 이완되지 않으면 음식물이 식도를 통과해도 식도가 확장하여 연하곤란(嚥下困難)이나 흉통, 구토나 음식물의 역류가 생기는 것을 **분문경련증**(噴門痙攣症)이라 한다.

ST 족양명위경(足陽明胃經) ③ 요대퇴부(腰大腿部)

ST26 외릉(外陵) 혈성: 조리장위(調理腸胃)
통경지통(通經止痛)

ST27 대거(大巨) 별명: **액문**(腋門)
혈성: 익기고정(益氣固精)

ST28 수도(水道) 혈성: 통리삼초(通利三焦)

ST29 귀래(歸來) 별명: **계혈**(谿穴)
혈성: 익기고탈(益氣固脫)
온경거한(溫經去寒)

ST30 기충(氣衝) 혈성: 서종근(舒宗筋)
조방광(調膀胱)
화영기(和營氣)

ST31 비관(髀關) 혈성: 강요슬(强腰膝)
통경락(通經絡)

ST32 복토(伏兎) 혈성: 강요익신(强腰益腎)
소통경락(疏通經絡)

ST33 음시(陰市) 별명 : **음정**(陰鼎)
혈성 : 온신산한(溫腎散寒), 강요척(强腰脊)

ST34 양구(梁丘) 요혈: 위경의 극혈(郄穴)
혈성: 통경활락(通經活絡)
이기화위(理氣和胃)

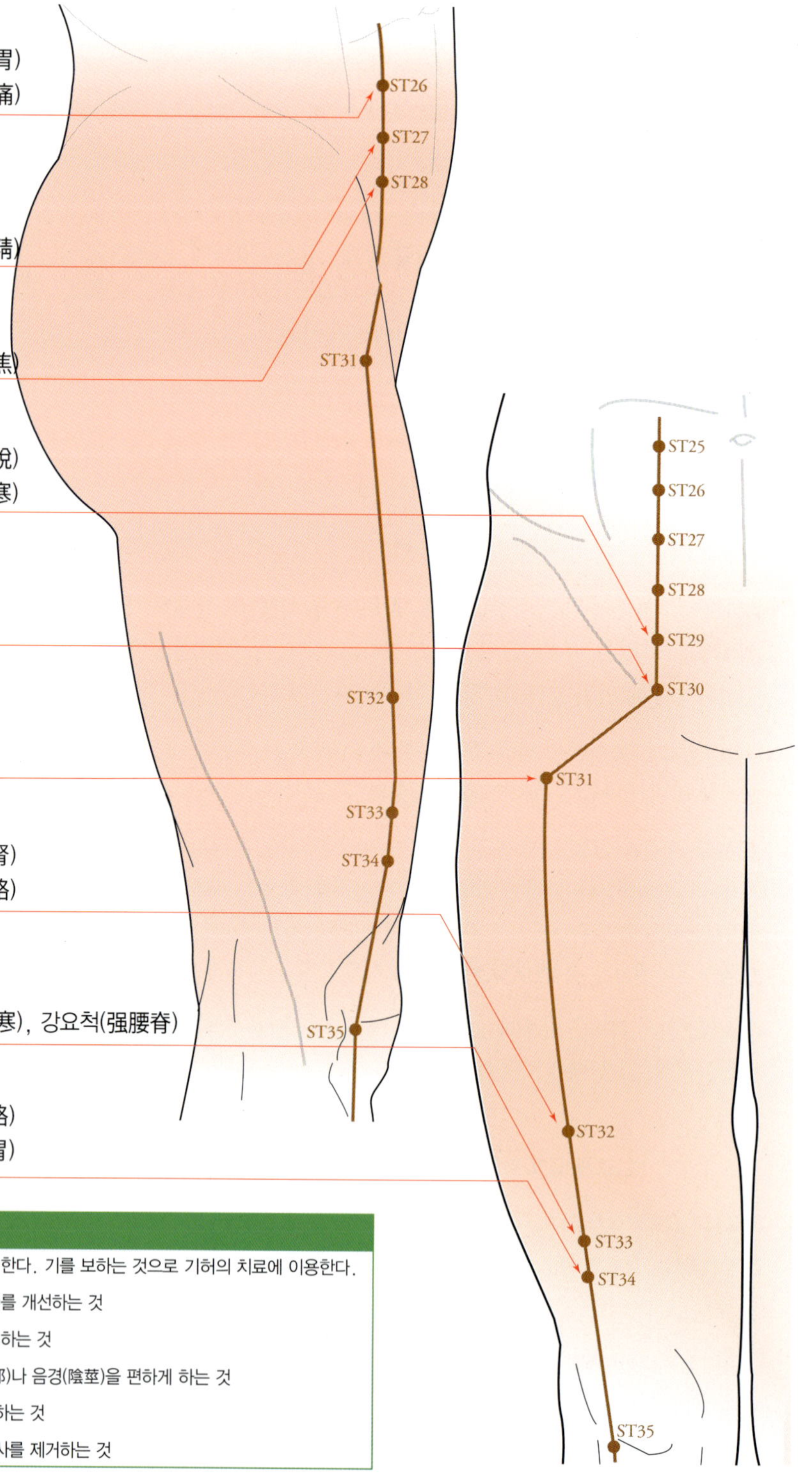

혈성해설

익기(益氣): 보기(補氣)라고도 한다. 기를 보하는 것으로 기허의 치료에 이용한다.

고탈(固脫): 변비나 요폐(尿閉)를 개선하는 것

거한(去寒): 한사(寒邪)를 제거하는 것

서종근(舒宗筋): 전음부(前陰部)나 음경(陰莖)을 편하게 하는 것

강요(强腰): 허리를 튼튼하게 하는 것

산한(散寒): 따듯하게 해서 한사를 제거하는 것

천추(天樞)로부터 복부의 전정중선 외방 2촌을 더 내려가(**외릉**外陵, **대거**大巨, **수도**水道, **귀래**帰来, **기충**気衝), 하완(下脘, 任·CV10)에서 기원하여 복부를 내려가는 지맥(支脈)과 서혜부의 대퇴동맥 박동부(**기충**気衝)에서 합류하고, 하행하여 대퇴전면(**비관**髀關)을 지나 대퇴전외측(**복토**伏兎, **음시**陰市, **양구**梁丘)으로 내려간다.

- 외릉(外陵)의 릉(陵)은 돌출된 곳의 의미. 외릉(外陵)은 복부정중선 외(外)측에 있고 복직근이 융기해 있는 곳의 경혈.
- 대거(大巨)는 복부에 커다랗게(大) 부풀어 올라 있는 부위의 경혈.
- 수도(水道)는 방광(膀胱) 부위에 있는 경혈의 뜻. 또는 배뇨장애나 부종에 효과가 있는 경혈의 뜻.
- 귀래(歸來)는 숨을 내쉴 때에 복부의 기가 하강하여 이 경혈이 있는 곳으로 돌아오기(帰) 때문에 명명되었다. 이외에 귀래(歸來)가 자궁하수(子宮下垂)에 효과가 있어 하수되어 있는 장기를 원위치에 돌려놓는다고 하는 설과 생리(生理, 月經)를 다시 돌려놓는다는 것이 가능한 경혈이라는 설도 있다. 이것에 관련하여 '병약하여 아이가 생기지 않아 친정에 돌아온 여성이 이 경혈의 치료로 병약함을 극복하고 남편에게 돌아가는 것이 가능했다.'고 하는 설도 있다.
- 기충(氣衝)은 숨을 들이쉴 때에 복부의 기(氣)가 상충(上衝)하여 출입하는 경혈이라고 한다.
- 비관(髀關)의 비(髀)는 대퇴(大腿) 또는 그 대퇴의 상부를 가리키고 있으며 비골(髀骨)은 대퇴골(大腿骨), 또는 대퇴골두(大腿骨頭)가 골반 사이에 있는 관골구(寬骨臼)를 가리키기도 한다. 관(關)은 대퇴(大腿)와 체간(体幹)의 경계(境界)에 있는 경혈의 의미를 갖고 있으며 또한, 관(關)은 관절(關節) 즉 고관절(股關節)을 뜻하기도 한다.
- 복토(伏兔)는 대퇴전면(大腿前面)의 근육[대퇴사두근(大腿四頭筋)중 대퇴직근(大腿直根)]이 긴장하면 토끼(兎)가 엎드렸다(伏)는 것과 같이 즉 풀숲에 엎드려 있는 자세와 비슷하다는 설과, 형태가 아닌 근육의 딱딱함이 엎드려 있는 토끼의 견고함과 비슷하다는 설도 있다. 별설로는 대퇴전면의 근육이 확실하게 대퇴골에 붙어있는 모양을, 고대중국 마차(馬車)의 복토(伏兎, 차축을 본체와 고정시키는 부품)를 나타냈다는 견해도 있다.
- 음시(陰市)의 음(陰)은 산 북쪽의 음(陰), 즉 대퇴전면의 근육이 부풀어 오른 아래쪽의 함요부를 가리킨다. 시(市)는 기혈이 모이는 장소를 뜻한다.
- 양구(梁丘)는 대퇴전면(大腿前面)의 근육이 구릉(丘陵)과 같이 솟아오른 부위에 있는 경혈의 뜻. 산이 높은 곳을 구(丘)라 하고 그 뒤를 양(梁)이라고 한다.

髀 우측부의 **卑**(비)는 '낮은 것'을 의미하며 대퇴골이 골격의 아랫부분에 있다는 것에서 유래하였다고 전해진다.
관용어로서 비탄의 한(髀肉之嘆)은 유비가 형주의 유표에게 몸을 의지하고 있을 때 주연이 베풀어져 있는 와중에 측간(화장실)으로 가서보니 한동안 평안한 생활로 말을 타지 않았기 때문에 비(髀, 허벅지)에 살이 붙어 있는 것을 깨닫고 한탄한 것에서 유래했다. '편안한 생활을 하고 있어 실력 발휘를 할 수 있는 기회가 없는 것을 한탄하다.'의 경우에 쓰인다.

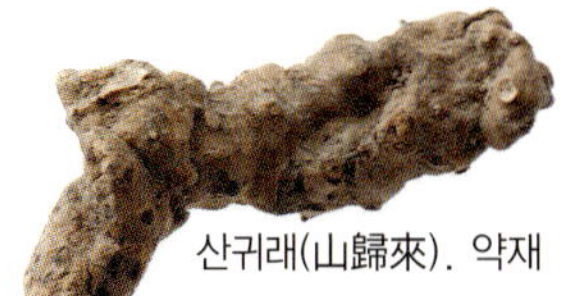
산귀래(山歸來). 약재

伏兔(복토)는 고대중국에서 마차 부품의 하나로 차축을 차체에 단단히 고정시키는 기능을 갖고 있다.

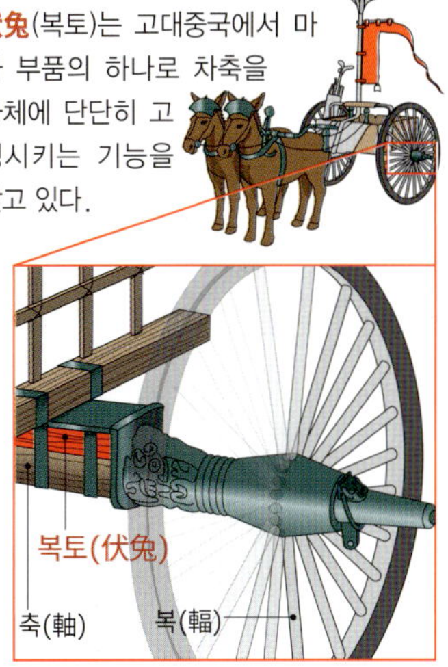

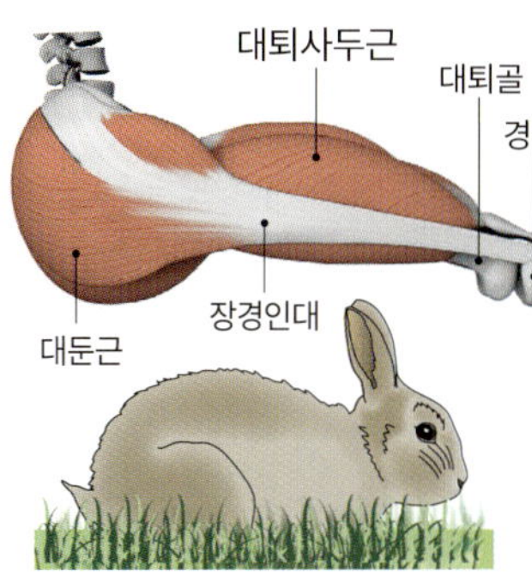

Stomach Meridian

ST 족양명위경(足陽明胃經) ④ 하퇴부(下腿部)

ST35 **독비(犢鼻)** 혈성: 통경활락(通經活絡), 산한지통(散寒止痛)

ST36 **족삼리(足三里)**
별명: **귀사**(鬼邪)
요혈: 위경의 합토혈(合土穴), 사총혈(四總穴), 위의 하합혈(下合穴)
혈성: 건비화위(健脾和胃), 부정배원(扶正培元) 소풍화습(疏風化濕), 통경활락(通經活絡)

ST37 **상거허(上巨虛)**
요혈: 대장의 하합혈(下合穴)
혈성: 이비화위(利脾化胃), 통부화체(通腑化滯) 소경조기(疏經調氣), 청열이습(清熱利湿)

ST38 **조구(条口)** 혈성: 이기화위(理氣和胃), 서근통락(舒筋通絡)

ST39 **하거허(下巨虛)**
요혈: 소장의 하합혈(下合穴)
혈성: 조리장위(調理腸胃), 소통유락(疏通乳絡)

ST40 **풍륭(豊隆)**
요혈: 위경의 낙혈(絡穴)
혈성: 화위화담(和胃化痰), 청신지(清神志)

ST41 **해계(解溪)**
요혈: 위경의 경화혈(經火穴)
혈성: 건비화습(健脾化濕), 청위화담(清胃化痰), 이기통락(理氣通絡), 활혈지통(活血止痛)

ST42 **충양(衝陽)**
별명: **회원**(会原)
요혈: 위경의 원혈(原穴)
혈성: 화위화습(和胃化濕), 영신지(寧神志)

ST43 **함곡(陷谷)**
요혈: 위경의 수목혈(兪木穴)
혈성: 해표청열(解表清熱), 산풍행수(散風行水)

ST44 **내정(內庭)**
요혈: 위경의 형수혈(滎水穴)
혈성: 청위장습열(清胃腸濕熱), 이기진통(理氣鎭痛)

ST45 **여태(厲兌)**
요혈: 위경의 정금혈(井金穴)
혈성: 화위화담(和胃化痰), 청열안심(清熱安心)

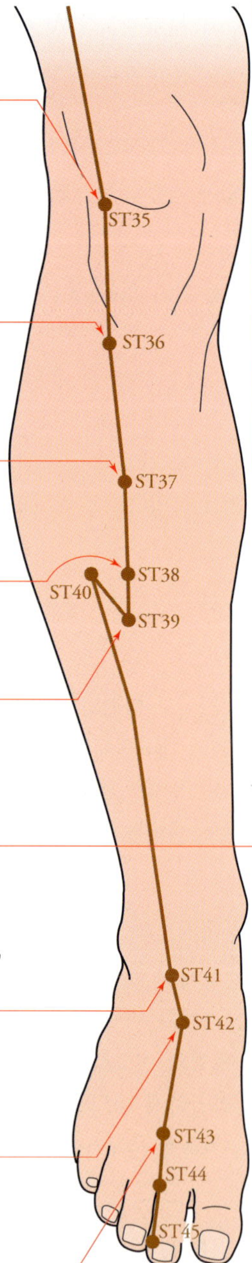

혈성해설

부정(扶正): 기의 부족을 보충하는 것

배원(倍元): 익원(益元), 장원(壯元), 보원(補元)이라고도 한다. 활동의 근원인 원기를 보충하는 것

소경(疏經): 경락의 기흐름을 좋게 하는 것

이기(理氣): 기의 흐름을 좋게 하는 것. 기를 정상적으로 돌게하여 기능을 회복하게 하는 치료법

유락(乳絡): 유즙(乳汁)이 흐르는 통로. 유선(乳腺)에 해당함.

청신지(清神志): 오신(魂、神、意、魄、志)를 청명(清明)하게 하는 것

행수(行水): 수분대사(水分代射)를 좋게 하는 것. 이뇨(利尿)와 통변(通便) 등

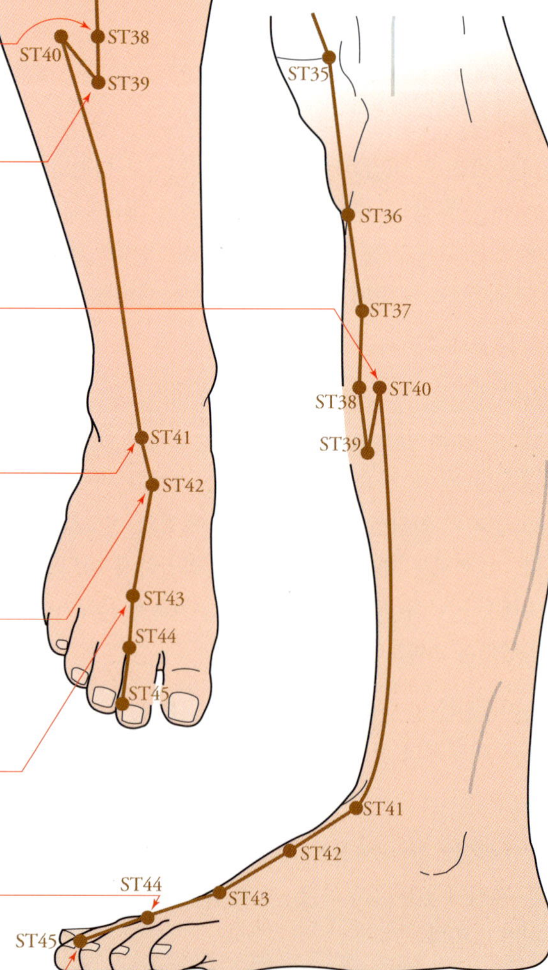

좌측 외측면

대퇴전외측의 양구梁丘에서, 슬개골(**독비**犢鼻), 하퇴전면(**족삼리**足三里, **상거허**上巨虛, **조구**条口, **하거허**下巨虛, **풍륭**豊隆)을 내려와, 족관절 전면(**해계**解渓)에서 발등(**충양**衝陽, **함곡**陥谷, **내정**内庭)에 이르고, 두번째 발가락 외측단(**여태**厲兌)에서 끝난다. 기충気衝에서 본경과 만나 하행하여 그 가지가 되는 것은 슬하 3촌의 족삼리足三里에서 나누어져, 하퇴전면외측(위경胃經과 담경胆經의 중간)을 내려와 두번째 발가락 외측단으로 나온다. 발등에서 나뉘어진 지맥은 첫번째 발가락내측단(은백隠白, 脾 · SP 1)에 이르러 족태음비경으로 이어진다.

- 독비(犢鼻)는 슬개골 하방부근에 송아지 코와 같이 보인다고 해서 붙혀진 이름이다. 독(犢)은 송아지를 말한다.
- 족삼리(足三里)는 독비(犢鼻) 아래 3촌 위치에 있는 경혈이라는 뜻(1리 = 1촌) 또는, 복부 상중하 3부의 모든 병을 한꺼번에 치료할 수 있는 경혈이라는 설도 있다.
- 상거허(上巨虛)의 거허(巨虛)는 큰 공간이나 틈으로 경골(脛骨)과 비골(腓骨) 사이의 커다란 틈에 있는 경혈을 뜻한다.
- 조구(条口)의 조(条)는 전경골근(前脛骨筋)이 긴장하였을 때에 줄기(条)가 될 수 있기에 명명되었다.
- 상거허(上巨虛), 조구(条口), 하거허(下巨虛)는 전경골근의 근복에 위치하기 때문에 반드시 체표에서 우묵하게 들어간 것은 아니다. 이들의 명칭이 '우묵한 곳'을 시사하고 있는 이유에 대해서는 P.54의 컬럼을 참조
- 풍륭(豊隆)은 전경골근(前脛骨筋)과 장지신근(長趾伸筋)의 경계에 있고 풍(豊)성하게 융(隆)기된 부분의 경혈이라는 뜻. 또한, 고대중국에서 뇌신(雷神)을 풍륭(豊隆)이라고 불렀으며 머리가 희미하게 보여 운무에 덮혀 있는 것과 같은 음영을 제거하기 위해 천둥과 비가 갠 뒤에 하늘이 청명하게 된 것과 같은 효과가 있는 경혈이라고도 한다.
- 해계(解渓)의 계(谿)는 경거관절(脛距關節)의 우묵한 곳을 가리킨다. 해(解)는 신발끈을 푸는 곳에서 유래. 족관절이 탈구하는 위치라는 설도 있다.
- 충양(衝陽)의 양(陽)은 발등을 가리키고 충(衝)은 족배동맥(足背動脈)의 박동(拍動)부에 있는 경혈의 뜻.
- 함곡(陥谷)은 제2, 3 중족골사이(第2、3中足骨間)의 계곡과 같은 함요부에 있는 경혈
- 내정(内庭)은 정(庭)원 안에 들어갈 때 가장 먼저 발이 땅에 닿는 곳이다. 여태(厲兌)를 문(口、門)이라 하였을 때 '정원'에 해당하는 경혈이라고도 한다.
- 여태(厲兌)의 려(厲)는 역병(疫病) 등 극심한 병상의 병에 사용되는 경혈을 의미한다. 또한, 태(兌)는 끝을 나타내며 발의 말단에 있는 경혈이라는 의미. 역경(易經)에서 태(兌)는 문을 가리킨다.

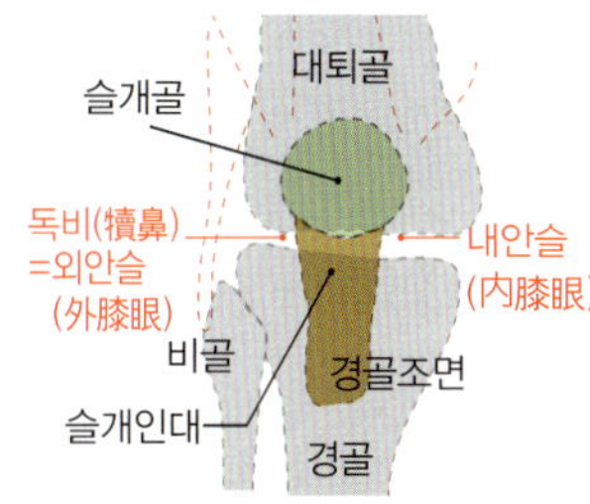

犢鼻(독비)는 정확하게 슬개인대의 양측의 함몰처가 비공(콧구멍)에 해당한다고 한다(슬개골을 송아지의 얼굴에 비유하는 다른 주장도 있다). 독비의 별칭인 외슬안(外膝眼)은 이 함몰처를 눈으로 간주한 것이다.

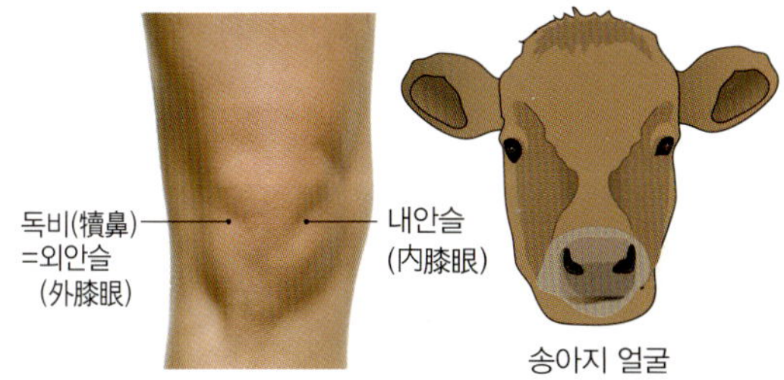

송아지 얼굴

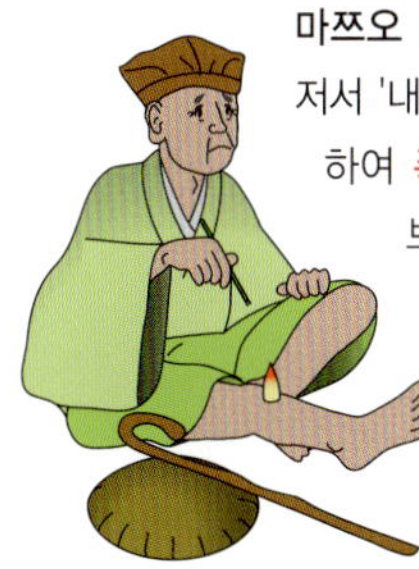

마쯔오 바쇼(松尾芭蕉, 1644~94년)의 저서 '내륙의 오솔길'의 서문에 '갓끈을 사용하여 족삼리에 뜸을 떠 마츠시마의 달을 보게 되었다…'라는 문장이 있다. 여행에 익숙한 바쇼가 족삼리에 뜸을 떴다는 것을 알 수 있다. 족삼리가 위장의 움직임을 조절하여 발의 피로에도 효과가 있다는 것을 에도시대에도 폭넓게 활용되고 있었다는 것을 엿볼 수 있는 구절이라 하겠다. 또한, 중국 송대의 서적에도 유사한 설명이 있어 바쇼의 박식함을 나타내고 있다.

(역자주 – 마쯔오 바쇼: 하이쿠의 성인(俳聖, 배성)으로 칭해질 정도로 일본 하이쿠 역사의 최고봉으로 손꼽히고 에도시대의 시인)

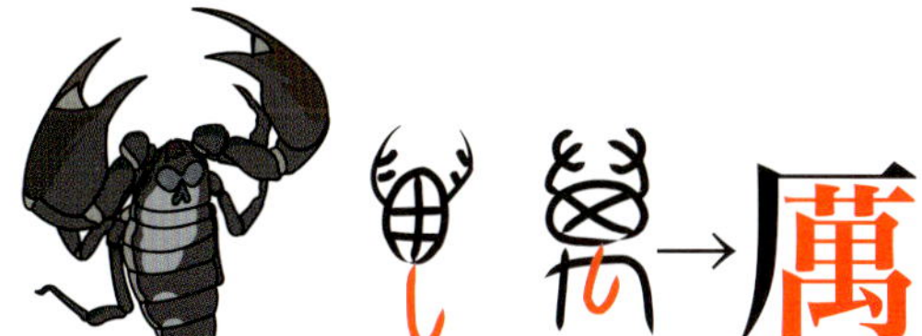

만의 갑골문 만의 전서체

萬(만, 약자는 万)은 독침을 갖고 있는 전갈을 상형화한 글자이다. 厲(려)는 厂(崖, 石) + 萬(전갈)로 전갈의 독과 같은 격심한 마찰을 가하는 돌, 숫돌을 나타낸다. 또한, 맹독을 갖는 뜻으로 부터 심한 병, 역병의 뜻도 있다.

Stomach Meridian
ST 족양명위경(足陽明胃經) 승읍(承泣), 사백(四白), 거료(巨髎), 지창(地倉)

ST1 승읍(承泣)

부위 안면부, 안구와 안와하연(眼窩下緣)사이, 동공선상

이 경혈에 관한 해부학적 구조

- 피부에는 상악신경 가지로 안와하공(眼窩下孔)을 통과하는 **안와하신경**(眼窩下神經)
- 안면신경 측두지(側頭枝) 지배의 표정근으로 눈을 감게하는 안륜근(眼輪筋)
- 외경동맥 2종지의 하나인 악동맥(顎動脈)의 가지로 안와하공에서 안면으로 나오는 안와하동 · 정맥(眼窩下動 · 靜脈)

ST2 사백(四白)

부위 안면부, 안와하공(眼窩下孔)

이 경혈에 관한 해부학적 구조

- 피부에는 상악신경 가지로 안와하공(眼窩下孔)을 통과하는 **안와하신경**
- 안면신경 측두지(側頭枝) 지배의 표정근으로 눈을 감게하는 안륜근(眼輪筋)
- 안면신경 측두지(側頭枝) 지배의 표정근으로 윗입술을 들어올리는 상순거근(上唇巨筋)
- 외경동맥 2종지의 하나인 악동맥의 가지로 안와하공에서 안면으로 나오는 안와하동 · 정맥(眼窩下動 · 靜脈)

승읍(承泣)의 취혈

눈을 바로 보았을 때, 동공을 지나는 수직선과 안와하연의 교차점에서 취한다.

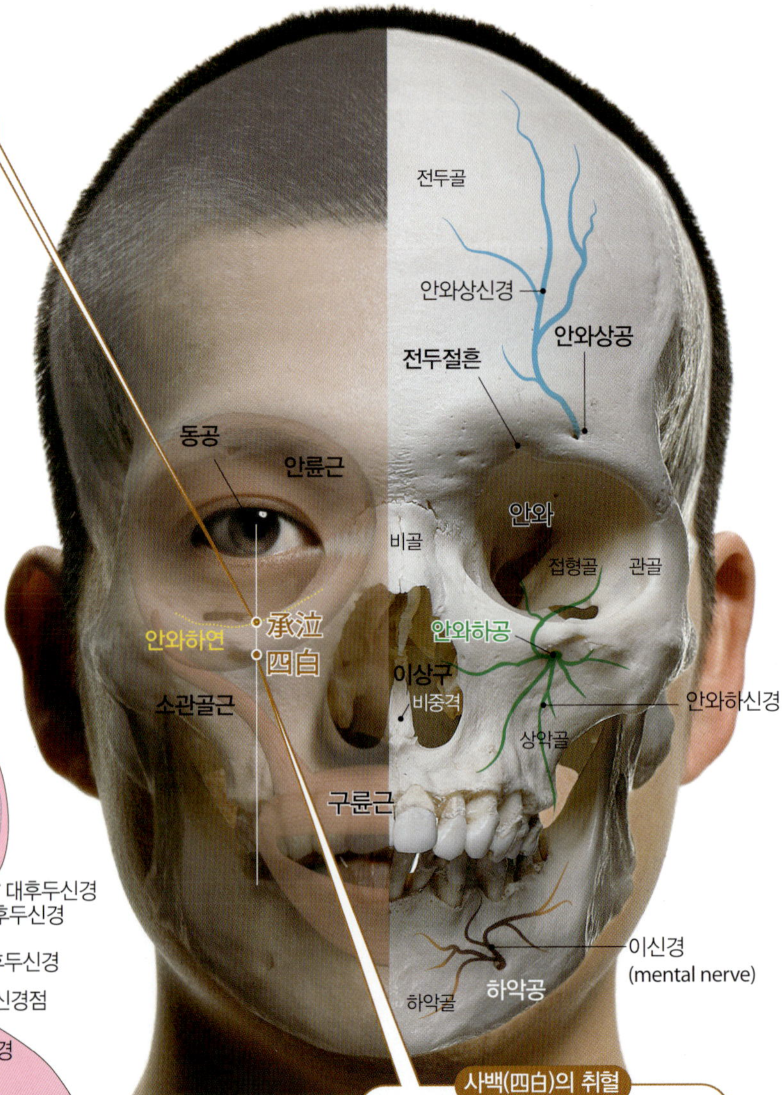

얼굴의 삼차신경 가지와 세 개의 구멍

제5 뇌신경인 3차신경에는 **안신경**(眼神經), **상악신경**(上顎神經), **하악신경**(下顎神經)의 3개의 가지로 나뉘어져 있다. 이들에 포함된 감각신경은 각각 안와상신경(眼窩上神經), 안와하신경(眼窩下神經), 하악신경(下顎神經)으로서 안면골의 **안와상공**(眼窩上孔), **안와하공**(眼窩下孔), **하악공**(下顎孔)에서 나와 각각 전두부(前頭部), 상악부(上顎部), 하악부(下顎部) 피부에 분포한다.

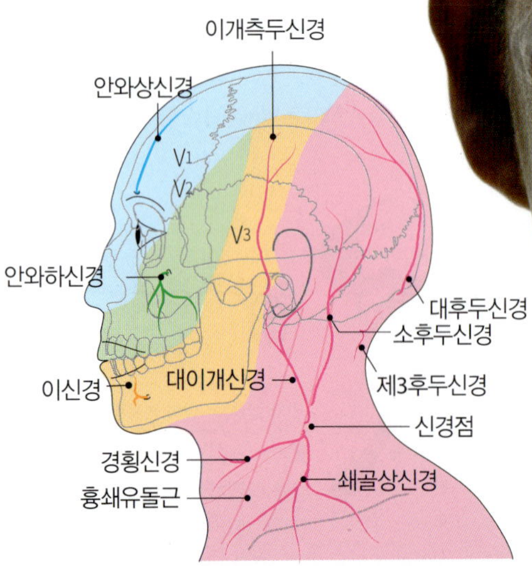

목의 신경 분홍색 부분의 피부는 척수신경(脊髓神經)의 지배영역
청색, 녹색, 오랜지색은 삼차신경에 의한 뇌신경의 지배영역

사백(四白)의 취혈

눈을 바로 보았을 때 승읍(ST1)의 하방, 뼈의 함요(陷凹)부에서 취한다.

3차신경(제5뇌신경)은 12개의 뇌신경 중에서 매우 크고 지각성부분과 운동성부분으로 되어 있다. 지각성부분(知覺根)은 안면의 피부와 비공 및 구강점막에 분포하여 그 지각을 담당하고 운동성부분(運動根)은 저작근(咀嚼筋)을 주로 지배한다. 3차신경은 3차신경절을 만들고, 안신경(제1지), 상악신경(제2지), 하악신경(제3지)의 3가지로 나뉘어진다. 3차신경통은 각분지(各分枝)와 전분지(全分地)로 돌발적으로 매우 심한 안면통(顔面痛)이 발생하는 증상(症狀)이며 사백(四白)의 심부는 안면하공에 해당하기에 3차신경(상악신경)통의 압통이 느껴지는 부위이다.

ST3 거료(巨髎)

부위 안면부, 동공선상, 비익하연(鼻翼下緣)과 같은 높이

이 경혈에 관한 해부학적 구조

- 피부에는 상악신경 가지로 안와하공(眼窩下孔)을 통과하는 **안와하신경**
- 안면신경 관골지(寬骨枝) 지배의 표정근으로 윗입술과 구각을 들어 올리는 상순거근(上唇巨筋)과 구각거근(口角擧筋)
- 외경동맥으로부터 분지된 악동맥의 가지로 안와하공에서 안면으로 나온 안와하동 · 정맥(眼窩下動 · 靜脈)
- 외경동맥 제3지로 촉지 가능한 안면동 · 정맥으로부터 분지하는 안각동 · 정맥(眼角動 · 靜脈)

ST4 지창(地倉)

부위 안면부, 구각 외방 0.4촌(지촌, 指寸)

이 경혈에 관한 해부학적 구조

- 피부에는 상악신경 가지로 안와하공(眼窩下孔)을 통과하는 **안와하신경**
- 하악신경의 가지로 하악공(下顎孔)을 통과하는 **하악신경**
- 안면신경 관골지(寬骨枝) 지배의 표정근으로 입을 다물게하는 구륜근(口輪筋), 뺨을 부풀어오르게 하는 협근(頰筋)
- 외경동맥 제3지로 촉지 가능한 안면동 · 정맥으로부터 분지하는 상순동 · 정맥(上唇動 · 靜脈)

거료(巨髎)의 취혈

눈을 바로 보았을 때, 동공 수직선과 비익하연(鼻翼下緣) 수평선과의 교차점

지창(地倉)의 취혈

구각(口角) 외방 0.4촌,
비순구(鼻唇溝) 혹은 비순구의 연장선상에서 취한다

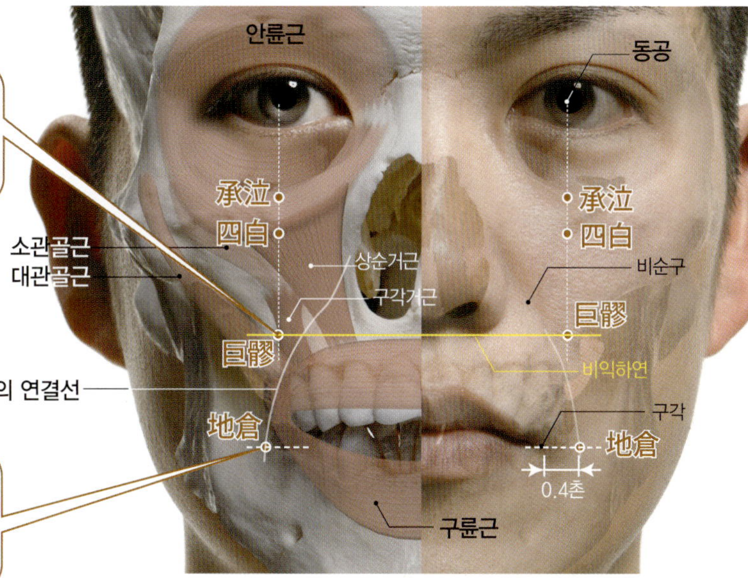

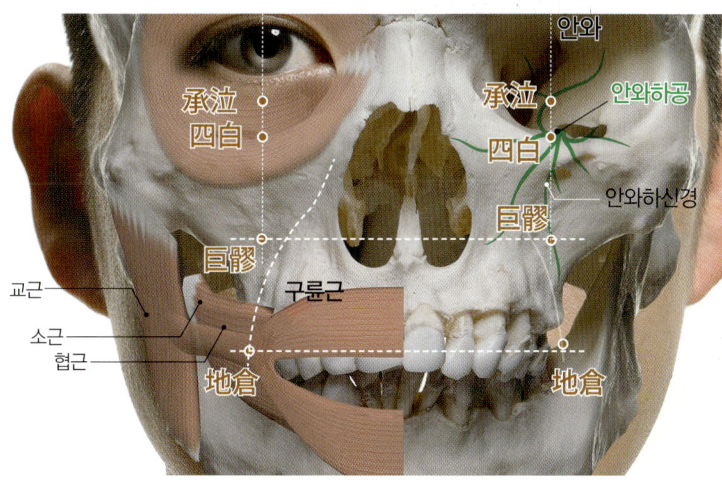

피부근(cutaneous muscle)과 표정근(minetic muscles)

사람에서 몸통의 피부근은 퇴화되어 목과 안면에서만 인지되고 있으며, 목부위 에서는 광경근(廣頸筋), 안면에서는 표정근으로서 남아 있고 희로애락을 표현한다. 설골궁(舌骨弓)에서 유래(由來)한 근이기 때문에 안면신경의 지배하에 있다.

ST5 대영(大迎)

부위 안면부, 하악각 전방, 교근 부착부의 전방 함요부, 안면동맥상

이 경혈에 관한 해부학적 구조

- 피부에는 경신경총 피지의 **대이개신경**(大耳介神經, C2~C3)
- 안면신경경지 지배의 표정근으로 구각을 내리는 광경근(広頸筋)
- 3차신경 제3지인 하악신경의 운동근(運動根) 지배로 저작근의 하나인 교근(咬筋)
- 외경동맥의 제2지로 촉지할 수 있는 안면동 · 정맥(顔面動 · 静脈)
- 교근의 선연과 하악골하연과의 교차점에서 촉지 가능한 외경동맥 제2지의 안면동 · 정맥(顔面動 · 静脈)

ST6 협거(大迎)

부위 안면부, 하악각(下顎角)의 전상방, 1횡지(중지)

이 경혈에 관한 해부학적 구조

- 피부에는 경신경총 피지의 **대이개신경**(大耳介神經, C2~C3)
- 3차신경 제3지인 하악신경의 운동근(運動根) 지배로 저작근의 하나인 교근(咬筋)
- 외경동맥의 제2지를 촉지할 수 있는 안면동 · 정맥(顔面動 · 静脈)
- 심부에는 교근을 정지하는 교근 조면의 하악각이 있다.

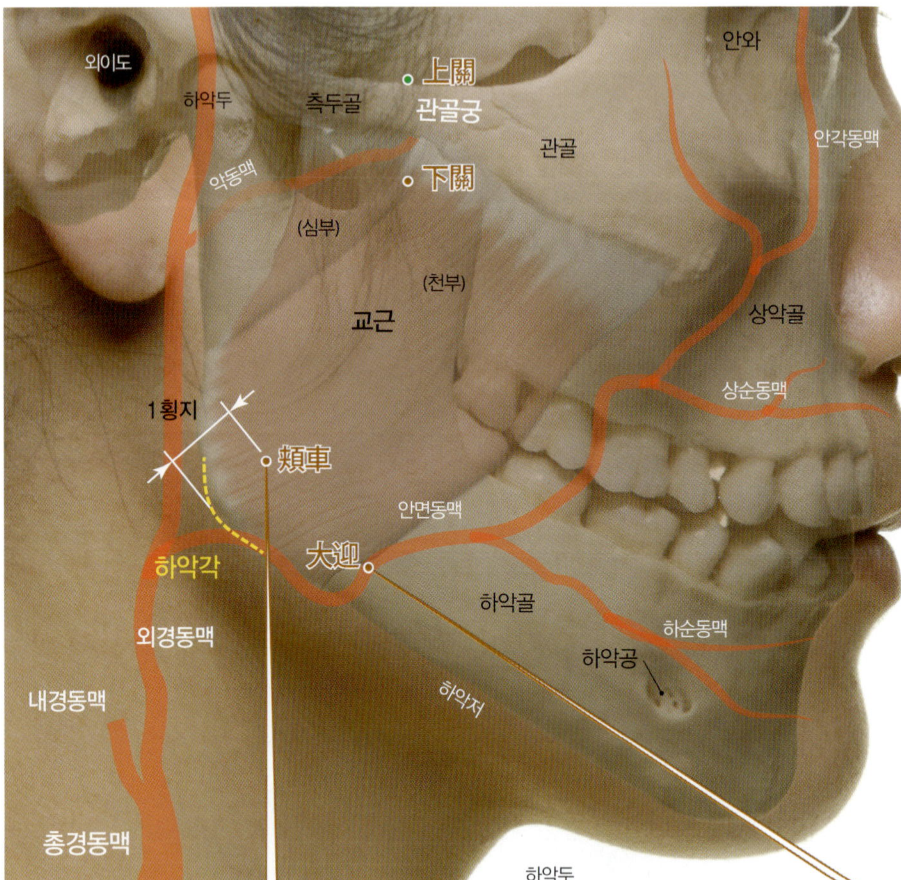

교근(masseter)**과 교경**(개구장애, 아관긴급, grinding trismus, lock jaw)

교근은 저작근으로 저작이나 이를 힘주어 깨물 수 있도록 하는 기능이 있지만 **파상풍균**(Clostridium tetani)의 독소(tetanospasmin)나 파라토르몬(Parathormone, 부갑상선 호르몬. 상피소체 호르몬. 혈액 중의 칼슘 농도를 높이는 호르몬_주)의 분비 저하로 혈액중의 칼슘이 줄어드는 것에 의한 교근의 근육 강직성 경련(Tetany, 지속적인 수축, 강직)이 생기면, 입을 다문채로 열 수가 없다. 이것이 **교경**(咬痙)이다.

협거(頰車)의 취혈

하악각의 경사면 상방. 입을 다물고 이를 꽉 깨물면 교근이 융기하고 힘을 빼면 함요되는 곳에서 취한다.

하악각은, 약간 바깥쪽으로 젖혀져 있다. 그래서 교근의 힘을 빼면 교근조면 부위에 우묵한 곳이 생긴다.

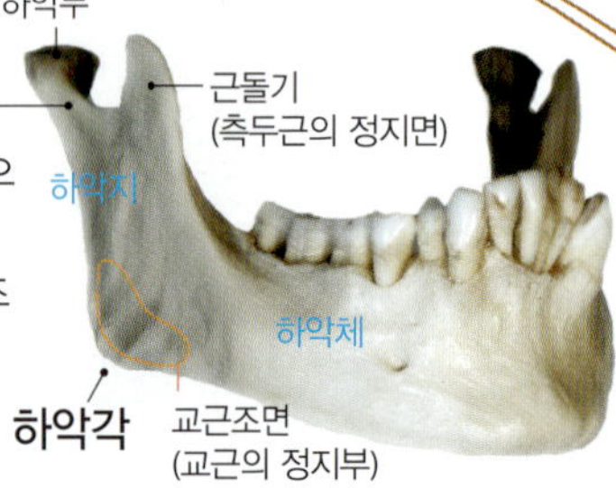

대영(大迎)의 취혈

안면부 하악각에서 하악골을 따라 손가락을 앞으로 밀어 교근의 전방에 있는 안면동맥 박동부에서 취한다.

관(關)이라는 것은 관절(關節)의 관(關)과 같은 의미로 축(軸)을 중심으로 움직인다는 뜻이 있다. 악관절(顎關節)은 관절원판(關節圓板)으로 이루어진 과상관절(顆狀關節)이다. **하관**(下關)은 교근(咬筋)과 외측익돌근(外側翼突筋, 모두 삼차신경지배)상에 있고 악관절증의 치료에 이용된다. 저작근중에 외측익돌근은 하악두(下顎頭)를 앞으로 당길 수 있는 유일한 근육이다. 한쪽만 수축하면 하악골은 반대쪽으로 움직이고 양쪽이 수축하면 앞으로 움직인다.

ST7 하관(下關)

부위 안면부, 관골궁(顴骨弓)의 하연중점과 하악절흔(下顎切痕) 사이의 함요부

이 경혈에 관한 해부학적 구조

- 피부에는 삼차신경 제3지의 하악신경이 있는 **이개측두신경**(耳介側頭神經)
- 3차신경 제3지의 하악신경의 운동근(運動根) 지배로 저작근의 교근(咬筋)과 외측익돌근(外側翼突筋)
- 외경동맥의 제2종지(終枝)의 하나인 악동 · 정맥(顎動 · 靜脈)
- 피하(皮下)에는 타액선(唾液腺)인 이하선(耳下腺)

ST8 두유(頭維)

부위 두부, 액각발제(額角髮際)의 직상 0.5촌, 전정중선의 외방 4.5촌

이 경혈에 관한 해부학적 구조

- 피부에는 삼차신경 제3지의 하악신경의 감각신경인 **이개측두신경**(耳介側頭神經)
- 전두부 피부에 분포하는 안신경 가지의 **안와상신경**(眼窩上神經)
- 안면신경측두지 지배의 표정근인 이마에 횡주름을 형성하는 전두근(前頭筋)
- 전두근과 후두근 사이를 펴는 모상건막(帽狀腱膜)
- 외경동 · 정맥 2종지의 하나인 천측두동 · 정맥(淺側頭動 · 靜脈)

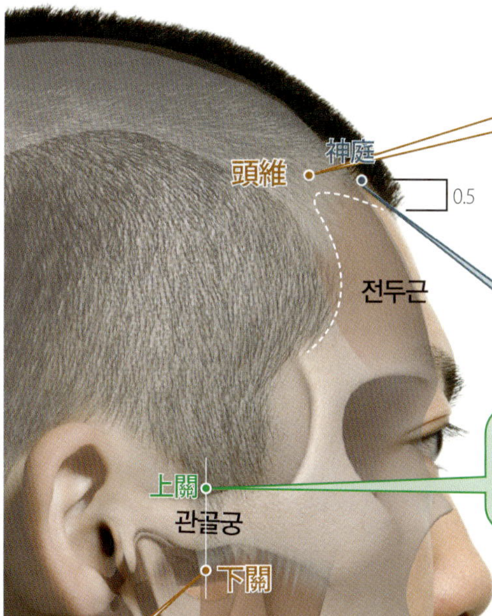

두유(頭維)의 취혈

두부, 액각발제의 직상 0.5촌. 신정(神庭, GV24 · 督) 외방 4.5촌에서 취한다.

두유(頭維)는 전발제에서 0.5촌에 있는 경혈. 신정(神庭, GV24), 두임읍(頭臨泣, GB15), 본신(本神, GB13), 곡차(曲差,BL4), 미충(眉衝, BL3)과, 담경의 경혈인 함염(頷厭, GB4), 현로(懸顱, GB5), 현리(懸釐,GB6)의 기준혈이다.

신정(神庭)의 취혈

전발제가 확실하지 않거나 변화한 경우에는 미간의 중점상방 3.5촌에서 취한다. (미간과 전발제는 3촌).

전두근(frontal muscle)

전두근은 놀랐을 때 이마에 주름을 만드는 안면신경지배의 표정근이다. 이 근은 양측 안면신경의 지배를 받고 있기 때문에 한쪽만의 장애로 마비가 생기지는 않는다.

상관(上關)의 취혈

관골궁상연의 함요부로 하관(下關, ST7·胃)의 직상에서 취한다.

하관(下關)의 취혈

- 입을 다물었을 때 관골궁하방의 함요부, 상관(上關, GB3·胆)의 직하에서 취한다.
- 안면부. 관골궁 하연의 중점과 하악절흔(下顎切痕)사이에서 입을 다물면 함요부가 생기고 입을 열면 하악골 관절돌기가 앞으로 이동하여 함요부가 없어지는 곳에서 취한다.

악관절(顎關節)의 개구시에는 하악골(下顎骨)의 관절돌기 끝의 관절두가 전방으로 내려간다.(P.27)

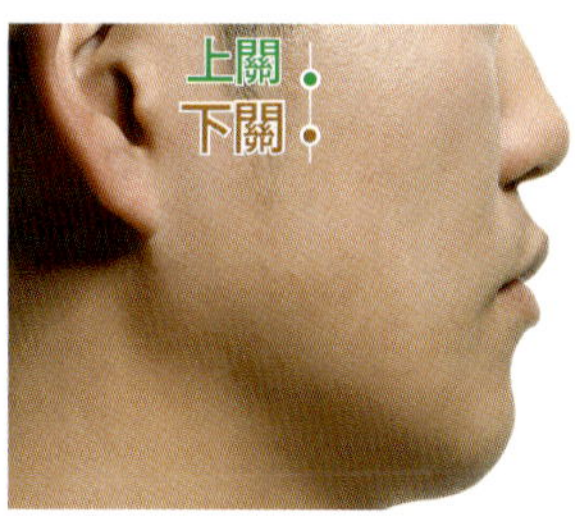

입을 다물었을 때

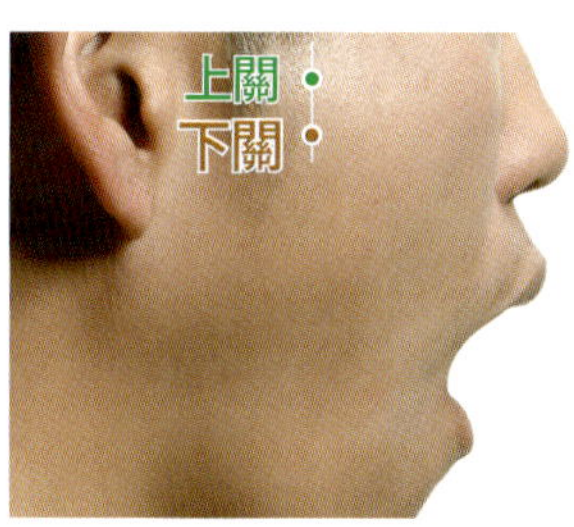

입을 열었을 때

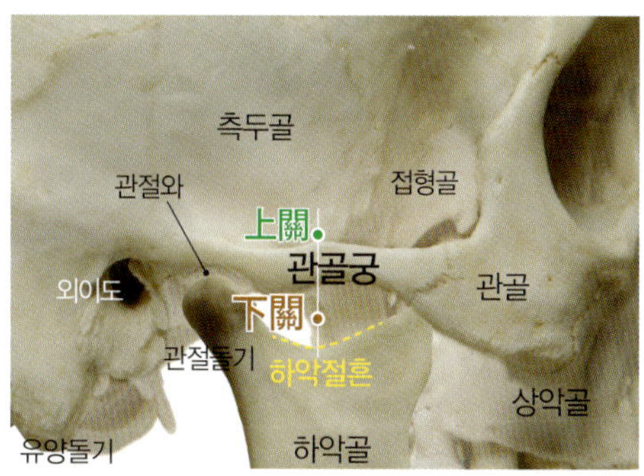

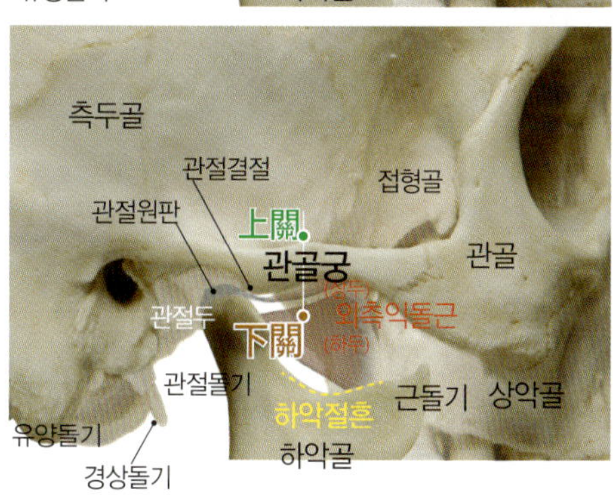

ST 족양명위경(足陽明胃經) 인영(人迎), 수돌(水突), 기사(氣舍), 결분(缺盆)

ST9 인영(人迎)

부위 전경부, 갑상연골(甲狀軟骨)상연과 같은 높이, 흉쇄유돌근의 전연, 총경동맥(總頸動脈)상

이 경혈에 관한 해부학적 구조

- 피부에는 흉쇄유돌근 후연 중앙부에서 피부로 나오는 경신경총 가지의 **경횡신경**(頸橫神經, C2~C3)
- 흉골과 쇄골에서 기시하여 내측, 외측흉근신경에 지배를 받는 흉쇄유돌근(胸鎖乳突筋)
- 안면신경경지(頸枝) 지배의 표정근으로 구각을 내리는 광경근(広頸筋)
- 전연 · 견갑설골근상복(肩甲舌骨筋上腹) · 악이복근(顎二腹筋)으로 구성되는 경동맥3각(頸動脈三角)내에 있고 박동이 느껴지는 총경동맥(總經動脈)
- 외경동맥 제1지의 상갑상선동 · 정맥(上甲狀腺動 · 靜脈)

ST10 수돌(水突)

부위 전경부, 윤상연골(輪狀軟骨)과 같은 높이, 흉쇄유돌근(胸鎖乳突筋)의 전연

이 경혈에 관한 해부학적 구조

- 피부에는 흉쇄유돌근 후연 중앙부에서 피부로 나오는 경신경총(頸神經叢) 가지의 **경횡신경**(頸橫神經, C2~C3)
- 안면신경경지(頸枝) 지배의 표정근으로 구각을 내리는 광경근(広頸筋)
- 부신경(副神經)과 경신경총 근지(筋枝, C2~C4) 지배의 흉쇄유돌근(胸鎖乳突筋)
- 경신경고리 지배의 설골하근군(舌骨下筋群)의 흉골갑상근(胸骨甲狀筋)
- 대동맥궁(大動脈弓) 가지의 완두동맥(腕頭動脈)에서 분기하는 우총경동맥(右總經動脈)과 대동맥궁에서 직접 분기하는 좌총경동맥(左總經動脈)
- 심부에는 내분비선인 갑상선(甲狀腺)이 있다.

쇄골상와(suplasubclavian fossa)
경절흔(juglar notch)

머리를 회전시키면 흉쇄유돌근의 기시점인 흉골두와 쇄골두가 뚜렷히 구분된다. 이 두개의 골두 사이에서 관찰할 수 있는 작은 함요부가 **소쇄골상와**(小鎖骨上窩)이고 쇄골두의 외측에서 관찰할 수 있는 커다란 함요부가 **대쇄골상와**이다. 좌우 흉골두사이 흉골병 상부에는 **경절흔**(頸切痕)이 있다.

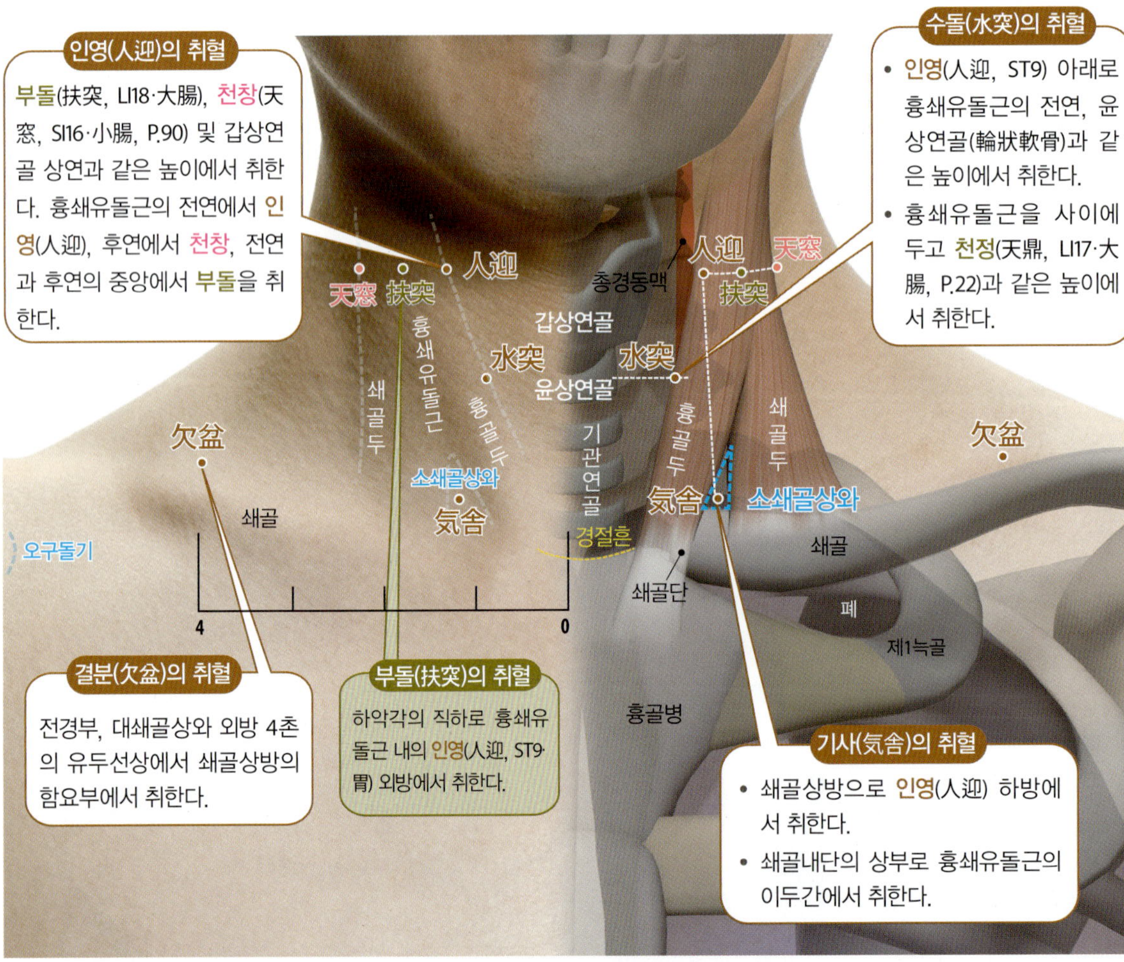

인영(人迎)의 취혈

부돌(扶突, LI18·大腸), 천창(天窓, SI16·小腸, P.90) 및 갑상연골 상연과 같은 높이에서 취한다. 흉쇄유돌근의 전연에서 인영(人迎), 후연에서 천창, 전연과 후연의 중앙에서 부돌을 취한다.

수돌(水突)의 취혈

- 인영(人迎, ST9) 아래로 흉쇄유돌근의 전연, 윤상연골(輪狀軟骨)과 같은 높이에서 취한다.
- 흉쇄유돌근을 사이에 두고 천정(天鼎, LI17·大腸, P.22)과 같은 높이에서 취한다.

결분(欠盆)의 취혈

전경부, 대쇄골상와 외방 4촌의 유두선상에서 쇄골상방의 함요부에서 취한다.

부돌(扶突)의 취혈

하악각의 직하로 흉쇄유돌근 내의 인영(人迎, ST9·胃) 외방에서 취한다.

기사(気舍)의 취혈

- 쇄골상방으로 인영(人迎) 하방에서 취한다.
- 쇄골내단의 상부로 흉쇄유돌근의 이두간에서 취한다.

흉곽출구증후군(胸郭出口症候群)에는 흉신경총(胸神經叢)과 쇄골하동 · 정맥이 (1) 전사각근(前斜角筋)과 중사각근(中斜角筋) 사이(사각근중후군, 斜角筋症候群), (2) 쇄골과 늑골 사이(늑쇄증후군, 肋鎖症候群), (3) 소흉근(小胸筋)의 하층 혹은 과외전증후군(過外轉症候群)의 어느 쪽이든 압박이 되는 것으로 상지 마비나 통증, 힘이 빠지는 등의 증상을 호소하는 증상이다. 결분은 (1)의 부위에 있고 압통이나 상지로의 방산통(放散痛)은 Morley Test(쇄골상와, 완신경총부에 엄지손가락을 대고 누르면 방산통이 나타난다)라 부르며 사각근중후군의 중요한 임상소견이다.

ST11 기사(氣舍)

부위 전경부, 소쇄골상와(小鎖骨上窩)로 쇄골흉골단의 상방, 흉쇄유돌근의 흉골두와 쇄골두 사이의 함요부

이 경혈에 관한 해부학적 구조

- 피부에는 경신경총의 피지로 경부에서 어깨에 이르는 피부에 분포하는 **쇄골상신경**(鎖骨上神經, C3)
- 안면신경경지(頸枝) 지배의 표정근으로 구각을 내리는 광경근(広頸筋)
- 부신경과 경신경총의 근지(C2~C4) 지배에 있는 흉쇄유돌근흉골두(胸鎖乳突筋胸骨頭)
- 경신경고리 지배의 설골하근군의 흉골갑상근(胸骨甲狀筋)과 흉골설골근(胸骨舌骨筋)
- 대동맥궁가지의 완두동맥(腕頭動脈)에서 분기하는 우총경동맥(右總經動脈)과 대동맥궁에서 직접분기하는 좌총경동맥(左總經動脈)

ST12 결분(缺盆)

부위 전경부, 대쇄골상와(大鎖骨上窩), 전정중선의 외방 4촌, 쇄골상방의 함요부

이 경혈에 관한 해부학적 구조

- 피부에는 경신경총의 피지로 경부에서 어깨에 이르는 피부에 분포하는 **쇄골상신경**(鎖骨上神經, C3)
- 안면신경경지(頸枝) 지배의 표정근으로 구각을 내리는 광경근(広頸筋)
- 후두정맥이나 하악후정맥에서 혈액을 모아 쇄골하정맥으로 유입하는 외경정맥(外頸靜脈)
- 경신경총전지(C3~C8) 지배로 사각근극(斜角筋隙)을 구성하는 전사각근(前斜角筋)과 중사각근(中斜角筋)
- 대동맥궁가지의 완두동 · 정맥(腕頭動 · 靜脈)에서 분기하는 우쇄골하동 · 정맥(右鎖骨下動 · 靜脈)과 대동맥궁에서 직접분기하는 좌쇄골하동 · 정맥(左鎖骨下動 · 靜脈)

주의: 심자하면 기흉(氣胸)을 일으킬 가능성이 있는 위험혈(危險穴)이다.

경동맥초(頸動脈鞘)
jugular artery sheath

총경동맥(總頸動脈)은 우측이 완두동맥(腕頭動脈)으로부터, 좌측이 대동맥궁(大動脈弓)에서 분기하며 미주신경(迷走神經), 내두정맥(內頭靜脈)과 함께 경동맥초(頸動脈鞘)라고 하는 **결합조직**(結合組織)막에 쌓여 있다. 따라서 경부의 굴곡이나 회전 시에 있어서도 혈액순환이 보장된다.

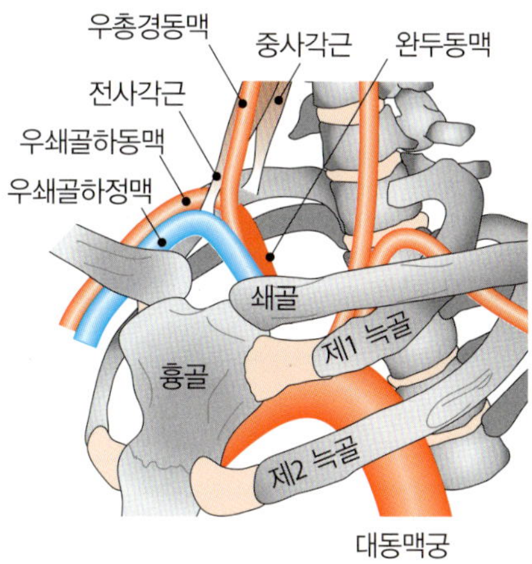

선천성 근성사경(先天性筋性斜頸)
Congenital muscular torticollis

분만시에 **흉쇄유돌근**(胸鎖乳突筋)이 과신전(過伸展) 되어 근육내에 출혈이 일어나 섬유화가 진행하면 근이 단축(短縮), 경화(硬化), 근수축되어 운동장애가 발생한다. 흉쇄유돌근은 측두골의 유양돌기에 정지하기 때문에 환측(患側)의 근육들이 흉쇄유돌근 방향으로 당겨진다. 그 결과 얼굴이 환측으로 기울어져 하악의 선단부분이 반대측 위쪽으로 향하게 된다.

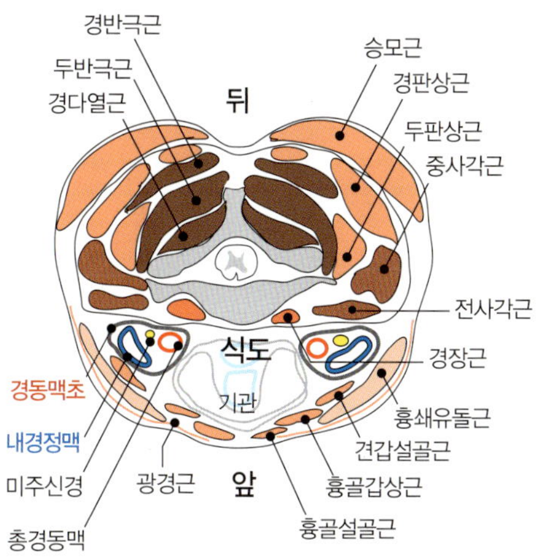

목의 횡단면

사각근극(scalene gap)과 (전)사각근증후근

제1 늑골에 정지하는 전사각근과 중사각근 사이에 생기는 **사각근 삼각**(斜角筋隙)내를 완신경총(腕神經叢)과 쇄골하동맥이 통과하고 그 앞에 제1 늑골을 따라 쇄골하정맥이 주행한다. 이 부위의 장애를 사각근증후군이라 한다. 예를들어 장시간의 컴퓨터 사용시 앞으로 기운 자세에 의한 전사각근의 신경이나 동맥의 압박으로 손의 약지, 소지에 지각장애, 마비 또는 혈관 운동장애에 의한 손가락끝의 냉증 등을 동반하여 **(전)사각근증후군**(斜角筋症候群, 흉곽출구증후군의 하나)을 유발한다. 민틋한 어깨의 30대 여성에게서 많이 보인다고 한다.

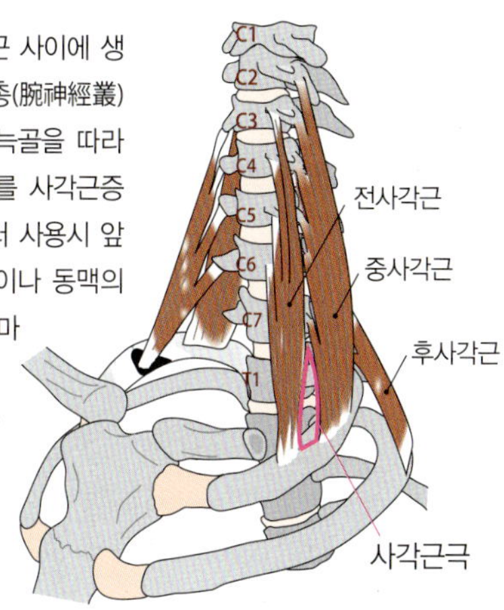

ST13 기호(氣戶)

부위 전흉부, 쇄골하연, 전정중선의 외방 4촌

이 경혈에 관한 해부학적 구조

- 피부에는 경신경총 피지로 경부에서 어깨에 이르는 피부에 분포하는 **쇄골상신경**(鎖骨上神經, C3)
- 내측(C8~T1) · 외측흉근신경(C5~C7) 지배하의 견관절의 내전(內轉)에 작용하는 대흉근(大胸筋)과 견갑골하근신경(肩胛骨下筋神經) 지배의 쇄골하근(鎖骨下筋)
- 대흉근에 영양을 공급하는 액와동 · 정맥 가지의 흉견봉동 · 정맥(胸肩峯動 · 靜脈)
- 후두정맥이나 하악후정맥에서 혈액을 모아 쇄골하정맥으로 유입하는 외경정맥(外頸靜脈)

주의: 심자하면 기흉(氣胸)을 일으킬 수 있는 가능성이 있는 위험혈이다.

ST14 고방(庫房)

부위 전흉부, 제1 늑간, 전정중선의 외방 4촌

이 경혈에 관한 해부학적 구조

- 피부에는 경신경총의 피지로 경부에서 어깨에 이르는 피부에 분포하는 **쇄골상신경**(鎖骨上神經, C4)
- 내측(C8~T1) · 외측흉근신경(C5~C7) 지배하의 견관절의 내전(內轉)에 작용하는 대흉근(大胸筋)과 견갑골의 하강에 작용하는 소흉근(小胸筋)
- 늑간신경(T1~T12) 지배의 외 · 내늑간근(外 · 內肋間筋)

주의: 심자하면 기흉(氣胸)을 일으킬 수 있는 가능성이 있는 위험혈이다.

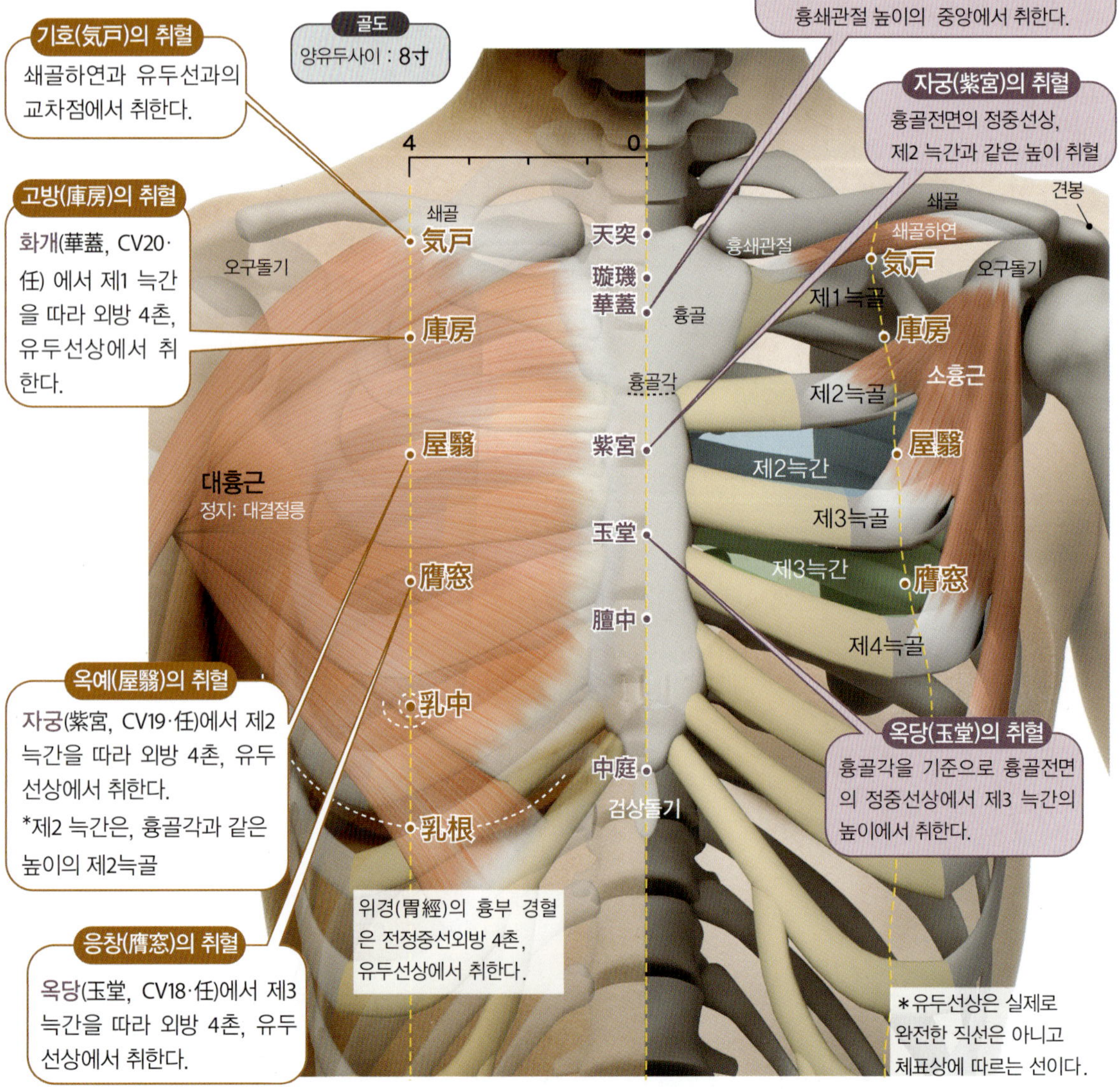

늑간신경(肋間神經)은 Th1~12의 전지(前枝)로 12쌍이 있다. 동명(同名)의 동정맥을 따라 각 늑간극(肋間隙)을 주행하고, 고유흉근(固有胸筋) 위아래의 후거근(後鋸筋), 전복근(前腹筋) 및 측복근(側腹筋)을 지배하고 피지(皮枝)는 흉복부의 전면 및 측면의 피부에 분포한다.
제12 늑간신경은 늑간(肋間)에는 없고 마지막 늑골아래를 통과하기에 늑하신경(肋下神經)이라고 부른다.

ST15 옥예(屋翳)

부위 전흉부, 제2 늑간, 전정중선의 외방 4촌

이 경혈에 관한 해부학적 구조

- 피부에는 **제2 늑간신경의 전피지**(前皮枝)와 **외측피지**(外側皮枝)
- 내측(C8~T1) · 외측흉근신경(C5~C7) 지배로 견관절의 내전에 작용하는 대흉근(大胸筋)과 견갑골을 하강하는 소흉근(小胸筋)
- 늑간신경(T2) 지배의 외 · 내늑간근(外 · 內肋間筋)

주의: 심자하면 기흉(氣胸)을 일으킬 가능성이 있는 위험혈이다.

늑골구(肋骨溝) (costal groove)

3층의 늑간근 중에 내늑간근과 최내늑간근 사이로 늑골 내면에 있는 구(溝, 도랑 구)를 늑골구(肋骨溝)라 한다. 위에서부터 **늑간정맥**(肋間靜脈, Intercostal Vein), **늑간동맥**(肋間動脈, Intercostal Artary), **늑간신경**(肋間神經, Intercostal Nerve) 순으로 VAN의 주행을 하고 있다. 따라서 늑골하연(肋骨下緣)에 천자나 자침하면 혈관이나 신경을 손상할 위험이 있다. 이 이외에도 VAN의 주행은 서혜부(鼠蹊部)의 내측에서 외측으로 혈관열공(血管裂孔)의 대퇴정맥(大腿靜脈, Femoral Vein), 대퇴동맥(大腿動脈, Femoral Artery)과 근열공(筋裂孔)의 대퇴신경(大腿神經, Femoral Nerve) 등이 있다.

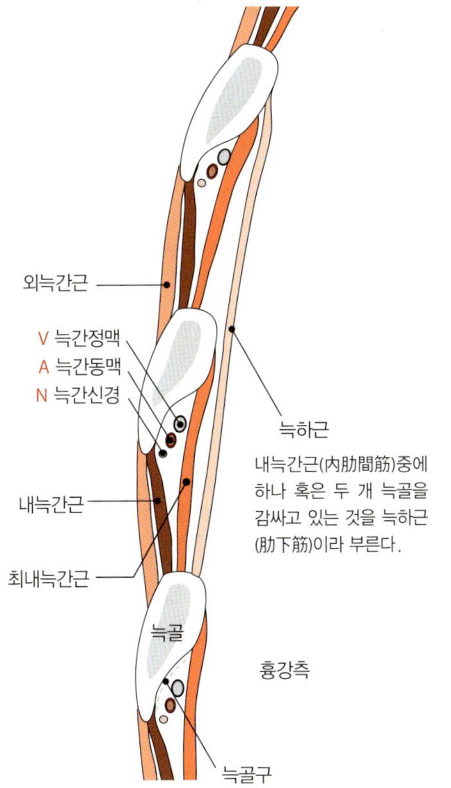

늑간근 단면도

ST16 응창 (膺窓)

부위 전흉부, 제3 늑간, 전정중선의 외방 4촌

이 경혈에 관한 해부학적 구조

- 피부에는 **제3 늑간신경의 전피지**(前皮枝)와 **외측피지**(外側皮枝)
- 내측(C8~T1) · 외측흉근신경(C5~C7) 지배로 견관절의 내전에 작용하는 대흉근(大胸筋)
- 늑간신경(T2) 지배의 외 · 내늑간근(外 · 內肋間筋)

주의: 심자하면 기흉(氣胸)을 일으킬 가능성이 있는 위험혈이다.

쇄골하동맥(subclaviana artery)과 외장골동맥(external iliac artery)의 측부혈행로(側副血行路)

쇄골하동맥 가지인 내흉동맥(內胸動脈)은 흉부에서 늑간동맥을 분기하고 늑연골 후면을 하행하여 상복벽동맥(上腹壁動脈)이 되지만 상행하여 오는 외장골동맥(外腸骨動脈)의 가지인 하복벽동맥(下腹壁動脈)과 연결되어 **측부순환로**(側副循環路)를 형성한다. 이 혈행로는 선천성 대동맥협착에 의해 흉대동맥(胸大動脈)이나 복대동맥(腹大動脈)의 혈액순환이 저해되는 경우에는 **통상과 반대의 혈행**이 되어 하지로 혈액공급을 하는 것과 같은 기능을 한다. 또한, 서혜인대(鼠蹊部靭帶)로부터 하방으로 대퇴동맥에서 분기되어 나온 천복벽동맥(淺腹壁動脈)도 배꼽주변에서 상복벽동맥(上腹壁動脈)과 연결된다.

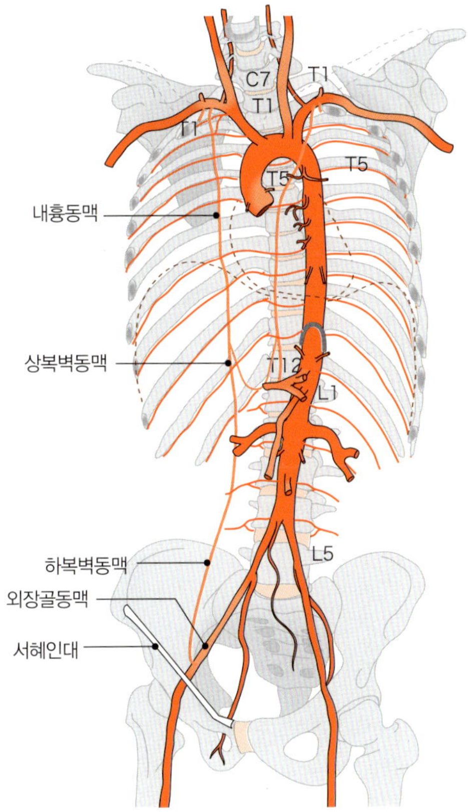

ST 족양명위경(足陽明胃經) 유중(乳中), 유근(乳根), 불용(不容), 승만(承滿)

ST17 유중 (乳中)

부위 전흉부, 유두중앙

이 경혈에 관한 해부학적 구조

- 피부에는 **제4 늑간신경의 전피지**(前皮枝)와 **외측피지**(外側皮枝)
- 내측(C8~T1) · 외측흉근신경(C5~C7) 지배로 견관절의 내전에 작용하는 대흉근(大胸筋)
- 늑간신경(T2) 지배의 외 · 내늑간근(外 · 內肋間筋)

주의: 심자하면 기흉(氣胸)을 일으킬 가능성이 있는 위험혈이다.

ST18 유근 (乳根)

부위 전흉부, 제5 늑간, 전정중선의 외방 4촌

이 경혈에 관한 해부학적 구조

- 피부에는 **제5 늑간신경의 전피지**(前皮枝)와 **외측피지**(外側皮枝)
- 내측(C8~T1) · 외측흉근신경(C5~C7) 지배로 견관절의 내전에 작용하는 대흉근(大胸筋)
- 늑간신경(T2) 지배의 외 · 내늑간근(外 · 內肋間筋)

주의: 심자하면 기흉(氣胸)을 일으킬 가능성이 있는 위험혈이다.

유중(乳中)의 취혈

- 남성의 유두중앙은 제4 늑간에 해당한다.
- 전중(膻中, CV17·任)에서 제4 늑간을 따라 외방 4촌, 유두선상으로 유두의 중앙에서 취한다.

유근(乳根)의 취혈

남성에게는 유두선과 제5 늑간이 교차하는 곳.
여성에게는 유방하연의 중점에서 취한다.

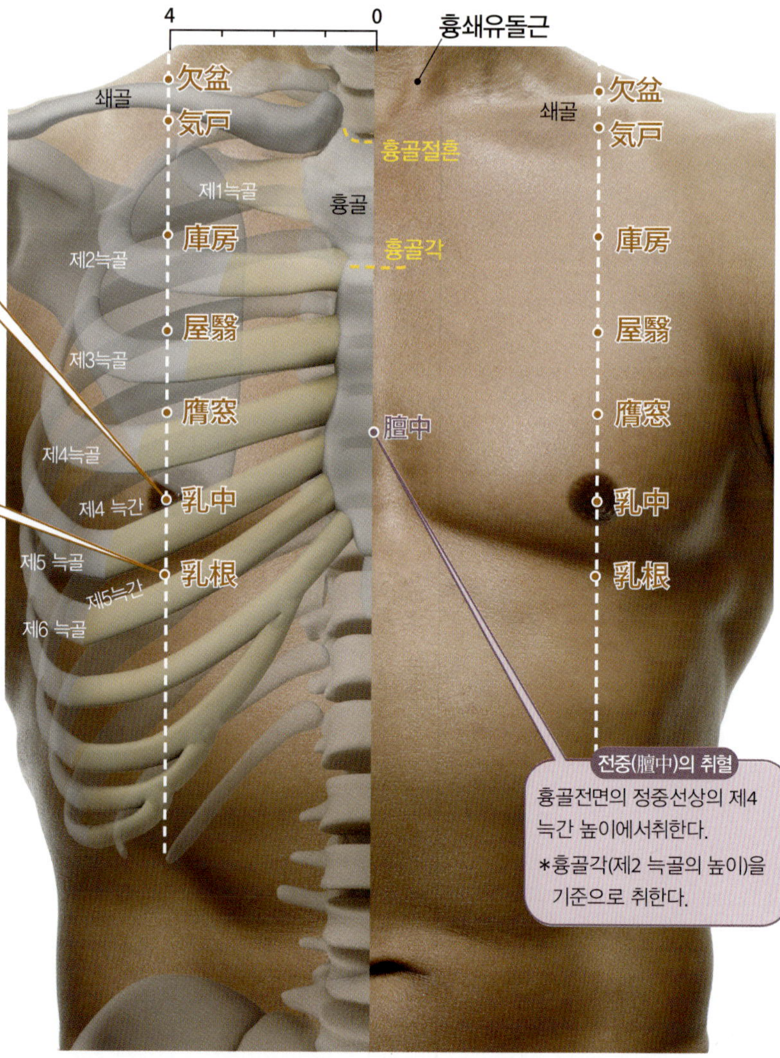

전중(膻中)의 취혈

흉골전면의 정중선상의 제4 늑간 높이에서취한다.
*흉골각(제2 늑골의 높이)을 기준으로 취한다.

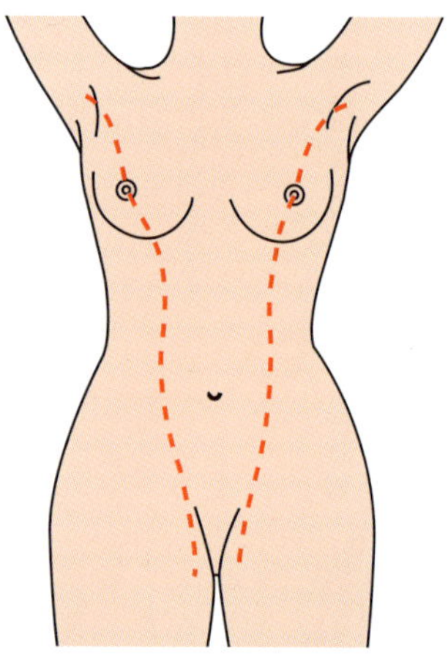

유선제(乳腺堤) mammary ridge(milk line)와 부유(副乳) Accessory mammary gland

태아가 생겨난지 4주 째부터 **유선제**(乳線堤)가 생겨 6주 사이에 7~9개의 **유선원기**(乳腺原基)가 나타나지만 사람의 경우 이들중 1개만이 유선으로 발달한다. 그러나 액와 근방에 발달한 경우가 있고 이를 부유라고 한다. 일본인의 발생빈도는 2~22%라고 일컬어진다.

위(胃)는 식도에 연결된 상복부에 있는 장기이다. 위의 상부에는 횡격막이 있고, 제11 흉추의 높이에 분문(噴門)이 있다. 분문은 횡격막의 식도 열공(食道裂孔)을 미주신경과 함께 통과하는 식도의 연결부이다. 위의 전면(복면腹面)에 있는 경혈은 중완中脘, 상완上脘(任·CV), 음도陰都, 복통곡腹通谷, 유문幽門(腎·KI), 불용不容, 승만承滿, 양문梁門(胃·ST)이 있다.

ST19 불용(不容)

부위 상복부, 제중앙(臍中央) 상방 6촌, 전정중선의 외방 2촌

이 경혈에 관한 해부학적 구조

- 피부에는 **늑간신경전피지**(肋間神經前皮枝, C7)
- 늑간신경(T7~T12)과 장골하복신경 지배로 몸통의 전굴(前屈)에 작용하는 복직근(腹直筋)과 복직근초(腹直筋鞘)
- 쇄골하동맥의 가지로 복벽(腹壁)을 하행하는 내흉동 · 정맥(內胸動 · 靜脈) 연장의 상복벽동 · 정맥(上腹壁動 · 靜脈)
- 심부(深部)에는 위(胃)가있다.

ST20 승만(承滿)

부위 상복부, 제중앙(臍中央) 상방 5촌, 전정중선의 외방 2촌

이 경혈에 관한 해부학적 구조

- 피부에는 **늑간신경전피지**(肋間神經前皮枝, C7,8)
- 늑간신경(T7~T12)과 장골하복신경 지배로 몸통의 전굴(前屈)에 작용하는 복직근(腹直筋)과 복직근초(腹直筋鞘)
- 쇄골하동맥의 가지로 복벽(腹壁)을 하행하는 내흉동 · 정맥(內胸動 · 靜脈)연장의 상복벽동 · 정맥((上腹壁動 · 靜脈)
- 심부(深部)에는 위(胃)가 있다

골도

흉골체하단~배꼽중앙 : 8촌

위경(胃經)의 복부경혈은 전정중선 외방 2촌 정중선과 유두선과의 중앙에서 취한다.

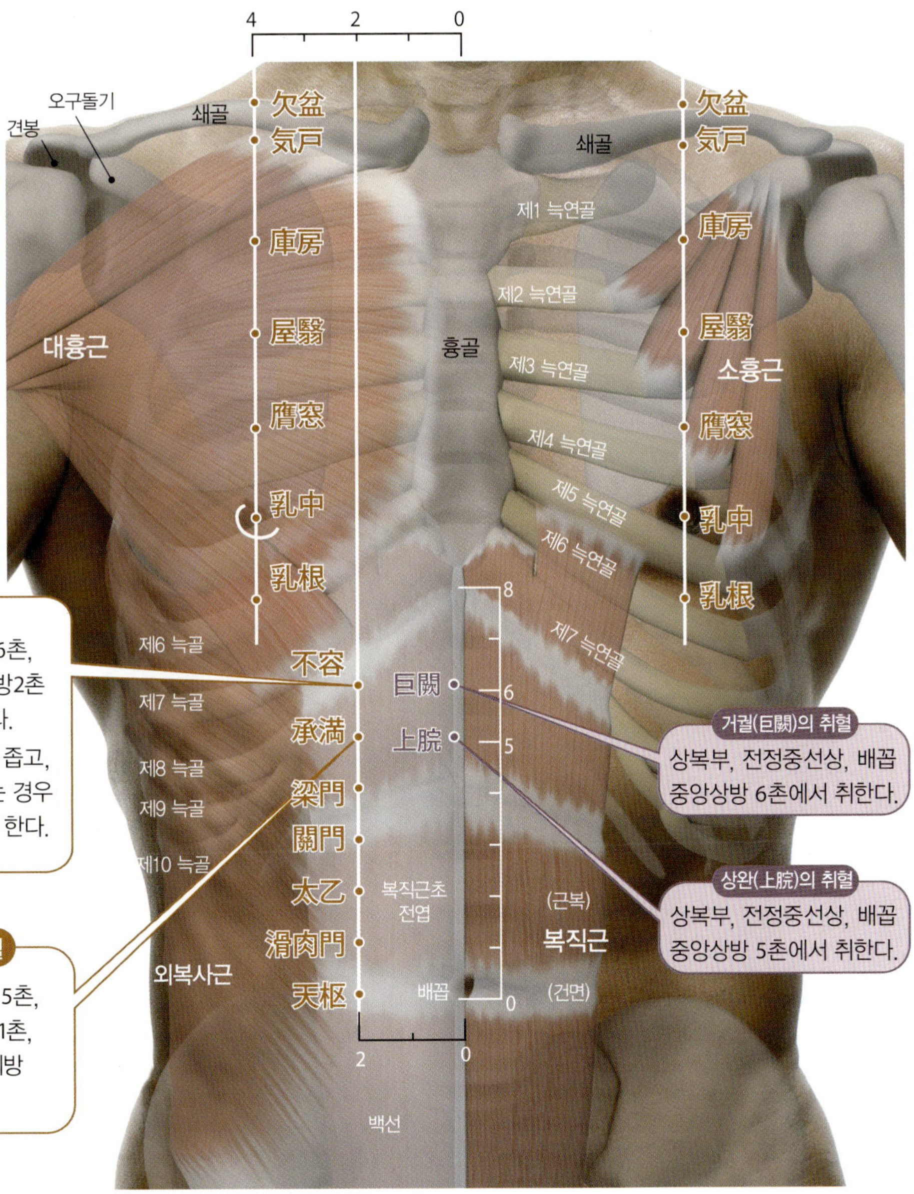

불용(不容)의 취혈

천추(天樞, ST25) 상방 6촌, 거궐(巨闕, CV14·任) 외방2촌의 복직근 위에서 취한다.

*흉골하각(胸骨下角)이 좁고, 불용아래에 늑골이 있는 경우에는 사자(斜刺)를 해야 한다.

승만(承滿)의 취혈

천추(天樞, ST25) 상방 5촌, 불용(不容, ST19) 하방 1촌, 상완(上脘, CV13·任) 외방 2촌에서 취한다.

거궐(巨闕)의 취혈

상복부, 전정중선상, 배꼽중앙상방 6촌에서 취한다.

상완(上脘)의 취혈

상복부, 전정중선상, 배꼽중앙상방 5촌에서 취한다.

ST 족양명위경(足陽明胃經) 양문(梁門), 관문(關門), 태을(太乙), 활육문(滑肉門), 천추(天枢)

ST21 양문 (梁門)

부위 상복부, 제중앙(臍中央) 상방 4촌, 전정중선의 외방 2촌

이 경혈에 관한 해부학적 구조

- 피부에는 **늑간신경전피지**(肋間神經前皮枝, C8)
- 늑간신경(T7~T12)과 장골하복신경 지배로 몸통의 전굴(前屈)에 작용하는 복직근(腹直筋)과 복직근초(腹直筋鞘)
- 쇄골하동맥의 가지로 복벽(腹壁)을 하행하는 내흉동 · 정맥(內胸動 · 靜脈) 연장의 상복벽동 · 정맥(上腹壁動 · 靜脈))
- 심부(深部)에는 위 또는 소상이 있나

ST22 관문 (關門)

부위 상복부, 제중앙(臍中央) 상방 3촌, 전정중선의 외방 2촌

이 경혈에 관한 해부학적 구조

- 피부에는 **늑간신경전피지**(肋間神經前皮枝, C9)
- 늑간신경(T7~T12)과 장골하복신경 지배로 몸통의 전굴(前屈)에 작용하는 복직근(腹直筋)과 복직근초(腹直筋鞘)
- 쇄골하동맥의 가지로 복벽(腹壁)을 하행하는 내흉동 · 정맥(內胸動 · 靜脈) 연장의 상복벽동 · 정맥(上腹壁動 · 靜脈))
- 심부(深部)에는 소장과 횡행결장(橫行結腸)이 있다.

ST23 태을 (太乙)

부위 상복부, 제중앙(臍中央) 상방 2촌, 전정중선의 외방 2촌

이 경혈에 관한 해부학적 구조

- 피부에는 **늑간신경전피지**(肋間神經前皮枝, C9)
- 늑간신경(T7~T12)과 장골하복신경 지배로 몸통의 전굴(前屈)에 작용하는 복직근(腹直筋)과 복직근초(腹直筋鞘)
- 쇄골하동맥의 가지로 복벽(腹壁)을 하행하는 내흉동 · 정맥(內胸動 · 靜脈) 연장의 상복벽동 · 정맥(上腹壁動 · 靜脈)
- 심부(深部)에는 소장이 있다

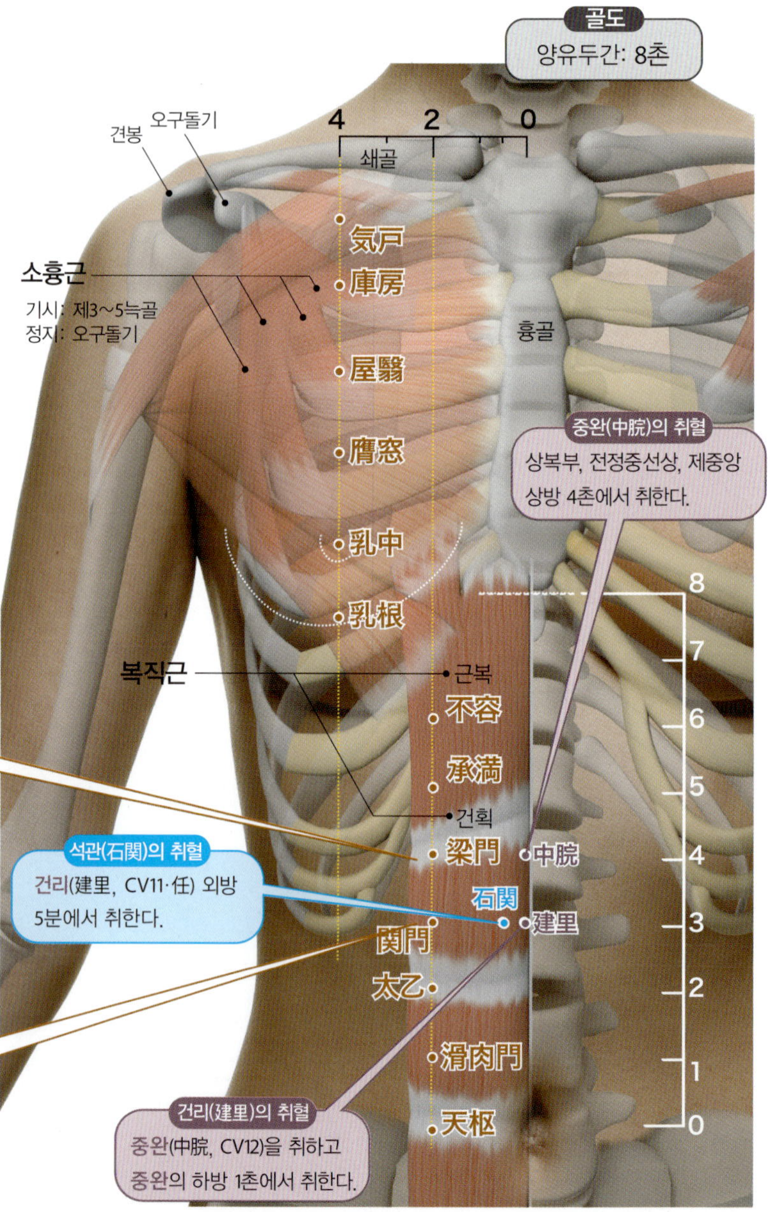

양문(梁門)의 취혈

천추(天樞, ST25) 상방 4촌, 승만(承滿, ST20) 하방 1촌, 중완(中脘, CV12·任) 외방 2촌에서 취한다.

관문(關門)의 취혈

석관(石關, KI 18·腎), 건리(建里, CV11·任)와 같은 높이에서 건리 외방 2촌, 천추(天樞, ST25) 상방 3촌, 복직근(腹直筋) 내에서 취한다.

복직근(腹直筋)은 치골결합(恥骨結合)과 치골결절(恥骨結節)에서 기시하여 제5~7 늑연골(肋軟骨)과 검상돌기(劍狀突起)에서 정지한다.(P.267 참조) 작용은 골반(骨盤)이 고정되어 있는 경우에는 체간의 굴곡(屈曲), 흉곽이 고정된 경우에는 골반이 뒤로 비스듬하게 된다.

ST24 활육문 (滑肉門)

부위 상복부, 제중앙(臍中央) 상방 1촌, 전정중선의 외방 2촌

이 경혈에 관한 해부학적 구조

- 피부에는 **늑간신경전피지**(肋間神經前皮枝, C10)
- 늑간신경(T7~T12)과 장골하복신경 지배로 몸통의 전굴(前屈)에 작용하는 복직근(腹直筋)과 복직근초(腹直筋鞘)
- 쇄골하동맥의 가지로 복벽(腹壁)을 하행하는 내흉동 · 정맥(內胸動 · 靜脈)연장의 상복벽동 · 정맥(上腹壁動 · 靜脈)
- 심부(深部)에는 소장 혹은 횡행결장(橫行結腸)이 있다.

ST25 천추 (天樞)

부위 상복부, 제중앙(臍中央) 외방 2촌

이 경혈에 관한 해부학적 구조

- 피부에는 **늑간신경전피지**(肋間神經前皮枝, C10)
- 늑간신경(T7 ~ T12)과 장골하복신경 지배로 몸통의 전굴(前屈)에 작용하는 복직근(腹直筋)과 복직근초(腹直筋鞘)
- 외장골동 · 정맥에서 분기되어 상행하는 하복벽동 · 정맥(下服壁動 · 靜脈)
- 대퇴동 · 정맥에서 분지하여 상행하는 천복벽동 · 정맥(淺腹壁動 · 靜脈)
- 심부(深部)에는 소장 혹은 횡행결장(橫行結腸)이 있다

복벽의 동맥

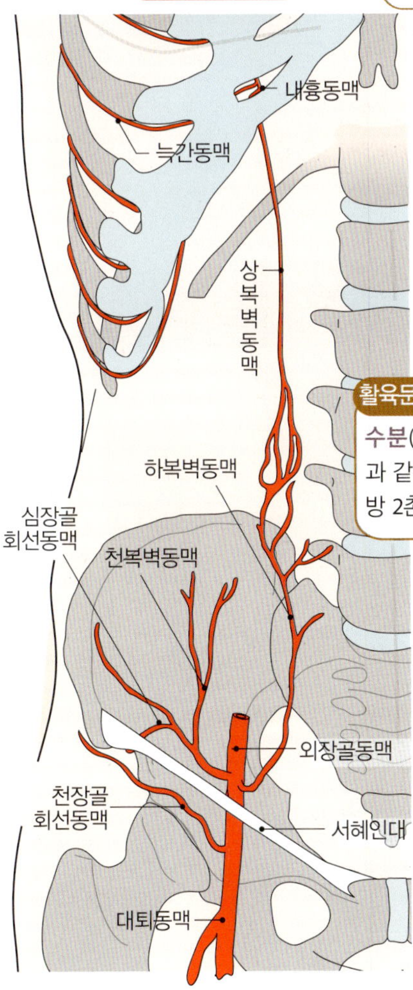

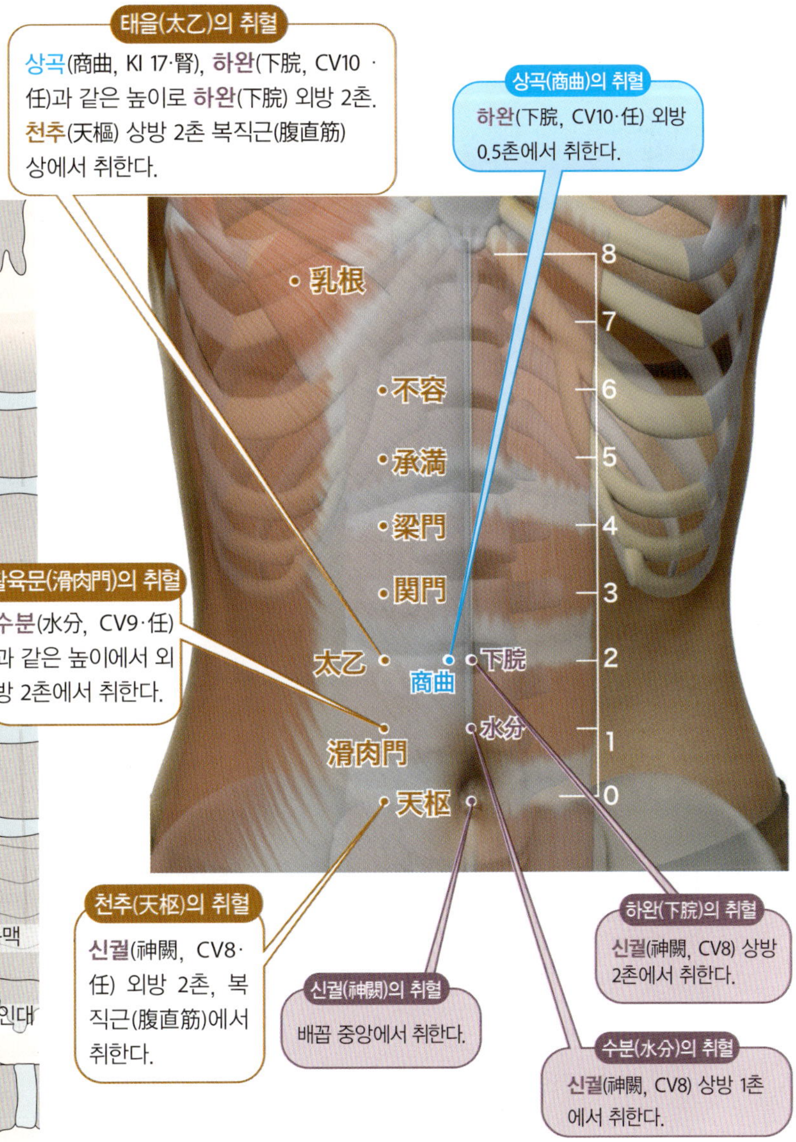

ST26 외릉 (外陵)

부위 하복부, 제중앙(臍中央) 하방 1촌, 전정중선 외방 2촌

이 경혈에 관한 해부학적 구조

- 피부에는 늑간신경전피지(肋間神經前皮枝, C10)
- 늑간신경(T7~T12)과 장골하복신경 지배로 몸통의 전굴(前屈)에 작용하는 복직근(腹直筋)과 복직근초(腹直筋鞘)
- 외장골동 · 정맥에서 분기되어 상행하는 하복벽동 · 정맥(下服壁動 · 靜脈)
- 대퇴동 · 정맥(大腿動 · 靜脈)에서 분기되어 상행하는 천복벽동 · 정맥(淺腹壁動 · 靜脈)
- 심부(深部)에는 소장 혹은 횡행결장(橫行結腸)이 있다.

ST27 대거 (大巨)

부위 하복부, 제중앙(臍中央) 하방 2촌, 전정중선 외방 2촌

이 경혈에 관한 해부학적 구조

- 피부에는 늑간신경전피지(肋間神經前皮枝, C11)
- 늑간신경(T7~T12)과 장골하복신경 지배로 몸통의 전굴(前屈)에 작용하는 복직근(腹直筋)과 복직근초(腹直筋鞘)
- 외장골동 · 정맥에서 분기되어 상행하는 하복벽동 · 정맥(下服壁動 · 靜脈)
- 대퇴동 · 정맥(大腿動 · 靜脈)에서 분기되어 상행하는 천복벽동 · 정맥(淺腹壁動 · 靜脈)
- 심부(深部)에는 소장이 있다.

ST28 수도 (水道)

부위 하복부, 제중앙(臍中央) 하방 3촌, 전정중선 외방 2촌

이 경혈에 관한 해부학적 구조

- 피부에는 늑간신경전피지(肋間神經前皮枝, C11)와 장골하복신경전피지(腸骨下服神經前皮枝)
- 늑간신경(T6~T7)과 장골하복신경 지배로 몸통의 전굴(前屈)에 작용하는 복직근(腹直筋)과 복직근초(腹直筋鞘)
- 외장골동 · 정맥에서 분기되어 상행하는 하복벽동 · 정맥(下服壁動 · 靜脈)
- 대퇴동 · 정맥(大腿動 · 靜脈)에서 분기되어 상행하는 천복벽동 · 정맥(淺腹壁動 · 靜脈)
- 심부(深部)에는 소장이 있다

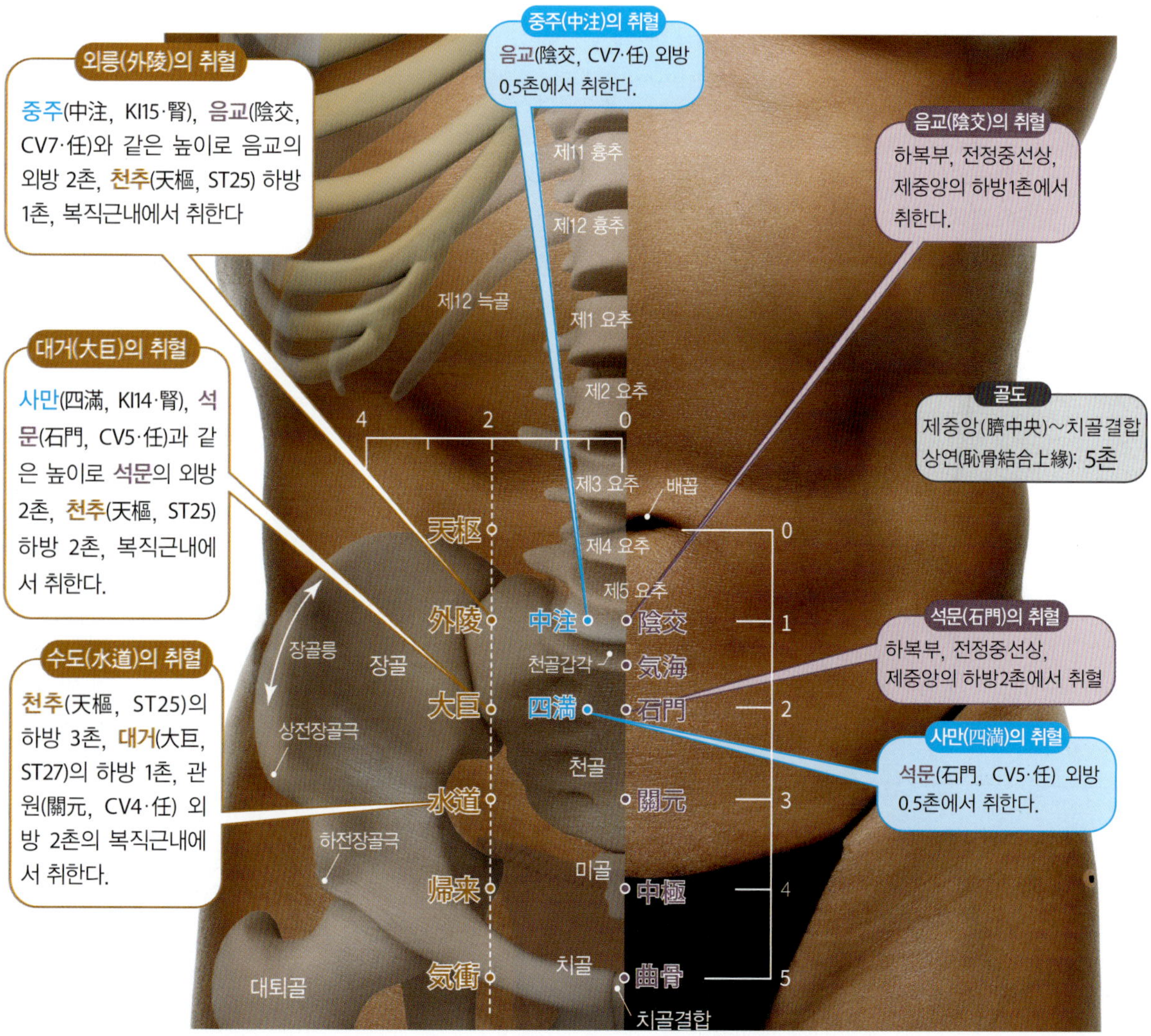

서혜인대(鼠蹊靭帶)는 상전장골극(上前腸骨棘)과 치골결합(恥骨結合)을 연결하는 인대이다. 스크라파 삼각(Scarpa Triangle)은 서혜인대(鼠蹊靭帶), 봉공근(縫工筋), 장내전근(長內轉筋)의 3변(三辺)으로 구성되는 삼각형을 말한다. 이 부분의 거의 중앙에 **대퇴동맥**(大腿動脈)이 있고 바로 내측에 대퇴정맥(大腿靜脈), 외측에 대퇴신경(大腿神經)이 통과한다(P.48참조)

ST29 귀래 (歸來)

부위 하복부, 제중앙(臍中央) 하방 4촌, 전정중선 외방 2촌

이 경혈에 관한 해부학적 구조

- 피부에는 **장골하복신경전피지**(腸骨下腹神經前皮, C11)
- 늑간신경(T6~T7)과 장골하복신경의 지배로 몸통의 전굴(前屈)에 작용하는 복직근(腹直筋)과 복직근초(腹直筋鞘)
- 외장골동 · 정맥에서 분지하여 상행하는 하복벽동 · 정맥(下服壁動 · 靜脈)
- 대퇴동 · 정맥(大腿動 · 靜脈)에서 분지하여 상행하는 천복벽동 · 정맥(淺腹壁動 · 靜脈)
- 심부(深部)에는 소장(小腸)이 있다

ST30 기충 (氣衝)

부위 서혜부(鼠蹊部), 치골결합상연(恥骨結合上緣)과 같은 높이로 전정중선 외방2촌, 대퇴동맥 박동부(大腿動脈拍動部)

이 경혈에 관한 해부학적 구조

- 피부에는 요신경총(腰神經叢) 가지의 **음부대퇴신경**(陰部大腿神經)의 **대퇴지**(大腿枝)
- 대퇴신경(L2~L3)과 폐쇄신경(L2~L3) 지배로 고관절(股關節)의 내전(內轉)에 작용하는 치골근(恥骨筋)
- 총장골동 · 정맥(総腸骨動 · 靜脈)에서 분지하는 외장골동 · 정맥(外腸骨動 · 靜脈)
- 외장골동 · 정맥(外腸骨動 · 靜脈)에서 분지하여 상행하는 하복벽동 · 정맥(下服壁動 · 靜脈)
- 대퇴동 · 정맥에서 분지하여 상행하는 천복벽동 · 정맥(淺腹壁動 · 靜脈)

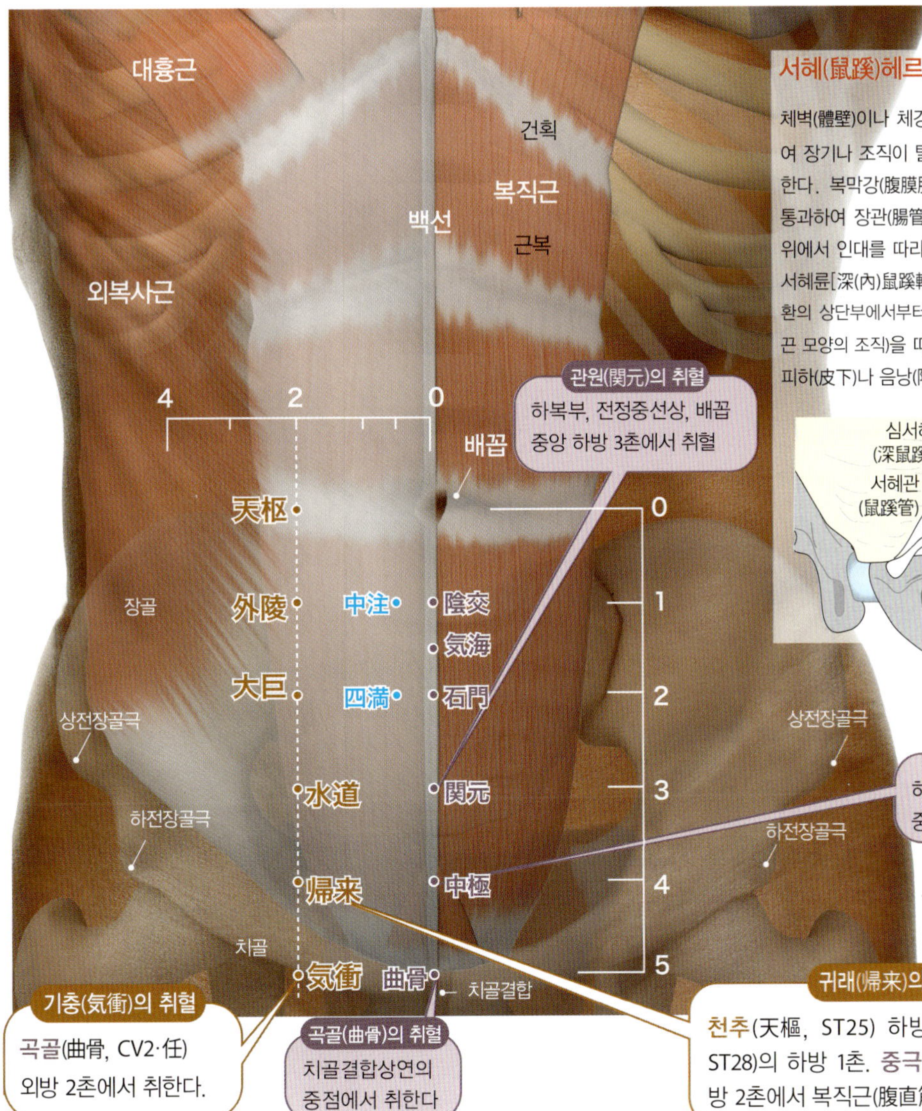

관원(関元)의 취혈

하복부, 전정중선상, 배꼽 중앙 하방 3촌에서 취혈

중극(中極)의 취혈

하복부, 전정중선상, 배꼽 중앙 하방 4촌에서 취혈

기충(気衝)의 취혈

곡골(曲骨, CV2·任) 외방 2촌에서 취한다.

곡골(曲骨)의 취혈

치골결합상연의 중점에서 취한다

귀래(帰来)의 취혈

천추(天樞, ST25) 하방4촌, 수도(水道, ST28)의 하방 1촌. 중극(中極, CV3·任) 외방 2촌에서 복직근(腹直筋) 내에서 취한다.

서혜(鼠蹊)헤르니아, inguinal hernia

체벽(體壁)이나 체강내(體腔內)의 열극(裂隙)을 통과하여 장기나 조직이 탈출하는 것을 **헤르니아**(hernia)라고 한다. 복막강(腹膜腔)의 연장인 초상돌기(鞘狀突起)를 통과하여 장관(腸管) 등이 서혜인대(鼠蹊靭帶)의 바로 위에서 인대를 따라 존재하는 서혜관(鼠蹊管)의 심(내)서혜륜[深(內)鼠蹊輪]에서 서혜관 내의 정삭(精索, 고환의 상단부에서부터 샅굴의 안쪽 끝까지의 사이에 있는 끈 모양의 조직)을 따라 천(외)서혜륜(淺(外)鼠蹊輪)에서 피하(皮下)나 음낭(陰囊)내로 들어간다.

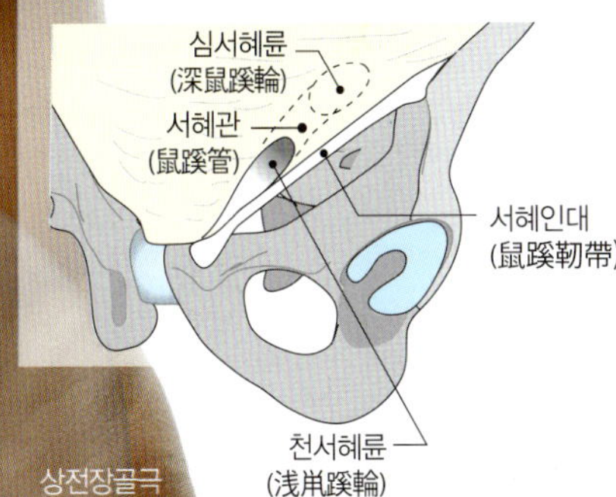

ST31 비관 (髀關)

부위 대퇴전면(大腿前面), 대퇴직근(大腿直根)과 봉공근(縫工筋), 대퇴근막장근(大腿筋膜腸筋) 근위부(近位部) 사이의 함요부(陷凹部)

이 경혈에 관한 해부학적 구조

- 피부에는 요신경총가지인 **외측대퇴피신경**(外側大腿皮神經, L2)
- 상둔신경(上臀神經, L4~S1) 지배로 고관절(股關節)의 굴절(屈折)에 작용하는 대퇴근막장근(大腿筋膜腸筋)
- 대퇴신경(L2~L4)의 지배로 대퇴사두근(大腿四頭筋)중 고관골의 굴곡과 슬개골(膝蓋骨)의 신전(伸展)에 작용하는 대퇴직근(大腿直根)과 슬관절의 신전에 작용하는 외측광근(外側廣筋)
- 대퇴동맥(大腿動脈) 가지의 대퇴심동 · 정맥(大腿深動 · 靜脈)에서 분기하는 외측대퇴회선동 · 정맥(外側大腿回旋動 · 靜脈)

비관(髀關)의 취혈

슬개골저외단(膝蓋骨低外端)과 상전장골극(上前腸骨棘)의 연결선과 치골결합하연(恥骨結合下緣)의 수평선과 교차하는 곳에서 취한다.

고관절(股關節)과 무릎을 약간 굴곡시키고, 고관절을 약간 외전시켜 대퇴전내측(大腿前內側)에 가해지는 저항에 대응할 때 삼각형의 함요가 나타난다. 대퇴직근근위부(大腿直筋近位部)는 내측의 봉공근(縫工筋)과 외측의 대퇴근막장근(大腿筋膜張筋)사이의 함요부에 있으며 이 삼각형의 정점(頂点) 아래에 있는 함요의 가장 깊은 부분에서 취한다.

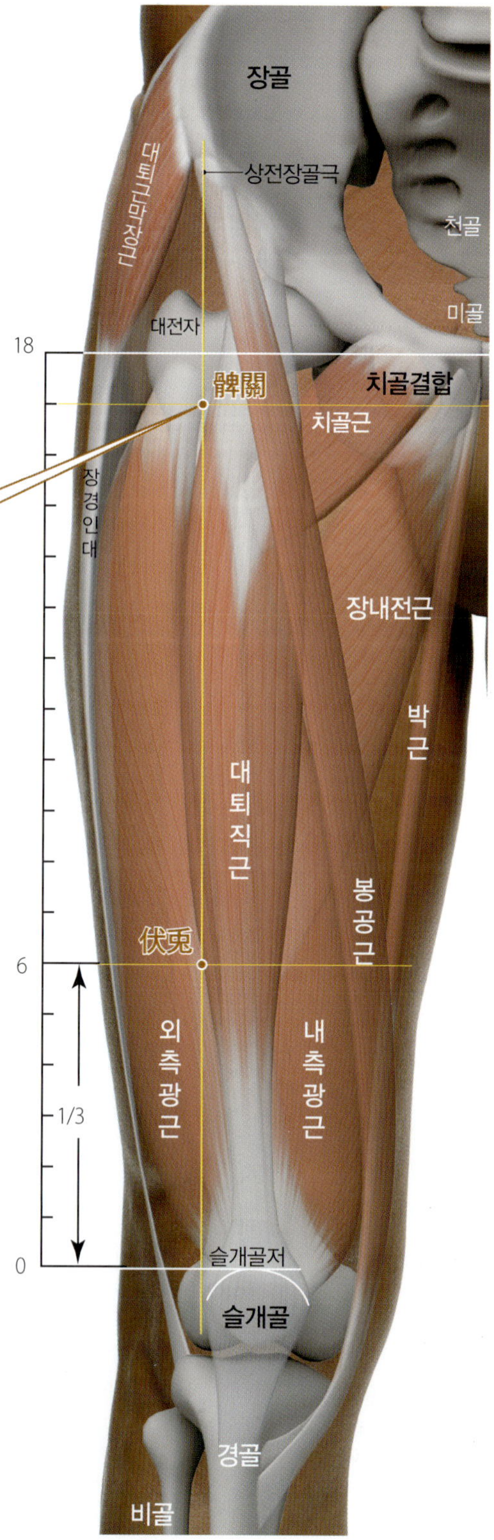

복재신경(伏在神經) saphenous nerve(L3~L4)

요신경총(腰神經叢)을 구성하는 **대퇴신경**(大腿神經) 근지(筋枝)는 치골근(恥骨筋), 봉공근(縫工筋), 대퇴사두근(大腿四頭筋), 슬관절근(膝關節筋)을 지배하고, 피지(皮枝)는 대퇴전면피부(大腿前面皮部)에 분포한다. 그 중에서도 **복재신경**(伏在神經)이라는 커다란 피지(皮枝)는 슬관절의 내측에서 피하로 분지하고 계속 하행하여 하퇴(下腿)와 발등의 내측면에 분포한다.

대퇴삼각 femoral triangle(Scarpa's triangle)

상연은 **서혜인대**(鼠蹊靭帶), 외측연(外側緣)은 **봉공근**(縫工筋), 내측연(內側緣)은 장내전근(長內轉筋)으로 삼각형이 된다. 서혜인대에서 나오는 **대퇴동 · 정맥**은 혈관열공(血管裂孔)을 통과한다. 이 삼각후면에는 외측에 장요근(腸腰筋), 내측에는 치골근(恥骨筋)이 있고 한층 더 안쪽에는 대퇴골두(大腿骨頭)가 있다. 장요근과 함께 근열공(筋裂孔)을 통과한 대퇴신경이 대퇴사두근(大腿四頭筋), 봉공근, 치골근을 지배한다.

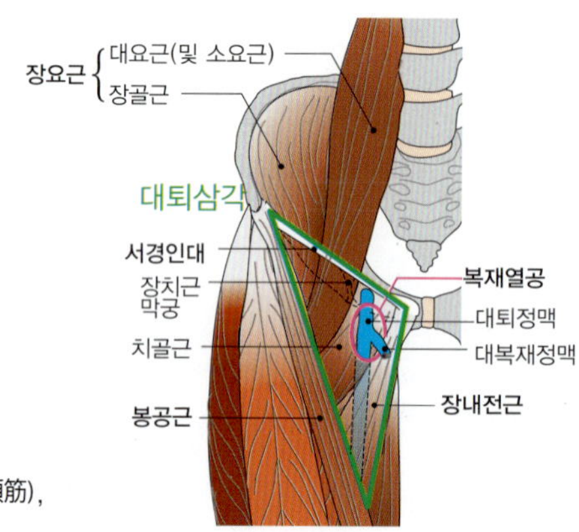

슬개인대(膝蓋靭帶)는 대퇴사두근(大腿四頭筋)의 수축력을 슬개골(膝蓋骨)에 매개하여 경골(脛骨)에 전달하는 역할을 하는 매우 강한 인대이다. 배구나 농구 등 점프 동작의 반복으로 인해 슬개인대의 스트레스가 증가되어 통증이나 부종을 초래하는 장애를 **슬개건염**(膝蓋腱炎)이라 한다.

ST36 족삼리 (足三里)

부위 하퇴전면(下腿前面), 독비(犢鼻, ST35)와 해계(解溪, ST41)의 연결선상에서 독비 하방 3촌

이 경혈에 관한 해부학적 구조

- 피부에는 총비골신경(総腓骨神經) 피지의 **외측비복피신경**(外側腓腹皮神經, L5)
- 심비골신경(深腓骨神經, L5~S1) 지배로 발의 배굴(背屈)에 작용하는 전경골근(前脛骨筋)과 장지신근(長趾伸筋)
- 경골신경(脛骨神經) 지배로 발의 저굴(底屈)에 작용하는 후경골근(後脛骨筋)
- 슬와동 · 정맥에서 분지하여 하퇴골간막상부를 관통하여 전면으로 나오는 전경골동 · 정맥(前脛骨動 · 靜脈)

ST37 상거허 (上巨虛)

부위 하퇴전면(下腿前面), **독비**(犢鼻, ST35)와 **해계**(解溪, ST41)의 연결선상에서 독비 하방 6촌

이 경혈에 관한 해부학적 구조

- 피부에는 총비골신경(総腓骨神經) 피지의 **외측비복피신경**(外側腓腹皮神經, L5)
- 심비골신경(深腓骨神經(L5~S1) 지배로 발의 배굴(背屈)에 작용하는 전경골근(前脛骨筋)
- 경골신경(脛骨神經) 지배로 발의 저굴(底屈)에 작용하는 후경골근(後脛骨筋)
- 슬와동·정맥에서 분지하여 하퇴골간막상부(下腿骨間膜上部)를 관통하여 전면으로 나오는 전경골동·정맥(前脛骨動·靜脈)

상거허(上巨虛)의 취혈

전경골근(前脛骨筋)위로 족삼리(足三里, ST36) 하방 3촌, 조구(条口)의 상방 2촌에서 취한다.

ST38 조구 (条口)

부위 하퇴전면(下腿前面), **독비**(犢鼻, ST35)와 **해계**(解溪, ST41)의 연결선상에서 독비 하방 8촌

이 경혈에 관한 해부학적 구조

- 피부에는 총비골신경(総腓骨神經)피지의 **외측비복피신경**(外側腓腹皮神經, L5)
- 심비골신경(深腓骨神, L4~S1) 지배로 발의 배굴(背屈)에 작용하는 전경골근(前脛骨筋)
- 경골신경(脛骨神經, L5~S1) 지배로 발의 저굴(底屈)에 작용하는 후경골근(後脛骨筋)
- 슬와동 · 정맥(膝窩動 · 靜脈)에서 분지하여 하퇴골간막상부(下腿骨間膜上部)를 관통하여 전면으로 나오는 전경골동 · 정맥(前脛骨動 · 靜脈)

조구(条口)의 취혈

전경골근 위, 풍륭(豊隆, ST40)과 같은 높이에서 독비(犢鼻, ST35)와 해계(解溪, ST41)와의 중점에서 취한다.

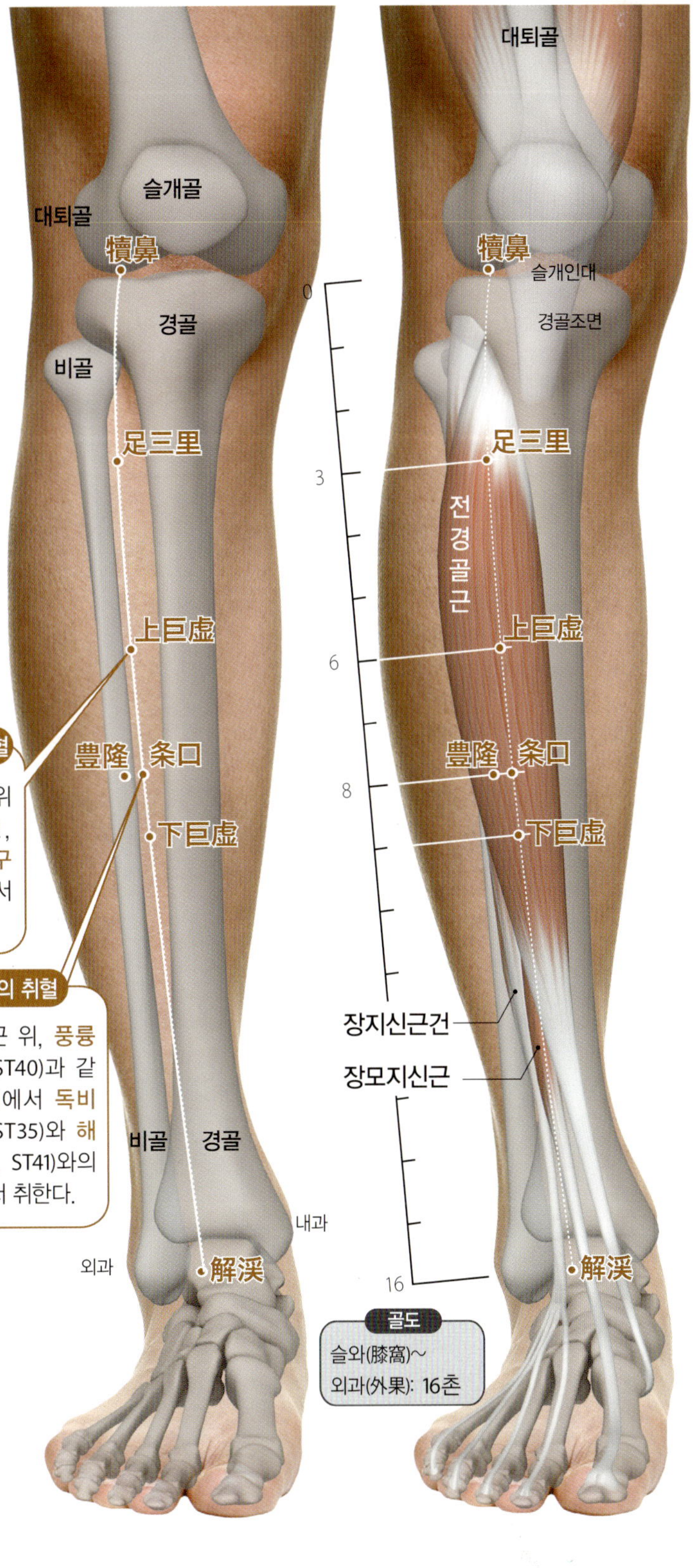

ST 족양명위경(足陽明胃經) 하거허(下巨虛) 풍륭(豊隆), 해계(解溪), 충양(衝陽) 외

ST39 하거허 (下巨虛)

부위 하퇴전면(下腿前面), 독비(犢鼻, ST35)와 해계(解溪, ST41)의 연결선상에서 독비 하방 9촌

이 경혈에 관한 해부학적 구조

- 피부에는 총비골신경(総腓骨神經) 피지의 **외측비복피신경**(外側腓腹皮神經, L4)
- 심비골신경(深腓骨神經, L4~S1) 지배로 발의 배굴(背屈)에 작용하는 전경골근(前脛骨筋)
- 경골신경(脛骨神經, L5~S1) 지배로 발의 저굴(底屈)에 작용하는 후경골근(後脛骨筋)
- 슬와동·정맥(膝窩動·靜脈)에서 분지하여 하퇴골간막상부(下腿骨間膜上部)를 관통하여 전면으로 나오는 전경골동·정맥(前脛骨動·靜脈)

ST40 풍륭 (豊隆)

부위 하퇴전면(下腿前面), 전경골근(前脛骨筋)의 외연(外緣), 외과첨(外果尖) 상방 8촌

이 경혈에 관한 해부학적 구조

- 피부에는 총비골신경(総腓骨神經) 피지의 **외측비복피신경**(外側腓腹皮神經, L5)
- 심비골신경(深腓骨神經, L4~S1) 지배로 발의 배굴(背屈)에 작용하는 장지신근(長趾伸筋)과 전경골근(前脛骨筋), 모지의 신전에 작용하는 장모지신근(長母趾伸筋)
- 경골신경(脛骨神經, L5~S1) 지배로 발의 저굴(底屈)에 작용하는 후경골근(後脛骨筋)
- 슬와동·정맥(膝窩動·靜脈)에서 분지하여 하퇴골간막상부(下腿骨間膜上部)를 관통하여 전면으로 나오는 전경골동·정맥(前脛骨動·靜脈)

ST41 해계 (解溪)

부위 족관절전면(足関節前面), 족관절 중앙의 함요부(陷凹部), 장모지신근건(長母指伸筋腱)과 장지신근건(長指伸筋腱)의 사이

이 경혈에 관한 해부학적 구조

- 피부에는 총비골신경(総腓骨神經) 가지의 **천비골신경피지**(淺腓骨神經皮枝, L4~S2)인 **내측족배피신경**(內側足背皮神經)
- 총비골신경(総腓骨神經) 가지의 심비골신경(深腓骨神經, L4~S2) 근지(筋枝) 지배의 장지신근건(長指伸筋腱), 장모지신근(長母趾伸筋)
- 슬와동·정맥(膝窩動·靜脈)에서 분지하여 하퇴골간막상부(下腿骨間膜上部)를 관통하여 전면으로 나오는 전경골동·정맥(前脛骨動·靜脈)
- 대·소복재정맥(大·小伏在靜脈)에 이어지는 족배정맥망(足背靜脈網)

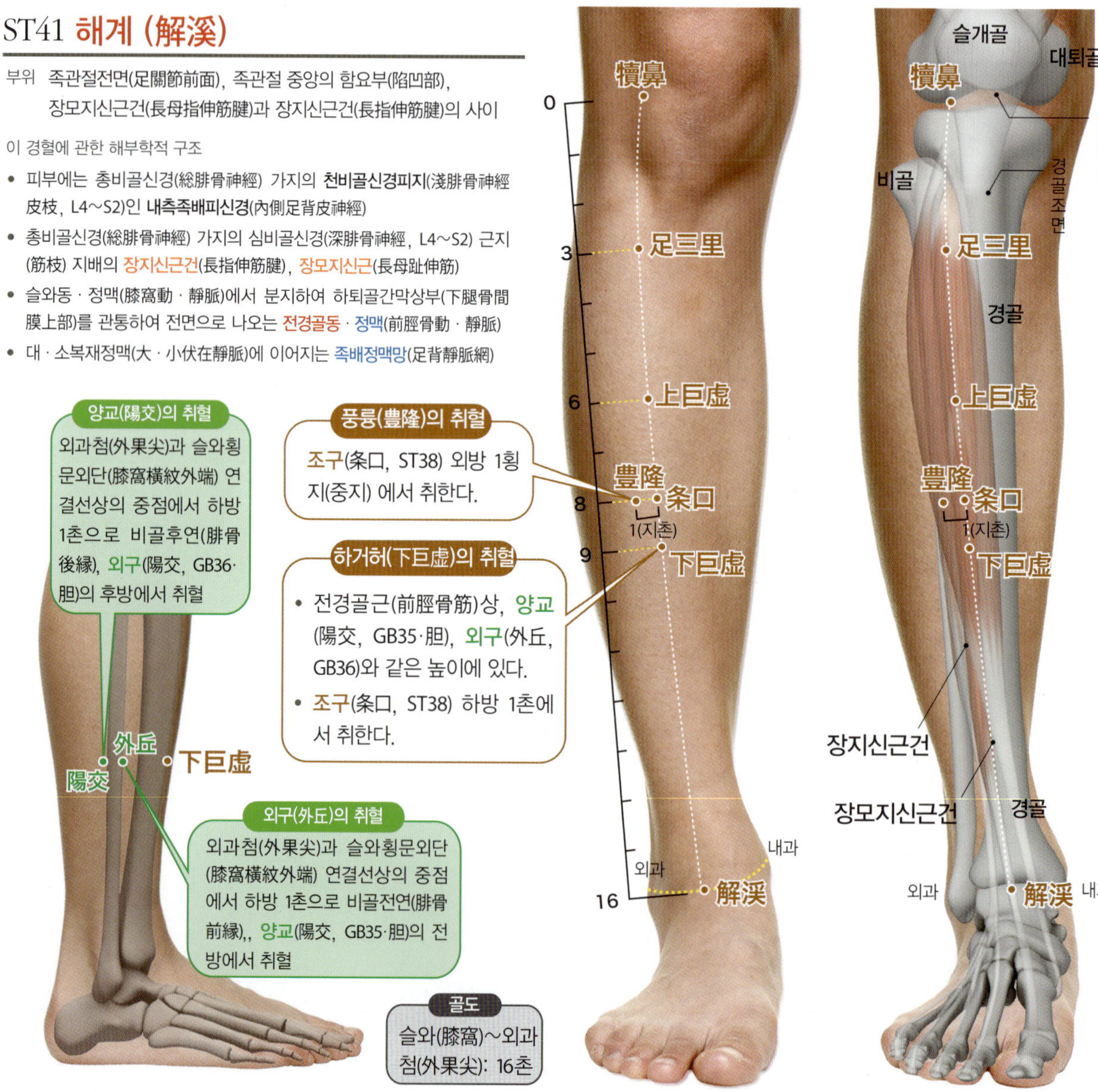

양교(陽交)의 취혈

외과첨(外果尖)과 슬와횡문외단(膝窩横紋外端) 연결선상의 중점에서 하방 1촌으로 비골후연(腓骨後緣), 외구(陽交, GB36·胆)의 후방에서 취혈

풍륭(豊隆)의 취혈

조구(条口, ST38) 외방 1횡지(중지) 에서 취한다.

하거허(下巨虛)의 취혈

- 전경골근(前脛骨筋)상, 양교(陽交, GB35·胆), 외구(外丘, GB36)와 같은 높이에 있다.
- 조구(条口, ST38) 하방 1촌에서 취한다.

외구(外丘)의 취혈

외과첨(外果尖)과 슬와횡문외단(膝窩横紋外端) 연결선상의 중점에서 하방 1촌으로 비골전연(腓骨前緣),, 양교(陽交, GB35·胆)의 전방에서 취혈

골도

슬와(膝窩)~외과첨(外果尖): 16촌

전경골근(前脛骨筋)은 심비골신경(深腓骨神經)의 지배하에 있으며 기시부는 경골외측면(脛骨外側面), 하퇴골간막(下腿骨間膜)의 상부이며 정지부는 내측설상골(內側楔狀骨), 제1중족골저(中足骨底)에 있다. 전경골근(前脛骨筋)은 장모지굴근(長母指屈筋) 등과 함께 **전방부에 있고** 배굴(背屈) 및 족부(足部)의 회내(回內)에 작용한다. 비골신경마비(腓骨神經麻痺)에 의한 전경골근(前脛骨筋)의 기능이 소실하면 족하수(足下垂)가 되어 족하수보행(足下垂步行)을 한다.

ST42 충양 (衝陽)

부위 발등(足背), 제2중족골저(中足骨底)와 중간설상골(中間楔狀骨)사이, 족배동맥 박동부

이 경혈에 관한 해부학적 구조

- 피부에는 총비골신경(総腓骨神經) 가지의 천비골신경피지(淺腓骨神經皮枝, L4 ~S2)인 **내측족배피신경**
- 총비골신경 가지의 심비골신경(深腓骨神經, L4 ~S2) 근지(筋枝) 지배의 단모지신근건(短母趾伸筋腱)과 장모신근건(長母趾伸筋腱)
- 전경골동 · 정맥 가지로 발등(足背)의 단모지신근건과 장지신근건 사이에서 촉지할 수 있는 족배동 · 정맥
- 대 · 소복재정맥(大 · 小伏在靜脈)에 이어지는 족배정맥망(足背靜脈網)

ST43 함곡 (陷谷)

부위 발등(足背), 제2,3 중족골(中足骨)사이, 제2중족지절관절(中足趾節關節) 근위의 함요부(近位陷凹部)

이 경혈에 관한 해부학적 구조

- 피부에는 총비골신경 가지의 천비골신경피지(淺腓骨神經皮枝, L5)인 **내측족배피신경**(內側足背皮神經)
- 총비골신경 가지의 심비골신경(深腓骨神經, L4~S1) 근지(筋枝) 지배의 장 · 단지신근건(長短趾伸筋腱)
- 대 · 소복재정맥(大 · 小伏在靜脈)에 이어지는 족배정맥망(足背靜脈網)
- 족배동맥(足背動脈) 가지의 궁상동 · 정맥(宮狀動 · 靜脈)에서 분지하는 제2배측중족동 · 정맥
- 심부에는 제2, 제3 종족골이 있다.

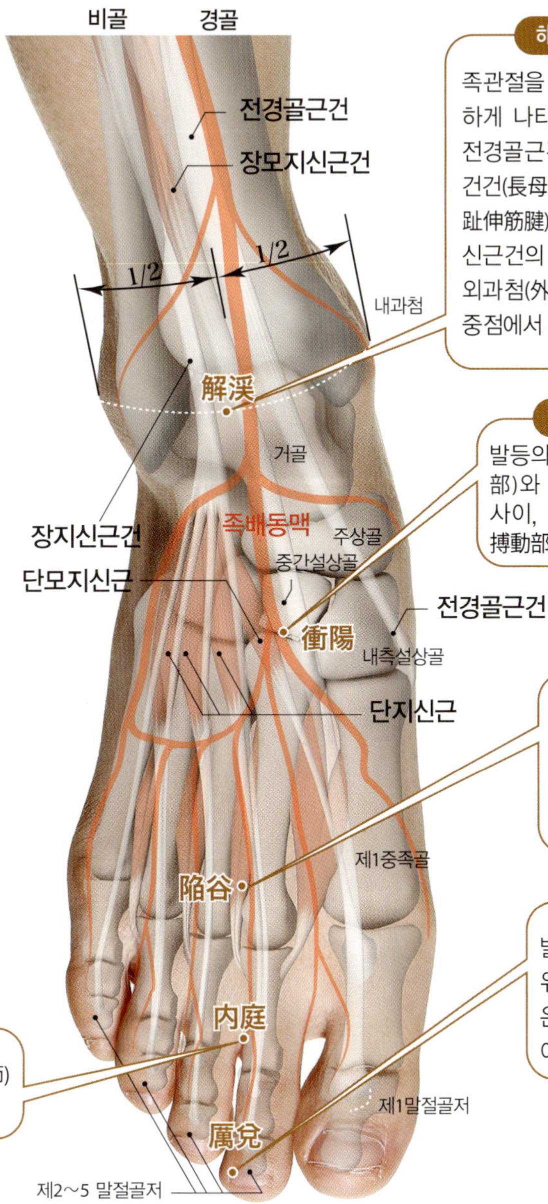

해계(解溪)의 취혈

족관절을 배굴했을 때 발등에 명료하게 나타나는 3개의 건[내측부터 전경골근건(前脛骨筋腱), 장모지신건건(長母趾伸筋腱), 장지신근건(長趾伸筋腱)] 중, 장모지신근건, 장지신근건의 사이의 내과첨(內果尖)과 외과첨(外果尖)을 잇는 연결선상의 중점에서 취한다.

충양(衝陽)의 취혈

발등의 제2중족골저부(中足骨底部)와 중간설상골(中間楔狀骨) 사이, 족배동맥박동부(足背動脈搏動部)에서 취한다.

함곡(陷谷)의 취혈

발등의 제2, 3 중족골(中足骨)사이, 제2중족지관절(中足趾關節)의 근위함요부(近位陷凹部)에서 취한다.

어태(厲兌)의 취혈

발의 제2지(趾) 조근부 근위연(爪根部近位緣)에서 그은 선과 외측연(外側緣)을 이은 선의 교점에서 취한다.

내정(內庭)의 취혈

발등의 제2, 3중족지관절(中足趾關節)의 직전 함요부(陷凹部)에서 취한다.

ST44 내정 (內庭)

부위 발등, 제2,3 족지(足趾)사이, 물갈퀴의 후연 적백육제(赤白肉際)

이 경혈에 관한 해부학적 구조

- 피부에는 총비골신경(総腓骨神經) 가지의 천비골신경피지(淺腓骨神經皮枝, L5)인 **내측족배피신경**(內側足背皮神經)
- 총비골신경(総腓骨神經) 가지의 심비골신경(深腓骨神經, L4~S1) 근지(筋枝) 지배의 단지신근건(短趾伸筋腱)
- 경골신경(脛骨神經) 가지의 외측족저신경근지(外側足底神經筋枝, L4~S3) 지배의 제2 배측골간근(背側骨間筋)
- 배측중족동 · 정맥(背側中足動 · 靜脈)에서 분지하는 배측지동 · 정맥(背側趾動 · 靜脈)

ST45 여태 (厲兌)

부위 제2족지(足趾) 말절골외측(末骨節外側), 조갑각(爪甲角) 근위외방(近位外方) 0.1촌(지촌, 指寸), 조갑외측연(爪甲外側緣)의 수직선과 조갑기저부(爪甲基低部)의 수평선의 교점

이 경혈에 관한 해부학적 구조

- 피부에는 총비골신경(総腓骨神經) 가지의 천비골신경(淺腓骨神經)의 피지(皮枝, S1)인 **내측족배피신경**(內側足背皮神經)
- 배측중족동 · 정맥(背側中足動 · 靜脈)에서 분기되 배측지동 · 정맥(背側趾動 · 靜脈)
- 제2지 외측의 조갑(爪甲), 심부에는 말절골(末節骨)이 있다.

체표에서 오목하지 않은데, 왜 조구(条口)일까?

족삼리(足三里), 상거허(上巨虛), 조구(条口), 하거허(下巨虛)에 대하여

족삼리에서 하거허까지 4개의 혈자리는 슬관절(膝關節)에서 족관절(足關節)까지의 양명위경(陽明胃經)의 경혈로 위경의 36번에서 39번에 해당하며 위와 대장, 소장 등 소화기계와 각각 관련되어 있다고 한다. 이들 경혈은 해부학적으로는 전경골근(前脛骨筋)상에 있기 때문에 취혈은 전경골근부에서 취한다. 물론 외슬안(外膝眼)과 해계(解溪)를 연결하는 선상에 있다.

구체적으로는 족삼리(足三里)는 외슬안으로부터 3촌, 상거허는 족삼리로부터 3촌, 조구는 상거허에서 2촌, 하거허는 조구에서 1촌에 있다. 글자의 뜻(字義)에는 몇 가지의 설이 있지만 삼리(三里)는 3촌, 거허(巨虛)는 커다란 함요부, 조구(条口)는 입과 같은 형태라고 한다. 그래서 고전을 보면, 이들 4개의 혈 모두가 오목한 부분에 있다는 것을 나타내고 있다. 그러나 여기에서 문제는 **전경골근(前脛骨筋)이 크게 이들 면을 덮고 있기 때문에 거허나 조구의 글자 뜻을 실감할 수 없으며 오목하다는 것도 이해할 수**가 없다. 그래서 경맥의 깊이에 착안하여 보면, 영추(靈樞) 경수편(經水篇)에서 양명위경(陽明胃經)은 6분(分, 14mm정도)의 깊이에 있다고 한다. [한대(漢代)의 1分은 2.31mm)] 경맥부에 경혈이 있다면, 전경골근의 표면이 아니라 심부(深部)에 경혈이 있다는 의미이다. 여기에서 족삼리의 높이로 경골(脛骨)에서 비골(腓骨)까지의 심부(深部)를 살펴보면 다음과 같이 실감할 수 있다. 먼저 경골조면(脛骨粗面)을 만지고 그 외측에는 전경골근(前脛骨筋)과 경골(脛骨)사이에 골이 있고 다음에 전경골근 중앙 근(筋)의 도톰한 부위를 만지면 그 외측에서 오목한 곳을 느끼게 된다. 조금 더 외측으로 장지신근(長趾伸筋)을 만지면서 그 외측에 골을 느끼면 다음에 장비골근(長腓骨筋)을 느낄수 있고, 마지막에 비골을 만지면서 촉진을 할 수 있다.

하퇴(下腿) 하부에서는 전경골근의 굵기와 두께는 증가하지만 익숙해지면 전경골근을 이완시켜 살펴보면 전경골근과 장지신근[長指伸筋, 하부에는 장모지신근(長母指伸筋)]이 구분되고, 이 뼈가 족삼리에서 해계로 향해 이어지고 있다는 것을 알 수 있다. 만약, 그래도 이해하지 못했다면 다시 한번 고전을 읽어 보면, 4개 모두의 해당 경혈에 '거족취지(擧足取之, 다리를 들어 이것을 취한다)'라고 되어 있다. 이 말은 족관절(足關節)을 뒤로 젖히어 취한다고 하는 것으로 전경골근이나 그 아래에 숨어있는 장지신근(長趾伸筋)을 긴장시켜 뼈를 명확하게 나타나도록 하는 이유이다.

이와 같이 전경골근부의 위경(胃經)은 전경골근(前脛骨筋)과 장지신근(長趾伸筋)으로 구성된 오목한 곳에 있다고 생각된다. 거족취지(擧足取之) 방법으로 보면 4개 혈의 함요(陷凹), 거허(巨虛)의 오목한 모양, 조구(条口)의 입(또는 주둥이)의 모양을 한 가늘고 긴 뼈인 경골을 느낄수 있을 것이다.

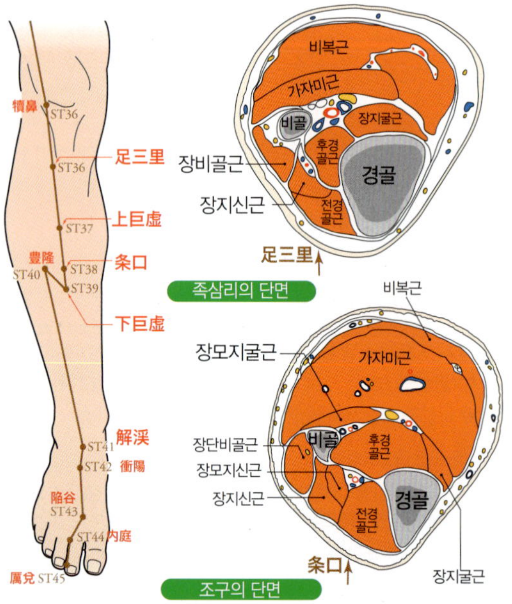

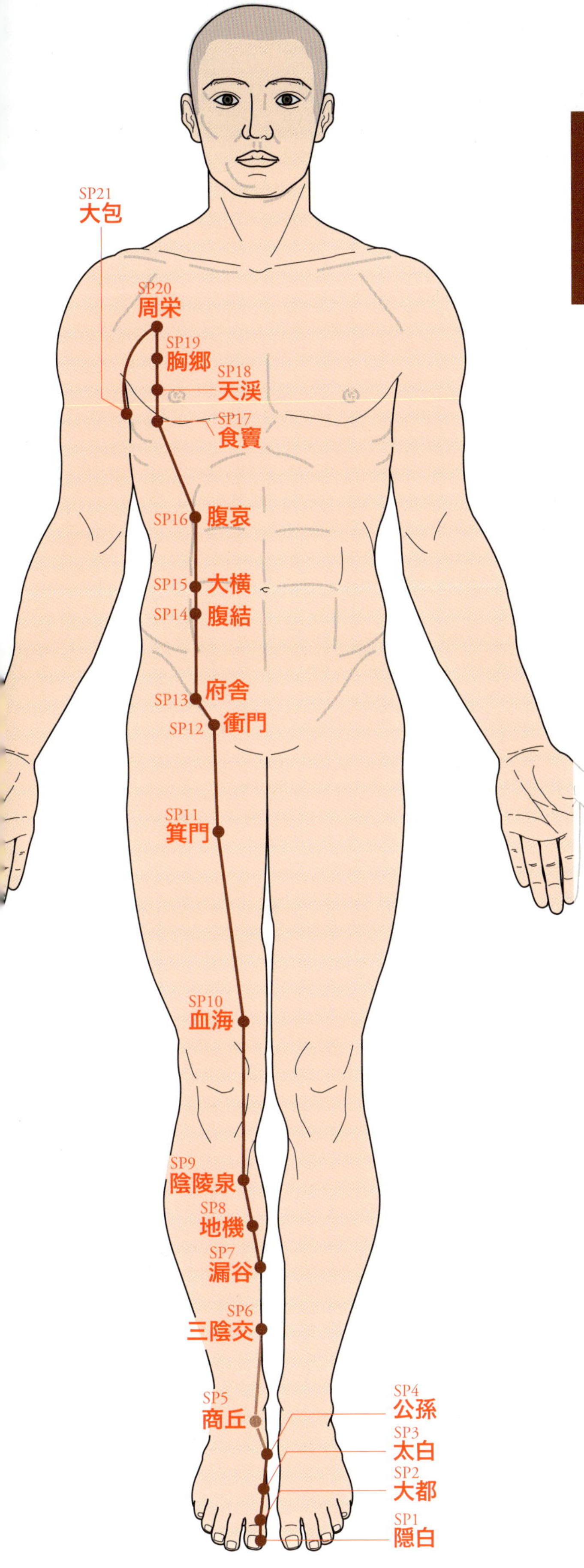

Chapter 4

족태음비경(足太陰脾經)

SP(Spleen Meridian)

비(脾)는 운화(運化)를 담당한다.

비(脾)는 위(胃)와 같이 **창름지관**(倉廩之官)이라 부르고, 비를 별도로 **간의지관**(諫議之官)이라 했으며, 소화와 흡수를 조절하는 작용을 한다. 비는 음식물(水穀)에서 영양분(精米)를 만들어 내어 전신에 보내는 수곡운화(水穀運化)의 장기이다.

비는 승청(昇淸)과 통혈(通血)을 담당한다.

비는 체내의 영양물질을 위로 올리는 기능(昇淸)을 갖고 있다. 승청(昇淸)에 의해 영양분을 몸 위로 운반하여 오장육부(五臟六腑)를 일정한 위치에 유지하도록 한다. 또한, 피가 혈관의 밖으로 나가지 못하도록 하는 기능(統血)을 갖고 있기 때문에, 비의 기능에 이상이 생기면 출혈이 나타나는 경향이 있다.

병증(病症)

시동병(是動病): 설근부(舌根部) 경직, 음식물을 먹으면 나오는 구토(嘔吐), 위통(胃痛), 복창(腹脹), 트림이 나타나는 증상이 있다. 대변이나 가스가 나오면 일시적으로 좋아졌다는 생각이 들지만 전신의 권태감이 있다.

소생병(所生病): 설근부의 통증, 몸을 움직이는 것이 어렵고, 음식물이 내려가지 않는다. 흉통, 심와부(心窩部, 명치부)의 통증, 설사, 황달(黃疸), 전흉부, 심와부, 액와의 압박감 그리고 옆으로 눕는 것이 어렵거나, 고관절이나 무릎의 내측이 붓고 차갑고, 엄지발가락 마비 등이 있다.

Spleen Meridian

SP 족태음비경(足太陰脾經) ① 하지

SP1 은백(隱白)
별명: **귀루(鬼壘)**
요혈: 비경의 정목혈(井木穴)
혈성: 조혈통혈(調血統血)

SP2 대도(大都)
요혈: 비경의 형화혈(滎火穴)
혈성: 사열화중(瀉熱和中)

SP3 태백(太白)
요혈: 비의 원혈(原穴),
비경의 수토혈(輸土穴)
혈성: 건비화중(健脾和中)

SP4 공손(公孫)
요혈: 비경의 낙혈(絡穴)
팔맥교회혈(八脈交會穴)
혈성: 이비화위(利脾化胃)
조충맥(調衝脈)

SP5 상구(商丘)
요혈: 비경의 경금혈(經金穴)
혈성: 건비이습(健脾理湿)

SP6 삼음교(三陰交)
별명: **승명**(承命), **태음**(太陰)
혈성: 보비위(補脾胃), 조운화(助運化),
통경활락(通經活絡), 조화기혈(調和氣血)

SP7 누곡(漏谷)
별명: **태음락**(太陰絡)
혈성: 건비이습(健脾理湿)

SP8 지기(地機)
별명: **비사**(脾舍)
요혈: 비경의 극혈(郄穴)
혈성: 이비이혈(利脾理血)

SP9 음릉천(陰陵泉)
요혈: 비경의 합수혈(合水穴)
혈성: 건비화습(健脾化湿)
통리삼초(通利三焦)

SP10 혈해(血海)
혈성: 이혈조경(理血調經)
산풍거습(散風去湿)

SP11 기문(箕門)
혈성: 이수통림(利水通淋)

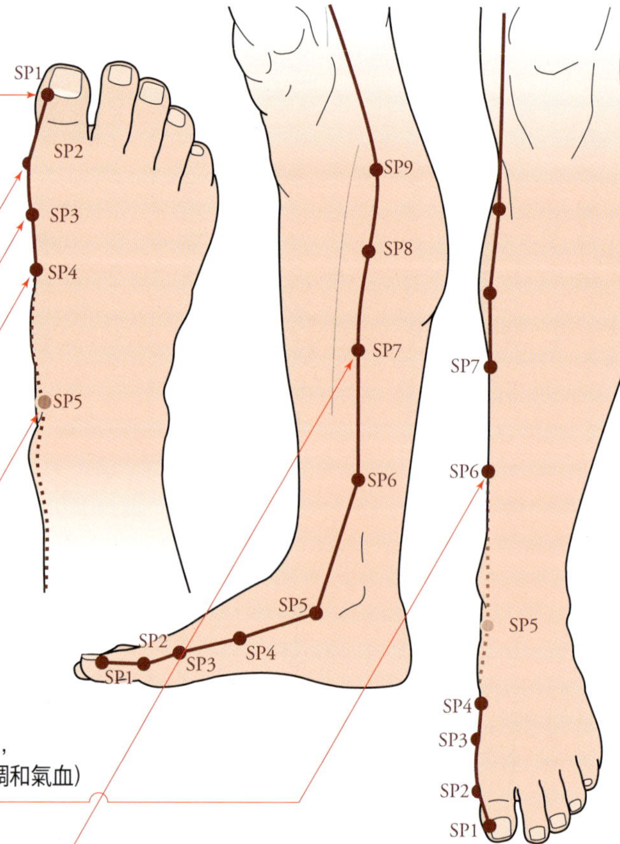

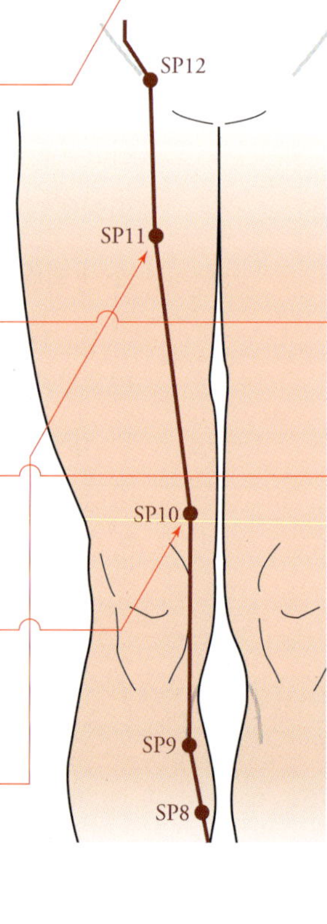

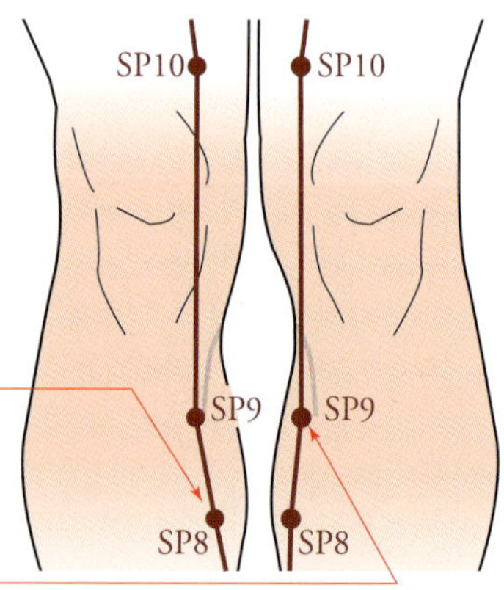

혈성해설

조혈통혈(調血統血): 혈액 순환을 개선하고, 혈관에서 새는 것을 누출되지 않도록 조절

화중(和中): 화위(和胃)와 동일. 위(胃)기의 불화(不和)를 개선

조충맥(調衝脈): 충맥(기경팔맥의 하나)의 흐름을 조절하고 조율

통림(通淋): 소변보기가 어려워 산뜻하지않은 상태를 개선

족태음비경(足太陰脾經)은 족양명위경의 맥기(脈気)를 받아 발가락 제1지의 내측단(內側端, **은백**隱白)에서 시작하여 적백육제(赤白肉際)를 따라 모지내측(母指內側, **대도**大都, **태백**太白, **공손**公孫)을 지나, 내과 앞을 통과하여(**상구**商丘) 경골의 뒤를 따라 하퇴내측을 올라가(**삼음교**三陰交, **누곡**漏谷, **지기**地機) 족궐음간경과 교차하여 앞으로 나와 무릎을 지나(**음릉천**陰陵泉) 대퇴전내측을 올라간다(**혈해**血海, **기문**箕門)

- 은백(隱白)의 백(白)은 이 경혈이 발가락 제1지, 모지내측(母指內側)의 **적백육제(赤白肉際**, P.3)에 있다는 것을 시사한다. 은(隱)은 발(足)을 가르키고 은(隱)=음(陰)으로 발(足)의 내측을 의미한다는 설도 있다. 별설(別說)로 오행론에서는 백(白)은 폐를 나타내어 폐기가 여기에 숨어(隱) 있기 때문이라는 설도 있다.

- 대도(大都)의 대(大)는 큰 발가락 제1지를 가리키며 도(都)는 '솟아오른' 모지구(母指球)를 가리킨다. 또한, 커다란 도시에 사람들이 모여드는 것과 같이 여기에 모든 병이 모여 있어서 대도(大都)가 치료에 역할을 한다고도 말한다.

- 태백(太白)의 태(太)도 큰 발가락 제1지를, 백(白)은 **적백육제(赤白肉際)**에 있는 경혈을 의미하고 있다. 별설(別說)로 백(白)은 술잔을 나타내고(P.27, 사백 참조) 발바닥중심을 커다란 술잔의 예로 들었다고 한다. 또한, 고대중국에서 태백(太白)은 태백성(太白星, 초저녁에 서쪽 하늘에 밝게 빛나는 금성)을 나타내고 오행론에서는 폐와 관계한다.

- 귀족의 아들을 공(公)자(子), 그의 손자를 공손(公孫)이라고 부른 것으로부터 공손이 비경(脾經)의 낙혈(絡穴)이라는 것을 나타낸다. 공손은 표리 관계가 있는 족양명위경과 연락하고 있다.

- 상구(商丘)는 구(丘)와 같이 솟아오른 내과(**內果**)에 있는 경금혈[商은 오행으로 금(金)]인 것을 나타낸다.

- 삼음교(三陰交)에는 족의 삼음(三陰)경[비경(脾經), 신경(腎經), 간경(肝經)]이 교차한다.

- 누곡(漏谷)의 누(漏)는 배뇨곤란에 효과가 있는 경혈, 곡(谷)은 **경골후연(脛骨後緣)**의 오목한 곳에 있는 경혈을 뜻한다.

- 지기(地機)의 지(地)는 오행론에서 토(土)와 관계하는 비(脾)를 가리키고 있다[별명도 비사(脾舍)]. 기(機)는 '방직기와 같은 장치, 미세한 움직임'을 나타낸다. 따라서 비경(脾經)의 기를 조정하는 중요한 경혈이라는 뜻.

- 음릉천(陰陵泉)의 음(陰)은 '음측(陰測)' 다리에서는 내측을 의미하고 릉(陵)은 '융기(隆起)'를 의미한다. 음릉천은 **경골내측과(脛骨內側顆)** 하방의 '샘과 같이 오목한곳'의 의미

- 혈해(血海)는 강물이 바다로 되돌아오는 것과 같이 혈을 되돌려 비(脾)로 돌아가게하는 효과가 있는 경혈, 부인병을 위한 요혈(要穴)이라고 한다.

- 기문(箕門)의 기(箕, 키 기)라는 것은 곡물을 넣고 겨(곡물의 껍질)를 바람에 날려버리기 위한 탈곡용 키(P.221)를 나타낸다. 또한, 다리를 앞으로 내밀어 앉는 모습이 키와 유사하다고 하기 때문에 기거(箕踞), 기좌(箕坐)라고도 하며 여기에서 기문(箕門)이라는 이름이 생겼다. (취혈 시에는 기좌의 자세로 취한다). 문(門)은 사람이 양다리를 모두 외전(外轉)하면 (즉 다리를 벌리면), 문(門)과 같이 보이기 때문에 유래한다는 설도 있다.

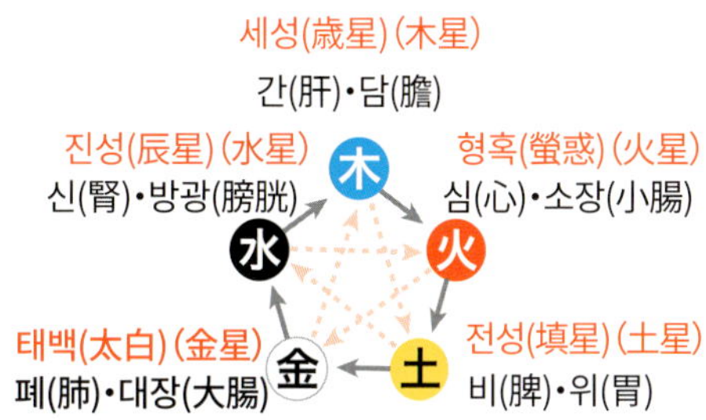

오행론과 오성

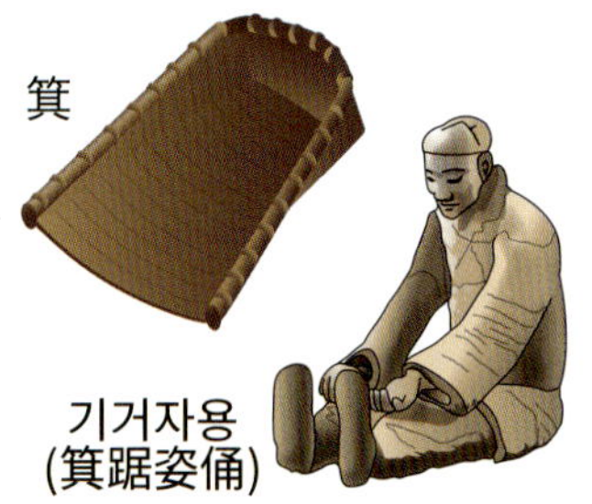

기거자용(箕踞姿俑)

진시황제의 병마용(兵馬俑)에서 발견된 것. 이 형상의 경우는 무릎을 굽혀 다리를 외전 시키지 않았다.

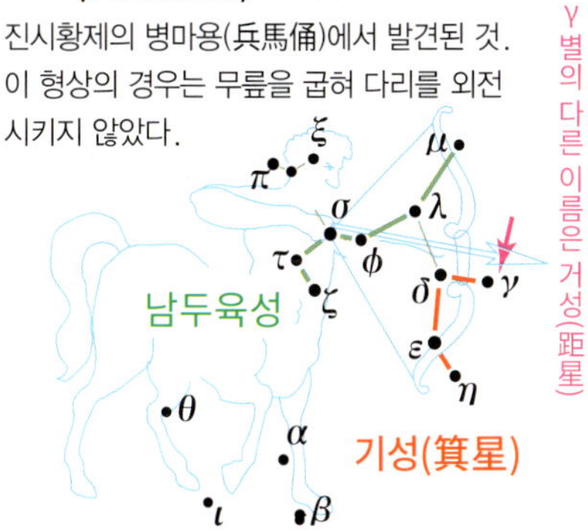
γ별의 다른 이름은 거성(距星)
남두육성
기성(箕星)

기성(箕星), 기숙(箕宿)은 궁수자리의 γ별, σ별, ε별, η별 등 4개의 사다리꼴의 별로 구성된다. 기문(箕門)의 이름은 성좌의 기성(箕星)의 형태와 기문(箕門)의 취혈자세가 유사한 것으로부터 유래했다고도 한다.

Spleen Meridian

SP 족태음비경(足太陰脾經) ② 흉복부

SP12 충문(衝門)
별명: **자궁**(紫宮)
혈성: 조리하초(調理下焦)

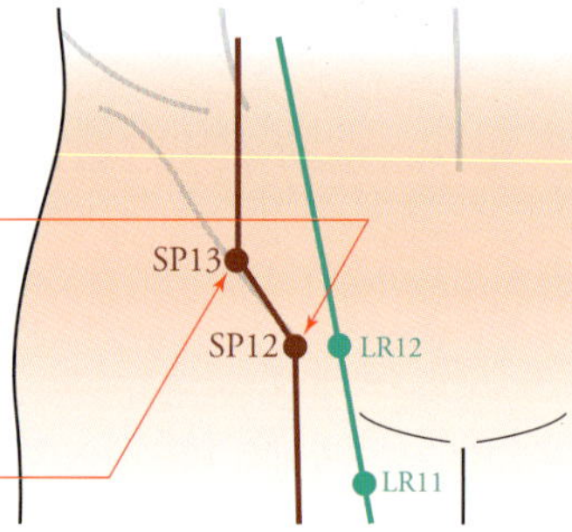

SP13 부사(府舍)
혈성: 조하초(調下焦)
산결취(散結聚)

SP14 복결(腹結)
별명: **복굴**(腹屈)
혈성: 이기혈(理氣血)
조장위(調腸胃)

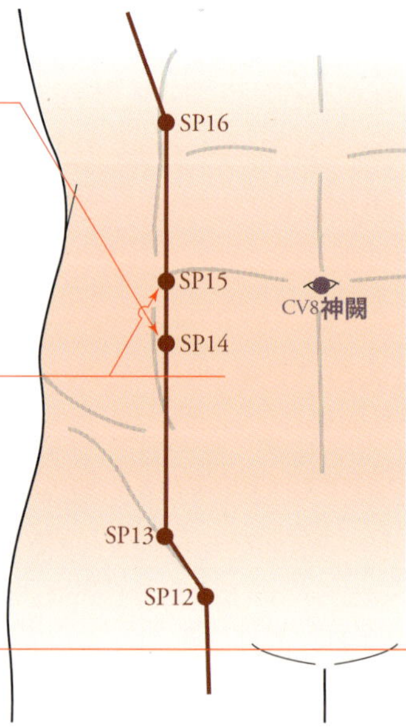

SP15 대횡(大橫)
혈성: 온중리장(溫中理腸)

SP16 복애(腹哀)
혈성: 조리장위(調理腸胃)

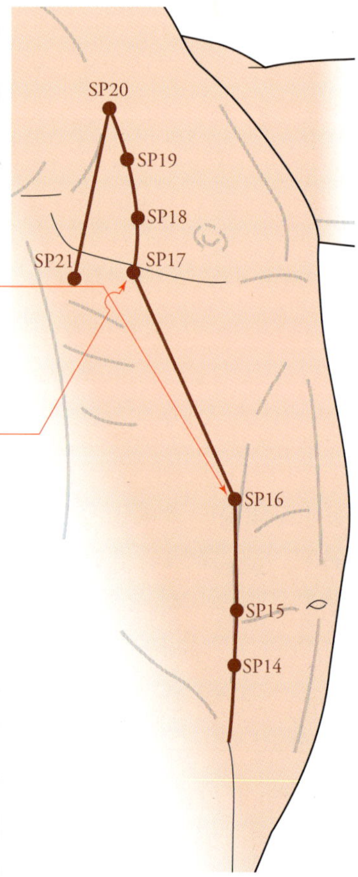

SP17 식두(食竇)
혈성: 조비위(調脾胃), 이흉격(理胸膈)

SP18 천계(天溪)
혈성: 관흉(寬胸), 통유(通乳)

SP19 흉향(胸鄕)
혈성: 관흉이기(寬胸理氣)

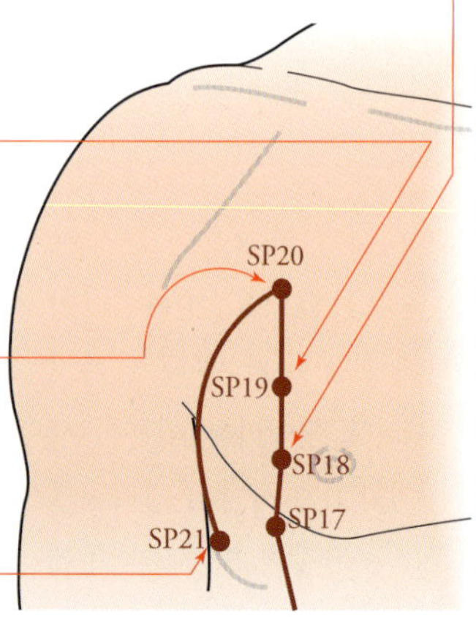

SP20 주영(周榮)
혈성: 관흉이기(寬胸理氣)

SP21 대포(大包)
요혈: 비의 대락(大絡)의 **낙혈**
혈성: 관흉이협(寬胸理脇)
통제락(統諸絡)

혈성해설
하초(下焦): 하복부에 간, 신, 방광, 소장, 대장을 포함한다.
산결취(散結聚): 사기가 모여 딱딱하게 된 상태를 제거하는 것
이기혈(理氣血): 기와 혈의 흐름을 좋게하여 기능을 회복시켜 주는 것
관흉(寬胸): 가슴을 넓혀 가슴의 답답함을 산뜻하게 하는 것.
이기(理氣): 기의 흐름을 좋게하는 것
통제락(統諸絡): 몇 개의 낙맥을 총괄하는 것

기문(箕門)으로부터 서혜부 외방(**충문**衝門)을 돌아 복부의 전정중선외방 4촌을 따라 올라가면서(**부사**府舍, **복결**腹結, **대횡**大橫, **복애**腹哀), 임맥(任脈), 담경(胆經), 간경(肝經)이 교차한 후 비(脾)에 속하고 위(胃)에 낙한다. 또한, 횡격막을 관통하여 흉부에서는 전정중선외방 6촌을 올라가(**식두**食竇, **천계**天溪, **흉향**胸鄕, **주영**周栄) 외부로 돌아 측흉부 중앙(**대포**大包)에 도달한다. 위로 올라가 중부(中府, 肺 · LU 1)을 통과하여 식도 사이를 타고 올라가 설근에 연결되어 혀 아래로 퍼진다. 또한, 상복부에서 나뉘어진 지맥은 횡격막을 관통하여 심장에서 수소음심경과 연결된다.

- 충문(衝門)의 충(衝)은 촉진 가능한 동맥 박동부로 자주 사용되며 충문의 경우는 **대퇴동맥**의 박동부를 나타낸다. 문(門)은 경기(經氣)가 유주하는 문호(門戶)를 의미하는 것으로서 빈번하게 경혈명에 사용되고 있다.
- 부사(府舍)의 부(府)는 모은다(集)것을, 사(舍)는 주거(住居)를 의미한다. 부사(府舍)에는 **족태음비경**(足太陰脾經), **족궐음간경**(足厥陰肝經), **음유**(陰維)맥 등 3개의 맥이 모여 복중(腹中)에 주거하는 장소를 의미한다. 또한, 부(府)는 부(腑)로도 통하며 이 부근에 대장, 소장 등의 6부가 있다는 것을 나타낸다.
- 복결(腹結)은 **복직근**이 긴장하는 곳에 있는 경혈 또는 '장의 연동(腸의 蠕動)'을 조절하는 경혈로 복부에 사기가 집결하여 이상(異常)을 일으키는 병증에 대하여 효과가 있다고 한다.
- 대횡(大橫)은 대장(大腸)의 횡행결장(橫行結腸)을 가르키고 대장 질환에 효과가 있는 경혈이라는 설과 배꼽(臍, 신궐)에서 옆으로 멀리 떨어져 있는 경혈이라는 설도 있다.
- 복애(腹哀)는 장의 연동운동(蠕動運動)에 따라 '복명'(腹鳴)이 생기는 것을 슬픈(哀) 비명에 비유한 것. 또는 복통(腹痛), 복명(腹鳴)에 효과가 있는 경혈의 뜻
- 식두(食竇)의 두(竇)는 '혈(血), 구(溝), 공동(空洞)'을 나타내며 식두는 식도(食道)를 의미한다. 또는, 식도 질환에 효과가 있는 경혈이라는의미
- 천계(天溪)의 천(天)은 몸 상부의 흉곽(胸廓)을 가리키고 계(溪)는 유즙(乳汁)의 분비를 비유한 것. 또는 유즙의 분비를 촉진하는 효과가 있는 경혈의 뜻
- 흉향(胸鄕)의 향(鄕)은 '넓은 들판이 펼쳐진 고향'을 가리키고 흉향(胸鄕)은 숨을 들어마실 때에 흉강(胸腔)이 넓게 확장되는 것을 비유한 것.
- 주영(周栄)의 주(周)는 전신(全身)을 영(栄)은 영양(榮養, 營養)을 가리키고 경기(經氣)가 여기에서 전신으로 퍼지는 장소를 의미한다. 비(脾)는 영기(營氣)를 만들어 내는 장소라고 일컫어 진다.
- 대포(大包)의 포(包)는 '통합하다, 총괄하다'라는 것을 의미한다. 대포(大包)는 비(脾)의 대락(大絡)으로 심경(心經), 신경(腎經) 등의 모든 경맥을 통합하는 것을 의미한다.

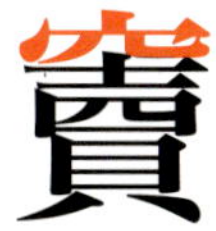

竇(두)는 穴(구멍 혈)부에 **賣**(매, 뽑아내다, 출납하다의 뜻)를 합친 것.
이 방부는 매(売)의 구자(旧字)인 **賣**는 잘보면 다르다.

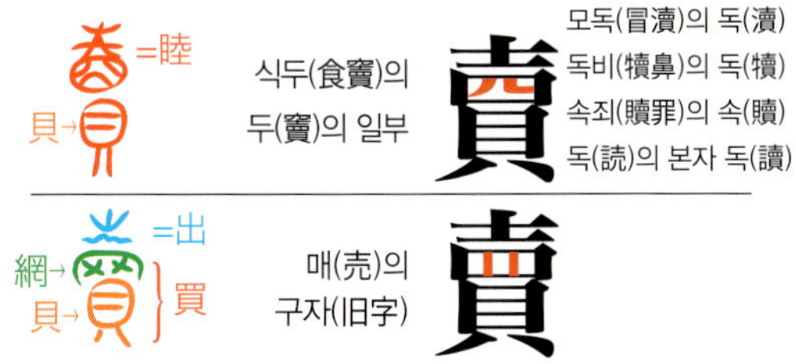

팔 매(売)자의 본자인 **賣**의 중앙에는 왠지 살 매(買)자가 있다. 매(賣)자의 사(士)는 원래 출(出)이고 그물(網)을 넓혀가는 것과 같이 사서 모은 것을 넓게 판매하는 것을 나타낸다. 罒(그물 망)은 부수의 하나로서 망(網)을 뜻한다. 망(罒)을 사용한 단어로는 죄(罪), 서(署) 등 형벌(刑罰)과 관련된 것이 많다.

낙혈(絡穴)이라는 것은?

낙혈은 본경(本經)에서 표리관계가 있는 다른 경락과 연락하는 경혈을 말한다.

- 열결(LU7, 肺經) → P.2
- 통리(HT5, 心經) → P.72
- 내관(PC6, 心包經) → P.156
- 공손(SP4, 脾經) → P.56
- 대종(K14, 腎經) → P.138
- 여구(LR5, 肝經)→ P.218
- 편력(LI6, 大腸經) → P.10
- 지정(SI7, 小腸經) → P.80
- 외관(TE5, 三焦經) → P.166
- 풍륭(ST40, 胃經) → P.32
- 비양(BL58, 膀胱經) → P.104
- 광명(GB37, 胆經) → P.190
- 대포(SP21, 脾經) → 비(脾)의 大絡(큰 낙맥)

SP 족태음비경(足太陰脾經) 은백(隱白), 대도(大都), 태백(太白), 공손(公孫) 외

SP1 은백(隱白)

부위 발가락 제1지, 말골절내측, 조갑각 근위내방 0.1촌, 조갑 내측연의 수직선과 조갑기저부의 수평선의 교점

이 경혈에 관한 해부학적 구조

- 피부에는 총비골신경(総腓骨神經) 가지의 천비골신경피지(S1)에 있는 **내측족배피신경**(內側足背皮神經)
- 배측중족동 · 정맥에서 분기되는 배측지동 · 정맥(背側趾動 · 靜脈)
- 제1지, 모지(母指) 내측의 조갑 [심부에는 말절골(末節骨)]이 있다.

SP2 대도(大都)

부위 발가락 제1지, 제1 중족(지)절관절의 원위함요부(遠位陷凹部), 적백육제

이 경혈에 관한 해부학적 구조

- 피부에는 총비골신경(総腓骨神經) 가지의 천비골신경피지(S1)에 있는 **내측족배피신경**(內側足背皮神經)
- 경골신경(脛骨神經, S1)의 피지에 있는 내측족저신경(內側足低神經) 가지의 **고유저측지신경**(固有低側趾神經)
- 후경골동 · 정맥(後脛骨動 · 靜脈)에서 분기된 모지내측족저동 · 정맥(母指內側足低動 · 靜脈)
- 심부에는 제1지, 모지(母指), 기절골저가 있다.

은백(隱白)의 취혈

발가락 제1지 조갑부근위연에서 이은 선과 내측연을 이은 선과의 교차점에서 취한다.

대도(大都)의 취혈

발가락 제1지, 제1중족지관절의 내측에 만져지는 함요부의 적백육제에서 취한다.

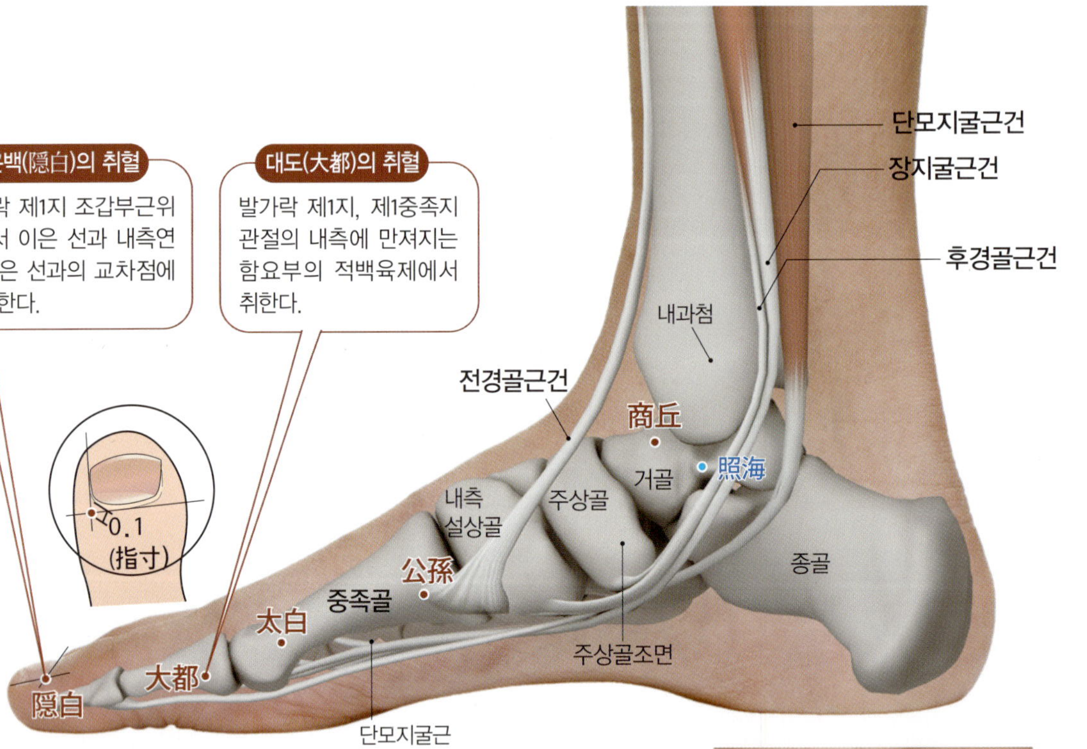

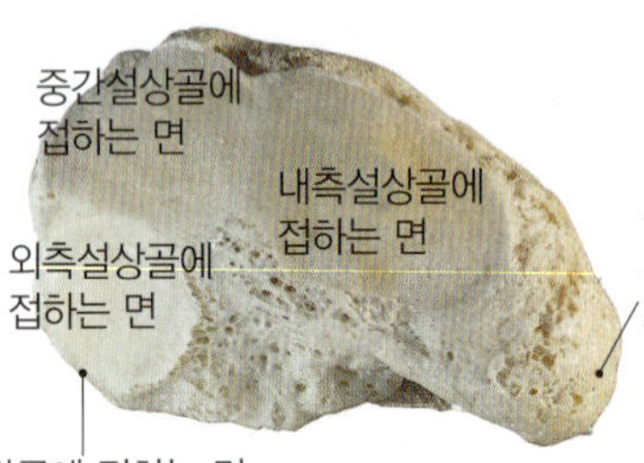

주상골 단면

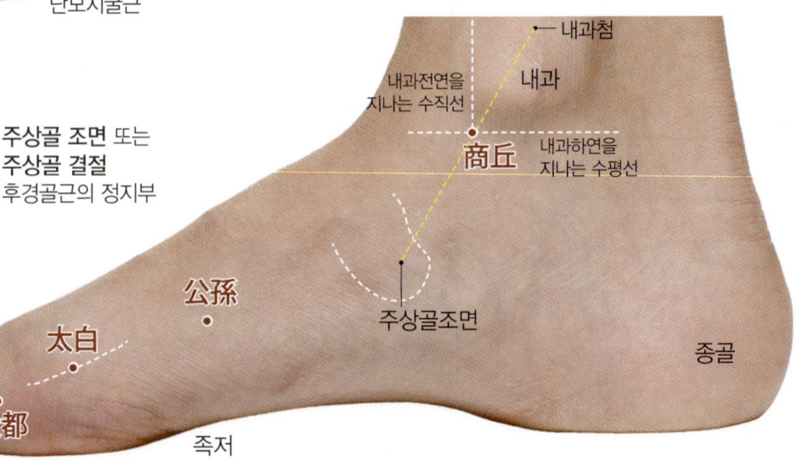

족부에는 크게 3개의 아취(내측종아치, 외측종아치, 횡아치)가 있다. 그 중에서 가장 중요한 것이 **내측종아치**로 후방으로부터 종골(踵骨), 거골(距骨), 주상골(舟狀骨), 내측설상골(內側楔狀骨), 모지중족골(母指中足骨)로 구성되어 있고, 특히 주상골은 내측종아치의 중요한 뼈이다. 이 아취가 너무 높은 발을 요족(凹足), 너무 낮은 발을 **편평족**(扁平足) 이라고 한다. 내측종아치가 낮아지면 경골부목이나 유통성외경골장해(有痛性外脛骨障害) 등의 후경골근도 관여하는 장해가 나타나는 경우도 많다.

SP3 태백(太白)

부위 족내측, 제1중족지절관절의 근위 함요부, 적백육제

이 경혈에 관한 해부학적 구조

- 피부에는 총비골신경(總腓骨神經) 가지의 천비골신경피지(淺腓骨神經皮枝, S1)에 있는 **내측족배피신경**(內側足背皮神經)
- 내측족저신경(內側足低神經, L4) 근지(筋枝) 지배로 모지의 외전에 작용하는 모지외전근(건)(母指外轉筋(腱))
- 내 · 외측족저신경지배의 단모지굴근(短母指屈筋)
- 후경골동맥(後脛骨動脈) 가지의 내측족저동맥(內側足低動脈)의 천지(淺枝)
- 심부에는 제1지, 모지(母指), 중족골두(中足骨頭)가 있다.

SP4 공손(公孫)

부위 족내측, 제1중족골저(第1中足骨底)의 전하방, 적백육제

이 경혈에 관한 해부학적 구조

- 피부에는 대퇴신경(大腿神經) 최대 피지(皮枝)인 **복재신경**(伏在神經, L4)
- 내측족저신경(內側足低神經, L4)근지(筋枝) 지배의 모지외전근(건)(母指外轉筋(腱)), 단모지굴근(短母指屈筋)
- 심비골신경지배의 전경골근(건)(前脛骨筋(腱))
- 후경골동맥(後脛骨動脈) 가지의 내측족저동맥(內側足低動脈)에서 분기된 내측족저동 · 정맥(內側足底動 · 靜脈)

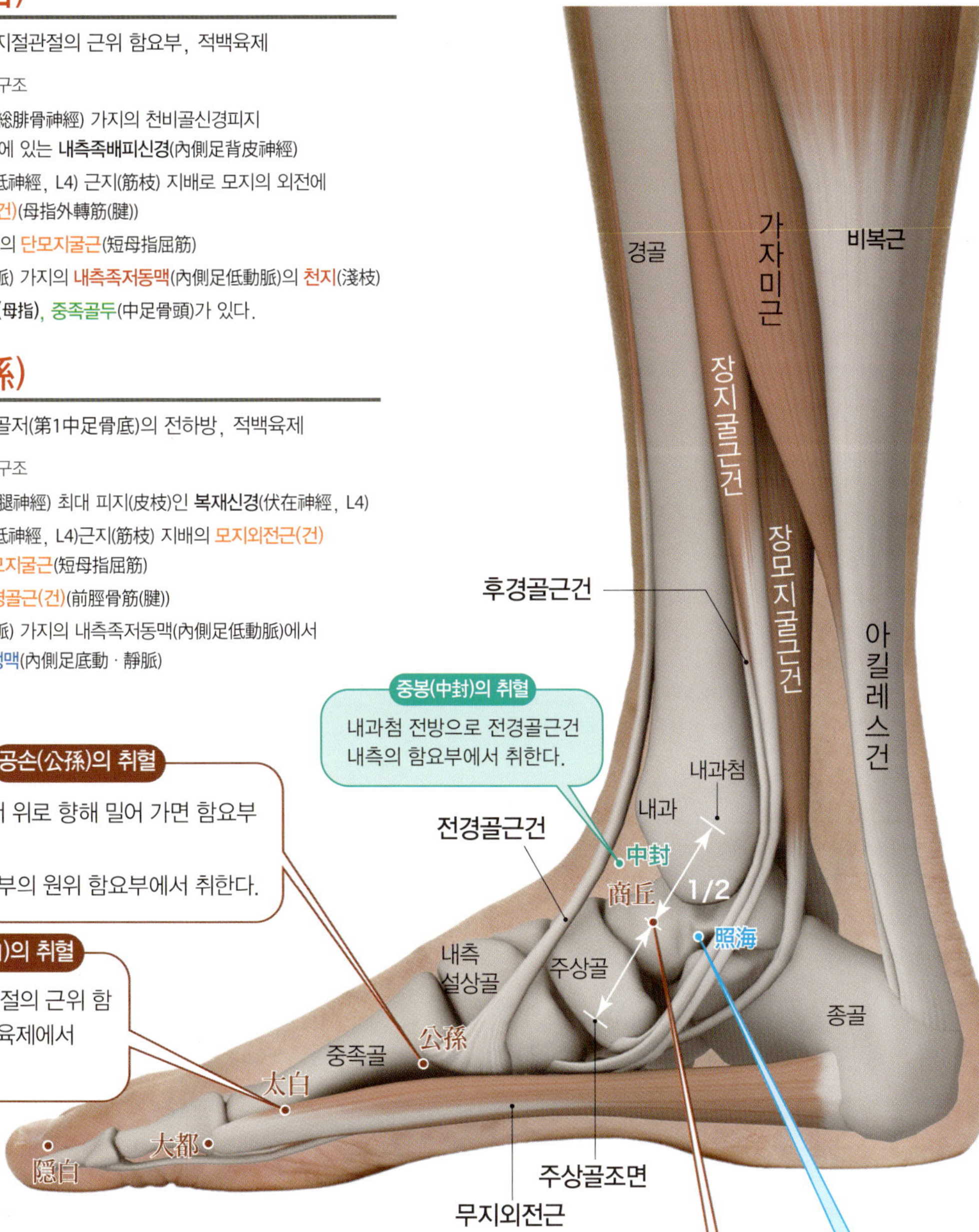

중봉(中封)의 취혈

내과첨 전방으로 전경골근건 내측의 함요부에서 취한다.

공손(公孫)의 취혈

태백(SP3)에서 위로 향해 밀어 가면 함요부가 만져진다.
제1중족골저부의 원위 함요부에서 취한다.

태백(太白)의 취혈

제1중족지관절의 근위 함요부로 적백육제에서 취한다.

상구(商丘)의 취혈

- 내과전연을 통과하는 수직선과 내과하연를 관통하는 수평선의 교점에서 취한다.
- 중봉(LR4·肝)의 뒤, 조해(K16·腎)의 앞에서 취한다.

조해(照海)의 취혈

내과첨 하방 1촌 함요부에서 취한다.

SP5 상구(商丘)

부위 족내측, 내과의 전하방, 주상골조면과 내과첨의 중앙함요부

이 경혈에 관한 해부학적 구조

- 피부에는 대퇴신경(大腿神經) 최대 피지(皮枝)인 **복재신경**(伏在神經, L4)
- 후경골동맥(後脛骨動脈) 가지의 전내과동맥(前內果動脈)
- 족배정맥망에서 혈액을 모으는 대복재정맥(大伏在靜脈)
- 심부에는 주상골(舟狀骨)이 있다.

SP6 삼음교(三陰交)

부위 하퇴내측(下腿內側, 경측(脛側)), 경골내연(脛骨內緣)의 후측, 내과첨(內果尖)의 상방 3촌

이 경혈에 관한 해부학적 구조

- 피부에는 대퇴신경(大腿神經) 최대 피지(皮枝)인 **복재신경**(伏在神經, L4)
- 경골신경(脛骨神經, L5~S1) 지배의 장지굴근(長趾屈筋)과 발의 저굴(底屈)에 작용하는 후경골근(後脛骨筋)
- 슬와동·정맥(膝窩動·靜脈)에서 분기하는 후경골동·정맥(後脛骨動·靜脈)
- 족저정맥망(足底靜脈網)에서 혈액을 모으는 대복재정맥(大伏在靜脈)

SP7 누곡(漏谷)

부위 하퇴내측(下腿內側, 경측(脛側)), 경골내연(脛骨內緣)의 후측, 내과첨(內果尖)의 상방 6촌

이 경혈에 관한 해부학적 구조

- 피부에는 대퇴신경(大腿神經) 최대 피지(皮枝)인 **복재신경**(伏在神經, L4)
- 경골신경(脛骨神經, L5~S1) 지배의 장지굴근(長趾屈筋)과 발의 저굴(底屈)에 작용하는 후경골근(後脛骨筋)
- 슬와동정맥에서 분기한 후경골동·정맥(後脛骨動·靜脈)
- 족저정맥망(足底靜脈網)에서 혈액을 모으는 대복재정맥(大伏在靜脈)

SP8 지기(地機)

부위 하퇴내측(下腿內側, 경측(脛側)), 경골내연(脛骨內緣)의 후측, 음릉천(陰陵泉, SP9)의 하방 3촌

이 경혈에 관한 해부학적 구조

- 피부에는 대퇴신경(大腿神經) 최대 피지(皮枝)인 **복재신경**(伏在神經, L4)
- 경골신경(脛骨神經, S1~S2) 지배로 발의 저굴(底屈)에 작용하는 하퇴삼두근(下腿三頭筋)의 가자미근과 비복근(腓腹筋)
- 슬와동정맥에서 분기한 후경골동·정맥(後脛骨動·靜脈)

SP9 음릉천(陰陵泉)

부위 하퇴내측(下腿內側, 경측(脛側)), 경골내측과하연(脛骨內側顆下緣)과 경골내연(脛骨內緣)이 접하는 함요부

이 경혈에 관한 해부학적 구조

- 피부에는 대퇴신경(大腿神經) 최대 피지(皮枝)인 **복재신경**(伏在神經, L4)의 **슬개하지**(膝蓋下枝)
- 경골신경(脛骨神經, L4~S3) 지배로 하퇴삼두근(下腿三頭筋)의 하나인 비복근내측두(腓腹筋內側頭)
- 좌골신경(坐骨神經) 경골부(脛骨部) 지배로 거위발을 형성하는 반건양근(건)(半腱樣筋(腱))
- 족배정맥망(足背靜脈網)에서의 혈액을 모으는 대복재정맥大伏在靜脈)

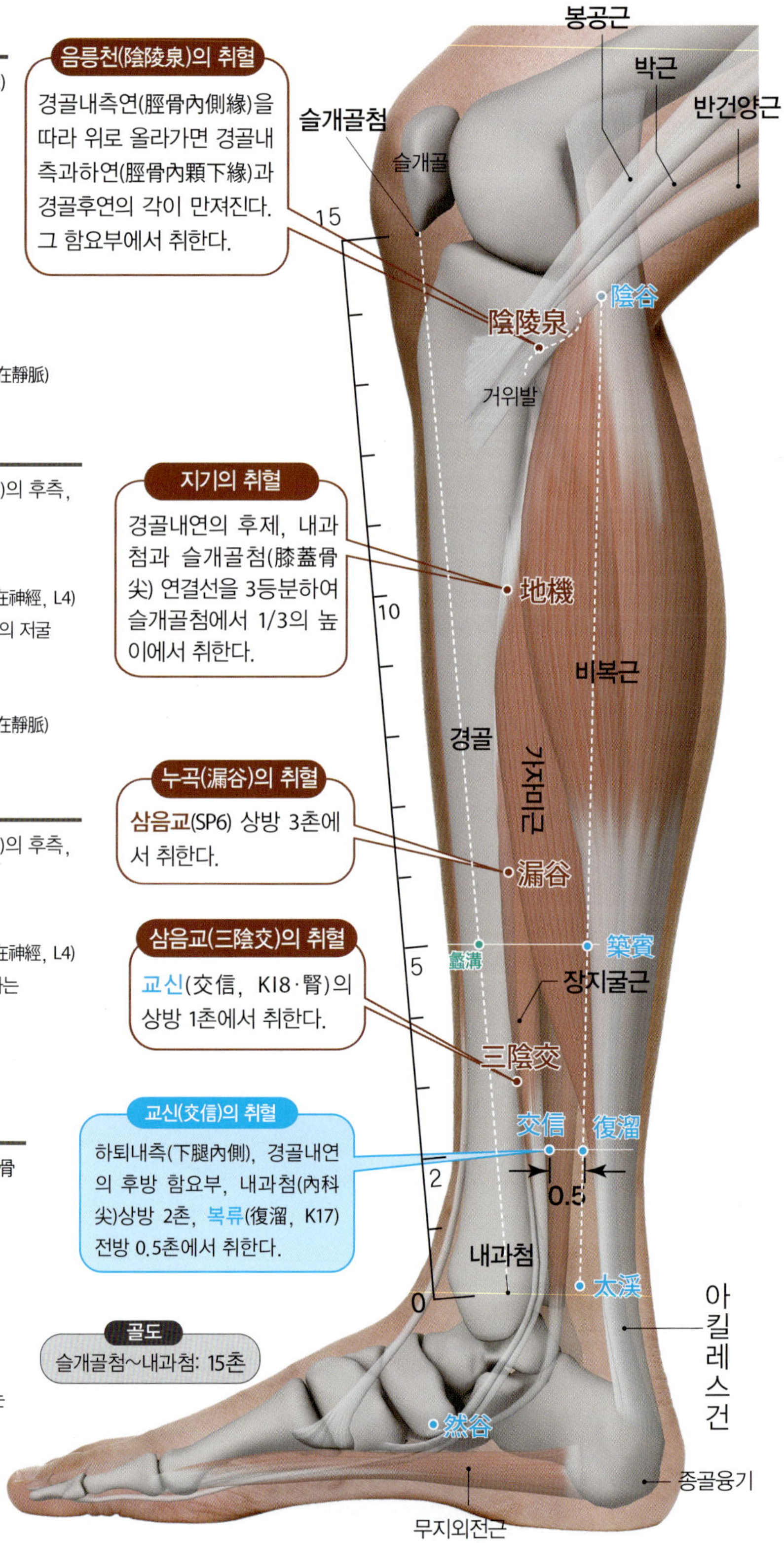

혈해(血海)는 월경이상(月經異常), 대퇴에서부터 고관절 내측까지 통증 등 **어혈**(瘀血)의 증상 완화에 자주 사용 된다. 어혈은 동양의학의 병리개념으로 피의 흐름이 나쁘고 정체되어 오염된 상태의 혈액을 말한다. 어혈의 병증은 다양하여 정신, 신체증상이 몸 전체에 다양한 부위에 나타난다. 고정통(固定痛), 자통(刺痛), 야간통(夜間痛) 등의 통증이 특징이다.

SP10 혈해 (血海)

부위 대퇴전내측(大腿前內側), 내측광근(內側廣筋)융기부, 슬개골저 내단의 상방 2촌

이 경혈에 관한 해부학적 구조

- 피부에는 **대퇴신경전피지**(大腿神經前皮枝, L3)
- 요신경총(腰神經叢) 가지의 대퇴신경(大腿神經, L2~L4) 지배의 대퇴사두근의 하나인 내측광근(內側廣筋)
- 대퇴동 · 정맥에서 분기하는 하행슬동 · 정맥(下行膝動 · 靜脈)

SP11 기문 (箕門)

부위 대퇴전내측(大腿前內側), 슬개골저(膝蓋骨低) 내단과 충문(SP12) 연결선 상, 충문(SP12)에서 1/3, 봉공근과 장내전근사이, 대퇴동맥 박동부

이 경혈에 관한 해부학적 구조

- 피부에는 **대퇴신경전피지**(大腿神經前皮枝, L2)
- 요신경총(腰神經叢) 가지인 대퇴신경(大腿神經, L2~L4) 지배의 대퇴사두근의 하나로 슬관절의 신전에 작용하는 내측광근(內側廣筋)
- 대퇴신경근지(大腿神經筋枝, L2~L4) 지배의 2개 관절근인 고관절(股關節)과 슬관절(膝關節)의 굴곡(屈曲)에 작용하는 봉공근(縫工筋)
- 심부(深部)에 요신경총(腰神經叢) 가지의 폐쇄신경(閉鎖神經, L2~L4) 지배의 장내전근(長內轉筋)
- 혈관열공(血管裂孔)을 통과하지만 근막(筋膜)과 피부에만 덮혀있기에 촉지 가능한 대퇴동 · 정맥(大腿動 · 靜脈)

SP12 충문 (衝門)

부위 서혜부(鼠蹊部), 서혜구(鼠蹊溝), 대퇴동맥(大腿動脈) 박동부의 외방

이 경혈에 관한 해부학적 구조

- 피부에는 **장골하복신경전피지**(腸骨下腹神經前皮枝, L1), **음부대퇴신경대퇴지**(陰部大腿神經大腿枝, L1), **장골서혜신경전피지**(腸骨鼠蹊神經前皮枝, L1)
- 요신경총(腰神經叢) 가지인 대퇴신경(大腿神經, L2~L4) 지배로 고관절(股關節)의 굴곡(屈曲)에 작용하는 장요근(腸腰筋)과 대퇴신경지배로 내전에 작용하는 치골근(恥骨筋)
- 혈관열공(血管裂孔)을 나와 근막(筋膜)과 피부에만 덮혀 있기에 촉지 가능한 대퇴동 · 정맥(大腿動 · 靜脈) 가지의 장골회선동 · 정맥(腸骨回旋動 · 靜脈)

골도
치골결합상연~슬개골 저면: 18촌

충문(衝門)의 취혈
곡골(曲骨, CV2·任)과 같은 높이, **부사**(府舍, SP13) 내하방에서 취한다.
곡골의 외방 3.5촌

곡골(曲骨)의 취혈
치골결합상연의 중점에서 취한다.

기문(箕門)의 취혈
대퇴내측, 슬개골저내측단과 **충문**(SP12)의 연결 선을 3등분하여 **충문**에서 1/3 지점의 대퇴동맥 박동부에서 취한다.

혈해(血海)의 취혈
슬개골저 내측단의 상방 2촌으로 내측광근(內側廣筋)의 융기부에서 취한다.

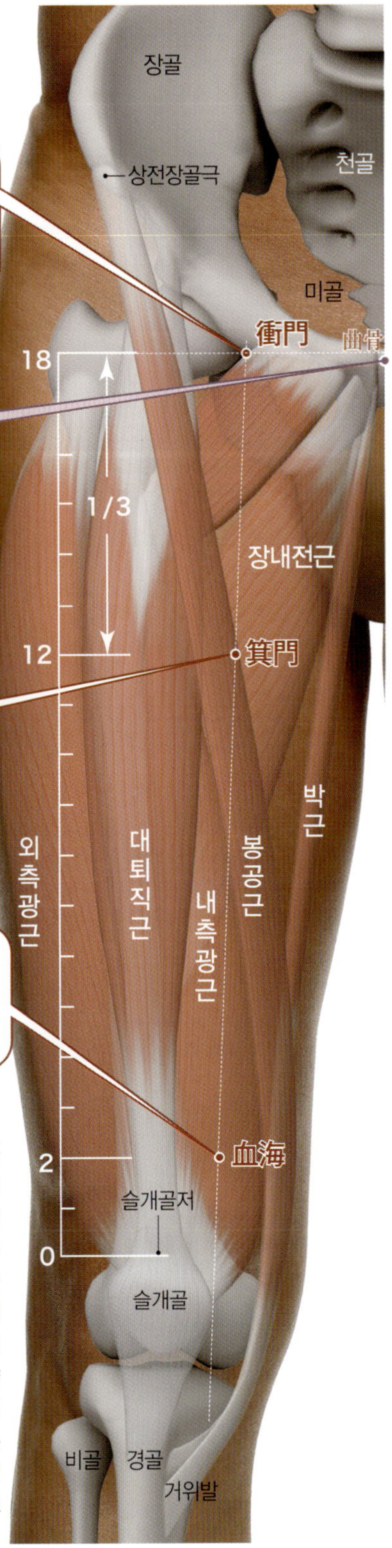

대퇴사두근 단축증

1962년부터 1973년에 걸쳐 시즈오카현, 후쿠이현, 야마나시현에서 유아기에 필요 이상으로 많은 횟수의 **항생제**(抗生劑)나 **해열제**(解熱劑)를 대퇴사두근(大腿四頭筋)에 주사한 것에 의한 근반흔화(筋瘢痕化)가 원인이되어, 보행장애를 동반한 아이들이 많이 생겨 커다란 사회문제가 되었다. 의사와 제약회사 결탁에 의한 **과다처방의 대표사례**가 되었다. 현재는 새로운 발생 사례는 보고되지 않고 있다. 1946년, 동경대학의 모리자키 나오키 교수가 처음 보고한 사례이다.

SP 족태음비경(足太陰脾經) 부사(府舍), 복결(腹結), 대횡(大橫), 복애(腹哀)

SP13 부사(府舍)

부위 하복부, 제중앙 하방 4.3촌,
전정중선의 외방 4촌

이 경혈에 관한 해부학적 구조

- 피부에는 장골하복신경전피지(腸骨下腹神經前皮枝, L2)
- 늑간신경(肋間神經), 장골하복신경(腸骨下腹神經), 장골서혜신경(腸骨鼠蹊神經) 지배로 체간(體幹)의 측굴(側屈)에 작용하는 외복사근(外腹斜筋)과 내복사근(內腹斜筋)
- 대퇴동 · 정맥(大腿動 · 靜脈)에서 분기하여 상행하는 천복벽동 · 정맥(淺腹壁動 · 靜脈)

SP14 복결(腹結)

부위 하복부, 제중앙하방 1.3촌,
전정중선의 외방 4촌

이 경혈에 관한 해부학적 구조

- 피부에는 장골하복신경전피지(腸骨下腹神經前皮枝, T11)
- 늑간신경(肋間神經), 장골하복신경(腸骨下腹神經), 장골서혜신경(腸骨鼠蹊神經) 지배로 몸통의 측굴(側屈)에 작용하는 외복사근(外腹斜筋)과 내복사근(內腹斜筋)
- 외장골동 · 정맥(外腸骨動 · 靜脈)에서 분기하여 상행하는 하복벽동 · 정맥(下腹壁動 · 靜脈)
- 대퇴동 · 정맥(大腿動 · 靜脈)에서 분기하여 상행하는 천복벽동 · 정맥(淺腹壁動 · 靜脈)

골도

- 흉골체하단~제중앙: 8촌
- 제중앙~치골결합상연: 5촌
- 양두유간: 8촌

비경(脾經)의 부사(府舍, SP13)에서 복애(腹哀, SP16)까지의 경혈은, 전정중선 외방 4촌으로 한다.

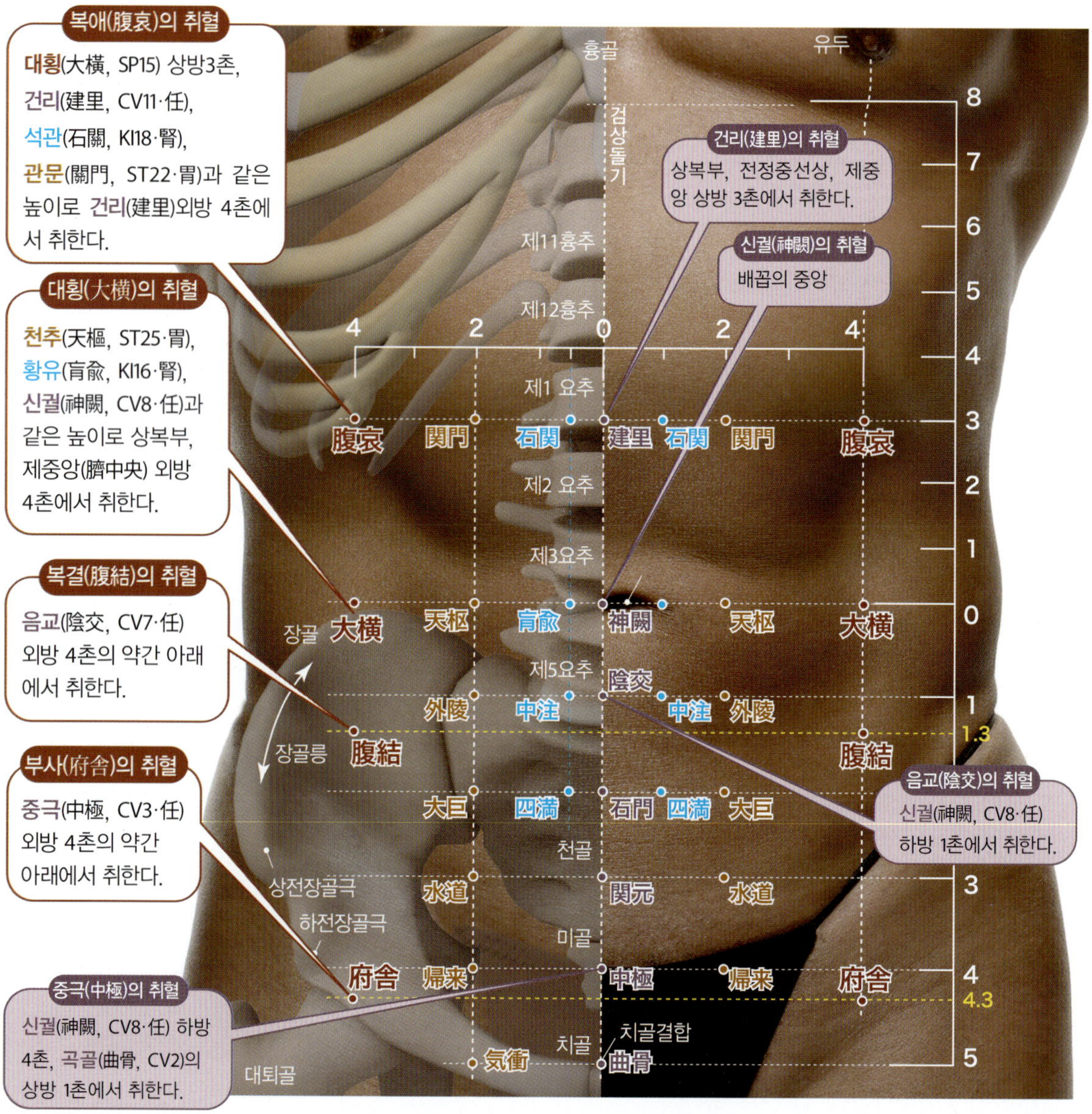

복사근(腹斜筋)은 내복사근(內腹斜筋)과 외복사근(外腹斜筋)으로 나뉘어져 양측이 동시에 작용하는 경우는 체간(體幹)의 굴곡에 작용하지만 외복사근이 한쪽으로만 움직일 때는 몸통을 반대쪽으로 선회(旋回)시키고 내복사근이 한쪽으로만 움직일 때는 몸통을 같은 쪽으로 선회(旋回) 시킨다. 실제 몸통의 회전운동은 내복사근과 외복사근의 공동운동에 의해 일어난다는 것을 이해할 수 있다.

SP15 대횡(大橫)

부위 상복부, 제중앙 외방 4촌

이 경혈에 관한 해부학적 구조

- 피부에는 **장골하복신경외측피지**(腸骨下腹神經外側皮枝, T11)
- 늑간신경(肋間神經), 장골하복신경(腸骨下腹神經), 장골서혜신경(腸骨鼠蹊神經) 지배로 체간(體幹)의 측굴(側屈)에 작용하는 외복사근(外腹斜筋)과 내복사근(內腹斜筋)
- 외장골동 · 정맥(外腸骨動 · 靜脈)에서 분기하여 상행하는 하복벽동 · 정맥(下腹壁動 · 靜脈)
- 대퇴동 · 정맥에서 분기하여 상행하는 천복벽동 · 정맥(淺腹壁動 · 靜脈)
- 심부에는 소장(小腸)과 상 · 하행결장(上 · 下行結腸)이 있다.

SP16 복애(腹哀)

부위 상복부, 제중앙 상방 3촌, 전정중선 외방 4촌

이 경혈에 관한 해부학적 구조

- 피부에는 **제8 늑간신경전피지**(第8肋間神經前皮枝, T8)
- 늑간신경(肋間神經), 장골하복신경(腸骨下腹神經), 장골서혜신경(腸骨鼠蹊神經) 지배로 체간(體幹)의 측굴(側屈)에 작용하는 외복사근(外腹斜筋)과 내복사근(內腹斜筋)
- 외장골동 · 정맥(外腸骨動 · 靜脈)에서 분기하여 상행하는 하복벽동 · 정맥(下腹壁動 · 靜脈)
- 대퇴동 · 정맥에서 분기하여 상행하는 천복벽동 · 정맥(淺腹壁動 · 靜脈)
- 심부에는 회장(回腸)과 횡행결장(橫行結腸)이 있다.

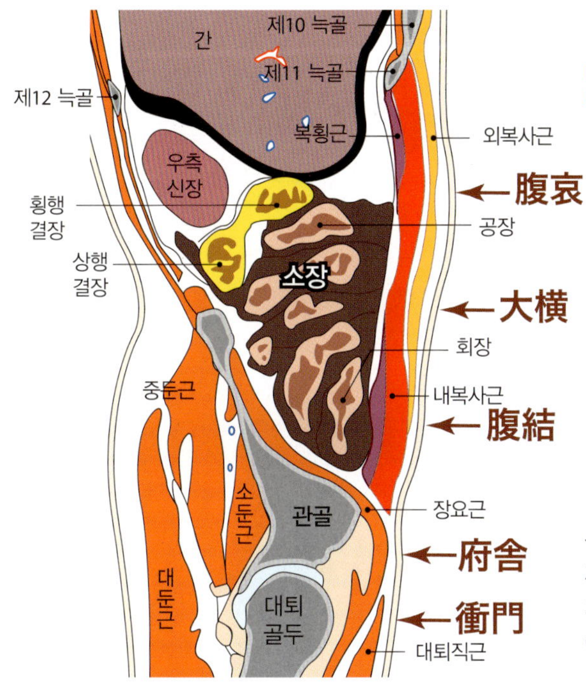

대장과 복애(腹哀)~부사(府舍)의 위치

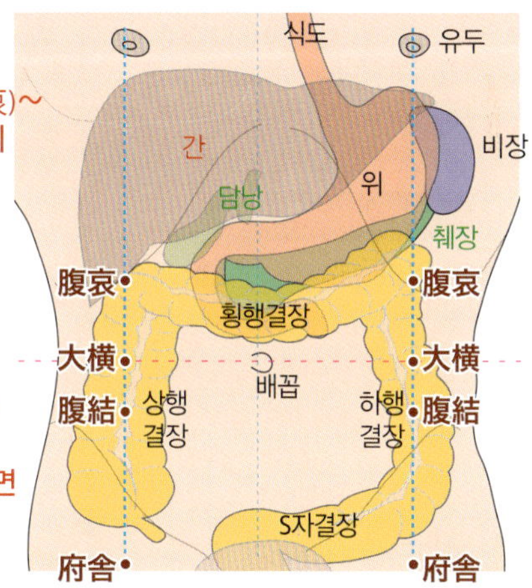

대횡 우측을 통과하는 복부의 시상면

복벽(腹壁)의 근(筋) Abdominal wall muscle

복부장기는 흉부와 달리 골격(骨格)으로 보호되고 있지 않다. 전복벽(前腹壁)과 외복벽(外腹壁)은 **사선으로 주행**하고, **수직**으로 주행하고 **횡행**하는 근섬유가 상호 교차하여 형성되어 있다. 이들 섬유는 정중앙에 **백선**(白線)이 부착되어 있기 때문에 허리의 잘록한 부분은 이들의 주행이 관계하고 있다.

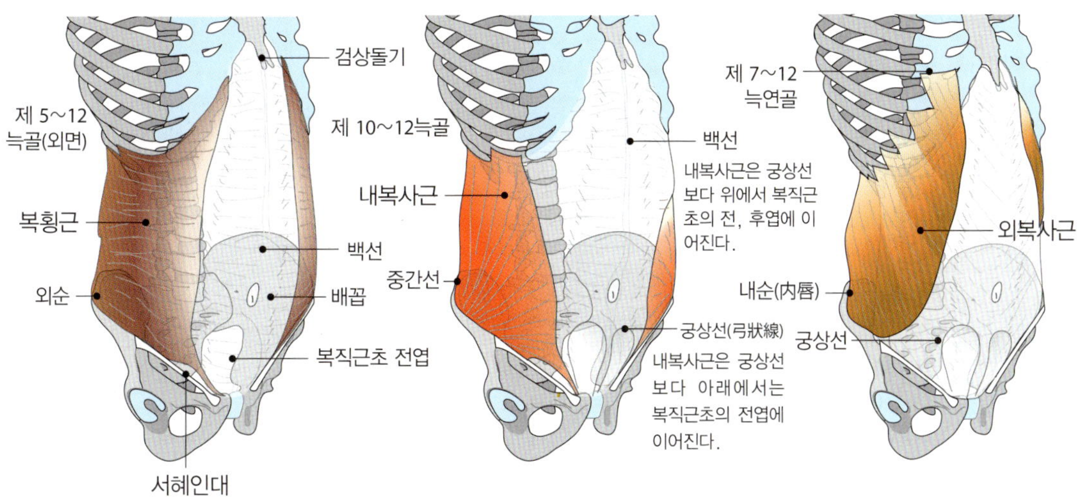

SP 족태음비경(足太陰脾經) 식두(食竇), 천계(天溪), 흉향(胸鄕), 주영(周榮), 대포(大包)

SP17 식두(食竇)

부위 전흉부, 제5늑간, 전정중선외방 6촌

이 경혈에 관한 해부학적 구조

- 피부에는 제5 늑간신경외측피지(第5肋間神經外側皮枝, T5)
- 내측(C8~T1)·외측흉근신경(外側胸筋神經, C5~C7) 지배의 대흉근(大胸筋)
- 액와동맥(腋窩動脈) 가지로 대흉근(大胸筋), 삼각근(三角筋) 등에 영양을 공급하는 흉견봉동·정맥(胸肩峰動·靜脈)
- 액와동맥(腋窩動脈) 가지로 유선(乳腺) 등에 영양을 공급하는 외측흉동·정맥(外側胸動·靜脈)

주의: 심부(深部)의 늑간근(肋間筋) → 벽측흉막(壁側胸膜) → 흉막강(胸膜腔) → 장측흉막(腸側胸膜)을 침자(鍼刺)하면 기흉(氣胸)을 일으킬 가능성이 있다.

SP18 천계(天溪)

부위 전흉부, 제4 늑간, 전정중선외방 6촌

이 경혈에 관한 해부학적 구조

- 피부에는 제5 늑간신경외측피지(第4肋間神經外側皮枝, T4)
- 내측(C8~T1)·외측흉근신경(外側胸筋神經, C5~C7) 지배로 견관절의 내전에 작용하는 대흉근(大胸筋)과 견갑골의 하제(下制)에 작용하는 소흉근(小胸筋)
- 액와동맥(腋窩動脈) 가지로 대흉근(大胸筋), 삼각근(三角筋) 등에 영양을 공급하는 흉견봉동·정맥
- 액와동맥(腋窩動脈) 가지로 유선(乳腺) 등에 영양을 공급하는 외측흉동·정맥

주의: 심부(深部)의 늑간근(肋間筋)→벽측흉막(壁側胸膜)→흉막강(胸膜腔)→장측흉막(腸側胸膜)을 침자(鍼刺)하면 기흉(氣胸)을 일으킬 가능성이 있다.

SP19 흉향(胸鄕)

부위 전흉부, 제3 늑간, 전정중선외방 6촌

이 경혈에 관한 해부학적 구조

- 피부에는 제4 늑간신경외측피지(第3肋間神經外側皮枝, T3)
- 내측(C8~T1)·외측흉근신경(外側胸筋神經, C5~C7) 지배로 견관절의 내전에 작용하는 대흉근(大胸筋)과 견갑골의 하제(下制)에 작용하는 소흉근(小胸筋)
- 액와동맥(腋窩動脈) 가지로 대흉근(大胸筋), 삼각근(三角筋) 등에 영양을 공급하는 흉견봉동·정맥
- 액와동맥(腋窩動脈) 가지로 유선(乳腺) 등에 영양을 공급하는 외측흉동·정맥

주의: 심부(深部)의 늑간근(肋間筋)→벽측흉막(壁側胸膜)→흉막강(胸膜腔)→장측흉막(腸側胸膜)을 침자(鍼刺)하면 기흉(氣胸)을 일으킬 가능성이 있다.

주영(周榮)의 취혈

주영(周榮), 옥예(屋翳, ST15·胃), 신장(神藏, KI25·腎)은 제2 늑간의 곡선을 따라 위치한다. 주영은 자궁(紫宮, CV19·任)으로부터 외방 6촌에 있고 중부(中府, LU1·肺)의 하방에서 취한다.

흉향(胸鄕)의 취혈

흉향(胸鄕), 응창(膺窓, ST16·胃), 영허(靈墟, KI24·腎)는 제3 늑간의 곡선을 따라 위치한다. 흉향은 옥당(玉堂, CV18·任)에서 제3 늑간을 따라 외방 6촌에서 취한다.

천계(天溪)의 취혈

천계(天溪), 유중(乳中, ST17·胃), 신봉(神封, KI23·腎)은 제4 늑간의 곡선을 따라 위치한다. 천계는 전중(膻中, CV17·任)에서 외방 6촌에서 취한다.

식두(食竇)의 취혈

식두(食竇), 유근(乳根, ST18·胃), 보랑(步廊, KI22·腎)은 제5 늑간의 곡선을 따라 취한다. 식두는 전정중선 외방 6촌에서 취한다.

골도

전정중선에서 오구돌기 내방을 6촌으로 한다.

*비경의 식두(食竇)에서 주영(周榮)까지의 경혈은, 전정중선외방 6촌

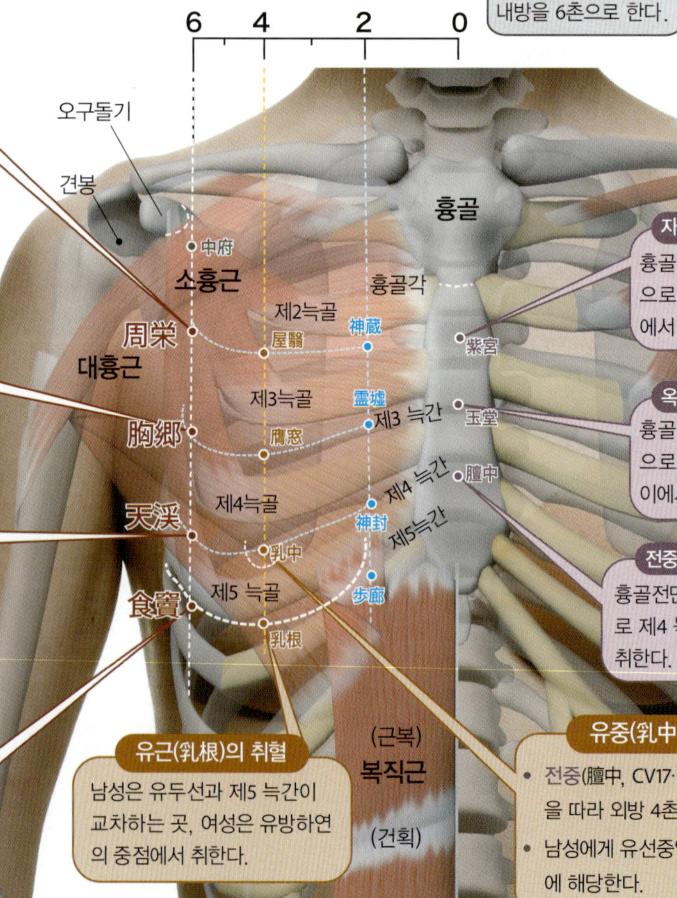

자궁(紫宮)의 취혈

흉골전면의 정중선상으로 흉골각의 하방에서 취한다.

옥당(玉堂)의 취혈

흉골전면의 정중선상으로 제3 늑간의 높이에서 취한다.

전중(膻中)의 취혈

흉골전면의 정중선상으로 제4 늑간의 높이에서 취한다.

유근(乳根)의 취혈

남성은 유두선과 제5 늑간이 교차하는 곳, 여성은 유방하연의 중점에서 취한다.

유중(乳中)의 취혈

- 전중(膻中, CV17·任)에서 제4 늑간을 따라 외방 4촌에서 취한다.
- 남성에게 유선중앙은 제4 늑간에 해당한다.

소흉근(小胸筋)은 제(2)3~5늑골 전면에서 기시하여 오구돌기(烏口突起)에서 정지하는 근이다. 소흉근의 심부에는 쇄골하동 · 정맥(鎖骨下動 · 靜脈), 완신경총(腕神經叢)이 통과하지만 상지거상(上肢擧上) 시 소흉근이 이들의 혈관이나 신경을 압박하여 통증이 나타나는 경우가 있다. 이 병태를 소흉근증후군(小胸筋症候群) [별명, 과외전증후군(過外轉症候群)]이라 부르며, 이는 **흉곽출구증후군**(胸管出口症候群)의 하나에 포함된다.

SP20 주영(周栄)

부위 전흉부(前胸部), 제2 늑간, 전정중선외방 6촌

이 경혈에 관한 해부학적 구조

- 피부에는 **제3 늑간신경외측피지**(第2肋間神經外側皮枝, T2)
- 내측(C8~T1) · 외측흉근신경(C5~C7) 지배로 견관절의 외전에 작용하는 대흉근(大胸筋)과 견갑골(肩胛骨)의 하제에 작용하는 소흉근(小胸筋)
- 액와동맥(腋窩動脈) 가지로 대흉근(大胸筋), 삼각근(三角筋) 등에 영양을 공급하는 흉견봉동 · 정맥
- 액와동맥(腋窩動脈) 가지로 유선(乳腺) 등에 영양을 공급하는 외측흉동 · 정맥

주의: 심부(深部)의 늑간근(肋間筋)→벽측흉막(壁側胸膜)→흉막강(胸膜腔)→장측흉막(腸側胸膜)을 침자(鍼刺)하면 기흉(氣胸)을 일으킬 가능성이 있다.

SP21 대포(大包)

부위 측흉부(側胸部), 제6 늑간, 중액와선상(中腋窩線上)

이 경혈에 관한 해부학적 구조

- 피부에는 **제6 늑간신경외측피지**(第2肋間神經外側皮枝, T6)
- 장흉신경(長胸神經, C5~C7)의 근지(筋枝) 지배로 견갑골(肩甲骨)을 앞으로 당기는 전거근(前鋸筋)
- 늑간신경(肋間神經, T5~T12)과 장골하복신경(腸骨下腹神經) 지배의 외복사근(外腹斜筋)
- 액와동맥(腋窩動脈) 가지로 대흉근(大胸筋), 삼각근(三角筋) 등에 영양을 공급하는 흉견봉동 · 정맥
- 광배근(広背筋), 전거근(前鋸筋) 등에 영양을 공급하는 흉배동 · 정맥(胸背動 · 静脈)

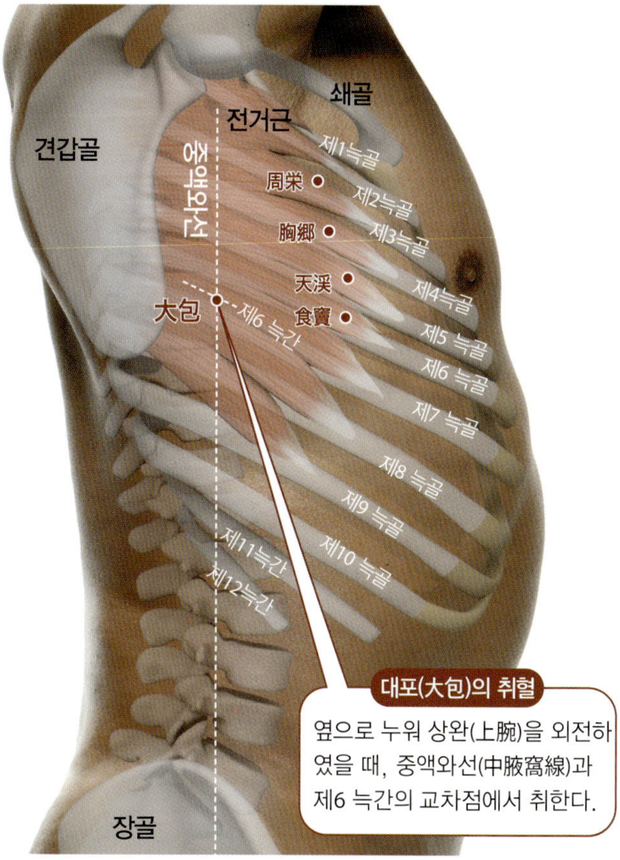

전거근(前鋸筋) serratus anterior

전거근(前鋸筋)은 견갑골(肩甲骨)의 외전에 관여하는 유일한 근으로 승모근(僧帽筋)과 함께 견갑골의 상방회전에 작용하는 중요한 근이다. 전거근의 지배신경인 장흉신경(長胸神經)에 마비가 생기면 견갑골 내측연이 흉곽(胸廓)에서 떠오르는 증상이 보인다 (익상견갑골, 翼狀肩甲骨). 이로부터, 모든 견관절 운동의 토대가 되는 견갑골의 안정성이 무너져 견관절에 다양한 장애가 일어나는 원인이 된다.

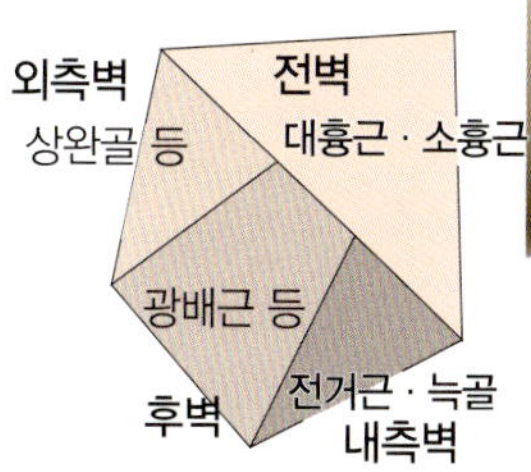

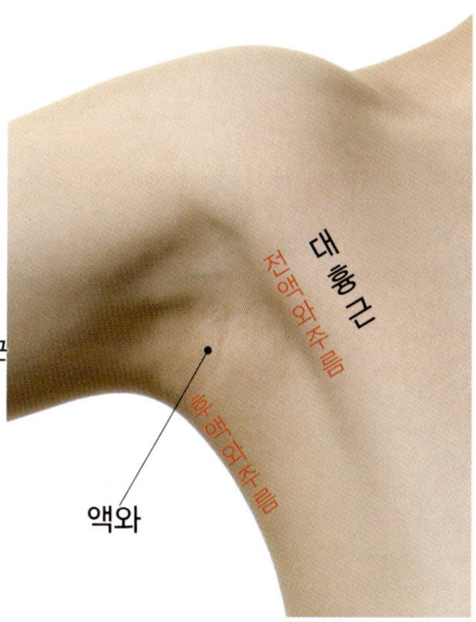

액와(腋窩)와 전액와주름(anterior axillary fold)과 후액와주름(posterior axillary fold)

상완을 가볍게 외전시킬 때에 상완과 흉측벽(胸側壁)의 사이에 생기는 우묵한 곳에 사각추의 형태를 하고 있다. 4개의 벽으로 되어 있다. **전벽**(前壁)은 대흉근과 소흉근(하연은 전액와주름이라고 하여 대흉근의 하연에 있다), **내측벽**(內側壁)은 전거근(흉곽), **외측벽**(外側壁)은 상완골(上腕骨), 오구완근(烏口腕筋), 상완이두근단두(上腕二頭筋短頭), **후벽**(後壁)은 견갑하근(肩甲下筋), 일부가 대원근(大圓筋)과 광배근(廣背筋 하연은 후액와주름으로 광배근의 하연에 있다)으로 이루어져 있다.

흉부 경혈 자침 시의 위험성

3D화상으로 보듯이 흉곽에는 많은 경혈이 있다. 이 경혈상의 자침은 해부학적 구조를 충분히 이해하지 않으면 흉강 내에 있는 폐를 손상하여 생명을 위협하는 기흉(氣胸)을 일으킬 위험성이 높다. 예를 들어 ST12의 결분(缺盆·胃)에 심자(深刺)하면, 피부 → 전거근(前鋸筋) → 제3 늑간극(肋間隙) → 외늑간근(外肋間筋) → 내늑간근(內肋間筋) → 벽측흉막(늑골흉막, 肋骨胸膜) → 흉막강(胸膜腔) → 장측흉막(臟側胸膜) → 폐포(肺胞)로 진행하게 된다. 이때 침이 음압상태에있는 흉막강의 벽측흉막을 찌르면, 흉막강이 외압의 영향을 받게 되고, 더 나아가 침을 돌리거나 두둘기면 외기(外氣)가 유입되어 양압이 된다. 이렇게 되면 모식도(模式圖)와 같이 장측흉막이 벽측흉막에서 분리되어 오른쪽의 흉막강이 확장되어 버린다(푸른색 장측흉막이 찌그러진 부분). 이외에 견배부의 견정(肩井), 천료(天髎), 견외유(肩外兪) 및 견갑골내측연과 척주(脊柱)사이에 있는 대저(大杼), 풍문(風門), 부분(附分), 폐유(肺兪), 백호(魄戶), 궐음유(厥陰兪), 고황(膏肓), 심유(心兪), 신당(神堂), 독유(督兪), 격유(膈兪) 등은 주의를 요하는 경혈이다. 상세한 사항은 본문에서 확인하기를 바란다. (高)

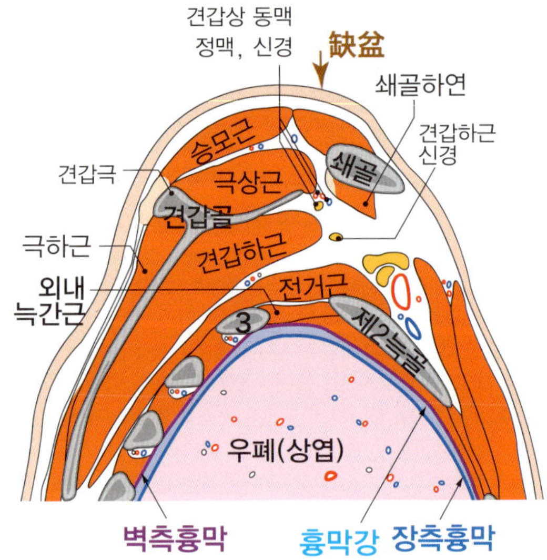

우측 결분의 시상면

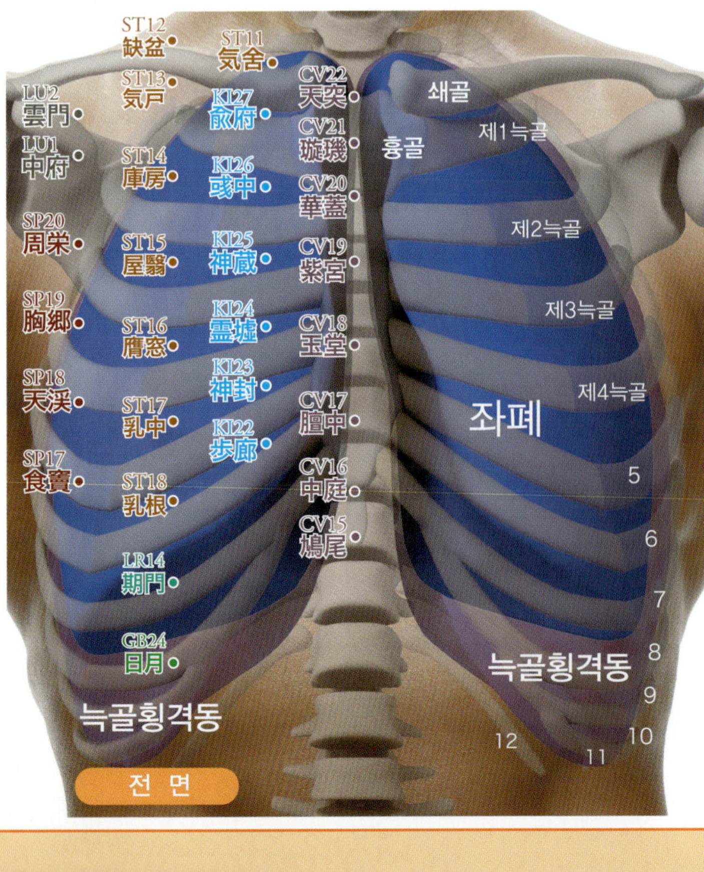

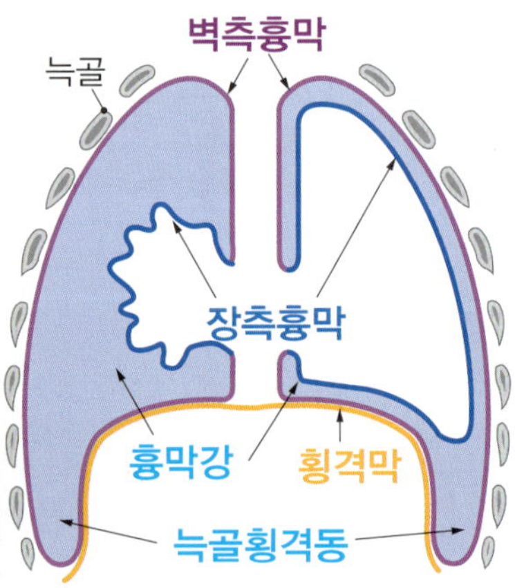

왼쪽 폐가 정상일 때 오른쪽 폐의 기흉 발생 상황

흉강(胸腔, thoracic cavity)과 흉막강(胸膜腔, pleural cavity)을 구분하지 않는 교과서(教科書)가 많이 있지만 해부학적으로 정확하게 구별하면 흉강은 흉곽 내의 내부공간을 의미하고 '폐는 흉강내에 있다'라고 표현하게 된다. 한편, 기흉이나 혈흉(血胸), 농흉(膿胸, 화농균의 전염으로 늑막강안에 고름이 고이는 병-주)은 흉막강에 공기, 혈액, 농이 들어 있는 상태이다. 또는 저장하고 있는 것을 의미한다.

기흉이 발생했던 자침부위

- 견배부(肩背部, 28.5%)
- 상배부(上背部, 20.0%)
- 배부(背部, 14.6%)
- 경견배부(頸肩背部, 10.0%)
- 경견부(頸肩部, 8.5%)
- 흉부(胸部, 6.9%)
- 견상부(肩上部, 3.8%)
- 경배부(頸背部, 3.1%)
- 요배부(腰背部, 1.5%)
- 기타(其他, 3.1%)

출전: Hujihara Yoshihumi [침구마사지에 의한 의료과오(過誤)(현장 보고)] (Sannou Shouji/2004)

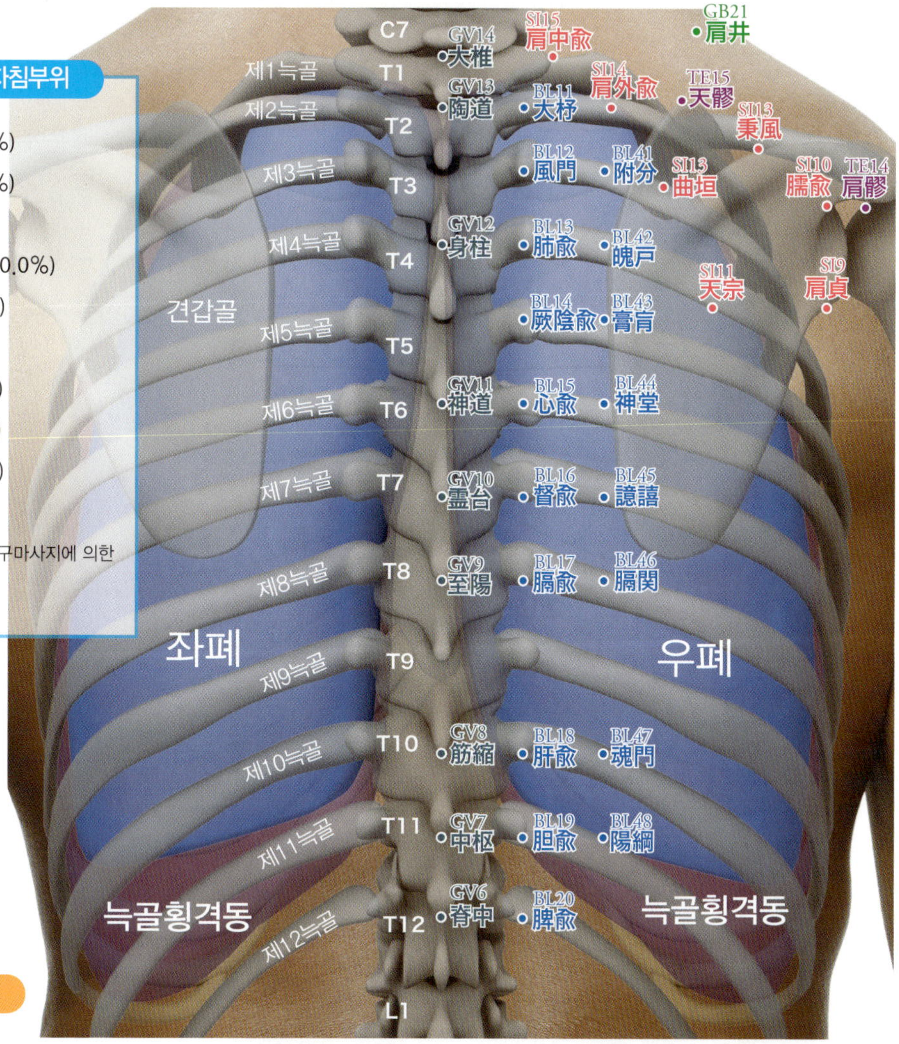

피부의 두께

- **표피의 두께**

  제일 얇은 안검(眼瞼): 0.04mm

  보통 피부: 0.1 ~ 0.3mm

  손바닥: 0.7mm

  발바닥: 1.3mm

- **진피의 두께**

  0.3~2.4mm

- **피하조직의 두께**

  피하지방의 두께와 관련이 있기 때문에 남성보다 여성이, 성인보다 소아에서 상대적으로 발달해 있다. 피하지방이 많은 부위는 협지방체(頰脂肪體), 유방(乳房), 둔부(臀部), 액와(腋窩), 슬와(膝窩), 손바닥, 발바닥. 적은 부위는 비첨(鼻尖), 이개(耳介), 외음부(外陰部). 거의 없는 부위는 안검건판부(眼瞼腱板部), 음낭(陰囊), 음경(陰莖), 음핵(陰核), 소음순(小陰脣)

출전(出典): 분담해부학3 (金原出版(Kanehara出版))/1982

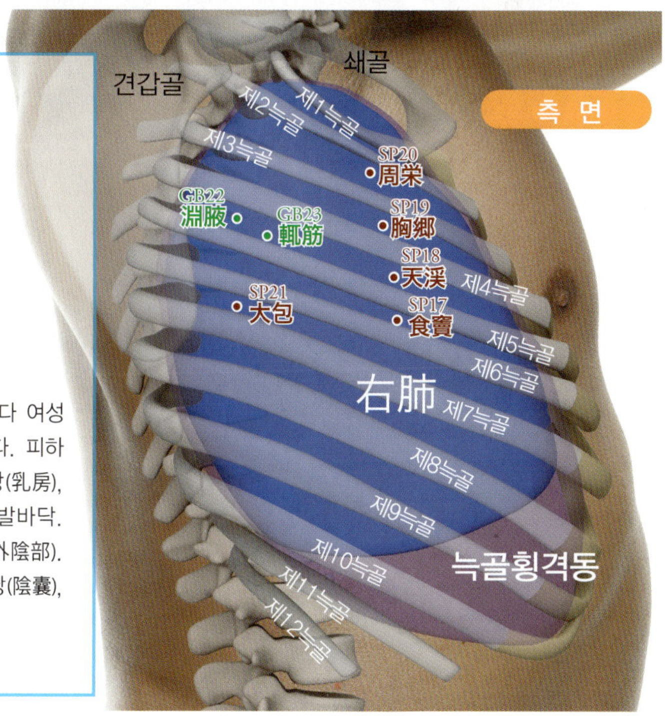

체표 배부의 골격 지표

배부골격에는 척골의 극돌기 등의 다양한 융기가 체표에서도 식별되기 때문에 비교적 용이하게 촉지할 수 있다. 이 부위는 촉진할 때에 중요한 표시가 된다.

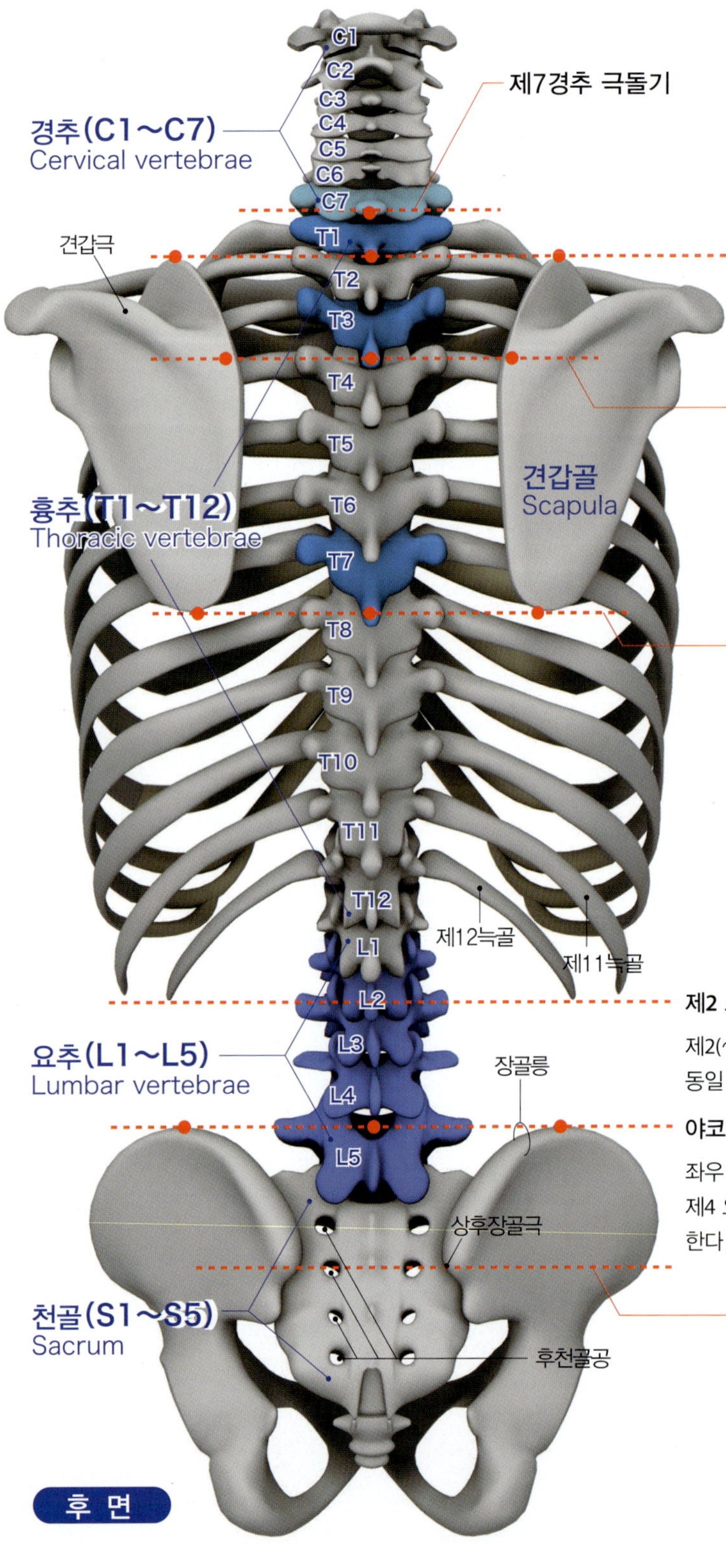

제7 경추극돌기는 경추 중에서 가장 길다. 특히 목을 앞으로 굽히거나 회전시 체표에서 만져 질수 있기 때문에 중요한 지표이며 융추(隆椎)라고도 한다.

제1 흉추극돌기: 견갑골상각(肩甲骨上角)

제1 흉추극돌기는 좌우 견갑골상각 연결선의 중점에 위치한다.

제3 흉추극돌기: 견갑극(肩甲棘)

제3 흉추극돌기는 좌우 견갑극 연결선상의 중점에 위치한다.

*흉추의 극돌기는 하방으로 향하고 있다. 예를들어 5흉추의 극돌기는 6흉추의 추체의 높이에 있다.

제7 흉추극돌기: 견갑골하각(肩甲骨下角)

제7 흉추극돌기는 좌우 견갑극하각 연결선의 중점에 위치한다.

*제11 늑골단과 제12 늑골단은, 거의 같은 높이(횡열하고 있는 것에 가까움)에 있다.

제2 요추 극돌기: 제12 늑골단(肋骨端)

제2(~3) 요추 극돌기는 제12 늑골단과 동일 높이에 위치한다.

야코비 선(Jacoby Line)

좌우 장골릉의 최고점을 연결하는 선(Jacoby Line)은 제4 요추 극돌기 또는 제4 요추와 제5 요추사이를 통과한다.

제2 천골공(S2): 상후장골극(上後腸骨棘)

제2 천골공은 좌우의 상후장골극을 연결하는 선상에 위치한다.

Chapter 5

수소음심경(手少陰心經)

HT(Heart Meridian)

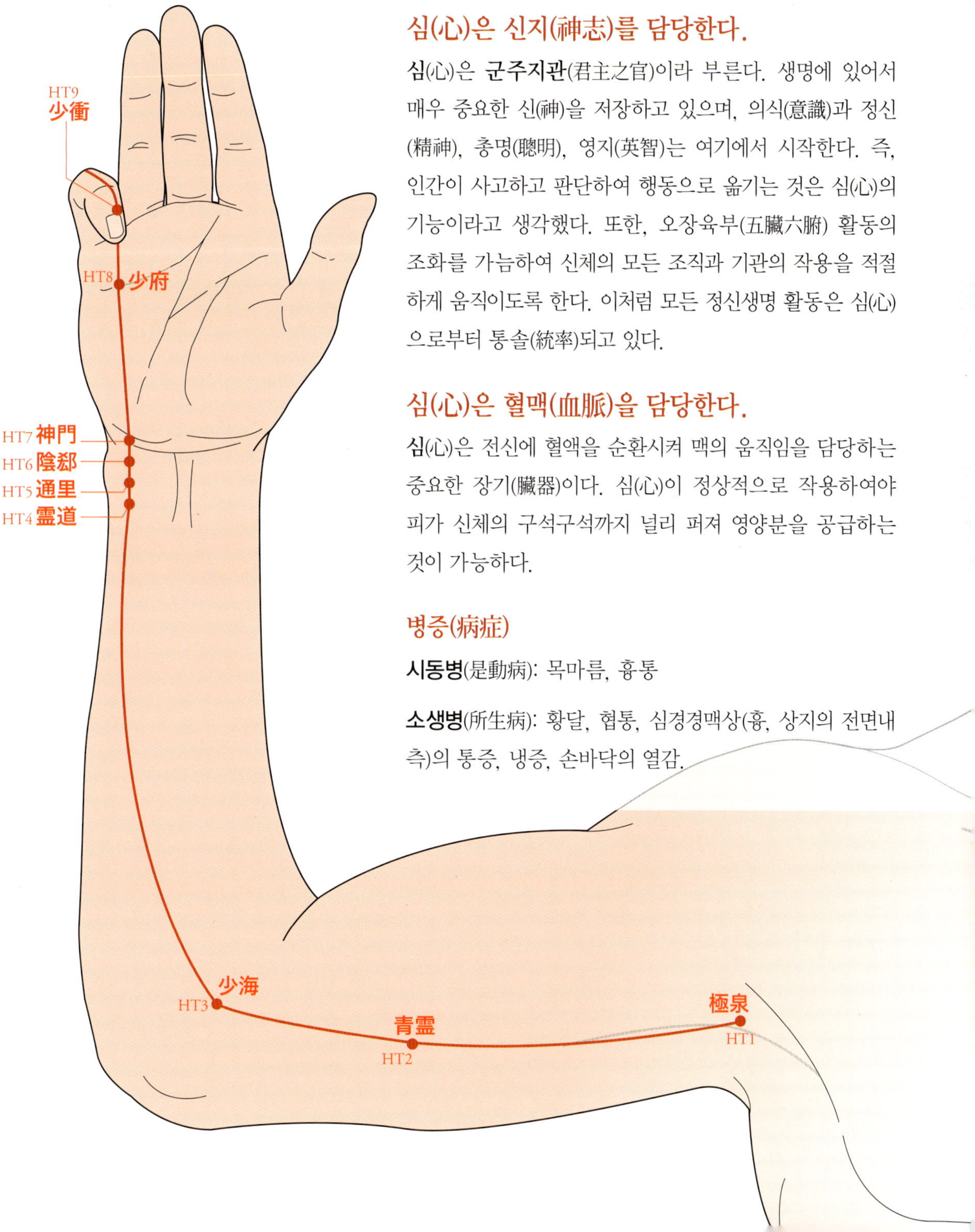

심(心)은 신지(神志)를 담당한다.

심(心)은 **군주지관**(君主之官)이라 부른다. 생명에 있어서 매우 중요한 신(神)을 저장하고 있으며, 의식(意識)과 정신(精神), 총명(聰明), 영지(英智)는 여기에서 시작한다. 즉, 인간이 사고하고 판단하여 행동으로 옮기는 것은 심(心)의 기능이라고 생각했다. 또한, 오장육부(五臟六腑) 활동의 조화를 가늠하여 신체의 모든 조직과 기관의 작용을 적절하게 움직이도록 한다. 이처럼 모든 정신생명 활동은 심(心)으로부터 통솔(統率)되고 있다.

심(心)은 혈맥(血脈)을 담당한다.

심(心)은 전신에 혈액을 순환시켜 맥의 움직임을 담당하는 중요한 장기(臟器)이다. 심(心)이 정상적으로 작용하여야 피가 신체의 구석구석까지 널리 퍼져 영양분을 공급하는 것이 가능하다.

병증(病症)

시동병(是動病): 목마름, 흉통

소생병(所生病): 황달, 협통, 심경경맥상(흉, 상지의 전면내측)의 통증, 냉증, 손바닥의 열감.

HT(Heart Meridian)

HT 수소음심경(手少陰心經)

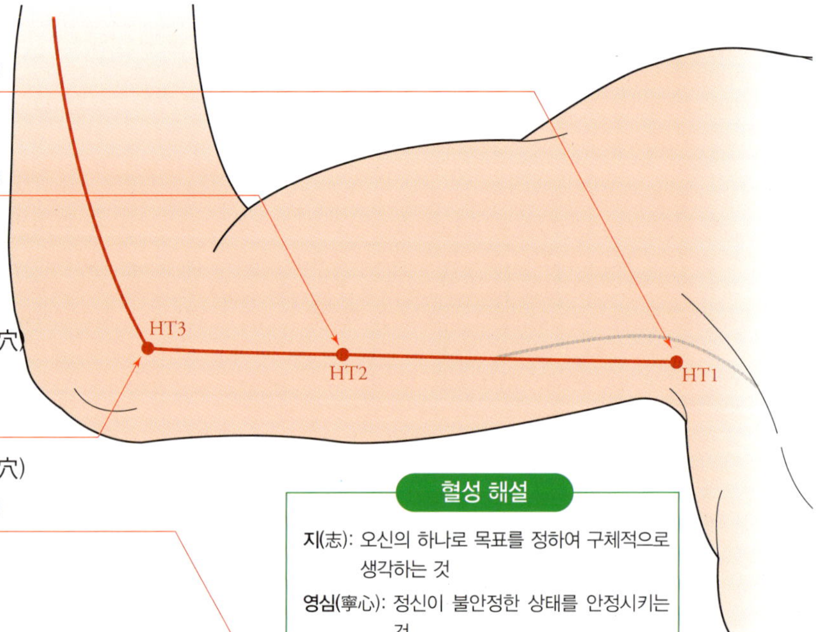

HT1 **극천(極泉)** 혈성: 활혈소근(活血疏筋)

HT2 **청령(青靈)** 혈성: 산풍지통(散風止痛)

HT3 **소해(少海)**
별명: **곡절**(曲節)
요혈: 심경의 합수혈(合水穴)
혈성: 통심규(通心竅)
안신지(安神志)

HT4 **영도(靈道)**
요혈: 심경의 경금혈(經金穴)
혈성: 영심안신(寧心安神)

HT5 **통리(通理)**
요혈: 심경의 낙혈(絡穴)
혈성: 영심안신(寧心安神)

HT6 **음극(陰郄)**
별명: **수소음극**(手少陰郄)
요혈: 심경의 극혈(郄穴)
혈성: 영심안신(寧心安神), 자양음혈(滋養陰血)

HT7 **신문(神門)**
별명: **태충**(兌衝), **중도**(中都)
요혈: 심경의 원혈(原穴)
심경의 수토혈(兪土穴)
혈성: 영심안신(寧心安神)
양음고표(養陰固表)

HT8 **소부(少府)**
요혈: 심경의 형화혈(滎火穴)
혈성: 청심제번(淸心除煩)

HT9 **소충(少衝)**
별명: **경시**(經始)
요혈: 심경의 정목혈(井木穴)
혈성: 개규성신(開竅醒神)
해열소궐(解熱蘇闕)

혈성 해설

지(志): 오신의 하나로 목표를 정하여 구체적으로 생각하는 것

영심(寧心): 정신이 불안정한 상태를 안정시키는 것

안신(安神): 정신불안, 동계(動悸), 수면장애(睡眠障碍) 등의 증상을 안정시키는 것

음혈(陰血): 혈액 또는 혈은 음(陰)에 속하기 때문에 이와 같은 이름을 붙혔다.

양음(養陰): 음액(陰液) 또는 음정(陰精)을 자양(滋養)하는 것

제번(除煩): 정신적인 조바심을 진정시키는 것

성신(醒神): 의식을 명확하게 하는 것

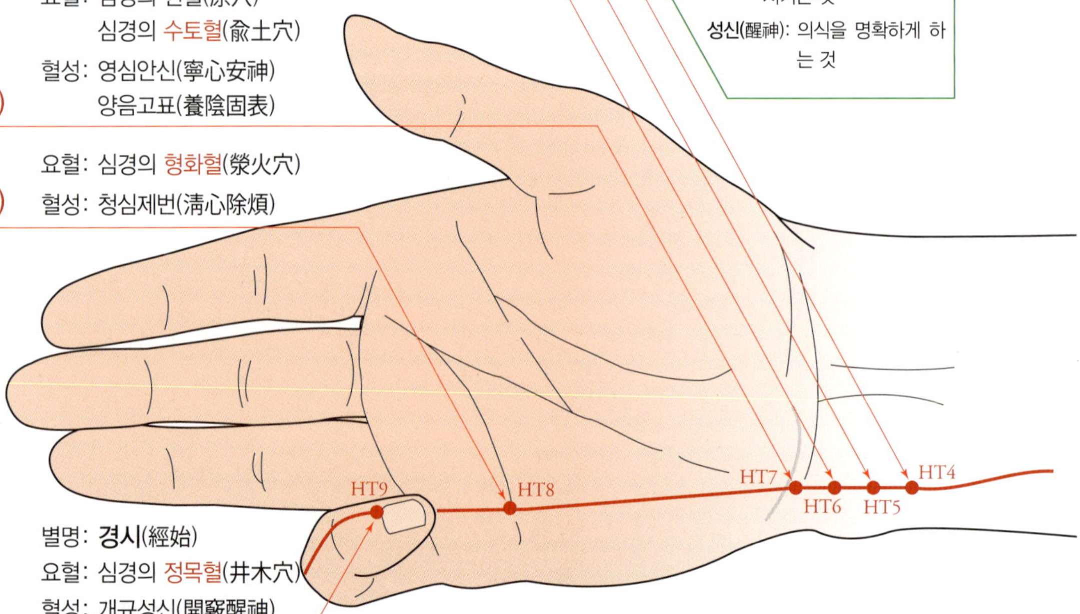

수소음심경(手少陰心經)은 족태음비경(足太陰脾經)의 맥기를 받아 심중(心中)에서 발생하여 심계(心系)(심장, 대동맥) 등에 속하고 횡격막을 관통하여 내려가 표리관계인 소장에 낙(絡)한다. 심경(心經)에서 나뉘어진 지맥은 위로는 인후(咽喉)를 감싸고 눈의 내각(內角)(정명睛明, 膀·BL1)에 연결된다. 본경(本經)은 심경(心經)에서 폐를 지나 액와(腋窩, **극천**極泉)으로 나와 아래로 상완전내측(上腕前內側, **청령**青靈)을 지나 주와횡문(肘窩橫紋)의 내측단(소해少海)를 통과하여 전완전내측(前腕前內側, 영도靈道, 통리通里, 음극陰郄)에서 수관절전면횡문내측단(手關節前面橫紋內側端)으로 나와(**신문**神門) 손바닥을 지나(**소부**少府) 소지요측단(小指橈側端, **소충**少衝)에 이르러, 수태양소장경(手太陽小腸經)에 연결된다.

⊙ 고대중국에서는 심(心)의 장(臟)이 정신(精神)이나 의식 활동[신령(神靈)이라 한다]을 담고 있다고 믿었기 때문에 심경(心經)의 경혈, 청령(青靈), 영도(靈道), 신문(神門)에 령(靈)이나 신(神)자를 사용하였다.

- 극천(極泉)의 천(泉)은 액와동맥(腋窩動脈)의 박동부(搏動部)로 이것을 흉부의 매우 깊은 곳에 있는 심장(心臟)이라는 샘(泉)에서 솟아나는 물에 비유했다. 또는 기혈이 시작하는 기시혈(起始穴)의 뜻. 심(心)은 군주지관(君主之官)으로 오장육부를 통솔하는 정점이라고 간주하였기 때문에 극(極)이라는 이름을 붙였다.
- 청령(青靈)의 청(青)은 망진(望診, 외견상의 진단)에 있어서 '통정(痛証)'이라 진단된 청색이나 자색을 시사하고 있으며 청령(青靈)이 통정(痛証)에 효과가 있는 경혈이라고 간주하였기 때문에 청령이라고 이름을 붙였다.
- 소해(少海)의 소(少)는 소음심경(少陰心經)의 소(少)를 뜻하며 해(海)와 같이 심기(心氣)가 많이 모여있는 합수혈(合水穴)을 의미한다.
- 영도(靈道)는 심(心)의 기능을 전달하는 '통로(通路), 도로(道路)'를 의미하며 정신질환이나 심장병에 효과가 있는 경혈을 뜻한다.
- 통리(通里)는 음측(陰側, 손바닥면)의 소음심경(少陰心經)과 양측(陽側, 손등면)의 태양소장경(太陽小腸經)의 표리양경(表裏兩經)에 통(通)하는 낙혈(絡穴)을 의미한다. 리(里)는 그러한 곳(부위)를 의미한다.
- 음극(陰郄)의 음(陰)은 음측(陰側, 손의 손바닥면)에 있다는 것을 나타내고 극(郄)은 '간극(間隙), 극간(隙間), 오목한 곳, 갈라진 틈'을 나타낸다 (P.157). 음극은 뼈(骨)나 근(筋)의 극간(隙間)에 있는 극혈(郄穴)이라는 것을 나타낸다.
- 신문(神門)은 소음심경(少陰心經)의 원혈(原穴)로 '신기(神氣)가 출입하는' 경혈(經穴)을 나타낸다.
- 소부(少府)는 소음심경(少陰心經)의 기를 모으는 곳이라는 의미이다.
- 소충(少衝)은 소음심경(少陰心經)의 요충(要衝) 경혈로 경기(經氣)가 넘쳐나는 정혈(井穴)이라는 뜻이다.

전통의학의 병기(病氣) 진단에는 **망진**(望診, 보기), **문진**(問診, 듣기, 냄새맡기), **문진**(問診, 듣기), **절진**(切診, 만져보기)의 방법이 있고 진단에 있어서 얼굴의 색이나 피부 등을 관찰하는 망색(望色)에는 각색(各色)에 대해 다음과 같이 주된 병으로 나뉘어진다.

청(青): 간담증(肝膽証), 풍증(風証), 한증(寒証), 통증(痛証)

적(赤): 열사증(熱邪証), 간양증(肝陽証)

흑(黑): 한증(寒証), 통증(痛証), 신허증(腎虛証), 수음증(水飲証), 혈어증(血瘀証)

황(黃): 습증(濕証), 허증(虛証)

백(白): 한증(寒証), 허증(虛証), 탈혈증(脫血証), 탈진증(脫津証)

해(海) 는 ?

海(해)는 경혈명에 있어서 바다와 같이 기가 많이 모여있는 곳을 시사(示唆)하고 있다.
혈해(血海, SP10, 비경) → P.56,
소해(小海, SI8, 소장경) → P.80,
조해(照海, KI6, 신경) → P.138,
기해(氣海, CV6, 임맥) → P.256

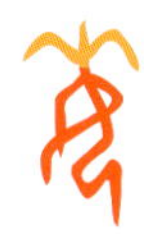
每(매)의 갑골문자

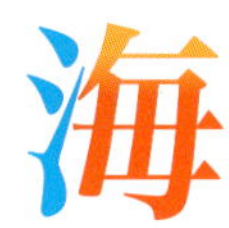

每(매)는 머리장식을 한 여자나 머리가 찌쁘듯하다는 것을 나타낸다고 하는 별설(別說)도 있다. 海(해)는 氵(삼수변) + 每(매)로 검은 바다(暗海)를 가리킨다.

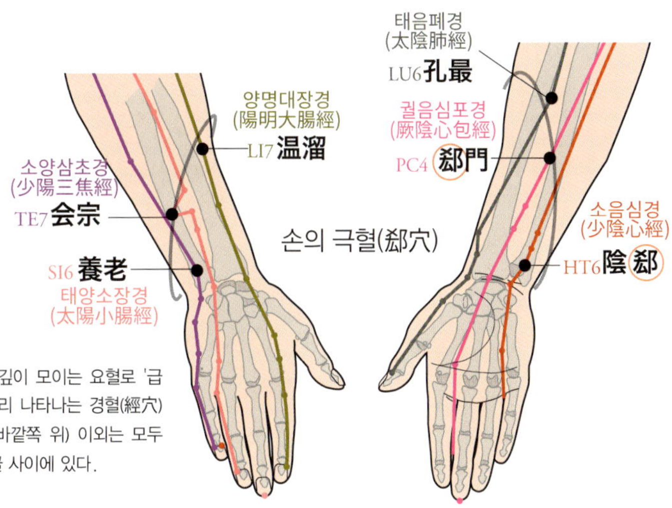

극혈(郄穴)이라는 것은, 경기(經氣)가 깊이 모이는 요혈로 '급성질환에 효과가 있고 또한, 효력이 빨리 나타나는 경혈(經穴)'이라는 의미이다. 양구(梁丘, 슬개골 바깥쪽 위) 이외는 모두 손목이나 전완(前腕) 또는 발목과 슬개골 사이에 있다.

HT(Heart Meridian)

HT 수소음심경(手少陰心經) 극천(極泉), 청령(靑靈), 소해(少海), 영도(靈道), 통리(通里)

HT1 극천(極泉)

부위 액와(腋窩), 액와중앙(腋窩中央), 액와동맥박동부(腋窩動脈拍動部)

이 경혈에 관한 해부학적 구조

- 피부에는 **제2 늑간신경외측피지**(肋間神經外側皮枝, T2), 완신경총(宛神經叢) 피지(皮枝)의 **내측상완피신경**(內側上腕皮神經, T1), **늑간상완신경**(肋間上腕神經, T2)
- 완신경총(宛神經叢) 가지의 흉배신경(胸背神經) 지배로 견관절(肩關節)의 내전(內轉)에 작용하는 광배근건(廣背筋腱)
- 완신경총(宛神經叢) 가지의 견갑하신경(肩甲下神經) 지배로 견관절(肩關節) 내선(內旋)에 작용하는 대원근(大圓筋)
- 쇄골하동 · 정맥(鎖骨下動 · 靜脈)에 이어지는 액와동 · 정맥(腋窩動 · 靜脈)

HT2 청령(靑靈)

부위 상완내측면(上腕內側面), 상완이두근(上腕二頭筋)의 내측연 슬와횡문(膝窩橫紋) 상방 3촌

이 경혈에 관한 해부학적 구조

- 피부에는 완신경총(宛神經叢) 피지(皮枝)의 **내측상완피신경**(內側上腕皮神經, T2)
- 상완이두근내측구(上腕二頭筋內側溝)를 정중신경(正中神經)과 함께 주행하는 **척골신경간**(尺骨神經幹, C8, T1)
- 근피신경(筋皮神經, C5~C6) 지배로 주관절(肘關節)의 굴곡(屈曲)에 작용하는 상완근(上腕筋)
- 액와동 · 정맥(腋窩動 · 靜脈)에 이어지는 상완동 · 정맥(上腕動 · 靜脈)
- 수배정맥망(手背靜脈網)의 혈액을 모아 상완정맥으로 유입하는 척측피정맥(尺側皮靜脈)

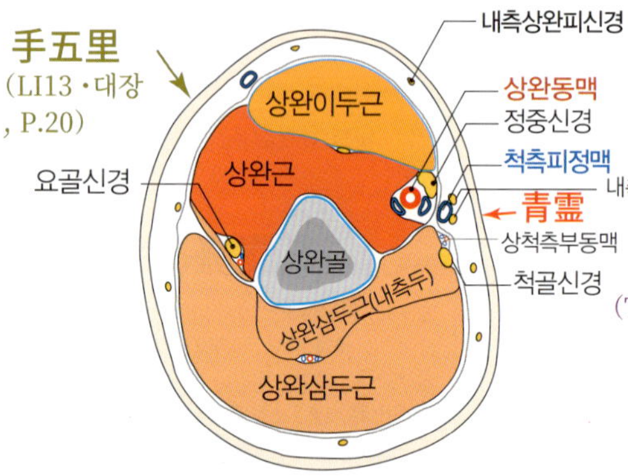

청령(靑靈) 단면도

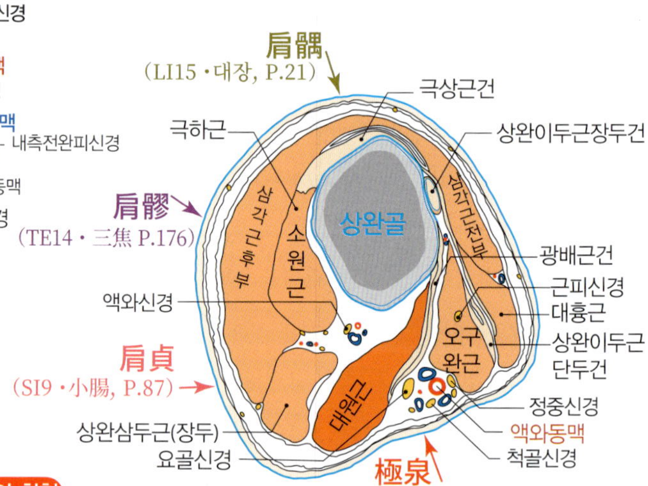

극천(極泉) 단면도

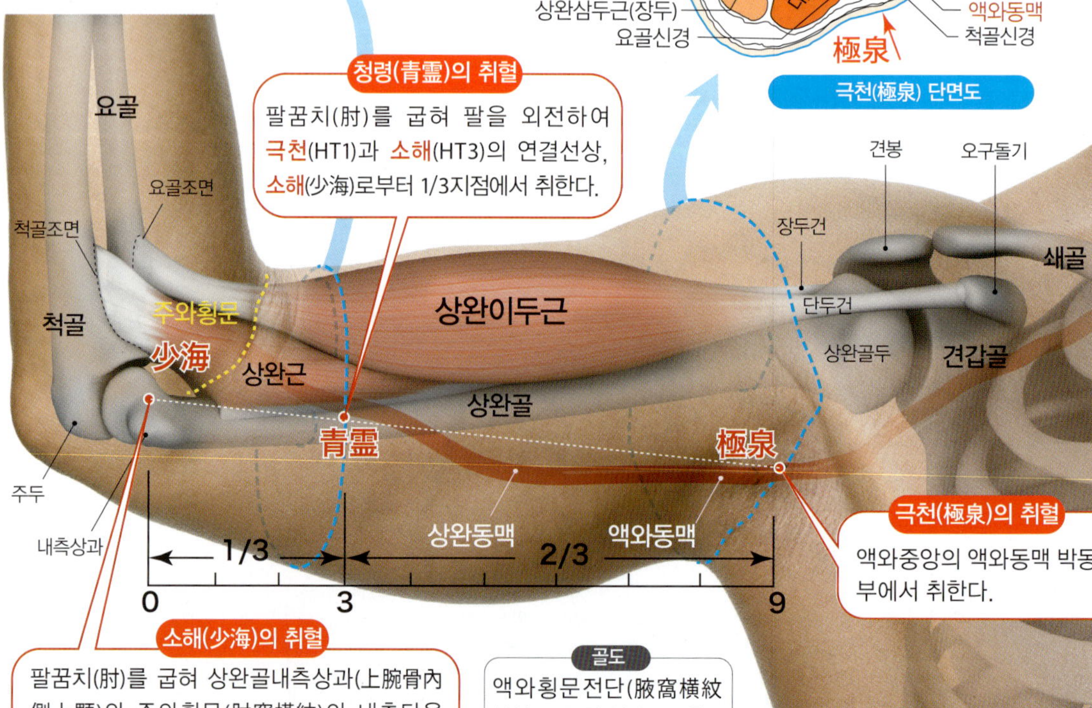

청령(靑靈)의 취혈

팔꿈치(肘)를 굽혀 팔을 외전하여 극천(HT1)과 소해(HT3)의 연결선상, 소해(少海)로부터 1/3지점에서 취한다.

극천(極泉)의 취혈

액와중앙의 액와동맥 박동부에서 취한다.

소해(少海)의 취혈

팔꿈치(肘)를 굽혀 상완골내측상과(上腕骨內側上顆)와 주와횡문(肘窩橫紋)의 내측단을 잇는 연결선상의 중점에서 취한다.

골도

액와횡문전단(腋窩橫紋前端)~주와(肘窩): 9촌

상완골내측상과(上腕骨內側上顆)에는 원회내근(圓回內筋), 요측수근굴근(橈側手根屈筋), 장장근(長掌筋), 천지굴근(淺指屈筋), 척측수근굴근(尺側手根屈筋)이 붙어있다. 이중에 원회내근의 과도한 연축(攣縮, 자극을 받은 근육이 흥분하여 수축하는 과정)이나 반흔(瘢痕, 상처자국) 형성에 따라 정중신경이 압박되어 **정중신경마비**(正中神經麻痺)를 일으킨 경우가 있다. **원회내근증후군**(圓回內筋症候群).
정중신경마비(正中神經麻痺)에는 장모지굴근(長母指屈筋)과 시지(示指)의 심지굴근(深指屈筋)의 마비로부터, **누적징후양성**(淚滴徵候陽性, teardrop sign: 모지母指와 시지示指로 원을 만들려고해도, 두근의 마비로 인하여 누흔상淚痕状)이 된다.

HT3 소해(少海)

부위 주전내측(肘前內側), 상완골내측상과(上腕骨內側上顆)의 전연(前緣), 주와횡문(肘窩横紋)과 같은 높이

이 경혈에 관한 해부학적 구조

- 피부에는 완신경총(腕神經叢)피지의 **내측전완피신경**(內側前腕皮神経, T1)
- 근피신경(筋皮神経, C5~C6) 지배로 주관절(肘關節)의 굴곡에 작용하는 상완근(上腕筋)
- 상완골내측상과(上腕骨內側上顆)에서 기시(起始)하는 **정중신경근지**(正中神經筋枝, C6~C7) 지배의 원회내근(圓回內筋)
- 상완동 · 정맥(上腕動 · 靜脈)에서 분기된 하척측측부동 · 정맥(下尺側側副動 · 靜脈))
- 하척측측부동 · 정맥(下尺側側副動 · 靜脈)과 이어지는 척골동 · 정맥(尺骨動 · 靜脈)에서 분기된 척측반회동 · 정맥(尺側反回動 · 靜脈)
- 수배정맥망(手背靜脈網)의 혈액을 모아 상완정맥(上腕靜脈)으로 유입하는 척측피정맥(尺側皮靜脈)

HT4 영도(靈道)

부위 전완전내측(前腕前內側), 척측수근굴근건(尺側手根屈筋腱)의 요측연(橈側緣), 수관절장측횡문(手關節掌側横紋)의 상방 1.5촌

이 경혈에 관한 해부학적 구조

- 피부에는 완신경총(腕神經叢) 피지의 **내측전완피신경**(內側前腕皮神経, C8)
- 척골신경근지(尺骨神經筋枝, C8, T1) 지배의 척측수근굴근(건)(尺側手根屈筋(腱))
- 정중신경(正中神經, C7~T1) 지배로 제4, 5 중수골장측(中手骨掌側)을 지나 PIP관절의 굴곡에 작용하는 천지굴근(건)(淺指屈筋(腱))
- 정중신경(正中神經, C6~T1) 지배로 제4, 5 중수골장측을 지나 DIP관절의 굴곡에 작용하는 심지굴근(深指屈筋)의 척측반부(尺側半部)
- 주와내측단(肘窩內側단)에서 상완동 · 정맥(上腕動 · 靜脈)으로 분기하는 척골동 · 정맥(尺骨動 · 靜脈)
- 수배정맥망(手背靜脈網)의 혈액을 모아 상완정맥(上腕靜脈)으로 유입하는 척측피정맥(尺側皮靜脈)

HT5 통리(通里)

부위 전완전내측(前腕前內側), 척측수근굴근건(尺側手根屈筋腱)의 요측연, 수관절장측횡문(手關節掌側横紋)의 상방 1촌

이 경혈에 관한 해부학적 구조

- 피부에는 완신경총(腕神經叢) 피지의 **내측전완피신경**(內側前腕皮神経, C8)
- **척골신경근지**(尺骨神經筋枝, C8, T1) 지배의 척측수근굴근(건)(尺側手根屈筋(腱))
- 정중신경(正中神經, C7~T1) 지배의 심지굴근(深指屈筋)과 방형회내근(方形回內筋)
- 주와내측단(肘窩內側단)에서 상완동 · 정맥(上腕動 · 靜脈)으로 분기하는 척골동 · 정맥(尺骨動 · 靜脈)
- 척골동 · 정맥(尺骨動 · 靜脈) 가지의 총골간동 · 정맥(総骨間動 · 靜脈)에서 분기하는 전골간동 · 정맥(前骨間動 · 靜脈)

영도(靈道)의 취혈

- 신문(神門, HT7)의 상방 1.5촌, 척골두상연과 같은 높이에서 취한다. 두상골(豆状骨)의 상연 요측의 상방 1.5촌에서 취한다.
- 신문(神門)의 상방 1.5촌에서 척골두상연과 같은 높이, 척측수근굴근건의 요측에서 취한다.

통리(通里)의 취혈

- 신문(神門, HT7)의 상방 1촌, 영도(靈道, HT4)는 척골두의의 근부(根部), 통리는 본부(本部), 음극(陰郄, HT6)은 저부(低部)에서 취한다. 두상골의 상연요측의 상방1촌에서 취한다.
- 신문의 상방 1촌에서 척측수근굴근건의 요측에서 취한다.

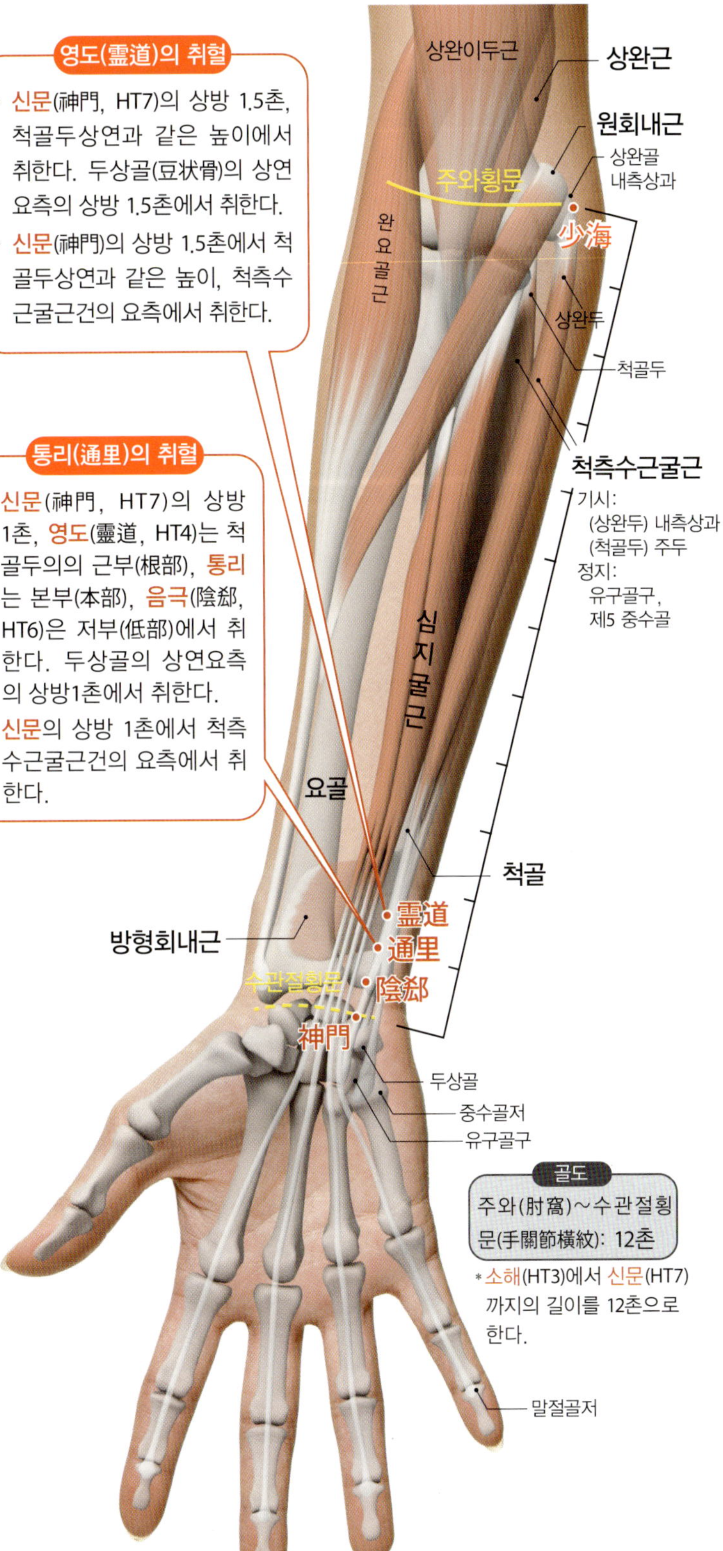

골도

주와(肘窩)~수관절횡문(手關節横紋): 12촌

*소해(HT3)에서 신문(HT7)까지의 길이를 12촌으로 한다.

HT 수소음심경(手少陰心經) 음극(陰郄), 신문(神門), 소부(少府), 소충(少衝)

HT6 음극(陰郄)

부위 전완전내측(前腕前內側), 척측수근굴근건(尺側手根屈筋腱)의 요측연(橈側緣), **수관절장측횡문**(手關節掌側橫紋)의 상방 **0.5촌**

이 경혈에 관한 해부학적 구조

- 피부에는 완신경총(腕神經叢)피지의 **내측전완피신경**(內側前腕皮神經, C8)
- 완신경총(腕神經叢)내측 신경속(神經束) 최대 가지의 **척골신경**(尺骨神經) **근지**(C7~T1) 지배의 **척측수근굴근(건)**(尺側手根屈筋(腱))
- 주와내측단(肘窩內側단)에서 상완동 · 정맥(上腕動 · 靜脈)으로 분기하는 **척골동** · **정맥**(尺骨動 · 靜脈)

HT7 신문(神門)

부위 수관절전내측(手關節前內側), 척측수근굴근건(尺側手根屈筋腱)의 요측연(橈側緣), **수관절장측횡문**(手關節掌側橫紋) 상(上)

이 경혈에 관한 해부학적 구조

- 피부에는 완신경총(腕神經叢)피지의 **내측전완피신경**(內側前腕皮神經, C8)과 **척골신경장지**(尺骨神經掌枝, C8)
- 완신경총(腕神經叢) 내측 신경속(神經束) 최대 가지의 **척골신경**(尺骨神經) **근지**(C7~T1) 지배의 **척측수근굴근(건)**(尺側手根屈筋(腱))
- 주와내측단(肘窩內側단)에서 상완동 · 정맥(上腕動 · 靜脈)으로 분기하는 **척골동** · **정맥**(尺骨動 · 靜脈)

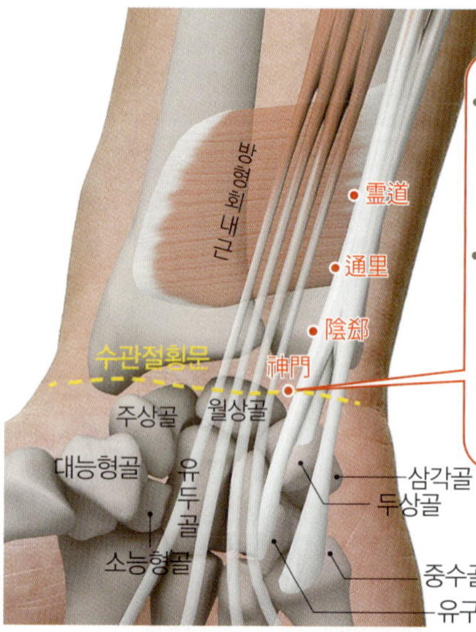

신문(神門)의 취혈

- 두상골(豆狀骨) 상연(上緣) 요측(橈側)의 함요부, 수관절장측 횡문에서 취한다.
- 두상골(豆狀骨) 상연(上緣)의 장측(掌側)으로 수관절전면횡문상 척측근굴근건(尺側手根屈筋腱)의 요측에서 취한다.

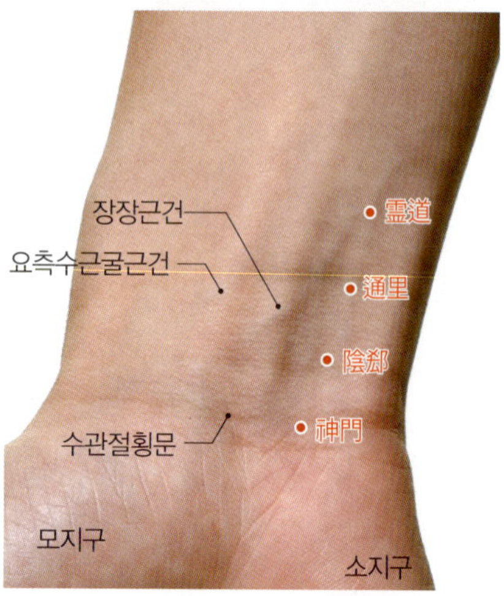

골도

주와(肘窩)~수관절횡문(手關節橫紋): 12촌

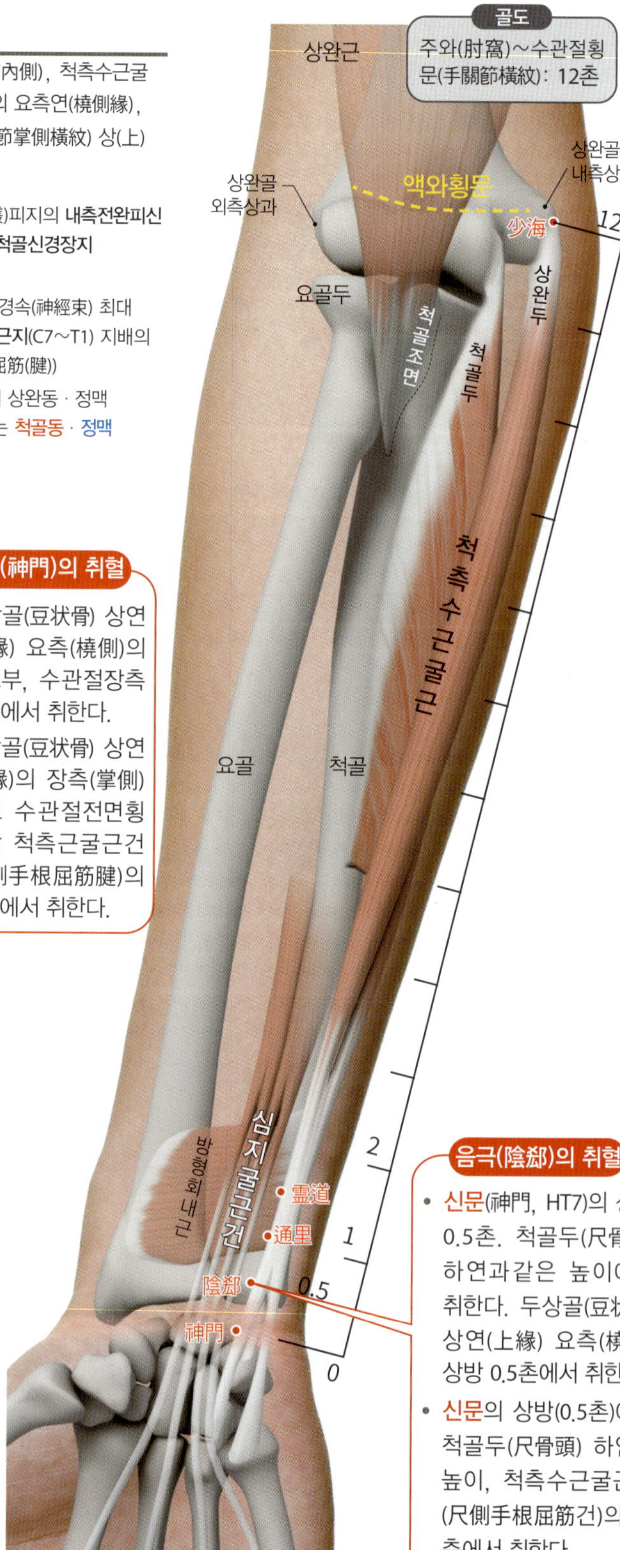

음극(陰郄)의 취혈

- **신문**(神門, HT7)의 상방 0.5촌. 척골두(尺骨頭) 하연과 같은 높이에서 취한다. 두상골(豆狀骨) 상연(上緣) 요측(橈側) 상방 0.5촌에서 취한다.
- **신문**의 상방(0.5촌)에서 척골두(尺骨頭) 하연의 높이, 척측수근굴근건(尺側手根屈筋건)의 요측에서 취한다.

척측수근굴근건(尺側手根屈筋腱)은 수관절(手關節)의 장측(掌側)에서 제일 척측(尺側)에 있는 근(筋)으로 전완굴근군(前腕屈筋群) 중 유일하게 **척골신경**(尺骨神經) **단독으로 지배**되는 근이다. 척측수근굴근건의 요측(橈側)에는 척골동맥(尺骨動脈)과 척골신경(尺骨神經)이 주행하고 있다. 또한, 척측수근굴근은 주부관(肘部管, 팔꿈치 내측에 있는 척골신경이 통과하는 관)을 구성하는 하나의 근건으로 척골신경을 압박하는 원인이 되기도 한다.

HT8 소부(少府)

부위 수장(手掌). 제5 중수지절관절(中手指節關節)의 근위단(近位端)과 같은 높이, 제4 · 5 중수골(中手骨) 사이

이 경혈에 관한 해부학적 구조

- 피부에는 척골신경(C8, T1) 피지에 있는 **총 · 고유장측지신경**(總 · 固有掌側指神經)
- 장장근(長掌筋)이 정지하는 수장건막(手掌腱膜)
- 정중신경(正中神經, C7~T1) 지배로 제4 · 5 중수골장측(中手骨掌側)을 통과하여 PIP관절의 굴곡에 작용하는 천지굴근(건)(淺指屈筋(腱))
- 척골신경(尺骨神經, C8~T1) 근지(筋枝) 지배로 제4 · 5 중수골장측(中手骨掌側)을 통과하여 DIP관절의 굴곡에 작용하는 심지굴근(건)(深指屈筋(腱))
- 척골신경(尺骨神經, C8) 근지(筋枝) 지배로 PIP, DIP관절의 신전(伸轉) 및 신전 · 외전(外轉)에 작용하는 제4 충양근(蟲樣筋)과 제4 배측골간근(背側骨間筋)
- 천장동맥궁(淺掌動脈弓)에서 분지(分枝)하는 총장측지동맥(總掌側指動脈)

HT9 소충(少衝)

부위 소지(小指), 말절골요측(末節骨橈側), 조갑근의 요측 0.1촌(指寸), 조갑요측연(爪甲橈側緣)의 수직선과 조갑기저부의 수평선의 교차점

이 경혈에 관한 해부학적 구조

- 완신경총(腕神經叢) 가지의 척골신경에서 분지한 **배측지신경**(背側指神經, C8)
- 천장동맥궁(淺掌動脈弓)에서 분지(分枝)한 총장측지동맥(總掌側指動脈), 총장측지동맥에서 분기한 배측지동맥(背側指動脈)
- 제5지 요측의 조갑

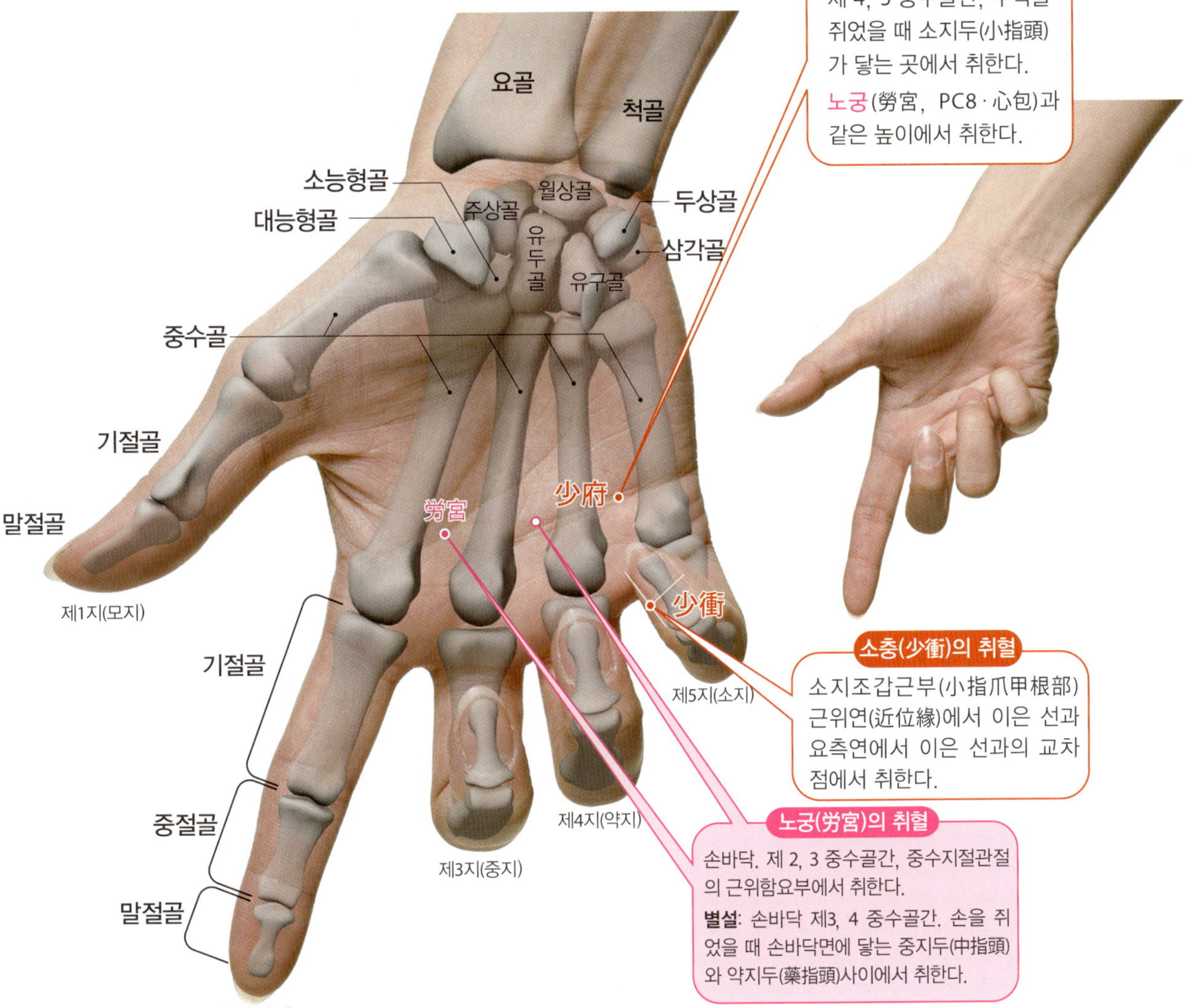

소부(少府)의 취혈

제 4, 5 중수골간, 주먹을 쥐었을 때 소지두(小指頭)가 닿는 곳에서 취한다. 노궁(勞宮, PC8 · 心包)과 같은 높이에서 취한다.

소충(少衝)의 취혈

소지조갑근부(小指爪甲根部) 근위연(近位緣)에서 이은 선과 요측연에서 이은 선과의 교차점에서 취한다.

노궁(勞宮)의 취혈

손바닥. 제 2, 3 중수골간, 중수지절관절의 근위함요부에서 취한다.

별설: 손바닥 제3, 4 중수골간. 손을 쥐었을 때 손바닥면에 닿는 중지두(中指頭)와 약지두(藥指頭)사이에서 취한다.

동양의학의 탄생과 흐름

동양의학(東洋醫學)을 문자그대로 해석하면 아랍에서부터 극동(極東) 아시아까지를 포함하는 매우 광범위(廣範圍)한 지역에 걸쳐있는 의학으로 서양의학(西洋醫學)에 상응하는 것으로서 인식되고 있다. 그중, 중국 전통의학(傳統醫學, 중의학)의 침구(鍼灸)나 한방(漢方) 뿐만 아니라 인도의 아유르베다(인도의 전통의학)나 아랍에서의 우나니(Unani)의학 등이 포함된다. 그러나 일본에는 중국전통의학(중의학)을 토대로 하여 에도시대에 독자적으로 발달시킨 침구나 한방 등을 동양의학으로 하고 있다. 한방은 의사가 침구치료는 국가자격을 갖춘 침구사가 맡고 있다. 여기서 2000년 이전에 탄생했다고 하는 중의학에 대해 논하고자 한다.

중국은 광대한 토지를 갖고 있으며 기후풍토(氣候風土)나 식문화도 다양하기 때문에 지역(동서남북, 중앙)에 따라 그 지역 특유의 병이 발생하여 이에 대응하는 치료법이 생겼고, 이를 발달시켜 왔다.

동방(東方)은 연안부(沿岸部)에 위치하여 이 지방 사람들은 물고기를 잘 먹었으며 짠맛을 좋아했다. 동양의학의 사고(思考)로는 물고기는 체내에 열을 발생시켜 짠맛의 음식물은 피를 상하게 한다고 생각하였다. 이로부터 동부에는 심한 피부병에 걸리는 사람이 많았고 폄석(砭石, 해부용 칼과 같은 석침)을 이용하여 절개하는 치료를 행하였다.

서방(西方)은 동(銅, 구리)이나 대리석 등의 산출지로 사막지대에 있으며 바람이 강하고, 기후풍토가 매우 황량한 토지로 먹는 것은 육식 중심이었다. 이 때문에 지방이 두터운 사람이 많고, 내장이 나쁜 사람이 많았다. 이러한 이유 때문에 서방에서는 약물치료법이 발생하였다.

북방(北方)은 고산지대로 바람과 추위가 혹독한 지역이다. 이 지역의 사람들은 유목민으로 유제품을 많이 먹는다. 동양의학으로 볼 때 유제품은 몸을 안으로부터 차게하여 병을 일으킨다고 한다. 이로부터 북부에는 뜸(灸)으로 몸을 따듯하게 하는 치료법이 발생하였다.

남방(南方)은 양기가 왕성한 토지가 많은지역으로 기후풍토는 온화하고 수분이 많아 이 지역의 사람들은 신맛이 있는 것을 좋아하여 발효식품을 먹었다. 이 지역의 병에는 다습한 기후에서 오는 근육의 경련(痙攣)이나 몸의 저림 현상이 일어나기 쉬워 이들 병의 치료에 가느다란 침[호침(豪鍼)]을 사용했다.

중앙(中央)은 평야지대로 온도가 높은 지역으로 물자가 풍부하여 다종다양(多種多樣)한 식문화가 발달했다. 그러나 너무나 많은 혜택을 받았기 때문에, 이 지역의 사람들은 그렇게 심한 노동을 하지 않게 되었다. 이 때문에 근육이 약해졌고 기의 흐름이 나빠졌으며 발열병이 많았다. 그래서 체조나 마사지가 중앙지역에서 발달하였다.

이처럼 2000년 이상 전부터 광활한 땅을 가진 중국 각 지역에서 탄생하고 발전해 온 동양의학이지만 1970년대의 침마취(鍼痲醉) 붐이나 2000년대 이후 통합의학의 부흥, 2006년에는 WHO/WPRO(세계보건기구/서태평양지역 사무국)주도에 의해 경혈의 표준부위가 제정되었고, 최근에는 중국뿐만 아니라 전세계적으로 침술이 사용되고 있으며 조금씩 치료 효과도 인정받고 있다.

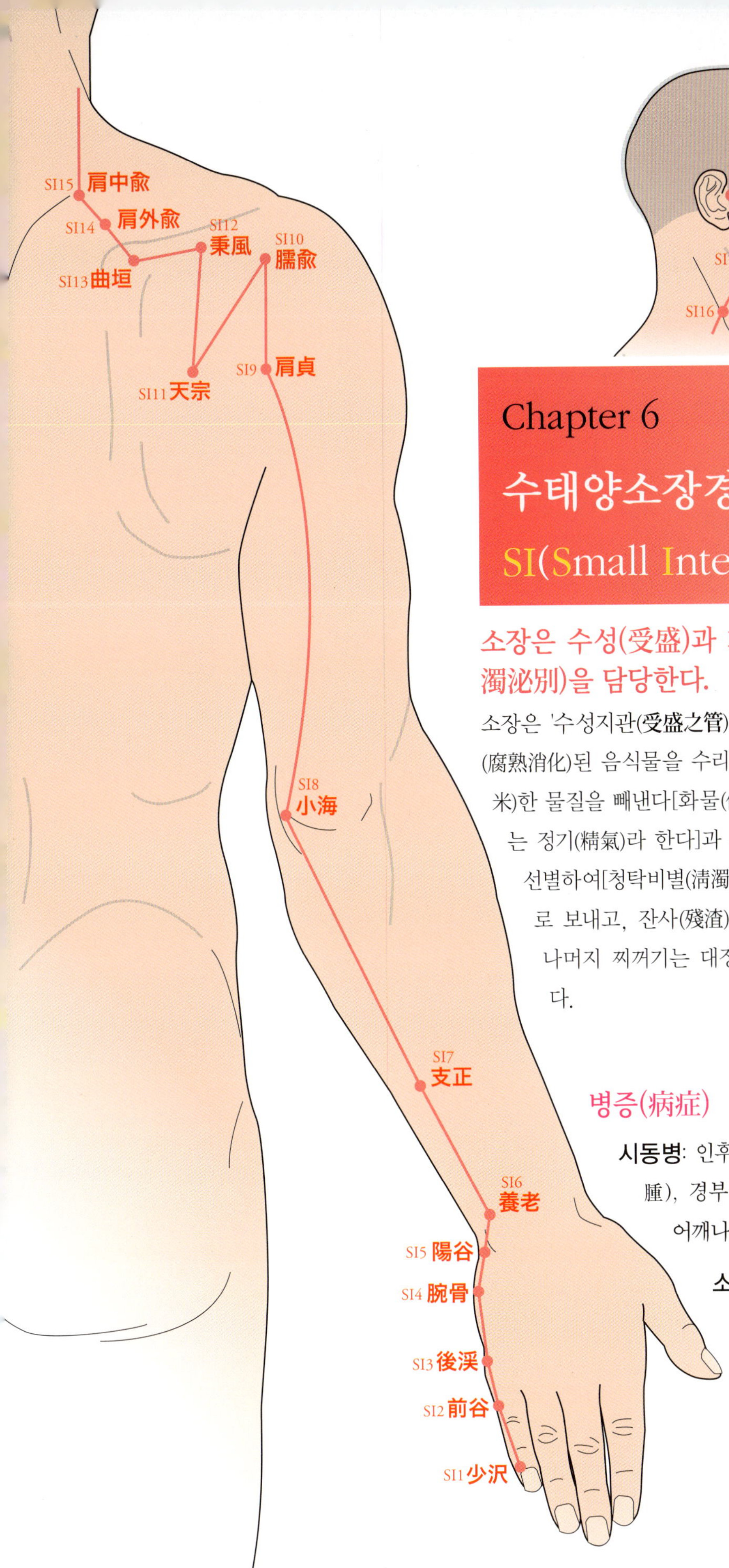

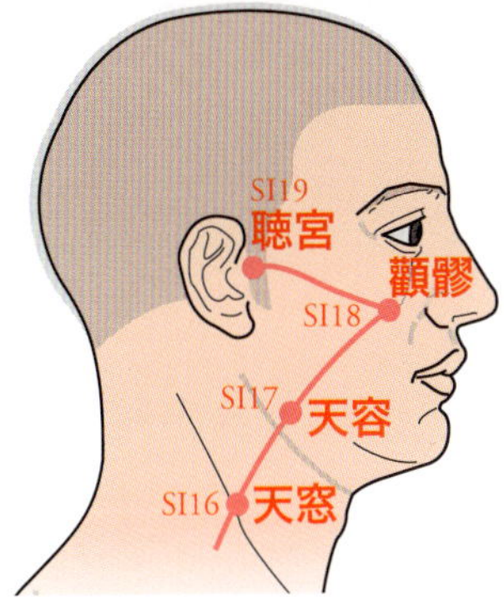

Chapter 6

수태양소장경(手太陽小腸經)

SI(Small Intestine Meridian)

소장은 수성(受盛)과 화물(化物), 청탁비별(淸濁泌別)을 담당한다.

소장은 '수성지관(受盛之管)'이라 부르며, 위에서 부숙소화(腐熟消化)된 음식물을 수리[受理, 수성(受盛)]하여 정미(精米)한 물질을 빼낸다[화물(化物)]. 이것을 영양분[정(精) 또는 정기(精氣)라 한다]과 잔사(殘渣, 불필요한 찌꺼기)로 선별하여[청탁비별(淸濁泌別)], 영양분은 비장(脾臟)으로 보내고, 잔사(殘渣) 중에 수액은 방광으로 보내고 나머지 찌꺼기는 대장으로 보내어 체외로 배출시킨다.

병증(病症)

시동병: 인후의 통증, 하악(下顎)의 부종(浮腫), 경부(頸部)의 운동제한(運動制限), 어깨나 상완(上腕)의 심한 통증

소생병: 난청, 황달, 뺨의 부종, 소장경 경맥상(하악, 뺨, 어깨, 상지후면내측, 소지)의 통증

Small Intestine Meridian

SI 수태양소장경(手太陽小腸經) ① 손(手), 전완(前腕)

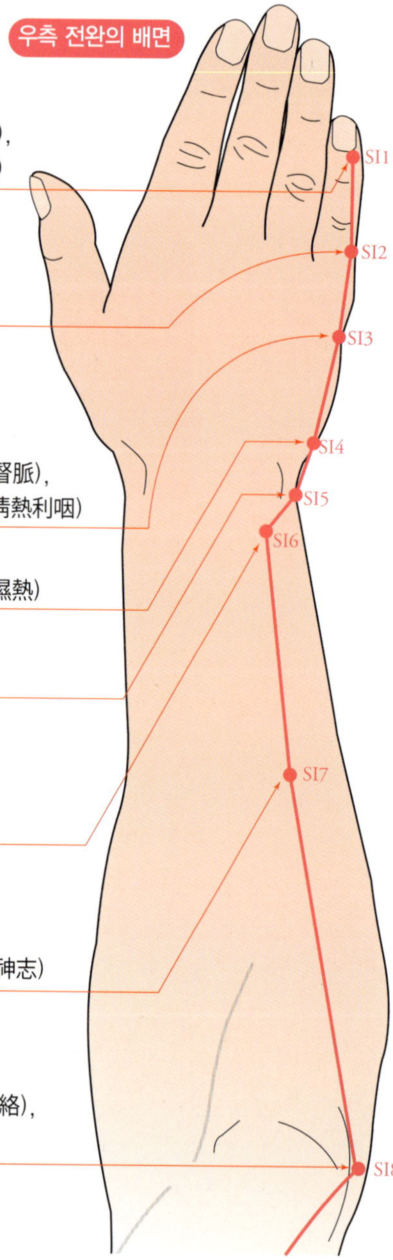

SI1 소택(少澤)
별명: **소길**(小吉)
요혈: 소장경의 정금혈(井金穴)
혈성: 청열이인(清熱利咽), 통유(通乳), 통경활락(通經活絡), 개규(開竅)

SI2 전곡(前谷)
별명: **수태양**(手太陽)
요혈: 소장경의 형수혈(滎水穴)
혈성: 청열서근(清熱舒筋)

SI3 후계(後溪)
요혈: 소장경의 수목혈(兪木穴), 팔맥교회혈(八脈交會穴)
혈성: 산풍서근(散風舒筋), 통독맥(通督脈), 영심안신(寧心安神), 청열이인(清熱利咽)

SI4 완골(腕骨)
요혈: 소장경의 원혈(原穴)
혈성: 산풍서근(散風舒筋), 거습열(去濕熱)

SI5 양곡(陽谷)
요혈: 소장경의 경화혈(經火穴)
혈성: 서근(舒筋), 청열 (清熱)

SI6 양로(養老)
요혈: 소장경의 극혈(郄穴)
혈성: 서근명목(舒筋明目)

SI7 지정(至正)
요혈: 소장경의 낙혈(絡穴)
혈성: 해표청열 (解表清熱), 안신지(安神志)

SI8 소해(小海)
요혈: 소장경의 합토혈(合土穴)
혈성: 거풍(去風), 산열(散熱), 활락(活絡), 개규(開竅), 통락진통(通絡鎮痛)

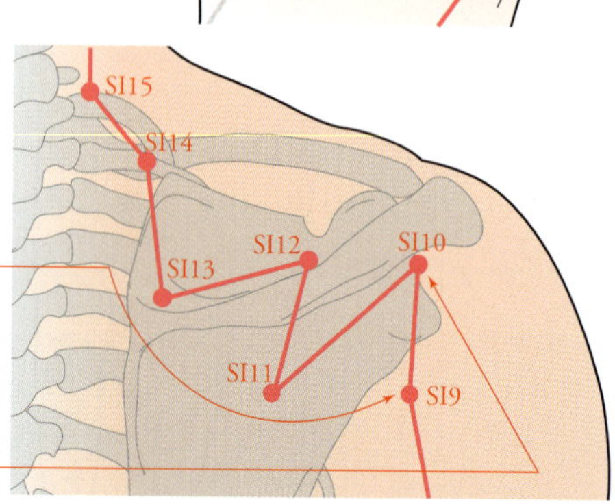

SI9 견정(肩貞)
혈성: 소경활락(疏經活絡), 거풍지통(去風止痛)

SI10 노유(臑俞)
혈성: 산풍서근(散風舒筋), 통경지통(通經止痛)

혈성해설

이인(利咽): 목(咽喉)의 상태를 조절하는 것
개규(開竅): 구규(九竅, 목, 귀, 코, 입, 요도, 항문)의 통행을 좋게하여 사기를 체외로 배출 하는 것. 또한, 의식을 정확하게 하는 것
서근(舒筋): 근육을 편안하게 해 주는 것
산풍(散風): 풍의 사기를 체외로 내보내는 것
해표(解表): 소표(疎表)라고도 한다. 외감초기(外感初期)에 체표의 사기를 제거하는 것
안신지(安神志): 정신불안이나 정동불안(情動不安)을 안정시키는 것
거풍(去風): 풍사를 발산시키는 것.

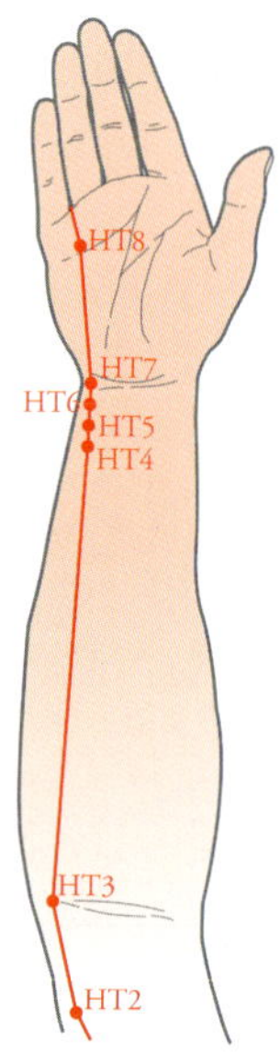

수소음심경(手少陰心経)

수태양소장경(手太陽小腸經)은 수소음심경의 맥기를 받아서 소지척측단(小指內側端, **소택**少沢)에서 기시하여 손의 척측(**전곡**前谷, **후계**後溪)를 돌아 수근(手根)으로 올라가 (**완골**腕骨, **양곡**陽谷), 전완후내측(前腕後內側, **양노**養老, **지정**支正)으로부터 척골신경구(尺骨神經溝, **소해**小海), 상완후내측(上腕後內側)을 올라가 견관절(**견정**肩貞, **노유**臑兪)로 나간다.

- 소택(少澤)의 택(澤)은 연못과 같이 기혈이 충만해 있는 모습을 나타낸다. 소(少)는 소(小)을 의미하고 소택이 소장경(小腸經)의 경혈이라는 것 또는 소지(小指)에 있는 것을 나타낸다.
- 전곡(前谷)은 손을 잡았을 때 중수지절관절(中手指節關節, 주먹: MP관절)의 앞[前, 원위(遠位)]에 생긴 함요부의 경혈을 뜻한다.
- 후계(後溪)는 중수지절관절의 후방[後方, 근위(近位)]의 함요부에 있는 경혈을 뜻한다. 전곡(前谷)의 곡(谷)보다 후계의 계(溪)가 움푹 들어간 부분이 얕다.
- 완골(腕骨)은 수근골부(手根骨部)에 있는 경혈로 완골(腕骨, 팔의뼈)에 가까이 있는 것으로 이름이 붙었다고 한다.
- 양곡(陽谷)의 양(陽)은 양측(陽側, 손등면)을 의미하고 양곡(陽谷)은 수관절배면(手關節背面)의 함요부에 있는 경혈을 뜻한다.
- 양노(養老)는 척골경상돌기(尺骨莖狀突起)의 근원에 있고 청력(聽力)저하, 시력감퇴, 손저림, 현훈(眩暈) 등의 노화에 의한 병증에 효과가 있는 경혈이라는 뜻.
- 지정(支正)의 지(支)와 정(正)은 각기 '분지(分枝)와 본경(本經)'을 나타낸다. 지정(支正)에서 태양소장경(太陽小腸經)의 분지가 나뉘어져 소음심경(少陰心經)과 연결된다. 지정은 소장경의 낙혈(絡穴) (P.59)이다.
- 소해(小海)는 강물이 바다(海)로 들어가 합류하는 것처럼 소장경(小腸經)의 기혈이 모여 합류하는 합수혈(合水穴)이라는 것을 나타내고 있다.
- 견정(肩貞)의 유래에는 여러가지 설이 있다. 역경(易經)에는 '정(貞)은 일의 근간이 된다.'고 하는 말이 있다. 여기에서 정(貞)의 의미를 해석하여 견정(肩貞)이 상완(上腕)의 근간이고 완운동(腕運動, 팔운동)의 힘의 원천이라는 설이 있다. 또한, 정(貞)을 '바르다(正), 정해지다(定), 해당한다(当)'로 해석하여 견정(肩貞)이 '상지(上肢, 팔)을 외전해도 움직이지 않고 올바른 위치에 있다'는 것에서 유래한다는 설도 있다. 또 다른 설은 경기(經氣)가 상행(上行)하여 어깨에 닿는 위치의 경혈이라는 설도 있다
- 노유(臑兪)의 유(兪)는 경맥(經脈)의 기가 출입하는 경혈을 나타낸다. 노(臑)는 상완(上腕)을 가리킨다. 또한, 근(筋)이 뼈(骨)에 부착되어 있지 않은 부드러운 근육인 어깨의 삼각근(三角筋)을 나타낸다는 설도 있다. (P.13, 비노(臂臑))

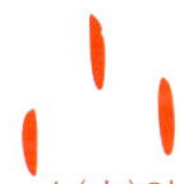
소(小)의 갑골문자

棒(봉)을 깍아 가늘게 만든 모양. 별설로는, 작은 것(조개?)들이 흩어져 있는 모습

小

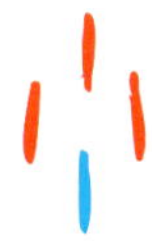
소(小)의 갑골문자

小(소, 작게 깍다)에 丿(삐침 별, 뾰족하게 깍아내다)를 붙힌 것. 별설로는, 흩어져 있는 작은 조개를 끈으로 엮은(紐) 모습

少

상기와 같이, **小**(소)와 **少**(소)의 글자는 고대의 자형(字形)으로 보아도 매우 밀접한 관계가 있다.

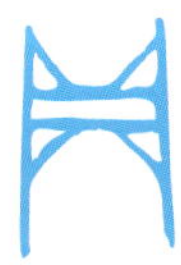
정(貞)의 갑골문자

조개처럼 보이는 부분은 사실 조개가 아니라 청동으로 만든 정(鼎)이다.

貞

이 貞자 모양은 ⾙가 ~라고 묻다(듣다), ~일까? 점의 내용을 말하는 형식으로 갑골문자가 새겨진 점괘에 반드시라고 할 정도로 많이 등장한다.

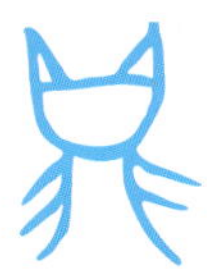
정(鼎)의 갑골문자

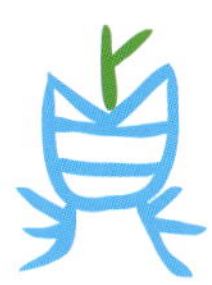
정(貞)의 금문(金文)

貞(정)은 **卜**(점) + **鼎**[정, 꿇이고 굽는 신사(神事)에 사용했던 청동기를 뜻한다. P.13]으로 '정확하게 신의 뜻을 알아 맞추다'는 것을 가리킨다. 점을 치는 신관(神官)을 은대(殷代)에서는 정인(貞人)이라 불렀다. 여기에서 '듣다(聽)'의 의미로 사용되었고, 후에 '바르다(正)'의 의미로 전용(轉用)되었다. 偵察(정찰)의 **偵**(정)은 '상황을 보는 것', 裝幀(장정, 책의 표지)의 **幀**(정)은 '布(포)를 바르게 펼치는것'을 나타낸다.

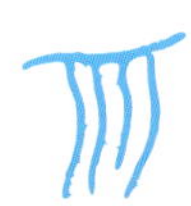
이(而)의 갑골문자

需(수)는 雨(우)와 而(이)의 조합으로 만든 글자. 而(이)는 '부드러운 수염'을 가리킨다.

臑

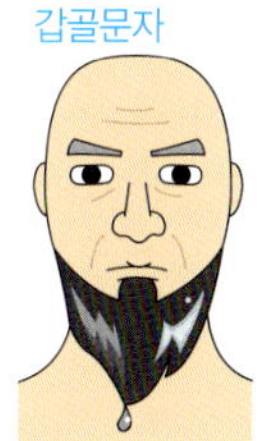

臑(노)의 옆의 需(수)는 여러가지 해석이 있지만, 일설로는 雨(우) + 而(이, 부드럽게 느러뜨린 수염)로 빗물에 젖어 부드럽게 된 모양을 묘사한 것이라고 한다. 추가로 衣(의) + 而(이)의 '유(襦)'자를 사용하는 유반(襦袢)은 부드러운 하의(下衣)를 말한다.

SI 수태양소장경(手太陽小腸經) ② 견부(肩部), 두부(頭部)

갑골문자

宀(면, 갓머리)은 지붕의 형상으로 집에 관계하는 한 자에 사용된다.

宗

종(宗)은 宀 '면, 지붕' + 示[시, 선조의 영(靈)을 모시는 제단(祭壇), 묘(廟)]로 제사지내는 일족의 장[長, 종주(宗主)], 모든 성씨의 본가[本家, 종가(宗家): 일족의 **집단**(宗族)]를 나타내는 것이 되었다. 후에 종교관계의 언어로 사용되었다(종교, 종파). 부가적으로 신(神), 예(禮), 축(祝), 복(福) 등의 종교 관련 단어로도 사용되었다. '礻(보일 시)'도 이 시(示)에서 유래하고 있다. '礻, (보일시변 시)'도, 오래된 자형이 지금도 활자로 사용되고 있는 것에는 사(祠, 사당 사), 계(禊, 계제사 계)가 있다.

SI11 **천종(天宗)** 혈성: 서근산풍(舒筋散風), 소근이절(疏筋利節)

SI12 **병풍(秉風)** 혈성: 서근산풍(舒筋散風)

SI13 **곡원(曲垣)** 혈성: 서근산풍(舒筋散風)

SI14 **견외유(肩外兪)** 혈성: 서근산풍(舒筋散風)

SI15 **견중유(肩中兪)** 혈성: 산풍서근(散風舒筋), 선폐지해(宣폐止咳)

SI16 **천창(天窓)** 별명: **창롱**(窓籠) 牕籠 혈성: 산풍청열(散風淸熱)

SI17 **천용(天容)** 혈성: 청인총이(淸咽聰耳)

SI18 **권료(觀髎)** 별명: **태골**(兌骨) 혈성: 산풍활락(山風活絡)

SI19 **청궁(聽宮)** 혈성: 통경활락(通經活絡), 익총개규(益聡開竅)

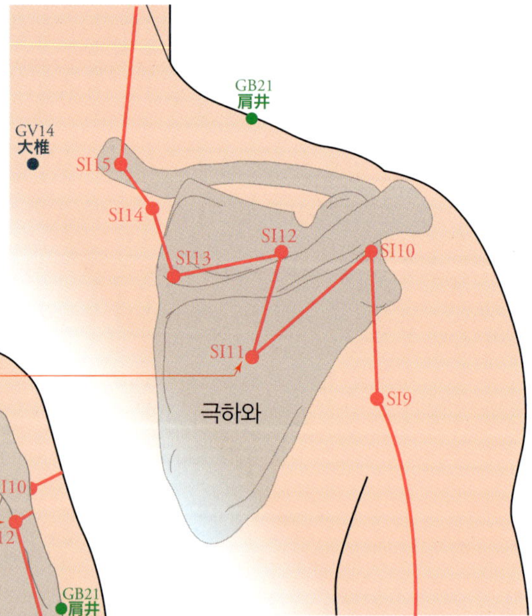

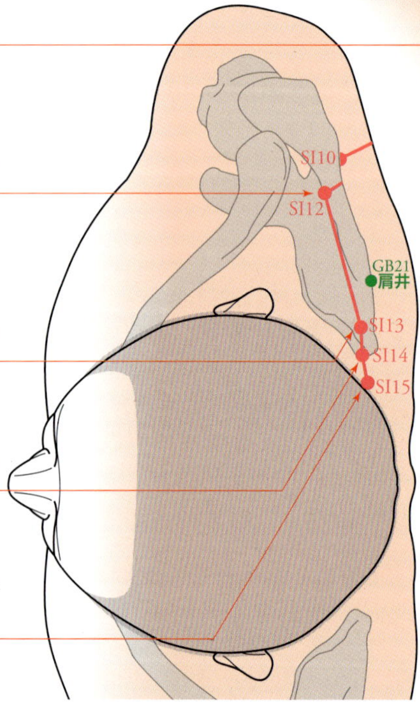

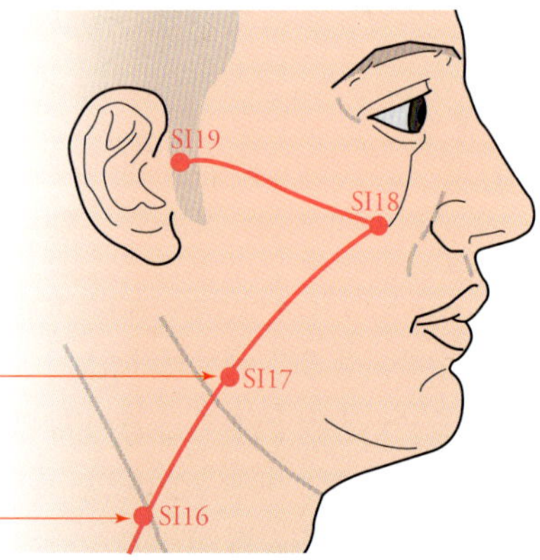

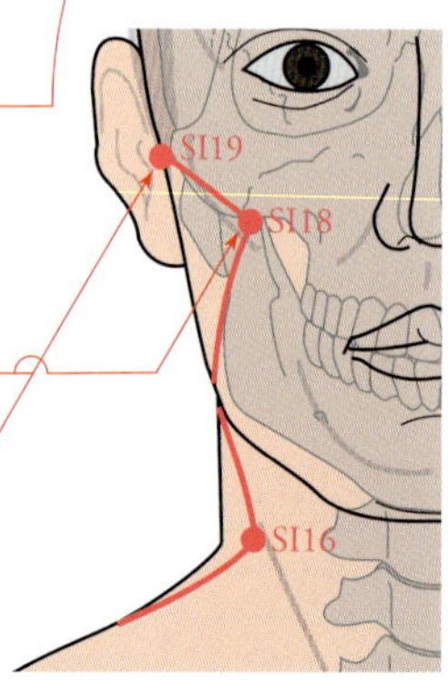

혈성해설
소근(疏筋): 근육을 이완하는 것
이절(利節): 관절의 움직임을 매끄럽게 하는 것
서근(舒筋): 근육을 편안하게 하는 것
산풍(山風): 바람의 사기를 체외로 몰아내는 것
청인(淸咽): 인후(咽喉)를 맑고 깨끗하게 하는 것
총이(聽耳): 귀가 잘 들리도록 하는 것
익총(益聡): 귀가 잘 들리도록 하는 것

견관절후부의 노유(臑兪)에서 견갑골을 돌아(**천종**天宗, **병풍**秉風, **곡원**曲垣) 견상부(**견외유**肩外兪, **견중유**肩中兪)부터, 대쇄골상와[大鎖骨上窩, (결분缺盆, 胃 · ST12)]로 들어가 아래로 심(心)에 락한다. 인후(咽喉)를 돌아 횡격막을 통과하여 위(胃)에 이르고 소장에 속한다. 대쇄골상와에서 나뉘어진 지맥은 상행하여 측경부(側頸部)(**천창**天窓, **천용**天容)을 돌아 뺨(頰)으로 올라가(**권료**顴髎) 외안각에 이르러 여기서부터 귀앞(**청궁**聽宮)을 지나 귀속으로 들어간다. 뺨의 권료顴髎에서 나뉘어진 지맥은 코를 통하여 내안각[內案角, (정명睛明, 膀 · BL1)]에 이르러 족태양방광경에 연결된다.

- 천종(天宗)의 종(宗)은 '모으다, 무리'의 의미로 '상부의 기혈이 모이는 곳'이라는 설이 있다. '중심'이라는 뜻으로 견갑골의 '극하와(棘下窩)의 중심'을 가리킨다는 설이 있다(P.82). 고대중국에서 '천종(天宗)'이라는 것은 '일(日), 월(月), 성(星)'을 가리키고 '곡원(曲垣), 병풍(秉風)' 등의 경혈과 함께 천종이 별과 같이 배열하고 있다는 설도 있다.
- 병풍(秉風)의 병(秉)은 '손을 잡다, 악수를 하다'는 뜻. 병풍은 풍(風)사나 어깨 주위의 근육통에 유효한 경혈이라는 뜻이다. 반대로 풍사에 노출되기 쉬운 곳에 있는 경혈이라고도 설명된다.
- 곡원(曲垣)은 견갑극을 돌아서(曲) 있는 담(垣, 울타리)를 예로 든 것. 곡(曲)을 극(極)으로 해석하여 견갑극의 한쪽 끝에 있는 경혈이라는 설도 있다.
- 견외유(肩外兪)는 어깨(肩)의 외(外)측에 있는 경혈이라는 뜻, 또는 견갑골(肩甲骨)의 외(外)측에 위치하고 있는 경혈. 별설로는 견중유(肩中兪)로부터 외방에 있는 경혈이라는 설도 있다.
- 견중유(肩中兪)는 견정(肩井)과 대추(大椎)의 중간(中間)의 뜻. 또는 어깨(肩)의 중(中)심부에 있는 경혈, 또는 견외유 보다도 정중(中)에 가까운 어깨의 경혈의 뜻
- 천창(天窓)은 창을 열어 바람이 통하게 하는 것과 같이 귀나 입 등 머리(天)의 제공(諸孔) 질환에 효과가 있는 경혈이라는 뜻
- 천용(天容)의 천(天)은 머리나 어깨, 신체 상부를 가리킨다. 용(容)은 '용모(容貌), 용체(容體)'를 가리키고 '방신(防身, 몸을 보호하는 것)'의 의미가 있다. 천용은 상체를 건강하게 하는 경혈(經穴)이라는 뜻이다. 또한, 용(容)은 '용모(容貌), 꾸밈'을 의미하고 '귀걸이가 닿는' 부위에 있는 경혈이라고도 한다.
- 권료(顴髎)의 권(顴)은 관골(寬骨)을 료(髎)는 뼈의 '우묵한 곳'을 가리킨다. 권료는 관골하연(寬骨下緣)의 함요부에 있는 경혈의 뜻
- 청궁(聽宮)의 궁(宮)은 군주의 궁정(宮庭)을 가리키고 요혈이 있는 곳을 의미한다. 또한, 청(聽)자는 이명(耳鳴), 난청(難聽) 등에 효과가 있는 경혈의 뜻

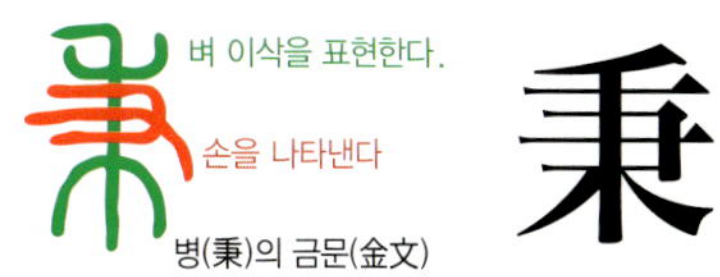

병(秉)의 금문(金文)

秉(병)은 禾(벼의 뜻) + 尹(손)으로 벼이삭의 중심을 손으로 잡고 있는 모양을 나타내고 있다. 여기에서 '확실하게 손으로 쥐다'의 뜻이 되었다.

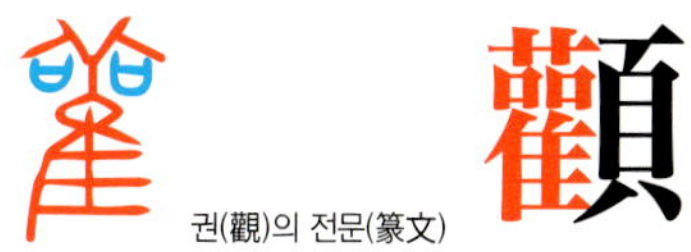

권(觀)의 전문(篆文)

觀(권)의 해석은 여러가지가 있으나 일설로는, 새(鳥)를 나타내는 '隹(수리부엉이 환)'에 입(口) 두개를 붙혀 '입을 가지런히 하여 우는 새', '鸛(황새 관, 구욕새 권)'를 가리킨다고 한다.
또한, 雚에는 '좌우 쌍을 이룬다'라는 의미도 있고, 雚+頁(머리, 얼굴을 나타낸다)로 좌우 쌍을 이루는 顴(관골寬骨)자가 생겨났다. 추가로 観(旧字, 觀)는 '좌우가 쌍을 이루는 전망대'라는 설과 '황새를 새점(鳥占)으로 보는 것'이라는 설도 있다.

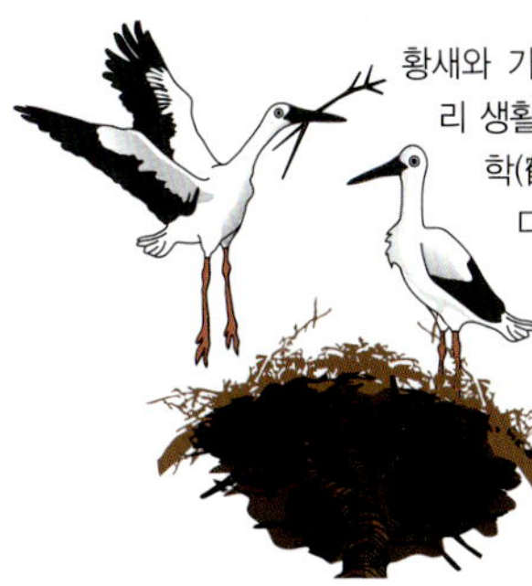

황새와 가까운 왜가리류는 집단우리 생활을 하지만 황새는 대부분 학(鶴)과 같이 쌍으로 생활한다.
황새는 학(鶴)과 같이 울지않으며, 주둥이를 두두려 '달가닥거리는 소리를 내는 행위'를 한다.
유럽의 황부리황새는 주둥이가 빨갛지만 아시아의 황새는 주둥이가 검고, 약간 크다.

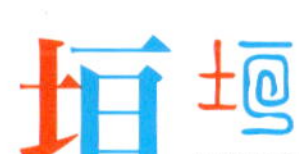
垣(원)의 전문(篆文)

垣(원)은 土 + 亘(빙 둘러치다, 건너다)이 합쳐져 이루어진 글자로 주변에 울타리를 둘러싸는 것을 표현한다. 宣傳(선전)의 宣(선)은 '넓게 살아 숨쉬다'라는 것을 의미한다.

SI 수태양소장경(手太陽小腸經)

소택(少澤), 전곡(前谷), 후계(後溪), 완골(腕骨) 外

SI1 소택(少澤)

부위 소지(小指), 말절골척측, 조갑근의 근위내방 0.1촌, 조갑근 척측연의 수직선과 조갑기저부의 수평선의 교차점

이 경혈에 관한 해부학적 구조

- 피부에는 완신경총(腕神經叢) 가지의 척골신경에서 분지하는 **배측지신경**(背側枝神經, C8)
- 천장동맥궁(淺掌動脈弓)에서 분지하는 총장측지동맥(總掌側指動脈), 여기에서 분지하는 소지척측동맥(小指尺側動脈)
- 배측중수동맥(背側中手動脈) 가지의 배측지동맥(背側枝動脈)
- 제5지 척측의 조갑(爪角)

SI2 전곡(前谷)

부위 소지(小指), 제5 중수지절관절 척측의 원위 함요부, 적백육제

이 경혈에 관한 해부학적 구조

- 피부에는 완신경총(腕神經叢) 가지의 **척골신경에서 분지하는 배측지**(背側枝, C8)
- 천장동맥궁(淺掌動脈弓)에서 분지하는 총장측지동맥(總掌側指動脈), 여기에서 분지하는 소지척측동맥(小指尺側動脈)
- 배측중수동맥 가지의 배측지동맥(背側枝動脈)
- 심부에는 제5지의 기절골저(基節骨底)가 있다.

SI3 후계(後溪)

부위 손등(手背), 제5 중수지절관절 척측의 근위 함요부, 적백육제

이 경혈에 관한 해부학적 구조

- 피부에는 완신경총(腕神經叢) 가지의 **척골신경에서 분지하는 배측지**(背側枝, C8)
- 척골신경심지(尺骨神經深枝) 지배의 소지외전근(小指外轉筋), 단소지굴근(短小指屈筋)
- 천장동맥궁(淺掌動脈弓)에서 분지하는 총장측지동맥(總掌側指動脈)에서 분지하는 소지척측동맥(小指尺側動脈)
- 배측중수동맥 가지의 배측지동맥(背側枝動脈)
- 심부에는 제5지의 중수골두(中手骨頭)가 있다.

소택(少沢)의 취혈

소지갑근부(小指甲根部) 근위연을 이은 선과 내측연을 이은 선과의 교차점에서 취한다.

전곡(前谷)의 취혈

가볍게 주먹을 쥐고, 소지의 중수지절관절(中手指節關節) 장측(掌側) 횡문(橫紋)의 척측단(尺側端)에서취한다.

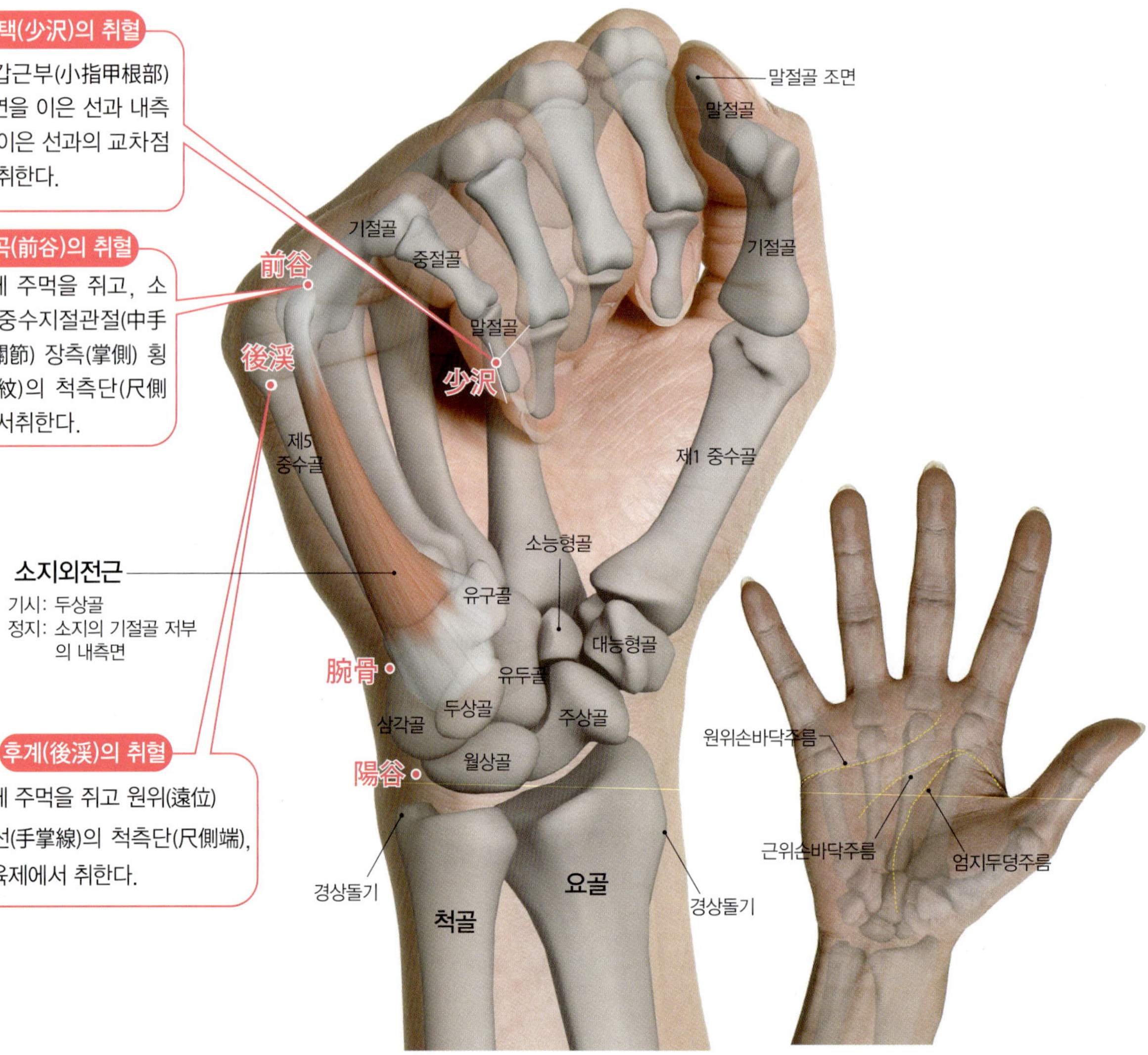

후계(後溪)의 취혈

가볍게 주먹을 쥐고 원위(遠位) 수장선(手掌線)의 척측단(尺側端), 적백육제에서 취한다.

삼각골(三角骨)은 근위수근골열(近位手根骨列)을 구성하는 수근골(手根骨)의 하나로 두상골(豆狀骨)의 배측(背側)에 있고 요측(橈側)에 월상골(月狀骨), 원위(遠位)에 유구골(有鉤骨)과 관절(關節)을 형성하고 있다. 삼각골(三角骨)의 촉진(觸診)은 전완회내위(前腕回內位)에서 척골경상돌기(尺骨莖狀突起)로 향해 손가락이 닿는 수관절을 요굴·척굴(橈屈·尺屈)하면 삼각골이 움직이는 것을 알 수 있다.

SI4 완골(腕骨)

부위 수관절후내측(手關節後內側), 제5 중수골저부(中手骨底部)와 삼각골 사이의 함요부, 적백육제

이 경혈에 관한 해부학적 구조

- 피부에는 **척골신경배측지**(尺骨神經背側枝, C8)
- 척골신경심지(尺骨神經深枝) 지배의 소지외전근(小指外轉筋)
- 요골신경(橈骨神經, C6~C8) 심지(深枝) 지배의 척측수근신근건(尺側手筋伸筋腱)
- 척골동맥배측수근지(尺骨動脈背側手根枝)
- 심부에는 제5지의 중수골저(中手骨底)가 있다.

SI5 양곡(陽谷)

부위 수관절후내측(手關節後內側), 삼각골과 척골경상돌기(尺骨莖狀突起) 사이의 함요부

이 경혈에 관한 해부학적 구조

- 피부에는 **척골신경배측지**(尺骨神經背側枝, C8)
- 요골신경(橈骨神經, C6~C8) 심지(深枝) 지배의 척측수근신근건(尺側手筋伸筋腱)
- 척골동맥배측수근지(尺骨動脈背側手根枝)
- 수배정맥망(手背靜脈網)에서의 혈액을 모아 상완정맥에 유입하는 척측피정맥(尺側皮靜脈)
- 심부에는 두상골(豆狀骨)과 삼각골(三角骨)이 있다.

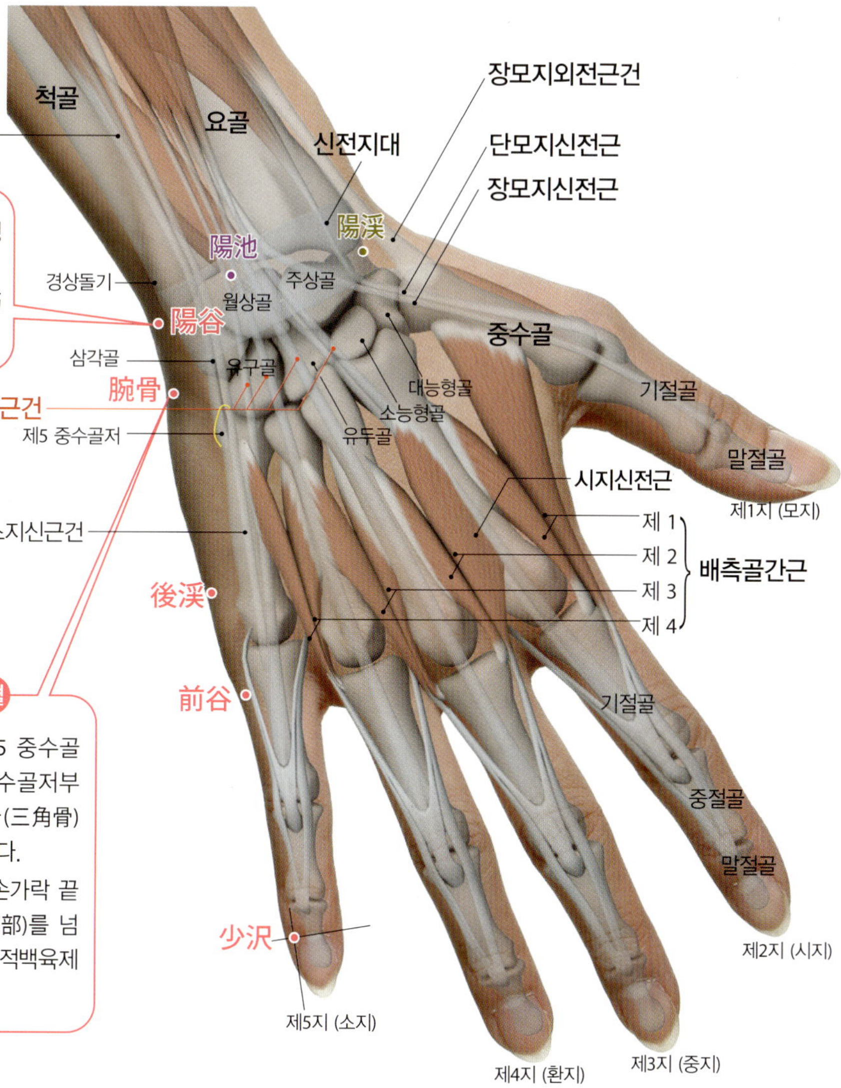

양곡(陽谷)의 취혈

수관절의 후면에서 척골경상돌기 바로 아래의 함요부. 척측수근신근건(尺側手筋伸筋腱)의 내측에서 취한다.

완골(腕骨)의 취혈

- 후계(後溪, SI3)에서 제5 중수골을따라 올라가 제5 중수골저부(中手骨底部)와 삼각골(三角骨) 사이의 함요부에서 취한다.
- 소지 중수골의 내측을 손가락 끝으로 밀어 올려 저부(底部)를 넘는 곳에 있는 함요부로 적백육제에서 취한다.

Small Intestine Meridian

SI 수태양소장경(手太陽小腸經) 견정(堅貞), 노유(臑兪), 천종(天宗) 외

SI6 양로(養老)

부위 전완후내측(前腕後內側), 척골두요측(尺骨頭橈側) 함요부, 수관절배측횡문(手關節背側橫紋)의 상방 1촌

이 경혈에 관한 해부학적 구조

- 피부에는 **척골신경배측지**(尺骨神經背側枝, C8)
- 요골신경(橈骨神經, C6~C8) 심지(深枝) 지배의 척측수근신근건(尺側手筋伸筋腱)
- 척골동맥배측수근지(尺骨動脈背側手根枝)
- 심부에는 척골두(尺骨頭)가 있다.

SI7 지정(支正)

부위 전완후내측(前腕後內側), 척골내연(尺骨內緣)과 척측수근굴근(尺側手根屈筋)의 사이, 수관절배측횡문(手關節背側橫紋)의 상방 5촌

이 경혈에 관한 해부학적 구조

- 피부에는 완신경총(腕神經叢)피지의 **내측전완피신경**(內側前腕皮神經, C8)
- 척골신경(尺骨神經, C8, T1) 지배의 척측수근굴근(尺側手根屈筋)
- 요골신경(橈骨神經, C6~C8) 심지(深枝) 지배의 척측수근신근건(尺側手筋伸筋腱)
- 척골동맥(尺骨動脈) 가지의 총골간동맥(總骨間動脈)에서 분지하는 후골간동맥(後骨間動脈) 가지

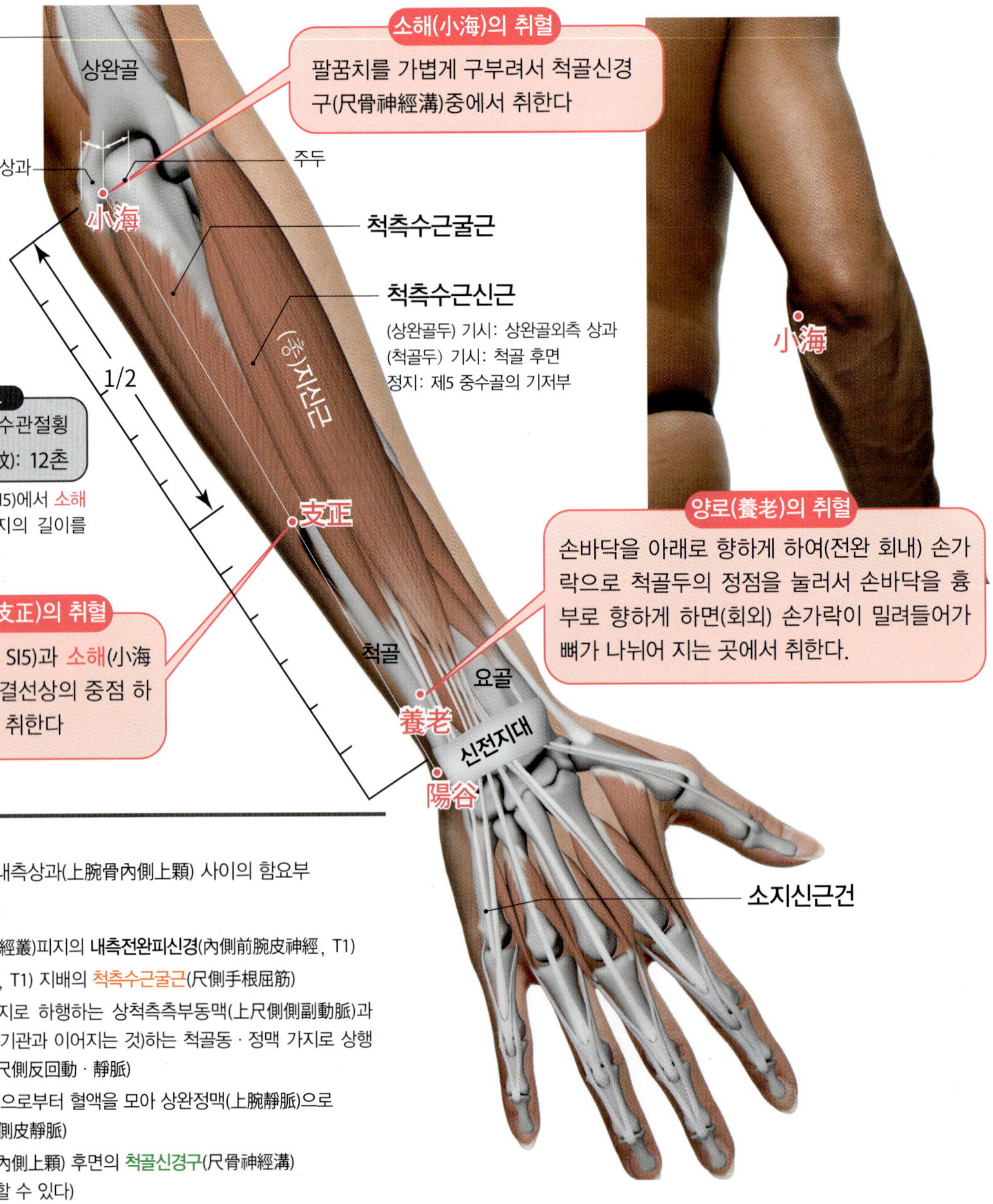

SI8 소해(小海)

부위 주후내측(肘後內側), 주두(肘頭)와 상완골내측상과(上腕骨內側上顆) 사이의 함요부

이 경혈에 관한 해부학적 구조

- 피부에는 완신경총(腕神經叢)피지의 **내측전완피신경**(內側前腕皮神經, T1)
- 척골신경(尺骨神經, C8, T1) 지배의 척측수근굴근(尺側手根屈筋)
- 상완동맥(上腕動脈) 가지로 하행하는 상척측측부동맥(上尺側側副動脈)과 문합(吻合, 혈관이 다른기관과 이어지는 것)하는 척골동 · 정맥 가지로 상행하는 척측반회동 · 정맥(尺側反回動 · 靜脈)
- 수배정맥망(手背靜脈網)으로부터 혈액을 모아 상완정맥(上腕靜脈)으로 유입하는 척측피정맥(尺側皮靜脈)
- 상완골내측상과(上腕骨內側上顆) 후면의 척골신경구(尺骨神經溝) (척골신경을 촉지(觸知)할 수 있다)

견관절(肩關節)은 관절순(關節脣)를 갖는 구관절(球關節)로 인간의 관절 중 가동범위가 가장 넓다는 장점이 있다. 그러나 관절와(關節窩)가 작고 안정성이 부족하여 탈구가 발생하기 쉽다. 이 때문에 견관절을 보강하는 4개의 근(극상근棘上筋, 극하근棘下筋, 소원근小圓筋, 견갑하근肩甲下筋)이 존재하고 견관절(肩關節)의 회선운동(回旋運動)에도 관계하는 것으로 회선근건판(回旋筋腱板)이라 부르고 있다. 스포츠장애로 건판손상(腱板損傷)이나 투구장애(投球障碍), 노화에 의해 변성(變姓)을 일으키면 견관절주위염(肩關節周圍炎)이 되고 통증과 함께 팔을 들어 올리기가 곤란하게 되는 경우도 있다. 이 근(筋) 위로 소장경(小腸經)의 경혈이 있기 때문에 치료에 이용된다.

SI9 견정(肩貞)

부위 견주위부(肩周囲部), 견관절(肩關節)의 후하방, 액와횡문(腋窩横紋) 후단의 상방 1촌

이 경혈에 관한 해부학적 구조

- 피부에는 액와신경(腋窩神經) 피지의 **상외측상완피신경**(上外側上腕皮神經, C5~C6)
- 슬와신경(膝窩神經, C5~C6)의 근지(筋枝) 지배로 견관절(肩關節)의 외선(外旋)이나 신전(伸展)에 작용하는 삼각근후부(三角筋後部)
- 요골신경(橈骨神經, C7~C8) 지배로 주관절(肘關節)의 신전(伸展)에 작용하는 상완삼두근장두(上腕三頭筋長頭)
- 완신경총(腕神經叢) 가지의 견갑하신경(肩甲下神經, C5~C7) 지배로 견관절(肩關節)의 내선(內旋)과 외선(外旋)에 작용하는 대원근(大圓筋)과 소원근(小圓筋)
- 액와동 · 정맥(腋窩動 · 靜脈) 가지의 후상완회선동 · 정맥(後上腕回旋動 · 靜脈)

SI10 노유(臑俞)

부위 견주위부(肩周囲部), 액와횡문(腋窩横紋) 후단(後端)의 상방, 견갑극(肩甲棘) 하방 함요부

이 경혈에 관한 해부학적 구조

- 피부에는 경부에서부터 어깨 피부에 분포하는 **쇄골상신경**(鎖骨上神經, C4)
- 액와신경(腋窩神經, C5~C6)의 근지(筋枝) 지배로 견관절의 외전에 작용하는 삼각근(三角筋)
- 견갑절흔(肩甲切痕)을 통하는 견갑상신경(肩甲上神經, C5~C6) 지배로 견관절의 외선에 작용하는 극하근(棘下筋)
- 상견갑횡인대(上肩甲横靭帶)의 위를 주행하여 견갑절흔을 통과하지 않고, 쇄골하동 · 정맥(鎖骨下動 · 靜脈) 가지의 견갑상동 · 정맥(堅甲上動 · 靜脈)

SI11 천종(天宗)

부위 견갑부(肩胛部), 견갑극(肩甲棘)의 중점과 견갑골하각(肩甲骨下角)의 연결 선상, 견갑극에서 1/3지점에 있는 함요부

이 경혈에 관한 해부학적 구조

- 피부에는 **흉신경후지**(胸神經後枝)의 **내측피지**(內側皮枝, T3~T5)
- 견갑절흔을 통과하는 견갑상신경(C5~C6) 지배로 견관절의 외선에 작용하는 극하근(棘下筋)
- 부신경(副神經)과 경신경총(頸神經叢, C3~C4) 지배의 승모근(僧帽筋)
- 액와동맥(腋窩動脈) 가지의 견갑하동 · 정맥(肩甲下動 · 靜脈) 분지의 견갑회선동 · 정맥(肩甲回旋動 · 靜脈)

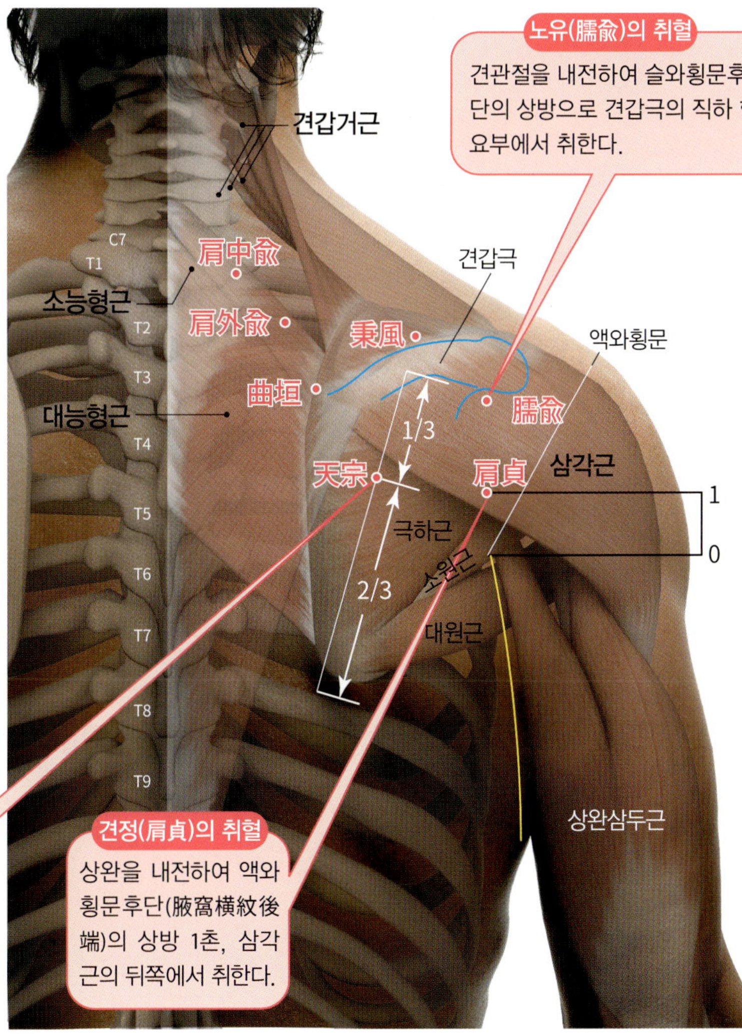

노유(臑兪)의 취혈

견관절을 내전하여 슬와횡문후단의 상방으로 견갑극의 직하 함요부에서 취한다.

천종(天宗)의 취혈

견갑부, 견갑극(肩甲棘)의 중점과 견갑골하각(肩甲骨下角)을 잇는 연결선을 3등분하여 견갑극에서 1/3지점에 있는 함요부에서 취한다.

견정(肩貞)의 취혈

상완을 내전하여 액와횡문후단(腋窩横紋後端)의 상방 1촌, 삼각근의 뒤쪽에서 취한다.

SI 수태양소장경(手太陽小腸經) 견외유(肩外兪), 견중유(肩中兪) 외

SI12 병풍(秉風)

부위 견갑부(肩胛部), 극상와(棘上窩)의 견갑극(肩甲棘) 중점의 상방

이 경혈에 관한 해부학적 구조

- 피부에는 **흉신경후지**(胸神經後枝)의 **내측피지**(內側皮枝, T3~T5)
- 견갑상신경(C5~C6) 지배로 견관절의 외전에 작용하는 극상근(棘上筋)
- 부신경(副神經)과 경신경총(頸神經叢, C3~C4) 지배의 승모근(僧帽筋)
- 상견갑횡인대(上肩甲橫靭帶)위를 주행하여 견갑절흔(肩甲切痕)을 통하지 않는 쇄골하동 · 정맥 가지의 견갑상동 · 정맥(肩甲上動 · 靜脈)

SI13 곡원(曲垣)

부위 견갑부(肩胛部), 견갑극내단(肩甲棘內端)의 상방 함요부

이 경혈에 관한 해부학적 구조

- 피부에는 **흉신경후지**(胸神經後枝)의 **내측피지**(內側皮枝, T1~T3)
- 견갑상신경(肩甲上神經, C5~C6) 지배로 견관절의 외전에 작용하는 극상근(棘上筋)
- 부신경(副神經)과 경신경총(頸神經叢, C3~C4) 지배의 승모근(僧帽筋)
- 심부에는 견갑극(肩甲棘)이 있다.

견중유(肩中兪)의 취혈

- 견갑극 내단연(肩甲棘內端緣)의 수직선과 후정중선사이에서 견갑극 내단연에서 1/3의 수직선과 제7 경추극돌기 하연의 수평선의 교점에서 취한다.
- 대추(大椎, GV14·督), 외방 2촌, 견외유(肩外兪)의 내상방에서 취한다.

병풍(秉風)의 취혈

견갑극 중점의 상방에서 견관절을 외전하여 우묵하게 들어가는 곳에서 취한다.

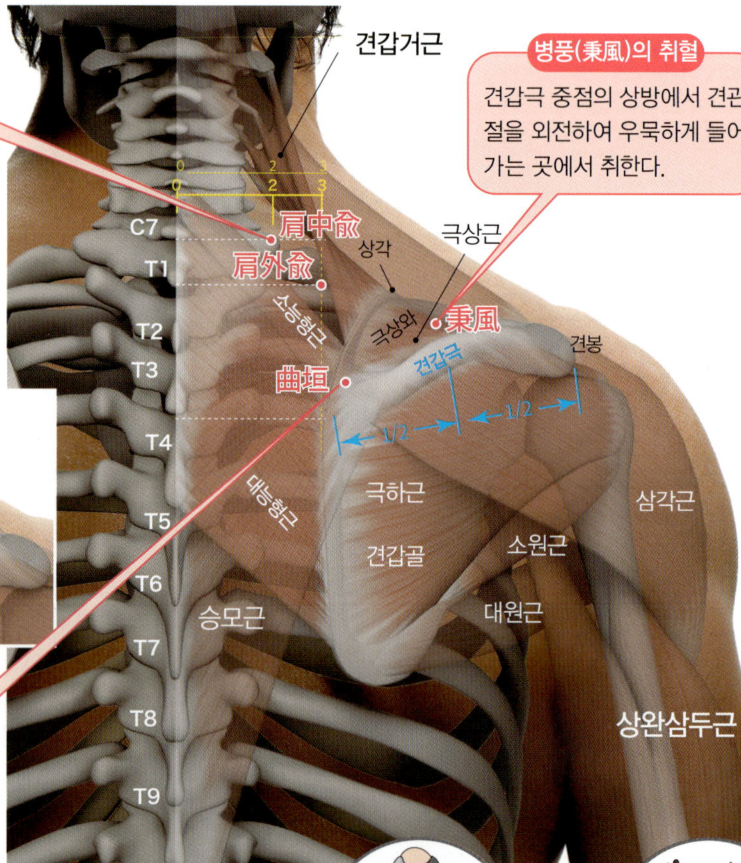

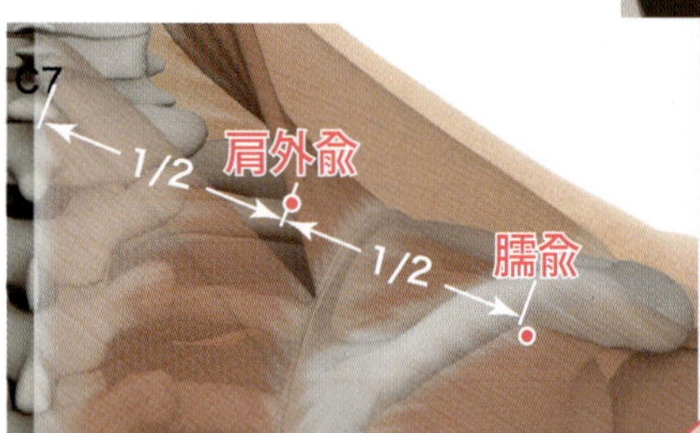

곡원(曲垣)의 취혈

노유(臑兪, SI10)와 제2 흉추극돌기를 잇는 연결선의 중점에서 취한다.

승모근(僧帽筋, trapezius)과 승모판(僧帽瓣, mitral valve)

승모근(trapezius)과 승모판(mitral valve)의 영어 표기로는 다르지만 양쪽 모두 승모(僧帽)라는 한자로 표기한다. 전자는 프란시스코회나 도미니코회 수도복의 후드 형태와 유사하다고 하는데서 유래하였다고 하지만, 후자는 중세 사교(司敎)의 사교관(司敎冠, mitra)이 2개의 변에 '각(角)'이 붙은 것과 같은 형상을 하고 있다는 것에서 유래한다. 따라서 좌심실 판막에 있는 승모판은 이첨판막이라고도 한다.

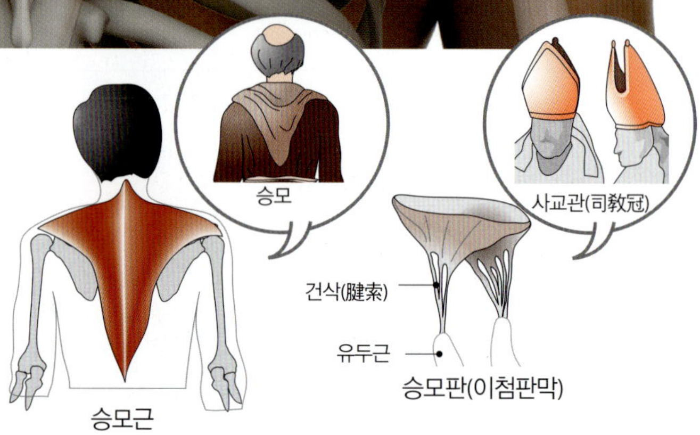

극상근(棘上筋)은 견갑골 극상와(肩甲骨棘上窩)에서 견봉(肩峯), 오구견봉인대(烏口肩峯靭帶) 아래를 통하는 대결절(大結節)에 부착되어 있다. 견관절(肩關節)의 외전(外轉)과 상완골두(上腕骨頭)를 관절와(關節窩)로 끌어당기는 작용을 한다. 배구, 수영 등의 어깨를 반복해서 사용하는 스포츠에서는 견봉이나 오구견봉인대보다 아래에 있는 극상근(棘上筋)이 근육과 뼈 사이에 들어가 있기 때문에 통증이나 어깨를 들어 올리기가 곤란한 경우가 있다. 이 병태를 어깨충돌증후군(Impingement Syndrome)이라 한다.

SI14 견외유(肩外兪)

부위 상배부(上背部), 제1 흉추극돌기 하연(胸椎棘突起下緣)과 같은 높이, 후정중선 외방 3촌

이 경혈에 관한 해부학적 구조

- 피부에는 **흉신경후지**(胸神經後枝)의 **내측피지**(內側皮枝, T1~T3)
- 견갑상신경(肩甲上神經, C5~C6) 지배로 견관절의 외전에 작용하는 극상근(棘上筋)
- 부신경(副神經)과 경신경총(頸神經叢, C3~C4) 지배의 승모근(僧帽筋)
- 쇄골하동맥(鎖骨下動脈)분지의 갑상경동 · 정맥(甲狀頸動 · 靜脈)에서 분지하는 경횡동 · 정맥(頸橫動 · 靜脈)
- 심부에는 견갑골(肩甲骨)이 있다.

SI15 견중유(肩中兪)

부위 상배부(上背部), 제7 경추극돌기 하연(頸椎棘突起下緣)과 같은 높이, 후정중선 외방 2촌

이 경혈에 관한 해부학적 구조

- 피부에는 흉신경후지(胸神經後枝)의 **내측피지**(內側皮枝, C8, T12)
- 부신경(副神經)과 경신경총(頸神經叢, C3~C4) 지배의 승모근(僧帽筋)
- 경신경총(頸神經叢) 가지인 견갑배신경(堅甲背神經, C5)의 지배로 견갑골을 위와 안쪽으로 당기는 능형근(菱形筋)
- 쇄골하동맥(鎖骨下動脈)분지의 갑상경동 · 정맥(甲狀頸動 · 靜脈)에서 분지하는 경횡동 · 정맥(頸橫動 · 靜脈)

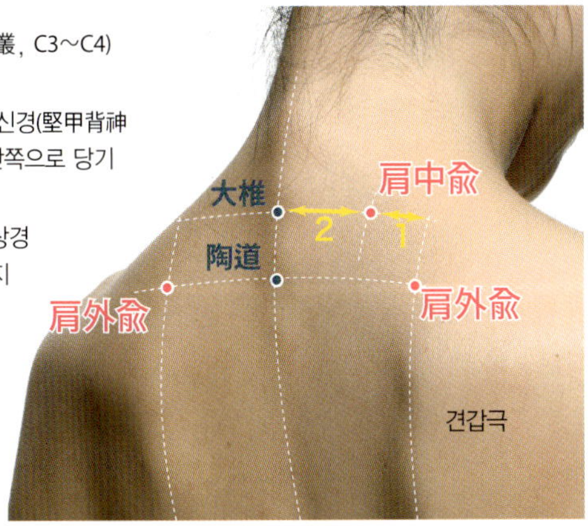

대추(大椎)의 취혈

제7 경추극돌기 하방 함요부에서 취한다. ※ 후경부에서 가장 크게 돌출되어 있기에 제7 경추극돌기에 해당한다.

견외유(肩外兪)의 취혈

- 견갑극 내측연의 수직선과 제1 흉추극돌기 하연의 수평선의 교차점에서 취한다. 대저(大杼, BL11·膀胱), 도도(陶道, GV13·督) 및 제1 흉추극돌기 하연과 같은 높이에서 취한다.
- 도도를 통과하는 수평선과 견갑골 내측연의 연장선과의 교차점에서 취한다.
- 도도의 외측 3촌. 견갑골상각(肩甲骨上角) 안쪽에서 취혈

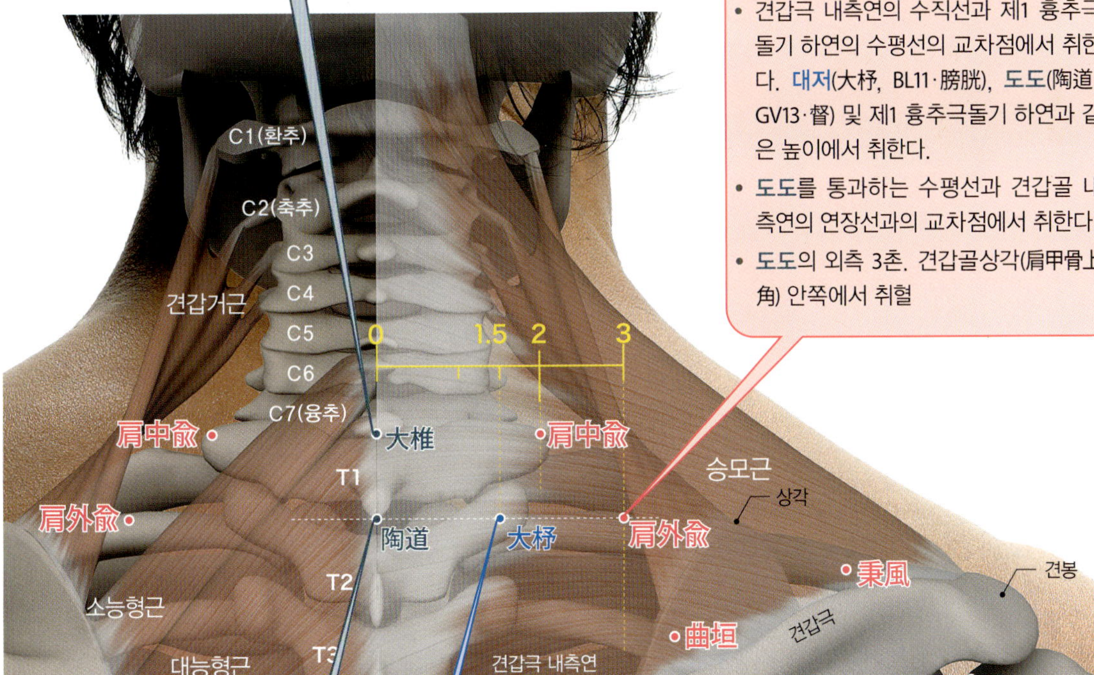

도도(陶道)의 취혈

제7 경추극돌기를 기준으로 정하고, 제1 흉추극돌기 하방의 함요부에서 취한다.

대저(大杼)의 취혈

도도(陶道, GV13·督) 외방 1.5촌에서 취한다.

골도

후정중선~견갑극내단연: 3촌

SI 수태양소장경(手太陽小腸經) 천창(天窓), 천용(天容), 권료(顴髎), 청궁(聽宮)

SI16 천창(天窓)

부위 전경부(前頸部), 흉쇄유돌근(胸鎖乳突筋) 후연(後緣), 갑상연골(甲狀軟骨) 상연(上緣)과 같은 높이

이 경혈에 관한 해부학적 구조

- 피부에는 경신경총(頸神經叢) 피지에 있는 **대이개신경**(大耳介神經, C2~C3)
- 안면신경근지(顔面神經筋枝) 지배로 안면표정근(顔面表情筋)인 광경근(廣頸筋)
- 부신경(副神經, XII)과 경신경총(頸神經叢, C3~C4) 지배로 머리의 회선(回旋) 등에 작용하는 흉쇄유돌근(胸鎖乳突筋)
- 쇄골하정맥(鎖骨下靜脈)으로 유입하는 외경정맥(外頸靜脈)

SI17 천용(天容)

부위 전경부(前頸部), 하악각(下顎角)의 후방(後方), 흉쇄유돌근(胸鎖乳突筋)의 전방함요부(前方陷凹部)

이 경혈에 관한 해부학적 구조

- 피부에는 경신경총(頸神經叢) 피지에 있는 **대이개신경**(大耳介神經, C2~C3)
- 안면신경근지(顔面神經筋枝) 지배로 안면표정근(顔面表情筋)인 광경근(廣頸筋)
- **부신경**(副神經, XII)과 경신경총(頸神經叢, C3~C4) 지배로 머리의 회선(回旋)등에 작용하는 흉쇄유돌근(胸鎖乳突筋)
- 총경동맥(総頸動脈)에서 분지된 외경동 · 정맥(外頸動 · 靜脈)의 제3지로 촉지 가능한 안면동 · 정맥(顔面動 · 靜脈)

천용(天容)의 취혈

하악각(下顎角) 후방으로 흉쇄유돌근의 전방 함요부에서 취한다.

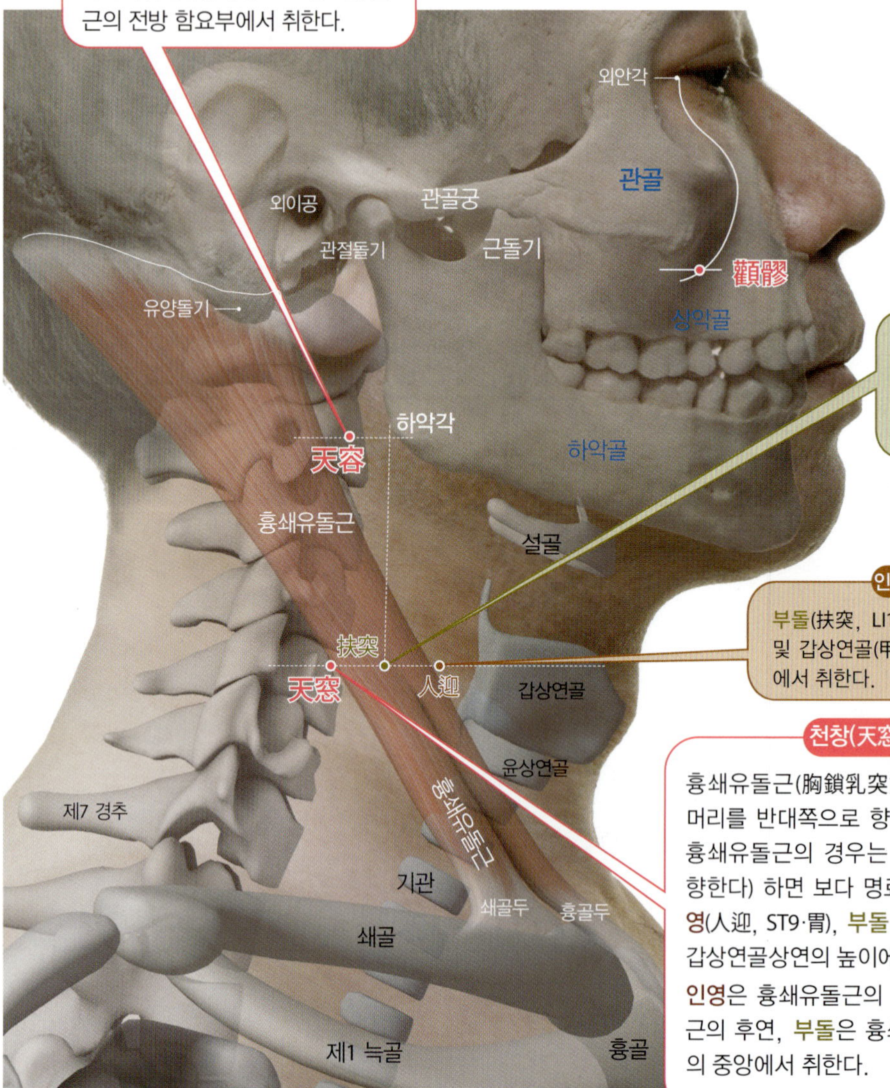

부돌(扶突)의 취혈

하악각(下顎角) 직하로 흉쇄유돌근(胸鎖乳突筋) 중간, 인영(人迎, ST9·胃) 외방에서 취한다.

인영(人迎)의 취혈

부돌(扶突, LI18·大腸), 천창(天窓, SI16) 및 갑상연골(甲狀軟骨) 상연과 같은 높이에서 취한다.

천창(天窓)의 취혈

흉쇄유돌근(胸鎖乳突筋)은 저항에 대항하여 머리를 반대쪽으로 향하게(이 그림과 같이 우 흉쇄유돌근의 경우는 좌사면 위쪽을 보도록 향한다) 하면 보다 명료하게 취할 수 있다. 인영(人迎, ST9·胃), 부돌(扶突, LI18·大腸)과 같은 갑상연골상연의 높이에서 취한다.

인영은 흉쇄유돌근의 전연, 천창은 흉쇄유돌근의 후연, 부돌은 흉쇄유돌근의 전연과 후연의 중앙에서 취한다.

흉쇄유돌근(胸鎖乳突筋)은 흉골(胸骨)과 쇄골(鎖骨)을 기시로 하여 유양돌기(乳樣突起)에 정지하는 근으로 양측이 동시에 작용하면 경부를 후굴하고 편측으로만 움직이면 얼굴을 반대쪽으로 향하게한다. 다시 말하면, 같은 쪽으로 측굴(側屈)하는 작용이 있다. 크게 숨을 들이 쉴 때에는 흉곽(胸廓)을 들어올려 호흡을 보조하는 작용도 한다.

SI18 관료 (顴髎)

부위 안면부(顔面部), 외안각(外眼角)의 직하(直下), 관골(寬骨)하방의 함요부

이 경혈에 관한 해부학적 구조

- 피부에는 상악신경(上顎神經) 가지로 안와하공(眼窩下孔)을 통과하는 감각신경(感覺神經)의 **안와하신경**(眼窩下神經)
- 안면신경근지(顔面神經筋枝) 지배로 표정근(表情筋)의 대관골근(大寬骨筋)
- 3차신경 제3지의 하악신경운동근(下顎神經運動筋) 지배의 저작근(咀嚼筋)의 하나인 교근(咬筋)
- 총경동맥(総頸動脈)에서 분지된 외경동맥(外頸動脈)의 제3지로 촉지 가능한 안면동 · 정맥(顔面動 · 靜脈)
- 악동맥(顎動脈) 가지의 안와하공(眼窩下孔)을 통과하는 안와하동 · 정맥(眼窩下動 · 靜脈)
- 외경동맥(外頸動脈)의 천지(淺枝)에 있는 안면횡동 · 정맥(顔面橫動 · 靜脈)

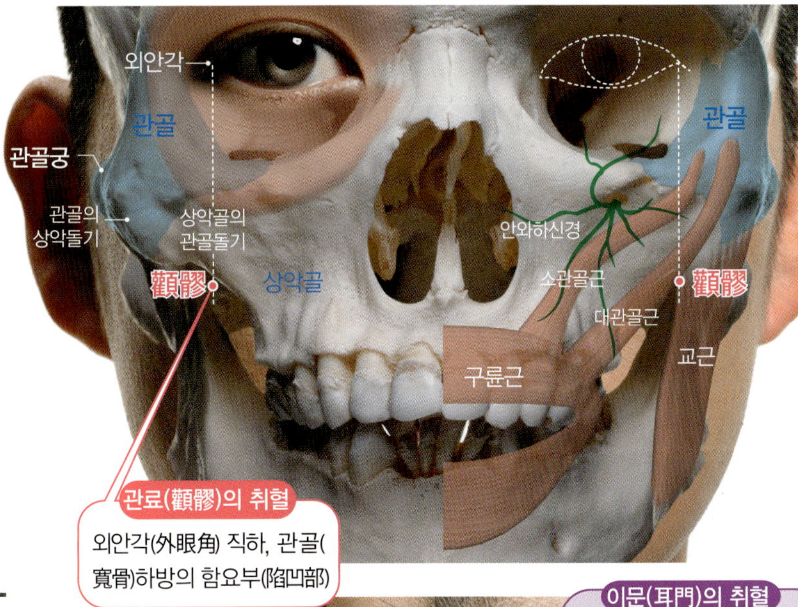

SI19 청궁(聽宮)

부위 안면부(顔面部), 이주중앙(耳珠中央)의 전연(前緣)과 하악골관절돌기(下顎骨關節突起) 사이의 함요부

이 경혈에 관한 해부학적 구조

- 피부에는 3차신경 가지의 하악신경(下顎神經)으로부터 피지가 있는 **이개측두신경**(耳介側頭神經)
- 외경동맥(外頸動脈)의 2종지(終枝)의 하나로 외이도 상전방(外耳道上前方)의 함요(陷凹)에 촉지가능한 천측두동 · 정맥(淺側頭動 · 靜脈)
- 심부에는 탄성연골(彈性軟骨)인 외이도연골(外耳道軟骨)이 있다.

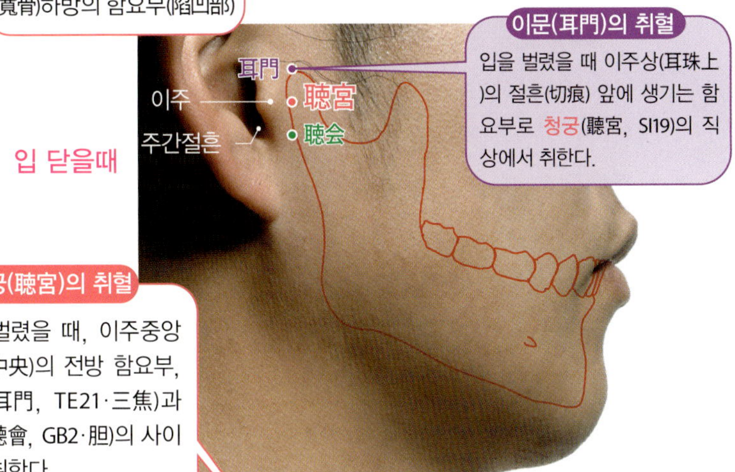

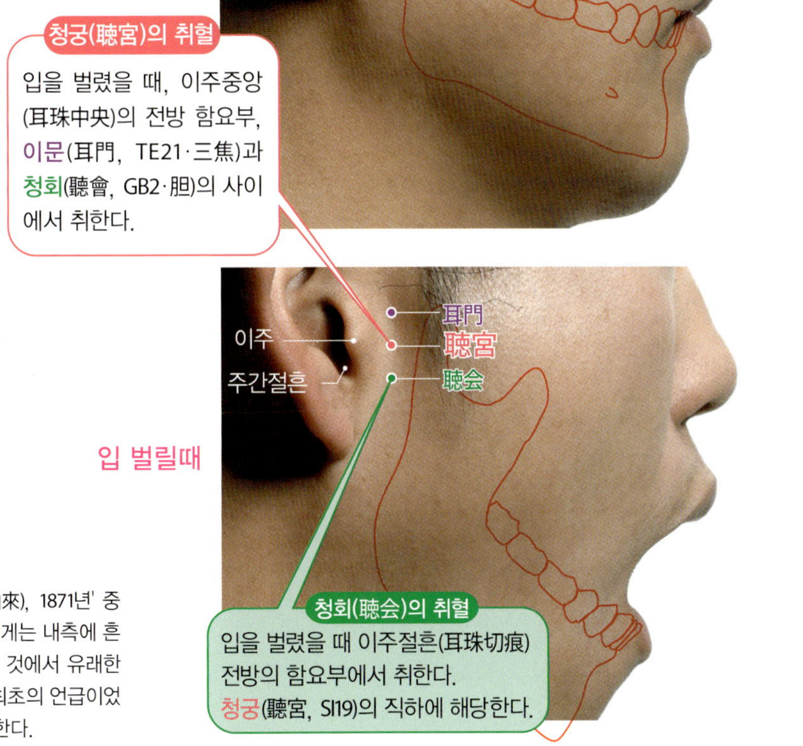

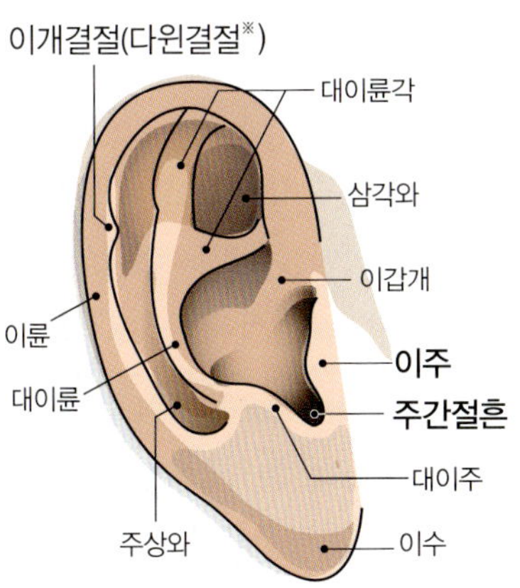

*다윈결절(結節) 이라는 이름은 다윈이 '인간의 유래(由來), 1871년' 중에서, '인류선조의 귀 상단이 뾰족해진 부분이, 사람에게는 내측에 흔적(痕跡)으로서 남아 있다'고 하는 견해를 언급했다는 것에서 유래한다. (무엇보다 이개결절(耳介結節)에 대해서는 이것이 최초의 언급이었다는 것은 아니다.) 인구의 10% 정도에게서 보인다고 한다.

장(臟, 오장 장)과 장(藏, 감출 장)에 대해서 – 동서의학의 차이

현대의 해부학을 배운 사람은 오장(五臟)의 이름은 간장(肝臟), 심장(心臟), 비장(脾臟), 폐장(肺臟), 신장(腎臟)과 같이 육달월(月)변이 붙은 장(臟)자로 인식하고 있다. 그러나 동양의학의 원전인 '소문(素問)과 '영추(靈樞)'에는 장(臟)자가 보이지 않는다. 그렇다면 오장(五臟)은 고전에 없다고 생각할 수 있지만 물론 있다. 그렇지만 고전에는 '육달월(月)변'이 붙지 않은 '오장(五藏)'으로 되어 있다.

'소문(素問)과 영추(靈樞)'에서 장(藏)이 사용되었던 경우는 장기(臟器) 그 자체를 가리키기 보다는 오장(五藏)이 무엇인가를 저장하고 있다. 혹은 오장(五藏)이 중간에 무언가를 저장하고 있다고 하는 의미가 강하다. 그렇다면 무엇을 저장하고 있는 것일까?

'소문(素問)' 조경론편(調經論篇) 제62편에는 '심장신(心藏神, 심장은 신을 저장한다), 폐장기(肺藏氣, 폐는 기를 저장한다), 간장혈(肝藏血, 간은 혈을 저장한다), 비장육(脾藏肉, 비장은 육을 저장한다), 신장지(腎藏志, 신장은 의지를 담는다)해서 이로써 형(形)을 이루면서 각각 '신, 기, 혈, 육, 지'를 저장하고 있다. 또한, '영추(靈樞)' 본신편(本神篇) 제8편에는 간장혈(肝藏血, 간은 혈을 저장한다), 비장영(脾藏榮, 비장은 영양을 저장한다), 심장맥(心藏脈, 심장은 맥을 저장한다), 폐장기(肺藏氣, 폐는 기를 저장한다), 신장정(腎藏精, 신장은 저장한다)을 이루면서 '혈, 영, 맥, 기, 정'를 저장하고 있다. 또한, 평인기상론(平人氣像論) 제18편에서는 '肝藏筋膜之氣也, 心藏血脈之氣也, 脾藏肌肉之氣也, (肺)行榮衛陰陽也, 腎藏骨隨之氣也'라고 하는 것과 같이 폐를 제외하고 '근막(筋膜)의 기, 혈맥(血脈)의 기, 기육(肌肉)의 기, 골수(骨髓)의 기'를 저장하고 있다고 한다.

게다가 저장(貯藏)하고 있는 것으로 가장 잘 알려진 것이 '소문(素問)' 선명오기편(宣明五氣篇) 제23편과 '영추(靈樞)' 구침론(九鍼論) 제78편에 있는 '간장혼(肝藏魂, 간은 혼을 담고 있다), 심장신(心藏神, 심장은 신을 담고 있다), 비장의(脾藏意, 비장은 의를 담고 있다), 폐장백(肺藏魄, 폐는 백을 담고 있다), 신장지(腎藏志, 신장은 지를 담고 있다)'는 것이다. 결국 오장(五藏)은 여기에서 정신작용을 의미하는 오신(五神, 혼, 신, 의, 백, 지)를 저장하고 있다고 한다. 이와 같이 오장(五臟)의 각 기관은 생명현상을 영위하기 위해 심신(心身)에 필요한 것을 각각 저장하고 있다.

그런데 한자(漢字)를 유심히 살펴 보았으면 한다. 예를 들어, 상기의 간장혼(肝藏魂)이지만 마지막의 혼(魂)자를 없애면 간장(肝藏)이 된다. 여기에 육달월(月)변을 붙히면 간장(肝臟)이다. 에도기(江戶期, 1771년)의 해부나 네덜란드어 해부학서의 일본어 번역과정에서 실제 장기(臟器)의 이름을 붙힐 때 동양의학용어(한자표기)를 빌려써서 장(藏)에 육달월(月)변을 붙혀서 서양의학 장(臟)을 가리키는 단어로 하였다고 한다. 그러나 이로 인해 '중요한 요소를 저장한다'는 본래의 오장(五藏)의 의미가 사라졌다.

그러나 이것으로서 '중요한 요소를 저장한다'라고 하는 본래의 오장(五藏)의 의미는 사라지고 오로지 장기만을 의미하는 오장(五臟)으로 변질되었다.

서양의학 중심의 동양의학을 배우고자 한다면, 처음에 당황스러운 것은 이러한 것에서 온다고 본다. 한자 문화권에서 동양의학을 배우는 어려움의 한 단면이라고 할 수 있다.

장(臟)자가 붙은 것은 장기(臟器)를 가리키지만 동양의학에서 의미하는 장(藏)은 장기(臟器)의 기능만이 아니라, 정신과 감정 등의 작용이 있다는 것을 의미하고 서양의학의 장(臟)과 동등하지는 않다. 심장(心臟)과 심장(心藏)은 육달월(月)변이 붙느냐 붙지않느냐로 커다란 차이가 있다는 것이다. 그래서 이것은 심신일여(心身一如, 몸과 마음은 하나)의 사고인 동양의학과 물질에 뿌리내린 물리과학 위에서 성립한 서양의학과의 차이를 볼수 있다고 하겠다.

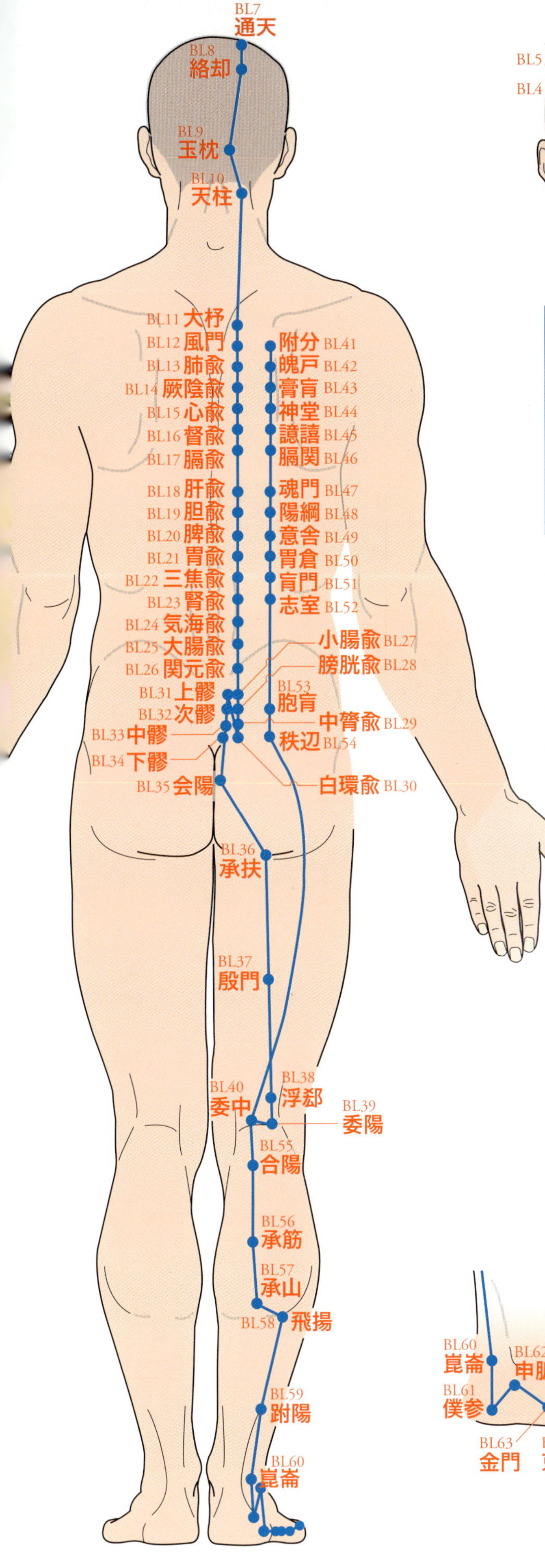

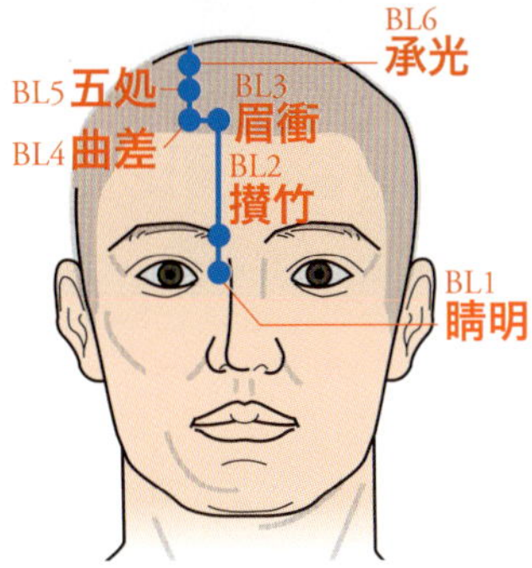

Chapter 7

족태양방광경(足太陽膀胱經)

BL(Bladder Meridian)

방광(膀胱)은 저뇨(貯尿), 배뇨(排尿)를 담당한다.

방광은 '주도지관(州都之官)'이라 부르며 폐(肺), 비(脾), 신(腎), 삼초(三焦)의 작용으로부터 전신을 순환한 수액(水液)을 모으고(貯尿) 신기(腎氣)의 작용으로 체외로 배설(排泄, 排尿)한다. 본래, 진액은 위(胃)와 비(脾)에 의해 음식물로부터 생성되어 전신에 보내져 영양을 공급하는 것이다. 그러나 여분의 진액은 땀으로서 배설되기도 하고, 방광에 보내어 오줌으로 체외에 배설되기도 한다.

병증(病症)

시동병: 격심한 두통, 눈과 후경부, 요배부의 통증, 주관절이 굽혀지지 않고, 하퇴후면의 땅김이나 통증을 호소한다.
소생병: 치질(痔疾), 정신이상, 두통, 목덜미 통증, 눈에서 황색 눈물이 난다. 코피, 코막힘, 방광경의 경맥상(두부, 후경부, 체간후면, 하퇴후면, 소지)의 통증, 발가락 제5지의 마비

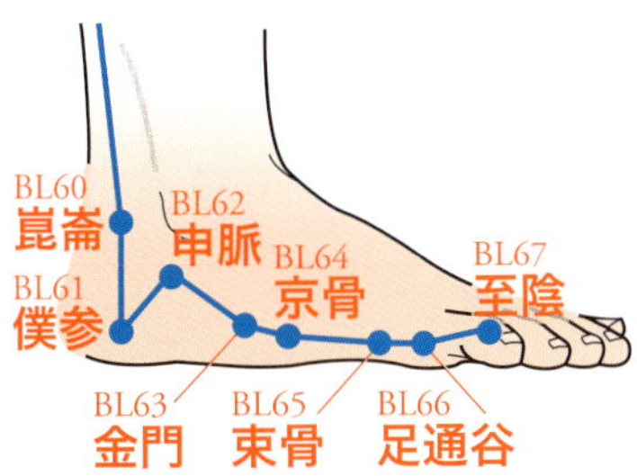

Bladder Meridian

BL 족태양방광경(足太陽膀胱經) ① 두부(頭部)

BL1 **정명(睛明)**
별명: **누공(漏孔)**
혈성: 명목(明目), 거풍(去風)

BL2 **찬죽(攢竹)**
별명: **원재(圓在)**, **시광(始光**, **야광(夜光)**, **명광(明光)**, **원주(員柱)**
혈성: 거풍(去風), 설열(泄熱), 명목(明目)

BL3 **미충(眉衝)**
혈성: 통규(通竅), 성신(醒神), 거풍(去風)

BL4 **곡차(曲差)**
별명: **비충(鼻衝)**
혈성: 거풍(去風), 명목(明目)

BL5 **오처(五処)**
혈성: 거풍(去風), 통규(通竅), 청신(清神)

BL6 **승광(承光)**
혈성: 거풍(去風), 명목(明目), 청신(清神)

BL7 **통천(通天)**
별명: **천구(天臼)**
혈성: 거풍(去風), 통규(通竅), 청신(清神)

BL8 **낙각(絡却)**
별명: **강양(强陽)**, **뇌개(腦蓋)**
혈성: 거풍(去風), 청두목(清頭目)

BL9 **옥침(玉枕)**
혈성: 청두목(清頭目), 개비규(開鼻竅)

BL10 **천주(天柱)**
혈성: 소풍개표(疏風開表), 청열(清熱) 청두목(清頭目)

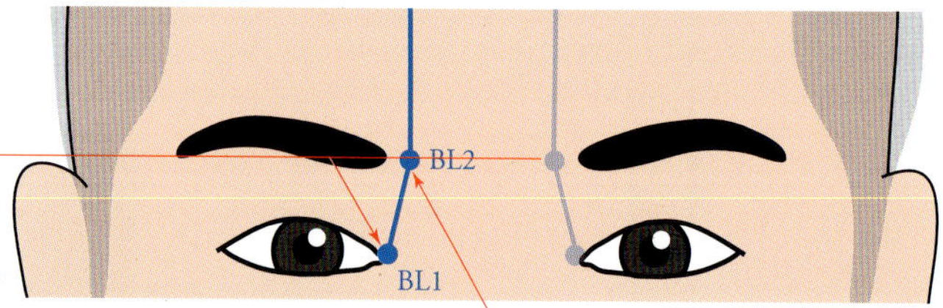

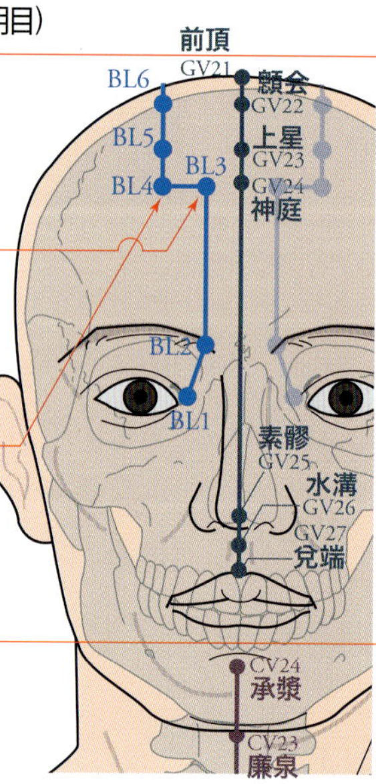

혈성해설

거풍(去風): 풍사(風邪)를 발산(제거)하는 것
설열(泄熱): 열을 밖으로 내보내는 것
성신(醒神): 의식을 확실히 하는 것
명목(明目): 시력을 좋게하는 것, 눈질환을 치료 하는 것
청신(清神): 의식을 청명하게 하는 것
통규(通竅): 개규와 같은 의미, 의식을 확실하게 하는 것
청두목(清頭目): 머리와 눈을 맑게 하는 것

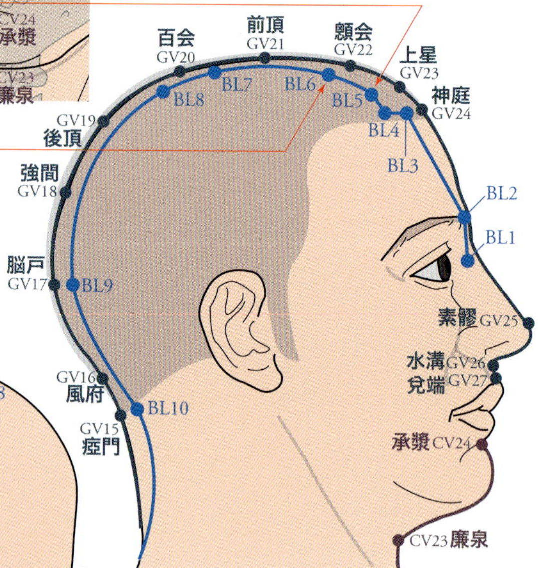

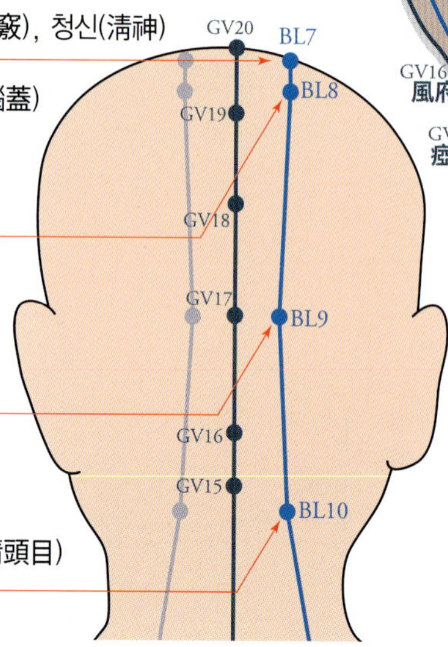

족태양방광경(足太陽膀胱經)은 수태양소장경(手太陽小腸經)의 맥기를 받아서 내안각(內眼角, **정명**睛明)에서 시작하여 전두부(前頭部)를 올라가(**찬죽**攢竹, **미충**眉衝, **곡차**曲差, **오처**五処, **승광**承光, **통천**通天), 두정부(頭頂部)(백회百会, 督 · GV20)에서 좌우로 만난다. 두정부(百会)에서 나뉘어지는 지맥(支脈)은 귀 위로 올라가 측두부(側頭部)에 미친다. 본경(本經)은 두정부에서 들어가 뇌와 이어져 있고 돌아나와서(**낙각**絡却, **옥침**玉枕), 목(項, **천주**天柱)을 하행한다.

- 정명(睛明)의 정(睛)은 눈를 뜻한다. 정명은 눈을 밝게(明)한다. 즉, 눈병에 효과가 있는 경혈이라는 의미
- 찬죽(攢竹)의 찬(攢)은 '모으는 것'을 뜻한다. 죽(竹)은 눈의 모양을 대나무의 잎에 비유한 것. 찬죽은 눈썹이 모여 떼지어 생기는 곳, 즉 눈썹 내측을 나타낸다. 이와 관련하여 찬아(攢蛾)는 '눈썹을 찌푸리다'라는 의미이다. (아(蛾) = 미인의 눈썹)
- 미충(眉衝)의 미(眉)는 '눈썹', 충(衝)은 '충돌하다'는[충돌(衝突)의 '衝']. 방광경의 기가 눈썹으로부터 위를 향해 치밀어 오른 부분에 있는 경혈이라는 설명과 눈썹(眉)을 움직일 때에 이 부분까지 충(衝)동적으로 움직이는 것에서 유래하였다는 설도 있다.
- 곡차(曲差)는 똑바로 올라간 방광경의 경로가 미충(眉衝)에서 바깥으로 굽어져 곡차에 이르러 다시금 오처(五処)로 올라간다고 하는 것처럼 구부러져(曲) 있는 부분의 경혈이라는 의미
- 오처(五処)는 방광경의 5번째의 위치에 있는 경혈
- 승광(承光)의 승(承)은 '계승하다, 받는다'라는 것. 승광은 하늘의 빛(光)을 여기에서 받기 위해 또는 눈의 치료에 효과가 있기 때문에 붙혀진 이름이라고 한다.
- 통천(通天)은 '신체 중에서 가장 높은 머리에 통(通)하는 경혈', 혹은 '폐기(肺氣, 하늘(天)의 기)를 맡고있는 코를 통하게 하는 경혈' 즉 '코막힘이나 후각장애에 효과가 있는 경혈'이라는 설도 있다.
- 낙각(絡却)의 낙(絡)은 '얽히다, 달라붙다'를 나타내고 각(却)은 '돌아오다'를 의미한다. 방광경이 '통천(通天)에서 뇌로 들어가 낙각에서 본경으로 돌아온다' 했기 때문에 낙각이라고 했다.(그 외의 설도 있음)
- 옥침(玉枕)은 베개에 머리를 올려 놓았을 때에 후두골이 닿는 곳. 옥(玉)은 '귀중한 물건, 둥근 것, 견고한 것'이라는 의미로 소중한 것으로서 '뇌(腦)를 시사한다는 설과 딱딱한 '외후두융기(外後頭隆起)'를 가리킨다는 설도 있다. 또한, 후두골은 고대중국에서 침골(枕骨)이라고 불렀다.
- 천주(天柱)는 하늘(頭部)을 지지하는 기둥과 같이 '목, 목부'를 가리킨다. 또한, 고대중국에서는 경추(頸椎)를 천주골(天柱骨)이라 부른 것에 기초한다.

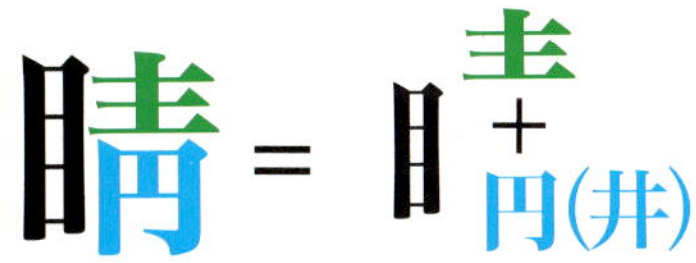

睛(정)의 旁(방)인 '青(청)'은 '靑(청)'의 구(旧)자. 生(생) + 円(우물)로 '깨끗한 우물의 물'을 의미한다. 이와 관련하여 최후에 중요한 부분을 추가하여 마무리 하는 것을 화룡점정(畵龍点睛)이라고 하지만 여기에서의 点睛(점정)의 睛(정)은 눈을 뜻하는 것으로 용의 그림에 눈동자를 그려넣는 것을 가리킨다.

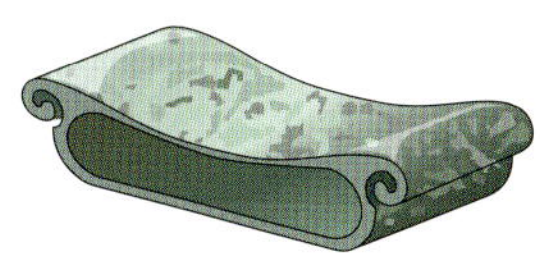

고대중국 옥침(玉枕)의 예

경혈의 옥침(玉枕)과는 다른 이야기지만 귀중한 돌인 옥(玉)으로 만들어진 베개(枕)는 고대중국의 귀인의 묘에서 자주 발굴되어 '옥침(玉枕)'이라 부르고 있다.

BL 족태양방광경(足太陽膀胱經) ② 배부직행지(背部直行支)

BL11 대저(大杼)
요혈: 팔회혈(八会穴)중 골회(骨会)
혈성: 청열산풍(清熱散風), 강역서근(降逆舒筋)

BL12 풍문(風門)
별명: **풍문열부**(風門熱府), **열부**(熱府)
혈성: 거풍(去風), 청열(清熱), 평천(平喘)

BL13 폐유(肺兪)
요혈: 폐의 배부유혈(兪穴)
혈성: 선폐(宣肺), 평천(平喘), 이기(理氣)

BL14 궐음유(厥陰兪)
요혈: 심포의 배부유혈(兪穴)
혈성: 영심(寧心), 안신(安神), 관흉(寬胸)

BL15 심유(心兪)
요혈: 심의 배부유혈(兪穴)
혈성: 소통심락(疏通心絡), 조리기혈(調理氣血), 영심안신(寧心安神)

BL16 독유(督兪)
혈성: 관흉(寬胸), 이기(理氣), 강역(降逆)

BL17 격유(膈兪)
요혈: 팔회혈(八会穴)중 혈회(血会)
혈성: 화혈이혈(和血理血), 화위관흉(和胃寬胸)

BL18 간유(肝兪)
요혈: 간의 배부유혈(兪穴)
혈성: 소간이담(疏肝利膽), 청두명목(清頭明目)

BL19 담유(膽兪)
요혈: 담의 배부유혈(兪穴)
혈성: 청간이담(清肝利膽), 이기청열(利氣清熱)

BL20 비유(脾兪)
요혈: 비의 배부유혈(兪穴)
혈성: 건비화습(健脾化湿)

BL21 위유(胃兪)
요혈: 위의 배부유혈(兪穴)
혈성: 건비위(健脾胃), 소적체(消積滯), 화위강역(和胃降逆)

BL22 삼초유(三焦兪)
요혈: 삼초의 배부유혈(兪穴)
혈성: 조삼초(調三焦), 이수도(利水道)

BL23 신유(腎兪)
요혈: 신의 배부유혈(兪穴)
혈성: 보익신기(補益腎氣), 이요척(利腰脊)

BL24 기해유(氣海兪)
혈성: 조기혈(調氣血), 건요척(健腰脊)

BL25 대장유(大腸兪)
요혈: 대장의 배부유혈(兪穴)
혈성: 조장부(調腸腑), 이요퇴(利腰腿)

BL26 관원유(關元兪)
혈성: 장요배원(壯腰培元), 통리소변(通利小便)

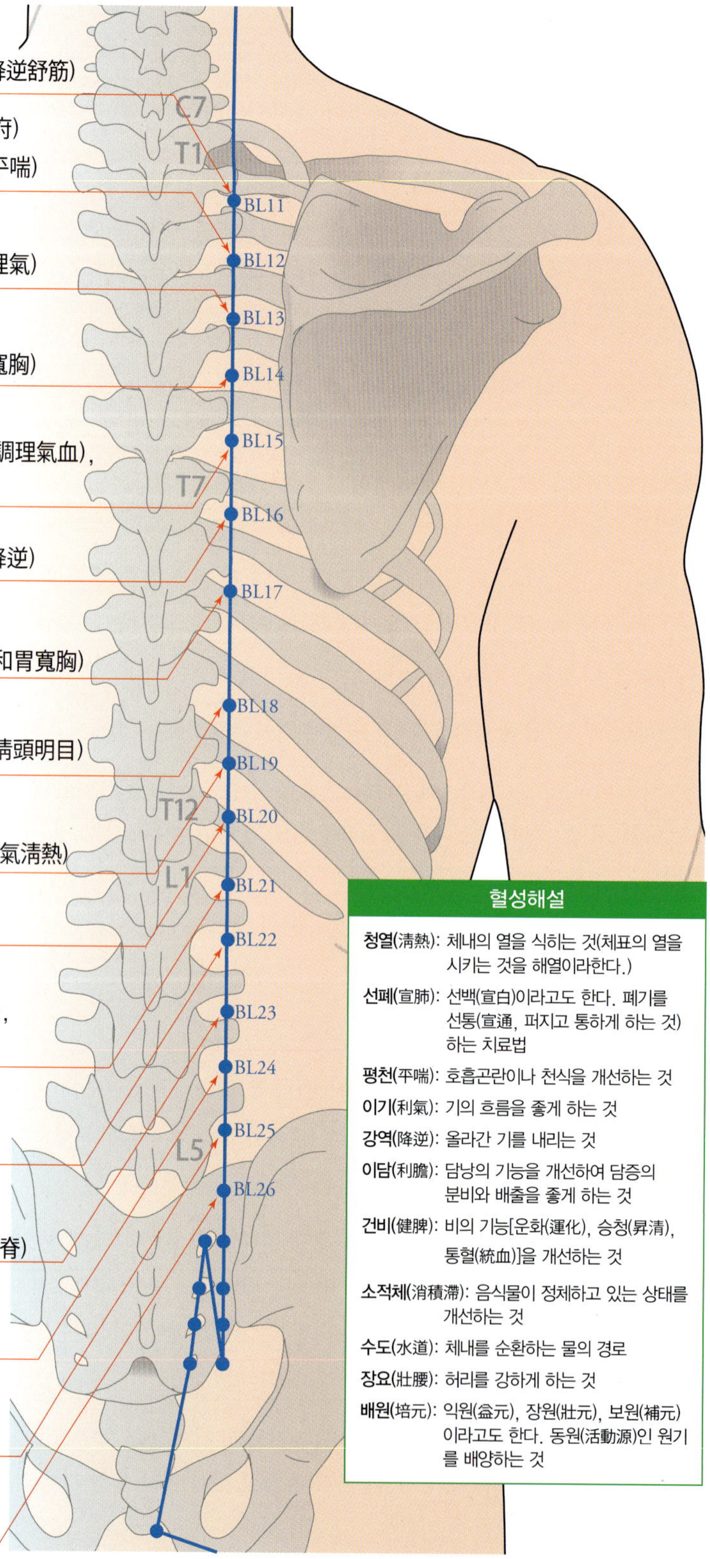

혈성해설

- **청열**(清熱): 체내의 열을 식히는 것(체표의 열을 시키는 것을 해열이라한다.)
- **선폐**(宣肺): 선백(宣白)이라고도 한다. 폐기를 선통(宣通, 퍼지고 통하게 하는 것)하는 치료법
- **평천**(平喘): 호흡곤란이나 천식을 개선하는 것
- **이기**(利氣): 기의 흐름을 좋게 하는 것
- **강역**(降逆): 올라간 기를 내리는 것
- **이담**(利膽): 담낭의 기능을 개선하여 담증의 분비와 배출을 좋게 하는 것
- **건비**(健脾): 비의 기능[운화(運化), 승청(昇清), 통혈(統血)]을 개선하는 것
- **소적체**(消積滯): 음식물이 정체하고 있는 상태를 개선하는 것
- **수도**(水道): 체내를 순환하는 물의 경로
- **장요**(壯腰): 허리를 강하게 하는 것
- **배원**(培元): 익원(益元), 장원(壯元), 보원(補元)이라고도 한다. 동원(活動源)인 원기를 배양하는 것

목의 천주(天柱)로부터 견갑골 내측을 내려와 척주(脊柱)의 양측 후정중선 외방 1.5촌의 배부(背部, **대저**大杼, **풍문**風門, **폐유**肺兪, **궐음유**厥陰兪, **심유**心兪, **독유**督兪, **격유**膈兪, **간유**肝兪, **담유**胆兪, **비유**脾兪, **위유**胃兪)를 지나, 요부(腰部, **삼초유**三焦兪, **신유**腎兪, **기해유**気海兪, **대장유**大腸兪, **관원유**關元兪)로 내려온다.

- 대저(大杼)에 있는 저(杼, 베틀의 북, Shuttle)는 베틀의 종사[縱絲, 경사(經絲)]에 횡사[橫絲, 위사(緯絲)]를 통과하기 때문에 좌우로 왔다갔다 하는 도구. 이 저(杼)와 추골(**椎骨**)의 **횡돌기**와 유사하기 때문에 추골이 **저골**(**杼骨**)이라 불리었다는 설이나 저(杼)가 **추골의 극돌기**와 유사하여 저골(杼骨)이라 불리었다는 설도 있다. 경추(頸椎) 중 극돌기(**棘突起**)가 가장 큰 제7 경추[별명 '융추(**隆椎**)']가 대저골(大杼骨)이라 불리었다. (P.234 '대추(大椎)')
- 풍문(風門)은 풍사(風邪)가 들어오는 문, 풍사(風邪)의 주치혈로 여겨진다.
- 폐유(肺兪)는 폐(肺)의 배부유혈(背部兪穴)로 폐경의 주치혈
- 궐음유(厥陰兪)는 궐음심포경(厥陰心包經)의 배부유혈(背部兪穴)이다. 배부유혈 중 이곳만 '심포경(心包經)'이 아니라 '궐음유(厥陰兪)'로 되어있다. '궐음(厥陰)'에 대해서는 P.155 참조
- 심유(心兪)는 심(心)의 배부유혈(背部兪穴)로 심경의 주치혈이라는 뜻이다.
- 독유(督兪)는 독맥(督脈)에 연결되는 경혈
- 격유(膈兪)의 격(膈)은 흉강(胸腔)과 복강(腹腔)을 가르는 판막으로 횡격막(**橫經膜**)을 가리키고 있다(P.103). 격유는 횡격막을 경계로하는 상초와 중초의 병기에 효과가 있는 경혈
- 간유(肝兪)는 간의 배부유혈, 간경(肝經)의 주치혈
- 담유(膽兪)는 담의 배부유혈, 담경(胆經)의 주치혈
- 비유(脾兪)는 비의 배부유혈, 비경(脾經)의 주치혈
- 위유(肝兪)는 위의 배부유혈, 위경(胃經)의 주치혈
- 삼초유(三焦兪)는 삼초의 배부유혈 삼초경(三焦經)의 주치혈
- 신유(腎兪)는 신의 배부유혈, 신경(腎經)의 주치혈
- 기해유(氣海兪)는 복부의 기해(気海, P.256)와 상대하는 경혈
- 대장유(大腸兪)는 대장의 배부유혈, 대장경(大腸經)의 주치혈
- 관원유(關元兪)는 복부의 관원(關元, P.256)와 상대하는 경혈

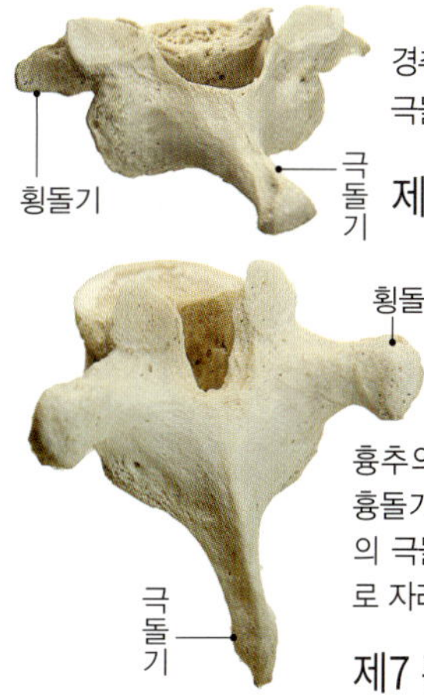

경추에는 횡돌기도 극돌기도 약간 짧다.

제7 경추

흉추의 횡돌기는 경추의 흉돌기보다는 크다. 흉추의 극돌기는 길고, 하방으로 자라나 있다.

제7 흉추

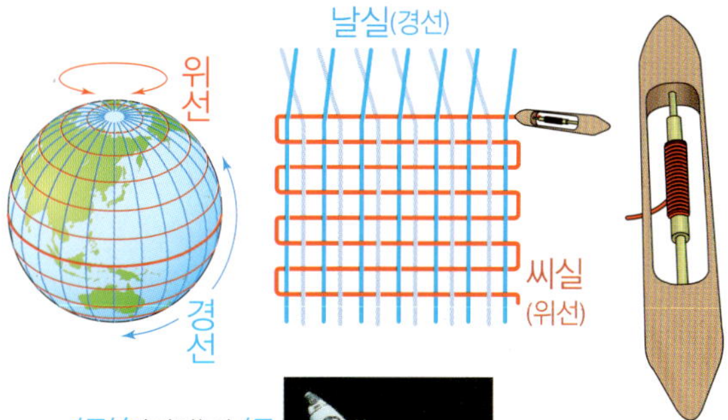

經絡(경락)의 經(경)이라는 낱말은 인체를 종으로 통과하고 있는 經脈(경맥)을 나타내고 있다.

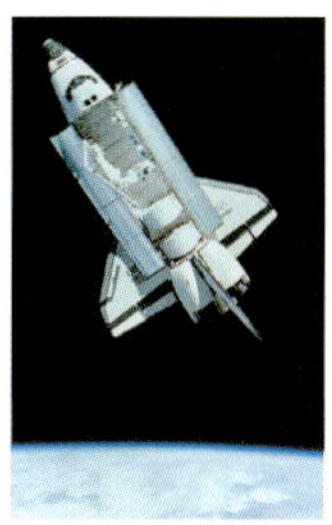

杼(저, 베틀의 북)는 영어로는 Shuttel이라고 한다. Space Shuttle은 정확하게 북이 좌우를 왕복하는 것과 같이 우주와 지구 사이를 왔다갔다 한다.

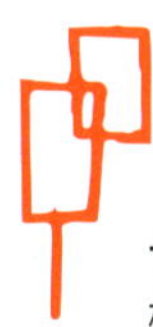
예(予)의 갑골문자

予(예)는 둥근 고리를 어긋나게 하여 반대쪽으로 밀어내는 모양이라고 한다.

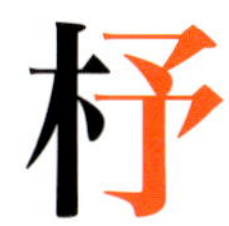

予(예)의 '밀쳐내다'라는 의미로부터 **杼**(북)은 橫絲(횡사)를 밀어내는 베틀의 도구를 가리키게 되었다. 덧붙여서, **野**(들판)은 '넓게 펼쳐진 벌판(原), 밭'을 의미한다.

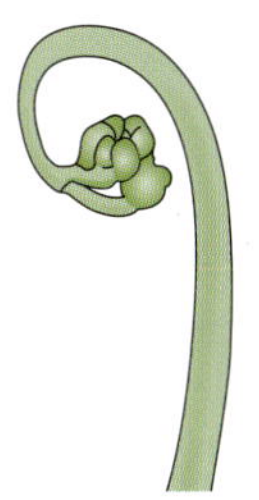

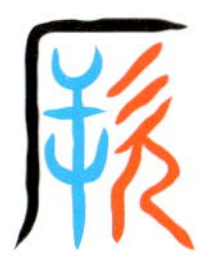
궐(厥)의 전문(篆文)

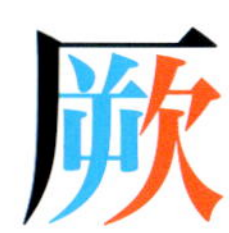

厥(궐)자의 **欮**(궐)은 몸을 그자로 '굽혀', 토하여 넘어지는 모양을 나타낸다는 설이 있다. 부가해서 **蕨**(궐, 고사리)는 싹이 둥글게 굽어 있다.

BL 족태양방광경(足太陽膀胱經) ③ 둔부(臀部)

BL27 **소장유(小腸兪)**
요혈: 소장의 배부유혈(兪穴)
혈성: 조장부(調腸腑), 청열이습(清熱利湿)

BL28 **방광유(膀胱兪)**
별명: 방광의 배부유혈(兪穴)
혈성: 강요척(强腰脊), 조방광(調膀胱)

BL29 **중려유(中膂兪)**
혈성: 건요(健腰), 지사(止瀉)

BL30 **백환유(白環兪)**
별명: **옥환유**(玉環兪), **옥방유**(玉房兪)
혈성: 건요퇴(健腰腿), 이습열(利濕熱)

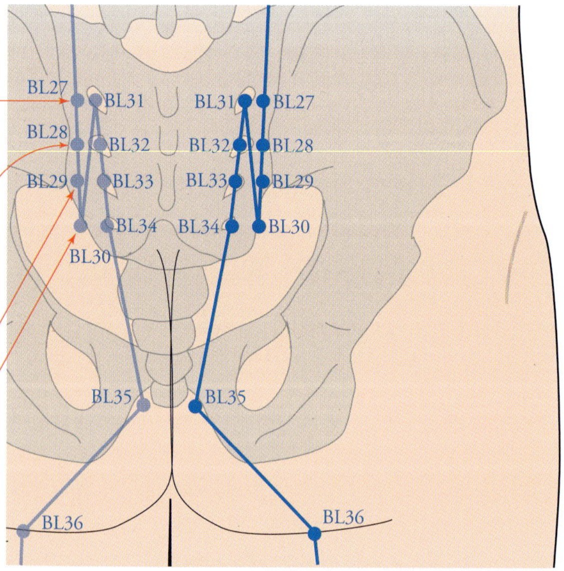

혈성해설

청열(清熱): 체내의 열을 식히는 것. 체표의 열을 식히는 것을 해열(解熱)이라 한다.
강요척(强腰脊): 척추(脊椎), 요추(腰椎)나 그 주위가 강해지는 것
지사(止瀉): 하리(下痢)를 멈추는 것
보하초(補下焦): 하초(신장, 방광, 소장, 대장)의 기능을 개선하는 것
강요슬(强腰膝): 허리나 무릎주위가 강해지는 것
하초(下焦): 하복부의 신장, 방광, 소장,대장을 포함한다.
소치(消痔): 치질(痔疾)을 치료하는 것

BL31 **상료(上髎)**
혈성: 강요슬(强腰膝), 보하초(補下焦), 통경락(通經絡)

BL32 **차료(次髎)**
혈성: 강요슬(强腰膝), 보하초(補下焦), 통경락(通經絡)

BL33 **중료(中髎)**
혈성: 강요슬(强腰膝), 보하초(補下焦), 통경락(通經絡)

BL34 **하료(下髎)**
혈성: 강요슬(强腰膝), 보하초(補下焦), 통경락(通經絡)

BL35 **회양(会陽)**
별명: **이기**(利機)
혈성: 조리하초(調理下焦)

BL36 **승부(承扶)**
별명: **육극**(肉郄), **음관**(陰關) **피부**(皮部), **승부**(承扶)
혈성: 이요퇴(利腰腿), 소치(消痔), 지사(止瀉)

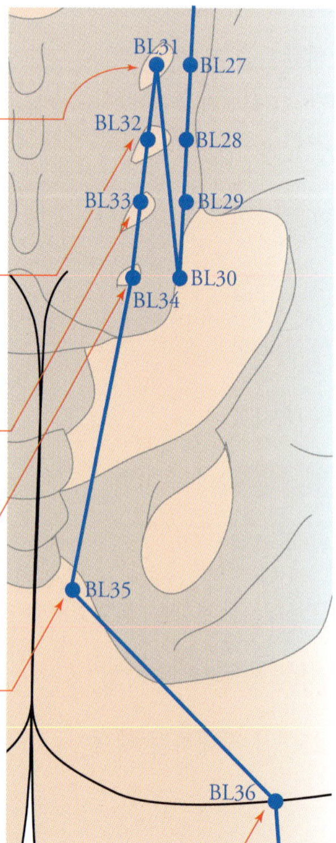

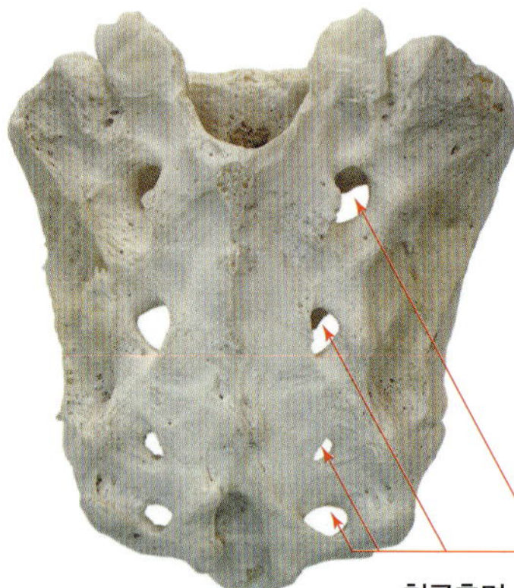

천골후면

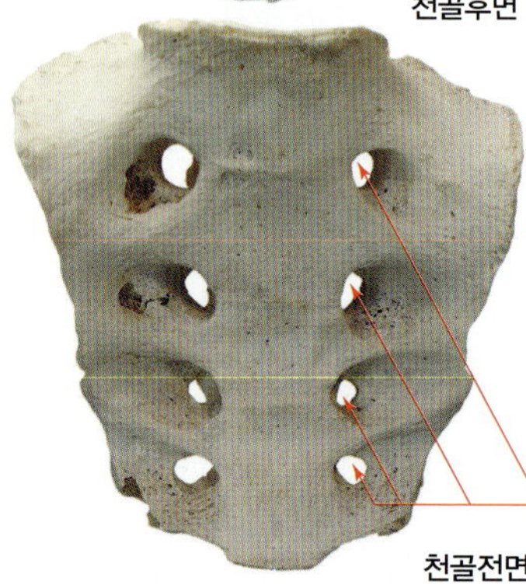

천골전면

허리부(腰部)의 관원유(關元兪)에서 천골부(薦骨部, **소장유**小腸兪, **방광유**膀胱兪, **중려유**中膂兪, **백환유**白環兪)를 더 내려와서 백환유에서 상행하여 허리부로 척주기립근(脊柱起立筋)을 지나 여기에서 체내로 들어가 신(腎)에 낙(絡)하고 방광(膀胱)에 속한다. 본경(本經)은 허리에서 내려와 천골(薦骨) 배면의 중앙을 사이에 두고 8료(**상료**上髎, **차료**次髎, **중료**中髎, **하료**下髎)를 돌아 둔부(**회양**会陽, **승부**承扶)에 이른다.

- 소장유(小腸兪)는 소장의 배부수혈(背部兪穴), 소장경의 주치혈
- 방광유(小腸兪)는 방광의 배부수혈(背部兪穴), 방광경의 주치혈
- 중려유(中膂兪)의 려(膂)는 배골(**背骨**)의 양면 근육군(筋肉群)을 가리킨다. 그렇지만 중려유는 배골(背骨)보다도 하방에 있기에 척주(脊柱) 주위의 근육인 척주기립근(**脊柱起立筋**)[특히 그중에 요양협근(**腰陽脇筋**)이나 흉최장근(**胸最長筋**)]은 천골에서도 기시한다.
- 백환유(白環兪)는 백(白)은 오행론에서는 '금(金)'에 해당하며 폐와 관계한다. 환(環)은 '윤(輪) 모양의 항문(港門)'을 가리키고 그 주치혈의 뜻도 있다고 본다. 또한, 백환유에는 옥환유(玉環兪)나 옥방유(玉房兪)라는 별명도 있지만 이 방(房)이 정낭(精囊) 혹은 자궁을 가리키고 정의 축척, 기혈을 조정하는 곳이라는 뜻도 있다.
- 상료(上髎), 차료(次髎), 중료(中髎), 하료(下髎)의 료(髎)는 후천골공(**後薦骨孔**)을 가리킨다. 좌우를 합하여 8개의 후천골공이 있기 때문에 고대중국에서 천골을 '팔료(八髎)'라고 불렀다. 팔료혈(八髎穴)은 요통, 대소변의 문제, 부인과 제병(諸病)에 효과가 있다고 한다.
- 회양(会陽)은 족태양방광경(太陽膀胱經)과 독맥(督脈)의 양경(陽經)이 만나는(会) 장소이다. 양(陽)(背側)측이 회양(会陽)으로 이에 대응하여 음(陰)(腹側)측에 있는 것이 '회음(会陰)'이다(P.256).
- 승(承)은 '계승하다, 받다'를, 부(扶)는 '돕다, 지지하다'를 의미한다. 승부(承扶)는 체중(體重)을 받아들여 지지하는 것을 의미한다.

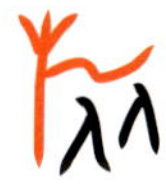

旅(려)는 깃발(旗) 아래에 두 사람이 나란히 있는 형상

旅의 갑골문

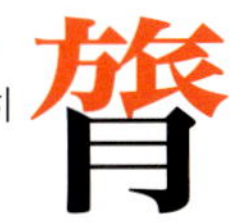

膂(려)는 **旅**(려) + **月**(월), 려(旅)는 깃발(旗) 아래에 열을 지어 서있는 사람들을 나타낸다. 예를들어 주(周)나라시대에는 500명이 되는 군대를 일려(一旅)라고 불렀다. (현재의 여단(旅團)이라는 표현과 통한다). 여기서부터 행열(行列)로 늘어서 있는 배골(背骨), 추골(椎骨)을 가리키는 것처럼 되었다. 근력(筋力)을 여력(膂力)이라고 부르는 것은 힘을 넣을때의 척주기립근의 움직임을 시사하고 있다고도 한다.

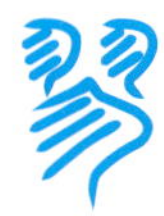

翏(높이날 료)는 羽(우) + 参(숫많고 검을 진)으로 새가 하늘 높이 나르는 모양.

翏의 전문(篆文)

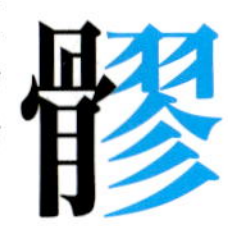

髎(료)는 **骨**(골)+**翏**(료). 료(翏)는 새가 서로 날개짓 하면서 높게 나는 모양을 나타낸다. 여기에서 료(翏)는 '멀어지다, 떨어지다'와' 뒤엉키다'라는 의미가 있다. 그래서 **髎**(료)는 뼈가 서로 떨어져 있는 사이, 뼈의 우묵한 곳을 의미하게 되었다. 덧붙여서, **寂廖**(적요)의 **廖**(료)도 떨어져 있어 '적막하다'는 의미이다.

유혈(兪穴)과 치유(治癒). 유(兪)자의 유래

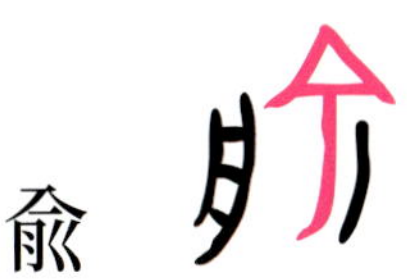

삼각형부분이 칼이나, 삽의 의미를 갖는다 → (다른설도 있다.)

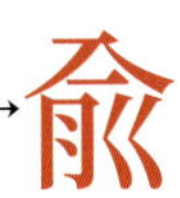

유(兪)라는 글자는 방광경의 배부 경혈명에 매우 많이 쓰인다. 이 유(兪)는 도려내어 구멍을 내는 정(칼, 刂)과 배(舟)의 합의(合意)자로 통나무를 도려내어 만든 '**속이 빈 나무배**'를 나타낸다. 그리고, 유(兪)로부터 발전하여 '**무언가를 제거하는 것, 빼내어 다른 곳으로 옮기다**'와 관련된 글자가 만들어졌다.

치유(治癒)의 유(癒)는 질병이 제거된 상태를, 유쾌(愉快)의 유(愉)는 마음졸임이 없어진 상태를 가리킨다. 수송(輸送)의 수(輸)는 차로 물건을 빼내어 이동하는 것을 나타낸다. Shizuka Shirakawa(1910-2006, 일본의 한문학자, 동양학자이자 문학박사)의 사전에는, '유(兪)는 손잡이가 달린 수술용칼로 환부(患部)의 농혈(膿血)을 찔러 접시(盤)[月은 배(舟)의 뜻으로 반(盤)의 배(舟)와 같은 형상을 나타낸다]에 옮겨 담는 것'을 나타낸다고 한다.

문자중의 월(月)은 '배월부'라고 하며, 구자체(旧字體)의 활자(活字)에서는 구분이 되었지만 현대의 많은 서체에는 '육달월'도 '배월'도 '달월'도 모두 같은 형태로 되어 있다.

육달월은 안쪽의 선이 양측에 붙는다.

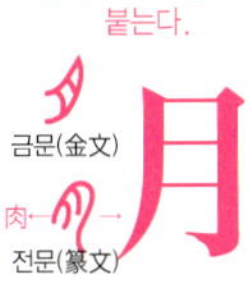

금문(金文)

肉←→

전문(篆文)

育(육, 육달월부가 붙어서 성장시키는 것) 脅[협, 힘(力)자가 붙어 겨드랑이(脇)의 근육으로 내리누르는 것]. 胸(흉), 腹(복), 筋(근), 胃(위), 肩(견), 肖(초), 脅(협) 모두 몸에 관련된 한자

배월 안쪽에 두개의 점

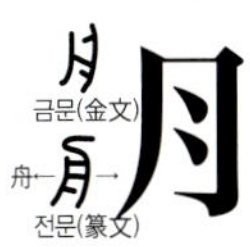

금문(金文)

舟←→

전문(篆文)

服(복, 배의 가장자리에 곁드리는 판자) 朕(짐, 배를 들어올리는 부력) 癒(유), 前(전), 藤(등), 朋(붕), 舟(배)와 관련된 글자지만 한 번 보아서 판단하기가 쉽지않다.

달월의 우측이 연결되지 않았다.

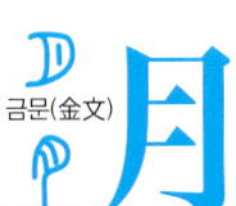

금문(金文)

전문(篆文)

朗(랑, 달이 몹시 맑고 깨끗한 모양) 望(망, 발돋음을 하고 달을 바라보는 것) 明(명), 期(기), 朧(롱), 朦(몽), 朔(삭) 천체(天體)나 달력(曆)에 연관된 한자

※ 그외에도, 일견(一見)했을 때 월(月)자로 보여도 갑주(甲冑, 갑옷과 투구)의 주(冑)는 月(배월)이고, 청(青)자 아래의 월(月)은 원(円)으로 다른 유래[P.95, 정(睛, 눈동자 정)]

BL 족태양방광경(足太陽膀胱經) ④ 각부(脚部) 배부직행지(背部直行支)

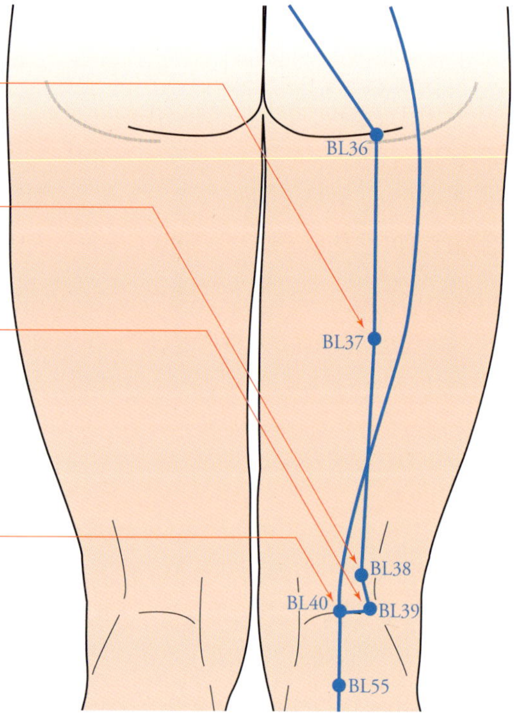

BL37 **은문(殷門)** 혈성: 이요퇴(利腰腿)

BL38 **부극(浮郄)** 혈성: 서근(舒筋), 청열(淸熱)

BL39 **위양(委陽)**
요혈: 삼초(三焦)의 하합혈(下合穴)
혈성: 서근(舒筋), 이삼초(利三焦), 통수도(通水道)

BL40 **위중(委中)**
요혈: 방광경의 합토혈(合土穴), 사총혈(四総穴), 방광의 하합혈(下合穴)
혈성: 양혈설열(涼血泄熱), 서근통락(舒筋通絡), 거풍습(去風濕), 이요슬(利腰膝)

> 부분(附分)의 부(附)라는 한자는 현재에는 약자로 부(付)자가 약자로 쓰여지는 경우가 많다. 그러나 부(附)자의 본래 의미는 '붙다, 달라붙다, 부속(附屬), 부표(附表)'로 부(付)의 근본적인 의미는 '주다, 전수하다, 교부(交付), 급부(給付)'. 분지(分支)가 붙은(附) 곳의 경혈이기 때문에 부(附)자가 사용되었다.

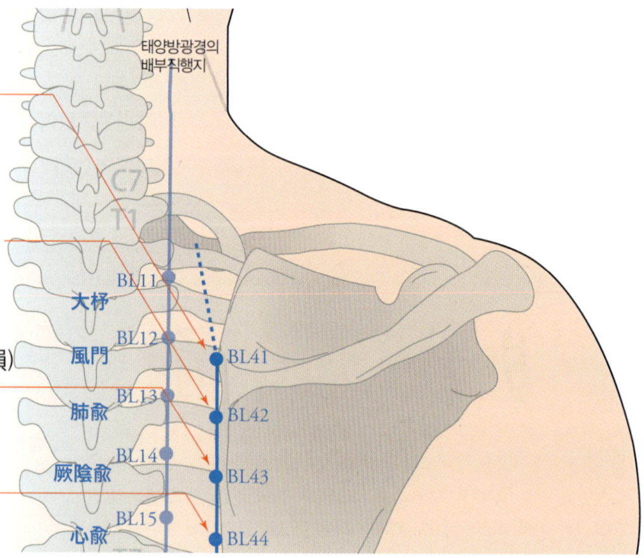

BL41 **부분(附分)** 혈성: 소풍산한(疏風散寒), 서근활락(舒筋活絡)

BL42 **백호(魄戶)** 혈성: 산풍이폐(散風利肺), 평천지해(平喘止咳)

BL43 **고황(膏肓)**
별명: **고황유**(膏肓兪)
혈성: 통선이폐(通宣利肺), 익기양음(益氣養陰), 보허손(補虛損)

BL44 **신당(神堂)** 혈성: 관흉(寬胸), 영심(寧心)

혈성해설

- **서근**(舒筋): 근육의 움직임을 편안하게 해 주는 것
- **수도**(水道): 체내에 흐르는 물의 경로
- **설열**(泄熱): 열을 밖으로 내보내는 것
- **양혈**(涼血): 열사를 제거하여 코피, 토혈(吐血)이나 하혈하기 쉬운 상태를 개선하는 것
- **소풍**(疏風): 풍의 사기를 분산시키는 것
- **활락**(活絡): 경락의 흐름을 좋게하는 것
- **산풍**(散風): 풍의 사기를 체외로 몰아내는 것
- **익기**(益氣): 보기(補氣)라고도 한다. 기를 보하는 것, 기허(氣虛)의 치료에 사용된다.
- **양음**(養陰): 서늘하게 하여 윤택하게 하는 힘을 보충하는 것
- **보허손**(補虛損): 스트레스나 과로로 인한 정기의 부족이나 손상을 보충하는 것
- **영심**(寧心): 정신이 불안정한 상태를 안정시키는 것

본경은 둔부(臀部)에서 대퇴부후면(大腿部後面)으로 내려가(**은문**殷門, **부극**浮郄)으로 들어간다 [지맥(支脈)의 방광경 제2 행선은 이곳에 있는 위중委中에 합류한다]. 후경부에서 나뉘어진 다른 하나의 지맥(방광경 제2행선)은 천주(天柱)로부터 본경과 좌우로 나뉘어, 척주(脊柱)의 양측, 후정중선 외방 3촌의 배부(**부분**附分, **백호**魄戶, **고황**膏肓, **신당**神堂)을 내려온다.

- 은문(殷門)의 은(殷)은 '번창한, 많은, 큰' 또는 '아프다'의 의미. 문(門)은 출입구를 말한다. 은문은 통증이 나타나거나 치료하는 경혈(주로 좌골신경통)의 뜻한다. 또한, 은(殷)에는 '붉다, 중앙'이라는 뜻이 있다. 일설에 따르면 은문은 붉은색의 대퇴근을 형상화한 것으로 승부(承扶)와 위중(委中)의 중앙에 있어 붙여진 이름이라는 설도 있다.

- 부극(浮郄)의 부(浮)는 '떠오르다'의 뜻으로 '상부, 높은 곳'에 있는 것을 가리킨다. 극(郄)은 '틈새, 갈라진 틈'을 뜻한다. 부극은 슬와(膝窩)의 커다란 틈의 상부에 있는 경혈이라는 뜻

- 위양(委陽)의 양(陽)은 양측(陽側, 다리에서 외측)을, 위(委)는 여성이 허리를 구부려 '벼' 즉 '이삭'을 줍는 모습을 표현한 것으로 '굽히다, 위임하다, 맡기다'라는 것을 의미한다. 위양은 다리를 구부린 곳의 슬와(膝窩, 슬관절 뒤의 우묵한 곳)의 경혈인 위중(委中)의 외방에 있는 경혈을 뜻한다.

- 위중(委中)은 '굽어진 곳' 슬와(膝窩)의 중앙(中)에 있는 경혈의 뜻

- 부분(附分)은 방광경의 직행지(直行支)와 분지(分枝)가 갈라져 붙게된 곳이라는 뜻

- 백호(魄戶)의 백(魄)은 오신(五神)의 하나. 오신 중 간(肝)은 혼(魂)을 저장하고 폐(肺)는 백(魄)을 저장하고 있다고 한다. 백호는 폐기가 출입하는 문호(門戶), 폐질환을 치료하기에 효과가 있는 경혈이라는 뜻

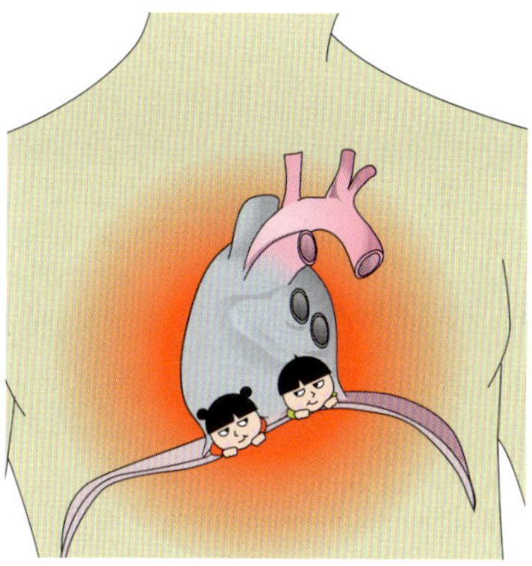

- 고황(膏肓)의 고(膏)는 '흰지방'으로 심장 밑의 지방을 뜻하고 황(肓)은 '亡 + 月'로 횡격막 위에 숨겨진 부분을 가리킨다. 고황은 '심장과 횡격막 사이의 매우 깊은 곳'을 의미한다. '황(肓)'과 '맹(盲, 맹목의 맹)'을 혼동하여 '고맹'으로 읽지 않도록 주의해야 한다. 관용어로 '병(病), 고황에 들어있다'도 가끔, '병이 고황에 있다'라고 잘못 읽기도 한다. (이것은 '불치병', '난치병'의 뜻)

- 신당(神堂)은 신이 머무는 곳이란 의미로 '심(心)'이 있는 장소로 '심장'을 나타낸다. 심유(心兪)의 외방 1.5촌에 있다.

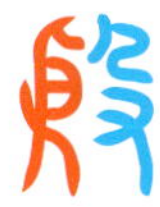

전문(篆文)

偏

偏(편)은 身(신)자를 꺼꾸로 한 형상. 旁(방)부의 殳(수, 몽두이 수)는 手(손)에 矛(창)을 세워 들고 있는 모양.

은(殷)은 '주(周)'왕조 전에, 매우 오래된 왕조명(= 상(商)으로 알려져 있다. '은진(殷賑)'이라는 단어는 '활기차고 번창한' 모습을 나타내고 있다.

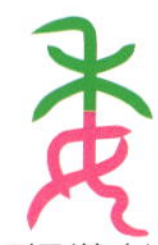

전문(篆文)

委

委(위), 아래의 女(여) 부분은 여성의 자세를 형상한 것.

委(위)는 禾(벼, 이삭을 말한다)을 줍는 여성의 모양을 나타낸 문자.
한자의 偏(변)으로 사용되는 禾(화)는 식물에 관련한 한자에 많이 사용되고 있다.

膏

膏(고)는 月(달)+ '하얗다'라는 의미를 갖는 高(고)로 '하얀 기름(지방)'을 의미한다. 軟膏(연고)나 膏藥(고약)의 膏(고)도 지방을 나타내고 있다.

肓

肓

肓(황), 亡(망)은 사람을 둘러싸서 숨기는 모양을 나타낸다(여기에서, '보이지 않게 되다. 숨었다, 죽었다'의 의미가 생겼다) 든가, 구부러진 시체를 나타낸다 (여기에서 '죽다'의 의미가 생겼다.)고 해석되고 있다. 덧붙여서, 관용어의 '病入膏肓(병입고황)'은 진(晉)의 경공(景公)에 관한 일화에서 유래한다. 경공은 병이 악화되었기 때문에 명의(名醫)인 고완(高緩)을 불러들였다. 도착을 기다리는 밤, 어린애의 모습을 한 病(병)이 꿈에 나타나, '고완(高緩)이 명의이기는 하지만 肓(황)의 위, 膏(고)의 아래라면, 손을 대기가 불가능하기에 거기에 숨자'라고 말해 膏肓(고황)으로 들어갔다. 마침 고완(高緩)이 와서 진찰을 하니 꿈에서의 이야기와 같이 '병이 약도 듣지않고, 침도 닿지않는 膏肓(고황)사이로 들어가 버렸다. 손 쓸길이 없다'고 말하였다. 여기에서 '**病入膏肓**(병입고황)'은 '병이 악화되어 손을 쓸 수가 없는 상태' 나 '취미에 빠져 다른 곳을 돌볼 겨를이 없다'를 나타내는데 사용되고 있다.

BL 족태양방광경(足太陽膀胱經) ⑤ 배부분지(背部分支)

혈성해설

이기(利氣): 기의 흐름을 좋게 하는 것
화중(和中): 화위(和胃)와 동일, 위기의 불화를 개선하는 것
이협(利脇): 겨드랑이의 상태를 좋게 하는 것
온양(溫陽): 양기를 온기를 통하여 따듯하게 하는 힘을 보충하는 것
이기(理氣): 기의 흐름을 좋게하는 것. 기를 정상적으로 돌려 기능을 회복하게 하는 치료법
행기(行氣): 기의 흐름을 좋게 하는 것. 기체(氣滯)를 치료하는 방법
이변(二便): 대변과 소변

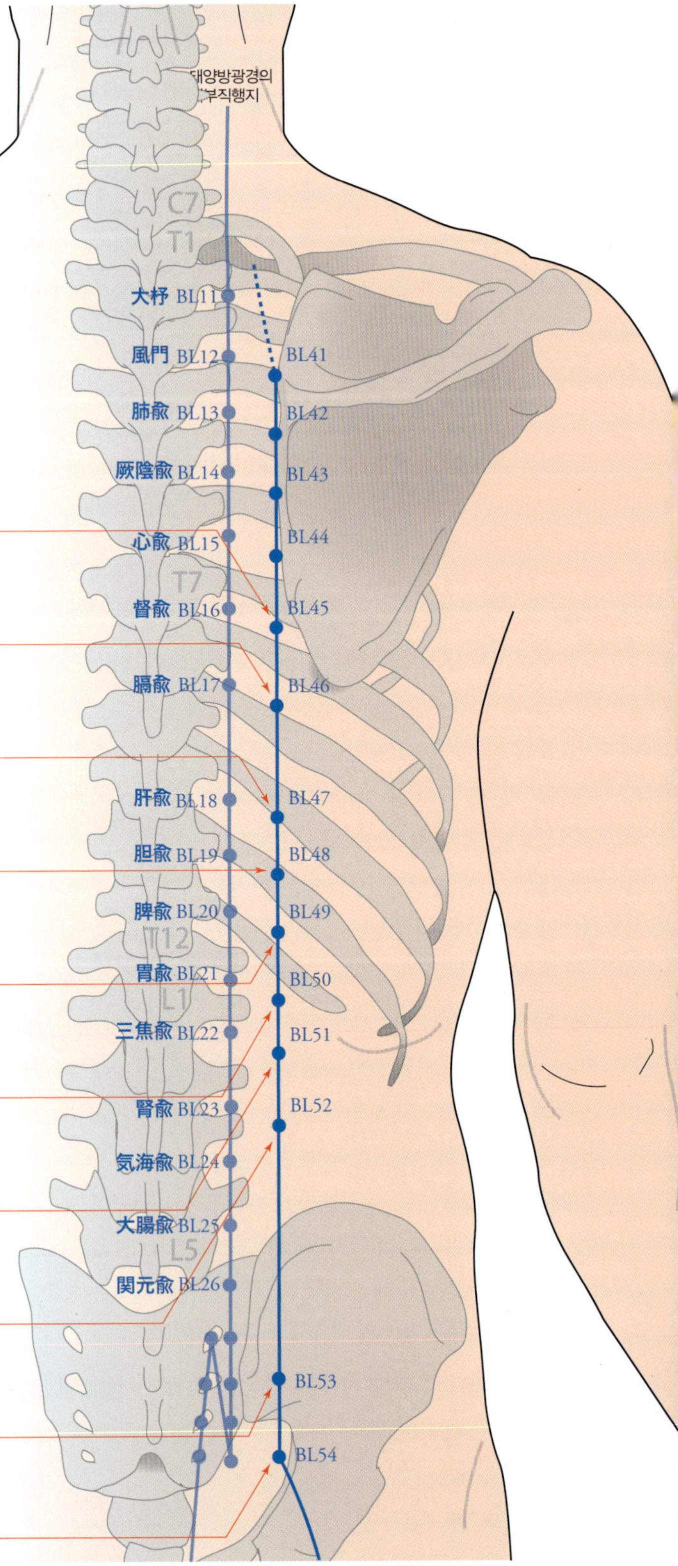

BL45 **의희(譩譆)** 혈성: 산풍행기(散風行氣), 활혈통락(活血通絡)

BL46 **격관(膈關)** 혈성: 이기(利氣), 강역(降逆)

BL47 **혼문(魂門)** 혈성: 화중건위(和中健胃), 소간이협(疏肝利脇)

BL48 **양강(陽綱)** 혈성: 청리간담(淸利肝膽), 습열(濕熱)

BL49 **의사(意舍)** 혈성: 건비온양(健脾溫陽), 청리습열(淸利濕熱)

BL50 **위창(胃倉)** 혈성: 이기화위(利氣和胃)

BL51 **황문(肓門)** 혈성: 행기(行氣), 활혈(活血), 통변(通便)

BL52 **지실(志室)** 혈성: 보신건요(補腎健腰)

BL53 **포황(胞肓)** 혈성: 통리이변(通利二便), 흉요추(胸腰脊)

BL54 **질변(秩边)** 혈성: 소통활락(疏通活絡), 강건요슬(强健腰膝)

부분(附分)으로부터 내려온 방광경(膀胱經) 제2행선은 추가로 척주(脊柱)의 양측, 후정중선 외방 3촌의 배부(**의희**譩譆, **격관**膈關, **혼문**魂門, **양강**陽綱, **의사**意舍, **위창**胃倉)을 지나 허리(**황문**肓門, **지실**志室)을 내려와 둔부(**포황**胞肓, **질변**秩边)에 이른다.

- 의희(譩譆)의 의(譩)는 '아플 때 나오는 소리, 가슴이 답답해서 나오는 한숨'을, 희(譆)는 '아아'와 같이 슬픔, 공포, 기쁨 등으로 내는 목소리의 의성어이다. 이곳을 누르고 환자에게 한숨을 쉬게하면 손에 반응이 있는 장소라고 한다[P.128 청진삼각(聽診三角)].
- 격관(膈關)의 격(膈)은 아래 그림과 같이 '횡격막(**橫隔膜**)'을 나타내는 문자이다. 관(關)도 '경계(境)'의 의미로 횡격막을 나타낸다.
- 혼문(魂門)의 혼(魂)은 오신(五神)의 하나이다. 혼은 간(肝)에 머문다고 한다. 혼문은 간기(肝気)가 출입하고 간의 병에 효과 있는 경혈의 뜻.
- 양강(陽綱)은 양(陽)측(몸통에서는 배측)에 있는 양경(陽經)의 유혈(兪穴)[위유(胃兪), 삼초유(三焦兪), 대장유(大腸兪), 소장유(小腸兪), 방광유(膀胱兪)]중, 최상부에 있는 담경(胆經)의 유혈(兪穴)로 이들을 줄(綱)처럼 묶는 경혈이라는 뜻이다.
- 의사(意舍)의 의(意)는 오신(五神)의 하나이다. 고대중국에서는 비(脾)는 의(意)를 머무르게 한다고 생각했다. 의사(意舍)는 비기(脾気)가 출입하는 경혈의 뜻
- 위창(胃倉)은 위기가 출입하는 경혈의 뜻. 위유(胃兪)의 외방 1.5촌
- 황문(肓門)의 황(肓)은 심장 아래, 횡격막 위의 숨겨져 있는 부분의 뜻. 문(門)은 기가 출입하는 곳을 가리킨다.
- 지실(志室)의 지(志)는 오신(五神)의 하나이다. 신(腎)은 지(志)를 머무르게 하며, 지실은 신기(腎気)가 출입하는 경혈이라는 뜻
- 포황(胞肓)의 포(胞)는 '포의(**胞衣**)' 즉 태반(胎盤)이나 양막(羊膜), 자궁(子宮)을 가리킨다. 또는, 자루와 같은 기관(器官)으로서 방광도 가리킨다. 포황은 그 심부에 있는 자궁 또는 방광에 관련한 경혈의 뜻
- 질변(秩边)은 배부 방광경의 제일 아래에 있는 경혈의 뜻

격(膈)의 방(**旁**)부인 솥(鬲, 솥 력)은 고대 중국의 '찜통'인 시루(**甗**, 시루 언)의 세다리의 아래를 말한다. 솥(鬲)으로 뜨거운 물을 끓이면 구멍을 만들어 놓은 곳에서 증기가 올라와 상부의 시루(甑, 증)에 있는 먹을 것을 찌는 구조로 되어 있다. 격(膈)자는 이러한 경계를 흉강(胸腔)과 복강(腹腔) 사이에 있는 횡격막(橫隔膜)에 비유하고 있다.

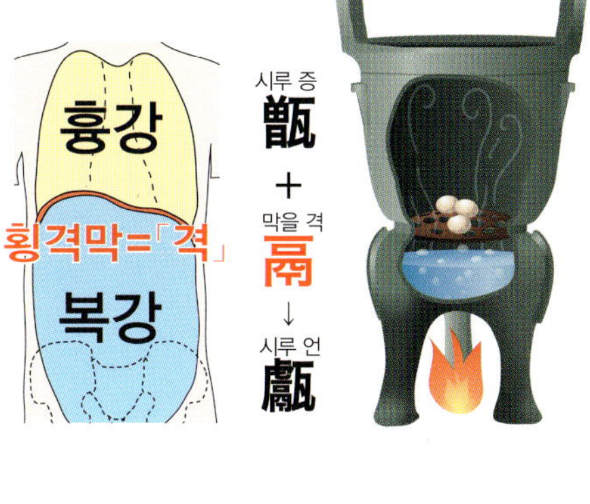

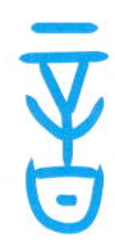

意(의)는 音(음)+心(심)으로 음이라는 것은 입속에 무언가를 물고 있는 모양을 나타낸다.

譩

意(의)는 音(음, 포함하다)+心(심)으로 소리를 내지않고 마음속으로 두루 생각하는 것을 의미한다. 여기에서, 譩(의)는 가슴이 막혀 탄식하는 것을 뜻한다.

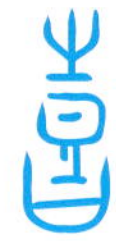

喜(희)자의 위 부분인 壴(주)는 음식을 담는 그릇, 옛날 식기(食器)를 말한다.

譆

喜(희)는 식기에 담긴 성대한 요리나 진수성찬을 앞에 두고 기뻐하는 것. 또한, 그 기쁨을 소리로 묘사하고 있다고 한다.

오장(五臟)과 오신(五神)의 관계

오행론(五行論)에서는 정신작용을 오신, 혼(**魂**), 신(**魂**), 의(**意**), 백(**魄**), 정지(**精志**)로 분류하고 있으며 각각은 오장에 머문다고 한다. 그러므로 배부 방광경의 일행선(一行線)과 이행선(二行線)의 사이에는 오장과 오신의 대응관계가 보인다.

폐(肺)는 백(魄)을 지니고 있다.
- 폐유(肺兪)의 외방에 백호(魄戶)

심(心)은 신(神)을 지니고 있다.
- 심유(心兪)의 외방에 신당(神堂)

간(肝)은 혼(魂)을 지니고 있다.
- 간유(肝兪)의 외방에 혼문(魂門)

비(脾)는 의(意)을 지니고 있다.
- 비유(脾兪)의 외방에 의사(意舍)

신(腎)은 정(精)과 지(志)을 지니고 있다.
- 신유(腎兪)의 외방에 지실(志室)이 있다.

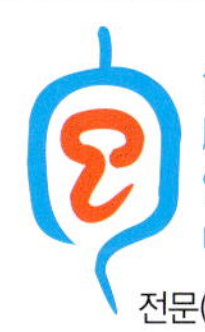

전문(篆文)

包(포)는 자궁안에서 胞衣(포의)가 태아를 잉태하고 있는 모양을 나타낸다.

胞

胞(포)는 月+包로 包(포)는 胞衣(포의, 태의), 즉 태아의 태반(胎盤)이나 양막(羊膜)을 가리킨다. 덧붙여서, '同胞(동포)는 원래 똑 같은 胎(태), 즉 같은 자궁으로부터 태어난 형제를 가리킨다. 나아가서 細胞(세포)의 胞(포)와 같이 외피(外皮)로 둥굴게 에워싸다라는 의미로 넓게 사용되고 있다.

BL 족태양방광경(足太陽膀胱經) ⑥ 족부(足部), 배부분지(背部分支)

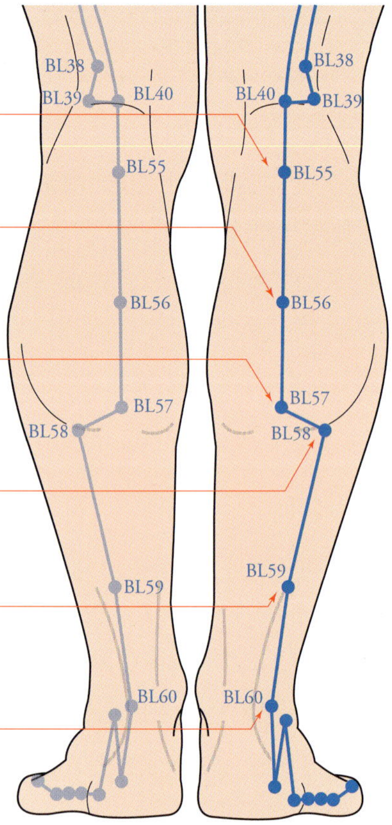

BL55 **합양(合陽)**
혈성: 이요퇴(利腰腿), 조하초(調下焦), 지누설(止漏泄)

BL56 **승근(承筋)**
별명: **천장**(腨腸), **직장**(直腸), **단장**(踹腸)
혈성: 서근골(舒筋骨), 이요퇴(利腰腿)

BL57 **승산(乘算)**
별명: **어복**(魚腹), **내주**(內柱), **상산**(傷山)
혈성: 서근골(舒筋骨), 이요퇴(利腰腿), 이장료치(利腸療痔)

BL58 **비양(飛揚)**
별명: 궐양(厥陽)
요혈: 방광경의 낙혈(絡穴)
혈성: 서근통락(舒筋通絡)

BL59 **부양(跗陽)**
요혈: 양교맥(陽交脈)의 극혈(郄穴)
혈성: 이요퇴(利腰腿), 청두목(淸頭目)

BL60 **곤륜(崑崙)**
요혈: 방광경의 경화혈(經火穴)
혈성: 이요퇴(利腰腿), 서근(舒筋), 강기역(降氣逆), 청두목(淸頭目)

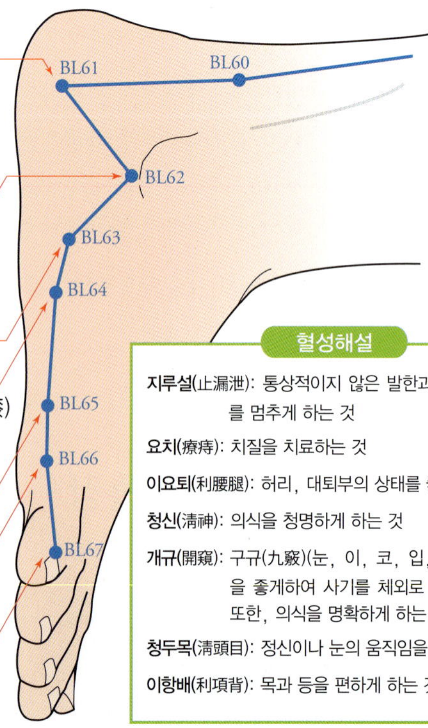

BL61 **복삼(僕參)**
별명: **안사**(安邪)
혈성: 이요퇴(利腰腿), 서근(舒筋)

BL62 **신맥(申脈)**
별명: **귀로**(鬼路)
요혈: 팔맥교회혈(八脈交会穴)
혈성: 이요퇴(利腰腿), 청두목(淸頭目)

BL63 **금문(金門)**
별명: **관양**(關梁)
요혈: 방광경의 극혈(郄穴)
혈성: 서근(舒筋), 청신개규(淸神開竅)

BL64 **경골(京骨)**
요혈: 방광경의 원혈(元血)
혈성: 거풍열(去風熱), 청두목(淸頭目), 이요슬(利腰膝)

BL65 **속골(束骨)**
요혈: 방광경의 수목혈(兪木穴)
혈성: 거풍열(去風熱), 이항배(利項背)

BL66 **족통곡(足通谷)**
요혈: 방광경의 형수혈(榮水穴)
혈성: 거풍열(去風熱), 이항배(利項背)

BL67 **지음(至陰)**
요혈: 방광경의 정금혈(井金穴)
혈성: 거풍열(去風熱), 순태산(順胎産)

혈성해설

- **지루설**(止漏泄): 통상적이지 않은 발한과다(發汗過多)를 멈추게 하는 것
- **요치**(療痔): 치질을 치료하는 것
- **이요퇴**(利腰腿): 허리, 대퇴부의 상태를 좋게 하는 것
- **청신**(淸神): 의식을 청명하게 하는 것
- **개규**(開竅): 구규(九竅)(눈, 이, 코, 입, 요도, 항문)을 좋게하여 사기를 체외로 내보내는 것. 또한, 의식을 명확하게 하는 것.
- **청두목**(淸頭目): 정신이나 눈의 움직임을 좋게하는 것
- **이항배**(利項背): 목과 등을 편하게 하는 것

지맥(支脈)은 질변(秩辺)에서 옆으로 환도(環跳, 胆 · GB30)를 통과하여 고관절(股關節) 후외측(後外側)을 돌아 슬와(委中)에서 본경(本經)과 합류하여 다시금 하퇴후면(비복근腓腹筋)을 내려와(**합양**合陽, **승근**承筋, **승산**承山), 하퇴후외측(下腿後外側, **비양**飛揚, **부양**跗陽)을 지나, 외과후방(外果後方, **곤륜**崑崙)에 이른다. 외과 후방의 곤륜으로부터 종골결절부(踵骨結節部, **복삼**僕参)를 돌아 다시 족부외측(**신맥**申脈, **금문**金門)에서 발가락 제5지 외측(**경골**京骨, **속골**束骨, **족통곡**足通谷)을 지나 그 외측단에 이르러(**지음**至陰), 족소음신경(足少陰腎經)에 연결된다.

- 합양(合陽)의 합(合)은 '만나다, 모이다'의 뜻이다. 족태양방광경(足太陽膀胱經)의 제1, 2지(支)가 이 합양에서 합류한다.
- 승산(承山)의 승(承)은 '받들다'는 뜻으로 서있을 때 하퇴의 근육이 체중을 받아 지지하는 역할을 하고 있는 것을 시사한다. 산(山)은 비복근(腓腹筋)이 산과 같이 부풀어 오른 부위에 있는 경혈이라는 뜻.
- 비양(飛揚)의 비(飛)는 위중(委中)에서 승산(承山)까지 경맥의 주행이 깊고 음쪽에 있는 반면, 이 부위에서는 '양(揚)측(다리의 외측)으로 날아(飛) 나온다'라고 하는 의미이다. 또는 비양(飛揚)은 낙혈이기 때문에 방광경이 여기에서 낙맥이 갈라져, 신경(腎經)으로 날아간다는 의미.
- 부양(跗陽)의 부(跗)는 족배(足背)을 나타낸다. 부골(跗骨)은 발등을 구성하는 뼈를 가리킨다. 부양은 족배(足背)의 양(陽)부에 있는 경혈이라는 뜻.
- 곤륜(崑崙)은 외과의 융기를 중국의 전설적인 산 '곤륜산(崑崙山)'에 비유한 것.
- 복삼(僕參)은 하인이 무릎을 꿇고 주인에게 배례할 경우, 팔(上肢)을 늘어뜨렸을 때 손가락 끝이 발뒤꿈치에 닿는 곳이 이 경혈의 위치에 해당한다.
- 신맥(申脈)의 신(申)은 '늘어나다'의 뜻 ('伸'의 방부). 기경팔맥의 하나인 양교맥(陽蹻脈)의 기시부이다. 굴신불능(屈伸不能)이나 근경련(筋痙攣) 등의 치료에 효과가 있는 경혈의 뜻.
- 금문(金門)의 금(金)은 오행론에서는 폐에 관련하여 기혈이 출입하는 요혈이다. 금(金)과 같이 중요한 경혈이라는 뜻이다.
- 경골(京骨)은 고대중국에서 제5 중족골후단의 융기(제5 중족골조면)을 가리킨다. 경혈의 경골은 이 부위에 있는 경혈이다.
- 속골(束骨)은 고대중국에서 제5 중족골두를 가리키고 경혈의 속골은 이 부위에 있는 경혈이다.
- 통곡(通谷)은 방광경의 기가 너무 많이 흐르는 곳에 있는 경혈이라는 뜻.
- 지음(至陰)은 방광경의 기가 여기에서부터 음경(陰經)의 신(腎)에 이르는 부위에 있는 경혈이라는 뜻이다.

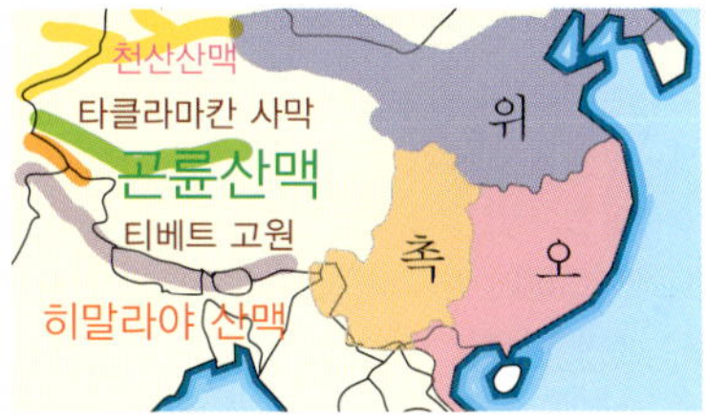

삼국시대의 오(吳)나라와 실재의 곤륜산맥(崑崙山脈)
곤륜은 중국 서방에 있는 전설의 산으로 황하강의 근원이고 여기에는 8선(도교의 대표적인 8명의 선인)이 살며, 선녀의 서왕모(西王母)가 사는 산이라고 한다. 실재하는 곤륜산맥은 중국의 서부 티벳고원 북부의 대산맥이다. 표고 6,000m 이상의 고산이 200여봉 이상 줄지어 있다.

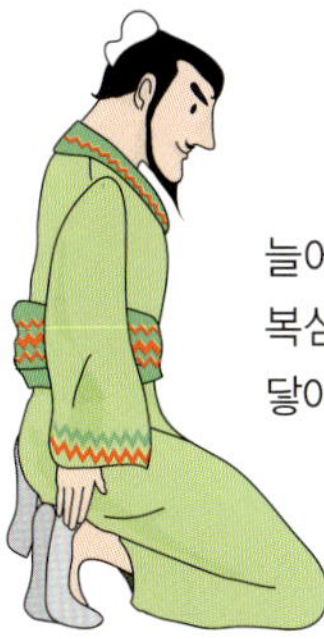

늘어뜨린 손끝이, 복삼(僕参)부근에 닿아 있는 그림

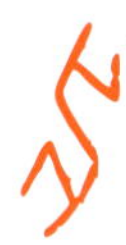

갑골문

갑골문자나 금문에는 번개를 표현한 형상. '電'의 원글자.

申

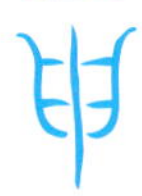

전문(篆文)

申(신)은 전서체로 臼(절구)에 세로선을 추가하여 손으로 똑바로 펼친 것을 의미한다. 紳(신)은 몸을 똑바로 편 것을, 呻(신)은 소리를 길게 늘어뜨려 신음하는 것을 가리킨다.

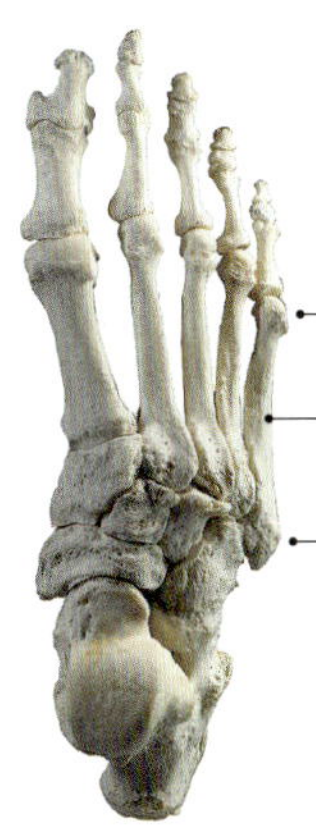

BL 족태양방광경(足太陽膀胱經) 정명(睛明), 찬죽(攢竹), 미충(眉衝), 곡차(曲差)

BL1 정명(睛明)

부위 안면부, 내안각의 내상방과 안와내측벽(安臥內側壁) 사이의 함요부

이 경혈에 관한 해부학적 구조

- 피부에는 안신경(眼神經) 가지로 전두절흔(前頭切痕)을 통과하는 감각신경의 **활차상신경**(滑車上神經)
- 외경동맥(外頸動脈) 가지로 안면동맥에서 분지(分枝)하는 안각동 · 정맥(眼角動 · 靜脈)
- 안면신경지배의 표정근(表情筋)으로 안검(眼瞼)을 닫는 안륜근(眼輪筋)
- 내안각(內眼角)이 있는 상악골안와돌기(上顎骨眼窩突起)와 안검 사이에 부착하는 내측안검인대(內側眼瞼靭帶)

BL2 찬죽(攢竹)

부위 두부, 미모내단(眉毛內端)의 함요부

이 경혈에 관한 해부학적 구조

- 피부에는 안신경(眼神經) 가지로 전두절흔(前頭切痕)을 통과하는 감각신경의 **활차상신경**(滑車上神經)
- 안면신경지배의 표정근(表情筋)으로 안검(眼瞼)을 닫는 안륜근(眼輪筋),
- 전두부(前頭部)에 횡주름(橫皺)을 형성하는 전두근(前頭筋), 종주름(縱皺)을 형성하는 추미근(皺眉筋)
- 내경동맥가지의 안동 · 정맥(眼動 · 靜脈)에서 분지하여 전두절흔(前頭切痕)을 통과하는 활차상동 · 정맥(滑車上動 · 靜脈)

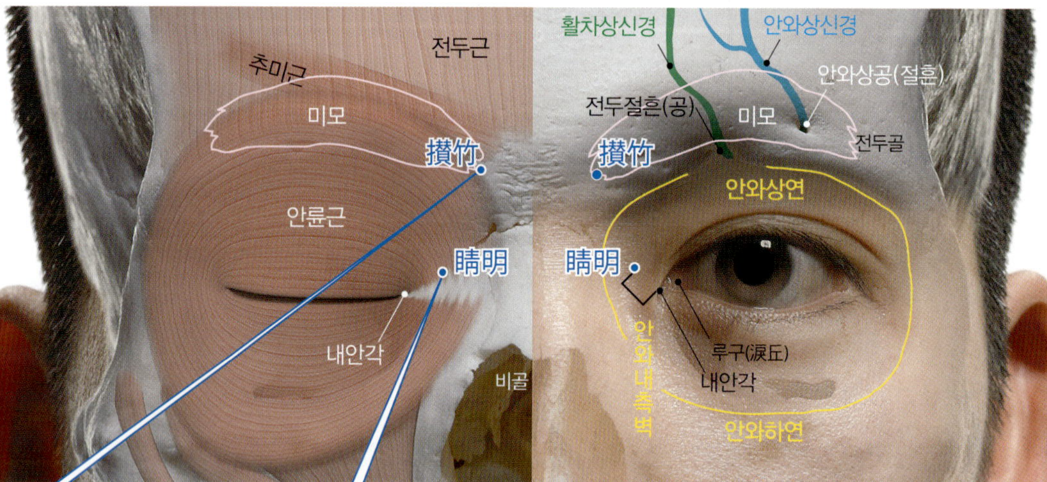

찬죽(攢竹)의 취혈

전두절흔(前頭切痕)의 함요부, 정명(BL1)의 직상, 미모내단(眉毛內端)에서 촉지가 가능하다.

정명(睛明)의 취혈

눈을 감았을 때 내안각의 내상방 0.1촌의 함요부에서 취한다.

전두절흔(前頭切痕(孔)) frontal notch(foramen)과

안와상공(眼窩上孔(切痕)) supraorbital foramen(notch)

안와상연(眼窩上緣)의 내측에 **전두절흔**이 있고, 그 외측에서 **안와상공**을 촉지할 수 있다. 안신경의 전두신경에서 분지하는 활차상신경, 안동 · 정맥(眼動 · 靜脈) 분지의 활차상동 · 정맥이 전자를, 전두신경에서 분지하는 안와상신경, 안동 · 정맥분지의 안와상동 · 정맥이 후자를 통과하여 전두부에 분포한다.

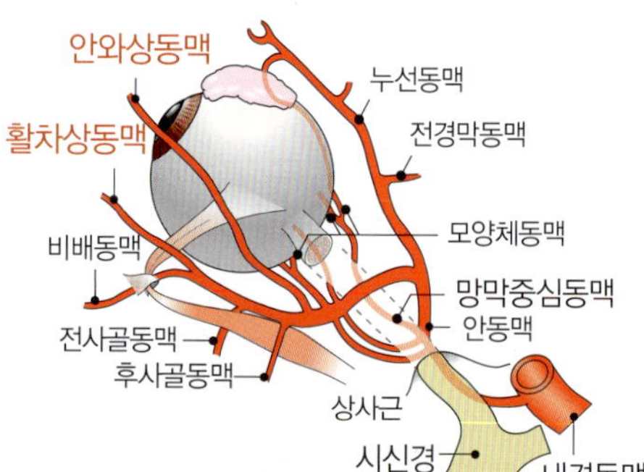

우측 안동맥(위쪽에서 본 모습)

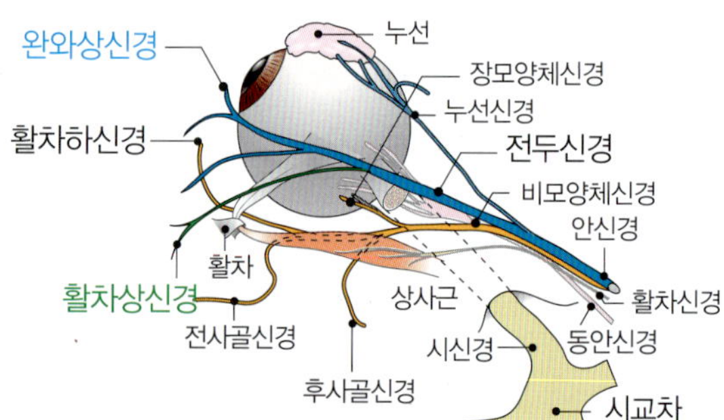

우측 안신경(위쪽에서 본 모습)

찬죽(攢竹)은 두통, 안질환, 안검하수(眼瞼下垂)나 안검경련(眼瞼痙攣) 등에 효과가 있다고 하지만 찬죽을 단독으로 사용하는 경우는 드물고 다른 경혈과 함께 사용되는 경우가 많다. **안신경**은 삼차신경(三叉神經)의 제1 지(枝)로 눈 주변의 피부와 점막, 전두부, 비강 등의 **지각**을 담당한다. 이 신경은 시각과는 전혀 관계가 없고, 시신경(제2 뇌신경)과 틀리지않도록 주의하지 않으면 안된다.

BL3 미충(眉衝)

부위 두부, 전두절흔의 상방, 전발제 상방 0.5촌

이 경혈에 관한 해부학적 구조

- 피부에는 안신경(眼神經) 가지로 전두절흔(前頭切痕)을 통과하는 감각신경의 **활차상신경**(滑車上神經)
- 안면신경지배의 표정근(表情筋)으로 전두부에 횡주름(橫皺)을 형성하는 전두근(前頭筋)
- 내경동맥가지의 안동 · 정맥(眼動 · 靜脈)에서 분지하여 전두절흔(前頭切痕)을 통과하는 활차상동 · 정맥(滑車上動 · 靜脈)
- 내경동맥가지의 안동 · 정맥(眼動 · 靜脈)에서 분지하여 안와상공을통과하는 안와상동 · 정맥(眼窩上動 · 靜脈)

BL4 곡차(曲差)

부위 두부, 전발제 상방 0.5촌, 전정중선 외방 1.5촌

이 경혈에 관한 해부학적 구조

- 피부에는 안신경(眼神經) 가지로 전두절흔(前頭切痕)을 통과하는 감각신경의 **활차상신경**(滑車上神經)
- 안면신경지배의 표정근(表情筋)으로 전두부에 횡주름(橫皺)을 형성하는 전두근(前頭筋)
- 내경동맥가지의 안동 · 정맥(眼動 · 靜脈)에서 분지하여 전두절흔(前頭切痕)을 통과하는 활차상동 · 정맥(滑車上動 · 靜脈)
- 내경동맥가지의 안동 · 정맥(眼動 · 靜脈)에서 분지하여 안와상공을 통과하는 안와상동 · 정맥(眼窩上動 · 靜脈)

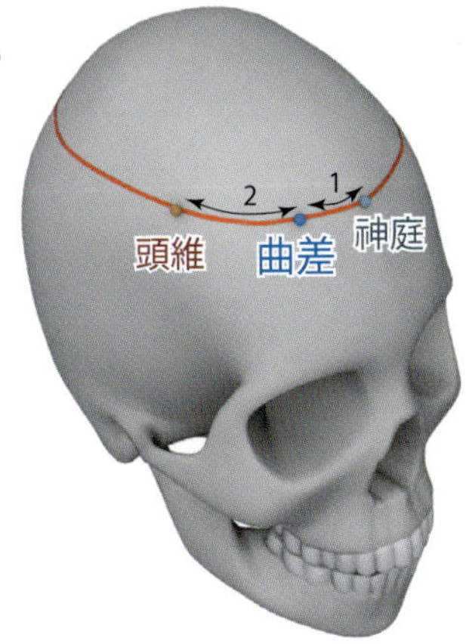

정면에서의 길이로는...

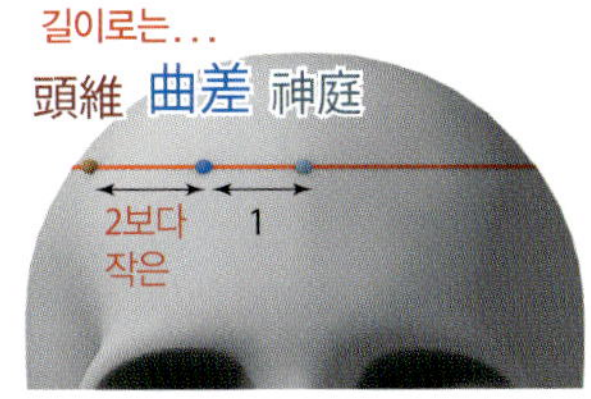

신정(神庭)과 두유(頭維)의 연결선은 머리의 곡면을 연결하는 선이기 때문에, 위의 전면그림에서와 같이 곡차(曲差)는 정확히 2:1 지점이 아니다. 머리나 흉곽상의 곡면의 거리를 2차원의 그림으로 정확하게 표현하는 것은 쉬운 문제가 아니다.

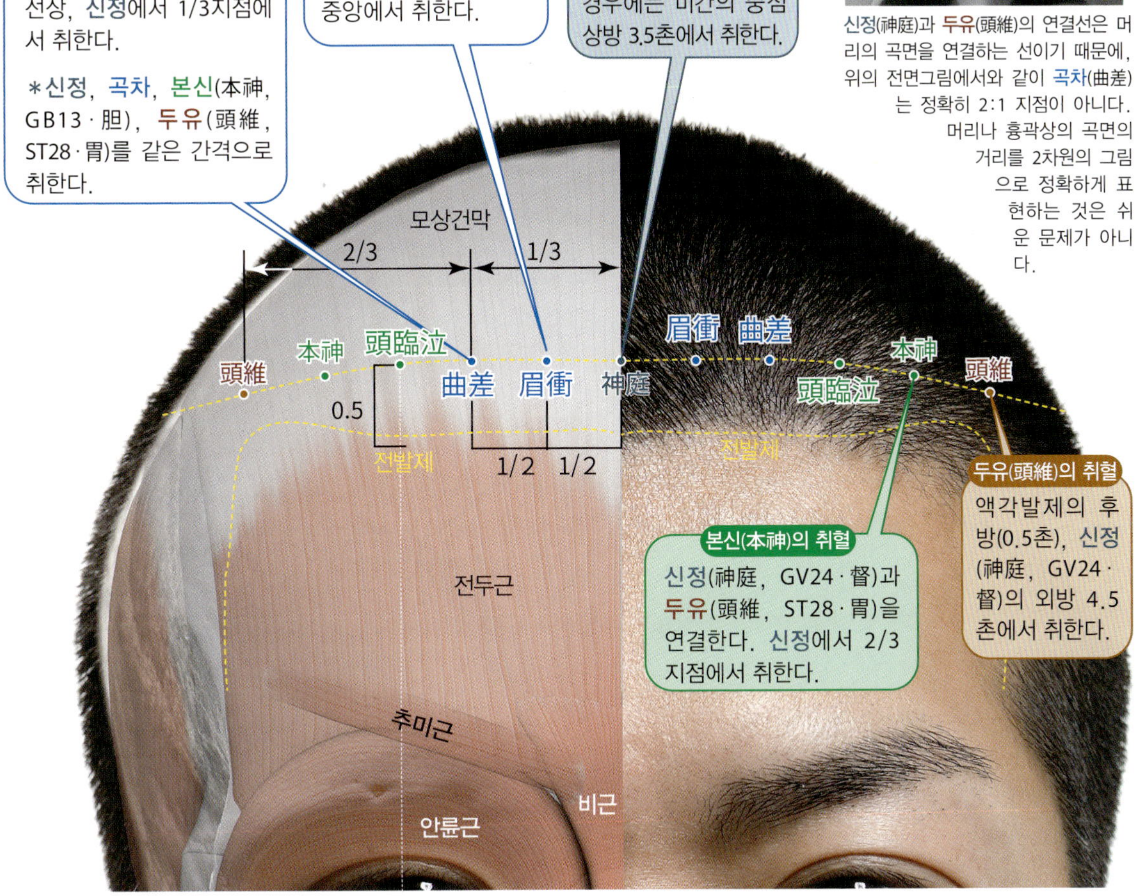

BL 족태양방광경(足太陽膀胱經)

오처(五処), 승광(承光), 통천(通天), 낙각(絡却)

BL5 오처(五処)

부위 두부, 전발제 상방 1촌, 전정중선 외방 1.5촌

이 경혈에 관한 해부학적 구조

- 피부에는 안신경(眼神經) 가지로 전두절흔(前頭切痕)을 통과하는 감각신경의 **활차상신경**(滑車上神經)
- 안면신경지배의 표정근(表情筋)으로 전두부에 횡주름(橫皺)를 형성하는 전두근(前頭筋)
- 내경동맥(內頸動脈) 가지의 안동 · 정맥(眼動 · 靜脈)에서 분지(分枝)하여 안와상공(眼窩上孔)을 통과하는 안와상동 · 정맥(眼窩上動 · 靜脈)
- 심부에는 전두근(前頭筋)과 후두근(後頭筋) 사이에 있는 모상건막(帽狀腱膜)이 있다.

BL6 승광(承光)

부위 두부, 전발제 상방 2.5촌, 전정중선 외방 1.5촌

이 경혈에 관한 해부학적 구조

- 피부에는 안신경(眼神經) 가지로 전두절흔(前頭切痕)을 통과하는 감각신경의 **활차상신경**(滑車上神經)
- 안면신경지배의 표정근(表情筋)으로 전두부에 횡주름(橫皺)를 형성하는 전두근(前頭筋)
- 외경동맥(外頸動脈)의 2종지(終枝)의 하나로 외이도(外耳道)의 상전방(上前方)함요부에서 촉지가능한 천측두동맥(淺側頭動脈)의 가지
- 심부에는 전두근(前頭筋)과 후두근(後頭筋) 사이에 있는 모상건막(帽狀腱膜)이 있다.

골도

양액각사이: 9촌

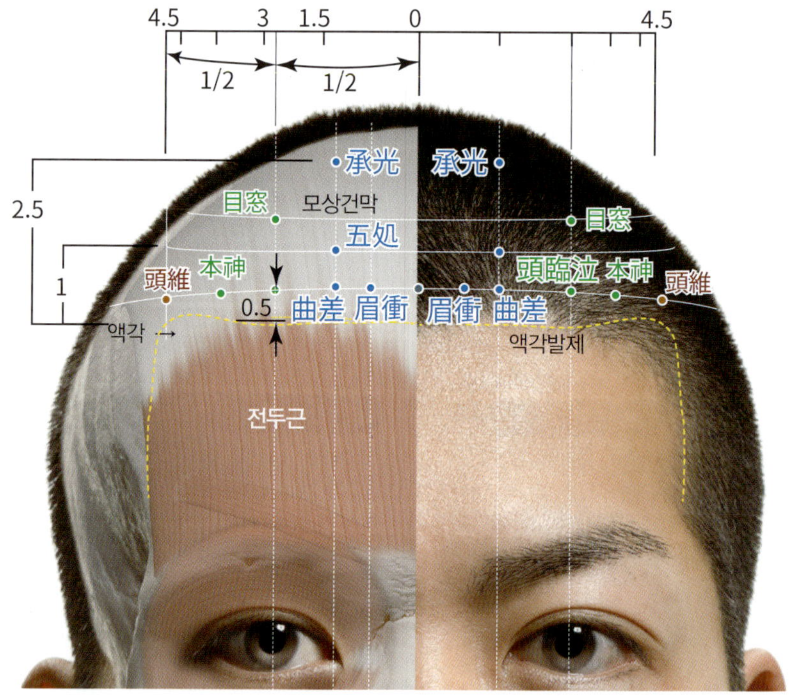

낙각(絡却)의 취혈

백회(百會, GV20 · 督)의 후방 0.5촌, 외방 1.5촌에서 취한다.

통천(通天)의 취혈

- 승광(承光, BL6)과 낙각(絡却, BL8)의 중점에서 취한다.
- 오처(五処, BL5)와 낙각을 연결하는 선을 3등분하여 낙각으로부터 1/3 지점에서 취한다.

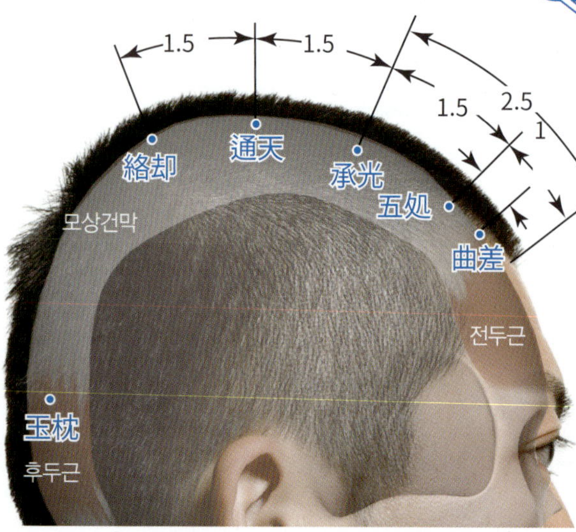

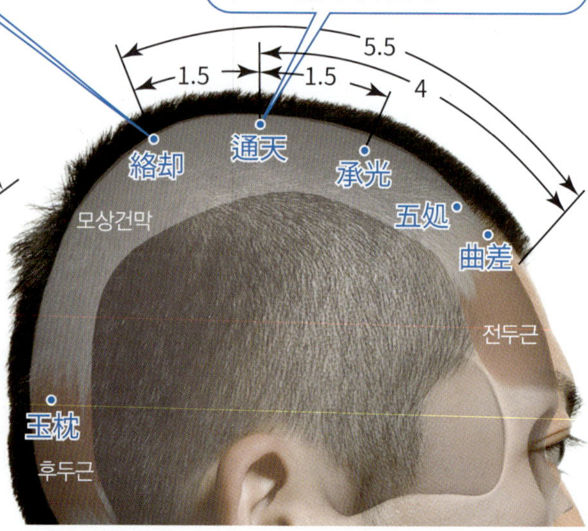

모상건막(帽狀腱膜)은 후두골(後頭骨)에서 기시하는 후두근(後頭筋)과 눈섭(眉) 부근의 피부에 부착하는 전두근(前頭筋)의 사이에 있는 중간건(中間腱)으로 넓은 막모양의 두건(頭巾)과 같이 두정부(頭頂部)를 감싸고 있는 것에서 명명되었다. 후두전두근(後頭前頭筋)과 함께 눈섭을 치켜올리거나 이마의 횡주름(橫皺)을 만드는 역할을 한다.

BL7 통천(通天)

부위 두부, 전발제 상방 4촌, 전정중선 외방 1.5촌

이 경혈에 관한 해부학적 구조

- 피부에는 안신경(眼神經) 가지로 전두절흔(前頭切痕)을 통과하는 감각신경의 **활차상신경**(滑車上神經)
- 안면신경지배의 표정근(表情筋)으로 전두부에 횡주름(橫皺)를 형성하는 전두근(前頭筋)
- 외경동맥(外頸動脈)의 2종지(終枝)의 하나로 외이도(外耳道)의 상전방(上前方) 함요부에서 촉지가능한 천측두동맥(淺側頭動脈)의 가지
- 심부에는 전두근(前頭筋)과 후두근(後頭筋) 사이에 있는 모상건막(帽狀腱膜)이 있다.

골도
- 양액각사이 : 9촌
- 전발제중점~후발제중점: 12촌

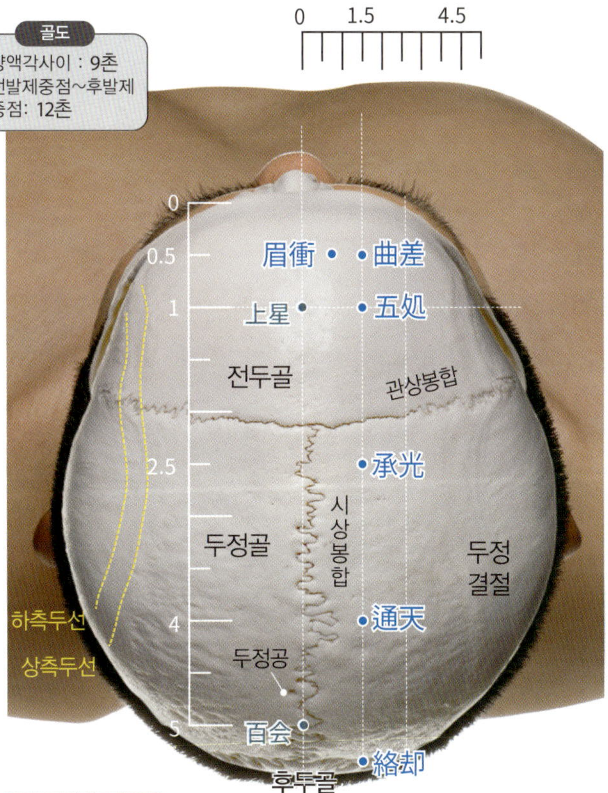

BL8 낙각(落角)

부위 두부, 전발제 상방 5.5촌, 전정중선 외방 1.5촌

이 경혈에 관한 해부학적 구조

- 피부에는 제2 경신경 후지(後枝)의 내측가지로 후두부피부(後頭部皮膚)에 분포하는 감각신경(感覺神經)의 **대후두신경**(大後頭神經)(C2)
- 외경동맥(外頸動脈)에서 기시(起始)하여 후두피부(後頭皮膚)에 분포하는 후두동 · 정맥(後頭動 · 靜脈)
- 외경동맥(外頸動脈)의 2종지(終枝)의 하나로 외이도(外耳道)의 상전방(上前方) 함요부에서 촉지가능한 천측두동맥(淺側頭動脈)의 가지
- 심부에는 전두근(前頭筋)과 후두근(後頭筋) 사이에 있는 모상건막(帽狀腱膜)이 있다.

오처(五処)의 취혈

곡차(曲差, BL4) 상방 0.5촌, 상성(上星, GV23 · 督)과 같은 높이에서 취한다.

상성(上星)의 취혈

두부, 전정중선상, 전발제의 후방 1촌에서 취한다.

승광(承光)의 취혈

- 오처(五処, BL5)의 상방 1.5촌, 곡차(曲差, BL4)의 상방 2촌에서 취한다.
- 전정중선의 외방 1.5촌, 오처의 후방 1.5촌 에서 취한다.

백회(百会)의 취혈

전발제와 후발제의 연결선상의 중점의 전방 1촌에 있는 함요부. 귀를 접었을 때 양귀의 끝을 잇는 연결선의 중점에서 취한다.

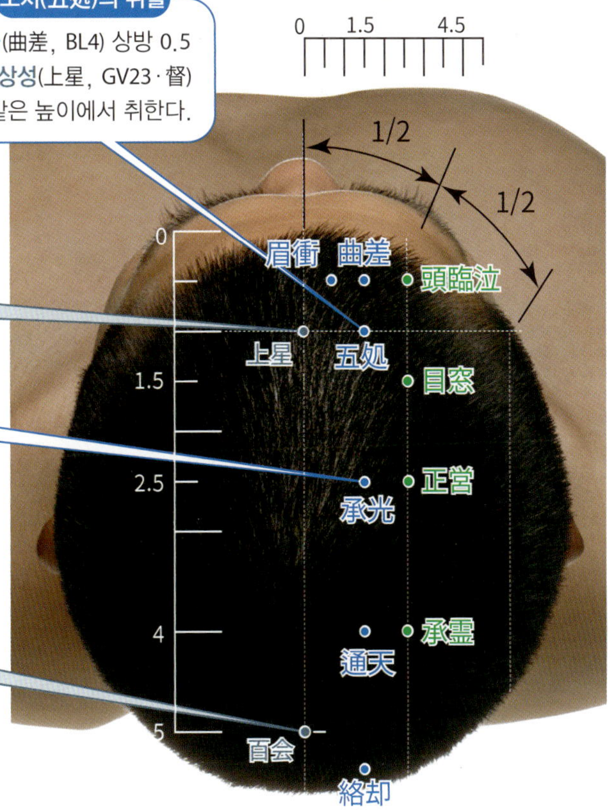

BL 족태양방광경(足太陽膀胱經) 옥침(玉枕), 천주(天柱)

BL9 옥침(玉枕)

부위 두부, 외후두융기상연(外後頭隆起上緣)과 같은 높이, 후정중선 외방 1.3촌

이 경혈에 관한 해부학적 구조

- 피부에는 제2 경신경 후지(後枝)의 내측가지로 후두부피부(後頭部皮膚)에 분포하는 감각신경(感覺神經)의 **대후두신경**(大後頭神經, C2)
- 후두전두근(後頭前頭筋)을 구성하는 안면신경지배의 후두근(後頭筋)
- 외경동맥(外頸動脈)에서 기시하여 후두피부에 분포하는 후두동 · 정맥(後頭動 · 靜脈)
- 외경동맥(外頸動脈)의 2종지(終枝)의 하나로 외이도(外耳道)의 상전방(上前方) 함요부에서 촉지가능한 천측두동맥(淺側頭動脈)의 가지

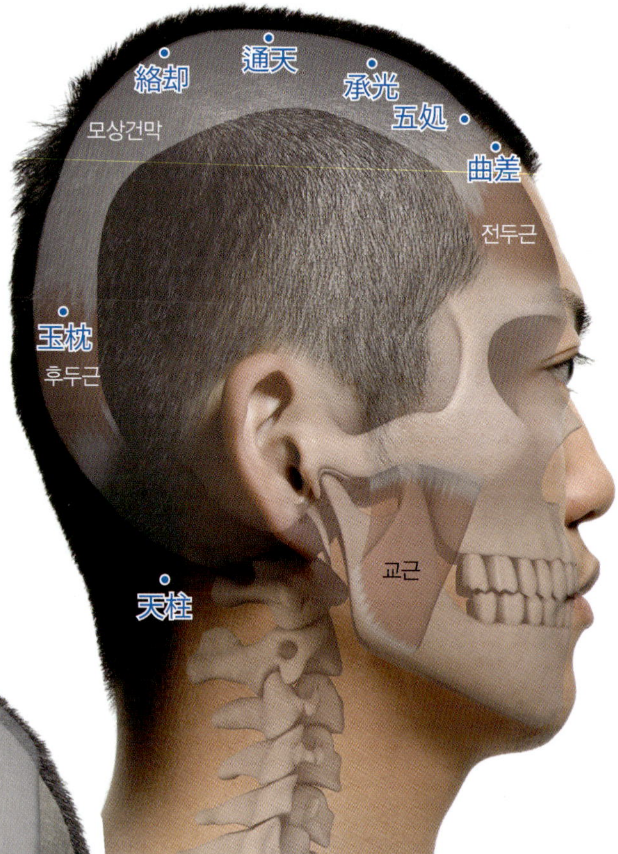

뇌호(腦戶)의 취혈

- 후정중선의 수직선과 외후두융기상연의 수평선의 교차점에 있는 함요부. 옥침(BL9 · 膀胱)과 같은 높이에서 취한다.
- 외후두융기의 바로 위의 함요부에서 취한다

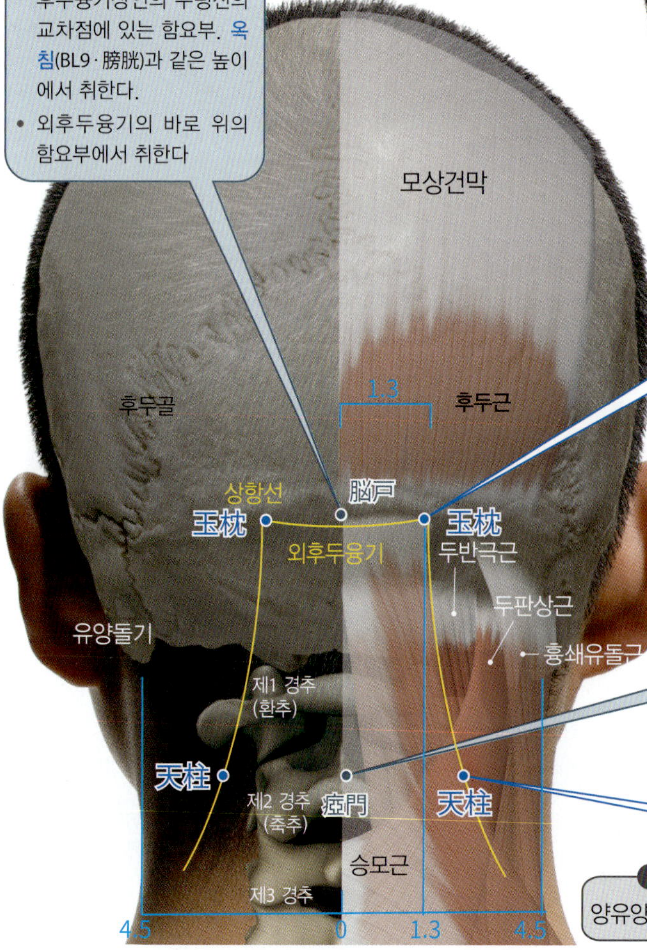

옥침(玉枕)의 취혈

- 승모근(僧帽筋) 외연의 수직선과 외후두융기상연의 수평선이 교차하는 지점으로 뇌호(GV17 · 督)와 같은 높이에서 취한다.
- 뇌호의 외방 1.3촌으로 두반극근(頭半棘筋) 팽융부(膨隆部) 외연을 통과하는 수직선과 상항선(上項線)의 교차점에서 취한다.

아문(瘂門)의 취혈

후두부, 후정중선상, 제2 경추극돌기 상방의 함요부에서 취한다.

천주(天柱)의 취혈

아문(GV15 · 督)의 외방으로 두반극근(頭半棘筋) 팽융부(膨隆部)의 외연에서 취한다.

골도

양유양돌기간: 9촌

후두부(後頭部)에는 1) **대후두신경**, 2) **소후두신경**, 3) **대이개신경**의 3개 신경이 있다. 후두신경통(後頭神經痛)은 후두부 하방에서 상방, 또는 귀 뒤쪽에 걸쳐서 통증이 생긴다. 후두신경통의 대부분은 후두부에 국한되어 있으며 편측성을 띤다. 후두신경통은 원인불명의 특발성과 이차성으로 나뉘는데 특발성은 극히 드물다. 이차성에는 종양(腫瘍), 염증(炎症), 외상(外傷), 경성사경(痙性斜頸), 변형성경추증(變形性頸椎症), 경추추간판(頸椎椎間板) 디스크 등에 의해 발생되며 목운동, 기침, 재채기에 의해 통증이 커지는 경우가 많다.

BL10 천주(天柱)

부위 후두부, 제2 경추(C2) 극돌기상연과 같은 높이, 승모근외연(僧帽筋外緣)의 함요부(＊1)

이 경혈에 관한 해부학적 구조

- 피부에는 제2 경신경 후지(後枝)의 내측지(內側枝)로 후두부피부(後頭部皮膚)에 분포하는 감각신경(感覺神經)의 **대후두신경**(大後頭神經, C2)
- 부신경(副神經), 경신경총(頸神經叢)의 근지(筋枝, C2~C4) 지배의 승모근(僧帽筋)
- 경신경(頸神經)의 후지(後枝) 지배로 두부(頭部)의 신전(伸展), 회선(回旋)에 작용하는 두반극근(頭半棘筋)
- 외경동맥(外頸動脈)에서 기시하여 후두피부에 분포하는 후두동 · 정맥(後頭動 · 靜脈)

＊1 WHO/WPRO의 경혈부위 표기에서 천주(天柱)는 '승모근(僧帽筋) 외연의 함요부'로 정의되어 있지만 초안 단계에서는 '두반극근(頭半棘筋)의 외연'이나 '두반극근의 팽융부'로 말하는 경우가 있었다. 하지만 승모근은 천주 부근의 높이에서는 두께가 얇기 때문에 그 외연을 촉진(觸診)하여 확인하기가 쉽지 않다. 그러나 많은 경험과 연습을 통하여 승모근도 확인할 수 있다.

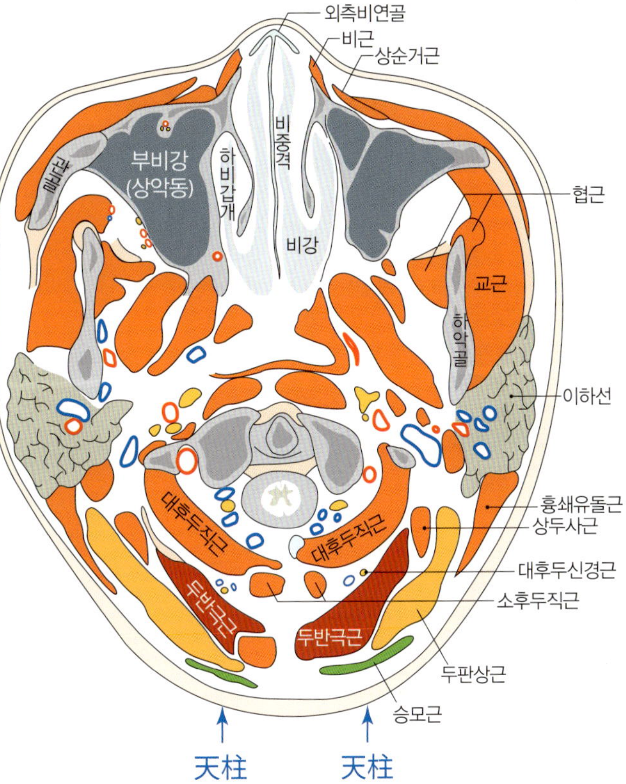

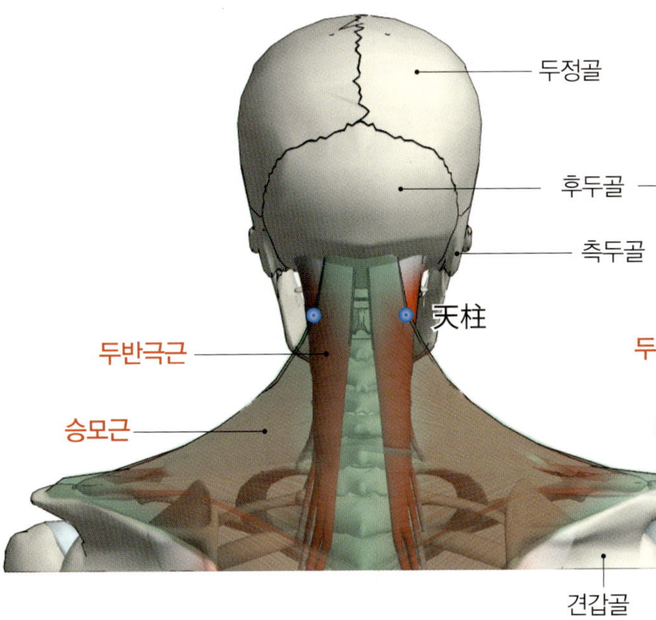

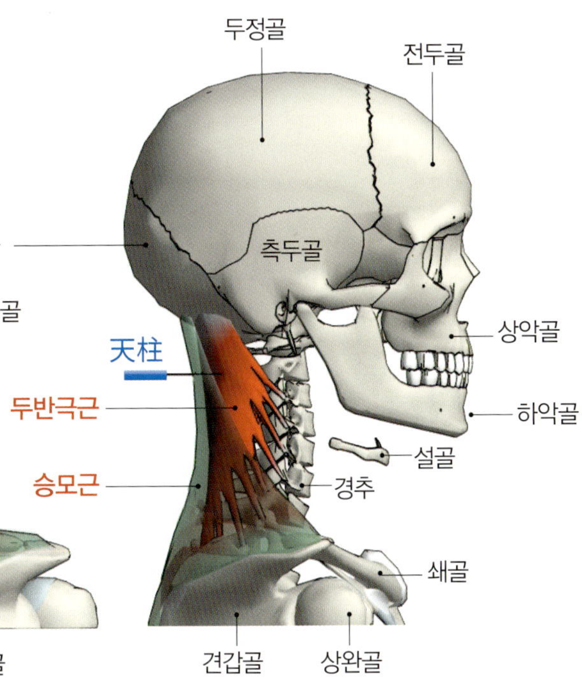

BL11 대저(大杼)

부위 상배부(上背部), 제1 흉추(T1) 극돌기(棘突起) 하연과 같은 높이, 후정중선의 외방 1.5촌

이 경혈에 관한 해부학적 구조

- 피부에는 **척수신경**[(脊髓神經), 흉신경(胸神經)] **후지**(後枝)**의 내측피지**(內側皮枝, T1)
- 부신경(副神經), 경신경총(頸神經叢)의 근지(筋枝, C2~C4) 지배의 승모근(僧帽筋)
- 견갑배신경(肩甲背神經, C5) 지배의 대 · 소능형근(大 · 小菱形筋)
- 경신경후지(頸神經後枝) 지배로 두부(頭部)의 신전(伸展), 측굴(側屈), 회선(回旋)에 작용하는 경판상근(頸板狀筋)
- 흉대동맥(胸大動脈)의 벽측지(壁側枝)인 늑간동맥(肋間動脈)의 배지(背枝)

주의: 심부의 늑간근(肋間筋)→벽측흉막(壁側胸膜)→흉막강(胸膜腔)→장측흉막(臟側胸膜)을 자극하면 기흉(氣胸)을 일으킬 가능성이 있다.

BL12 풍문(風門)

부위 상배부(上背部), 제2흉추(T2) 극돌기(棘突起) 하연과 같은 높이, 후정중선의 외방 1.5촌

이 경혈에 관한 해부학적 구조

- 피부에는 **척수신경**[(脊髓神經), 흉신경(胸神經)] **후지**(後枝)**의 내측피지**(內側皮枝, T2)
- 부신경(副神經), 경신경총(頸神經叢)의 근지(筋枝, C2~C4) 지배의 승모근(僧帽筋)
- 견갑배신경(肩甲背神經, C5) 지배의 대 · 소능형근(大 · 小菱形筋)
- 경신경(頸神經)의 후지(後枝) 지배로 두부(頭部)의 신전(伸展), 측굴(側屈), 회선(回旋)에 작용하는 경판상근(頸板狀筋)
- 흉대동맥(胸大動脈)의 벽측지(壁側枝)인 늑간동맥(肋間動脈)의 배지(背枝)

주의: 심부의 늑간근(肋間筋)→벽측흉막(壁側胸膜)→흉막강(胸膜腔)→장측흉막(臟側胸膜)을 자극하면 기흉(氣胸)을 일으킬 가능성이 있다.

골도
후정중선~견갑극 내연: 3촌

*대저(大杼, BL11)에서 백환유(白環兪, BL30)까지의 경혈(膀胱經 제1행선)은 후정중선 외방 1.5촌에서 취한다.

대저(大杼)의 취혈
도도(陶道, GV13 · 督) 외방 1.5촌에서 취한다.

도도(陶道)의 취혈
제7 경추극돌기를 기준으로 제1 흉추극돌기 하방의 함요부에서 취한다.

풍문(風門)의 취혈
제2, 제3 흉추극돌기 사이 외방 1.5촌에서 취한다.

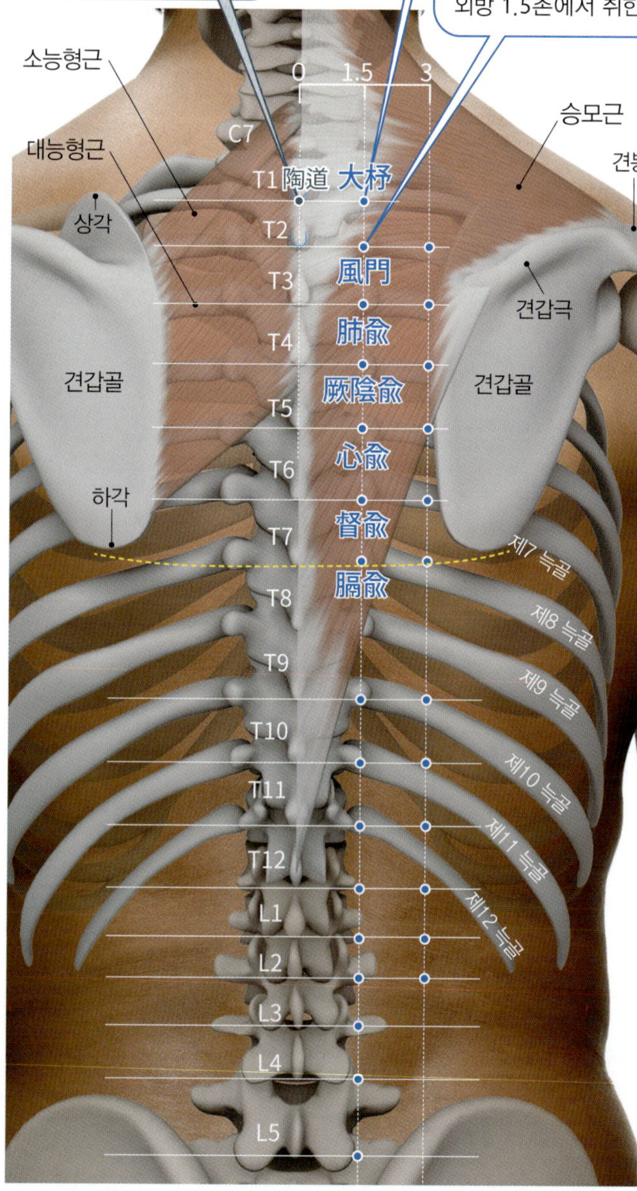

능형근(菱形筋)은 승모근(僧帽筋)의 아래에 있는 능형(菱形) 혹은 평행사변형(平行四邊形)모양의 근(筋)이다. 대능형근(大菱形筋)과 소능형근(小菱形筋)이 있고 주로 견갑골(肩甲骨)의 내전(內轉)에 작용한다. 또한, 능형근은 전거근(前鋸筋)과 함께 작용하여 견갑골(肩甲骨)을 흉곽(胸廓)에 고정하고 안정시키는 작용도 있다.

BL13 폐유(肺兪)

부위 상배부(上背部), 제3 흉추(T3) 극돌기(棘突起) 하연과 같은 높이, 후정중선의 외방 1.5촌

이 경혈에 관한 해부학적 구조

- 피부에는 **척수신경**[(脊髓神經), 흉신경(胸神經)] **후지**(後枝)**의 내측피지**(內側皮枝, T3)
- 부신경(副神經), 경신경총(頸神經叢)의 근지(筋枝, C2~C4) 지배의 승모근(僧帽筋)
- 견갑배신경(肩甲背神經, C5) 지배의 대 · 소능형근(大 · 小菱形筋)
- 흉대동맥(胸大動脈)의 벽측지(壁側枝)인 늑간동맥(肋間動脈)의 배지(背枝)

주의: 심부의 늑간근(肋間筋)→벽측흉막(壁側胸膜)→흉막강(胸膜腔)→장측흉막(臟側胸膜)을 자극하면 기흉(氣胸)을 일으킬 가능성이 있다.

BL14 궐음유(厥陰兪)

부위 상배부(上背部), 제4 흉추(T4) 극돌기(棘突起) 하연과 같은 높이, 후정중선의 외방 1.5촌

이 경혈에 관한 해부학적 구조

- 피부에는 **척수신경**[(脊髓神經), 흉신경(胸神經)] **후지**(後枝)**의 내측피지**(內側皮枝, T4)
- 부신경(副神經), 경신경총(頸神經叢)의 근지(筋枝, C2~C4) 지배의 승모근(僧帽筋)
- 견갑배신경(肩甲背神經, C5) 지배의 대 · 소능형근(大 · 小菱形筋)
- 흉대동맥(胸大動脈)의 벽측지(壁側枝)인 늑간동맥(肋間動脈)의 배지(背枝)

주의: 심부의 늑간근(肋間筋)→벽측흉막(壁側胸膜)→흉막강(胸膜腔)→장측흉막(臟側胸膜)을 자극하면 기흉(氣胸)을 일으킬 가능성이 있다.

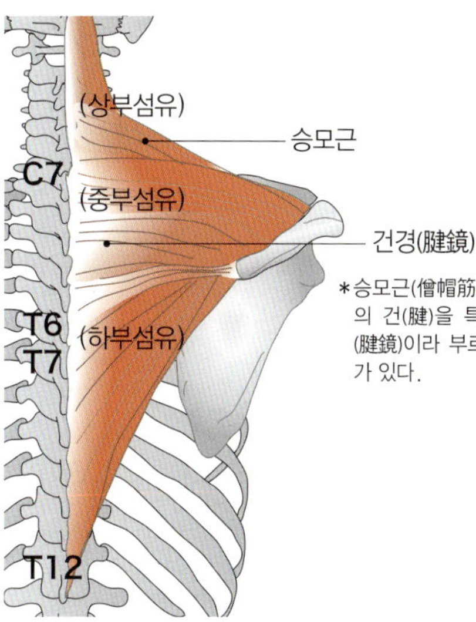

*승모근(僧帽筋) 중앙부의 건(腱)을 특히 건경(腱鏡)이라 부르는 경우가 있다.

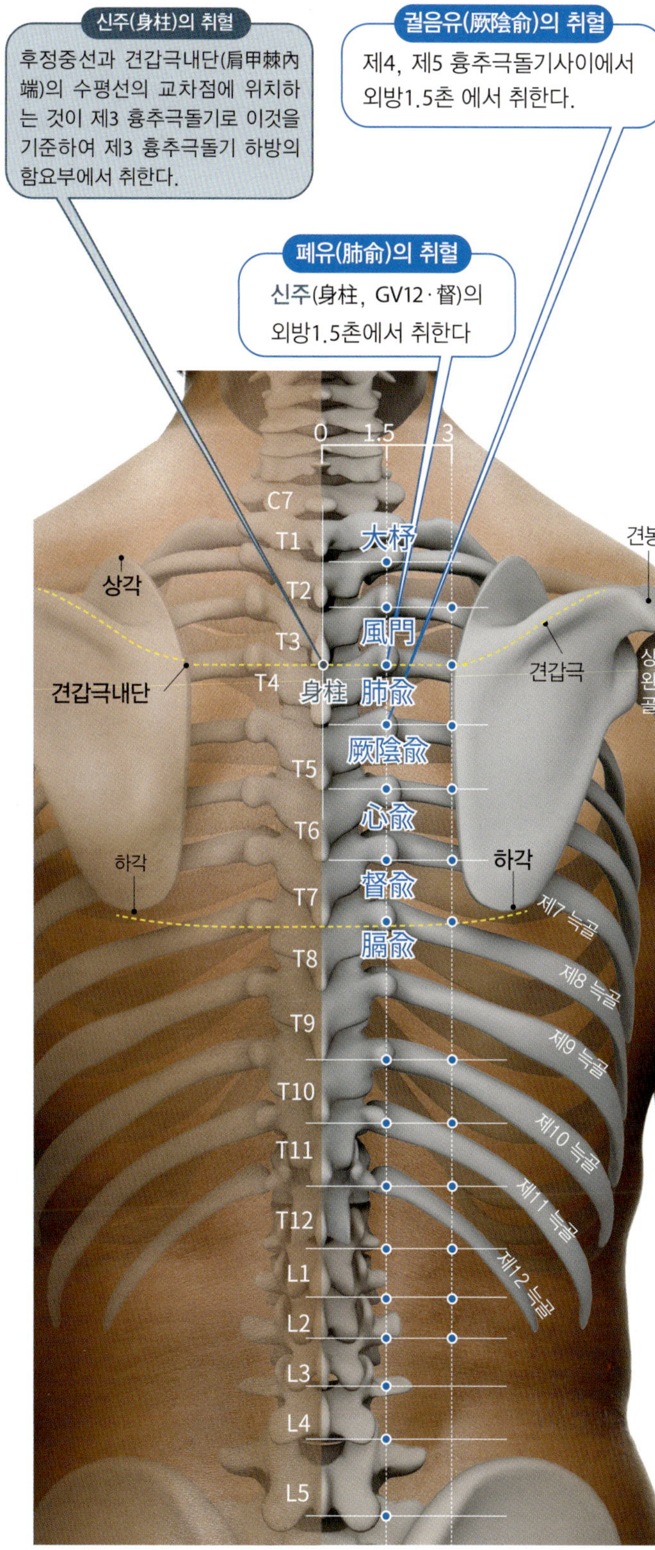

BL 족태양방광경(足太陽膀胱經) 심유(心兪), 독유(督兪), 격유(膈兪)

BL15 심유(心兪)

부위 상배부(上背部), 제5 흉추(T5) 극돌기(棘突起) 하연과 같은 높이, 후정중선의 외방 1.5촌

이 경혈에 관한 해부학적 구조

- 피부에는 **척수신경**[(脊髓神經), 흉신경(胸神經)] **후지**(後枝)**의 내측피지**(內側皮枝, T5)
- 부신경(副神經), 경신경총(頸神經叢)의 근지(筋枝, C2~C4) 지배의 승모근(僧帽筋)
- 척수신경[脊髓神經, 흉신경(胸神經)] 후지(後枝)의 내측지(內側枝) 지배로 체간(體幹)의 후굴(後屈)에 작용하는 척주기립근(脊柱起立筋)
- 흉대동맥(胸大動脈)의 벽측지(壁側枝)인 늑간동맥(肋間動脈)의 배지(背枝)

주의: 심부의 늑간근(肋間筋)→벽측흉막(壁側胸膜)→흉막강(胸膜腔)→장측흉막(臟側胸膜)을 자극하면 기흉(氣胸)을 일으킬 가능성이 있다.

BL16 독유(督兪)

부위 상배부(上背部), 제6 흉추(T6) 극돌기(棘突起) 하연과 같은 높이, 후정중선의 외방 1.5촌

이 경혈에 관한 해부학적 구조

- 피부에는 **척수신경**[(脊髓神經), 흉신경(胸神經)] **후지**(後枝)**의 내측피지**(內側皮枝, T6)
- 부신경(副神經), 경신경총(頸神經叢)의 근지(筋枝, C2~C4) 지배의 승모근(僧帽筋)
- 척수신경[脊髓神經, 흉신경(胸神經)] 후지(後枝)의 내측지(內側枝) 지배로 체간(體幹)의 후굴(後屈)에 작용하는 척주기립근(脊柱起立筋)
- 대동맥(胸大動脈)의 벽측지(壁側枝)인 늑간동맥(肋間動脈)의 배지(背枝)

주의: 심부의 늑간근(肋間筋)→벽측흉막(壁側胸膜)→흉막강(胸膜腔)→장측흉막(臟側胸膜)을 자극하면 기흉(氣胸)을 일으킬 가능성이 있다.

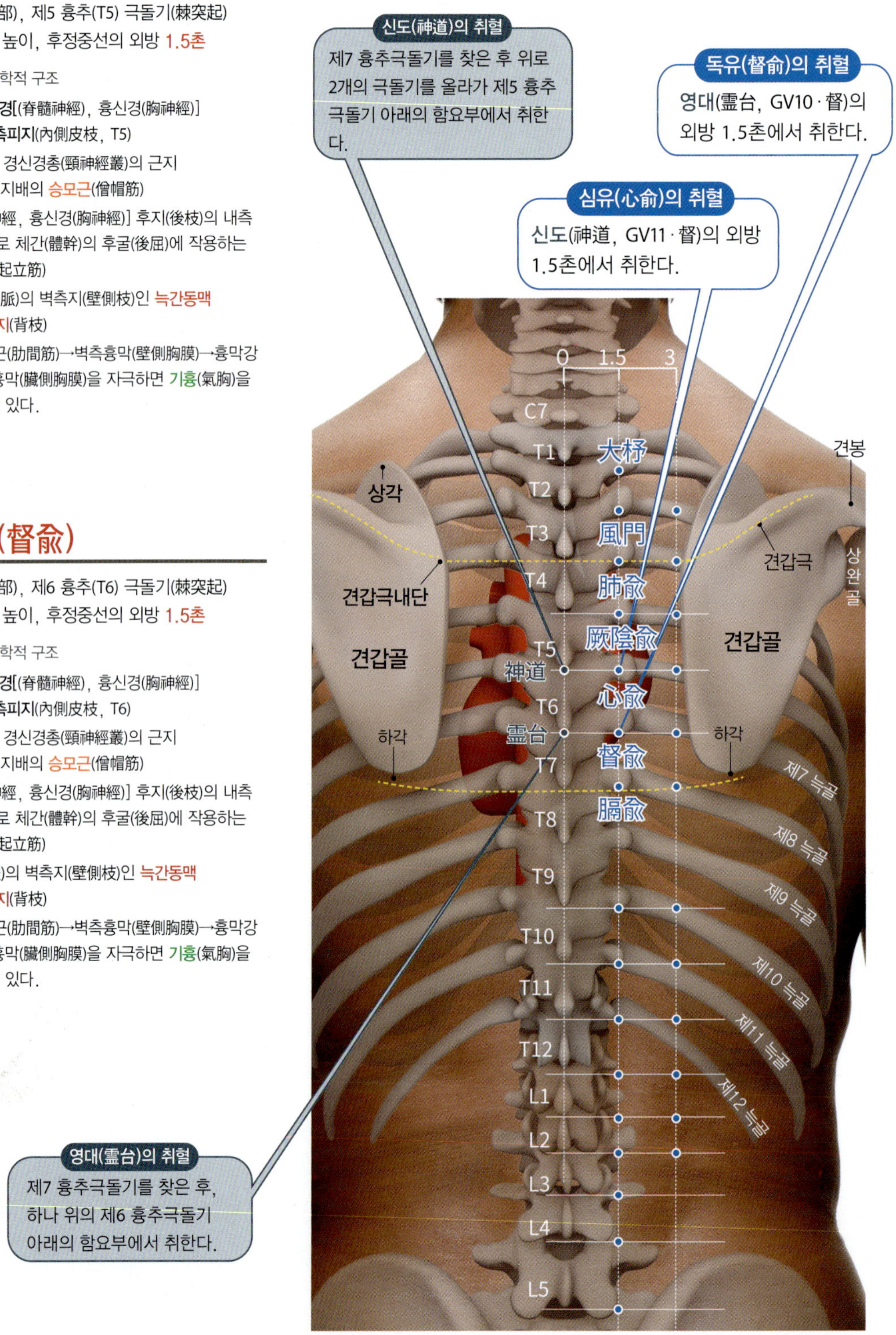

T1, T2 및 T10~12의 흉추극돌기(胸椎棘突起)는 비교적 수평방향으로 뻗어 있지만 T3~T9에서는 하방으로 뻗어 있어 만져보면 길게 느껴진다. 흉추의 높이를 간단하게 확인하기 위한 랜드마크로서 견갑골 상각(上角)의 연결선은 T2 극돌기와 일치하고 견갑골 하각의 연결선은 T7극돌기와 일치한다.

BL17 격유(膈兪)

부위 상배부(上背部), 제7 흉추(T7) 극돌기(棘突起) 하연과 같은 높이, 후정중선의 외방 1.5촌

이 경혈에 관한 해부학적 구조

- 피부에는 **척수신경**[(脊髓神經), 흉신경(胸神經)] **후지**(後枝)**의 내측피지**(內側皮枝, T7)
- 부신경(副神經), 경신경총(頸神經叢)의 근지(筋枝, C2~C4) 지배의 승모근(僧帽筋)
- 완신경총(腕神經叢) 가지의 흉배신경(胸背神經) 지배로 견관절의 신전이나 내선(內旋) 등에 작용하는 광배근(廣背筋)
- 척수신경[脊髓神經, 흉신경(胸神經)] 후지(後枝)의 내측지(內側枝) 지배로 체간(體幹)의 후굴(後屈)에 작용하는 척주기립근(脊柱起立筋)
- 흉대동맥(胸大動脈)의 벽측지(壁側枝)인 늑간동맥(肋間動脈)의 배지(背枝)

주의: 심부의 늑간근(肋間筋)→벽측흉막(壁側胸膜)→흉막강(胸膜腔)→장측흉막(臟側胸膜)을 자극하면 기흉(氣胸)을 일으킬 가능성이 있다.

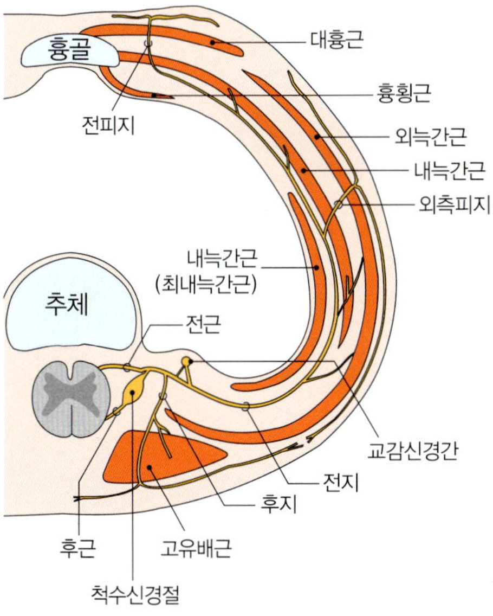

척수신경(脊髓神經)의 전지(前枝)와 후지(後枝)

전근(前筋)은 원심성섬유(운동신경, 자율신경)을 후근(後根)은 구심성섬유(지각신경)을 포함한다. 한편, 전지(前枝)는 체간, 사지(四肢)의 근지(筋枝, 원심성)와 피지(皮枝, 구심성)를 후지는 배부의 근지(원심성)와 피지(구심성)을 포함한다.

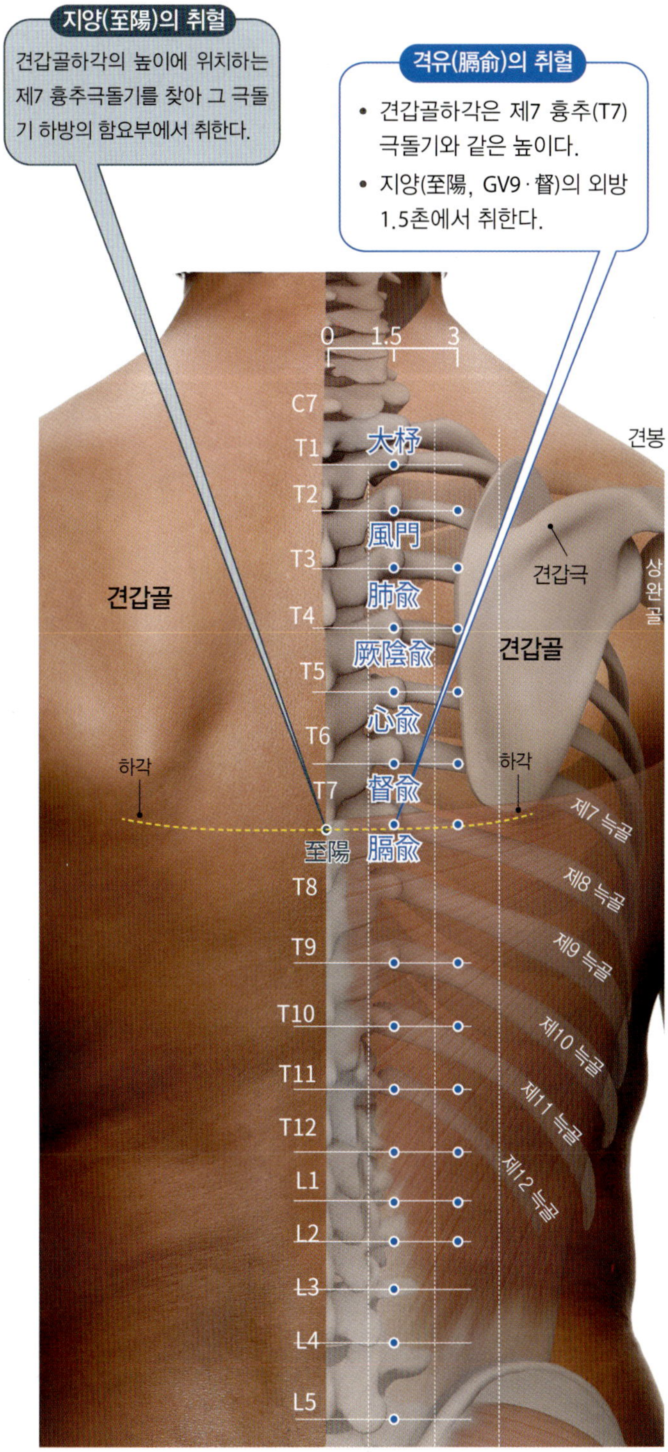

BL18 간유(肝兪)

부위 상배부(上背部), 제9 흉추(T9) 극돌기(棘突起) 하연과 같은 높이, 후정중선의 외방 1.5촌

이 경혈에 관한 해부학적 구조

- 피부에는 **척수신경**[脊髓神經, 흉신경(胸神經)] **후지**(後枝)의 **내측피지**(內側皮枝, T9)
- 부신경(副神經), 경신경총(頸神經叢)의 근지(筋枝, C2~C4) 지배의 승모근(僧帽筋)
- 완신경총(腕神經叢) 가지의 흉배신경(胸背神經) 지배로 견관절의 신전이나 내선(內旋) 등에 작용하는 광배근(廣背筋)
- 척수신경[脊髓神經, 흉신경(胸神經)] 후지(後枝)의 내측지(內側枝) 지배로 체간(體幹)의 후굴(後屈)에 작용하는 척주기립근(脊柱起立筋)
- 흉대동맥(胸大動脈)의 벽측지(壁側枝)인 늑간동맥(肋間動脈)의 배지(背枝)

주의: 심부의 늑간근(肋間筋)→벽측흉막(壁側胸膜)→흉막강(胸膜腔)→장측흉막(臟側胸膜)을 자극하면 기흉(氣胸)을 일으킬 가능성이 있다.

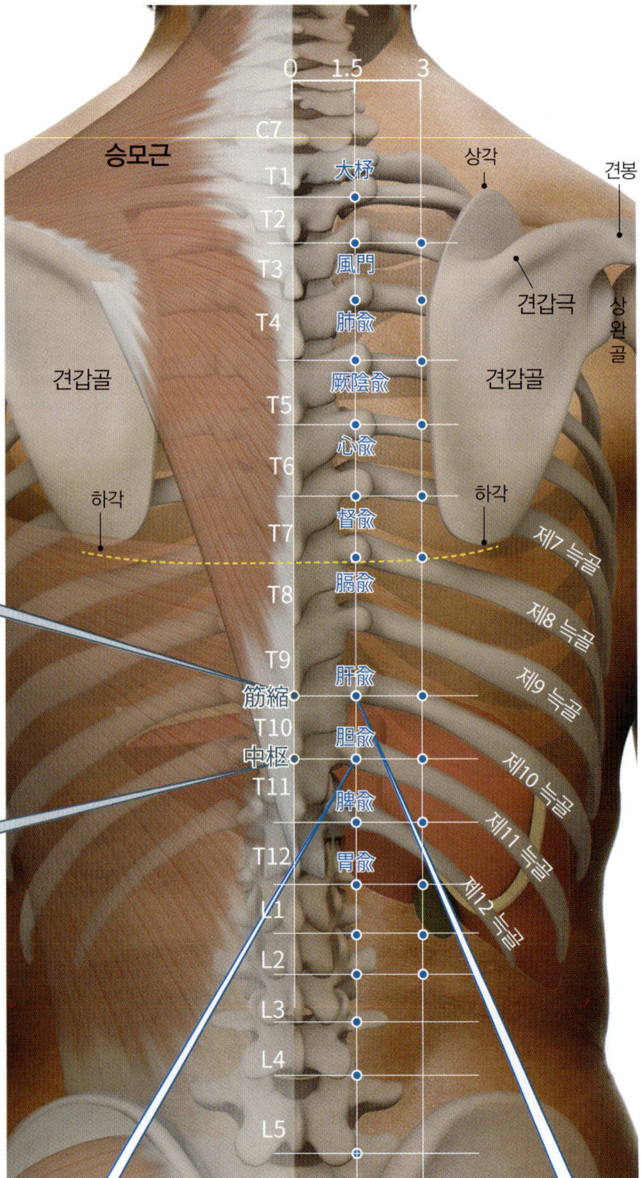

근축(筋縮)의 취혈

제7 흉추극돌기를 찾은 후, 아래로 2개의 극돌기를 내려간 제9 흉추극돌기 하방의 함요부에서 취한다.

중추(中枢)의 취혈

견갑골 하각의 높이에 위치하는 제7 흉추극돌기를 찾은 후, 아래로 3개의 극돌기를 내려간 제10 흉추 극돌기 하방의 함요부에서 취한다.

담유(胆兪)의 취혈

중추(中枢, GV7·督)의 외방 1.5촌에서 취한다.

간유(肝俞)의 취혈

근축(筋縮, GV8·督)의 외방1.5촌에서 취한다.

BL19 담유(膽兪)

부위 상배부(上背部), 제10 흉추(T10) 극돌기(棘突起) 하연과 같은 높이, 후정중선의 외방 1.5촌

이 경혈에 관한 해부학적 구조

- 피부에는 **척수신경**[脊髓神經, 흉신경(胸神經)] **후지**(後枝)의 **내측피지**(內側皮枝, T10)
- 부신경(副神經), 경신경총(頸神經叢)의 근지(筋枝, C2~C4) 지배의 승모근(僧帽筋)
- 완신경총(腕神經叢) 가지의 흉배신경(胸背神經) 지배로 견관절의 신전이나 내선(內旋) 등에 작용하는 광배근(廣背筋)
- 척수신경[脊髓神經, 흉신경(胸神經)] 후지(後枝)의 내측지(內側枝) 지배로 체간(體幹)의 후굴(後屈)에 작용하는 척주기립근(脊柱起立筋)
- 흉대동맥(胸大動脈)의 벽측지(壁側枝)인 늑간동맥(肋間動脈)의 배지(背枝)

주의: 심부의 늑간근(肋間筋)→벽측흉막(壁側胸膜)→흉막강(胸膜腔)→장측흉막(臟側胸膜)을 자극하면 기흉(氣胸)을 일으킬 가능성이 있다.

척주기립근(脊柱起立筋)은 외측으로부터 장늑근(腸肋筋), 최장근(最長筋), 극근(棘筋)으로 나뉘어져 척주를 상하 또는 평행으로 주행하고 표층에 위치하기 때문에 척주의 양측에 융기하고 있어 쉽게 볼 수 있다. 척주기립근은 흉요근막(胸腰筋膜, thoracolumbar fascla)이라는 얇은 막으로 쌓여져 있어 흉요근막(胸腰筋膜)이나 하후거근(下後鋸筋), 광배근(廣背筋)의 건막(腱膜)이 합쳐져 요부(腰部)에는 두터운 요배건막(腰背腱膜, aponeurosis Lumbodorsalis)이 형성된다.

BL20 비유(脾兪)

부위 상배부(上背部), 제11 흉추(T11) 극돌기(棘突起) 하연과 같은 높이, 후정중선의 외방 1.5촌

이 경혈에 관한 해부학적 구조

- 피부에는 **척수신경**[脊髓神經, 흉신경(胸神經)] **후지**(後枝)의 **내측피지**(內側皮枝, T11)
- 부신경(副神經), 경신경총(頸神經叢)의 근지(筋枝, C2~C4) 지배의 승모근(僧帽筋)
- 완신경총(腕神經叢) 가지의 흉배신경(胸背神經) 지배로 견관절의 신전이나 내선(內旋) 등에 작용하는 광배근(廣背筋)
- 척수신경[脊髓神經, 흉신경(胸神經)] 후지(後枝)의 내측지(內側枝) 지배로 체간(體幹)의 후굴(後屈)에 작용하는 척주기립근(脊柱起立筋)
- 흉대동맥(胸大動脈)의 벽측지(壁側枝)인 늑간동맥(肋間動脈)의 배지(背枝)

주의: 심부의 늑간근(肋間筋)→벽측흉막(壁側胸膜)→흉막강(胸膜腔)→장측흉막(臟側胸膜)을 자극하면 기흉(氣胸)을 일으킬 가능성이 있다.

BL21 위유(胃兪)

부위 상배부(上背部), 제12 흉추(T12) 극돌기(棘突起) 하연과 같은 높이, 후정중선의 외방 1.5촌

이 경혈에 관한 해부학적 구조

- 피부에는 **척수신경**[脊髓神經, 흉신경(胸神經)] **후지**(後枝)의 **내측피지**(內側皮枝, T12)
- 부신경(副神經), 경신경총(頸神經叢)의 근지(筋枝, C2~C4) 지배의 승모근(僧帽筋)
- 완신경총(腕神經叢) 가지의 흉배신경(胸背神經) 지배로 견관절의 신전이나 내선(內旋) 등에 작용하는 광배근(廣背筋)
- 척수신경[脊髓神經, 흉신경(胸神經)] 후지(後枝)의 내측지(內側枝) 지배로 체간(體幹)의 후굴(後屈)에 작용하는 척주기립근(脊柱起立筋)
- 흉대동맥(胸大動脈)의 벽측지(壁側枝)인 늑간동맥(肋間動脈)의 배지(背枝)

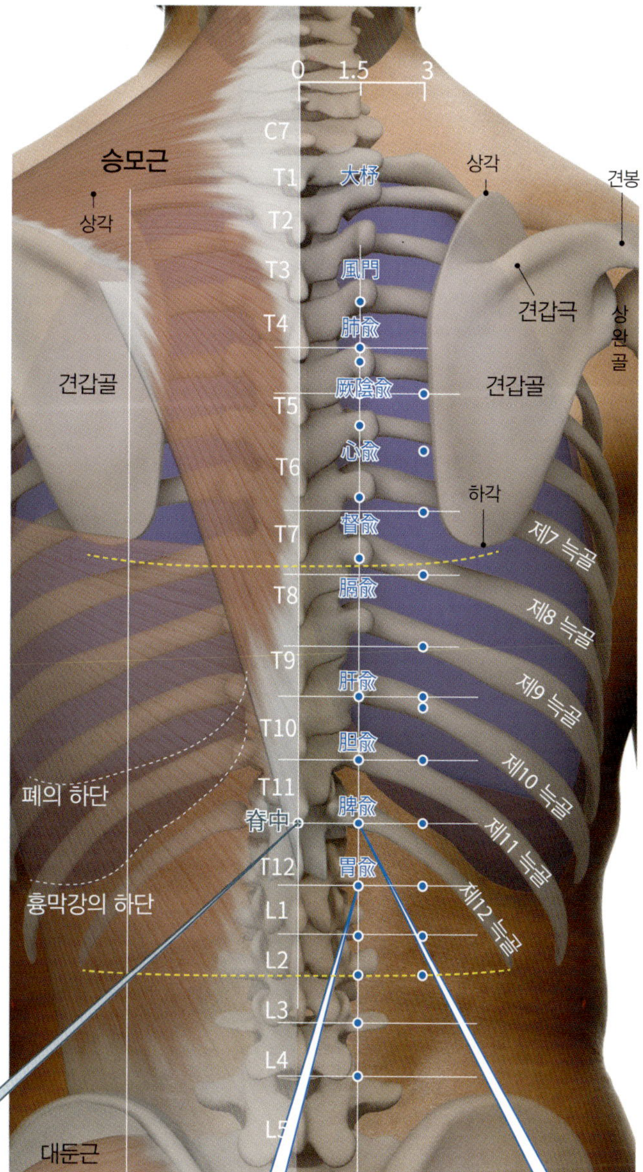

척중의 취혈

제2 요추극돌기를 찾은 후, 3개의 극돌기를 올라간 제11 흉추극돌기 하방의 함요부에서 취한다.

위유(胃兪)의 취혈

제12 흉추와 제1 요추극돌기 사이 외방 1.5촌에서 취한다.

비유(脾兪)의 취혈

척중(脊中, GV6·督)의 외방 1.5촌에서 취한다.

BL22 삼초유(三焦兪)

부위 요부(腰部), 제1 요추(L1) 극돌기(棘突起) 하연과 같은 높이, 후정중선의 외방 1.5촌

이 경혈에 관한 해부학적 구조

- 피부에는 **척수신경**[脊髓神經, 요신경(腰神經)] **후지**(後枝, L1)
- 완신경총(腕神經叢) 가지의 흉배신경(胸背神經) 지배로 견관절의 신전이나 내선(內旋) 등에 작용하는 광배근(廣背筋)의 건막(腱膜)
- 척수신경[脊髓神經, 흉신경(胸神經)] 후지(後枝)의 내측지(內側枝) 지배로 체간(體幹)의 후굴(後屈)에 작용하는 척주기립근(脊柱起立筋)
- 고유배근[固有背筋, 심배근(深背筋)]을 전후에서 감싸는 피막의 근막(筋膜)이 있는 흉요근막(胸腰筋膜)의 요부(腰部) 비후부(肥厚部)에 있는 요배건막(腰背腱膜)
- 흉대동맥(胸大動脈)의 벽측지(壁側枝)인 늑간동맥(肋間動脈)의 배지(背枝)
- 심부에는 신장(腎臟)이 있다.

흉요근막(胸腰筋膜, thoracolumbar fascia)과 요배근(건)막(腰背筋(腱)膜, lumbodorsal fascia)

배부(背部) 정중앙의 양측에 있는 척주기립근(脊柱起立筋)을 에워싼 근막을 흉요근막(**胸腰筋膜**)이라 한다. 그중에서도 요부(腰部, 장골릉과 제12 늑골사이)는 강인대(强靭帶)로 두껍기 때문에 **요배근(건)막**이라 하며, 내복사근(內腹斜筋)과 복횡근(腹橫筋)의 기시부이다. 요배건막(腰背腱膜, Aponeurosis lumbodorsalis)라고도 부른다.

BL23 신유(腎兪)

부위 요부(腰部), 제2 요추(L2) 극돌기(棘突起) 하연과 같은 높이, 후정중선의 외방 1.5촌

이 경혈에 관한 해부학적 구조

- 피부에는 **척수신경**[脊髓神經, 요신경(腰神經)] **후지**(後枝, L2)
- 완신경총(腕神經叢) 가지의 흉배신경(胸背神經) 지배로 견관절의 신전이나 내선(內旋)등에 작용하는 광배근(廣背筋)의 건막(腱膜)
- 척수신경[脊髓神經, 흉신경(胸神經)] 후지(後枝)의 내측지(內側枝) 지배로 체간(體幹)의 후굴(後屈)에 작용하는 척주기립근(脊柱起立筋)
- 고유배근[固有背筋, 심배근(深背筋)]을 전후에서 감싸는 피막의 근막(筋膜)이 있는 흉요근막(胸腰筋膜)의 요부(腰部) 비후부(肥厚部)에 있는 요배건막(腰背腱膜)
- 흉대동맥(胸大動脈)의 벽측지(壁側枝)인 늑간동맥(肋間動脈)의 배지(背枝)
- 심부에는 상행결장(上行結腸)이 있다.

BL24 기해유(氣海兪)

부위 요부(腰部), 제3 요추(L3) 극돌기(棘突起) 하연과 같은 높이, 후정중선의 외방 1.5촌

이 경혈에 관한 해부학적 구조

- 피부에는 **척수신경**[脊髓神經, 요신경(腰神經)] **후지**(後枝, L3)
- 완신경총(腕神經叢) 가지의 흉배신경(胸背神經) 지배로 견관절의 신전이나 내선(內旋)등에 작용하는 광배근(廣背筋)의 건막(腱膜)
- 척수신경[脊髓神經, 흉신경(胸神經)] 후지(後枝)의 내측지(內側枝) 지배로 체간(體幹)의 후굴(後屈)에 작용하는 척주기립근(脊柱起立筋)
- 고유배근[固有背筋, 심배근(深背筋)]을 전후에서 감싸는 피막의 근막(筋膜)이 있는 흉요근막(胸腰筋膜)의 요부(腰部) 비후부(肥厚部)에 있는 요배건막(腰背腱膜)
- 흉대동맥(胸大動脈)의 벽측지(壁側枝)인 늑간동맥(肋間動脈)의 배지(背枝)

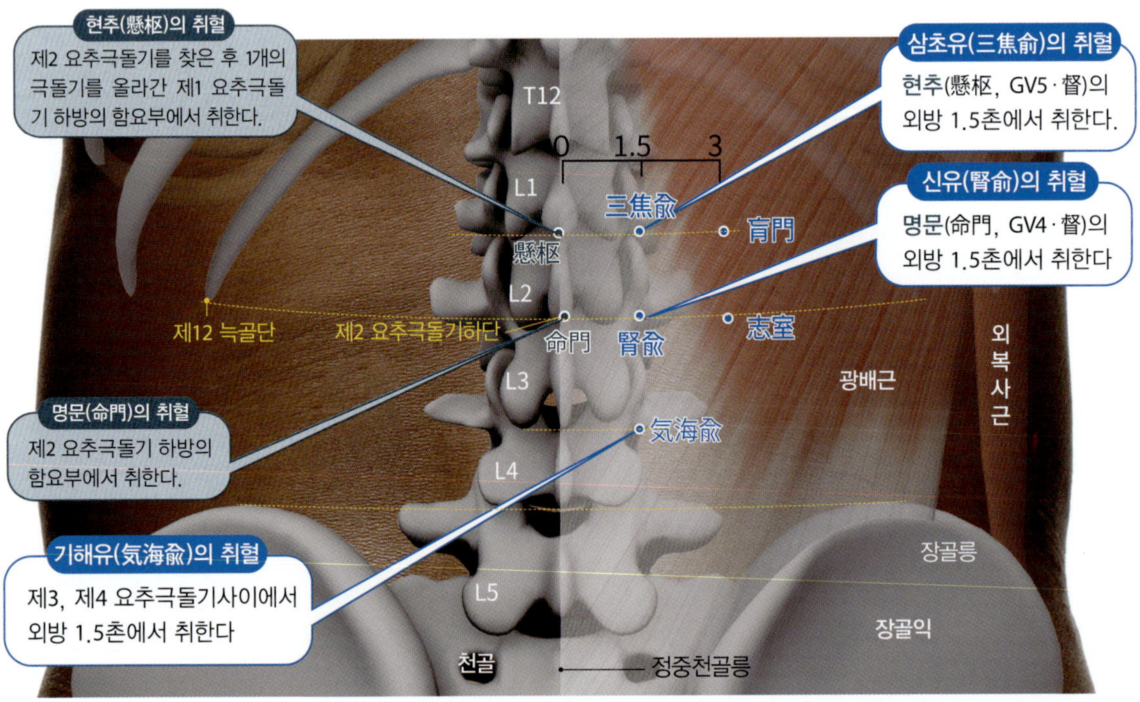

요추극돌기(腰椎棘突起)는 수평으로 후방으로 뻗어 있으며 각 극돌기와 추체가 거의 같은 높이에 위치한다. 요추에서 발생하는 질환이 많은데 그 중 요추추간판(腰椎椎間板)탈출증은 30~40대의 활동성이 높은 남성에게 많이 발생한다. 호발부위(好發部位)는 L4와 L5사이의 추간판 그 다음이 L5와 S1사이의 추간판이다. 주요 증상은 요통과 편측 하지의 통증이 있고 좌골신경통(坐骨神經痛)도 요추 추간판탈출증의 증상인 경우가 많다.

BL25 대장유(大腸兪)

부위 요부(腰部), 제4 요추(L4) 극돌기(棘突起) 하연과 같은 높이, 후정중선의 외방 1.5촌

이 경혈에 관한 해부학적 구조

- 피부에는 **척수신경**[脊髓神經, 요신경(腰神經)] **후지**(後枝, L4)
- 완신경총(腕神經叢) 가지의 흉배신경(胸背神經) 지배로 견관절의 신전이나 내선(內旋)등에 작용하는 광배근(廣背筋)의 건막(腱膜)
- 척수신경[脊髓神經, 흉신경(胸神經)] 후지(後枝)의 내측지(內側枝) 지배로 체간(體幹)의 후굴(後屈)에 작용하는 척주기립근(脊柱起立筋)
- 고유배근(固有背筋)을 전후에서 감싸는 초상(鞘狀) 근막(筋膜)이 있는 흉요근막(胸腰筋膜)의 요부(腰部) 비후부(肥厚部)에 있는 요배건막(腰背腱膜)
- 흉대동맥(胸大動脈)의 벽측지(壁側枝)인 늑간동맥(肋間動脈)의 배지(背枝)

BL26 관원유(關元兪)

부위 요부(腰部), 제5 요추(L5) 극돌기(棘突起) 하연과 같은 높이, 후정중선의 외방 1.5촌

이 경혈에 관한 해부학적 구조

- 피부에는**척수신경**[脊髓神經, 요신경(腰神經)] **후지**(後枝, L5)
- 완신경총(腕神經叢) 가지의 흉배신경(胸背神經) 지배로 견관절의 신전이나 내선(內旋)등에 작용하는 광배근(廣背筋)의 건막(腱膜)
- 척수신경[脊髓神經, 흉신경(胸神經)] 후지(後枝)의 내측지(內側枝) 지배로 체간(體幹)의 후굴(後屈)에 작용하는 척주기립근(脊柱起立筋)
- 고유배근(固有背筋)을 전후에서 감싸는 초상(鞘狀) 근막(筋膜)이 있는 흉요근막(胸腰筋膜)의 요부(腰部) 비후부(肥厚部)에 있는 요배건막(腰背腱膜)
- 흉대동맥(胸大動脈)의 벽측지(壁側枝)인 늑간동맥(肋間動脈)의 배지(背枝)

미카엘리스마름(천골능형)
(薦骨菱形, Michaelis rhomboid)

제3 혹은 제4 요추극돌기, 좌우의 상후장골극(**上後腸骨棘**), 전열(**臀裂**)의 상단(上端)의 4점을 연결하는 능형(마름모)을 말한다. 특히 여성에게 있어서는 이 능형의 형태가 중요하다. 좁은 경우에는 좁아진 골반을, 비대칭일 경우에는 구루병(곱사병)적인 변형의 골반을 의미한다. 남성에게서는 보이지않는 경우가 많다.

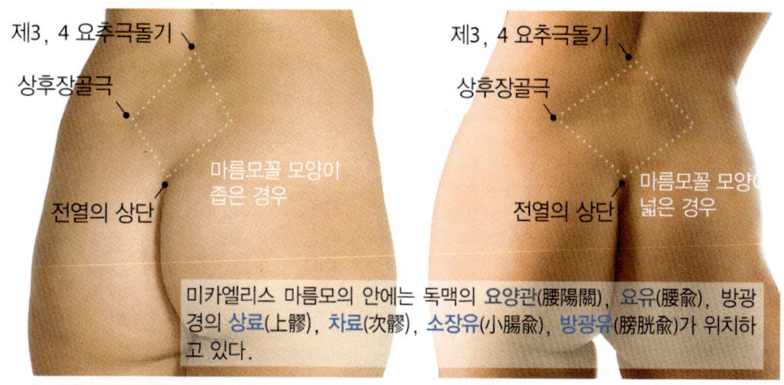

미카엘리스 마름모의 안에는 독맥의 요양관(腰陽關), 요유(腰兪), 방광경의 상료(上髎), 차료(次髎), 소장유(小腸兪), 방광유(膀胱兪)가 위치하고 있다.

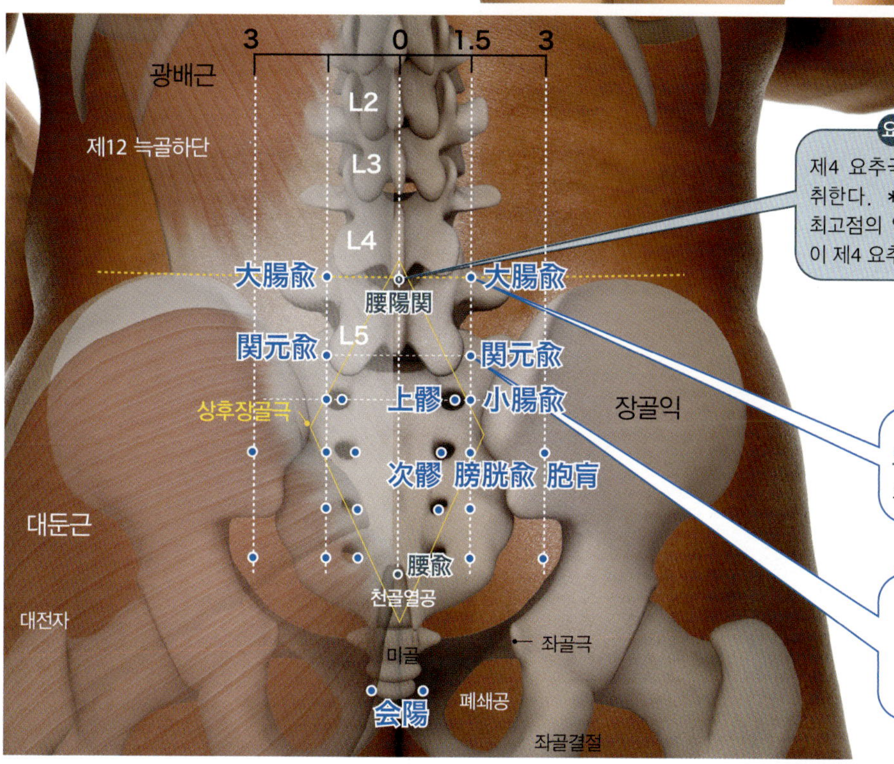

요양관(腰陽関)의 취혈

제4 요추극돌기 하방의 함요부에서 취한다. *좌우의 장골릉(腸骨稜)의 최고점의 연결선과 척주와의 교차점이 제4 요추극돌기에 해당한다.

대장유(大腸俞)의 취혈

요양관(腰陽關, GV3·督) 외방 1.5촌에서 취한다.

관원유(關元兪)의 취혈

제5 요추극돌기와 정중천골릉과의 사이 외방 1.5촌에서 취한다.

BL 족태양방광경(足太陽膀胱經) 소장유(小腸兪), 방광유(膀胱兪), 중려유(中膂兪)외 기타

BL27 소장유(小腸兪)

부위 천골부(薦骨部). 제1 후천골공과 같은 높이, 후정중선의 외방 1.5촌

이 경혈에 관한 해부학적 구조

- 피부에는지각신경(知覺神經)으로 천골신경(薦骨神經) 후지(後枝)의 외측지(外側枝)의 **중둔피신경**(中臀皮神經, S1～S3)
- 완신경총(腕神經叢) 가지의 흉배신경(胸背神經) 지배로 견관절의 신전이나 내선(內旋)등에 작용하는 광배근(廣背筋)의 건막(腱膜)
- 척수신경[脊髓神經, 흉신경(胸神經)] 후지(後枝)의 내측지(內側枝) 지배로 체간(體幹)의 후굴(後屈)에 작용하는 척주기립근(脊柱起立筋)
- 내장골동 · 정맥(內腸骨動 · 靜脈)의 벽측지(壁側枝)에 있는 외측천골동 · 정맥(外側薦骨動 · 靜脈)

BL28 방광유(膀胱兪)

부위 천골부(薦骨部). 제2 후천골공과 같은 높이, 후정중선의 외방 1.5촌

이 경혈에 관한 해부학적 구조

- 피부에는 지각신경(知覺神經)으로 천골신경(薦骨神經) 후지(後枝)의 외측지(外側枝)의 **중둔피신경**(中臀皮神經, S1～S3)
- 천골신경총(薦骨神經叢) 가지로 이상근하공(梨狀筋下孔)을 나오는 둔신경근지(下臀神經筋枝, L5～S2) 지배의 대둔근(大臀筋)의 내측연 기시부(起始部)
- 척수신경[脊髓神經, 흉신경(胸神經)] 후지(後枝)의 내측지(內側枝) 지배로 체간(體幹)의 후굴(後屈)에 작용하는 척주기립근(脊柱起立筋)
- 내장골동 · 정맥(內腸骨動 · 靜脈)의 벽측지(壁側枝)에 있는 외측천골동 · 정맥(外側薦骨動 · 靜脈)

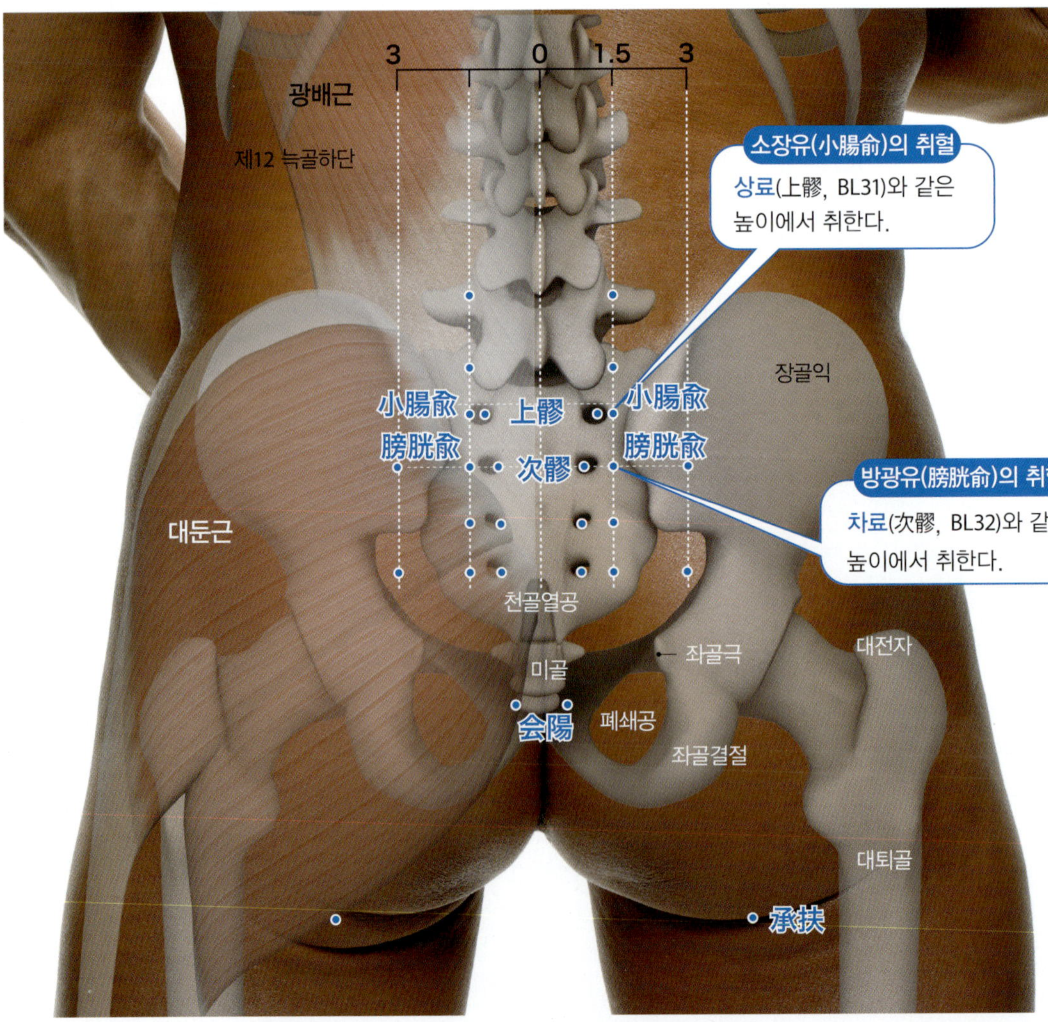

천골(薦骨)은 척주(脊柱)를 지지하는 토대가 되는 5개의 척추뼈(椎骨)가 유합한 커다란 뼈(骨) 덩어리이다. 따라서 척추의 등쪽에는 극돌기가 유합한 정중천골릉(正中薦骨稜), 상관절돌기가 유합한 중간천골릉(中間薦骨稜), 횡돌기가 유합한 외측천골릉(外側薦骨稜)이 있다. 천골의 형태는 정점을 아래로 한 삼각형으로 후방에 철상(凸狀, 가운데가 볼록한 모양)으로 만곡(彎曲)되어 있다. 이 모양은 요부척주(腰部脊柱)를 지지하는 동시에 체간의 하중을 골반대(骨盤帶)와 하지에 분산시키는 작용을 한다.

BL29 중려유(中膂兪)

부위 천골부(薦骨部). 제3 후천골공과 같은 높이, 후정중선의 외방 1.5촌

이 경혈에 관한 해부학적 구조

- 피부에는 지각신경(知覺神經)으로 천골신경(薦骨神經) 후지(後枝)의 외측지(外側枝)의 **중둔피신경**(中臀皮神經, S1~S3)
- 천골신경총(薦骨神經叢) 가지로 이상근하공(梨狀筋下孔)을 나오는 하둔신경근지(下臀神經筋枝, L5~S2) 지배의 대둔근(大臀筋)의 내측연
- 천골신경총(薦骨神經叢)의 이상근지(梨狀筋枝) 지배로 고관절(股關節)의 외선(外旋)에 작용하는 이상근(梨狀筋)
- 내장골동 · 정맥(內腸骨動 · 靜脈)의 벽측지(壁側枝)에 있는 외측천골동 · 정맥(外側薦骨動 · 靜脈)

BL30 백환유(白環兪)

부위 천골부(薦骨部). 제4 후천골공과 같은 높이, 후정중선의 외방 1.5촌

이 경혈에 관한 해부학적 구조

- 피부에는 지각신경(知覺神經)으로 천골신경(薦骨神經) 후지(後枝)의 외측지(外側枝)의 **중둔피신경**(中臀皮神經, S1~S3)
- 천골신경총(薦骨神經叢) 가지로 이상근하공(梨狀筋下孔)을 나오는 하둔신경근지(下臀神經筋枝, L5~S2) 지배의 대둔근(大臀筋)
- 내장골동 · 정맥(內腸骨動 · 靜脈)의 벽측지(壁側枝)에 있는 외측천골동 · 정맥(外側薦骨動 · 靜脈)

요유(腰兪)의 취혈

전열(臀裂)의 직상 천골열공(薦骨裂孔) 함요부에서 취한다.

중려유(中膂兪)의 취혈

중료(中髎, BL33)와 같은 높이에서 취한다.

백환유(白環兪)의 취혈

- 천골열공의 외방 1.5촌, 하료(下髎 BL34)와 같은 높이에서 취한다.
- 요유(腰兪, GV2 · 督)의 외방 1.5촌에서 취한다.

골도

후정중선~견갑극내단연: 3촌

팔료혈(八髎穴)이나 소장유(BL27)~백환유(BL30)는 상후장골극(上後腸骨棘)을 기준으로 즉 차료(BL32)와 방광유(BL28)를 기준으로 취혈한다.

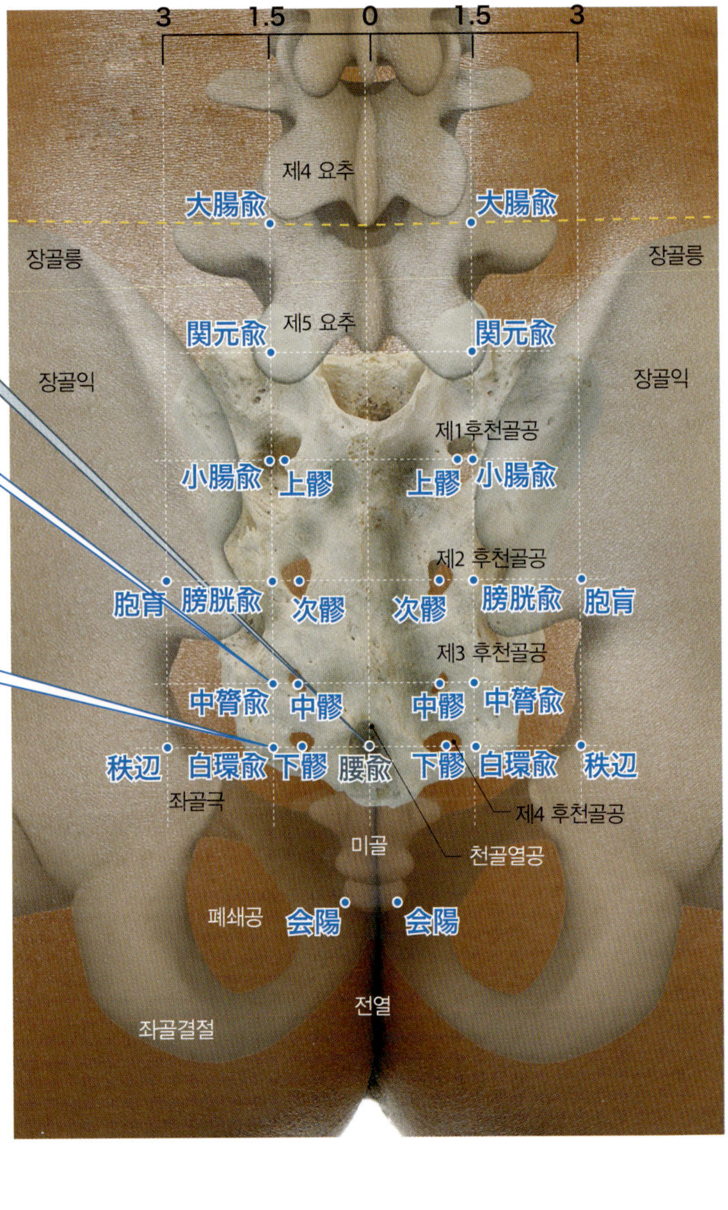

BL 족태양방광경(足太陽膀胱經) 상료(上髎), 차료(次髎), 중료(中髎), 하료(下髎)외 기타

BL31 상료(上髎)

부위 천골부(薦骨部), 제1 후천골공(後薦骨孔)

이 경혈에 관한 해부학적 구조

- 피부에는 지각신경(知覺神經)으로 제1후천골공을 나오는 제1천골신경(薦骨神經) 후지(後枝) 외측지(外側枝)의 **중둔피신경**(中臀皮神經, S1)
- 완신경총(腕神經叢) 가지의 흉배신경(胸背神經) 지배로 견관절의 신전이나 내선(內旋) 등에 작용하는 광배근(廣背筋)의 건막(腱膜)
- 고유배근[固有背筋, 심배근(深背筋)]을 전후에서 감싸는 초상근막이 있는 흉요근막의 요부 비후부(肥厚部)에 있는 요배건막(腰背腱膜)
- 척수신경[脊髓神經, 흉신경(胸神經)]의 내측지(內側枝) 지배로 체간(體幹)의 후굴(後屈)에 작용하는 척주기립근(脊柱起立筋)
- 내장골동·정맥의 벽측지(壁側枝)에 있는 외측천골동·정맥(外側薦骨動·靜脈)

BL32 차료(次髎)

부위 천골부(薦骨部), 제2 후천골공(後薦骨孔)

이 경혈에 관한 해부학적 구조

- 피부에는 지각신경(知覺神經)으로 제2후천골공을 나오는 제2 천골신경(薦骨神經) 후지(後枝) 외측지(外側枝)의 **중둔피신경**(中臀皮神經, S2)
- 고유배근[固有背筋, 심배근(深背筋)]을 전후에서 감싸는 초상(鞘狀) 근막(筋膜)이 있는 흉요근막(胸腰筋膜)의 요부(腰部) 비후부(肥厚部)에 있는 요배건막(腰背腱膜)
- 척수신경[脊髓神經, 흉신경(胸神經)] 후지(後枝)의 내측지(內側枝) 지배로 체간(體幹)의 후굴(後屈)에 작용하는 척주기립근(脊柱起立筋)
- 내장골동·정맥의 벽측지(壁側枝)에 있는 외측천골동·정맥(外側薦骨動·靜脈)

BL33 중료(中髎)

부위 천골부(薦骨部), 제3 후천골공(後薦骨孔)

이 경혈에 관한 해부학적 구조

- 피부에는 지각신경(知覺神經)으로 제3후천골공을 나오는 제3천골신경(薦骨神經) 후지(後枝) 외측지(外側枝)의 **중둔피신경**(中臀皮神經, S3)
- 천골신경총가지로 이상근하공(梨狀筋下孔)을 나오는 하둔신경근지(下臀神經筋枝, L5~S2) 지배의 대둔근(大臀筋) 내측연(內側緣)
- 고유배근[固有背筋, 심배근(深背筋)]을 전후에서 감싸는 초상(鞘狀) 근막(筋膜)이 있는 흉요근막(胸腰筋膜)의 요부(腰部) 비후부(肥厚部)에 있는 요배건막(腰背腱膜)
- 척수신경[脊髓神經, 흉신경(胸神經)] 후지(後枝)의 내측지(內側枝) 지배로 체간(體幹)의 후굴(後屈)에 작용하는 척주기립근(脊柱起立筋)
- 내장골동·정맥의 벽측지(壁側枝)에 있는 외측천골동·정맥(外側薦骨)

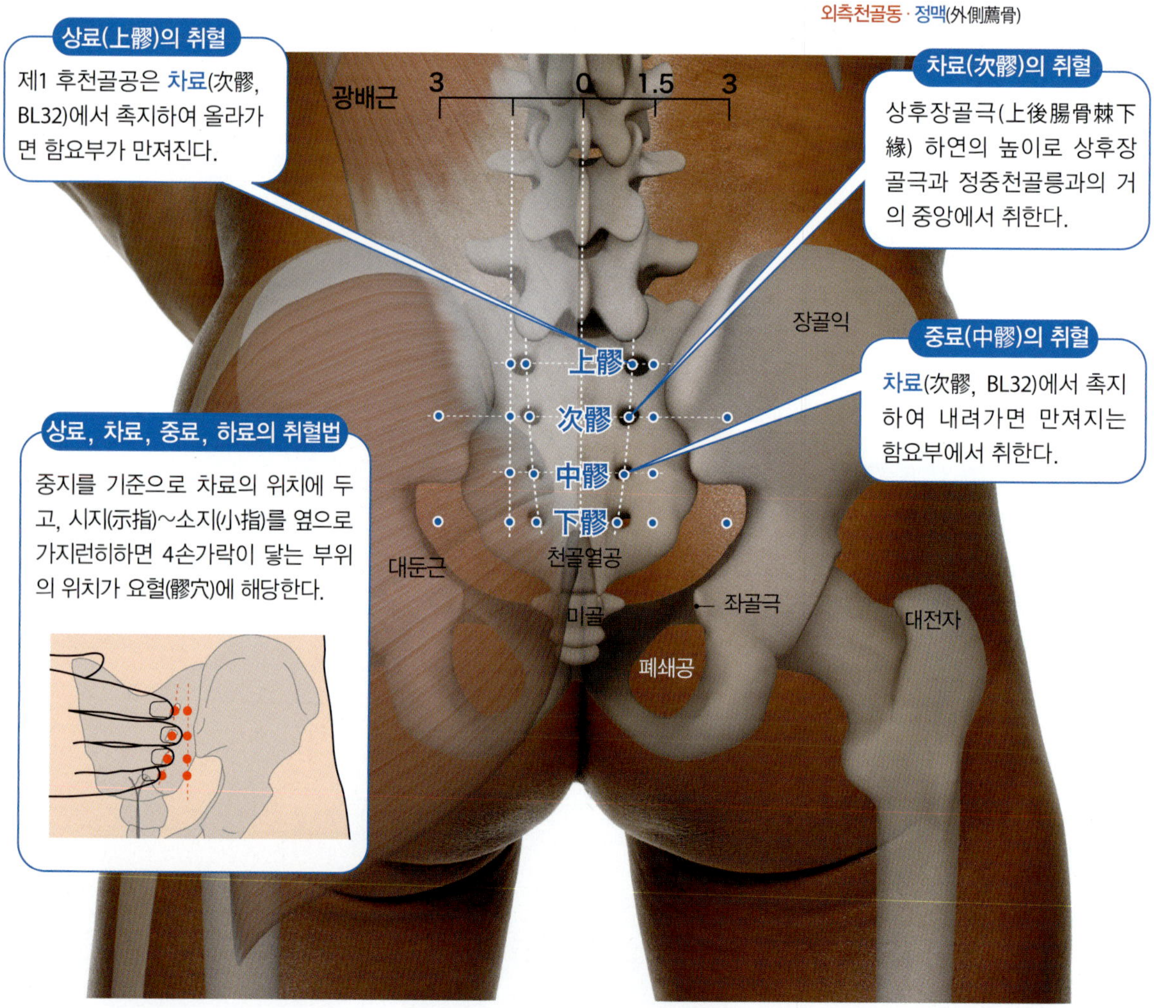

문헌에 의하면 해부용어로 천극근(薦棘筋)이라는 근(筋)이 기재되어 있다. 이 근은 최신의 해부학용어에는 사용되고 있지않다. 과거의 해부학용어로 요배건막(腰背腱膜)에 덮혀진 장늑근(腸肋筋)과 최장근(最長筋)하부가 유합(癒合)하였기 때문에 천극근(薦棘筋)이라고 불렸던 것이다.

BL34 하료(下髎)

부위 천골부(薦骨部), 제4 후천골공(後薦骨孔)

이 경혈에 관한 해부학적 구조

- 피부에는지각신경(知覺神經)의 **중둔피신경**(中臀皮神經, S3)
- 천골신경총(薦骨神經叢) 가지로 이상근하공(梨狀筋下孔)을 나오는 하둔신경근지(下臀神經筋枝, L5~S2) 지배의 대둔근(大臀筋) 내측연(內側緣)
- 고유배근[固有背筋, 심배근(深背筋)]을 전후에서 감싸는 초상(鞘狀) 근막(筋膜)이 있는 흉요근막(胸腰筋膜)의 요부(腰部) 비후부(肥厚部)에 있는 요배건막(腰背腱膜)
- 척수신경[脊髓神經, 흉신경(胸神經)] 후지(後枝)의 내측지(內側枝) 지배로 체간(體幹)의 후굴(後屈)에 작용하는 척주기립근(脊柱起立筋)
- 내장골동 · 정맥(內腸骨動 · 靜脈)의 벽측지(壁側枝)에 있는 외측천골동 · 정맥(外側薦骨動 · 靜脈)

BL35 회양(會陽)

부위 둔부(臀部), 미골하단외방(尾骨下端外方) 0.5촌

이 경혈에 관한 해부학적 구조

- 피부에는 지각신경(知覺神經)으로 천골신경총(薦骨神經叢)에서 분지되는 음부신경(陰部神經) 가지로 회음피부(會陰皮膚)에 분포하는 **회음신경**(會陰神經, S2~S4)
- 이상근하공(梨狀筋下孔)을 나오는 천골신경총(薦骨神經叢) 가지의 하둔신경근지(下臀神經筋枝, L5~S2) 지배로 고관절(股關節)의 신전에 작용하는 대둔근(大臀筋)
- 내장골동 · 정맥(內腸骨動 · 靜脈)의 벽측지(壁側枝)에 있는 하직장동 · 정맥(下直腸動 · 靜脈)

하료(下髎)의 취혈

- 차료(次髎, BL32)에서 촉지하여 내려가면 두번째로 만져지는 함요부에서 취한다.
- 요유(腰兪, GV2·督)의 외방에서 취한다.

회양(会陽)의 취혈

- 회양은 미골하단(尾骨下端)의 외방 0.5촌의 함요부에서 취한다.
- 복와위(伏臥位)를 하여 미추(尾椎)의 선단이 확인가능하다면, 그 외방 0.5촌에서 취혈하는 것이 가능하다. 그러나 확인이 어려울 때는 슬흉위(膝胸位)로 하는 방법도 있다.

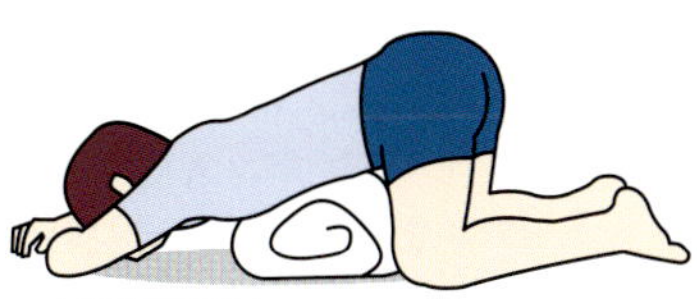

슬흉위(膝胸位)

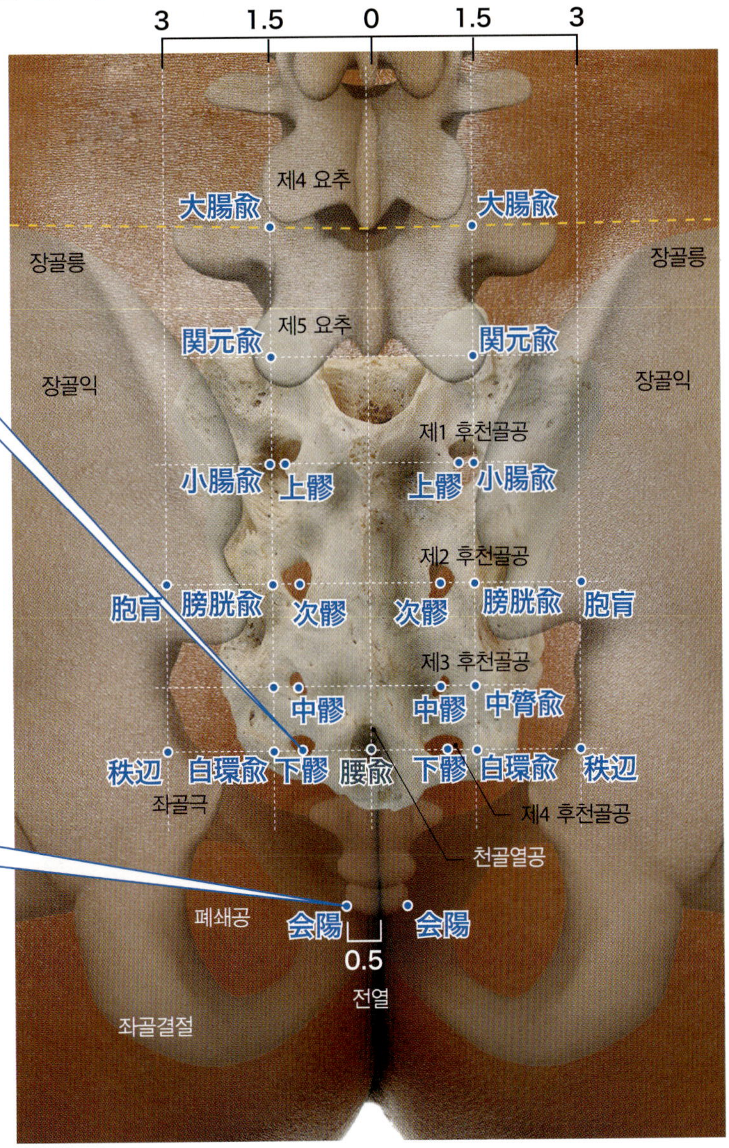

BL 족태양방광경(足太陽膀胱經) 승부(承扶), 은문(殷門), 부극(浮郄), 위양(委陽)외 기타

BL36 승부(承扶)

부위 둔부(臀部), 둔구(臀溝)의 중점

이 경혈에 관한 해부학적 구조

- 피부에는 천골신경총(薦骨神經叢) 피지의 **후대퇴피신경**(後大腿皮神經, S2)
- 이상근하공(梨狀筋下孔)을 나오는 천골신경총(薦骨神經叢) 가지의 하둔신경근지(下臀神經筋枝, L5~S2) 지배로 고관절 신전에 작용하는 대둔근(大臀筋)
- 좌골신경(坐骨神經)의 경골신경부(脛骨神經部, L4~S3) 지배로 고관절 신전과 슬관절 굴곡에 작용하는 대퇴이두근장두(大腿二頭筋長頭)와 반건양근(半腱樣筋)
- 내장골동·정맥(內腸骨動·靜脈)의 벽측지(壁側枝)로 이상근하공(梨狀筋下孔)을 나와 대둔근(大臀筋)에 영양을 공급하는 하둔동·정맥(下臀動·靜脈)
- 심부에는 **좌골신경**(坐骨神經)이 있다.

BL37 은문(殷門)

부위 대퇴부후면, 대퇴이두근과 반건양근(半腱樣筋)의 사이, 둔구(臀溝) 하방 6촌

이 경혈에 관한 해부학적 구조

- 피부에는 천골신경총(薦骨神經叢) 피지의 **후대퇴피신경**(後大腿皮神經, S2)
- 좌골신경(坐骨神經)의 경골신경부(脛骨神經部, L4~S3) 지배로 고관절 신전과 슬관절 굴곡에 작용하는 대퇴이두근장두(大腿二頭筋長頭)와 반건양근(半腱樣筋)
- 내장골동·정맥(內腸骨動·靜脈)의 벽측지(壁側枝)로 이상근하공(梨狀筋下孔)을 나와 대둔근(大臀筋)에 영양을 공급하는 하둔동·정맥(下臀動·靜脈)
- 대퇴심동맥(大腿深動脈)의 종지(終枝)로 대퇴골(大腿骨)의 영양동맥(榮養動脈)을 분지하는 관통동맥(貫通動脈)
- 심부에는 **좌골신경**(坐骨神經)이 있다.

BL38 부극(浮郄)

부위 슬후면(膝後面), 대퇴이두근건(大腿二頭筋腱)의 내연, 슬와횡문(膝窩橫紋) 상방 1촌

이 경혈에 관한 해부학적 구조

- 천골신경총(薦骨神經叢) 피지의 **후대퇴피신경**(後大腿皮神經, S2)
- 좌골신경(坐骨神經)의 경골신경부(脛骨神經部, L4~S3) 지배로 고관절신전(股關節伸展)에 작용하는 대퇴이두근(大腿二頭筋)
- 대퇴심동맥(大腿深動脈)의 종지(終枝)로 대퇴골(大腿骨)의 영양동맥(榮養動脈)을 분지하는 관통동맥(貫通動脈)
- 심부에는 좌골신경(坐骨神經)의 2종지(終枝)의 하나인 **총비골신경**(總腓骨神經, L4~S2)가 있다.

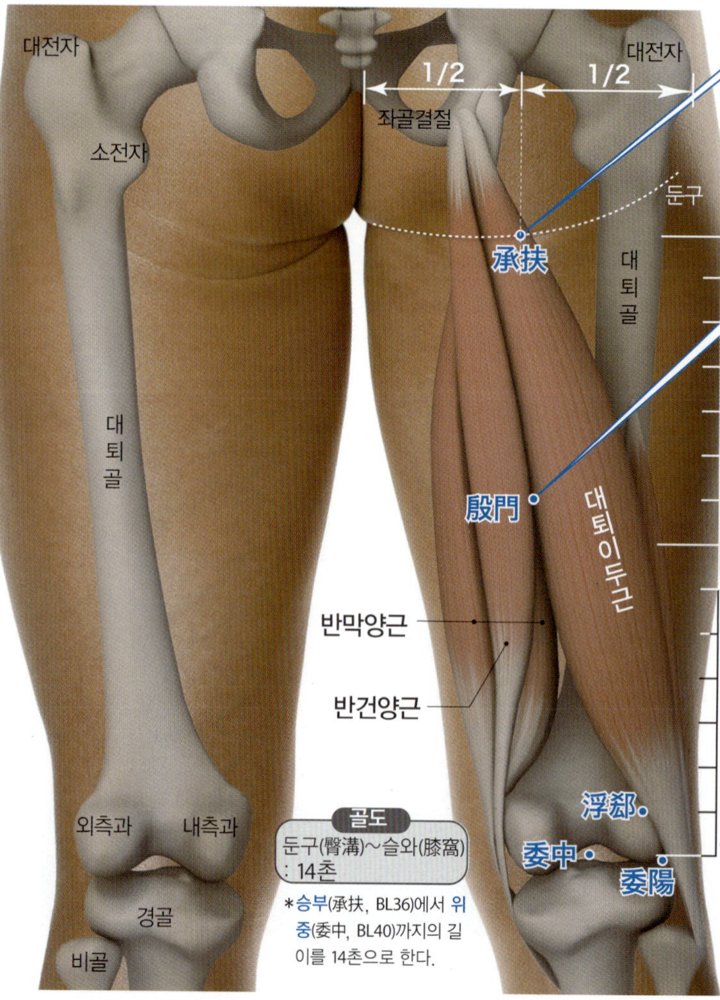

골도
둔구(臀溝)~슬와(膝窩) : 14촌

*승부(承扶, BL36)에서 위중(委中, BL40)까지의 길이를 14촌으로 한다.

승부(承扶)의 취혈

대퇴후면의 중간선과 둔구(臀溝)와의 교차점에서 취한다.

은문(殷門)의 취혈

- 복와위(伏臥位)로 무릎을 저항에 맞서 굴곡시켰을 때 반건양건과 대퇴이두근이 보다 명료하게 나타난다. 그 위에 고관절을 내외전시키면 이 두가지 근(兩筋)을 찾기가 쉽다.
- 승부(承扶, BL36)와 위중(委中, BL40) 연결선 중점의 상방 1촌에서 취한다.

관통동맥
(perforating arteries, 貫通動脈)

외장골동맥(外腸骨動脈)이 서혜인대(鼠蹊靭帶) 하방의 혈관열공(血管裂孔)을 벗어나면 **대퇴동맥**(**大腿動脈**)이 된다. 대퇴동맥은 대퇴부에서는 분지하지 않고 대퇴심동맥이 주로 영양을 공급한다. 그 동맥에서 종지가 되는 제1~3 **관통동맥**이 분지하여 슬와부근[대퇴이두근(大腿二頭筋), 반건양근(半腱樣筋), 반막양근(半膜樣筋)]에 혈액을 공급한다. 또한, **대퇴심동맥**(**大腿深動脈**)은 대퇴동맥이 대퇴심동맥 분지부로부터 근위에 결찰(結紮, 외과 수술에서 혈관을 잡아 매는 것)될 경우, **측부혈행로**(**側部血行路**)로서 하지의 혈액공급에 관여한다.

좌골신경(坐骨神經)은 말초신경(末梢神經) 중에 가장 크고 가장 긴 신경이다. 주행은 이상근(梨狀筋)아래쪽에서 대좌골공(大坐骨孔)을 통과하여 대둔근(大臀筋) 하방에서 대퇴후면(大腿後面)을 따라 내려간다. 슬와(膝窩)에 도달하기 전에 총비골신경(総腓骨神經)과 경골신경(脛骨神經)으로 나뉘어진다. 이상근(梨狀筋部) 부위에서 좌골신경(坐骨神經)이 압박을 받으면 이 부위의 압통(压痛)이나 방산통(放散痛)이 나타나는 이상근증후군(梨狀筋病侯群)이 있다.

슬굴곡근(hamstring muscles)

대퇴의 후방근인[대퇴이두근(大腿二頭筋), 반건양근(半腱樣筋), 반막양근(半膜樣筋)]의 총칭으로 단순히 햄스트링으로 표기하는 경우도 있다. 원래 햄스트링이라는 것은 슬와건(膝窩腱)을 말하지만, **근(筋)**자체를 부르기위해 사용되는 경우가 많다. 달릴 때 특히 가속하여 전력 질주할 때에 작용하기 때문에, **런닝근**(Running Muscle)이라고도 불린다. 무릎을 펴고 앞으로 숙여서, 손가락끝이 바닥에 닿지않는 것은 이 햄스트링의 유연성이 떨어져 있기 때문이다.

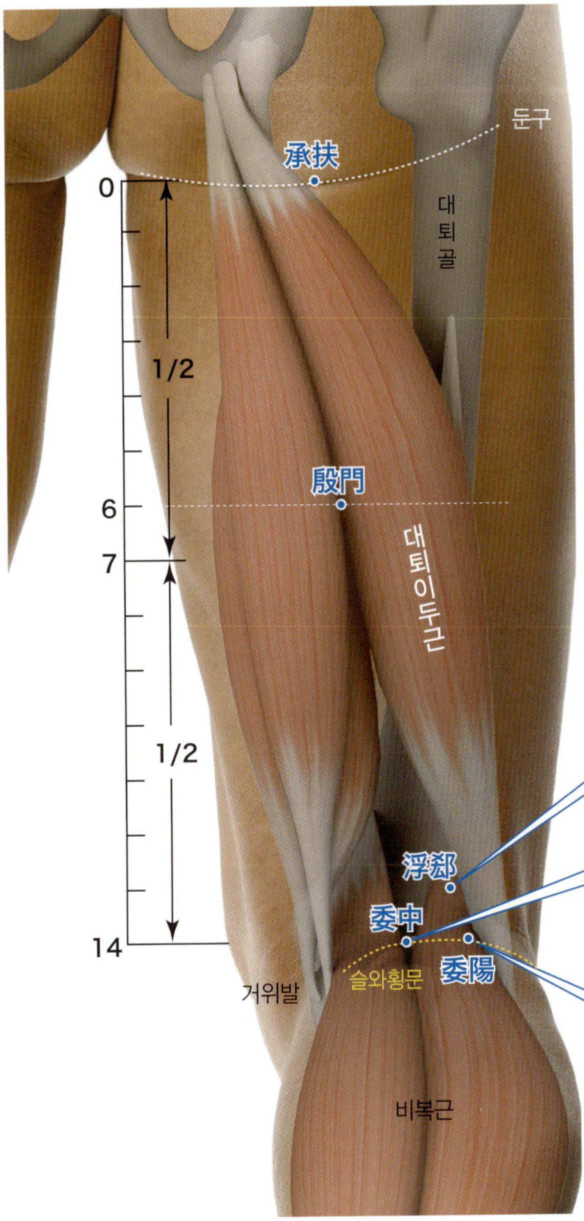

BL39 위양(委陽)

부위 슬후외측(膝後外側), 대퇴이두근건(大腿二頭筋腱)의 내연, 슬와횡문상(膝窩橫紋上)

이 경혈에 관한 해부학적 구조

- 피부에는 천골신경총(薦骨神經叢) 피지의 **후대퇴피신경**(後大腿皮神經, S2)과 **총비골신경**(総腓骨神經, L4~S2)피지의 외측비복피신경(外側腓腹皮神經)
- 좌골신경(坐骨神經)의 경골신경부(脛骨神經部, L4~S3) 지배로 고관절 신전(股關節伸展)에 작용하는 대퇴이두근(大腿二頭筋)과 족관절(足關節)의 저굴(底屈)에 작용하는 비복근외측두(腓腹筋外側頭)
- 경골신경(脛骨神經, L5~S1) 지배로 슬관절의 굴곡(屈曲)에 작용하는 슬와근(膝窩筋)의 기시근(起始筋)과 족관절의 저굴(底屈)에 작용하는 족저근(足底筋)
- 슬와동 · 정맥에서 분지한 외측상슬동 · 정맥(外側上膝動 · 靜脈)

BL40 위중(委中)

부위 슬후면(膝後面), 슬와횡문(膝窩橫紋)의 중점

이 경혈에 관한 해부학적 구조

- 피부에는 천골신경총(薦骨神經叢) 피지의 **후대퇴피신경**(後大腿皮神經, S2)
- 경골신경(脛骨神經, S1~S2) 지배로 족관절의 저굴(底屈)에 작용하는 비복근 내측두(腓腹筋內側頭)와 외측두(外側頭)
- 대퇴동 · 정맥에서 이어지는 슬와동 · 정맥(膝窩動 · 靜脈)
- 슬와정맥에 유입하는 소복재정맥(小伏在靜脈)

부극(浮郄)의 취혈

가볍게 무릎을 굽혀 대퇴이두근건의 내연, 위양(委陽, BL39)의 상방 1촌에서 취한다.

위중(委中)의 취혈

무릎을 굽혔을 때 생기는 슬와횡문의 중앙, 슬와동맥박동부에서 취한다

위양(委陽)의 취혈

위중(委中, BL40)의 외방으로 대퇴이두근의 내연, 슬와횡문상에서 취한다.

BL 족태양방광경(足太陽膀胱經) 부분(附分), 백호(魄戶), 고황(膏肓), 신당(神堂)

BL41 부분(附分)

부위 상배부(上背部), 제2 흉추(T2) 극돌기(棘突起) 하연과 같은 높이, 후정중선 외방 3촌

이 경혈에 관한 해부학적 구조

- 피부에는 **흉신경**(胸神經) **후지**(後枝)의 **내측피지**(內側皮枝, T2)
- 부신경(副神經), 경신경총(頸神經叢) 근지(筋枝, C3~C4) 지배의 제2 흉추극돌기에 기시가 있는 승모근(僧帽筋)
- 견갑배신경(肩甲背神經, C4~C5) 지배로 견갑골을 상내방(上內方)으로 당기는 대 · 소능형근(大 · 小菱形筋)
- 척수신경[脊髓神經, 흉신경(胸神經)] 후지의 내측지 지배로 체간의 후굴에 작용하는 척주기립근(脊柱起立筋)
- 쇄골하동맥(鎖骨下動脈) 가지의 갑상경동맥(甲狀頸動脈)에서 분지하는 횡동맥(頸橫動脈)의 가지

주의: 심부의 늑간근(肋間筋)→벽측흉막(壁側胸膜)→흉막강(胸膜腔)→장측흉막(臟側胸膜)을 자극하면 기흉(氣胸)을 일으킬 가능성이 있다.

부분(附分)의 취혈

- 부분(附分)과 풍문(風門, BL12)은 제2 흉추극돌기하와 같은 높이에서 취한다.
- 제2~3 흉추극돌기사이 외방 3촌에서 취한다.

백호(魄戶)의 취혈

- 백호(魄戶), 폐유(肺兪, BL13)와 신주(身柱, GV12)는 제3 흉추(T3) 극돌기하와 같은 높이에서 취한다.
- 신주(身柱) 외방 3촌에서 취한다.

골도

후정중선 ~ 견갑극 내단연: 3촌

* 부분(附分, BL41)에서 지실(志室, BL52)까지의 경혈(방광경 제2행선)은 후정중선외방 3촌에서 취한다.

신주(身柱)의 취혈

후정중선과 견갑극 내단의 수평선의 교차점에 위치하는 것이 제3 흉추극돌기로 이곳을 기준으로 하여, 제3 흉추극돌기하방의 함요부에서 취한다.

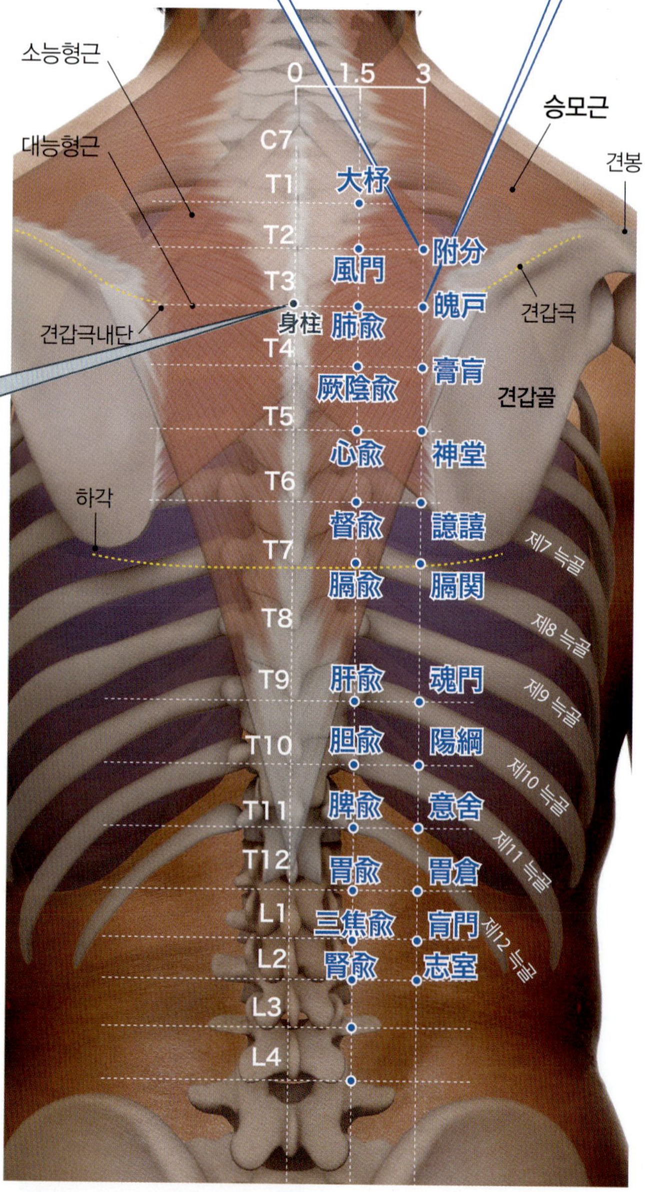

BL42 백호(魄戶)

부위 상배부(上背部), 제3 흉추(T3) 극돌기(棘突起) 하연과 같은 높이, 후정중선 외방 3촌

이 경혈에 관한 해부학적 구조

- 피부에는 **흉신경**(胸神經) **후지**(後枝)의 **내측피지**(內側皮枝, T3)
- 부신경(副神經), 경신경총(頸神經叢) 근지(筋枝, C3~C4) 지배의 제2 흉추극돌기에 기시가 있는 승모근(僧帽筋)
- 견갑배신경(肩甲背神經, C4~C5) 지배로 견갑골을 상내방(上內方)으로 당기는 대 · 소능형근(大 · 小菱形筋)
- 척수신경[脊髓神經, 흉신경(胸神經)] 후지의 내측지 지배로 체간의 후굴에 작용하는 척주기립근(脊柱起立筋)
- 쇄골하동맥(鎖骨下動脈) 가지의 갑상경동맥(甲狀頸動脈)에서 분지하는 경횡동맥(頸橫動脈)의 가지

주의: 심부의 늑간근(肋間筋)→벽측흉막(壁側胸膜)→흉막강(胸膜腔)→장측흉막(臟側胸膜)을 자극하면 기흉(氣胸)을 일으킬 가능성이 있다.

경횡동맥(頸橫動脈)은 전사각근(前斜角筋) 바깥쪽에서 쇄골하동맥(鎖骨下動脈)에서 기시하여 완신경총(腕神經叢)을 관통하여 견갑골(肩甲骨) 상각부(上角部)에 도달하여 천지(淺枝)와 심지(深枝)로 나뉜다. 천지는 승모근(僧帽筋) 전연에 도달하여 승모근의 상부섬유(上部纖維)나 중부섬유(中部纖維)의 상부 또는 견갑거근(堅甲擧筋)이나 극상근(棘上筋)에도 분포하고 있다. 견갑골의 내측연을 따라 내려가기 때문에 하행견갑동맥(下行肩甲動脈)이라고도 부른다.

BL43 고황(膏肓)

부위 상배부(上背部), 제4 흉추(T4) 극돌기(棘突起) 하연과 같은 높이, 후정중선 외방 3촌

이 경혈에 관한 해부학적 구조

- 피부에는 **흉신경**(胸神經) **후지**(後枝)의 **내측피지**(內側皮枝, T4)
- 부신경(副神經), 경신경총(頸神經叢) 근지(筋枝, C3~C4) 지배의 제2 흉추극돌기에 기시가 있는 승모근(僧帽筋)
- 견갑배신경(肩甲背神經, C4~C5) 지배로 견갑골을 상내방(上內方)으로 당기는 대·소능형근(大·小菱形筋)
- 척수신경[脊髓神經, 흉신경(胸神經)] 후지의 내측지 지배로 체간의 후굴에 작용하는 척주기립근(脊柱起立筋)
- 쇄골하동맥(鎖骨下動脈) 가지의 갑상경동맥(甲狀頸動脈)에서 분지하는 경횡동맥(頸橫動脈)의 가지

주의: 심부의 늑간근(肋間筋)→벽측흉막(壁側胸膜)→흉막강(胸膜腔)→장측흉막(臟側胸膜)을 자극하면 기흉(氣胸)을 일으킬 가능성이 있다.

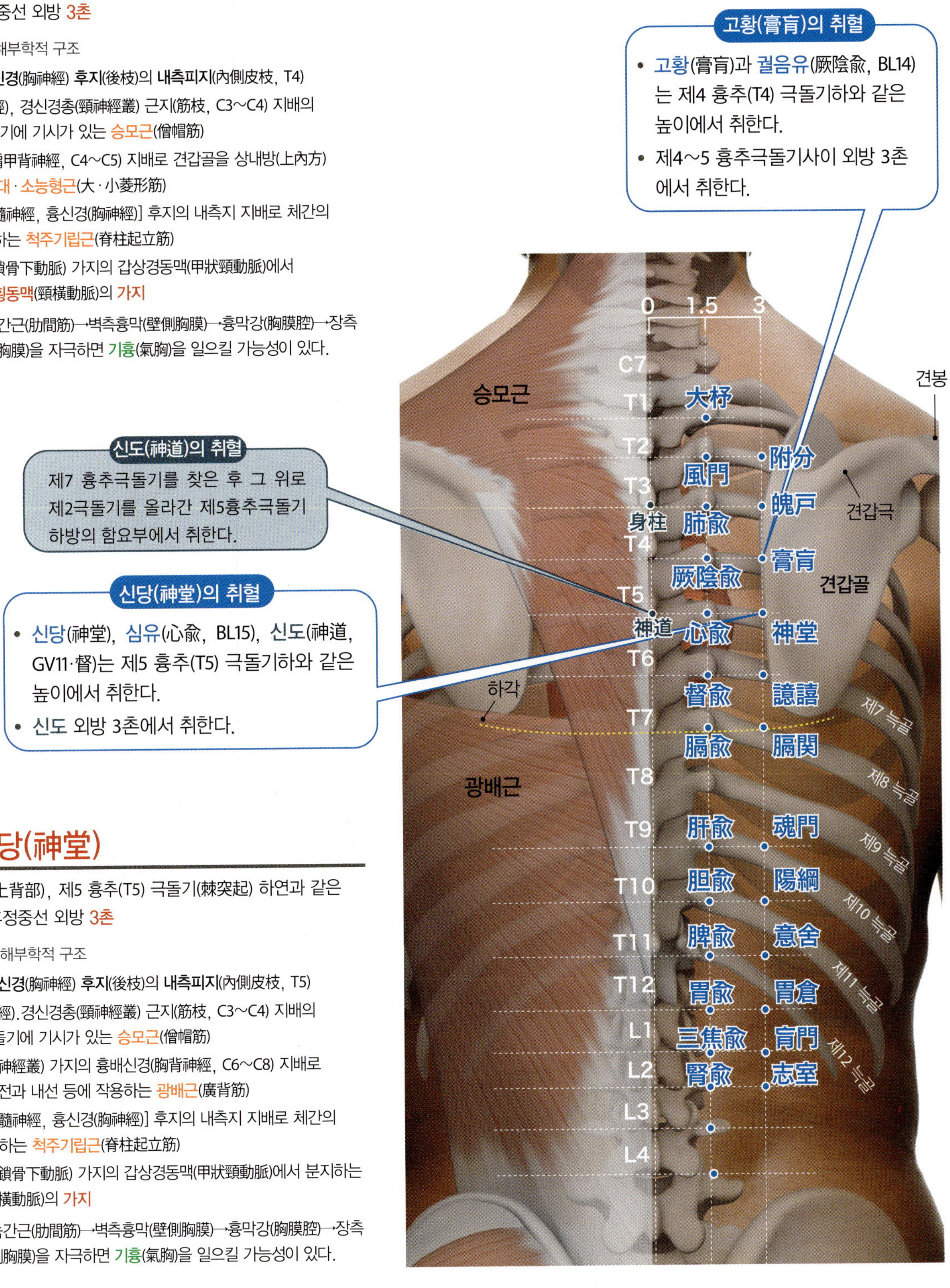

BL44 신당(神堂)

부위 상배부(上背部), 제5 흉추(T5) 극돌기(棘突起) 하연과 같은 높이, 후정중선 외방 3촌

이 경혈에 관한 해부학적 구조

- 피부에는 **흉신경**(胸神經) **후지**(後枝)의 **내측피지**(內側皮枝, T5)
- 부신경(副神經).경신경총(頸神經叢) 근지(筋枝, C3~C4) 지배의 제2 흉추극돌기에 기시가 있는 승모근(僧帽筋)
- 완신경총(腕神經叢) 가지의 흉배신경(胸背神經, C6~C8) 지배로 견관절의 신전과 내선 등에 작용하는 광배근(廣背筋)
- 척수신경[脊髓神經, 흉신경(胸神經)] 후지의 내측지 지배로 체간의 후굴에 작용하는 척주기립근(脊柱起立筋)
- 쇄골하동맥(鎖骨下動脈) 가지의 갑상경동맥(甲狀頸動脈)에서 분지하는 경횡동맥(頸橫動脈)의 가지

주의: 심부의 늑간근(肋間筋)→벽측흉막(壁側胸膜)→흉막강(胸膜腔)→장측흉막(臟側胸膜)을 자극하면 기흉(氣胸)을 일으킬 가능성이 있다.

BL 족태양방광경(足太陽膀胱經) 의희(譩譆), 격관(膈關), 혼문(魂門), 양강(陽綱)

BL45 의희(譩譆)

부위 상배부(上背部), 제6 흉추(T6) 극돌기(棘突起) 하연과 같은 높이, 후정중선 외방 3촌

이 경혈에 관한 해부학적 구조

- 피부에는 **흉신경**(胸神經) **후지**(後枝)의 **내측피지**(內側皮枝, T6)
- 부신경(副神經), 경신경총(頸神經叢) 근지(筋枝, C3~C4) 지배의 제2흉추극돌기에 기시가 있는 승모근(僧帽筋)
- 완신경총(腕神經叢) 가지의 흉배신경(胸背神經, C6~C8) 지배로 견관절의 신전과 내선 등에 작용하는 광배근(廣背筋)
- 견갑배신경(肩甲背神經, C4~C5) 지배로 견갑골을 상내방(上內方)으로 당기는 대·소능형근(大·小菱形筋)
- 쇄골하동맥(鎖骨下動脈) 가지의 갑상경동맥(甲狀頸動脈)에서 분지하는 경횡동맥(頸橫動脈)의 가지
- 청진삼각(聽診三角)에 해당한다.

주의: 심부의 늑간근(肋間筋)→벽측흉막(壁側胸膜)→흉막강(胸膜腔)→장측흉막(臟側胸膜)을 자극하면 기흉(氣胸)을 일으킬 가능성이 있다.

청진삼각(聽診三角)
triangle of auscultation
광배근의 상연, 견갑골내연, 승모근외측연의 세변을 연결하는 삼각형을 청진삼각이라고 한다.

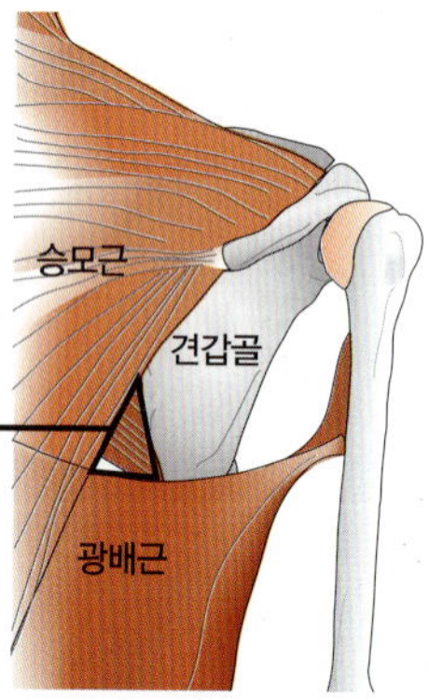

BL46 격관(膈關)

부위 상배부(上背部), 제7 흉추(T7) 극돌기(棘突起) 하연과 같은 높이, 후정중선 외방 3촌

이 경혈에 관한 해부학적 구조

- 피부에는 **흉신경**(胸神經) **후지**(後枝)의 **내측피지**(內側皮枝, T7)
- 완신경총(腕神經叢) 가지의 흉배신경(胸背神經, C6~C8) 지배로 견관절의 신전과 내선 등에 작용하는 광배근(廣背筋)
- 척수신경(脊髓神經, 흉신경(胸神經)) 후지의 내측지 지배로 체간의 후굴에 작용하는 척주기립근(脊柱起立筋)
- 흉대동맥(胸大動脈)의 벽측지(壁側枝)인 늑간동맥(肋間動脈)의 배지(背枝)

주의: 심부의 늑간근(肋間筋)→벽측흉막(壁側胸膜)→흉막강(胸膜腔)→장측흉막(臟側胸膜)을 자극하면 기흉(氣胸)을 일으킬 가능성이 있다.

격관(膈關)의 취혈

격관(膈關, BL46), 격유(膈兪, BL17), 지양(至陽, GV9·督)은 제7 흉추(T7) 극돌기하와 같은 높이에 있고 지양 외방 3촌에서 취한다.

의희(譩譆)의 취혈

의희(譩譆, BL45), 독유(督兪, BL16), 영대(靈臺, GV10·督)는 제6 흉추(T6) 극돌기하와 같은 높이에 있고 영대 외방 3촌에서 취한다.

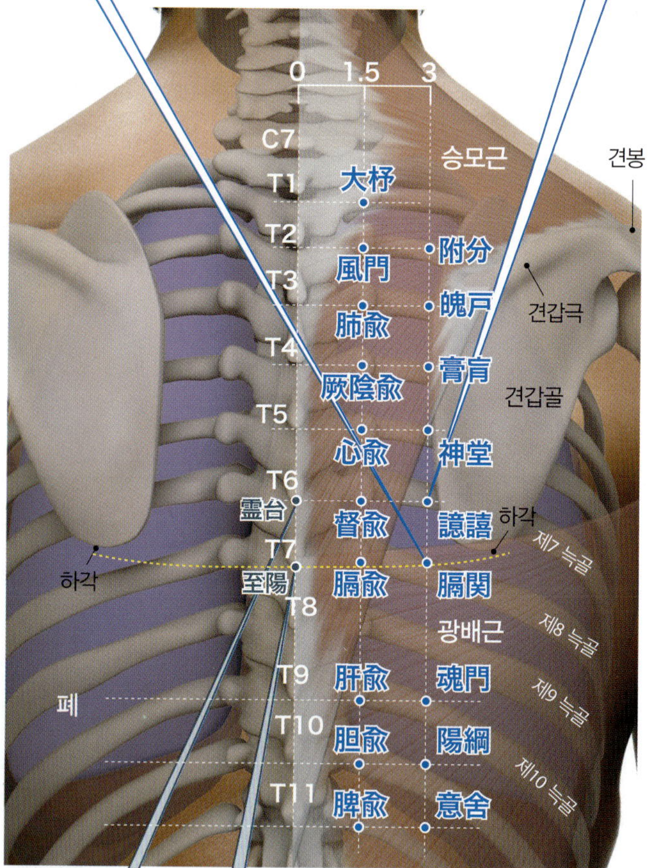

지양(至陽)의 취혈

견갑골하각의 높이에 위치하는 제7 흉추극돌기를 찾아, 그 극돌기 하방의 함요부에서 취한다.

영대(霊台)의 취혈

제7 흉추극돌기를 찾은 후, 그 위의 첫번째 제6 흉추극돌기 하방의 함요부에서 취한다

광배근(廣背筋)은 이름 그대로 체간배부(體幹背部)의 근으로 분류되는데 기능적으로는 견관절의 신전(伸展), 내전(內轉), 내선(內旋)에 작용한다. 광배근은 하위흉추(下位胸椎) 이하의 극돌기(棘突起), 장골릉(腸骨稜), 하위늑골(下位肋骨), 견갑골하각(肩甲骨下角)의 4개 부위에서 기시부(起始部)를 갖고 이들 기시부에서 견갑골하각의 외측으로 수렴하고 상완골 소결절능(小結節稜)에 정지한다. 광배근에 관련한 투구장애 어깨로 어깨의 후방에 통증을 호소하는 경우 견갑골 하각 부근에서 광배근 타박상이 발생한 경우가 있다.

BL47 혼문(譩譆)

부위 상배부(上背部), 제9 흉추(T9) 극돌기(棘突起) 하연과 같은 높이, 후정중선 외방 3촌

이 경혈에 관한 해부학적 구조

- 피부에는 **흉신경**(胸神經) **후지**(後枝)의 **외측피지**(外側皮枝, T9)
- 완신경총(腕神經叢) 가지의 흉배신경(胸背神經, C6~C8) 지배로 견관절의 신전과 내선등에 작용하는 광배근(廣背筋)
- 척수신경[脊髓神經, 흉신경(胸神經)] 후지의 내측지 지배로 체간의 후굴에 작용하는 척주기립근(脊柱起立筋)
- 흉대동맥(胸大動脈)의 벽측지(壁側枝)인 늑간동맥(肋間動脈)의 배지(背枝)

주의: 심부의 늑간근(肋間筋)→벽측흉막(壁側胸膜)→흉막강(胸膜腔)→장측흉막(臟側胸膜)을 자극하면 기흉(氣胸)을 일으킬 가능성이 있다.

BL48 양강(陽綱)

부위 상배부(上背部), 제10 흉추(T10) 극돌기(棘突起) 하연과 같은 높이, 후정중선 외방 3촌

이 경혈에 관한 해부학적 구조

- 피부에는 **흉신경**(胸神經) **후지**(後枝)의 **외측피지**(外側皮枝, T10)
- 완신경총(腕神經叢) 가지의 흉배신경(胸背神經, C6~C8) 지배로 견관절의 신전과 내선 등에 작용하는 광배근(廣背筋)
- 척수신경[脊髓神經, 흉신경(胸神經)] 후지의 내측지 지배로 체간의 후굴에 작용하는 척주기립근(脊柱起立筋)
- 흉대동맥(胸大動脈)의 벽측지(壁側枝)인 늑간동맥(肋間動脈)의 배지(背枝)

주의: 심부의 늑간근(肋間筋)→벽측흉막(壁側胸膜)→흉막강(胸膜腔)→장측흉막(臟側胸膜)을 자극하면 기흉(氣胸)을 일으킬 가능성이 있다.

혼문(魂門)의 취혈

- 혼문(魂門, BL47), 간유(肝兪, BL18), 근축(GV8·督)은 제9 흉추(T9) 극돌기하(棘突起下)와 같은 높이에서 취한다.
- 근축(筋縮) 외방 3촌에서 취한다.

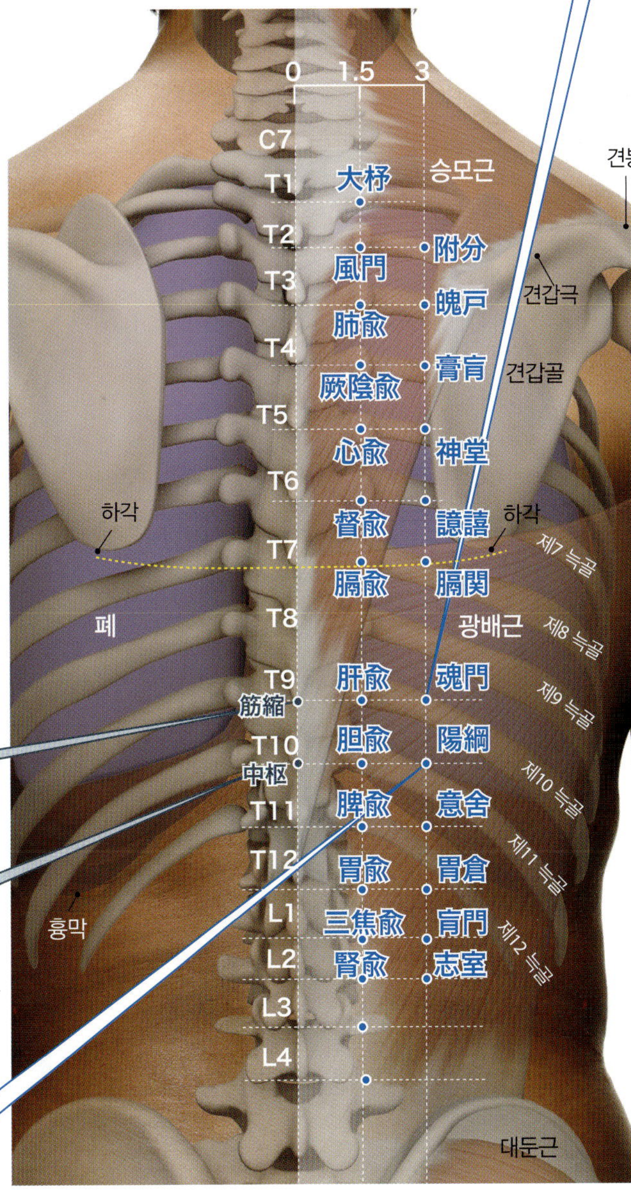

근축(筋縮)의 취혈

제7 흉추극돌기를 찾은 후 그 두개의 극돌기를 내려간 제9 흉추극돌기 하방의 함요부에서 취한다.

중추(中枢)의 취혈

견갑골하각과 같은 높이의 제7 흉추극돌기를 찾은 후, 아래로 세개의 극돌기를 내려간 제10 흉추극돌기 하방의 함요부에서 취한다.

양강(陽綱)의 취혈

- 양강(陽綱, BL48), 담유(胆兪, BL19), 중추(中樞, GV10·督)는 제10 흉추(T10) 극돌기하와 같은 높이에서 취한다.
- 중추(中樞) 외방 3촌에서 취한다.

BL 족태양방광경(足太陽膀胱經) 의사(意舍), 위창(胃倉), 황문(肓門), 지실(志室)

BL49 의사(意舍)

부위 상배부(上背部), 제11 흉추(T11) 극돌기(棘突起) 하연과 같은 높이, 후정중선 외방 3촌

이 경혈에 관한 해부학적 구조

- 피부에는 **흉신경**(胸神經) **후지**(後枝)의 **외측피지**(外側皮枝, T11)
- 완신경총(腕神經叢) 가지의 흉배신경(胸背神經, C6~C8) 지배로 견관절의 신전과 내선 등에 작용하는 광배근(廣背筋)
- 척수신경[脊髓神經, 흉신경(胸神經)] 후지의 내측지 지배로 체간의 후굴에 작용하는 척주기립근(脊柱起立筋)
- 흉대동맥(胸大動脈)의 벽측지(壁側枝)인 늑간동맥(肋間動脈)의 배지(背枝)
- 심부의 오른쪽에서는 간장우엽(肝臟右葉), 왼쪽에는 비장(脾臟)이 있다.

BL50 위창(胃倉)

부위 상배부(上背部), 제12 흉추(T12) 극돌기(棘突起) 하연과 같은 높이, 후정중선 외방 3촌

이 경혈에 관한 해부학적 구조

- 피부에는 **흉신경**(胸神經) **후지**(後枝)의 **외측피지**(外側皮枝, T12)
- 완신경총(腕神經叢) 가지의 흉배신경(胸背神經, C6~C8) 지배로 견관절의 신전과 내선등에 작용하는 광배근(廣背筋)
- 척수신경[脊髓神經, 흉신경(胸神經)] 후지의 내측지 지배로 체간의 후굴에 작용하는 척주기립근(脊柱起立筋)
- 요신경총(腰神經叢, T12~14) 가지 지배의 요방형근(腰方形筋)
- 흉대동맥(胸大動脈)의 벽측지(壁側枝)인 늑간동맥(肋間動脈)의 배지(背枝)
- 심부의 오른쪽에서는 우신장(右腎臟), 왼쪽에는 비장(脾臟)이 있다.

의사(意舍)의 취혈

- 의사(意舍, BL49), 비유(脾兪, BL20), 척중(脊中 GV6·督)은 제11 흉추(T11) 극돌기하와 같은 높이에서 취한다.
- 척중 외방 3촌에서 취한다.

척중(脊中)의 취혈

제2 요추극돌기를 찾은 후 그 위 3개의 극돌기를 올라간 제11 흉추극돌기 하방의 함요부에서 취한다.

위창, 위유의 취혈

위창(胃倉, BL50), 위유(胃兪, BL21), 제12 흉추(T12) 극돌기하와 같은 높이에서 취한다.

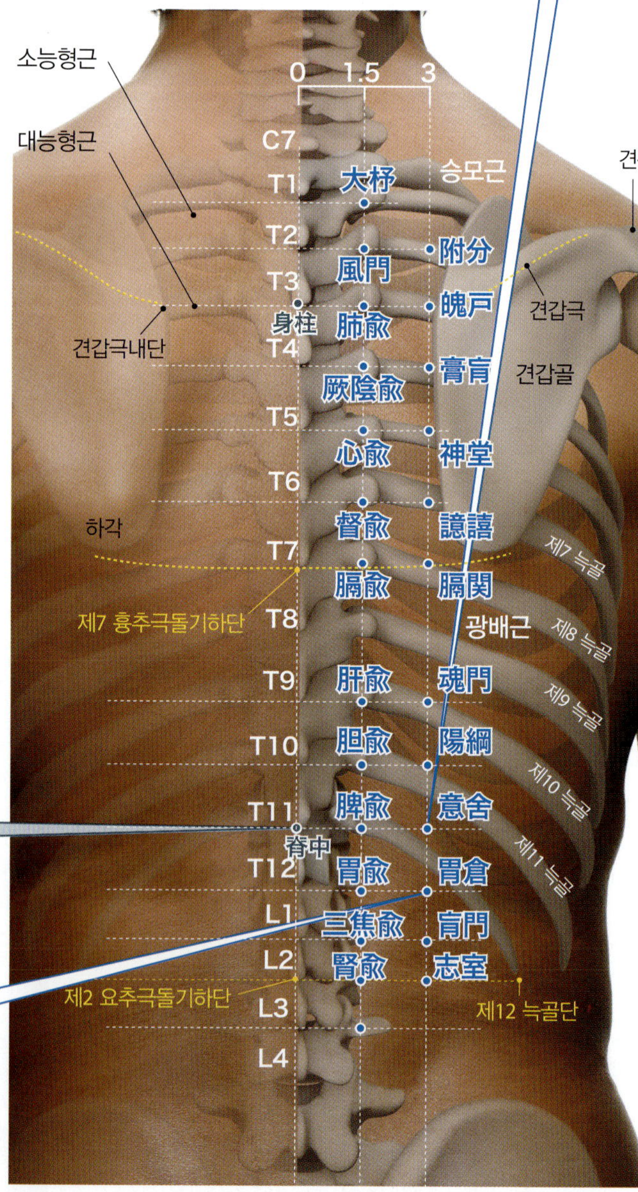

늑간동맥(肋間動脈)은 흉대동맥(胸大動脈)에서 나온 측벽지로 10쌍이 있다. 흉대동맥에서 일정한 간격을 두고 순차적으로 나와 세번째 이하의 각 늑간사이를 동명(同名)의 신경과 함께 늑골구(肋骨溝)를 나란히 주행한다. 늑간동맥은 체간벽(體幹壁)이나 흉부의 피부 및 척수에 혈액을 공급한다. 또한, 복대동맥에서 쌍으로 나온 측벽지인 **요동맥**은 4쌍이 있고 늑간동맥과 유사한 주행으로 척추, 요부 및 복벽에 분포한다. 한편 요정맥(腰靜脈)이나 늑간정맥은 기정맥계(奇靜脈系)로 합류하여 상대정맥(上大靜脈)을 경유하여 우심방(右心房)으로 돌아간다.

BL51 황문(肓門)

부위 요부(腰部), 제1 요추(L1) 극돌기(棘突起) 하연과 같은 높이, 후정중선 외방 3촌

이 경혈에 관한 해부학적 구조

- 피부에는 **요신경**(腰神經) **후지**(後枝)의 **외측피지**(外側皮枝, L1)
- 완신경총(腕神經叢) 가지의 흉배신경(胸背神經, C6~C8) 지배로 견관절의 신전과 내선등에 작용하는 광배근건(廣背筋腱)
- 고유배근[固有背筋, 심배근(深背筋)]을 전후에서 감싸는 초상근막(鞘狀筋膜)인 요배건막(腰背腱膜)
- 흉대동맥(胸大動脈)의 벽측지(壁側枝)인 요동맥(腰動脈)의 배지(背枝)
- 좌우 황문(肓門)의 심부(深部)에는 각각 신장(腎臟)이나 횡행결장(橫行結腸) 또는 좌결장곡(左結腸曲)이 있다.

BL52 지실(志室)

부위 요부(腰部), 제2 요추(L2) 극돌기(棘突起) 하연과 같은 높이, 후정중선 외방 3촌

이 경혈에 관한 해부학적 구조

- 피부에는 **요신경**(腰神經) **후지**(後枝)의 **외측피지**(外側皮枝, L2)
- 완신경총(腕神經叢) 가지의 흉배신경(胸背神經, C6~C8) 지배로 견관절의 신전과 내선 등에 작용하는 광배근(廣背筋)
- 고유배근[固有背筋, 심배근(深背筋)]을 전후에서 감싸는 초상근막(鞘狀筋膜) 요배건막(腰背腱膜)
- 척수신경[脊髓神經, 흉신경(胸神經)] 후지의 내측지 지배로 체간의 후굴에 작용하는 척주기립근[장늑근(腸肋筋), 횡돌극근(橫突棘筋)]
- 흉대동맥(胸大動脈)의 벽측지(壁側枝)인 요동맥(腰動脈)의 배지(背枝)
- 좌우 지실(志室)의 심부(深部)에는 각각 상행결장(上行結腸) 또는 좌결장곡(左結腸曲)이 있다.

지실(志室)의 취혈

- 지실(志室, BL52), 신유(腎兪, BL23), 명문(命門, GV4·督)은 제2 요추(L2) 극돌기하와 같은 높이에서 취한다.
- 명문 외방 3촌에서 취한다.

황문(肓門)의 취혈

- 황문(肓門, BL51), 삼초유(三焦兪, BL22), 현추(懸樞, GV5·督)은 제1 요추(L1) 극돌기하와 같은 높이에서 취한다.
- 현추 외방 3촌에서 취한다.

요삼각(腰三角) lumbar trigone

외복사근(腰腹斜筋)의 후연과 광배근 외측연(廣背筋外側緣) 및 복벽 후부(腹壁後部)에 형성된 삼각형을 가리킨다. 이 부위는 구조적으로 약한 부분이기에 요탈장(腰脫腸)을 일으킬 가능성이 있다.

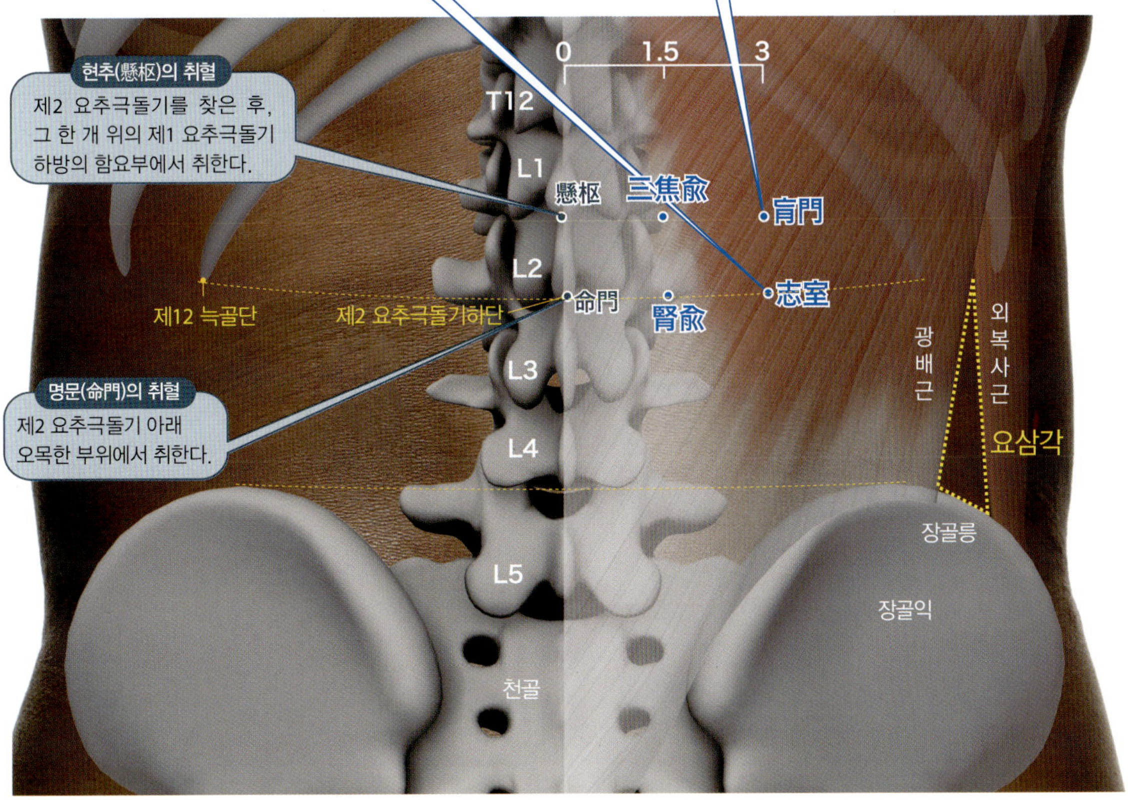

BL 족태양방광경(足太陽膀胱經) 포황(胞肓), 질변(秩辺), 합양(合陽), 승근(承筋)외 기타

BL53 포황(胞肓)

부위 둔부(臀部), 제2 후천골공(薦骨孔)과 같은 높이, 정중천골릉(正中薦骨稜) 외방 3촌

이 경혈에 관한 해부학적 구조

- 피부에는 **척수신경**(脊髓神經) **후지**(後枝)의 **상둔피신경**(上臀皮神經, L1~L3)
- 천골신경총(薦骨神經叢) 가지의 하둔신경근지(下臀神經筋枝, L5~S2) 지배로 고관절(股關節)의 신전에 작용하는 대둔근(大臀筋)
- 천골신경총(薦骨神經叢) 가지의 상둔신경근지(上臀神經筋枝, L5~S1) 지배로 고관절(股關節)의 외전에 작용하는 중·소둔근(中·小臀筋)
- 이상근상공(梨狀筋上孔)을 통과하는 내장골동맥(內腸骨動脈)의 측벽지(側壁枝)인 상둔동·정맥(上臀動·靜脈)
- 심부(深部)에는 관골(寬骨)이 있다

BL54 질변(秩辺)

부위 둔부(臀部), 제4 후천골공(薦骨孔)과 같은 높이, 정중천골릉(正中薦骨稜) 외방 3촌

이 경혈에 관한 해부학적 구조

- 피부에는 제1~3 천골신경(薦骨神經)에서 나오는 **중둔피신경**(中臀皮神經, S1~S3)
- 천골신경총(薦骨神經叢) 가지의 하둔신경근지(下臀神經筋枝, L5~S2) 지배로 고관절(股關節)의 신전에 작용하는 대둔근(大臀筋)
- 천골신경총(薦骨神經叢) 가지의 상둔신경근지(上臀神經筋枝, L5~S1) 지배로 고관절(股關節)의 외전에 작용하는 중·소둔근(中·小臀筋)
- 이상근상공(梨狀筋上孔)을 통과하는 내장골동맥(內腸骨動脈)의 측벽지(側壁枝)인 하둔동·정맥(下臀動·靜脈)
- 심부(深部)에는 관골(寬骨)이 있다

포황(胞肓)의 취혈

- 포황(胞肓, BL53), 방광유(膀胱兪, BL28), 차료(次髎, BL28)는 제2 천골공과 같은 높이에서 취한다.
- 차료의 높이에서 후정중선의 외방 3촌에서 취한다.

요유(腰俞)의 취혈

전열(臀裂) 직상(直上) 천골열공을 눌러 그 함요부에서 취한다.

질변(秩辺)의 취혈

- 천골열공(薦骨裂孔)의 외방 3촌으로 백환유(白環兪, BL30)과 같은 높이에서 취한다.
- 요유(腰兪, GV2·督) 외방 3촌에서 취한다.
  *하료(下髎, BL34)와 같은 높이에서 취한다.

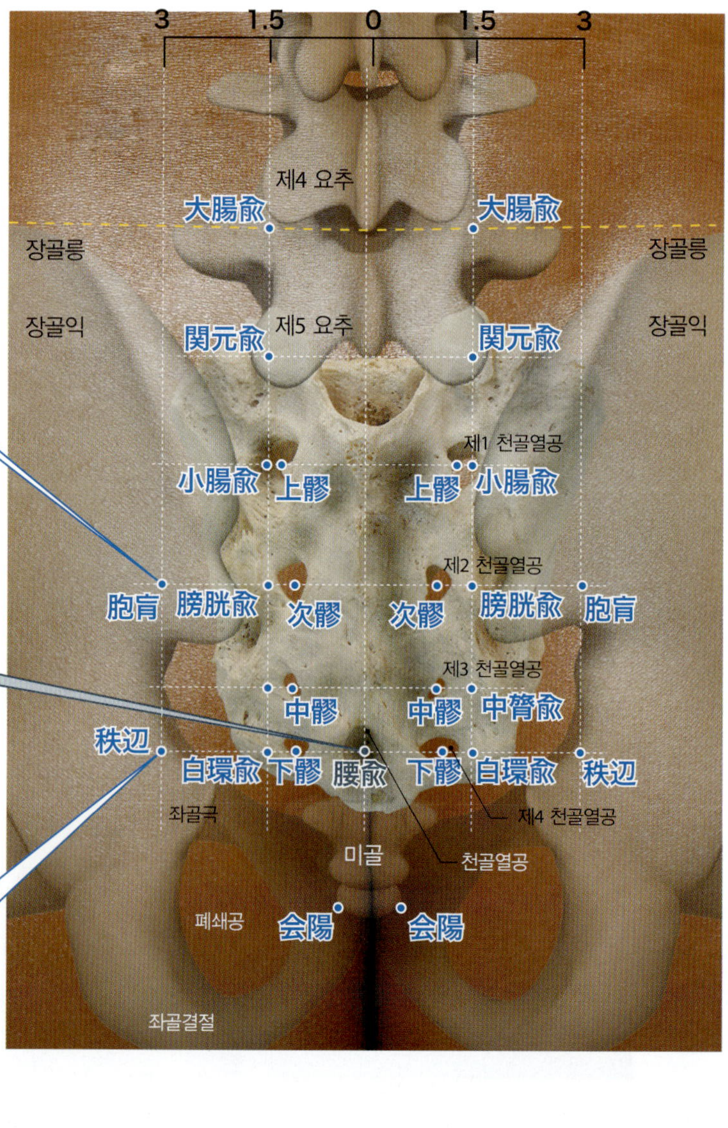

비복근(腓腹筋)의 내측두(內側頭), 외측두(外側頭)와 가자미근을 합쳐서 **하퇴삼두근**(下腿三頭筋)이라고 한다. 가자미근을 영어로는 soleus라고도 부른다. 이것은 라틴어의 solea(sandal)에서 유래한 것으로 영어의 sole(발바닥)도 같은 어원이다. 또한, sandal의 형태와 유사한 '혀가자미'도 영어로 sole이라고 한다. 가자미근은 '발바닥'이 아니라 '혀가자미'의 형태와 유사하다는 것에서 이름이 붙혀졌다.

BL55 합양(合陽)

부위 하퇴후면(下腿後面), 비복근(腓腹筋) 외측두와 내측두의 사이, 슬와횡문(膝窩橫紋) 하방 2촌

이 경혈에 관한 해부학적 구조

- 피부에는 경골신경피지(脛骨神經皮枝)인 **내측비복피신경**(內側腓腹皮神經, S2)
- 가자미근과 함께 종골건(踵骨腱)에서 정지하는 **경골신경**(脛骨神經, S1~S2) 지배로 족관절(足關節)의 저굴(底屈)에 작용하는 비복근(腓腹筋)
- 슬와동 · 정맥(膝窩動 · 靜脈)에서 분지하는 후경골동 · 정맥(後脛骨動 · 靜脈)
- 슬와정맥에 유입하는 소복재정맥(小伏在靜脈)

BL56 승근(承筋)

부위 하퇴후면(下腿後面), 비복근(腓腹筋)의 양근복(兩筋復)사이, 슬와횡문(膝窩橫紋) 하방 5촌

이 경혈에 관한 해부학적 구조

- 피부에는 경골신경피지(脛骨神經皮枝)인 **내측비복피신경**(內側腓腹皮神經, L5)
- 가자미근과 함께 종골건(踵骨腱)에서 정지하는 **경골신경**(脛骨神經, S1~S2) 지배로 족관절(足關節)의 저굴(底屈)에 작용하는 비복근(腓腹筋)
- 슬와동 · 정맥(膝窩動 · 靜脈)에서 분지하는 후경골동 · 정맥(後脛骨動 · 靜脈)
- 슬와정맥에 유입하는 소복재정맥(小伏在靜脈)

합양(合陽)의 취혈

위중(委中, BL40)과 승산(承山, BL57)의 연결선상에서 위중의 하방 2촌에서 취한다.

승근(承筋) 취혈

합양(合陽, BL55)과 승산(承山, BL57)의 중점에 취한다.

승산(承山) 취혈 1

위중(委中, BL40) 하방 8촌에서 취한다.

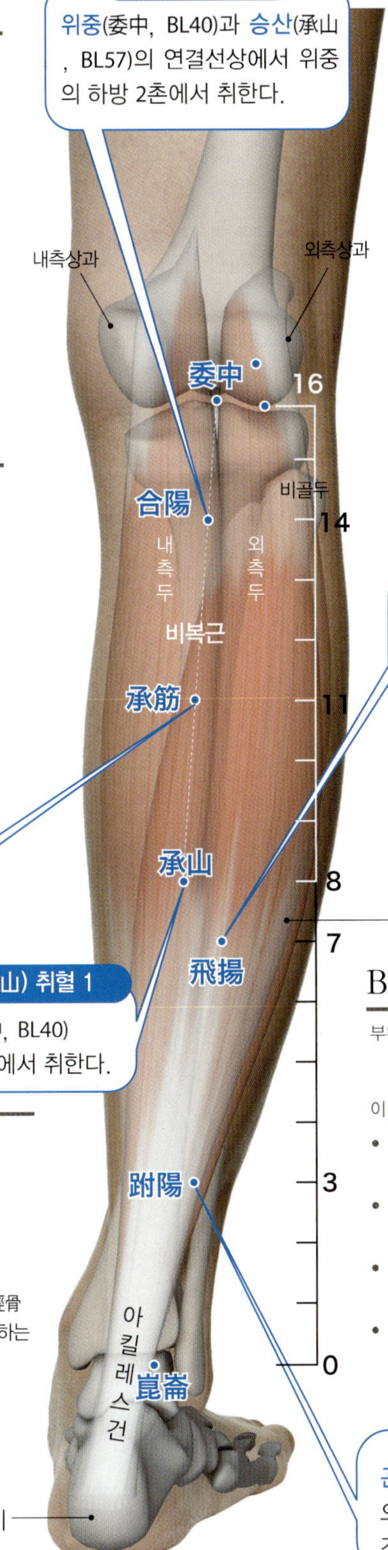

BL57 승산(承山)

부위 하퇴후면(下腿後面), 비복근근복(腓腹筋筋腹)과 아킬레스건의 이행부(移行部

이 경혈에 관한 해부학적 구조

- 피부에는 경골신경(脛骨神經)의 피지인 **내측비복피신경**(內側腓腹皮神經, L5)
- 가자미근과 함께 종골건(踵骨腱)에서 정지하는 경골신경(脛骨神經, S1~S2) 지배로 족관절(足關節)의 저굴(底屈)에 작용하는 비복근(腓腹筋)
- 슬와동 · 정맥(膝窩動 · 靜脈)에서 분지하는 후경골동 · 정맥(後脛骨動 · 靜脈)
- 슬와정맥에 유입하는 소복재정맥(小伏在靜脈)
- 심부에는 **경골신경**(脛骨神經, L4~S3)

BL58 비양(飛揚)

부위 하퇴후외측(下腿後外側), 비복근외측두(腓腹筋外側頭) 하연과 아킬레스건의 사이, 곤륜(崑崙, BL60) 상방 7촌

이 경혈에 관한 해부학적 구조

- 피부에는 총비골신경(總腓骨神經)의 피지인 **외측비복피신경**(外側腓腹皮神經, L4~S2)
- 경골신경근지(脛骨神經筋枝, L4~S3) 지배로 종골건(踵骨腱)에 정지하는 비복근(腓腹筋)과 가자미근으로 이루어진 하퇴삼각근(下腿三角筋)
- 경골신경근지(脛骨神經筋枝, L5~S2) 지배의 장모지굴근(長母指屈筋)
- 슬와동맥(膝窩動脈) 가지의 후경골동 · 정맥(後脛骨動 · 靜脈)에서 분지하는 비골동 · 정맥(腓骨動 · 靜脈)

비양(飛揚)의 취혈

곤륜(崑崙 BL60)의 상방, 승산(承山, BL57)의 외하방 1촌에서 취한다. 곤륜의 상방 7촌에서 취한다.

골도

슬와(膝窩)~외과첨(外果尖): 16촌

BL59 부양(跗陽)

부위 하퇴후외측(下腿後外側), 비골(腓骨)과 아킬레스건의 사이, 곤륜(崑崙, BL60) 상방 3촌

이 경혈에 관한 해부학적 구조

- 피부에는 내측비복피신경과 외측비복피신경이 결합하여 형성된 **비복신경**(腓腹神經, L4~S3)
- 천비골신경근지(淺腓骨神經筋枝, L4~S1) 지배로 족관절 외반(外反)과 저굴(底屈)에 작용하는 단비골근(短腓骨筋)
- 경골신경근지(脛骨神經筋枝, L5~S2) 지배의 장모지굴근(長母趾屈筋)
- 슬와동맥(膝窩動脈) 가지의 후경골동 · 정맥(後脛骨動 · 靜脈)에서 분지하는 비골동 · 정맥(腓骨動 · 靜脈)

부양(跗陽)의 취혈

곤륜(崑崙, BL60)의 상방 3촌으로 아킬레스건과 단비골근건의 사이에서 취혈한다.

Bladder Meridian

BL 족태양방광경(足太陽膀胱經) 곤륜(崑崙), 복삼(僕參), 신맥(申脈), 금문(金門)외 기타

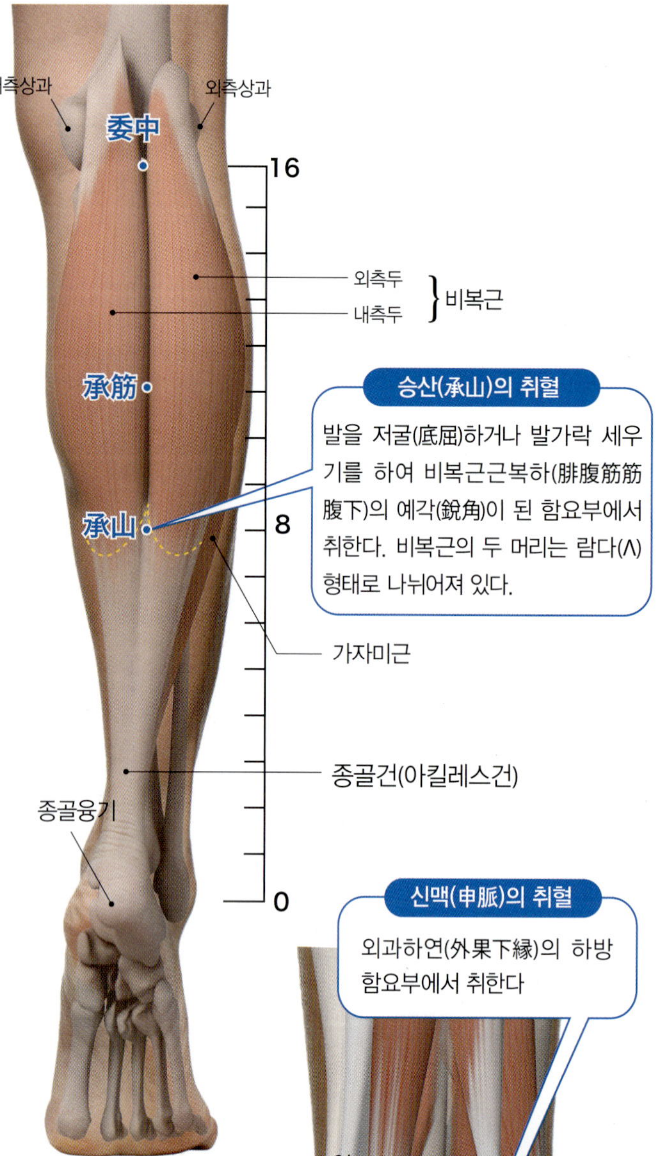

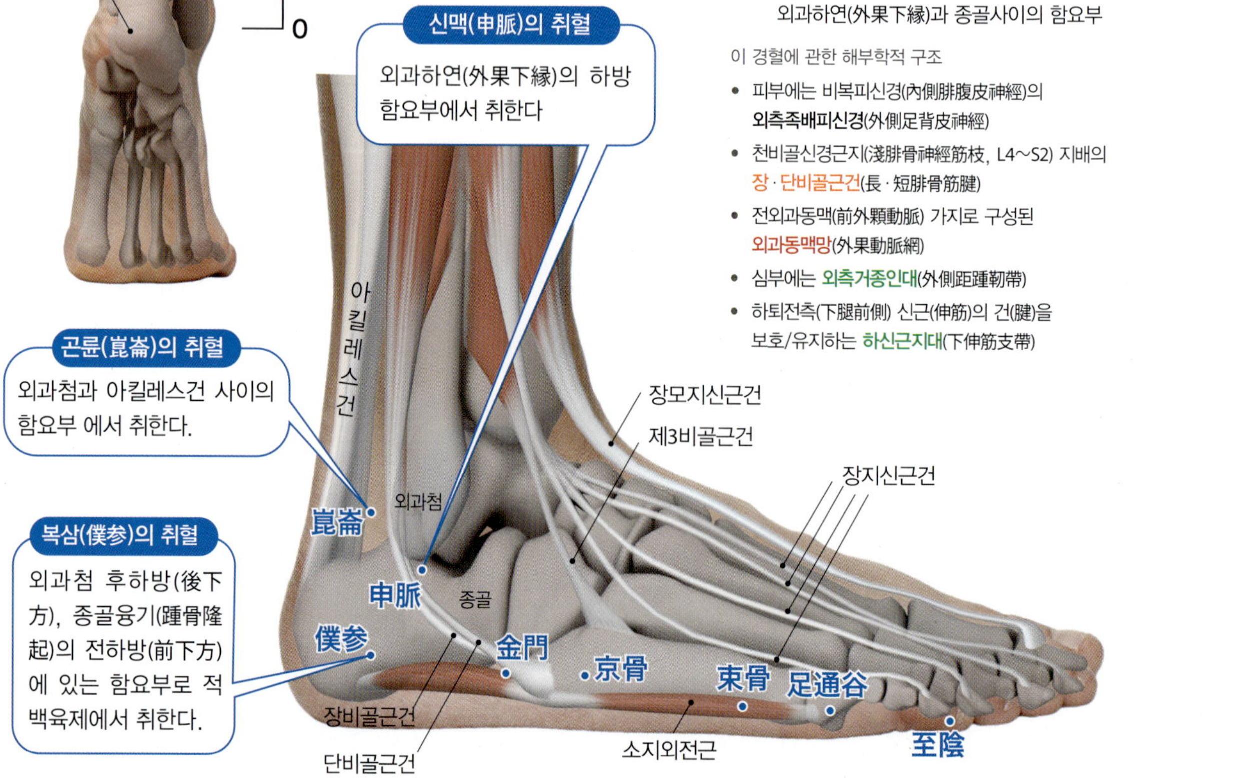

BL60 곤륜(崑崙)

부위 족관절후외측(足關節後外側). 외과첨(外果尖)과 아킬레스건의 사이 함요부

이 경혈에 관한 해부학적 구조

- 피부에는 내측비복피신경(內側腓腹皮神經)과 외측비복피신경(外側腓腹皮神經)이 접합하여 형성된 **비복신경**(腓腹神經, S1)
- 경골신경(脛骨神經, S1~S2) 지배의 하퇴삼두근(下腿三頭筋)의 공통건(共通腱)으로 종골융기(踵骨隆起)에 부착하는 아킬레스건(踵骨腱)
- 슬와동맥(膝窩動脈) 가지의 후경골동 · 정맥(後脛骨動 · 靜脈)에서 분지하는 비골동 · 정맥(腓骨動 · 靜脈)
- 슬와정맥에 유입하는 소복재정맥(小伏在靜脈)

BL61 복삼(僕參)

부위 족외측(足外側). 곤륜(BL60)의 하방, 종골외측, 적백육제

이 경혈에 관한 해부학적 구조

- 피부에는 비복신경(腓腹神經) 가지의 **외측종골지**(外側踵骨枝(S1)
- 심부에는 종골(踵骨)이 있다.

BL62 신맥(申脈)

부위 족외측(足外側). 외과첨(外果尖)의 직하, 외과하연(外果下緣)과 종골사이의 함요부

이 경혈에 관한 해부학적 구조

- 피부에는 비복피신경(內側腓腹皮神經)의 **외측족배피신경**(外側足背皮神經)
- 천비골신경근지(淺腓骨神經筋枝, L4~S2) 지배의 장 · 단비골근건(長 · 短腓骨筋腱)
- 전외과동맥(前外顆動脈) 가지로 구성된 외과동맥망(外果動脈網)
- 심부에는 외측거종인대(外側距踵靭帶)
- 하퇴전측(下腿前側) 신근(伸筋)의 건(腱)을 보호/유지하는 하신근지대(下伸筋支帶)

장비골근(長腓骨筋)은 비골체(腓骨體) 외측면의 상반부에서 기시하고 외과의 후방에서 비골근지대를 지나 족저를 돌아 제1 중족골 기저와 내측계상골(契狀骨)에 정지한다. **단비골근**(短腓骨筋)은 비골(腓骨)체 외측면의 하반부에서 기시하여 제5중족골기저(中足骨基底)에 정지한다. 비골근지대의 단열(斷裂)이나 이완(弛緩)으로부터 비골근건이 외과를 넘어가는 증상을 **비골근건탈구**(腓骨筋腱脫臼)라 한다. 이것이 반복되면 건초염을 유발할 수 있다. 또한, 내반 염좌를 일으켰을 때 단비골근 힘줄의 견인력에 의해 중족골 기저부의 파열 골절이 발생할 수 있다.

BL63 금문(金門)

부위 족배(足背). 외과전연(外果前緣)의 원위(遠位), 제5 중족골 조면의 후방, 입방골(立方骨) 하방의 함요부

이 경혈에 관한 해부학적 구조

- 피부에는 비복신경(腓腹神經) 가지의 **외측족배피신경**(外側足背皮神經, S1)
- 천비골신경근지(淺腓骨神經筋枝, L4~S2) 지배의 장비골근건(長腓骨筋腱)
- 경골신경(脛骨神經) 가지의 외측족저신경(外側足底神經, S1~S2) 지배의 소지외전근(小趾外轉筋)
- 전외과동맥(前外顆動脈) 가지로 구성된 외과동맥망(外果動脈網)
- 심부에는 단비골근건(短腓骨筋腱)이 정지하는 제5중족골 조면이 있다.

BL64 경골(京骨)

부위 족외측(足外側). 제5 중족골 조면의 원위(遠位), 적백육제

이 경혈에 관한 해부학적 구조

- 피부에는 비복신경(腓腹神經) 가지의 **외측족배피신경**(外側足背皮神經, S1)
- 경골신경(脛骨神經) 가지의 외측족저신경(外側足底神經, S1~S2) 지배의 소지외전근(小趾外轉筋)
- 족배동맥(足背動脈) 가지로 외측족저동맥(外側足底動脈) 가지
- 심부에는 장비골근건(長腓骨筋腱)이 정지하는 제5중족골 조면이 있다.

BL65 속골(束骨)

부위 족외측(足外側). 제5 중족지절관절(中足趾節關節)의 근위(近位) 함요부, 적백육제

이 경혈에 관한 해부학적 구조

- 피부에는 비복신경(腓腹神經) 가지의 **외측족배피신경**(外側足背皮神經, S1)
- 경골신경(脛骨神經) 가지의 외측족저신경(外側足底神經, S1~S2) 지배의 소지외전근(小趾外轉筋), 소지대립근건(小趾對立筋腱)
- 족저동맥궁(足底動脈弓) 가지의 고유저측지동맥(固有底側指動脈)

BL66 족통곡(足通谷)

부위 발의 제5지, 제5 중족지절관절(中足趾節關節)의 원위(遠位) 외측 함요부, 적백육제

이 경혈에 관한 해부학적 구조

- 피부에는 경복신경(脛腹神經) 가지의 **외측족배피신경**(外側足背皮神經, S1)
- 족배정맥망(足背靜脈網)의 외측연지(外側緣枝)
- 심부에는 소지외전근(小趾外轉筋)이 정지하는 제5지 기절골저(基節骨底)가 있다.

BL67 지음(至陰)

부위 발의 제5지. 말절골(末節骨)외측 조갑근(爪甲筋) 근위 외방 0.1촌, 조갑외측연의 수직선과 조갑기저부의 수평선의 교차점

이 경혈에 관한 해부학적 구조

- 피부에는 경복신경(脛腹神經) 가지의 **외측족배피신경**(外側足背皮神經, S1)
- 후경골동·정맥(後脛骨動·靜脈)에서 분지하는 외측족저동·정맥(外側足底動·靜脈)
- 심부에는 소지외전근(小趾外轉筋)이 정지하는 제5지말절골이 있다.

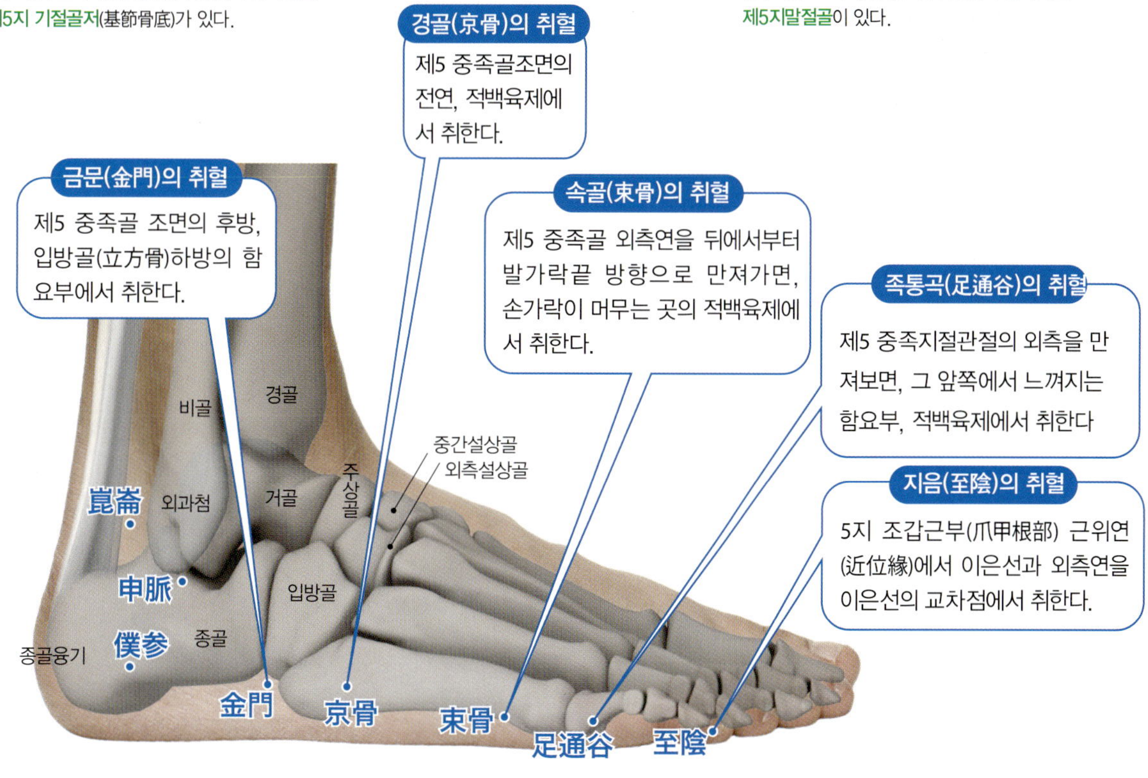

경혈 읽기 테스트(전면편)

＊＊ 난이도 (어렵다)
＊ 난이도 (약간 어렵다)

	혈명	기호	페이지
1.	郄門		P.156
2.	食竇＊		P.58
3.	伏兎		P.30
4.	厲兌＊		P.32
5.	膝關		P.218
6.	日月＊		P.188
7.	箕門		P.56
8.	滑肉門		P.28
9.	鳩尾		P.258
10.	禾髎		P.12
11.	膺窓		P.28
12.	膻中		P.260
13.	顖会＊＊		P.236
14.	彧中		P.142
15.	光明		P.190
16.	臂臑		P.12
17.	神闕＊＊		P.258
18.	顴髎＊＊		P.82
19.	眉衝		P.94
20.	下巨虛＊		P.32

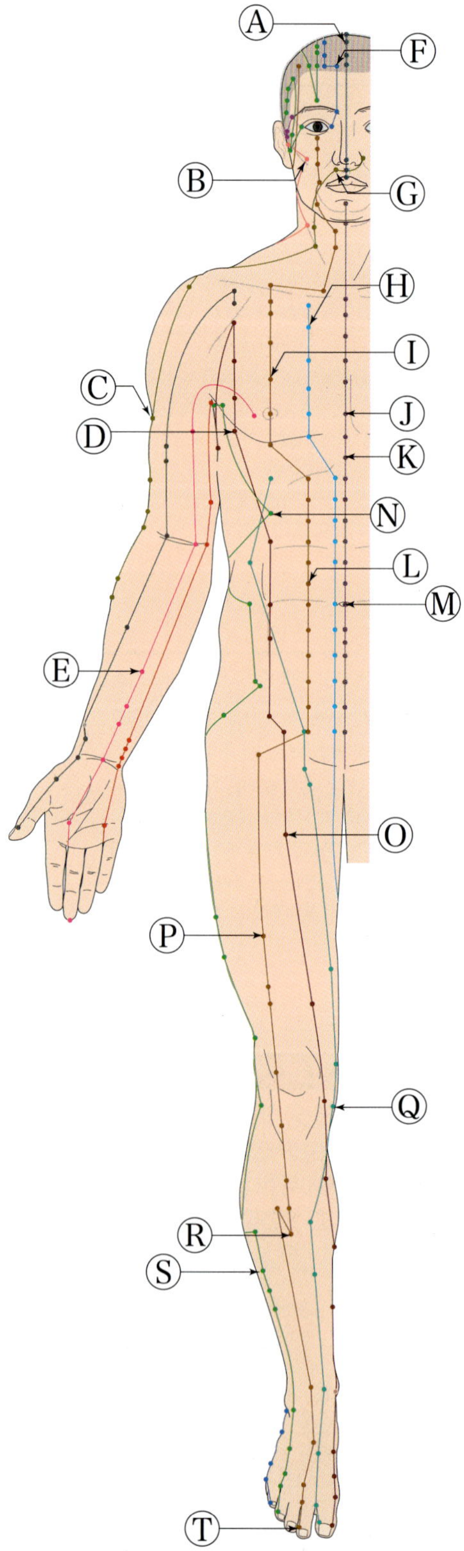

해답: 1. 극문(E) 2. 식두(D) 3. 복토(P) 4. 여태(T) 5. 슬관(Q) 6. 일월(N), 7. 기문(O) 8. 활육문(L) 9. 구미(K) 10. 화료(G) 11. 응창(I) 12. 전중(J) 13. 신회(A) 14. 욱중(H) 15. 광명(S) 16. 비노(C) 17 · 신궐(M) 18. 권료(B) 19. 미충(F) 20. 하거허(R)

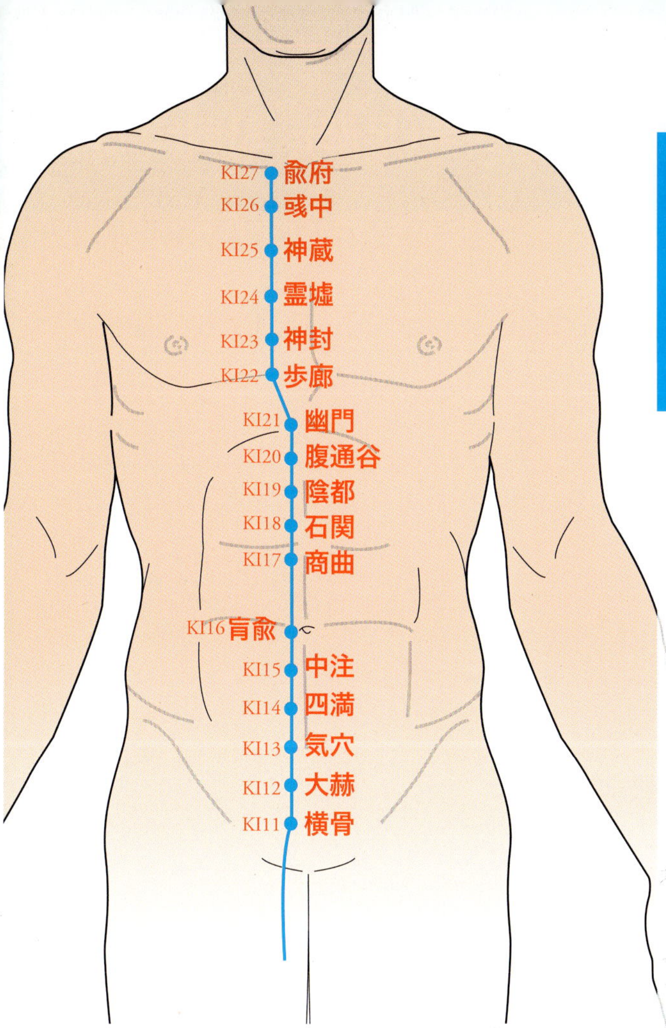

Chapter 8

족소음신경(足少陰腎經)
KI(Kidney Meridian)

신(腎)은 장정(藏精)을 담당한다.

신(腎)은 '작강지관(作强之官)'이라 부르며, 인체의 생명활동을 유지하고 성장, 발육, 생식에 깊게 관여하는 정(精)을 저장[貯藏, 장정(藏精)]하여 오장육부(五臟六腑)에 정(精)을 공급하여 이들의 건전한 작용을 유지하고 있다.

신(腎)은 주수(主水)을 담당한다.

전신의 수분대사(水分代射)를 조절하는 기능[주수(主水)]을 가지고 있다. 정상적인 상태에서는 수분이 위(胃)로 들어가 비(脾)에 의해 폐로 운반되어 전신으로 퍼져 나가고, 오염되면 땀이나 오줌이 되어 배설된다.

신(腎)은 납기(納氣)을 담당한다.

폐가 들어마신 기(氣)를 신(腎)에 내려보내는 기능[납기(納氣)]도 수행한다. 납기를 함으로써 정(精)을 원기로 변화하여 활성화한다.

병증(病症)

시동병(是動病): 공복감은 있지만 식욕이 없고, 안색이 검게 변하고 호흡이 가쁘고 심한 기침을 하며, 혈담을 토하고 일어설 때 현기증이 나며 잠을 자고 싶어하고 기력이 부족하면 불안하고 초조해한다.

소생병(所生病): 입안이 뜨겁고 혀가 마르고 목이 말라 부어오른다. 흉통, 황달(黃疸)이나 설사, 경맥주행상(요배부, 대퇴내측, 족저) 통증, 눕고 싶어하고 발바닥에 화끈거림이 있다.

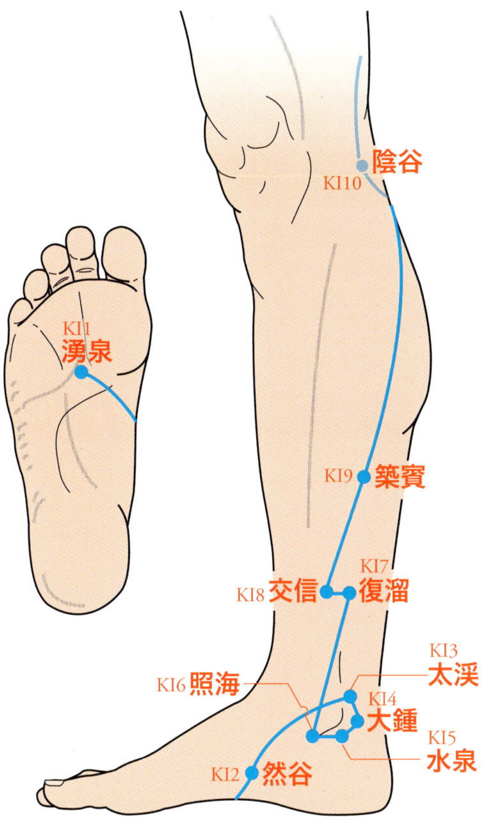

KI 족소음신경(足少陰腎經) ① 족부(足部), 하퇴(下腿)

KI1 용천(湧泉)
별명: **지충(地衝)**
요혈: 신경의 정목혈(井木穴)
혈성: 개규(開竅), 영심(寧心)

KI2 연곡(然谷)
별명: **연골(然骨), 용연(龍淵), 용천(龍泉)**
요혈: 신경의 형화혈(滎火穴)
혈성: 자음보신(滋陰補腎), 청열이습(清熱利湿)

KI3 태계(太溪)
요혈: 신경의 원혈(元血),
신경의 수토혈(輸土穴)
혈성: 익신강화(益腎降火), 통조충임(通調衝任)

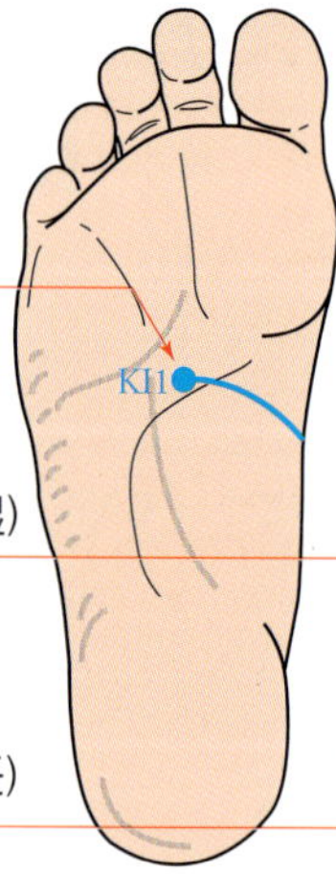

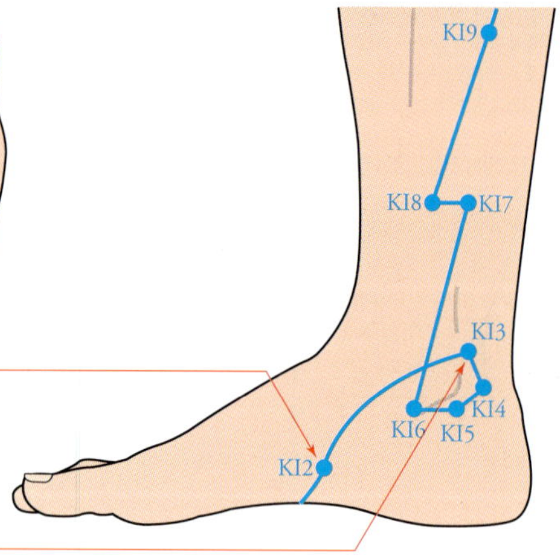

족저면(우측)

KI4 대종(大鐘)
요혈: 신경의 낙혈(絡穴)
혈성: 익신(益腎), 청열(清熱), 안신(安神)

KI5 수천(水泉)
별명: **대돈(大敦)**
요혈: 신경의 극혈(郄穴)
혈성: 통조경혈(通調經穴), 소리하초(疏利下焦)

KI6 조해(照海)
요혈: 팔맥교회혈(八脈交會穴)
혈성: 자음보신(滋陰補腎), 이인명목(利咽明目)

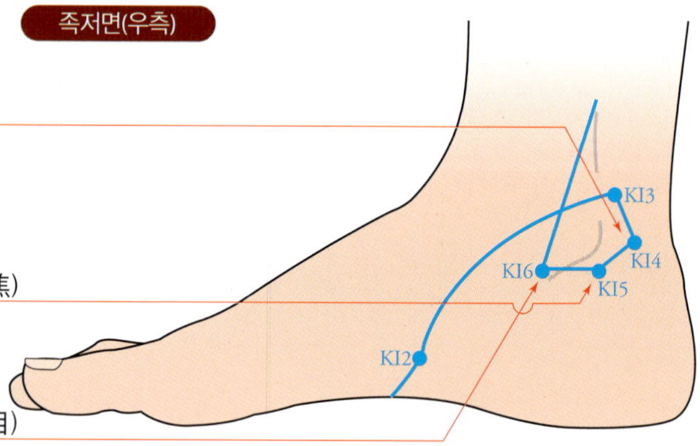

내측면

KI7 복류(伏溜)
별명: **복백(伏白), 창양(昌陽)**
요혈: 신경의 경금혈(經金穴)
혈성: 자신거습(滋腎去濕)

KI8 교신(交信)
요혈: 음교맥(陰蹻脈)의 극혈(郄穴)
혈성: 조경(調經), 이수(利水), 이하초(利下焦)

KI9 축빈(築賓)
요혈: 음유맥(陰維脈)의 극혈(郄穴)
혈성: 이하초(利下焦), 청신지(清神志)

KI10 음곡(陰谷)
요혈: 신경의 합토혈(合土穴)
혈성: 익원장신(益元壯腎), 제창만(除脹滿)

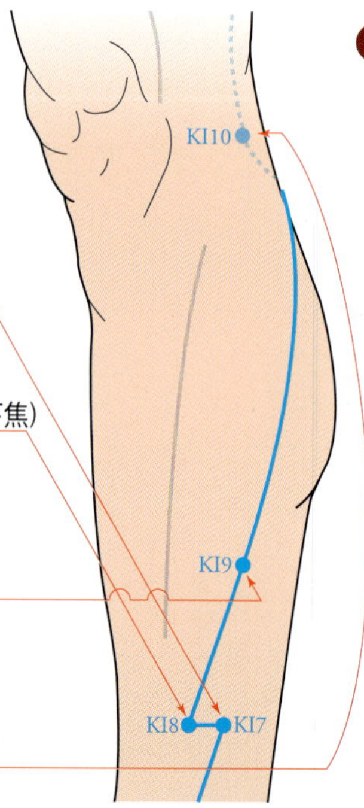

혈성해설

- **자음(滋陰)**: 음(陰)을 보하는 것
- **충임(衝任)**: 충맥과 임맥
- **이수(利水)**: 여분의 수분을 배출하여 체내의 수분 균형을 조절하는 것
- **이하초(理下焦)**: 하초의 움직임을 좋게 하는 것
- **청신지(清神志)**: 오신 '혼, 신, 의, 백, 정(지)'를 정명하게 하는 것
- **익원(益元)**: 배원(培元), 장원(壯元), 보원(補元)이라고도 한다. 활동원(活動元)인 원기를 보충하는 것
- **제창만(除脹滿)**: 복부가 팽창한 상태를 부드럽게 하는 것

족소음신경(足少陰腎經)은 족태양방광경(足太陽膀胱經)의 맥기를 받아서 제5 발가락 아래에서 시작하여 비스듬하게 발바닥 중앙(**용천**湧泉)으로 향하고 주상골조면(舟狀骨粗面) 아래(**연곡**然谷)으로 나와 내과의 후면(**태계**太溪, **대종**大鍾, **수천**水泉)을 돌아 발뒤꿈치(踵, **조해**照海)로 들어간다. 내과를 돌아 상행하는 경맥은 족궐음간경(足厥陰肝經) 및 족태음비경(足太陰脾經)의 뒤를 상행하여 **복류**(復溜)와 **교신**(交信)의 2개의 혈을 지나 삼음교(脾·SP26)와 만나(간경肝經도 교차하고 있다), 하퇴후내측(**축빈**築賓)을 지나 상행을 계속하여 슬와내측(**음곡**陰谷)으로 들어간다.

- 용천(湧泉)은 발바닥의 우묵한 곳에 있고 신경의 기혈이 지하에서 샘(泉) 처럼 물이 솟아나오는(湧) 정목혈(正木穴)을 가리킨다.
- 연곡(然谷)은 별칭으로 연골(然骨)이라고도 한다. 연골(然骨)은 고대중국에서 (발의) 주상골(**舟狀骨**)을 가리킨다. 경혈의 연곡(然谷)은 주상골 하연의 우묵한 곳에 있다. 연(然)자를 '연(燃)'에 관련시켜 이 혈을 자침하면 내열(內熱)을 발생시키는 것에서 이름이 유래했다는 설도 있다.
- 태계(太溪)는 아킬레스건 전방의 계곡처럼 크게 움푹패인 곳에 있는 경혈을 뜻한다. '태(太)'는 '굵다'의 뜻은 아니다.
- 대종(大鐘)은 종골(踵骨)의 형태가 큰(大) 종(鐘)과 같이 보이기 때문에 범종(梵鍾)의 구멍에 해당하는 부위의 경혈이라는 뜻. 종을 같은 음독으로 종(踵)과 관련시키려는 설명도 있다.
- 수천(水泉)은 신경의 극혈로 수종(水腫), 부종(浮腫), 월경불순(月經不順) 등에 효과가 있는 경혈이라는 뜻이다. 신경(腎經)에는 물과 관련한 경혈명이 많다.
- 조해(照海)는 경기(經気)가 바다와 같이 모이는 경혈이라는 뜻. 눈을 밝게 하고 눈의 질환에 효과가 있는 경혈이라는 설명도 있다.
- 복류(復溜)는 경기가 다시 흘러와서 머무는(溜) 경혈이라는 뜻. 신경의 유주(流注)는 태계(太渓), 대종(大鍾), 수천(水泉), 조해(照海)와 내과(内果)를 거쳐 다시 올라가는 것을 의미한다고도 한다. 복(復)을 복(伏)과 연관시켜 경맥이 '엎드려서' 이곳으로 깊게 들어가 흐른다는 설명도 있다.
- 교신(交信)은 삼음교의 직하로 비경과 교(交)회하는 곳에 있는 경혈이라는 뜻. 또한, 고대중국에서 월경(**月經**)을 '신(**信**), 또는 월신(月信)'이라고 하여 교신(交信)은 생리불신의 치료에 효과가 있는 경혈이라는 뜻도 있다고 한다.
- 축빈(築賓)의 축(築)은 비복근(**腓腹筋**)의 내측두(**內側頭**)가 수축하여 딱딱해지는 부위를 나타낸다. 빈(賓)은 기경팔맥(奇經八脈)의 음유맥(陰維脈)을 '빈객(賓客)'과 같이 영빈관(迎賓館)에 맞이하는 장소의 경혈로 시사한다고도 한다.
- 음곡(陰谷)은 슬와횡문의 음측(**陰側**)(내측)의 함요부에 있는 경혈이라는 뜻. 또는 반건양근건(**半腱様筋腱**)과 반막양근건(**半膜様筋腱**)의 사이의 계곡과 같은 틈을 가리킨다고도 한다.

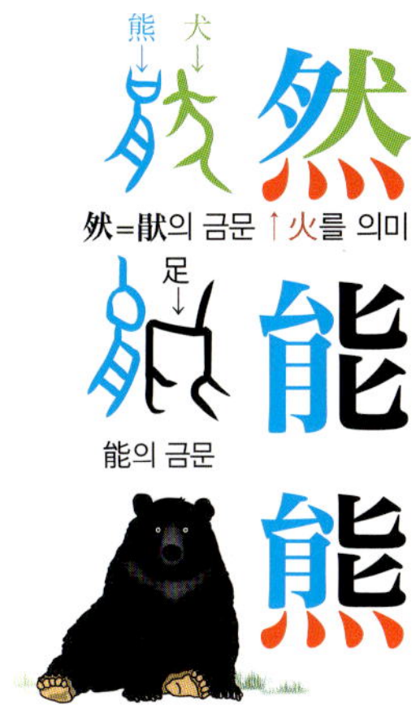

然(연)이라는 것은 **肰=肰** (곰이나 개의 지방이라는 뜻 → P.185 '厭(염)'의 약자 + 火로 지방을 불로 태우는 것을 나타낸다. 然(연)은 燃(연)의 원자(原字). 추가로 '能(능)'은 원래 熊(웅, 곰)을 의미하여 '곰과 같이 끈기있다'거나 '곰의 고기와 같이 끈질기게 탄다'에서, '일이 일어날 수 있는 양태'라는 의미가 생겨났다. 然(연)과 熊(웅)은 모두 火(화)를 나타내는 灬(화)가 붙어 있다.

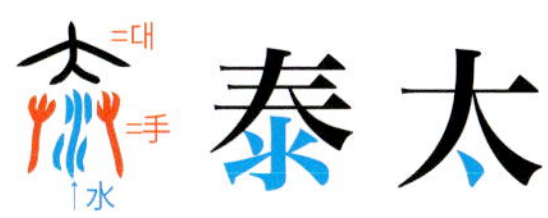

太(태)는 '**泰**(태)'의 이체자(異體字)(내지는 약자. 太와 泰의 관계에는 이론(異論)도 있다). '많은 물을 양손에 흐르게 하는 모양' 또는 '물에 빠진 사람에게 양손을 내밀어 도와주는 모양'을 나타낸다고도 한다. 여기에서 '느긋한 모양', '태평(泰平)', '태평양(太平洋)', '대단하다'의 뜻이 되었다. '太'자를 '굵다'라는 의미로 쓰이는 것은 일본에서만 통용한다. 그러므로 경락명의 '**太**'는 '굵다'의 의미는 아니다.

KI 족소음신경(足少陰腎經) ② 복부(腹部)

KI11 **횡골(橫骨)**
별명: **하극(下極)**, **굴골(屈骨)**
혈성: 청리하초(淸利下焦), 익신(益腎)

KI12 **대혁(大赫)**
별명: **음유(陰維)**, **음관(陰關)**
혈성: 이하초(利下焦), 익신(益腎)

KI13 **기혈(氣穴)**
별명: **포문(胞門)**, **자호(子戶)**
혈성: 조경(調經), 이기(利氣), 지사(止瀉)

KI14 **사만(四滿)**
별명: **수부(髓府)**
혈성: 조경(調經), 이수(利水), 소창만(消脹滿)

KI15 **중주(中注)**
혈성: 조경(調經), 통변(通便), 이장(理腸)

KI16 **황유(肓兪)**
혈성: 온중이기(溫中理氣)

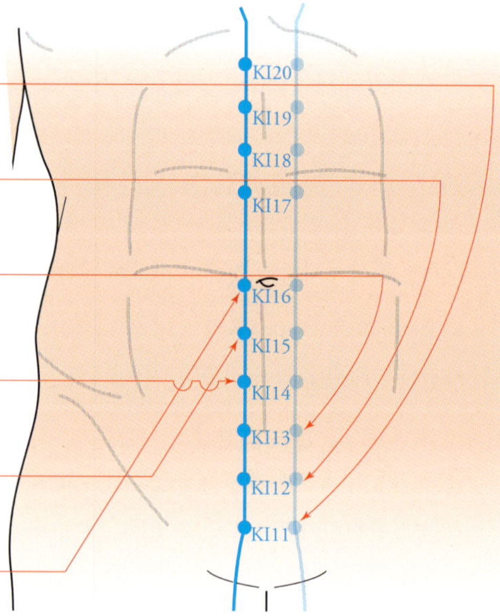

혈성해설

하초(下焦): 하복부의 부분으로 신(腎), 방광(膀胱), 소장(小腸), 대장(大腸)을 포함한다.

익신(益腎): 신의 기능을 높여주는 것.

지사(止瀉): 설사를 멈추는 것

소창만(消脹滿): 복부 팽창을 해소하는 것

이기(理氣): 기의 흐름을 좋게 하는 것. 기를 정상으로 되돌려 기능을 회복하는 치료법.

산결(散結): 뾰루지나 멍울을 해소하는 것.

관흉(寬胸): 가슴을 넓혀 가슴앓이를 말끔하게 하는 것

KI17 **상곡(商曲)**
혈성: 조리장위(調理腸胃)

KI18 **석관(石關)**
혈성: 조위(調胃), 관장(寬腸), 이기(理氣), 산결(散結)

KI19 **음도(陰都)**
별명: **식궁(食宮)**
혈성: 조리장위(調理腸胃), 관흉위기(寬胸理氣)

KI20 **복통곡(腹通谷)**
별명: **통곡(通谷)**
혈성: 조리중초(調理中焦)

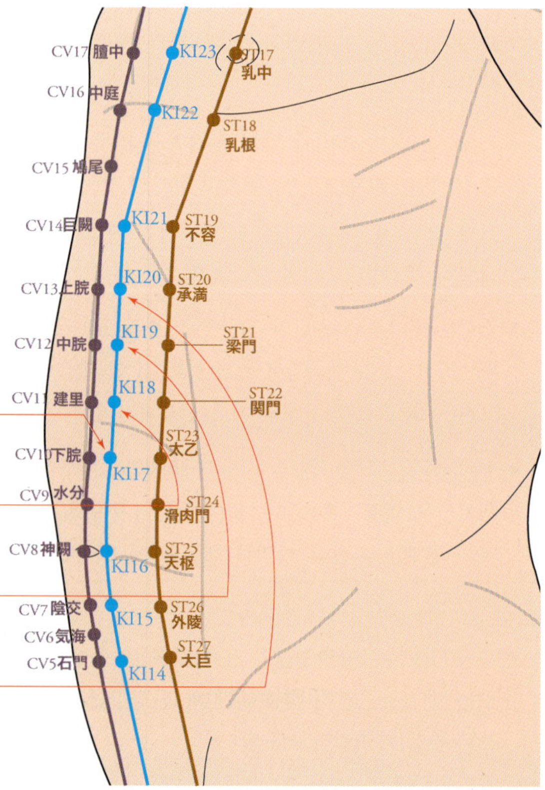

슬와 내측에서 그 위로 대퇴후내측(大腿後內側)으로 올라가, 장강(長强, 督·GV1)과 교합한다. 여기에서 전방으로 향하여 치골결합의 위쪽을 지나 복부의 전중선 외측방면으로 외방 0.5촌(**횡골**橫骨, **대혁**大赫, **기혈**気穴, **사만**四満, **중주**中注, **황유**肓兪, **상곡**商曲, **석관**石關, **음도**陰都, **복통곡**腹通谷)을 상행한다.

- 횡골(橫骨)은 고대중국에서 치골(**恥骨**)를 가리킨다. 횡골은 치골에 있는 경혈이라는 뜻. 횡골은 치골 이외에 설골(**舌骨**), 쇄골(**鎖骨**)도 가리킨다.

- 대혁(大赫)의 혁(赫)은 '적(赤)'자 두개를 나란히 한 것으로 '붉다, 밝다, 융성하다'를 의미한다. 대혁(大赫)은 신경(腎經)과 기경팔맥(奇經八脈)의 충맥(衝脈)이 합하여 음기가 성대하게 모이는 것에서 유래한다는 설과, 임신(妊娠) 시에 여기가 태아에 의해 크게 부풀어 올랐기 때문이라는 설도 있다. 또한, 추체근(**錐體筋**)이나 음경고리인대(**陰莖係蹄靭帶**)의 윤곽이 위쪽으로 갈수록 좁아지는 모습을 불꽃의 형태로 본뜬 것이라는 설도 있다.

- 기혈(氣穴)은 기(氣)가 모이는 경혈의 의미

- 사만(四滿)은 사지(四肢)의 기가 가득하게 모여있는 곳이라는 설과 대장, 소장, 방광, 정실(精室)의 틈이 있어 사방(四方)으로부터 쌓여있다고 하는 설, 복만(腹滿), 창만(脹滿)의 치료에 효과가 있는 경혈이라는 뜻도 있다는 설명도 있다. 신경(腎經) 복부(腹部)의 4번째 경혈이다.

- 중주(中注)는 신기(腎氣)가 포중[胞中, 복강내(腹腔內)]에 흘러 들어가는 곳에 있는 경혈이라는 뜻

- 황유(肓兪)의 황(肓)은 황막(**肓膜**)을 가리킨다. 황막이라는 것은 고황(**膏肓**, P.100)에는 횡격막(**橫經膜**)을 가리킨다고 하였지만 황유(肓兪)나 황문(肓門, P.102)에는 '장간막(腸間膜)'에 관련시켜 설명하는 경우가 자주 있다. 황유(肓兪)는 신기(腎氣)가 복강내(**腹腔內**) 깊게 들어가는 경혈로 황유(肓兪)와 황문(肓門)과는 표리의 위치관계이다.

- 상곡(商曲)의 상(商)은 오음(五音)의 하나로 금(金)을 나타내고, 폐(肺)나 대장(大腸)에 관계한다. 곡(曲)은 '꺾이며 구부러지는 장(腸), 즉 횡행결장(**橫行結腸**)이 있는' 장소라고도 하거나 '몸을 굽혔을 때 꺾이여 구부러지는' 장소라고도 한다. 상곡(商曲)과 같은 높이에 있는 태을(**太乙**, P.28, 위경, ST23)의 '을(乙)'도, 몸을 꺽어 구부러진 것과 연관되어 있다.

- 석관(石關)의 석(石)은 복직근(**腹直筋**)이 돌처럼 딱딱하게 융기된 부위에 있는 경혈을 뜻한다. 또는 변비(便秘), 불임(不妊), 창만(脹滿)을 돌에 비유한 것으로 이에 효과가 있는 경혈을 뜻한다. 관(關)은 이것을 치료할 때 통하게 하는 것을 가리키기도 하고 또는 음식물이 통과하는 '관문'을 시사한다고도 한다.

- 음도(陰都)는 충맥(衝脈)의 교회혈로 음기(陰氣)가 모여있는 경혈이라는 뜻

- 복통곡(腹通谷)은 곡물(穀物)을 통(通)과하는 위의 분문(**噴門**)의 위치에 있는 경혈이라는 뜻. 또는 신경(腎經)과 충맥(衝脈, 기경팔맥의 하나)이 통과하는 곳이라고도 한다.

赤의 갑골문자

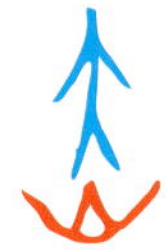

赤은 大와 火의 모양을 조합한 것.

赫

赤은 **大**와 **火**의 조합으로 크게 타오르는 불의 색을 의미한다고 한다. 또한, '**大**'는 팔다리를 벌린 사람을 가리키며, **火**로 더렵혀진 몸을 속죄하여 깨끗하게 하는 것을 나타낸다는 설도 있다. **赫**은 **赤**을 두 글자를 나란히 놓아 붉은 것, 밝다는 것을 강조한 것. **威嚇**(위하, 위협)의 **嚇**(하)는 '샛빨개져서 화내는' 것, **口**(입구 변)를 추가하여 매우 심하게 위협할 때의 의성어를 가리킨다고도 한다.

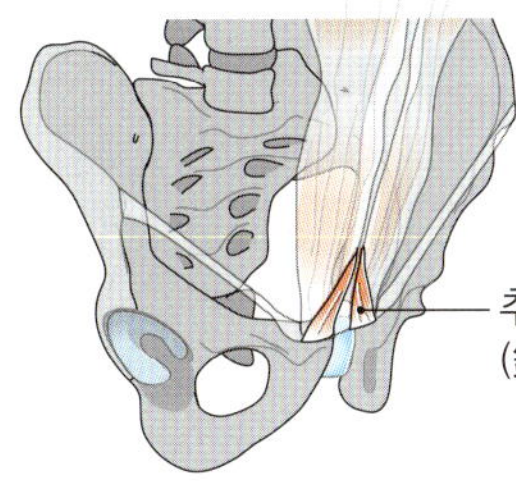

오행론의 오음의 예

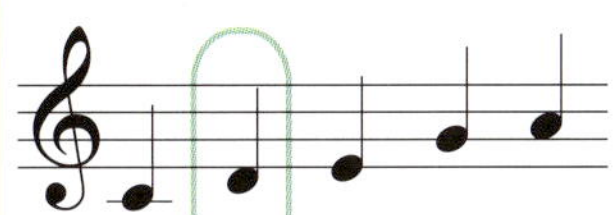

宮	商	角(魚)	微	羽
脾	肺	肝	心	腎
胃	大腸	胆	小腸	膀胱

KI 족소음신경(足少陰腎經) ③ 흉부(胸部)

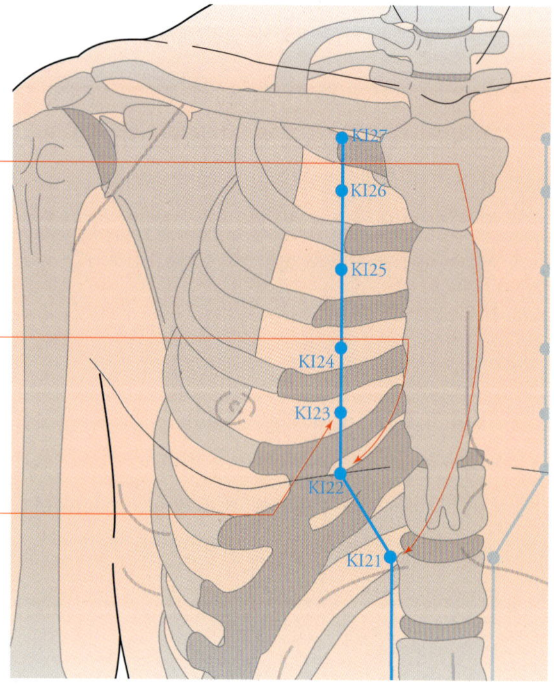

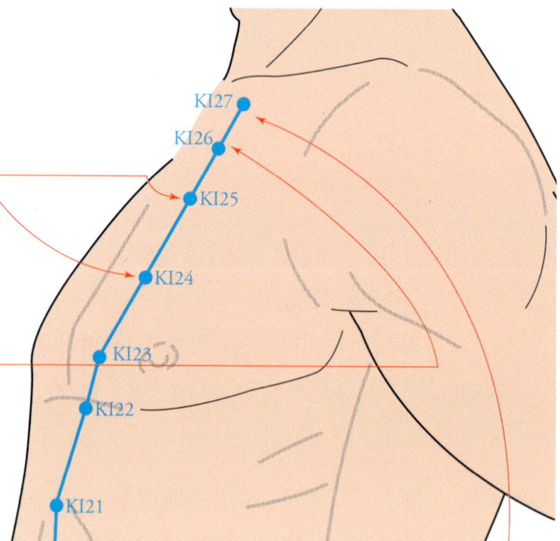

KI21 **유문(幽門)** 별명: **상문(上門)**
혈성: 강역화위(降逆和胃), 이인(利咽)

KI22 **보랑(步廊)** 별명: **보랑(步郎)**
혈성: 관흉(寬胸), 이기(理氣), 강역(降逆)

KI23 **신봉(神封)** 혈성: 관흉이기(寬胸理氣), 통유(通乳)

KI24 **영허(靈墟)** 별명: **영장(靈牆), 영장(靈墻)**
혈성: 관흉이기(寬胸理氣)

KI25 **신장(神藏)** 혈성: 관흉이기(寬胸理氣)

KI26 **욱중(彧中)** 별명: **혹중(或中)**
혈성: 이기(利氣), 지해평천(止咳平喘)

KI27 **유부(兪府)** 혈성: 이기(利氣), 지해평천(止咳平喘)

혈성해설

화이(和胃): 화중(和中)과 같은 뜻, 위기(胃氣)의 불화를 개선하는 것

화인(和咽): 목(인후)의 상태를 조절하는 것

관흉(寬胸): 가슴을 넓혀, 가슴앓이를 말끔하게 하는 것

이기(利氣): 기의 흐름을 좋게 하는 것

평천(平喘): 호흡곤란이나 천식(喘息)을 개선하는 것

황유(肓兪)에서 복부의 정중선 외측으로 0.5촌을 상행하여(**유문**幽門) 흉부 정중선 외측 2촌(**보랑**步廊, **신봉**神封, **영허**靈墟, **신장**神藏, **욱중**彧中, **유부**兪府)를 올라가 본경(本經)과 합류한다. 본경은 척주을 관통하여 신(腎)에 속하고 방광(膀胱)에 낙한다. 또한, 신(腎)에서 올라가 간(肝), 횡격막(橫隔膜)을 통과하여 폐로 들어가고 기관(氣管, 인후)을 돌아 설근(舌根)을 끼고 염천(廉泉, 任 · CV23)에서 끝난다. 흉부에서 나뉘어진 지맥은 심(心)으로 이어져 흉중(전중膻中, 任 · GV17)에서 수궐음심포경(手厥陰心包經)으로 연결된다.

- 유문(幽門)의 유(幽)는 '숨어 있는, 가라앉은 것, 깊은 곳'을 가리킨다. 유문은 칠충문(**七衝門**)의 하나이다. '七衝門'이라는 것은 소화기계 중의 7개의 중요한 문인 비문(飛門, 입술), 호문(戶門, 치아), 흡문(吸門, 회염-혀뿌리의 뒤쪽과 갑상연골의 위부분), 분문[噴門, 위의 상구(上口)], 유문(幽門, 위의 하구(下口)], 난문(闌門, 소장에서 대장으로의 이행부), 백문(魄門, 항문)을 가리킨다. 경혈의 유문(幽門)은 심와부[**心窩部**, 구미(鳩尾)]에 있으며 신기(腎氣)가 위와 흉곽사이의 깊은 골짜기에서 나오는 부위에 있는 경혈이라고 알려져 있다. 현대 해부학에서의 위의 출구(出口)를 유문(**幽門**)이라고 부르지만 고대의 서력전(西暦前) 기록의 '난경(難經)'에서는 위의 출구를 '유문'이라고 불렀고 고대중국의 해부학 용어가 서양의학의 번역어로 채용된 일례(一例)이다. 하지만 유문혈(幽門穴)과 해부학의 유문(幽門)은 엄연히 다르며 정상적인 유문혈(幽門穴)은 분문(噴門)에 가까이 있다.

해부학에서의 복부의 구분

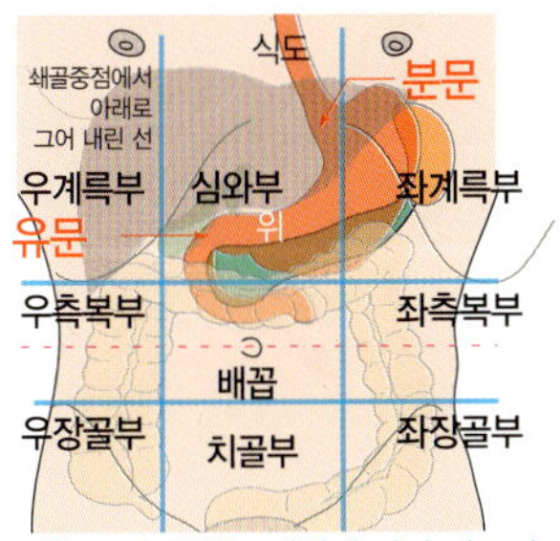

※위(胃)의 위치는 개인에 따라 다르다

- 보랑(步廊)의 랑(廊)자는 양측(兩側), 양단(兩端)의 '양(兩)'과 같은 의미로 두개의 방을 연결하는 통로나 본당(本堂)의 양측에 만든 '작은방'을 가리킨다. 보랑(步廊)은 '대흉근(大胸筋)'이라는 본당(本堂)의 아래에 있는 좌우의 작은 방, 즉 좌우의 제5 늑간에 있는 경혈 또는 흉골(胸骨)의 양측에 있는 '늑간(肋間)'이라는 작은 방을 건너 가기위한 긴 낭하(廊下)의 첫 부분에 있는 경혈이라는 뜻
- 신봉(神封)의 신(神)은 고대중국에서 정신의 기능을 지닌 것으로 여겨졌던 심장(**心臟**)을 가리킨다. 신봉(神封)은 심장을 감싸고(封) 있는 경혈이라는 뜻. 심장은 좌측의 제2~5 늑간(肋間)의 위치에 해당하고 신봉은 제4 늑간에 위치한다. 또한, 심장병 치료에 효과가 있는 경혈로 알려져 있다.
- 영허(靈墟)는 영혼이 깃든다고 여겨지는 심장의 위치에 있는 경혈(제3 늑간)이다. 허(墟)의 **业**는 '우묵한 곳'을 가리키고 폐허(廢墟)를 뜻한다. 허(墟자를 폐허의 '언덕'과 연관시켜 대흉근의 융기(隆起)와 연관시키는 문헌도 있다.
- 신장(神藏)은 신기(腎氣)가 여기에서 심장(心臟)으로 들어가 저장되는 경혈이라는 뜻.
- 욱중(彧中)의 욱(彧)은 구획된 부분을 가리키는 '혹(**或**)'자에 모양을 표시하는 '彡'이 붙혀진 것으로 '테두리가 있어 아름다운 모양'을 나타낸다. 고대 중국의 전차를 덮은 모양이 아름다운 우산과 같이 폐가 다른 장기를 위에서부터 덮고 있는 모양을 나타내고 있다는 설(說)이나 욱(彧)이 '채색의 아름다운 내장'의 폐를 나타낸다는 설(說)도 있다. [덧붙혀서, 사람의 폐는 젊었을 때는 진하지 않은 분홍색, 성인은 회청색(灰靑色)으로 표면은 폐소엽(肺小葉)의 세세한 모양으로 덮혀있다]. 별설(別說)로는 갈비뼈(肋骨)가 늘어서 있는 모습을 모양에 비유한 것이라고도 한다.
- 유부(兪府)는 신경(腎經)의 맥이 이 부위에 모여있다는 의미 또는 흉부 질환에 효과가 있는 경혈이라는 뜻이다.

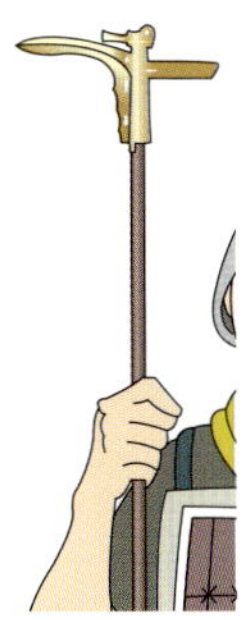

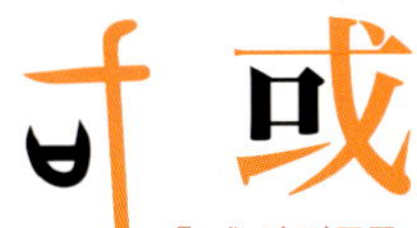

혹(或)의 갑골문

口로 둘러싸인 부분에 戈(창, 과)을 붙힌 것. **或**(혹)은 戈(창, 과)에 의해 지역을 구분하여 지키는 것을 나타내며 **地域**(지역)의 **域**(역)자나 **國**(국)자에 사용되고 있다.

或 + 彡 = 彧

彧(욱)은 **或**(혹)에 彡가 붙은 것. 彡은 장식의 형태를 나타내고 '形(형)'이나 '彩(채)', '彫(조)' 등 칼자국이나 모양에 관계하는 한자에 사용된다. 덧붙혀서, 彪(표)는 선명한 모양의 虎(호랑이)와 비슷한 '무늬'를 가리키고 彦(언)은 또렷한 容貌(용모)의 남성을 나타내기 때문에 사람의 이름에 자주 사용된다.

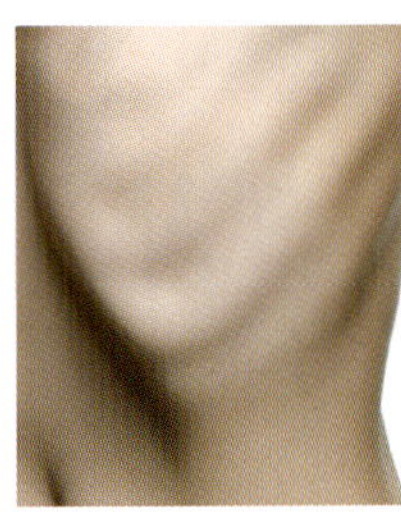

彡처럼 생긴 갈비뼈
(흡기 시의 흉곽 하부)

KI 족소음신경(足少陰腎經) 용천(湧泉), 연곡(然谷), 태계(太溪), 대종(大鐘)외 기타

KI1 용천(湧泉)

부위 족저(足底), 족지굴곡 시,
족저의 제일 함요부

이 경혈에 관한 해부학적 구조

- 피부에는 **내측족저신경**(內側足底神經, S1)
- 경골신경(脛骨神經) 가지의 내측족저신경지배로 제3지의 기절골굴곡에 작용하는 제2충양근(蟲樣筋)
- 단지굴근(短趾屈筋)을 덮은 종족저궁(縱足底弓)을 지지하는 강한 결합조직성의 족저건막(足底腱膜)
- 족저동맥궁(足底動脈弓)에서 분지하는 총저측지동맥(総底側趾動脈)

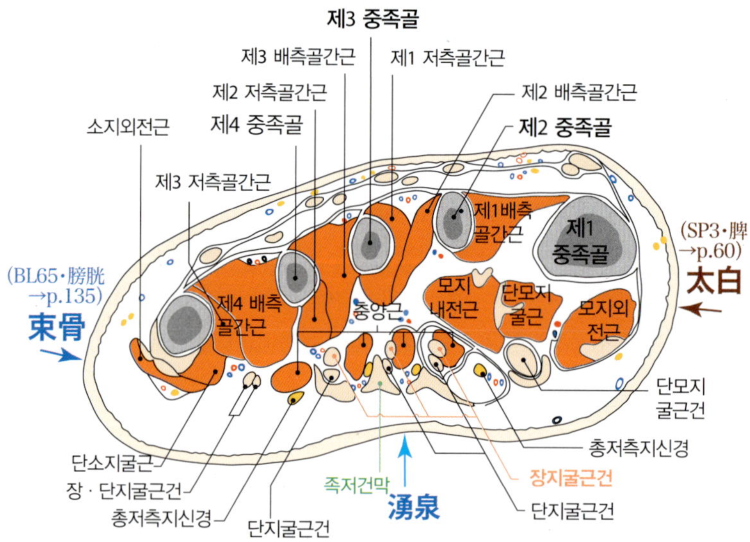

용천혈을 통과하는 단면

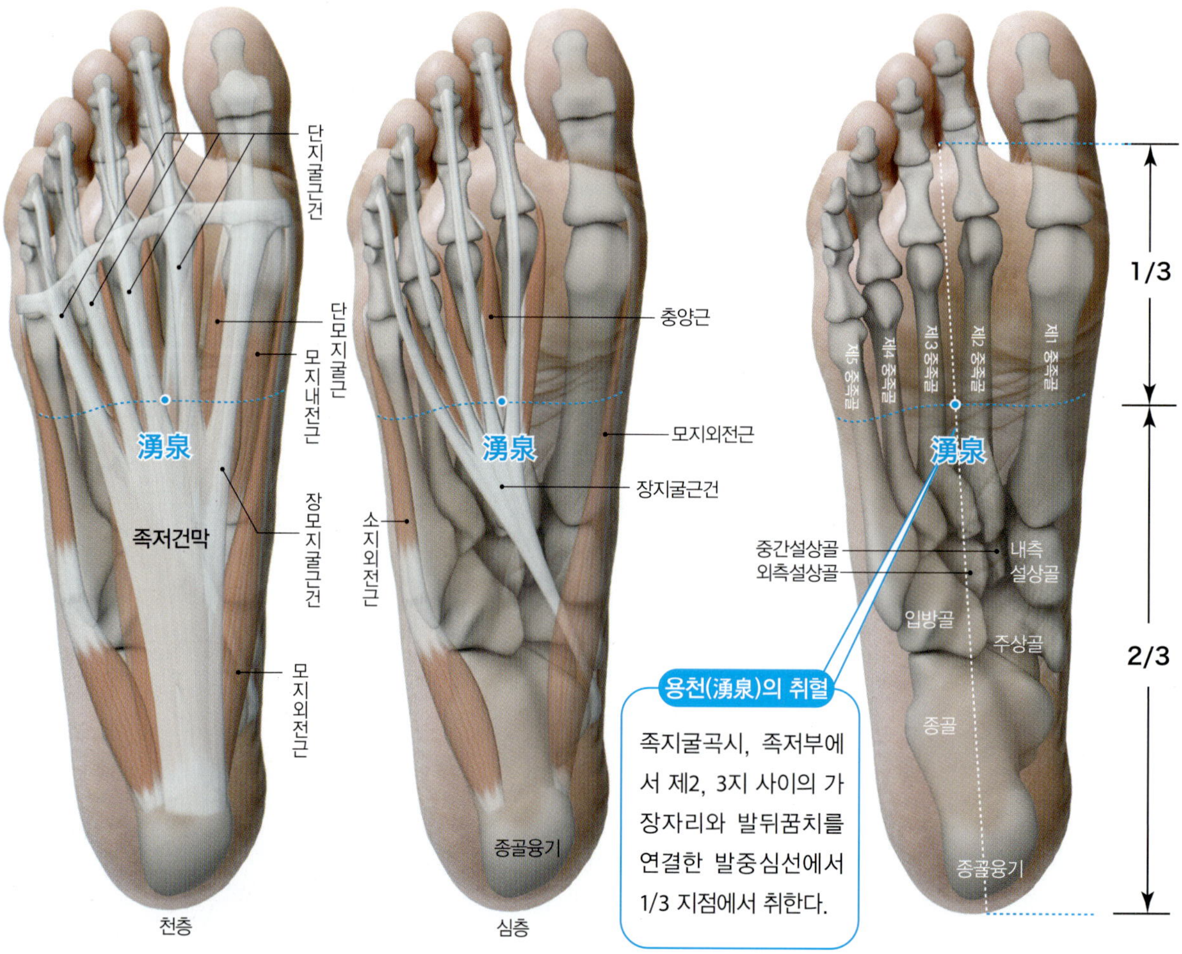

용천(湧泉)의 취혈

족지굴곡시, 족저부에서 제2, 3지 사이의 가장자리와 발뒤꿈치를 연결한 발중심선에서 1/3 지점에서 취한다.

족근관(足根管)은 내과의 후하방부에 **족근골**(足根骨)과 **굴근지대**(屈筋支帶)에 의해 구성되는 터널을 말한다. **태계**(太溪), **대종**(大鍾), **수천**(水泉)이 족근관 위에 위치한다. 족근관을 통과하는 것은 내과측에서는 1) 후경골근건(後脛骨筋腱), 2) 장지굴근건(長趾屈筋腱), 3) 후경골동·정맥(後脛骨動·靜脈), 4) 경골신경(脛骨神經), 5) 장모지굴근건(長母趾屈筋腱)이다. 족관근 내에서 경골신경이 압박을 받으면 족저부에서 족지(足趾)에 걸쳐 방산통(放散痛), 족근관통(足根管痛), 족저부의 감각장애 등이 나타난다(족근관증후군足根管症候群).

KI2 연곡(然谷)

부위 족내측(足內側),
주상골조면(舟狀骨粗面)의 하방, 적백육제

이 경혈에 관한 해부학적 구조

- 피부에는 **내측족저신경**(內側足底神經, S1)
- 경골신경(脛骨神經) 가지인 **내측족저신경**(L5~S1) 근지(筋枝) 지배의 모지외전근(母指外轉筋)
- 후경골동·정맥(後脛骨動·靜脈)의 분지로 모지외전근(母趾外轉筋)의 외측을 주행하는 내측족저동·정맥(內側足底動·靜脈)
- 하퇴전측(下腿前側)의 신근(伸筋) 건(腱)을 유지하는 하신근지대(下伸筋支帶)

KI3 태계(太溪)

부위 족관절후내측(足關節後內側),
내과첨과 아킬레스건 사이의 함요부

이 경혈에 관한 해부학적 구조

- 피부에는 대퇴신경(大腿神經) 최대 피지인 **복재신경**(伏在神經, L4)
- **경골신경**(脛骨神經) **근지**(筋枝, L5~S1) 지배의 장모지굴근건(長母趾屈筋腱)
- 하퇴삼두근(下腿三頭筋)의 공통건(共通腱)으로 종골융기에 부착하는 아킬레스건[종골건(踵骨腱)]
- 슬와동·정맥(膝窩動·靜脈)에서 분지하는 후경골동·정맥(後脛骨動·靜脈)

KI4 대종(大鐘)

부위 족내측(足內側), 내과첨후하방, 종골상방,
아킬레스건부착부 내측전방의 함요부

이 경혈에 관한 해부학적 구조

- 피부에는 대퇴신경(大腿神經) 최대 피지인 **복재신경**(伏在神經, L4)
- 경골신경(脛骨神經) 근지(筋枝, L4~S1) 지배의 족저근건(足底筋腱)
- 하퇴삼두근(下腿三頭筋)의 공통건(共通腱)으로 종골융기(踵骨隆起)에 부착하는 아킬레스건[종골건(踵骨腱)]
- 슬와동·정맥(膝窩動·靜脈)에서 분지하는 후경골동·정맥(後脛骨動·靜脈)
- 심부에는 종골(踵骨)이 있다.

KI5 수천(水泉)

부위 족내측(足內側), 태계(太溪(KI3)의
하방 1촌, 종골융기전방의 함요부

이 경혈에 관한 해부학적 구조

- 피부에는 대퇴신경(大腿神經)최대 피지로 내전근관(內轉筋管)에서 광근내전근막(廣筋內轉筋膜)을 나오는 **복재신경**(伏在神經, L4)
- 슬와동·정맥(膝窩動·靜脈) 분지의 후경골동맥(後脛骨動脈)으로부터 분지하는 종골지(踵骨枝)
- 심부에는 종골(踵骨)이 있다.

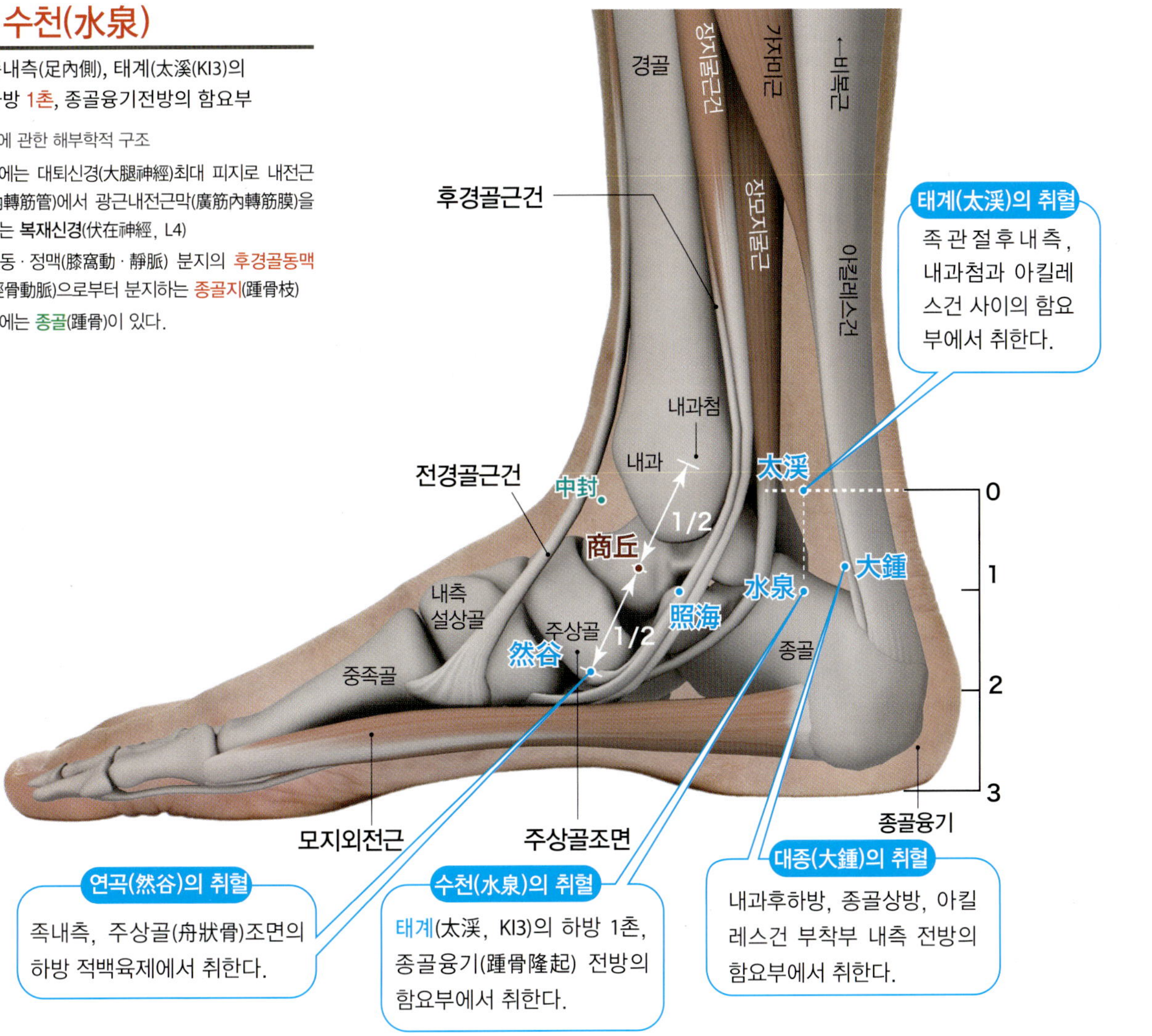

KI 족소음신경(足少陰腎經) 조해(照海), 복류(伏溜), 교신(交信), 축빈(築賓), 음곡(陰谷)

KI6 조해(照海)

부위 족내측(足內側), 내과첨의 하방 1촌, 내과하방의 함요부

이 경혈에 관한 해부학적 구조

- 피부에는 대퇴신경(大腿神經)최대 피지로 내전근관(內轉筋管)에서 광근내전근막(廣筋內轉筋膜)을 나와 하행하는복재신경(伏在神經, L4)
- 경골신경근지(脛骨神經筋枝, L5~S1) 지배의 후경골근건(後脛骨筋腱)
- 슬와동 · 정맥(膝窩動 · 靜脈) 분지의 후경골동 · 정맥(後脛骨動 · 靜脈)
- 심부에는 재거돌기(載距突起)가 있다.

KI7 복류(伏溜)

부위 하퇴후내측(下腿後內側), 아킬레스건의 내연, 내과첨상방 2촌

이 경혈에 관한 해부학적 구조

- 피부에는 대퇴신경(大腿神經)최대 피지로 내전근관(內轉筋管)에서 광근내전근막(廣筋內轉筋膜)을 나와 하행하는 복재신경(伏在神經, L4)
- 경골신경근지(脛骨神經筋枝, L5~S2) 지배의 족저근건(足底筋腱), 장모지굴근(長母趾屈筋)
- 하퇴삼두근(下腿三頭筋)의 공통건(共通腱)으로 종골융기(踵骨隆起)에 부착하는 아킬레스건 [종골건(踵骨腱)]
- 슬와동 · 정맥(膝窩動 · 靜脈) 분지의 후경골동 · 정맥(後脛骨動 · 靜脈)

KI8 교신(交信)

부위 하퇴내측(下腿內側), 경골내연(脛骨內緣) 후방의 함요부, 내과첨상방 2촌

이 경혈에 관한 해부학적 구조

- 피부에는 대퇴신경(大腿神經)최대 피지로 내전근관(內轉筋管)에서 광근내전근막(廣筋內轉筋膜)을 나와 하행하는 복재신경(伏在神經, L4)
- 경골신경근지(脛骨神經筋枝, L5~S2) 지배의 장지굴근(長趾屈筋), 후경골근(後脛骨筋), 장모지굴근(長母趾屈筋)
- 슬와동 · 정맥(膝窩動 · 靜脈) 분지의 후경골동 · 정맥(後脛骨動 · 靜脈)
- 심부에는 비골(腓骨)이 있다.

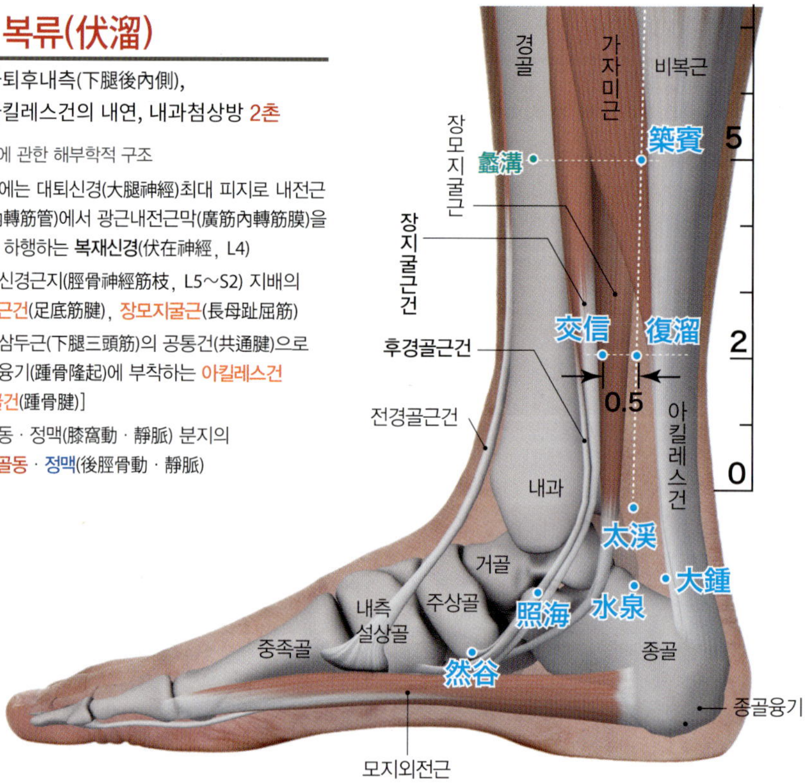

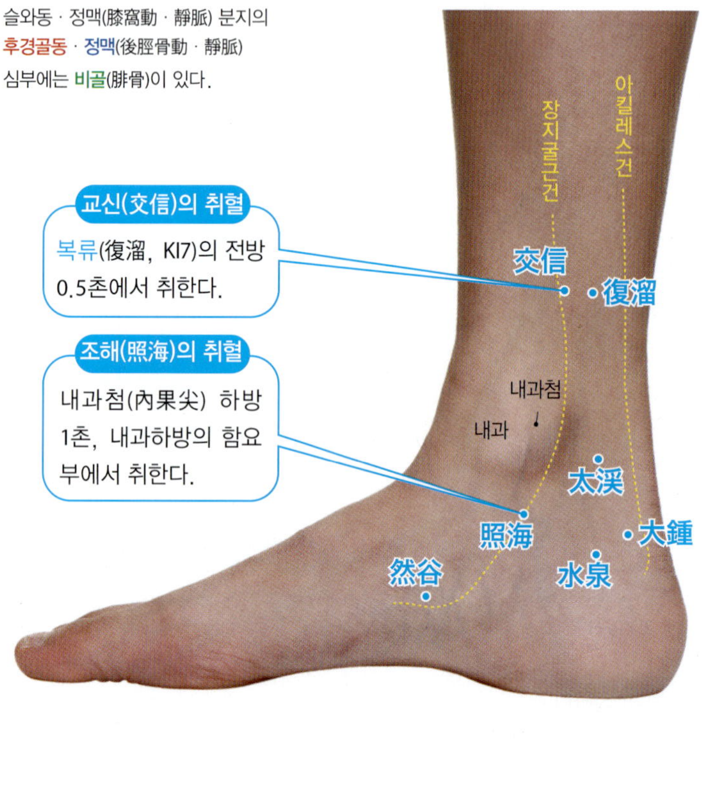

교신(交信)의 취혈

복류(復溜, KI7)의 전방 0.5촌에서 취한다.

조해(照海)의 취혈

내과첨(內果尖) 하방 1촌, 내과하방의 함요부에서 취한다.

복류의 취혈

교신(交信, KI8)과 같은 높이로 0.5촌 후방에서 취한다.

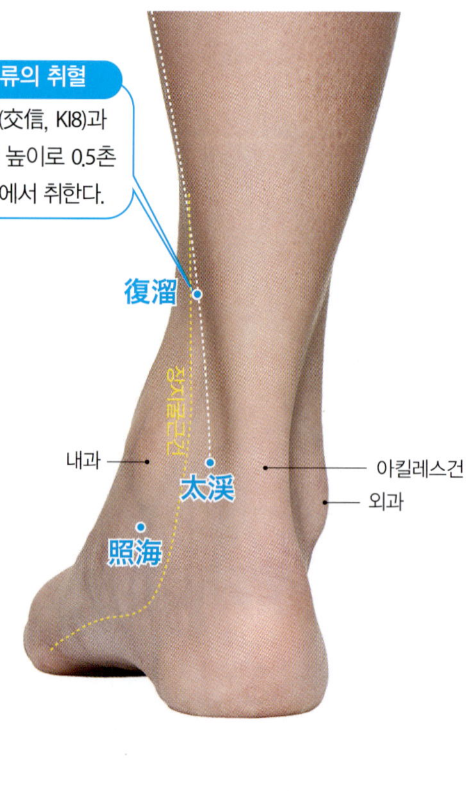

반막양근건(半膜樣筋腱)은 내측반월판(內側半月板)에 근섬유로 연결되어 있어 슬관절(膝關節)이 굴곡할 때 내측반월판을 후방으로 당기는 역할을 한다. 반월판의 주요 역할은 슬관절에 걸리는 하중을 분산시켜 관절의 적합성을 좋게하는 역할을 한다. 반월판의 슬관절에 대한 충격흡수율은 약1/3 정도, 스포츠 외상으로 반월판에 미치는 영향은 크다고 할 수 있다. 또한, 내측반월판의 움직임이 적기 때문에 외상을 입는 빈도가 외측반월판보다 매우 높다.

음곡(陰谷)의 취혈

슬후내측(膝後內側), 반건양근건의 외연, 슬와횡문상에서 취한다.

골도

슬개골첨(膝蓋骨尖) ~ 내과첨(內果尖): 15촌

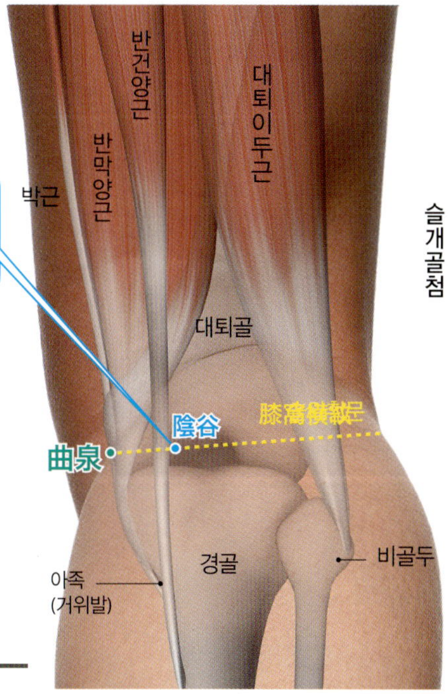

KI9 축빈(築賓)

부위 하퇴후내측(下腿後內側), 가자미근과 아킬레스근의 사이, 내과첨상방 5촌

이 경혈에 관한 해부학적 구조

- 피부에는 대퇴신경(大腿神經) 최대 피지로 내전근관(內轉筋管)에서 광근내전근막(廣筋內轉筋膜)을 나와 하행하는 **복재신경**(伏在神經, L4)
- 경골신경근지(脛骨神經筋枝, S1~S2) 지배로 발의 저굴(底屈)에 작용하는 하퇴삼두근(下腿三頭筋, 가자미근과 비복근내측두 · 외측두)
- 슬와동 · 정맥(膝窩動 · 靜脈) 분지의 후경골동 · 정맥(後脛骨動 · 靜脈)
- 심부에는 **경골신경**(脛骨神經, S1~S2)이 있다.

KI10 음곡(陰谷)

부위 슬와내측(膝窩內側), 반건양근건(半腱樣筋腱)의 외연, 슬와횡문상(膝窩橫紋上)

이 경혈에 관한 해부학적 구조

- 피부에는 대퇴신경(大腿神經)최대 피지로 내전근관(內轉筋管)에서 광근내전근막(廣筋內轉筋膜)을 나와 하행하는 **복재신경**(伏在神經, L4)
- 좌골신경경골부(坐骨神經脛骨部) 지배의 반건양근건(半腱樣筋腱), 반막양근건(半膜樣筋腱)
- 경골신경근지(脛骨神經筋枝, S1~S2) 지배로 발의 저굴(底屈)에 작용하는 하퇴삼두근(下腿三頭筋, 가자미근과 비복근내측두 · 외측두)
- 슬와동 · 정맥(膝窩動 · 靜脈)에서 분지하는 내측하슬동 · 정맥(內側下膝動 · 靜脈)

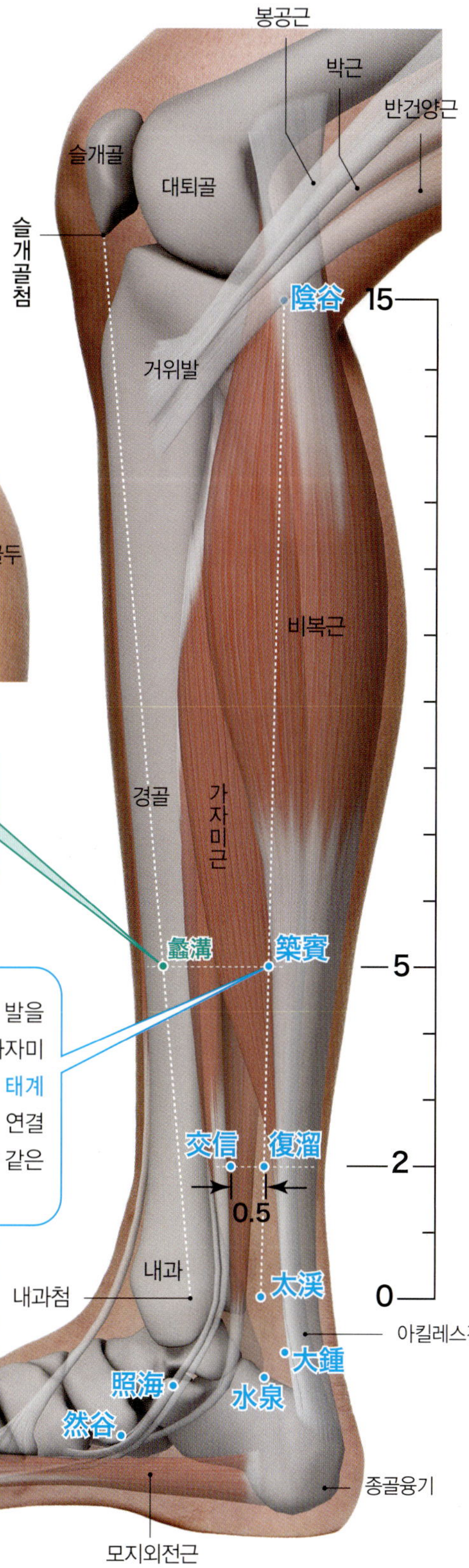

여구(蠡溝)의 취혈

슬개골첨과 내과첨의 연결선상에서 내과첨으로부터 1/3, 경골내측면의 중앙, 축빈(KI9 · 腎)과 같은 높이에서 취한다.

축빈(築賓)의 취혈

무릎을 굽혀 저항에 대항하는 발을 저굴(底屈)하면 경골내측연에 가자미근이 보다 선명하게 나타난다. 태계(太溪, KI3)와 음곡(陰谷 KI10)의 연결 선상에서, 여구(蠡溝, LR5 · 肝)와 같은 높이에서 취한다.

※ 비복근(腓腹筋)은 이관절근(二關節筋)이기 때문에 슬관절 굴곡시 이완하기에 충분하게 움직이지 않는다. 이에 대해 가자미근은 단관절근(單關節筋)이기 때문에 무릎의 굴신에 관계없이 저굴근(底屈筋)으로서 움직인다.

KI 족소음신경(足少陰腎經) 횡골(橫骨), 대혁(大赫), 기혈(氣穴), 사만(四滿)외 기타

KI11 횡골(橫骨)

부위 하복부, 제중앙의 하방 5촌,
전정중선 곡골(曲骨) 외방 0.5촌

이 경혈에 관한 해부학적 구조

- 피부에는 **장골하복신경**(腸骨下腹神經, T12~ L1)의 **전피지**(前皮枝)
- 늑간신경(肋間神經, T6~T12) 지배로 체간의 전굴에 작용하는 복직근(腹直筋)과 늑하신경(肋下神經, T12) 지배의 추체근(椎體筋)
- 대퇴동 · 정맥에서 분지하여 상행하는 천복벽동 · 정맥(淺腹壁動 · 靜脈)과 외장골동 · 정맥(外腸骨動 · 靜脈)에서 분지하여 상행하는 하복벽동 · 정맥(下腹壁動 · 靜脈)
- 심부에는 치골근(恥骨筋)이 있다.

KI12 대혁(大赫)

부위 하복부, 제중앙의 하방 4촌,
전정중선 중추(中極) 외방 0.5촌

이 경혈에 관한 해부학적 구조

- 피부에는 **장골하복신경**(腸骨下腹神經, L1)의 **전피지**(前皮枝)
- 늑간신경(肋間神經, T6~T7)과 **장골하복신경**(腸骨下腹神經, T12~L4) 지배로 복직근초(腹直筋鞘)에 덮혀있는 복직근(腹直筋)
- 대퇴동 · 정맥에서 분지하여 상행하는 천복벽동 · 정맥(淺腹壁動 · 靜脈)과 외장골동 · 정맥(外腸骨動 · 靜脈)에서 분지하여 상행하는 하복벽동 · 정맥(下腹壁動 · 靜脈)
- 심부에는 회장(回腸)이 있다.

KI13 기혈(氣穴)

부위 하복부, 제중앙의 하방 3촌,
전정중선 관원(關元) 외방 0.5촌

이 경혈에 관한 해부학적 구조

- 피부에는 **늑간신경전피지**(肋間神經 前皮枝, T11)
- 늑간신경(肋間神經, T6~T7)과 **장골하복신경**(腸骨下腹神經, T12~L4) 지배로 복직근초(腹直筋鞘)에 덮혀있는 복직근(腹直筋)
- 대퇴동 · 정맥에서 분지하여 상행하는 천복벽동 · 정맥(淺腹壁動 · 靜脈)과 외장골동 · 정맥(外腸骨動 · 靜脈)에서 분지하여 상행하는 하복벽동 · 정맥(下腹壁動 · 靜脈)
- 심부에는 공 · 회장(空 · 回腸)이 있다.

기혈(気穴)의 취혈
관원(關元, CV4 · 任)의 외방 0.5촌에서 취한다

관원(関元)의 취혈
신궐(神闕, CV8 · 任) 하방 3촌, 곡골(曲骨, CV2) 상방 2촌에서 취한다.

중극(中極)의 취혈
신궐(神闕, CV8 · 任) 하방 4촌, 곡골(曲骨, CV2)상방 1촌에서 취한다.

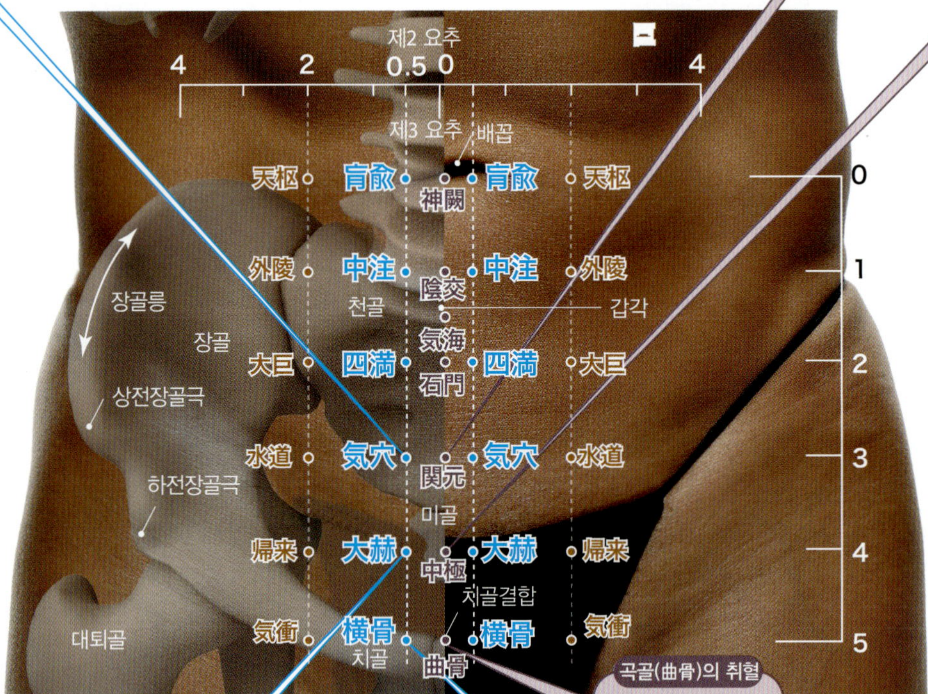

곡골(曲骨)의 취혈
치골결합상연의 중점에서 취한다.

골도
배꼽중앙~치골결합 상연: 5촌

대혁(大赫)의 취혈
중극(中極, CV3 · 任)의 외방 0.5촌에서 취한다.

횡골(橫骨)의 취혈
곡골(曲骨, CV2 · 任)의 외방 0.5촌에서 취한다.

소장(小腸)은 위(胃)로부터 이어지는 약 6~7m 길이의 장기(臟器)로 소화와 흡수의 중요한 곳이다. **십이지장**(十二指腸), **공장**(空腸), **회장**(回腸)으로 이루어져 있으며 십이지장은 손가락을 옆으로 나열한 길이라고 하는 것에서 이름이 붙여졌다. 십이지장에는 담즙(膽汁)과 췌액(膵液)이 분비(分泌)된다. **공장**(空腸)은 복강(腹腔)의 좌상부(소장의 입구측 2/5)를 차지하고 **회장**(回腸)은 복강의 우하부(소장의 항문측 3/5)를 차지하지만 양자사이에 명확한 경계는 보이지 않는다.

KI14 사만(四滿)

부위 하복부, 제중앙의 하방 2촌, 전정중선 석문(石門) 외방 0.5촌

이 경혈에 관한 해부학적 구조

- 피부에는 **늑간신경전피지**(肋間神經 前皮枝, T11)
- **늑간신경**(肋間神經, T6~T7)과 **장골하복신경**(腸骨下腹神經, T12~L4) 지배로 복직근초(腹直筋鞘)에 덮혀있는 복직근(腹直筋)
- 대퇴동 · 정맥에서 분지하여 상행하는 천복벽동 · 정맥(淺腹壁動 · 靜脈)과 외장골동 · 정맥(外腸骨動 · 靜脈)에서 분지하여 상행하는 하복벽동 · 정맥(下腹壁動 · 靜脈)
- 심부에는 공 · 회장(空 · 回腸)이 있다.

KI15 중주(中注)

부위 하복부, 제중앙의 하방 1촌, 전정중선 음교(陰交) 외방 0.5촌

이 경혈에 관한 해부학적 구조

- 피부에는 **늑간신경전피지**(肋間神經 前皮枝, T10)
- **늑간신경**(肋間神經, T6~T7)과 **장골하복신경**(腸骨下腹神經, T12~L4) 지배로 복직근초(腹直筋鞘)에 덮혀있는 복직근(腹直筋)
- 대퇴동 · 정맥에서 분지하여 상행하는 천복벽동 · 정맥(淺腹壁動 · 靜脈), 외장골동 · 정맥(外腸骨動 · 靜脈)에서 분지하여 상행하는 하복벽동 · 정맥(下腹壁動 · 靜脈)
- 심부에는 공장(空腸) 또는 회장(回腸)이 있다.

황유(肓兪)

부위 상복부, 제중앙 신궐(神闕) 외방 0.5촌

이 경혈에 관한 해부학적 구조

- 피부에는 **늑간신경전피지**(肋間神經 前皮枝, T10)
- 늑간신경(肋間神經, T6~T7)과 **장골하복신경**(腸骨下腹神經, T12~L4) 지배로 복직근초(腹直筋鞘)에 덮혀있는 복직근(腹直筋)
- 대퇴동 · 정맥에서 분지하여 상행하는 천복벽동 · 정맥(淺腹壁動 · 靜脈), 외장골동 · 정맥(外腸骨動 · 靜脈)에서 분지하여 상행하는 하복벽동 · 정맥(下腹壁動 · 靜脈)
- 심부에는 공장(空腸) 또는 회장(回腸)이 있다.

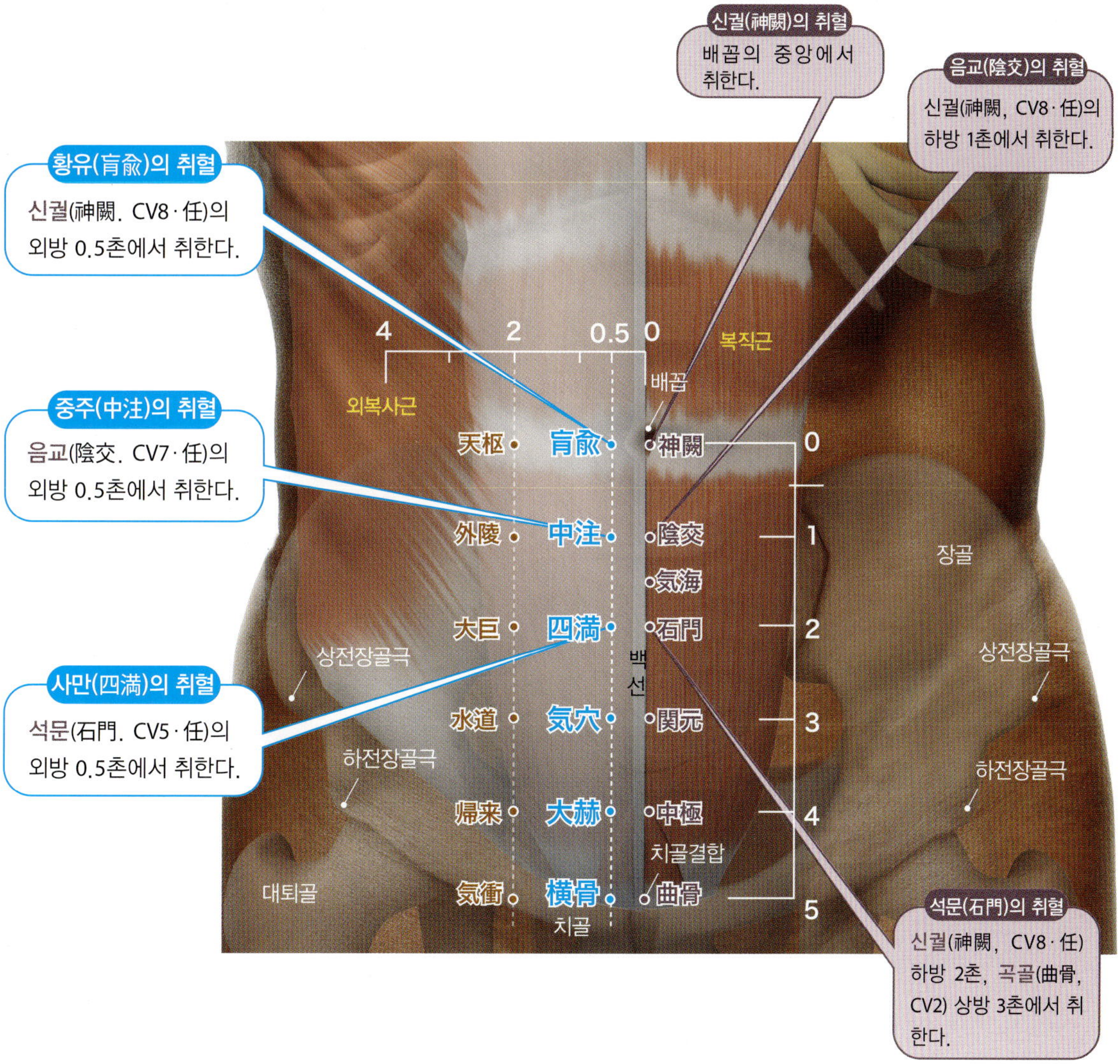

KI17 상곡(商曲)

부위 상복부, 제중앙의 상방 2촌,
전정중선(前正中線) 하완(下脘) 외방 0.5촌

이 경혈에 관한 해부학적 구조

- 피부에는 늑간신경전피지(肋間神經 前皮枝, T9)
- 늑간신경(肋間神經, T6~T7)과 장골하복신경(腸骨下腹神經, T12~L4) 지배로 복직근초(腹直筋鞘)에 덮혀있는 복직근(腹直筋)
- 대퇴동 · 정맥에서 분지하여 상행하는 천복벽동 · 정맥(淺腹壁動 · 靜脈), 외장골동 · 정맥(外腸骨動 · 靜脈)에서 분지하여 상행하는 하복벽동 · 정맥(下腹壁動 · 靜脈)
- 심부에는 공장(空腸) 또는 회장(回腸)이 있다.

KI18 석관(石關)

부위 상복부, 제중앙의 상방 3촌,
전정중선(前正中線) 건리(建里) 외방 0.5촌

이 경혈에 관한 해부학적 구조

- 피부에는 늑간신경전피지(肋間神經 前皮枝, T9)
- 늑간신경(肋間神經, T6~T7)과 장골하복신경(腸骨下腹神經, T12~L4) 지배로 복직근초(腹直筋鞘)에 덮혀있는 복직근(腹直筋)
- 대퇴동 · 정맥에서 분지하여 상행하는 천복벽동 · 정맥(淺腹壁動 · 靜脈), 외장골동 · 정맥(外腸骨動 · 靜脈)에서 분지하여 상행하는 하복벽동 · 정맥(下腹壁動 · 靜脈)
- 심부에는 공장(空腸), 회장(回腸) 또는 횡행결장(橫行結腸)이 있다.

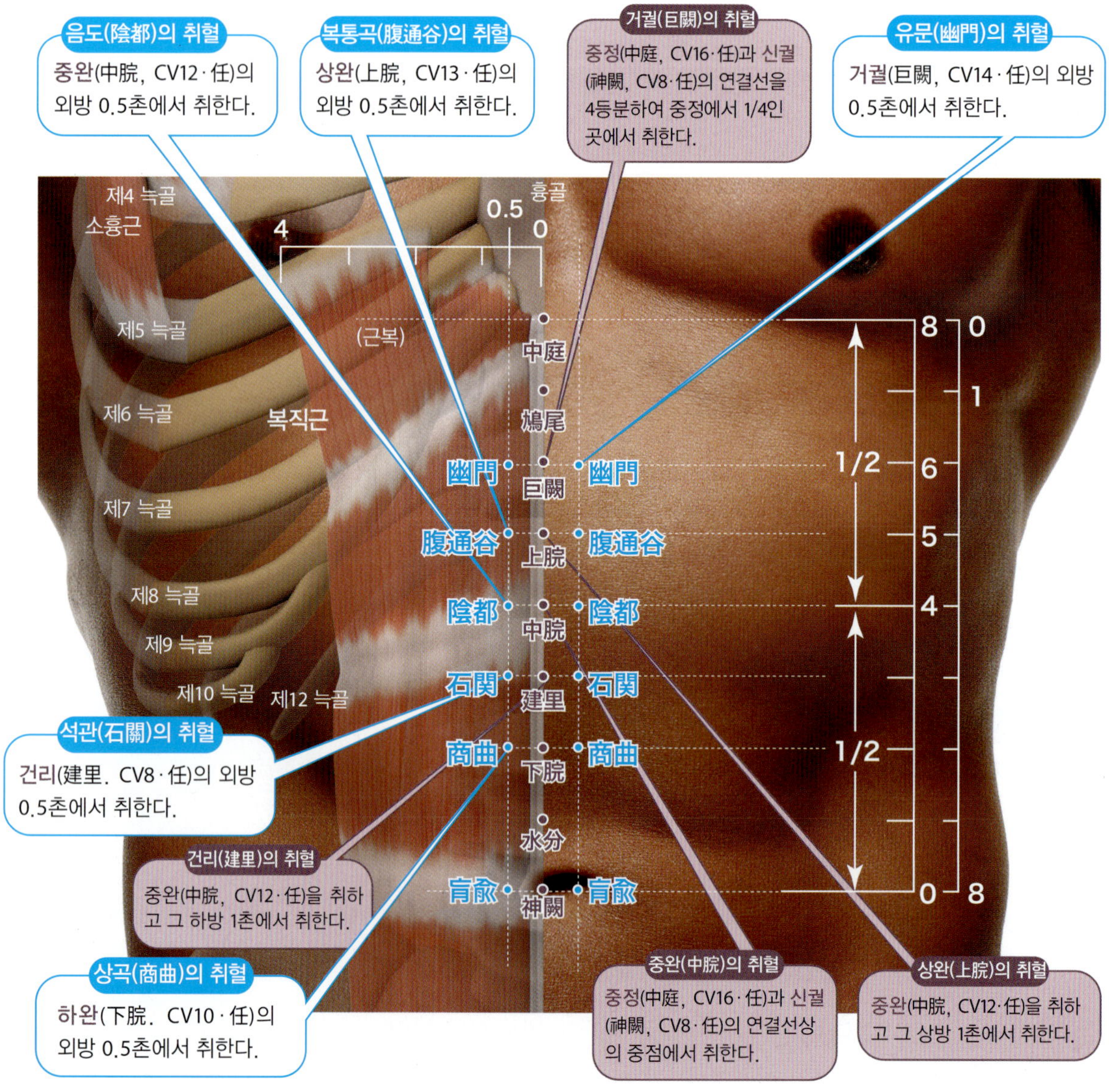

복부(腹部)의 근육군이 수축하면 **복강내압**(腹腔內壓, **복압**)이 상승하여 복부내장이 조여지게 된다. 이 작용은 배변이나 **배뇨**, **구토**(嘔吐)를 할 경우에 중요하게 작용한다. 또한, **분만**(分娩) 시 산모의 진통에도 필요하다. 또한, 복강내압(腹腔內壓)의 상승으로 상부 요추의 추간판(椎間板)에 걸리는 부하를 최대 50%, 하부 요추에 걸리는 부하의 30%까지 경감시킬 수 있다.

KI19 음도(陰都)

부위 상복부, 제중앙의 상방 4촌,
전정중선 중완(中脘) 외방 0.5촌

이 경혈에 관한 해부학적 구조

- 피부에는 **늑간신경전피지**(肋間神經 前皮枝, T8)
- **늑간신경**(肋間神經, T6~T7)과 **장골하복신경**(腸骨下腹神經, T12~L4) 지배로 복직근초(腹直筋鞘)에 덮혀있는 복직근(腹直筋)
- 대퇴동 · 정맥에서 분지하여 상행하는 천복벽동 · 정맥(淺腹壁動 · 靜脈), 외장골동 · 정맥(外腸骨動 · 靜脈)에서 분지하여 상행하는 하복벽동 · 정맥(下腹壁動 · 靜脈)
- 심부에는 공장(空腸), 회장(回腸) 또는 횡행결장(橫行結腸)이 있다.

KI20 복통곡(腹通谷)

부위 상복부, 제중앙의 상방 5촌,
전정중선 상완(上脘) 외방 0.5촌

이 경혈에 관한 해부학적 구조

- 피부에는 **늑간신경전피지**(肋間神經 前皮枝, T7, 8)
- **늑간신경**(肋間神經, T6~T7)과 **장골하복신경**(腸骨下腹神經, T12~L4) 지배로 복직근초(腹直筋鞘)에 덮혀있는 복직근(腹直筋)
- 대퇴동 · 정맥에서 분지하여 상행하는 천복벽동 · 정맥(淺腹壁動 · 靜脈), 외장골동 · 정맥(外腸骨動 · 靜脈)에서 분지하여 상행하는 하복벽동 · 정맥(下腹壁動 · 靜脈)
- 심부에는 위(胃) 또는 횡행결장(橫行結腸)이 있다.

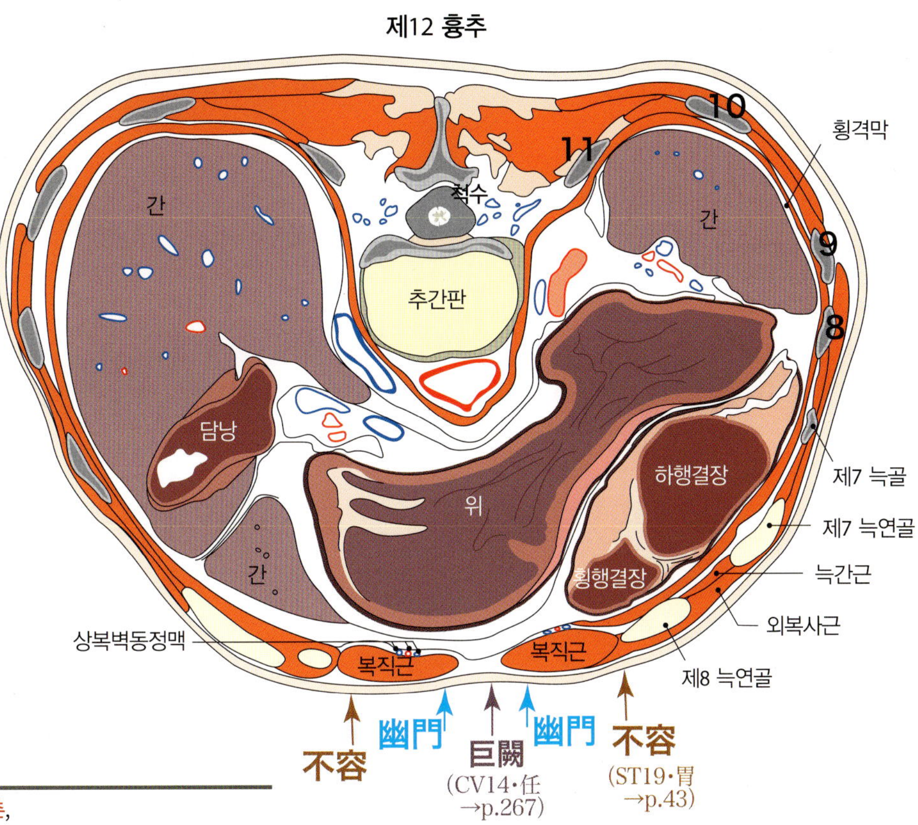

유문(幽門)을 관통하는 수평단면

KI21 유문(幽門)

부위 상복부, 제중앙의 상방 6촌,
전정중선 외방 거궐(巨闕) 0.5촌

이 경혈에 관한 해부학적 구조

- 피부에는 **늑간신경전피지**(肋間神經 前皮枝, T7)
- **늑간신경**(肋間神經, T6~T7)과 **장골하복신경**(腸骨下腹神經, T12~L4) 지배로 복직근초(腹直筋鞘)에 덮혀있는 복직근(腹直筋)
- 대퇴동 · 정맥에서 분지하여 상행하는 천복벽동 · 정맥(淺腹壁動 · 靜脈), 외장골동 · 정맥(外腸骨動 · 靜脈)에서 분지하여 상행하는 하복벽동 · 정맥(下腹壁動 · 靜脈)
- 심부에는 위(胃)가 있다

KI 족소음신경(足少陰腎經) 보랑(步廊), 신봉(神封), 영허(靈墟), 신장(神藏), 욱중(彧中)

KI22 보랑(步廊)

부위 전흉부, 제5늑간, 전정중선 외방 2촌

이 경혈에 관한 해부학적 구조

- 피부에는 늑간신경전피지(肋間神經 前皮枝, T5)
- 내측(C8~T1) · 외측흉근신경근지(胸筋神經筋枝, C5~C7) 지배로 견관절의 내전에 작용하는 대흉근(大胸筋)
- 액와동 · 정맥(腋窩動 · 靜脈)으로부터의 분지인 흉견봉동 · 정맥(胸肩峰動 · 靜脈)의 흉근지(胸筋枝)
- 흉대동맥(胸大動脈)의 벽측지(壁側枝)로 전방에 내흉동맥(內胸動脈)과 문합(吻合)하는 늑간동맥(肋間動脈)

※주의: 보랑(步廊) 양측의 심부에는 우폐(右肺)와 심장(心臟)이 있다.

KI23 신봉(神封)

부위 전흉부, 제4 늑간, 전정중선 외방 2촌

이 경혈에 관한 해부학적 구조

- 피부에는 늑간신경전피지(肋間神經 前皮枝, T4)
- 내측(C8~T1) · 외측흉근신경근지(胸筋神經筋枝, C5~C7) 지배로 견관절의 내전에 작용하는 대흉근(大胸筋)
- 액와동 · 정맥(腋窩動 · 靜脈)으로부터의 분지인 흉견봉동 · 정맥(胸肩峰動 · 靜脈)의 흉근지(胸筋枝)
- 흉대동맥(胸大動脈)의 벽측지(壁側枝)로 전방에 내흉동맥(內胸動脈)과 문합(吻合)하는 늑간동맥(肋間動脈)

※주의: 심부에는 폐(肺)가 있기 때문에 기흉(氣胸)을 일으킬 가능성이 있다. 좌측은 심장(心臟)에도 주의한다

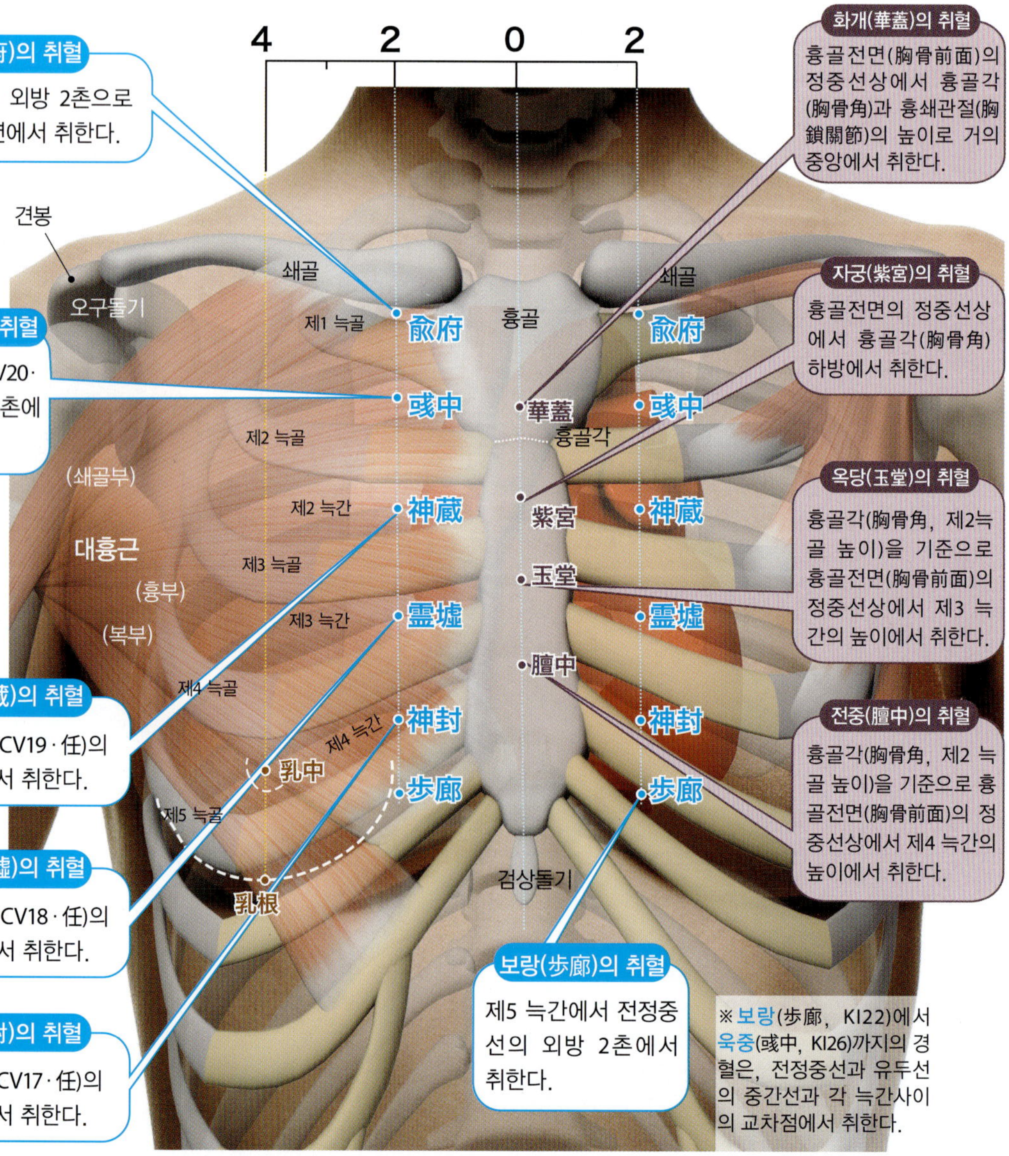

유부(兪府)의 취혈
전정중선의 외방 2촌으로 쇄골의 하연에서 취한다.

욱중(彧中)의 취혈
화개(華蓋·CV20·任)의 외방 2촌에서 취한다.

신장(神藏)의 취혈
자궁(紫宮, CV19·任)의 외방 2촌에서 취한다.

영허(靈墟)의 취혈
옥당(玉堂, CV18·任)의 외방 2촌에서 취한다.

신봉(神封)의 취혈
전중(膻中, CV17·任)의 외방 2촌에서 취한다.

화개(華蓋)의 취혈
흉골전면(胸骨前面)의 정중선상에서 흉골각(胸骨角)과 흉쇄관절(胸鎖關節)의 높이로 거의 중앙에서 취한다.

자궁(紫宮)의 취혈
흉골전면의 정중선상에서 흉골각(胸骨角) 하방에서 취한다.

옥당(玉堂)의 취혈
흉골각(胸骨角, 제2늑골 높이)을 기준으로 흉골전면(胸骨前面)의 정중선상에서 제3 늑간의 높이에서 취한다.

전중(膻中)의 취혈
흉골각(胸骨角, 제2 늑골 높이)을 기준으로 흉골전면(胸骨前面)의 정중선상에서 제4 늑간의 높이에서 취한다.

보랑(步廊)의 취혈
제5 늑간에서 전정중선의 외방 2촌에서 취한다.

※보랑(步廊, KI22)에서 욱중(彧中, KI26)까지의 경혈은, 전정중선과 유두선의 중간선과 각 늑간사이의 교차점에서 취한다.

신장(神藏, KI25)이 위치한 제2 늑간의 높이는 흉골각(胸骨角) 부분(흉골체胸骨體와 흉골병胸骨柄의 관절부분)과 같은 높이이다. 이 부분에는 흉신경 전지(胸神經前枝)인 늑간신경(肋間神經)의 전피지(前皮枝)나 내흉동맥(內胸動脈)에서 오는 관통지(貫通枝)가 분포한다. 당뇨병의 말초신경장애의 특징으로 나타나는 증상(症狀)은 말초신경의 원위에서 발병하기 때문에, 체간전면(體幹前面)에서는 신장(神藏) 주변 등의 체간정중부(體幹正中部) 주변에 불쾌한 통증이나 저림·마비를 호소하는 경우가 있다.

KI24 영허(靈墟)

부위 전흉부, 제3 늑간, 전정중선 외방 2촌

이 경혈에 관한 해부학적 구조

- 피부에는 **늑간신경전피지**(肋間神經 前皮枝, T3)
- 내측(C8~T1)·외측흉근신경근지(胸筋神經筋枝, C5~C7) 지배로 견관절의 내전에 작용하는 대흉근(大胸筋)
- 액와동·정맥(腋窩動·靜脈)으로부터의 분지인 흉견봉동·정맥(胸肩峰動·靜脈)의 흉근지(胸筋枝)
- 흉대동맥(胸大動脈)의 벽측지(壁側枝)로 전방에 내흉동맥(內胸動脈)과 문합(吻合)하는 늑간동맥(肋間動脈)

※ 주의: 심부에는 폐(肺)가 있기 때문에 기흉(氣胸)을 일으킬 가능성이 있다. 좌측은 심장(心臟)에도 주의한다.

KI25 신장(神藏)

부위 전흉부, 제2 늑간, 전정중선 외방 2촌

이 경혈에 관한 해부학적 구조

- 피부에는 **늑간신경전피지**(肋間神經 前皮枝, T2)
- 내측(C8~T1)·외측흉근신경근지(胸筋神經筋枝, C5~C7) 지배로 견관절의 내전에 작용하는 대흉근(大胸筋)
- 늑간신경(T2, 흉신경) 지배의 (외·내·최내) 늑간근(肋間筋)
- 액와동·정맥(腋窩動·靜脈)으로부터의 분지인 흉견봉동·정맥(胸肩峰動·靜脈)의 흉근지(胸筋枝)
- 흉대동맥(胸大動脈)의 벽측지(壁側枝)로 전방에 내흉동맥(內胸動脈)과 문합(吻合)하는 늑간동맥(肋間動脈)

※ 주의: 심부에는 폐(肺)가 있기 때문에 기흉(氣胸)을 일으킬 가능성이 있다.

KI26 욱중(彧中)

부위 전흉부, 제1늑간, 전정중선 외방 2촌

이 경혈에 관한 해부학적 구조

- 피부에는 경부(頸部)에서 견부(肩部)로 이어지는 경신경총(頸神經叢) 피지의 **쇄골상신경**(鎖骨上神經, C3~C4)
- 안면신경(顔面神經) 근지 지배의 표정근인 광경근(広頸筋)
- 내측(C8~T1).외측흉근신경근지(胸筋神經筋枝, C5~C7) 지배로 견관절의 내전에 작용하는 대흉근(大胸筋)
- 늑간신경(T2, 흉신경) 지배의 (외·내·최내) 늑간근(肋間筋)
- 액와동·정맥(腋窩動·靜脈)으로부터의 분지인 흉견봉동·정맥(胸肩峰動·靜脈)의 흉근지(胸筋枝)
- 흉대동맥(胸大動脈)의 벽측지(壁側枝)로 전방에 내흉동맥(內胸動脈)과 문합(吻合)하는 늑간동맥(肋間動脈)

※ 주의: 심부에는 폐(肺)가 있기 때문에 기흉(氣胸)을 일으킬 가능성이 있다.

KI27 유부(兪府)

부위 전흉부, 쇄골하연(鎖骨下緣), 전정중선 외방 2촌

이 경혈에 관한 해부학적 구조

- 피부에는 경부(頸部)에서 견부(肩部)로 이어지는 경신경총(頸神經叢) 피지의 **쇄골상신경**(鎖骨上神經, C3~C4)
- 안면신경(顔面神經) 근지 지배의 표정근인 광경근(広頸筋)
- 내측(C8~T1).외측흉근신경근지(胸筋神經筋枝, C5~C7) 지배로 견관절의 내전에 작용하는 대흉근(大胸筋)
- 늑간신경(T2, 흉신경) 지배의 (외·내·최내) 늑간근(肋間筋)
- 액와동·정맥(腋窩動·靜脈)으로부터의 분지인 흉견봉동·정맥(胸肩峰動·靜脈)의 흉근지(胸筋枝)
- 흉대동맥(胸大動脈)의 벽측지(壁側枝)로 전방에 내흉동맥(內胸動脈)과 문합(吻合)하는 늑간동맥(肋間動脈)

※ 주의: 심부에는 대동맥궁(大動脈弓) 및 폐(肺)가 있기 때문에 기흉(氣胸)을 일으킬 가능성이 있다.

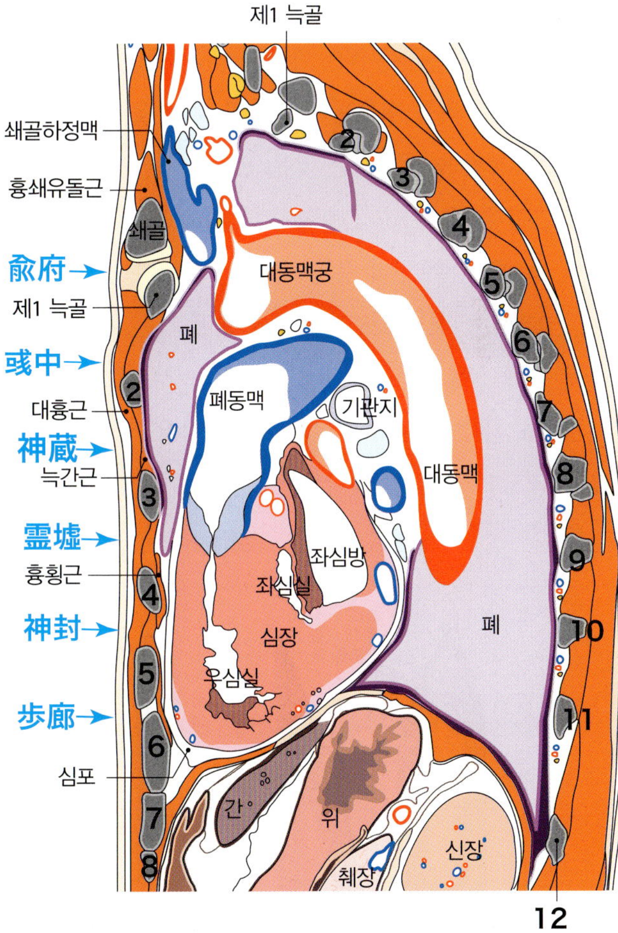

좌측 보랑(步廊)에서 유부(兪府)까지의 시상면

침(鍼) 치료는 아픈가?!

'침'이라는 말을 듣는다면 가장 먼저 머리에 떠올르는 것이 주사기나 봉침이다. 피부에 찔러 넣는다는 이미지가 강하기 때문에 동양의학의 치료에 사용하는 침도 '아프다'고 생각하는 사람이 많지 않을까 생각된다. 그러나 치료에 사용되는 침은 지금까지 수차례에 걸쳐 개선이 거듭되어 통증을 느끼지 않는 형태로 변화해 왔다. 주사기와 침의 굵기를 비교해 보면 주시기는 일반 병원에서 채혈할 때에 사용되는 침의 외경이 0.7mm, 내경이 0.48mm, 피하주사에 사용되는 침이 외경 0.5mm, 내경이 0.35mm이다. 한편, 침치료에 사용 빈도가 높은 침은 0.14mm~0.2mm 정도의 것이 일반적이며 성인의 모발에 가까운 굵기이다. 따라서 침치료에 사용되는 침은 혈자리를 여유롭게 통과할 수 있을 정도로 가늘다. 통각을 감지하는 것은 표피에 있는 자유신경말단인데 굵기가 가늘어질수록 이 통각수용체에 자극을 줄일 수 있어 통증의 전달 정도가 낮아진다. 참고로 현시점에서 세계에서 제일 가는 주사바늘은 미용성형 분야에 사용되고 있는 것으로 외경 0.15mm, 내경 0.1mm이다. 침치료에 사용되는 침도 같은 정도의 굵기이기 때문에 통증이 적다. 침 끝의 형상에도 특징이 있다. 주사바늘의 끝은 정맥이나 근육에 액체를 주입하기 때문에 혈관벽등을 관통하기에 알맞은 예리한 구조를 하고 있다. 한편, 치료에 사용되는 침은 소나무 잎의 형상과 같이 예리하고 끝은 둥그스름한 모양을 갖고 있어 침끝이 신체조직을 밀어내면서 진행하는 모양으로 삽입하기 쉽고 통증이 적다.

이렇듯 침치료는 침의 굵기와 끝의 형상에시도 통증 완화를 위해 고안된 것이다. 또한, 다른 종류의 침으로는 극히 짧은 침을 피하에 횡자하는 피내침이나 압정과 같은 형태의 침을 찌르는 원피침(円皮針)도 임상에 많이 사용되고 있다. 양쪽의 침 모두 매우 가늘기 때문에 꽂은 상태로 있어도 통증을 느끼는 경우는 없다. 이와같이 머리카락정도의 가는 침을 휘지않게 통증없이 삽입하기 위해서는 침의 형상뿐만 아니라 기술도 중요한 요소가 되고 있다. 일본의 침치료는 국가자격을 취득하여 일정 수준의 지식과 기술을 갖춘 '침사'가 수행하지만, 얼마나 통증을 줄이며 침을 놓느냐는 침사의 솜씨를 보여주는 개인적 역량이다.

주사기와 침의 모양

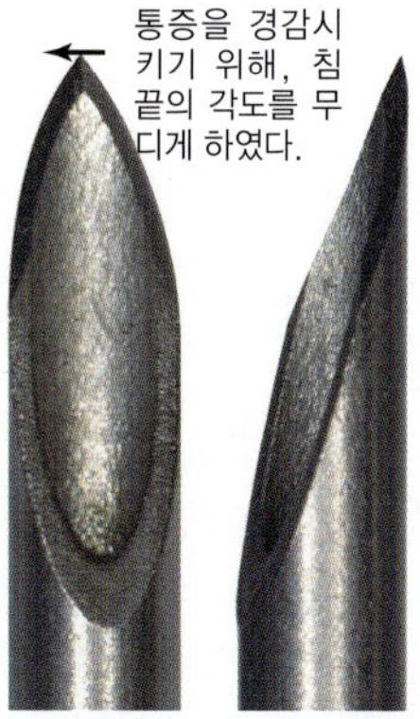

주사침은 중간이 관으로 되어 있다.

주사침(18G)
외경 1.2mm. 수혈 등에 사용하는 두터운 침

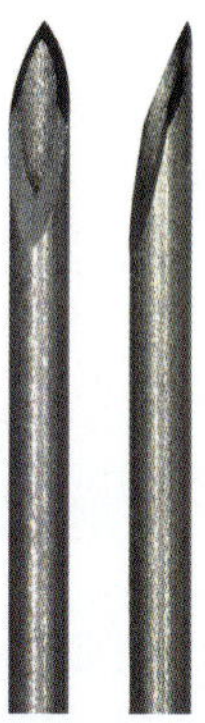

주사침(27G)
외경 0.4mm. 일반적으로 사용되고 있는 침으로서는 가장 가는 것

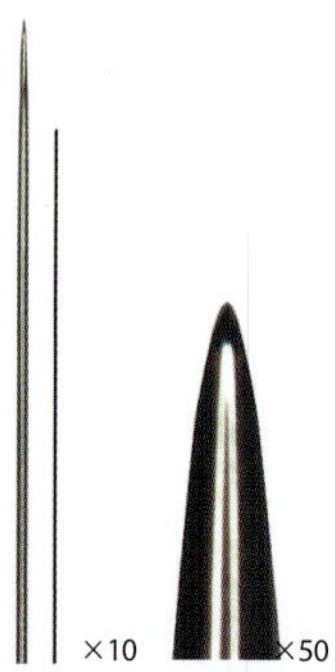

침(0.14mm)의 첨단끝은 관상이 아니기 때문에, 피부에 들어가는 저항이 작다

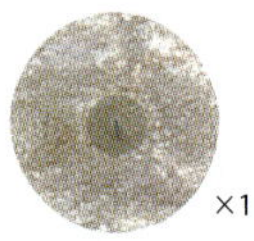

원피침
돌기된 침부분은 수mm.
그대로 피부에 꽂아 전체를 반창고나 테이프로 덮어, 2~3일 붙혀놓는다.
아래의 사진은 원형의 반창고가 붙어있는 것.

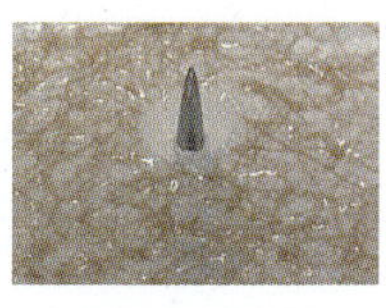

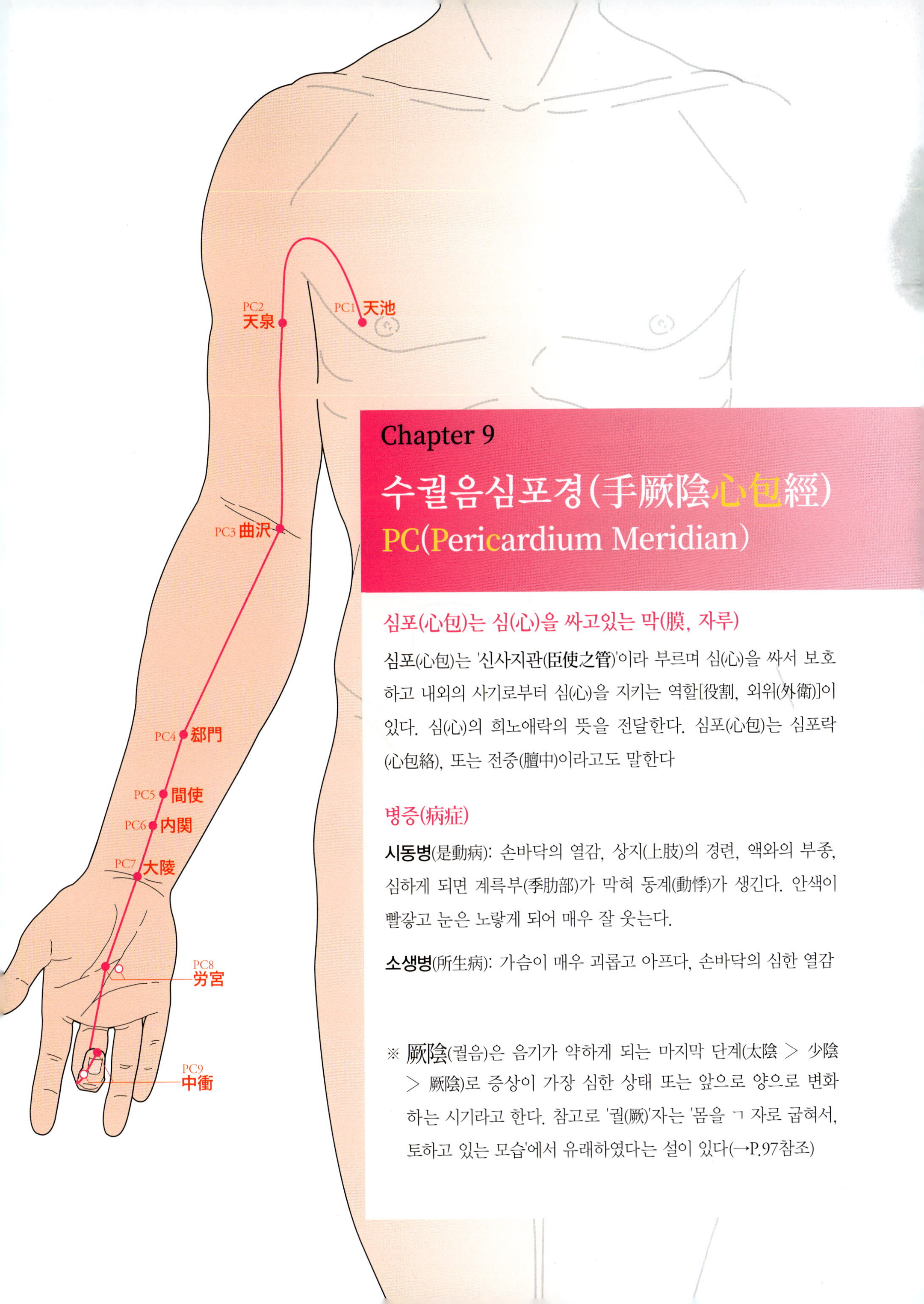

Chapter 9

수궐음심포경(手厥陰心包經)
PC(Pericardium Meridian)

심포(心包)는 심(心)을 싸고있는 막(膜, 자루)

심포(心包)는 '**신사지관(臣使之管)**'이라 부르며 심(心)을 싸서 보호하고 내외의 사기로부터 심(心)을 지키는 역할[役割, 외위(外衛)]이 있다. 심(心)의 희노애락의 뜻을 전달한다. 심포(心包)는 심포락(心包絡), 또는 전중(膻中)이라고도 말한다

병증(病症)

시동병(是動病): 손바닥의 열감, 상지(上肢)의 경련, 액와의 부종, 심하게 되면 계륵부(季肋部)가 막혀 동계(動悸)가 생긴다. 안색이 빨갛고 눈은 노랗게 되어 매우 잘 웃는다.

소생병(所生病): 가슴이 매우 괴롭고 아프다, 손바닥의 심한 열감

※ 厥陰(궐음)은 음기가 약하게 되는 마지막 단계(太陰 > 少陰 > 厥陰)로 증상이 가장 심한 상태 또는 앞으로 양으로 변화하는 시기라고 한다. 참고로 '궐(厥)'자는 '몸을 ㄱ 자로 굽혀서, 토하고 있는 모습'에서 유래하였다는 설이 있다(→P.97참조)

Pericardium Meridian

PC 수궐음심포경(手厥陰心包經)

PC1 천지(天池)

별명: **천회**(天會)

혈성: 개흉(開胸), 청폐(淸肺), 지해(止咳), 평천(平喘)

PC2 천천(天泉)

별명: **천온**(天溫)

혈성: 개흉이기(開胸利氣), 활혈통맥(活血通脈)

PC3 곡택(曲澤)

요혈: 심포경의 **합수혈**(合水穴)

혈성: 청영활혈(淸營活血),
강역지천(降逆止喘),
제번진경(除煩鎭痙)

PC4 극문(郄門)

요혈: 심포경의 **극혈**(郄穴)

혈성: 영심안신(寧心安神),
청영양혈(淸營涼血)

PC5 간사(間使)

요혈: 심포경의 **경금혈**(經金穴)

혈성: 영심안신(寧心安神),
통경활락(通經活絡), 화위거담(和胃去痰)

PC6 내관(內關)

요혈: 심포경의 **낙혈**(絡穴),
팔맥**교회혈**(八脈交會穴)

혈성: 영심안신(寧心安神),
진정지통(鎭靜止痛), 이기화위(利氣和胃)

PC7 대릉(大陵)

별명: **수심주**(手心主)

요혈: 심포경의 **원혈**(原穴),
심포경의 **수토혈**(輸土穴)

혈성: 청심영신(淸心寧神),
화위관흉(和胃寬胸), 화위(和胃)

PC8 노궁(勞宮)

별명: **오리**(五里), **귀로**(鬼路)

요혈: 심포경의 **형화혈**(滎火穴)

혈성: 청심사열(淸心瀉熱),
안신양혈(安神涼血)

PC9 중충(中衝)

요혈: 심포경의 **정목혈**(井木穴)

혈성: 개규소궐(開竅蘇厥),
청심퇴열(淸心退熱)

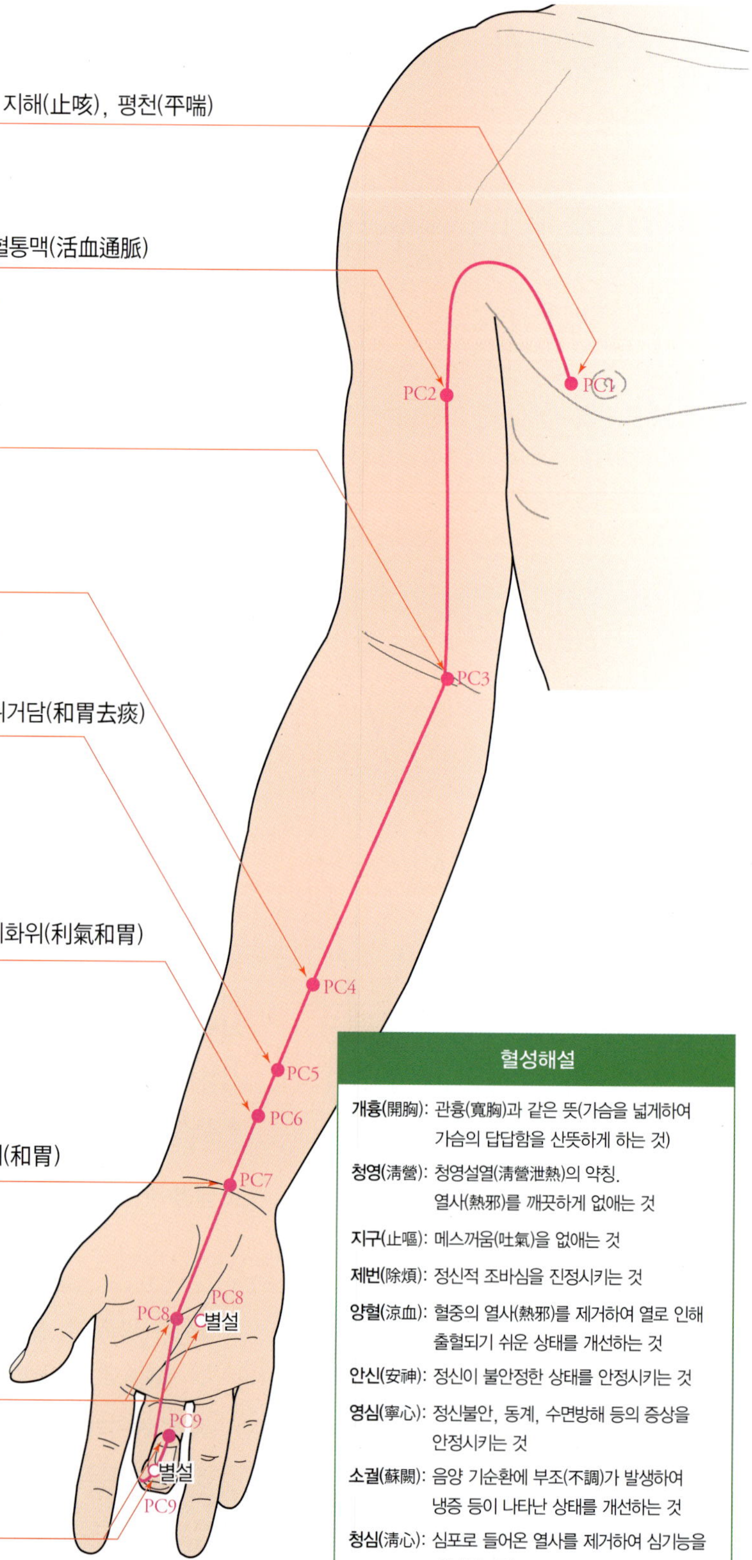

혈성해설

개흉(開胸): 관흉(寬胸)과 같은 뜻(가슴을 넓게하여 가슴의 답답함을 산뜻하게 하는 것)

청영(淸營): 청영설열(淸營泄熱)의 약칭. 열사(熱邪)를 깨끗하게 없애는 것

지구(止嘔): 메스꺼움(吐氣)을 없애는 것

제번(除煩): 정신적 조바심을 진정시키는 것

양혈(涼血): 혈중의 열사(熱邪)를 제거하여 열로 인해 출혈되기 쉬운 상태를 개선하는 것

안신(安神): 정신이 불안정한 상태를 안정시키는 것

영심(寧心): 정신불안, 동계, 수면방해 등의 증상을 안정시키는 것

소궐(蘇厥): 음양 기순환에 부조(不調)가 발생하여 냉증 등이 나타난 상태를 개선하는 것

청심(淸心): 심포로 들어온 열사를 제거하여 심기능을 개선하는 것

수궐음심포경(手厥陰心包經)은 족소음신경(足少陰腎經)의 맥기를 받아 흉중(胸中)에서 시작하여 심포(心包)에 속하고, 횡격막(橫隔膜)을 지나 삼초(상초上焦, 중초中焦, 하초下焦)에 낙한다. 이 지맥(支脈)은 가슴(**천지**天池)을 돌아 액와에 이르러 상완전면(**천천**天泉)을 지나 주와(肘窩, **곡택**曲沢)로 들어간다. 전완전면(장장근長掌筋과 요측수근굴근橈側手根屈筋)의 사이)(**극문**郄門, **간사**間使, **내관**內關, **대릉**大陵), 손바닥(**노궁**勞宮)을 통과하여 제3지 선단 중앙(**중충**中衝)에서 끝난다. 제4지 내측단(관충關衝, 三 · TE 1)에 이르러, 수소양삼초경(手少陽三焦經)으로 이어진다.

- 천(天)은 몸 상부의 '가슴'을 지(地)는 유즙(乳汁)이 밖으로 흘러 쌓이는 곳이라는 뜻. 또는, 심기(心氣)가 액와(腋窩)로 향해 흘러가는 곳에 있는 경혈이라는 뜻. 별설로는 지(地)는 피(血)을 비축하고 있는 심장(心臟)을 나타낸다고 한다.
- 천천(天泉)은 몸의 상부의 가슴(胸) 부근에 위치하며 심포경의 기혈(氣血)이 샘(泉)처럼 몸 밖으로 나오는 경혈이라는 뜻이다.
- 곡택(曲澤)은 팔꿈치를 굴곡(曲)하는 것에 의해 생기는 주와횡문(**肘窩橫紋**) 내측단의 연못(澤)과 같은 우묵한 곳에 있는 경혈. 또한, 기혈이 팔꿈치 부근의 관절이나 근육을 윤택하게 하는 것을 연못(澤, 沢)이라 표현하고 있다.
- 극문(郄門)은 전완에 있는 근육의 벌어진 사이에 있는 경혈이라는 뜻과 요골과 척골 사이의 극간(隙間)을 나타낸다고 하는 설도 있다. 극문(郄門)은 심포경의 극혈(郄穴)이다.
- 간사(間使)의 간(間)은 요골(橈骨)과 척골(尺骨)사이에 있는 뼈(骨)의 극간(隙間)을 가리키고 사(使)는 지령(指令)을 받아 활용하는 것을 나타낸다. 심포(心包)는 신사지관(臣使之管)으로 마음을 보호하면서 마음의 작용을 돕는다고 한다.
- 내관(內關)은 요골(橈骨)과 척골(尺骨)이 합쳐져 닫혀진 부분에 있는 경혈이라는 뜻이다. 또는 소양삼초경(、少陽三焦經)의 외관(**外關**→ P.166)과 표리[表裏, 배복(背腹)]관계에 있는 경혈이라는 것을 나타낸다.
- 대릉(大陵)은 월상골(**月狀骨**)의 융기(隆起) 혹은 손목의 건[腱, 요측수근굴근건(**橈側手根屈筋腱**)이나 장장근건(**長掌筋腱**)]의 융기를 커다란(大) 구릉(丘陵)에 예를 든 것.
- 노궁(勞宮)의 노(勞)는 노동(勞動)을 하는 손에 있는 경혈의 의미이다. 또는, 도구(道具)를 잡으면 중지의 끝이 닿는 손바닥의 부위에서 유래한다고도 한다. 궁(宮)은 손바닥의 중앙을 나타낸다고도 한다. 또한, 피로(疲勞)할 때에 심(心)과 심포(心包)의 병변(病變)이 나타난다는 의미도 있다.
- 중충(中衝)은 중지의 손가락이 맞닿는 곳에 있는 경혈을 뜻한다. 또는, 충(衝)은 중지의 지동맥(指動脈)의 박동부에 있는 것을 나타낸다.

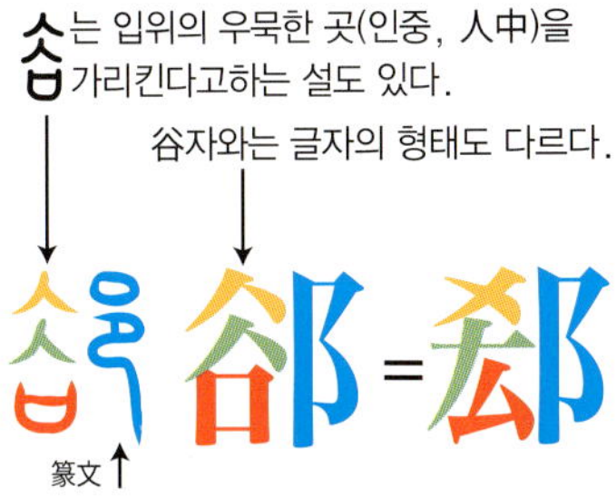

阝(邑)는 영지(領地)에 백성이 굴복하고 있는 모양을 나타내며 마을, 촌, 장소를 의미한다.

邑(읍)도 같은 유래.

郄(극)은 **郤**(극)의 이체자(異體字). 금문(金文)의 문자로 비교하면 郄과 郤은 동일한 유래의 글자인 것을 알 수있다. 間隙(간극)의 隙(극)과 비슷한 발음, 비슷한 의미를 갖는다.

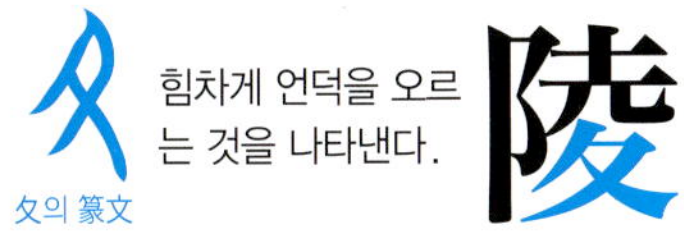

夌(릉)의 윗부분 **圥**(록)은 '산지, 높은 언덕'을 의미하며 아래부분의 夂(치)는 '아래로 향한 다리'을 의미한다. **夂**(치)는 **冬**(동)자와 같이 머리로서 사용할 경우에는 '겨울 머리'라고 부르며, **夏**(하)와 같이 다리로 쓰일 때는 '여름 다리'라고 한다. 이 둘을 더한 **夌**(릉)은 높은 곳에 오르는 것을 나타낸다. 또한, 力(력)과 肋(늑)은 같은 계통의 음으로서 '힘줄이 당기다, 힘을 집중하다'라는 의미를 갖는다고 설명되고 있다.

陵(릉)은 '陵(릉)'에 '丘(언덕)'을 나타내는 '阜(부)'가 붙은 것으로 산의 주름, 즉 산의 능선을 가리킨다. 덧붙혀서, **綾**(비단 릉)은 주름이 서있는 직조를 한 비단(絹), **菱**(마름 릉)은 주름이 있는 풀인 水草(수초)를 가리킨다. **稜**(릉, 모날 릉)은 **禾**(벼 이삭의 형상으로 곡물을 나타낸다) + **夌**(언덕 릉)으로 줄무늬가 있는 곡식의 열매의 모서리, 특히 세 개의 능선을 가진 메밀의 열매를 가리킨다.

메밀의 씨 '마름모 열매'라고도 한다.

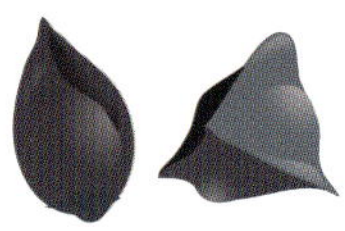

PC 수궐음심포경(手厥陰心包經) 천지(天池), 천천(天泉), 곡택(曲澤), 극문(郄門)

PC1 천지(天池)

부위 전흉부, 제4 늑간, 전정중선의 외방 5촌

이 경혈에 관한 해부학적 구조

- 피부에는 늑간신경외측피지(肋間神經外側皮枝, T4)
- 내측(C8~T1)·외측흉근신경근지(胸筋神經筋枝, C5~C7) 지배로 견관절의 내전에 작용하는 대흉근(大胸筋)과 견갑골(肩甲骨)을 전방으로 당기는 소흉근(小胸筋)
- 늑간신경(T2, 흉신경) 지배로 호흡근(呼吸筋)의 (외·내·최내) 늑간근(肋間筋)
- 흉대동맥(胸大動脈)의 벽측지(壁側枝)로 전방에 내흉동맥(內胸動脈)과 문합하는 늑간동맥(肋間動脈)
- 액와동·정맥(腋窩動·靜脈)의 분지인 흉견봉동·정맥(胸肩峰動·靜脈)의 흉근지(胸筋枝)와 외측흉동·정맥(外側胸動·靜脈)

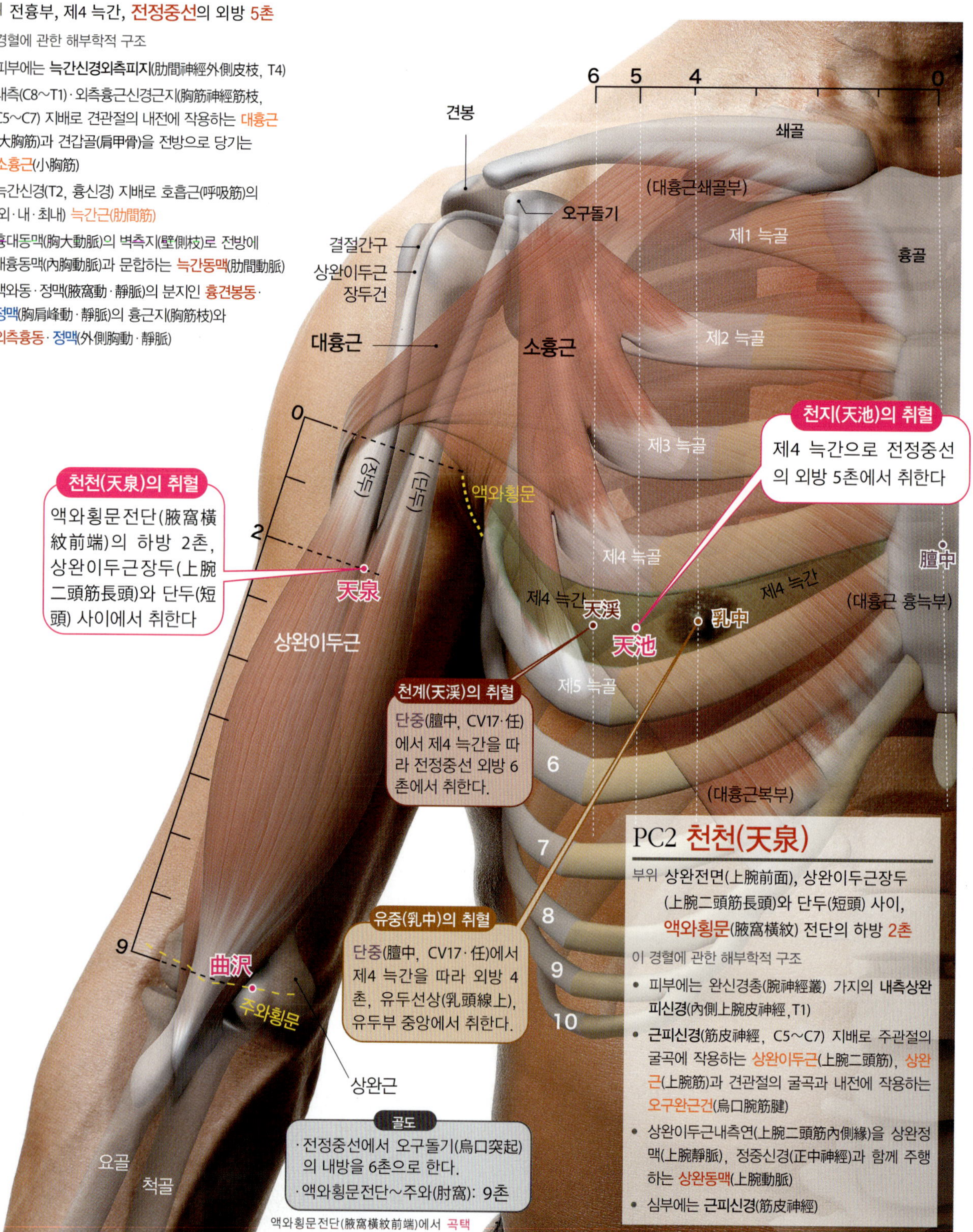

액와횡문전단(腋窩橫紋前端)에서 곡택(曲澤, PC3)까지의 길이를 9촌으로 한다.

PC2 천천(天泉)

부위 상완전면(上腕前面), 상완이두근장두(上腕二頭筋長頭)와 단두(短頭) 사이, 액와횡문(腋窩橫紋) 전단의 하방 2촌

이 경혈에 관한 해부학적 구조

- 피부에는 완신경총(腕神經叢) 가지의 내측상완피신경(內側上腕皮神經, T1)
- 근피신경(筋皮神經, C5~C7) 지배로 주관절의 굴곡에 작용하는 상완이두근(上腕二頭筋), 상완근(上腕筋)과 견관절의 굴곡과 내전에 작용하는 오구완근건(烏口腕筋腱)
- 상완이두근내측연(上腕二頭筋內側緣)을 상완정맥(上腕靜脈), 정중신경(正中神經)과 함께 주행하는 상완동맥(上腕動脈)
- 심부에는 근피신경(筋皮神經)

일본명으로 척골(尺骨)의 '척(尺)'자의 어원은 원래 손가락을 벌려 길이를 측정하는 모습을 나타내고 있으며(P.3), 모지(母指)와 중지(中指) 사이(혹은 시지示指)의 길이를 의미했다. 그 후 시대의 흐름에 따라 기준 길이가 길어졌고 일본에서는 메이지 시대에 약 30.3cm로 정해졌다. 골도법에서는 주와(肘窩)~수관절횡문(手關節橫紋)까지의 길이는 이전에는 1척(尺)으로 표시되었지만 WHO개정에 따라 1척 2촌으로 변경되었다.

PC3 곡택(曲澤)

부위 주전면(肘前面), **주와횡문**(肘窩橫紋)상, **상완이두근건**(上腕二頭筋腱) 안쪽 함요부

이 경혈에 관한 해부학적 구조

- 피부에는 완신경총(腕神經叢) 가지의 **내측전완피신경**(內側前腕皮神經, T1)
- 근피신경(筋皮神經, C5~C6) 지배로 주관절의 굴곡에 작용하는 **상완근**(上腕筋)
- 상완이두근내측연(上腕二筋內側緣)을 상완정맥(上腕靜脈), **정중신경간**(正中神經幹)과 함께 주행하는 **상완동맥**(上腕動脈)
- 상완정맥(上腕靜脈)으로 유입하는 **척측피정맥**(尺側皮靜脈)

곡택(曲沢)의 취혈

팔꿈치를 45도 굽혔을 때 상완이두근건의 안쪽에서 취한다.

*상완동맥박동부에서 척택(尺澤, LU5 · 肺)과 소해(少海, HT3 · 心)와의 중점에서 취한다.

극문(郄門)의 취혈

주먹을 쥐고, 수관절을 회외(回外)시켜 주관절을 가볍게 굴곡하면 장장근건(長掌筋腱)과 요측수근굴근건(橈側手根屈筋腱)이 뚜렷하게 나타난다. 곡택(曲沢, PC3)과 대릉(大陵, PC7)의 연결선 상의 중점 하방 1촌에서 취한다. 장장근건이 뚜렷하게 나타나지 않을 경우에는, 요측수근굴근건의 내측에서 취한다.

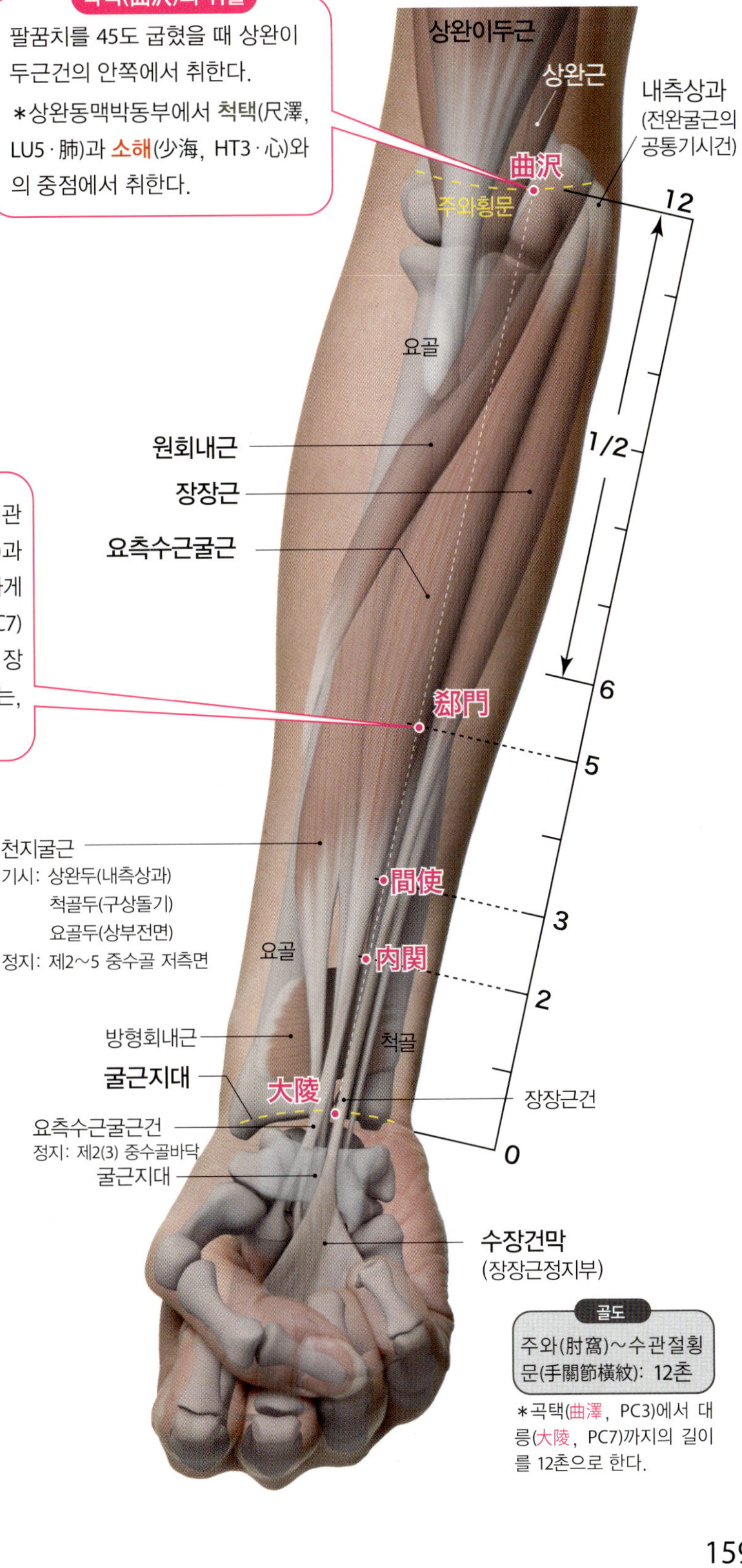

PC4 극문(郄門)

부위 전완전면(前腕前面), 장장근건(長掌筋腱)과 요측수근굴근건(橈側手根屈筋腱)의 사이 **수관절장측횡문**(手關節掌側橫紋)의 상방 **5촌**

이 경혈에 관한 해부학적 구조

- 피부에는 완신경총(腕神經叢) 가지의 **외측전완피신경**(外側前腕皮神經, C6)과 **내측전완피신경**(內側前腕皮神經, T1)
- **정중신경**(正中神經, C6~T1) 지배의 **요측수근굴근**(橈側手根屈筋), **장장근**(長掌筋), **천지굴근**(淺指屈筋)
- **정중신경**(正中神經, C6~T1) 지배의 **심지굴근외측부**(深指屈筋外側部), 척골신경(尺骨神經, C8~T1) 지배의 **심지굴근내측부**(深指屈筋內側部)
- 척골동맥(尺骨動脈) 가지의 총골간동 · 정맥(総骨間動 · 靜脈)에서 분지된 **전골간동** · **정맥**(前骨間動 · 靜脈)

골도

주와(肘窩)~수관절횡문(手關節橫紋): 12촌

*곡택(曲澤, PC3)에서 대릉(大陵, PC7)까지의 길이를 12촌으로 한다.

PC5 간사(間使)

부위 전완전면(前腕前面), 장장근건(長掌筋腱)과 요측수근굴근건(橈側手根屈筋腱)의 사이, **수관절장측횡문**(手關節掌側橫紋)의 상방 **3촌**

이 경혈에 관한 해부학적 구조

- 피부에는 완신경총(腕神經叢) 가지의 **내측전완피신경**(內側前腕皮神經, C8)
- 정중신경(正中神經, C5~T1) 지배의 **요측수근굴근**(橈側手根屈筋), **장장근(건)**(長掌筋(腱)), **천지굴근**(淺指屈筋)
- **정중신경**(正中神經, C6~T1) 지배의 **심지굴근외측부**(深指屈筋外側部), 척골신경(척골신경, C8~T1) 지배의 **심지굴근내측부**(深指屈筋內側部)
- 척골동맥(尺骨動脈) 가지의 총골간동 · 정맥(総骨間動 · 靜脈)에서 분지된 **전골간동** · **정맥**(前骨間動 · 靜脈)

간사(間使)의 취혈

주먹을 쥐고 수관절을 회외(回外)하여 주관절을 가볍게 굴곡하면 장장근건(長掌筋腱)과 요측수근굴근건(橈側手根屈筋腱)이 보다 명료하게 나타난다. **대릉**(大陵, PC7)의 상방 3촌에서 취한다. 장상근건이 명료하게 나타나지 않을 경우에는 요측수근굴근건의 내측에서 취한다.

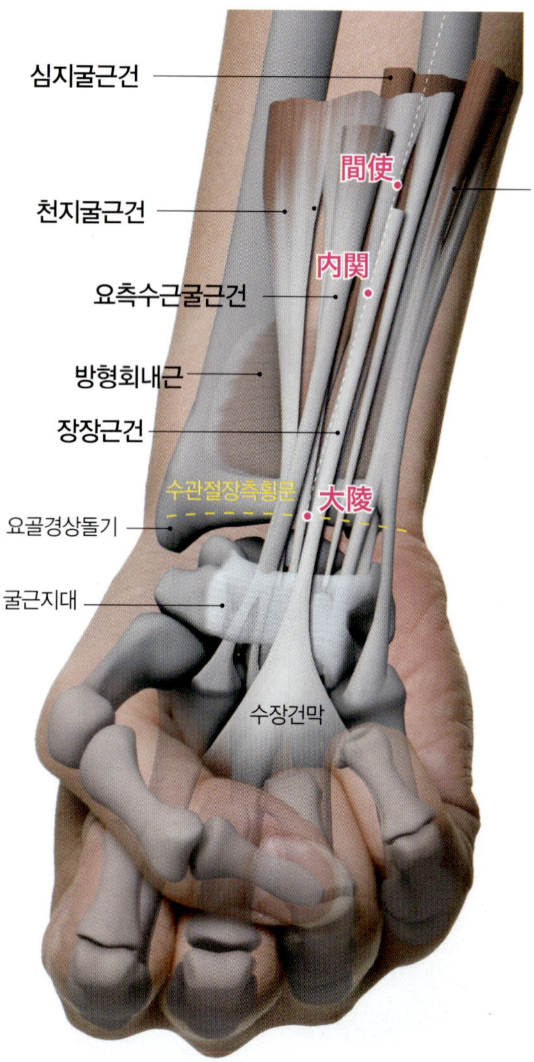

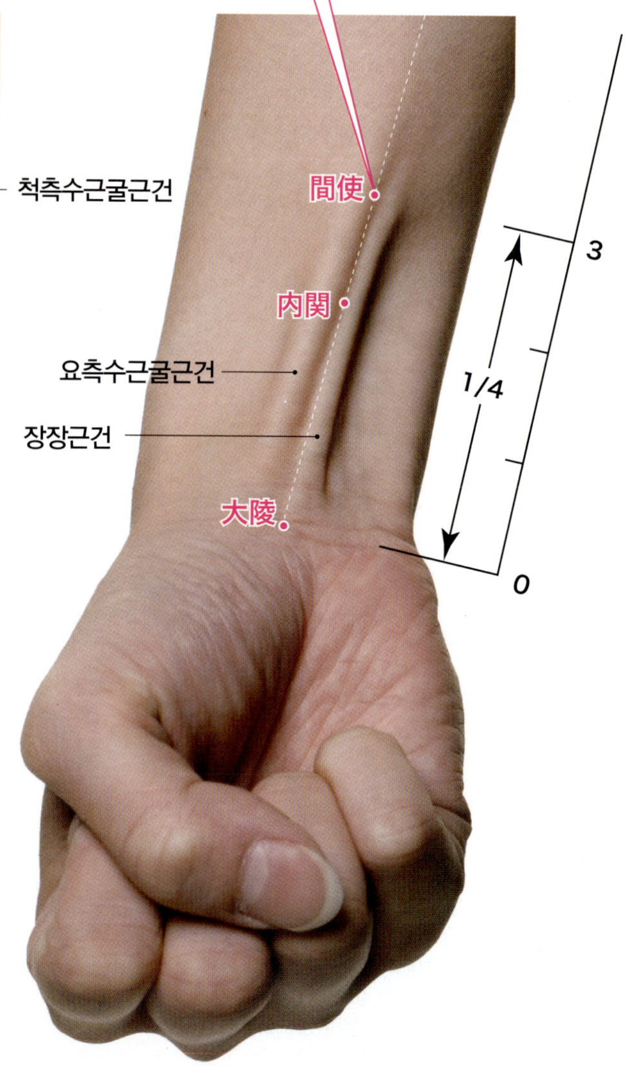

내관(內關)은 외관(外關, 三·TE5)의 반대측에 위치하는 경혈이다. 심포경(心包經)의 병증(심장, 순환기계나 정신의식의 장애인 신경증神經症)에 사용된다, 기체(氣滯)를 다루면서 위(胃)의 움직임을 조정하는 작용이 있어 멀미, 구토, 입덧 등에 효과가 있다고 알려져 있다.

PC6 내관(內關)

부위 전완전면(前腕前面), 장장근건(長掌筋腱)과
요측수근굴근건(橈側手根屈筋腱)의 사이
수관절장측횡문(手關節掌側橫紋)의 상방 2촌

이 경혈에 관한 해부학적 구조

- 피부에는 완신경총(腕神經叢) 가지의 **내측전완피신경**(內側前腕皮神經, C7)과 근피신경(筋皮神經) 가지의 **외측전완피신경**(外側前腕皮神經, C7)
- **정중신경**(正中神經, C5~T1) 지배의 요측수근굴근(橈側手根屈筋), 장장근(건)(長掌筋(腱)), 천지굴근(淺指屈筋), 방형회내근(方形回內筋)
- **정중신경**(正中神經, C6~T1) 지배의 심지굴근외측부(深指屈筋外側部), 척골신경(척골신경, C8~T1) 지배의 심지굴근내측부(深指屈筋內側部)
- 척골동맥(尺骨動脈) 가지의 총골간동·정맥(総骨間動·靜脈)에서 분지된 전골간동·정맥(前骨間動·靜脈)

내측상과염(內側上顆炎)
medial epicondylitis

내측상과는 전완천층(前腕淺層)의 굴근군(屈筋群, 요측·척측수근굴근, 장장근, 천지굴근)의 기시가 되고 있다.

특히, 골프에서 과도하게 천지굴근과 심지굴근이 수축하거나 이완하면 만성적인 염증을 일으킨다. 이 때문에 내측상과염은 **골프엘보우**라고도 한다.

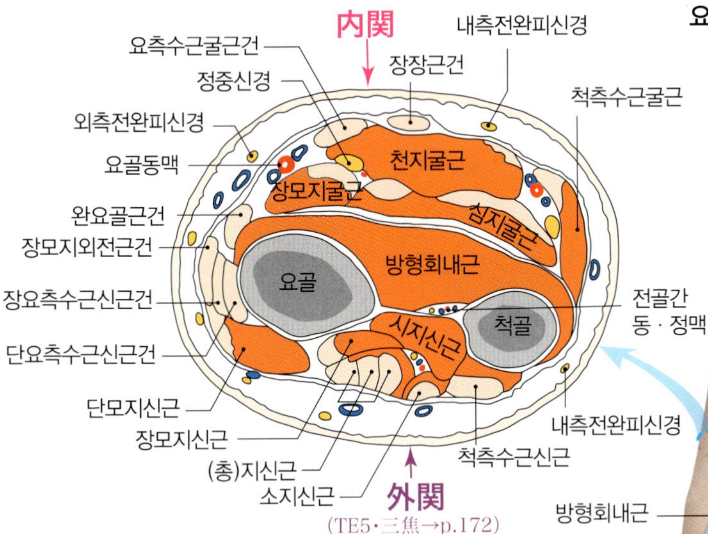

내관혈을 통과하는 단면

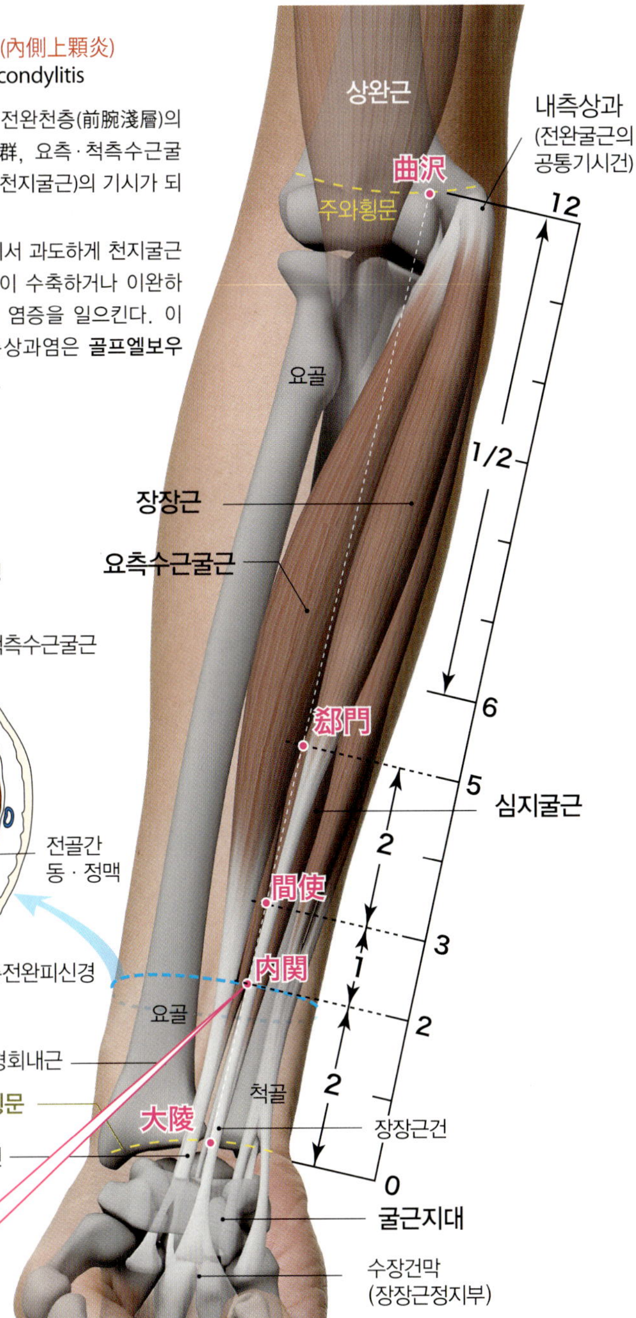

내관(內關)의 취혈

주먹을 쥐고 수관절을 회외(回外)시켜 주관절을 가볍게 굴곡하면 장장근건(長掌筋腱)과 요측수근굴근건(橈側手根屈筋腱)이 보다 명료하게 나타난다. 대릉(大陵, PC7)의 상방 2촌에 대응하는 후측의 경혈은 외관(外關, TE5·三焦)이다. 장장근건이 명료하게 나타나지 않을 경우에는, 요측수근굴근건의 내측에서 취한다.

골도

주와(肘窩)~수관절횡문(手關節橫紋): 12촌

*곡택(曲澤, PC3)에서 대릉(大陵, PC7)까지의 길이를 12촌으로 한다.

PC 수궐음심포경(手厥陰心包經) 대릉(大陵), 노궁(勞宮), 중충(中衝)

PC7 대릉(大陵)

부위 수관절전면(手關節前面), 장장근건(長掌筋腱)과
요측수근굴근건(橈側手根屈筋腱)의 사이,
수관절장측횡문(手關節掌側橫紋)상

이 경혈에 관한 해부학적 구조

- 피부에는 **정중신경장지**(正中神經掌枝, C7)
- **정중신경**(正中神經, C5~T1) 지배의 요측수근굴근(橈側手根屈筋), 장장근(건)(長掌筋(腱)), 천지굴근(淺指屈筋), 방형회내근(方形回內筋)
- **정중신경**(正中神經, C6~T1) 지배의 심지굴근외측부(深指屈筋外側部), 척골신경(尺骨神經, C8~T1) 지배의 심지굴근내측부(深指屈筋內側部)
- **정중신경**(正中神經, C8~T1) 지배의 장모지굴근건(長母指屈筋腱)
- 척골동맥(尺骨動脈) 가지의 총골간동 · 정맥(総骨間動 · 靜脈)에서 분지된 전골간동 · 정맥(前骨間動 · 靜脈)
- 요골동맥(橈骨動脈)과 척골동맥(尺骨動脈)에서 분지하는 장측수근지(掌側手根枝)로 형성된 장측수근동맥망(掌側手根動脈網)

굴근지대(屈筋支帶) flexsor retinaculum과 수근관(手根管) carpal tunnel

수근관은 수근골의 주상골(舟狀骨)과 대능형골(大菱形骨)이 형성하는 **외측수근융기**(外側手根隆起)와 두상골(豆狀骨)과 유구골구(有鈎骨鈎)가 형성하는 **내측수근융기**(內側手根隆起)를 횡주(橫走)하는 인대인 **굴근지대**(屈筋支帶) 사이에 생긴다. 굴근지대에 의해 수근관내(手根管內)를 통과하는 건(腱)이 들뜨지 않도록 하여 손바닥의 굴곡운동(掌屈運動)을 보장한다. 또한, 건초(腱鞘)에 쌓여있는 천지굴근건(淺指屈筋腱)이나 심지굴근건(深指屈筋腱)과 함께 정중신경(正中神經)이 통과하기 때문에 피아니스트가 손가락의 굴곡과 신전을 심하게 하면 건초염(腱鞘炎)을 유발하여 교액성신경염(絞扼性神經炎, entrapment neuropathy)을 일으킬 수 있다. 이와 같이 정중신경마비(正中神經麻痺)를 수근관증후군(手根管症候群, carpal tunnel syndrome)이라고 한다.

대릉(大陵)의 취혈

주먹을 쥐고 수관절을 가볍게 구부리면 장장근건(長掌筋腱)과 요측수근굴근건(橈側手根屈筋腱)이 보다 명료하게 나타난다. 수관절장측횡문의 중점에 장장근건과 요측수근굴근건사이, 두상골근위(豆狀骨近位)의 신문(神門, HT7·心)과 같은 높이에서 취한다.

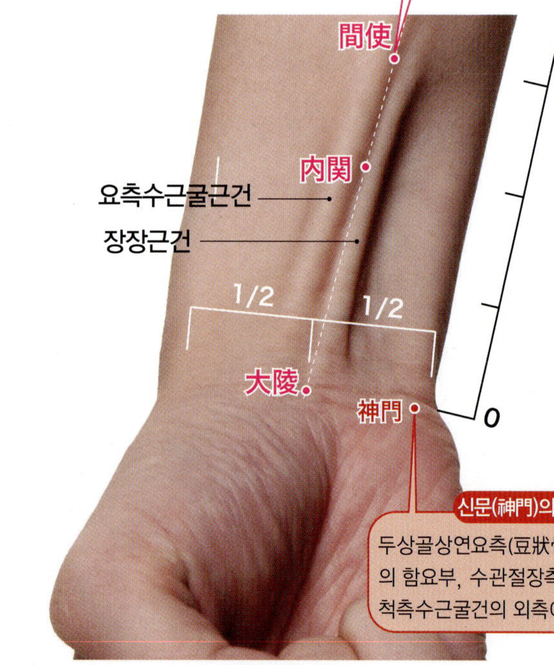

신문(神門)의 취혈

두상골상연요측(豆狀骨上緣橈側)의 함요부, 수관절장측횡문상 척측수근굴건의 외측에서 취한다.

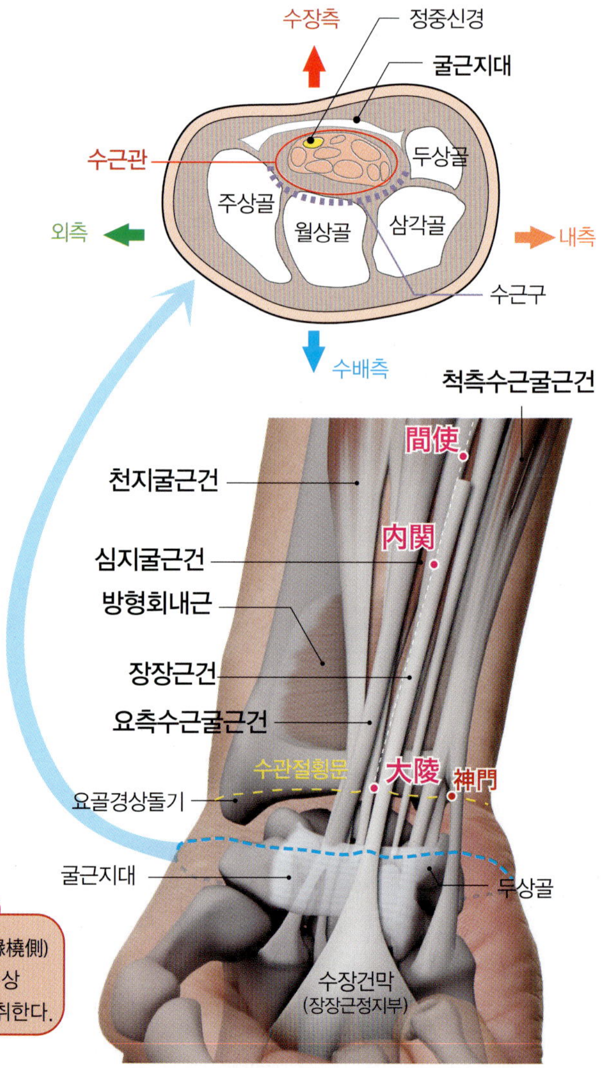

장장근(長掌筋)은 상완골내측상과(上腕骨內側上顆)에서 기시하여 수장건막(手掌腱膜)에서 정지한다. 작용은 수관절(手關節)의 손바닥 굴곡(掌屈)이나 보조적인 주관절(肘關節)의 굴곡(屈曲)에도 관여한다. 또한, 장장근이 선천적으로 결손되는 경우는 4~13%로 비교적 많다. 그러나 결손이 있는 경우에도 기능적으로 큰 문제가 없는 것으로 알려져 있다.

PC8 노궁(勞宮)

부위 손바닥, 제2 · 제3 중수골(中手骨)사이, 중수지절관절(中手指節關節)의 근위 함요부

별설 손바닥, 제3·제4 중수골사이, 중수지절관절의 근위 함요부

이 경혈에 관한 해부학적 구조

- 피부에는 **정중신경장지**(正中神經掌枝, C7)
- **정중신경**(正中神經, C5~T1) 지배의 천지굴근(건)(淺指屈筋(腱)), 제2 충양근(蟲樣筋)
- **정중신경**(正中神經, C6~T1) 지배의 심지굴근외측부(深指屈筋外側部), 척골신경(尺骨神經, C8~T1) 지배의 심지굴근내측부(深指屈筋內側部)
- 척골신경심지지배(尺骨神經深枝支配)의 제2지의 내전(內轉)작용하는 제1 장측골간근(掌側骨間筋), 제2지의 외전에 작용하는 제2 배측골간근(背側骨間筋)
- 천장동맥궁(淺掌動脈弓)에서 분지하는 총장측지동맥(総掌側指動脈)
- 피하에는 수장건막(手掌腱膜)이 있다.

노궁(劳宫)의 취혈

손바닥, 제2·제3 중수골간, 중수지절관절(中手指節關節) 근위의 함요부에서 취한다.

별설: 손바닥, 제3·제4중수골간, 중수지절관절(中手指節關節) 근위의 함요부에서 취한다.

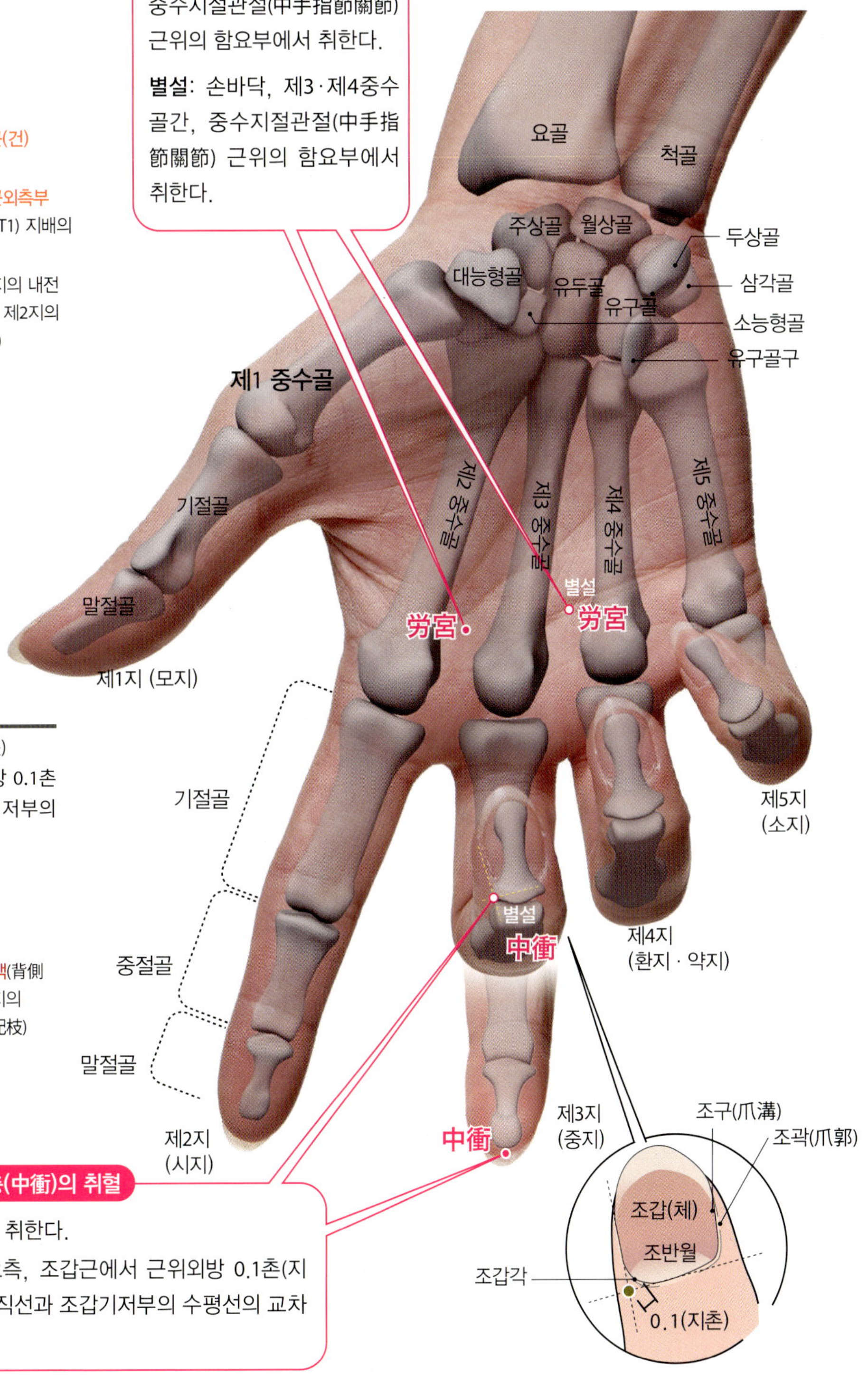

PC9 중충(中衝)

부위 중지(中指), 중지선단중앙(中指先端中央)

별설 중지, 말절골요측, 조갑근에서 근위외방 0.1촌(지촌), 조갑요측연의 수직선과 조갑기저부의 수평선의 교점

이 경혈에 관한 해부학적 구조

- 피부에는 정중신경(正中神經)의 **피지인 고유장측지신경**(固有掌側指神經, C7)
- 배측중수동맥(背側中手動脈) 가지의 배측지동맥(背側指動脈) 또는 총장측지동맥(総掌側指神經) 가지의 고유장측지동맥(固有掌側指神經)의 지배지(支配枝)
- 제3지의 조갑근(爪甲筋)

중충(中衝)의 취혈

- 중지 선단 중앙부에서 취한다.
- 별설: 중지, 말절골요측, 조갑근에서 근위외방 0.1촌(지촌), 조갑요측연의 수직선과 조갑기저부의 수평선의 교차점에서 취한다.

세계에서 인정받은 침치료

2000여 년 전 중국에서 탄생한 침술은 현재 세계 각국에서 치료에 도입되어 성과를 거두고 있다. 세계보건기구(WHO)에 따르면 현대 서양의학의 혜택을 누리고 있는 사람들은 선진국을 중심으로 세계 인구의 20~35%이고 세계건강관리업무의 65~80%는 지역별 토착의 민간요법이나 침치료를 포함한 전통의학의 보완대체의학(CAM, Complementary and Alternative Medicine)에 의존하고 있다. 다음은 현대 서양의학이 중심이 되어 온 서구 국가들의 대체의학 관련 현황을 소개한다.

미국에서는 1997년에 NIH(미국 국립위생 연구소, National Institutes of Health)가 침에 관한 합의문에서 침치료의 효과를 상세하게 평가/기술하고 있다. 이 성명서 이후 침술을 의료보험으로 보장하는 민간 보험회사가 늘어나고 있다. 또한, 침치료를 포함한 보완-대체의료에 대하여 1992~2010년도까지의 19년 간에 걸쳐 13억 3,950만불이라는 거액의 연구비용을 투자하여 장래 미국민의 의료비 삭감과 건강의료분야에 있어서 육성산업으로 이어지게 하기위한 국가 프로젝트를 추진하고 있다.

영국에서도 침치료는 성행하고 있으며 보완-대체의료 치료를 제공하는 시술자의 수도 증가하고 있다. 이러한 보완-대체의료치료에서도 침치료가 가장 많이 이용되고 있으며 많은 국영의료서비스(NHS, National Health Service) 병원에서는 침치료가 출산을 지원하는 목적이나 동통관리 목적으로 이용되고 있다. 또한, 암환자의 평균 1/3이 어떠한 형태로든 CAM을 이용하고 있다는 것을 나타내는 조사로부터, 보건사회복지부(Department of Health & Social Care)는 CAM연구에 대한 자금을 투입하여 근거(根據)에 준한 CAM의 발전을 위한 노력에 집중하고 있다.

독일은 주요 선진국이나 유럽에 있어서 가장 활발하게 CAM이 성행하고 있는 나라로 서양의학 의사 3/4이 CAM을 활용하며 동통치료의 77%에 침치료를 활용하고 있다는 보고도 있다. 또한, 독일은 CAM을 수행하는 독자적인 직업군으로서의 치료사가 존재한다. 치료사는 법률에 의해 규정되어 있고 의사 면허가 없어도 영업적 진료를 할 수 있다. 이 치료범위는 매우넓어 동종요법(同種療法), 중국 전통의학, 지압, 침구치료 등의 직업도 범주에 포함되어 있다.

이상과 같이, 미국, 유럽 각국에 있어서 CAM은 고도의 의료 과학을 기반으로한 지식이나 기술뿐만 아니라 각국 특유의 문화와 습관 등의 영향을 받아 존재하고 있다.

일본에서도, 2010년에 후생노동성내에 '통합의료' 추진을 위한 프로젝트팀을 발족하였다. 전술한 미국, 유럽의 나라들과 비교하면 늦은감이 없지않지만 일본에 내재하고 있는 모든 문제(저출산 고령화 사회, 의료비 증가, 생활 습관병 증가, 우울증 등 기분장애환자의 증가 등)를 고려한다면, 향후, 일본에 있어서 침구치료의 존재는 지금까지 이상으로 다시 보게 될 때가 오리라 예상한다. (坂)

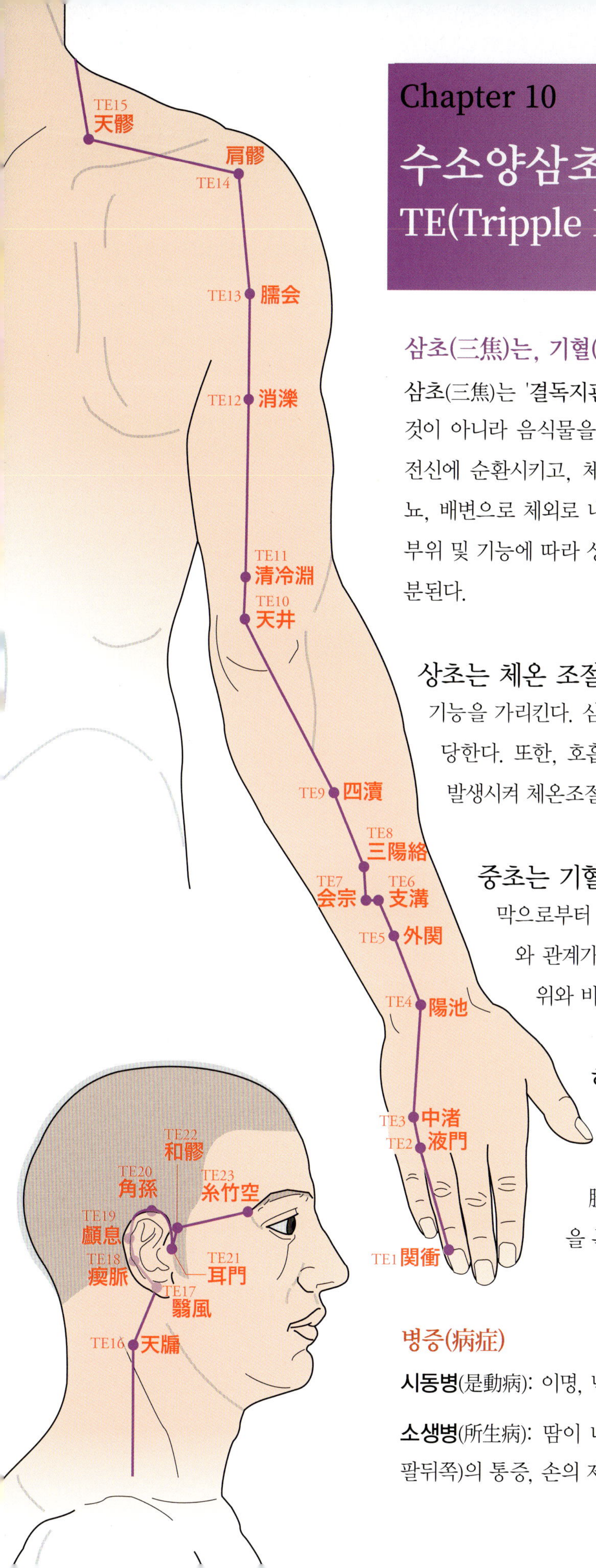

Chapter 10

수소양삼초경(手少陽三焦經)
TE(Tripple Energizer Meridian)

삼초(三焦)는, 기혈(氣血), 진액(津液)을 전신으로 돌린다.

삼초(三焦)는 '결독지관(決瀆之官)'이라 불리며 특정 장기를 지칭하는 것이 아니라 음식물을 소화·흡수하여 이것을 기혈, 진액으로 만들어 전신에 순환시키고, 체내의 수로(水路)를 조절하여 불용한 물질을 배뇨, 배변으로 체외로 내보내는 종합적인 기능을 가진다고 한다. 그래서 부위 및 기능에 따라 상초(上焦), 중초(中焦), 하초(下焦)의 세 부위로 구분된다.

상초는 체온 조절 작용을 갖는다: 상초는 횡격막에서 상부의 기능을 가리킨다. 심(心), 폐(肺)와 관계가 깊고 주로 '하늘의 기'를 담당한다. 또한, 호흡운동이나 음식물(수곡)의 수용을 돕고, 체열을 발생시켜 체온조절을 수행하는 기능을 갖는다.

중초는 기혈·진액의 조정작용을 갖는다: 중초는 횡격막으로부터 배꼽까지 사이의 기능을 가리킨다. 비(脾), 위(胃)와 관계가 깊고 주로 '땅의 기(음식물의 정기)'를 담당하고 위와 비의 소화 및 흡수 작용을 보조한다.

하초는 수사(輸瀉)작용(운송, 배설)을 갖는다: 하초는 배꼽에서 하부의 기능을 가리킨다. 신(腎), 소장(小腸), 대장(大腸), 방광(膀胱) 등과의 관계가 깊고 그 기능은 불필요한 수분을 분리시켜 오줌이나 대변으로 배설을 수행한다.

병증(病症)

시동병(是動病): 이명, 난청, 인후가 심하게 부어 오른다.

소생병(所生病): 땀이 나고 경맥주행상(눈꼬리, 뺨, 귀 뒤쪽, 어깨상부, 팔뒤쪽)의 통증, 손의 제4지 마비

Triple Energizer Meridian

TE 수소양삼초경(手少陽三焦經) ① 상지(上肢)

삼초경(三焦經)은 물과 관련한 경혈이라는 뜻이 있고 수액조절(水液調節)에 관여하고 있기 때문에 이들 혈명에는 액(液), 저(渚), 구(溝), 독(瀆) 등 물에 관련한 한자가 많이 쓰이고 있다.

혈성해설

명목(明目): 시력을 높이는 것. 눈질환을 치료하는 것.

익총(益聰): 귀가 잘 들리게 하는것

통관(通關): 의식이 확실 하지않은 인사불성인 것을 치료하는 것

개규(開竅): 구규(九竅)(눈, 귀, 코, 입, 요도, 항문)의 소통을 좋게 하여 사기를 체외로 내보내는 것. 또한, 의식을 확실하게 하는 것

산어(散瘀): 어혈을 해소하는 것

장부(藏府): 오장육부를 말함

개울(開鬱): 울체한 기분을 해소하는 것

산한(散寒): 따듯하게 하여 한사를 없애는 것

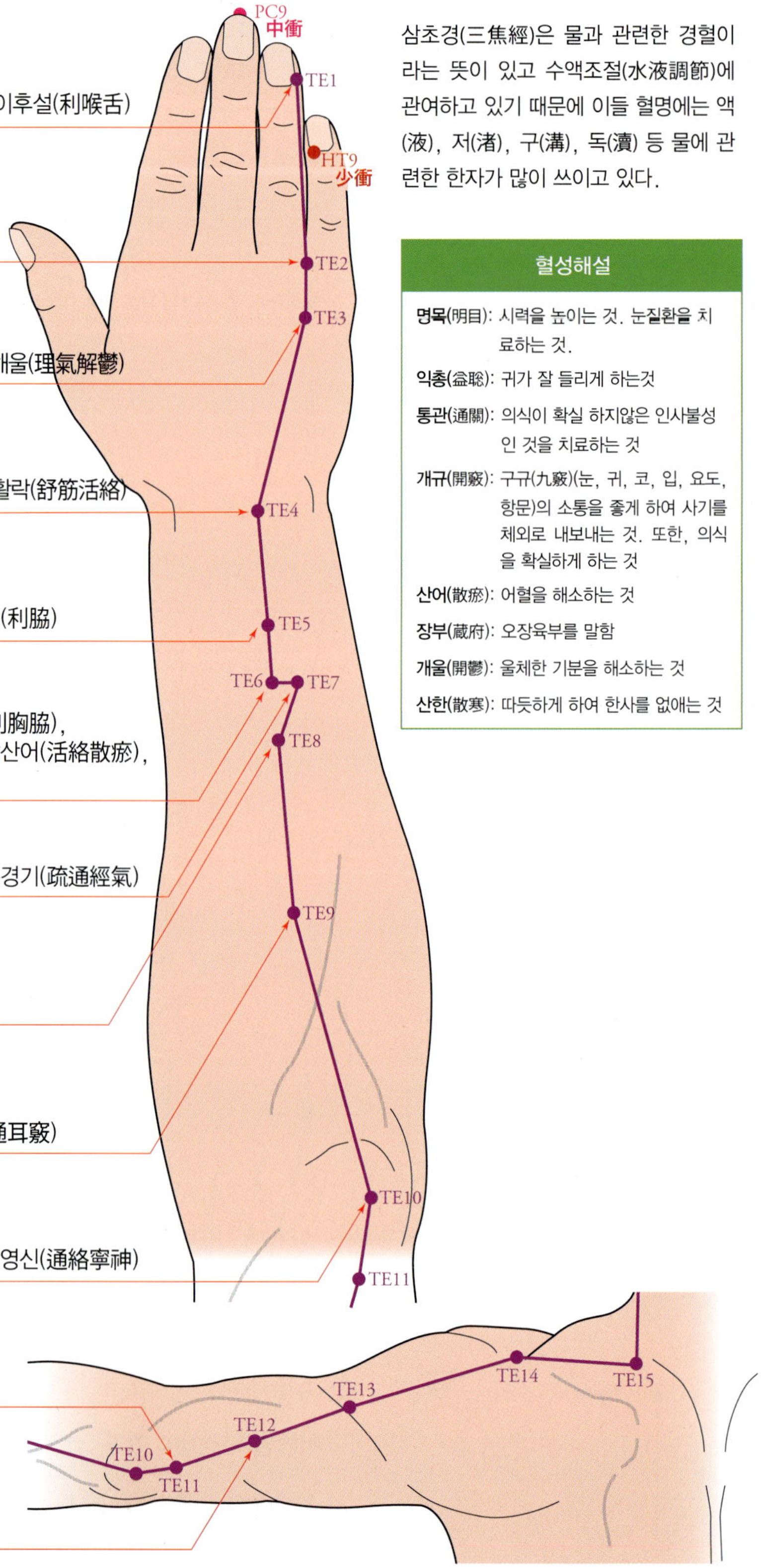

TE1 **관충(關衝)**
요혈: 삼초경의 **정금혈**(井金穴)
혈성: 청열(淸熱), 개규(開竅), 이후설(利喉舌)

TE2 **액문(液門)**
요혈: 삼초경의 **형수혈**(滎水穴)
혈성: 청두명목(淸頭明目), 이삼초(利三焦)

TE3 **중저(中渚)**
요혈: 삼초경의 **수목혈**(兪木穴)
혈성: 개규익총(開竅益聰), 청열통락(淸熱通絡), 이기해울(理氣解鬱)

TE4 **양지(陽池)**
별명: **별양**(別陽)
요혈: 삼초경의 **원혈**(原穴)
혈성: 소풍산열(疏風散熱), 서근활락(舒筋活絡)

TE5 **외관(外關)**
요혈: 삼초경의 **낙혈**(絡穴), 팔맥**교회혈**(八脈交會穴)
혈성: 소풍청열(疏風淸熱), 이협(利脇)

TE6 **지구(地溝)**
요혈: 삼초경의 **경화혈**(經火穴)
혈성: 소삼초(疏三焦), 이흉협(利胸脇), 통관개규(通關開竅), 활락산어(活絡散瘀), 조리장부(調理藏府)

TE7 **회종(會宗)**
요혈: 삼초경의 **극혈**(郄穴)
혈성: 청열개울(淸熱開鬱), 소통경기(疏通經氣)

TE8 **삼양락(三陽絡)**
별명: **삼양각**(三陽胳)
혈성: 개규진통(開竅鎭痛), 선통기혈(先通氣血)

TE9 **사독(四瀆)**
혈성: 청인후(淸咽喉), 통이규(通耳竅)

TE10 **천정(天井)**
요혈: 삼초경의 **합토혈**(合土穴)
혈성: 소풍청열(疏風淸熱), 통락영신(通絡寧神)

TE11 **청냉연(淸冷淵)**
별명: **청냉천**(淸冷泉)
혈성: 소풍산한(疏風散寒), 통락지통(通絡止痛)

TE12 **소락(消濼)**
혈성: 청열(淸熱), 소경(疏經), 활락(活絡)

수소양삼초경(手少陽三焦經)은 수궐음심포경(手厥陰心包經)의 맥기(脈気)를 받아 제4지 내측단(**관충**關衝)에서 기시하여, 손 등(**액문**液門, **중저**中渚)을 거쳐 수관절배측의 거의 중앙(**양지**陽池)을 돌아 전완후면(**외관**外關, **지구**支溝, **회종**会宗, **삼양락**三陽絡, **사독**四瀆)을 지나 주두(**천정**天井)에 이른다. 또한, 상완후면(**청냉연**清冷淵, **소락**消濼)을 올라간다.

- 관충(關衝)의 관(關)은 '관련(關聯), 연락(連絡)', 충(衝)은 '요점, 요충'의 뜻. 관충은 심포경(心包經)과 소양경(小腸經)에 관련하여 요충이 되는 경혈이다. 중충(中衝, P.156)과 소충(少衝, P.72) 사이에 관문(關門, P.28)처럼 위치하는 경혈이라는 설도 있다.
- 액문(液門)은 수분조절에 관여하는 물의 출입구와 같은 경혈을 뜻한다.
- 중저(中渚)의 저(渚)는 '바닷가, 물가'를 뜻한다. 제4·제5 중수골사이의 우묵한 곳을 예시한 것(이 우묵한 곳의 가운데로 약간 높은 곳이 만져지는 배측골간근(背側骨間筋)을 강 가운데의 모래섬에 비유했다는 설도 있다). 별설로는 약을 도포할 때에 젖는 곳이라는 설명도 있다.
- 양지(陽池)의 양(陽)은 양측(수배면(手背面)을, 지(池)는 우묵한 곳을 가리킨다. (총)지신근건((總)**指伸筋腱**)의 척측(**尺側**) 함요부(**陷凹部**)에 있는 경혈이라는 뜻
- 외관(外關)은 요골(橈骨)과 척골(尺骨) 사이의 우묵한 곳에 있고 양기의 관문 역할을 하는 경혈이다. 내관(內關, P.156)에 상대가 되는 위치에 있다.
- 지구(支溝)는 요골(**橈骨**)과 척골(**尺骨**) 사이의 도랑(溝)과 같이 우묵한 곳에 있는 경혈이라는 뜻
- 회종(會宗)의 종(宗)은 '모으다'는 뜻(P.82). 수삼양경(手三陽經)(대장경大腸經, 삼초경三焦經, 소장경小腸經)이 만나 모여있는 곳의 경혈을 의미한다고 한다.
- 삼양락(三陽絡)도 회종(會宗)과 같이 수삼양경(手三陽經)과 연락(連絡)하는 경혈이라는 뜻.
- 사독(四瀆)의 독(瀆)은 '흐름, 커다란 도랑'을 가리킨다. 수삼양경(手三陽經)이라는 지류가 모여 대하(大河)가 되는 것을 예로 들었다고 한다.
- 천정(天井)은 팔꿈치 상부[천(天)]에 우물과 같이 움푹 패인 곳에 있는 경혈이라는 뜻.
- 청냉연(清冷淵)의 청냉(清冷)은 피하조직이나 근육이 얇아 냉해지기 쉬운 곳에 있는 경혈이라는 뜻. 연(淵)은 깊은 구덩이를 가리킨다. 또는 한증(寒症)에 효과가 있는 경혈이라는 뜻.
- 소락(消濼)의 락(濼)은 '물 웅덩이, 얕은 호수'의 뜻이다. 상완삼두근(**上腕三頭筋**)의 우묵한 곳에 있는 경혈이라는 뜻, 또는 삼초경의 유주가 여기에 와서 기의 흐름이 옅어지게 되는 것을 가리킨다.

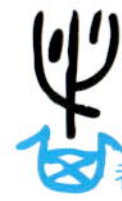

者(자)는, **薪**(신)과 **箕**(기)의 형태가 결합된 회의문자.

者의 금문

渚

者는 **薪**(나무, 신)나 **柴**(섭)을 **箕**(기, 삼태기)에 '쌓다, 모아두다'라는 뜻. **渚**(저)는 작은 돌이나 모래가 쌓인 '모래섬'을 나타내고 '파도가 밀어닥치는 곳'이라는 의미가 생겼다.

瀆

瀆(독)은 '도랑, 인공적인 용수로'라는 의미에 더하여 커다란 강이라는 뜻도 있다. 사독(**四瀆**)은 양자강(**揚子江**), 황하(**黃河**), 제수(**濟**水), 회수(**淮水**)를 가리킨다. 모독(**冒瀆**)이라는 단어가 있는 것과 같이, **瀆**(독)에는 '더럽히다, 깔보다'라는 의미가 있다.

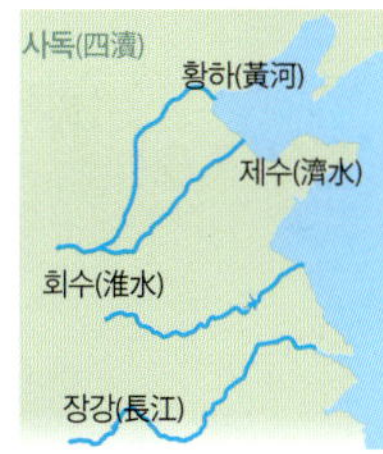

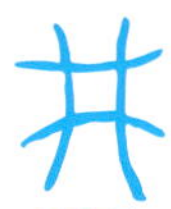

갑골문자

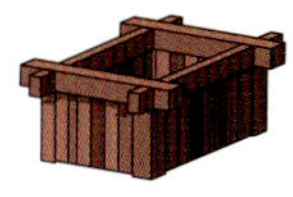

井(우물)의 네모난 틀, 울타리를 나타낸다.

井

사각의 틀을 가리키는 **井**(정)과 맑은 물을 나타내는 점을 찍은 **丼**(정)이 혼동되어 **井**(정, 우물)이 되었다. 참고로 방안의 천정(**天井**)은 목재를 정방형의 '**井**' 형태로 조립한 격자천정에서 유래하였다고 한다.

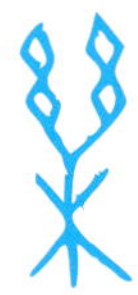

樂(락)은 나무에 누에고치가 붙어 있는 것. **楽**은 **樂**의 약자.

樂의 갑골문자

濼

樂은 누에가 누에고치를 만드는 상수리나무를 나타낸다. **白**(백)은 과실의 도토리를 나타낸다. **瓦礫**(와력, 기와와 자갈, 깨진 기와 조각)의 **礫**(력, 자갈)은 대굴대굴 굴러가는 도토리에서 둥근자갈을 나타낸다. 음악(**音樂**)의 **樂**이나 **濼**자는 악이라는 음에서 전용되었다고 본다. **濼**에는 '춥고 아프다'라는 의미도 있고 소락(**消濼**)은 통증을 없애는데 효과가 있는 경혈이라는 견해도 있다.

TE 수소양삼초경(手少陽三焦經) ② 두부(頭部)

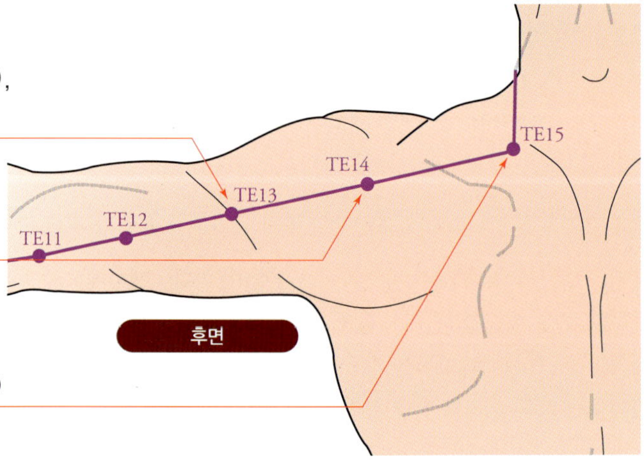

TE13 **노회(臑會)** 혈성: 청울열(淸鬱熱), 통경락(通經絡), 이관절(利關節)

TE14 **견료(肩髎)** 혈성: 소풍습(疏風濕), 통경락(通經絡)

TE15 **천료(天髎)** 혈성: 거풍습(去風濕), 통경락(通經絡)

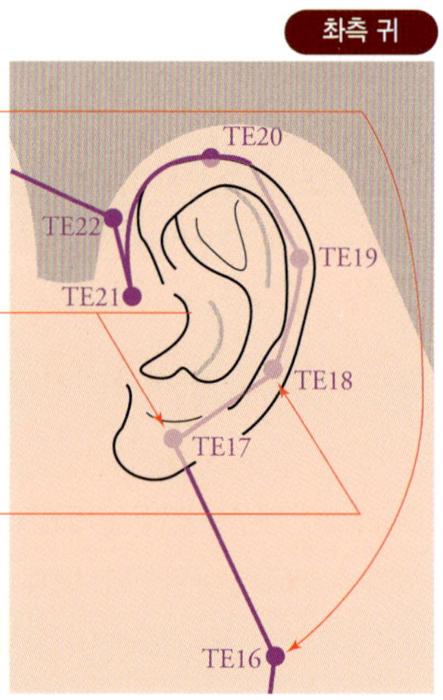

TE16 **천유(天牖)** 혈성: 청두명목(淸頭明目), 이제규(利諸竅)

TE17 **예풍(翳風)** 혈성: 산풍열(散風熱), 총이규(聰耳竅), 통경락(通經絡)

TE18 **계맥(瘈脈)** 별명: **자맥**(資脈) 혈성: 청열(淸熱), 해경(解痙), 통규(通竅)

TE19 **노식(顱息)** 혈성: 산풍(散風), 통규(通竅), 진경(鎭驚)

혈성해설

이제규(利諸竅): 이목구비의 소통을 좋게 한다.

총이규(聰利竅): 귀의 소통을 좋게하여 잘 들리도록 하는 것.

통규(通竅): 개규(開竅)와 같은 뜻. 의식을 확실하게 하는 것. 또는 9규를 개통하는 것.

진경(鎭驚): 전전긍긍하거나 놀라기 쉬운 불안을 누그러뜨리는 것.

청두(淸頭): 머리를 맑게 하는 것

익총(益聰): 귀를 잘 들리게 하는 것

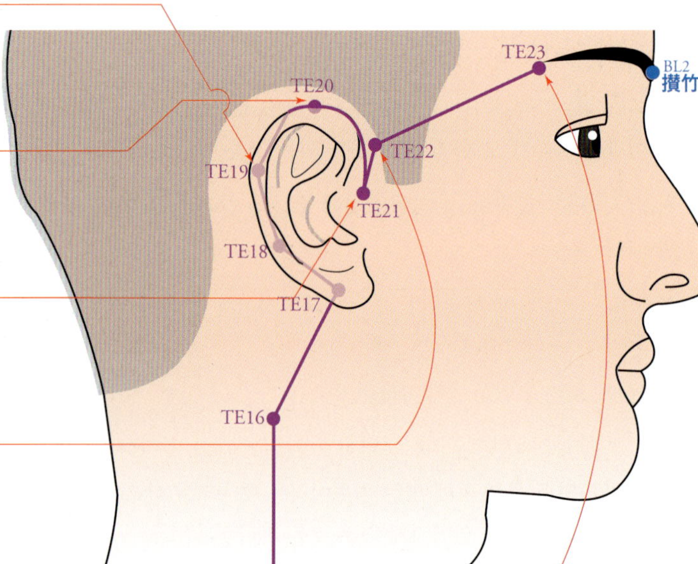

TE20 **각손(角孫)** 혈성: 청열산풍(淸熱散風), 청두명목(淸頭明目)

TE21 **이문(耳門)** 혈성: 개규익총(開竅益聰), 소통경락(疏通經絡)

TE22 **화료(禾髎)** 혈성: 거풍(去風), 통락(通絡)

TE23 **사죽공(絲竹空)** 혈성: 산풍지통(散風止痛), 청두명목(淸頭明目)

소락(消濼)으로부터 상완후면(**노회**臑会)를 돌아 어깨(**견료**肩髎, **천료**天髎)에서 담경(胆經)과 만나고, 대쇄골상와(大鎖骨上窩)로 들어가 흉중으로 퍼져 심포(心包)에 낙하고 횡격막을 통과하여 삼초(三焦)에 속한다. 흉중에서 나뉘어진 지맥은 위로 대쇄골상와를 나와 항부(**천유**天牖)에서 귀의 뒷면(**예풍**翳風, **계맥**瘈脈, **노식**顱息), 상부(**각손**角孫)을 지나 측두와[현로(懸顱, 胆 · GB5), 함염(頷厭, 胆 · GB4)]를 지나 눈의 하방(권료顴髎, 小 · SI18)에 이른다. 귀아래에서 나뉘어진 지맥은 귀의 뒤에서 안으로 들어가기 전(**이문**耳門, **화료**和髎)로 나와 눈썹외단(**사죽공**糸竹空)을 지나 외안각(동자료瞳子髎, 胆 · GB1)에 이르러 족소양담경(足少陽胆經)으로 연결된다.

- 노회(臑會)의 회(會)는 '상완' 또는 '부드러운 육(肉)'을 나타낸다. 노회는 상완이두근후하연(**上腕三角筋後下緣**)과 상완삼두근(**上腕三頭筋**) 사이에 있는 경혈을 가리킨다. 삼초경(三焦經)과 양유맥(陽維脈)이 만나는 곳에 있는 경혈이라는 뜻
- 견료(肩髎)의 견(肩)은 견단(肩端)이나 견관절 부위를 가르키고 이 혈이 삼초경에서 어깨부위 말단에 있다는 뜻이다. 료(髎)는 뼈의 '우묵한 곳'을 뜻하므로 견료라 하였다.
- 천료(天髎)의 료(髎)는 '우묵한 곳'을 뜻한다. 체간 상부 어깨를 하늘(天)로 보고 견갑골 극상와(**棘上窩**)의 커다란 함요부를 가리킨다.
- 천유(天牖)의 유(牖)는 '창(窓)'을 의미하고 머리의 아래에 있는 귀와 눈의 질환에 효과가 있는 경혈이라는 뜻이다.
- 예풍(翳风)의 예(翳)는 '깃털로 만든 부채'를 뜻한다. 풍(風)은 '소리, 음'을 통해 '귀'를 암시하고 있다. 예풍은 귀의 모양을 '부채'에 비유한 것이다. 또는 풍사(風邪)의 침입을 막고 귀 질환의 치료에 효과가 있는 경혈이라는 뜻이다.
- 계맥(瘈脈)의 계(瘈)는 '경련(痙攣)'을 가리키고 소아의 경련을 치료하는데 효과가 있다는 경혈이라는 뜻이다. 별설로 계(瘈)는 닭의 발톱을 가리키고 귀 뒤의 혈맥(脈)이 새 발톱과 유사하다는 것에서 유래하였다는 설도 있다.
- 노식(顱息)의 노(顱)는 머리를 가리킨다. 노식(顱息)은 천식(喘息)에 효과가 있는 경혈을 의미한다고 한다.
- 각손(角孫)의 각(角)은 '모퉁이, 구석, 끝'을 가리키며 '귀상각(耳上角)'을 나타낸다. 손(孫)은 '손락(孫絡)', 즉 '작은혈관'의 뜻이다. 또는 여기에서 지맥이 나뉘어져 뺨으로 향하는 '손맥'이 나오기때문이라고도 한다.

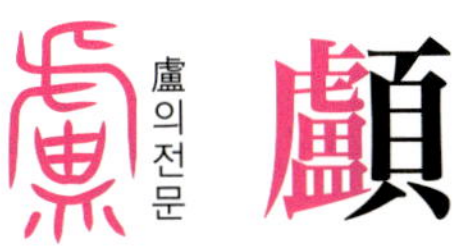

盧(노)는 둥근 항아리 모양의 식기(食器)를 가리킨다. 頭(머리)에 관련한 頁(혈, 머리 혈)을 붙혀 둥근 형태의 머리 또는 두개골(頭蓋骨)를 가리키기도 한다. 이와 관련하여 捕虜(포로)의 虜나 思慮(사려)의 慮는 虍+男, 虍+思의 조합이 아니라, 盧+力, 盧+心이다.

- 화료(禾髎)의 화(禾)는 '평안함'의 뜻. 료(髎)는 '우묵한 곳'을 뜻한다. 측두와(側頭窩)의 완만한 함요부에 있는 경혈이라는 뜻이다. 또는 화(禾)는 조화롭다는 의미로 청력을 조화롭게 한다는 것을 가리킨다.
- 사죽공(絲竹空)의 사죽(絲竹)은 '가느다란 대나무 잎'을 말한다. 눈썹을 대나무잎의 형상을 예로 한 것이다. '찬죽(攢竹)'(P.95)의 유래와 같은 발상이다. 또한, 공(空)은 우묵한 곳을 가리키고 눈썹의 외측단의 함요부에 있는 경혈이라는 뜻.

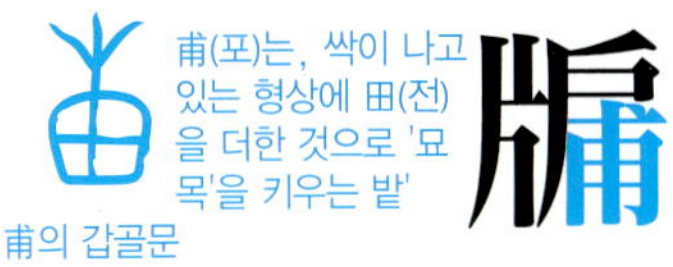

牖(유)는 片('板'을) + 戶 + 甫(열다, 넓히다)의 합성어로 '작은 문을 형상화한 창문', '빛을 받아 들이는 창'을 의미한다. 참고로 甫(보)는 '열다, 펼치다, 넓히다'를 나타내고 捕獲(포획)의 捕(포)는 '손바닥을 넓혀서 물건을 꼭 잡는 것', 補佐(보좌)의 補(보)는 '옷감을 평평하게 하여 찢어진 곳에 딱 붙히는 것'을 의미한다.

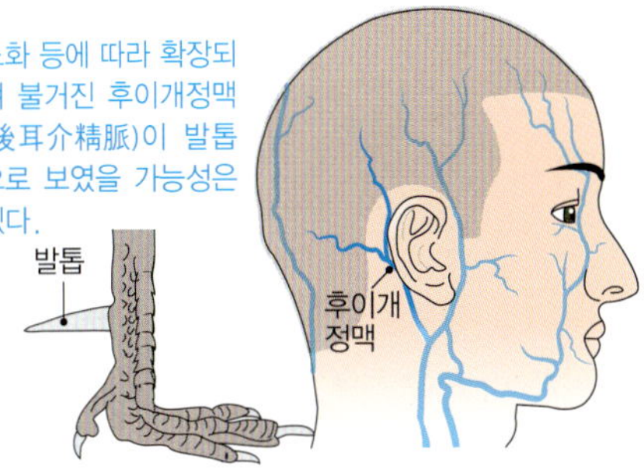

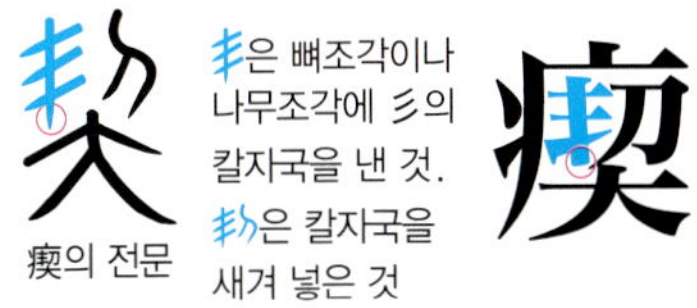

瘈(계)는 칼로 자국을 내는 것을 가리키고 여기에서 약속의 증표를 새겨넣은 것(증거)으로 '약속, 맹세'의 의미가 되었다. 瘈는, 疒 + 契의 형성문자이다. 뼈에 새긴 갑골문자를 契文(계문)이라고 한다. 참고로 **外側契狀骨**(외측설상골), **契形文字**(설형문자)의 契은 나무 등의 틈에 박아놓은 쐐기를 뜻한다. '齧(설, 씹을 설), **齧齒類**(설치류)'의 齧은 이빨로 나무에 자국을 내는 것을 의미한다.

일본의 글자에서 契자의 丯의 아래가 나오지 않지만 중국과 한국은 아래로 나와 있다.

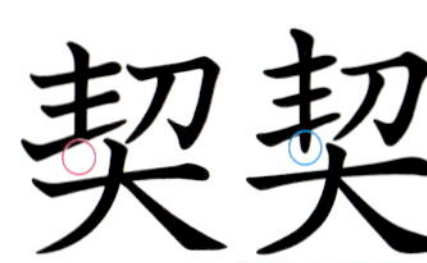

글자의 기원으로부터 고찰해 본다면, 아래로 튀어나오는 것이 본래의 글자형이다.
흥미로운 것은 일본의 한자에서도
齧齒類(설치류)에서는 丯이다.

Triple Energizer Meridian

TE 수소양삼초경(手少陽三焦經) 관충(關衝), 액문(液門), 중저(中渚), 양지(陽池)

TE1 관충(關衝)

부위 약지(藥指), 말절골척측(末節骨尺側), 조갑각(爪甲角)에서 근위내방 0.1촌, 조갑척측연(爪甲尺側緣)의 수직선과 조갑기저부(爪甲基底部)의 수평선의 교점

이 경혈에 관한 해부학적 구조

- 피부에는 **척골신경**(尺骨神經)의 **배측지신경**(背側指神經, C7)
- 배측중수동맥(背側中手動脈) 가지의 **배측지동맥**(背側指動脈) 또는 총장측지동맥(總掌側指神經) 가지의 **고유장측지동맥**(固有掌側指神經)의 **지배지**(支配枝)
- 제4지의 척골(尺骨) 조갑근(爪甲筋)

TE2 액문(液門)

부위 수배(手背), 약지(藥指)와 소지(小指)사이, 물갈퀴상방의 함요부, 적백육제(赤白肉際)

이 경혈에 관한 해부학적 구조

- 피부에는 **척골신경**(尺骨神經)의 **배측지신경**(背側指神經, C7)
- **척골신경심지**(尺骨神經深枝, C8~T1) 지배의 제4 · 5지를 외전(外轉)시키는 제4배측골간근(背側骨間筋)
- 배측중수동맥(背側中手動脈) 가지의 **배측지동맥**(背側指動脈)
- 심부에는 제4 · 5지의 기절골저(基節骨底)가 있다.

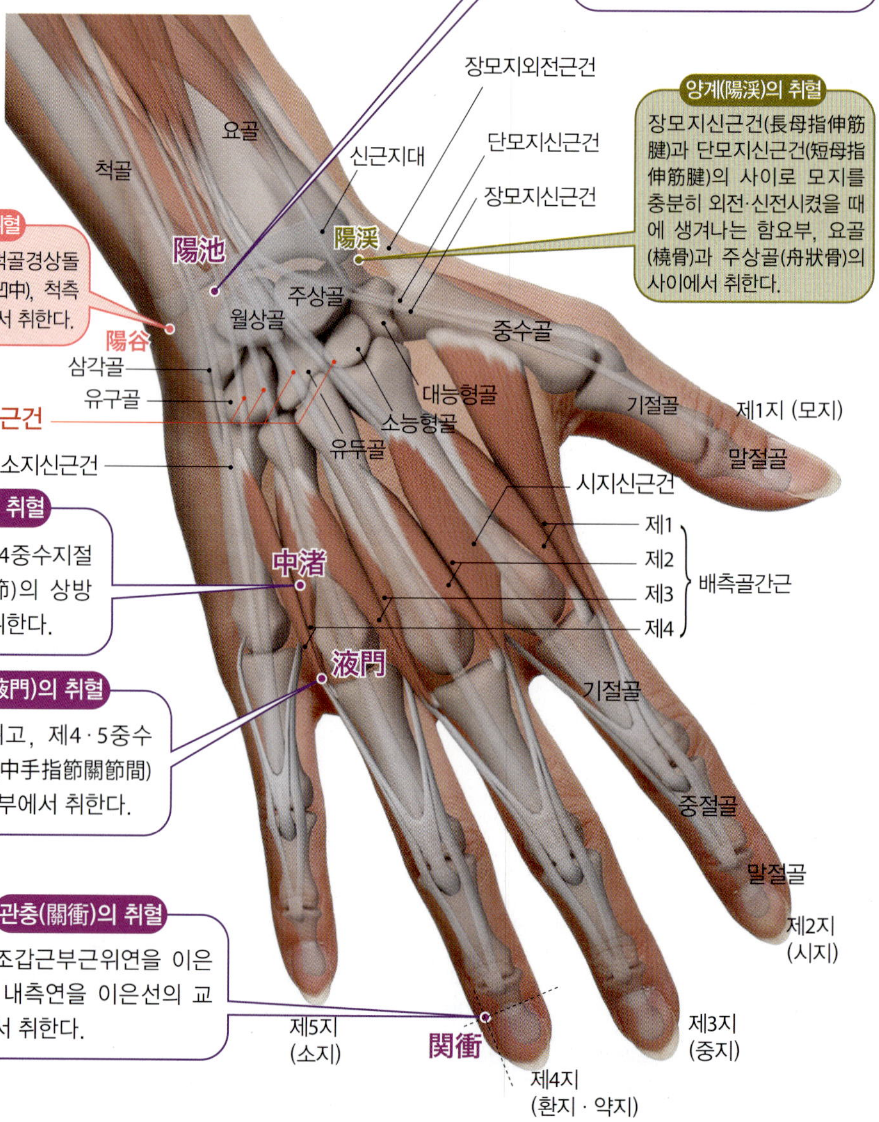

양지(陽池)의 취혈

제4· 5중수골간극(中手骨間隙)을 밀어올리면 촉지가 가능하다. 양계(陽溪, LI5·大腸), 양곡(陽谷, SI5·小腸)과 같은 높이에서 취한다. 저항에 대해 수관절을 신전하면 총지신근건(指伸筋腱)이 보다 쉽게 만져진다.

양계(陽溪)의 취혈

장모지신근건(長母指伸筋腱)과 단모지신근건(短母指伸筋腱)의 사이로 모지를 충분히 외전·신전시켰을 때에 생겨나는 함요부, 요골(橈骨)과 주상골(舟狀骨)의 사이에서 취한다.

양곡(陽谷)의 취혈

수관절의 후면으로 척골경상돌기 직하의 함요중(陷凹中), 척측수근신근건의 내측에서 취한다.

중저(中渚)의 취혈

손을 움켜쥐고, 제4중수지절관절(中手指節關節)의 상방 내측 함요중에서 취한다.

액문(液門)의 취혈

손을 움켜쥐고, 제4 · 5중수지절관절간(中手指節關節間) 직하의 함요부에서 취한다.

관충(關衝)의 취혈

약지조갑근부근위연을 이은 선과 내측연을 이은선의 교점에서 취한다.

(총)지신근((総)指伸筋)은 시지(示指)에서 소지(小指)까지의 MP관절을 신전한다. PIP관절과 DIP관절의 신전은 (총)지신근과 수내근(手內筋)의 공동작용에 의해 움직이지만 PIP관절, DIP관절의 신전에 (총)지신근이 우위에 관여하는 것은 MP관절이 굴곡위(屈曲位)에 있을 때이다.

TE3 중저(中渚)

부위 수배(手背), 제4·5지 중수골간(中手骨間), 제4중수지관절근위(中手指關節近位)의 함요부

이 경혈에 관한 해부학적 구조

- 피부에는 **척골신경**(尺骨神經)의 **배측지신경**(背側指神經, C8)
- 척골신경심지(尺骨神經深枝, C8~T1) 지배의 제4 · 5지를 외전(外轉)시키는 제4 배측골간근(背側骨間筋)
- 배측중수동맥(背側中手動脈) 가지의 **배측지동맥**(背側指動脈)

TE4 양지(陽池)

부위 수관절후면(手關節後面), 총지신근건(総指伸筋腱)의 척측함요부, 수관절배측횡문(手關節背側橫紋)

이 경혈에 관한 해부학적 구조

- 피부에는 요골신경(橈骨神經) 피지의 **후전완피신경**(後前腕皮神經, C7~C8)
- 요골신경(橈骨神經, C6~C8) 지배의 총지신근(건)(総指伸筋(腱)), 소지신근(건)(小指伸筋(腱))
- 수근부배측(手根部背側)을 주행하는 전완(前腕)의 신근건(伸筋腱)을 떠오르게 하지않고, 운동을 부드럽게 하게하는 신근지대(伸筋支帶)
- 상완정맥(上腕靜脈)으로 유입하는 척골피정맥(尺骨皮靜脈)
- 심부에는 월상골(月狀骨)과 삼각골(三角骨)이 있다.

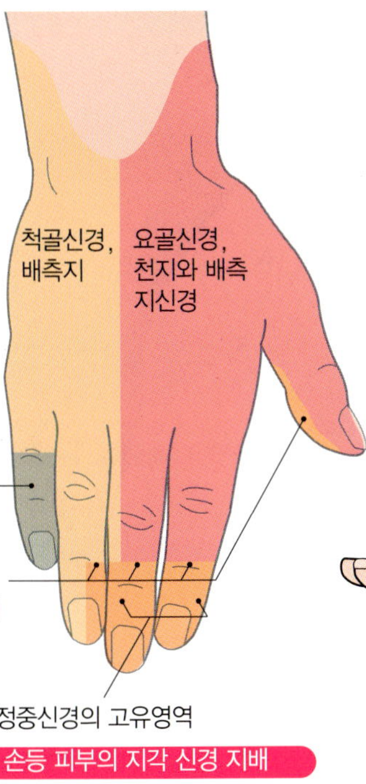

손등 피부의 지각 신경 지배

신근지대(伸筋支帶) extensor retinaculum와 건구획(腱區劃) tendon compartment)

수근배측(手根背側)을 주행하는 전완(前腕)에서의 신근건(伸筋腱)은 신근지대에 의해 수근(手根)으로부터 들어 올려지지 않도록 고정되어 있기 때문에 근력을 발휘할 수 있다. 척골과 요골을 횡으로 주행하는 인대인 신근지대 아래를 9개의 건이 건초에 쌓여 주행하지만 요측에서부터 6개의 구획으로 나뉘어진 영역을 통과한다.

제1구획: 장모지외전근건(長母指外轉筋腱), 단모지신근건(短母指伸筋腱)
제2구획: 장·단요측수근신근건(長·短橈側手根伸筋腱)
제3구획: 장모지신근건(長母指伸筋腱)
제4구획: (총)지신근건((総)指伸筋腱)
제5구획: 소지신근건(小指伸筋腱)
제6구획: 척측수근신근건(尺側手筋伸筋腱)

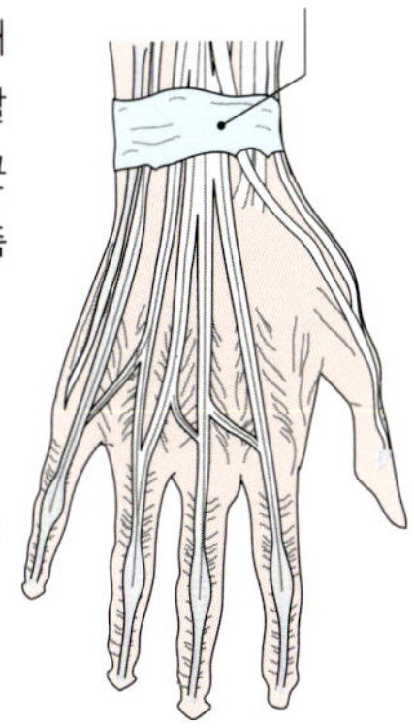

오른쪽 전완 신근지대

특히, 모지(母指)의 과도한 외전과 신전의 운동에 의해 건초염(腱鞘炎, tendovaginitis)이 발생하면, 제1구획 영역에 종창(腫脹)과 압통(壓痛)이 생긴다. 이것을 드퀘르벵 병(DeQuervain's disease, 손목의 엄지손가락 쪽 조직에 염증이 생겨 통증을 유발시키는 질환)이라 한다.

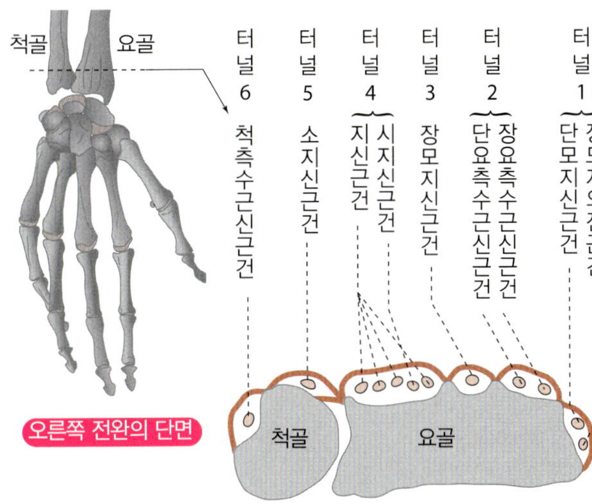

오른쪽 전완의 단면

결절종(ganglion)

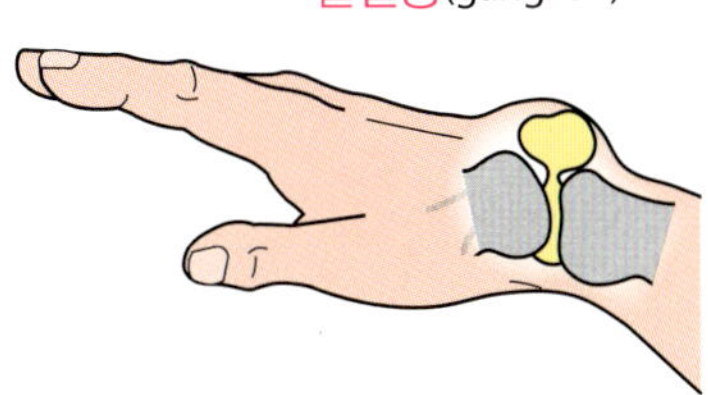

수근부(手根部)의 배측(背側)에서 건초내(腱鞘內)에 투명한 젤리상의 활액(滑液)이 쌓여 생기는 탄력성이 있는 종기를 결절종(ganglion)이라고 한다. 특히 젊은 여성에게 나타나는 경향이 있다. 미국과 유럽에서는 가끔 Bible bump라고 불리었다.

*'Bible bump'라는 명칭은 성서와 같이 두껍고 무거운 책으로 종기를 두드렸다고 하는 옛날 민간 치료법에서 유래

TE 수소양삼초경(手少陽三焦經) 외관(外關), 지구(地溝), 회종(會宗), 삼양락(三陽絡) 외

TE5 외관(外關)

부위 전완후면(前腕後面), 요골과 척골 골간의 중점, 수관절배측횡문(手關節背側橫紋) 상방 2촌

이 경혈에 관한 해부학적 구조

- 피부에는 요골신경(橈骨神經) 피지의 **후전완피신경**(後前腕皮神經, C7)
- 요골신경(橈骨神經, C6~8) 지배의 (총)지신근((総)指伸筋), 소지신근(小指伸筋), 시지신근(示指伸筋), 장모지신근(長母指伸筋)
- 척골동맥(尺骨動脈) 가지의 총골간동 · 정맥(総骨間動 · 靜脈)에서 분지되는 전골간동맥(前骨間動脈)과 후골간동 · 정맥(後骨間動 · 靜脈)
- 액와정맥(腋窩靜脈)으로 유입하는 요측피정맥(橈側皮靜脈)

TE6 지구(地溝)

부위 전완후면(前腕後面), 요골과 척골 골간의 중점, 수관절배측횡문(手關節背側橫紋) 상방 3촌

이 경혈에 관한 해부학적 구조

- 피부에는 요골신경(橈骨神經) 피지의 **후전완피신경**(後前腕皮神經, C7)
- 요골신경(橈骨神經, C6~8) 지배의 (총)지신근((総)指伸筋), 소지신근(小指伸筋), 시지신근(示指伸筋), 장모지신근(長母指伸筋)
- 척골동맥(尺骨動脈) 가지의 총골간동 · 정맥(総骨間動 · 靜脈)에서 분지되는 전골간동맥(前骨間動脈)과 후골간동 · 정맥(後骨間動 · 靜脈)

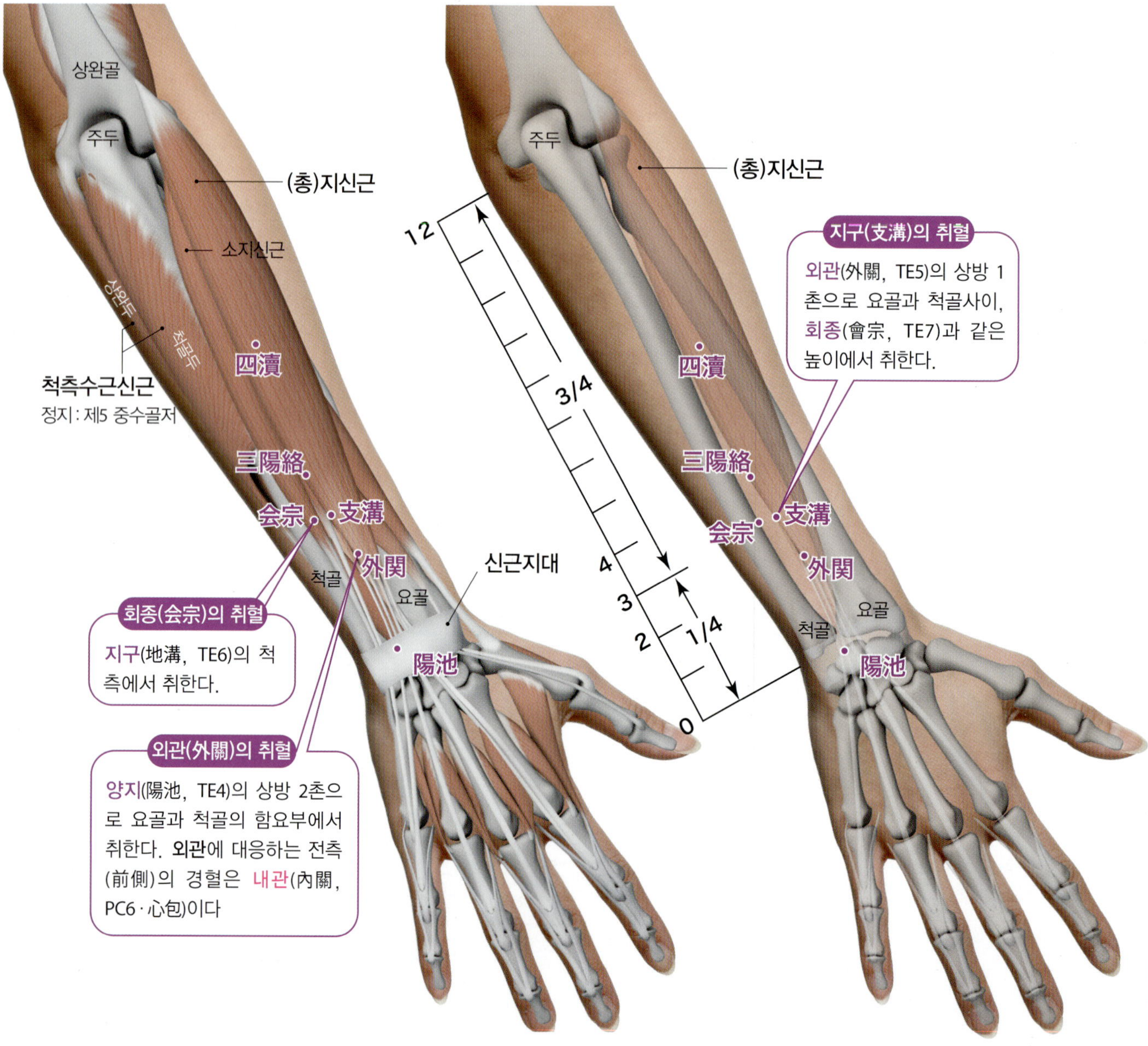

요골신경(橈骨神經)은 모든 신근(伸筋)을 지배하는 신경으로 어느 단계에서든 외상이나 압박에 의해 손상될 수 있다. 그 임상증상은 장애 부위에 따라 다르다. 일반적으로 손상 부위가 더 근위부에 있을수록 더 많은 근육이 손상을 입게 된다. 근위의 높은 레벨에서의 요골신경장애의 특징적인 병태는 수근하수(手根下垂, 손목처짐)이다. 이런 경우 환자는 손목의 신전과 MP관절(중수지절관절, 中手指節關節)을 펴는 것이 어렵게 된다.

TE7 회종(會宗)

부위 전완후면(前腕後面), 척골의 요측연, 수관절배측횡문(手關節背側橫紋) 상방 3촌

이 경혈에 관한 해부학적 구조

- 피부에는 요골신경(橈骨神經) 피지의 후전완피신경(後前腕皮神經, C8)
- 요골신경(橈骨神經, C6~8) 지배의 척측수근신근(尺側手根伸筋), 시지신근(示指伸筋)
- 척골동맥(尺骨動脈) 가지의 총골간동 · 정맥(総骨間動 · 靜脈)에서 분지되는 전골간동맥(前骨間動脈)과 후골간동 · 정맥(後骨間動 · 靜脈)

TE8 삼양락(三陽絡)

부위 전완후면(前腕後面), 요골과 척골의 중점, 수관절배측횡문(手關節背側橫紋) 상방 4촌

이 경혈에 관한 해부학적 구조

- 피부에는 요골신경(橈骨神經) 피지의 후전완피신경(後前腕皮神經, C7)
- 요골신경(橈骨神經, C6~8) 지배의 총지신근(건)(総指伸筋(腱)), 장모지외전근(長母指外轉筋)
- 척골동맥(尺骨動脈) 가지의 총골간동 · 정맥(総骨間動 · 靜脈)에서 분지되는 전골간동맥(前骨間動脈)과 후골간동 · 정맥(後骨間動 · 靜脈)

TE9 사독(四瀆)

부위 전완후면(前腕後面), 요골과 척골 골간의 중점, 주두(肘頭)하방 5촌

이 경혈에 관한 해부학적 구조

- 피부에는 요골신경(橈骨神經) 피지의 후전완피신경(後前腕皮神經, C7)
- 요골신경(橈骨神經, C6~8) 지배의 소지신근(小指伸筋), 척측수근신근(尺側手根伸筋), 장모지신근(長母指伸筋), 장모지외전근(長母指外轉筋)
- 척골동맥(尺骨動脈) 가지의 총골간동 · 정맥(総骨間動 · 靜脈)에서 분지되는 전골간동맥(前骨間動脈)과 후골간동 · 정맥(後骨間動 · 靜脈)

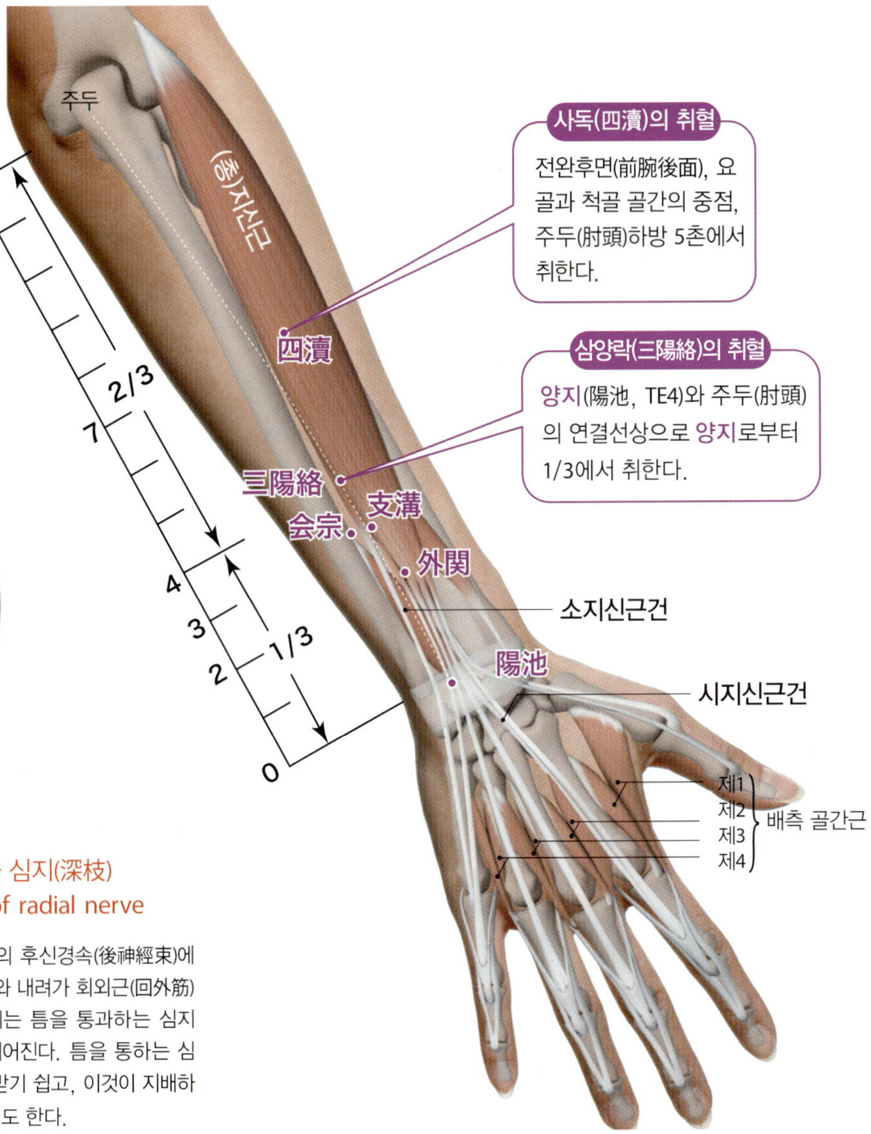

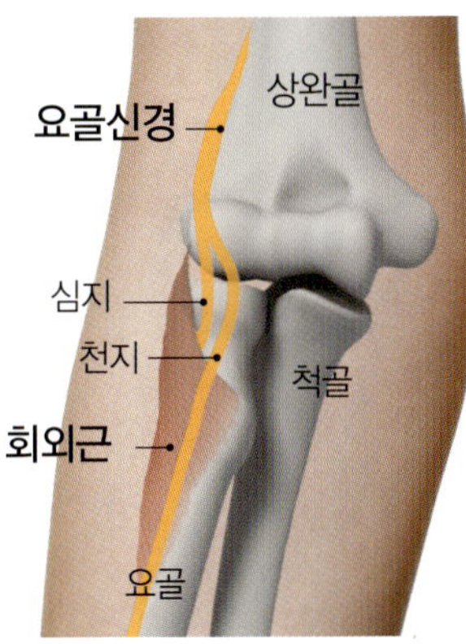

요골신경(橈骨神經)의 천지(淺枝)와 심지(深枝)
Superficial and deep branches of radial nerve

요골신경(橈骨神經)은 완신경총(腕神經叢)의 후신경속(後神經束)에서 분지하여 상완골 후면에서 전면으로 나와 내려가 회외근(回外筋)의 천부(淺部)와 심부(深部)의 사이에 생기는 틈을 통과하는 심지(深枝)와, 통과하지 않는 천지(淺枝)로 나뉘어진다. 틈을 통하는 심지는 근지(筋枝)이기 때문에 압박(壓迫)을 받기 쉽고, 이것이 지배하는 신근군(伸筋群)의 마비(痲痹)가 생기기기도 한다.

TE 수소양삼초경(手少陽三焦經) 천정(天井), 청냉연(淸冷淵), 소락(消濼), 노회(臑會)

골도

액와횡문후단~주와(肘窩): 9촌

TE10 천정(天井)

부위 주후면(肘後面), 주두(肘頭)상방 1촌, 함요부

이 경혈에 관한 해부학적 구조

- 피부에는 요골신경(橈骨神經) 피지의 **후상완피신경**(後上腕皮神經, C6)
- 요골신경근지(橈骨神經筋枝, C6~C8) 지배의 상완삼두근(上腕三頭筋)(장두 · 외측두 · 내측두)의 공통건(共通腱)
- 상완동 · 정맥(上腕動 · 靜脈) 가지의 상완심동 · 정맥(上腕深動 · 靜脈)에서 분지하는 중측부동 · 정맥(中側副動 · 靜脈)의 가지

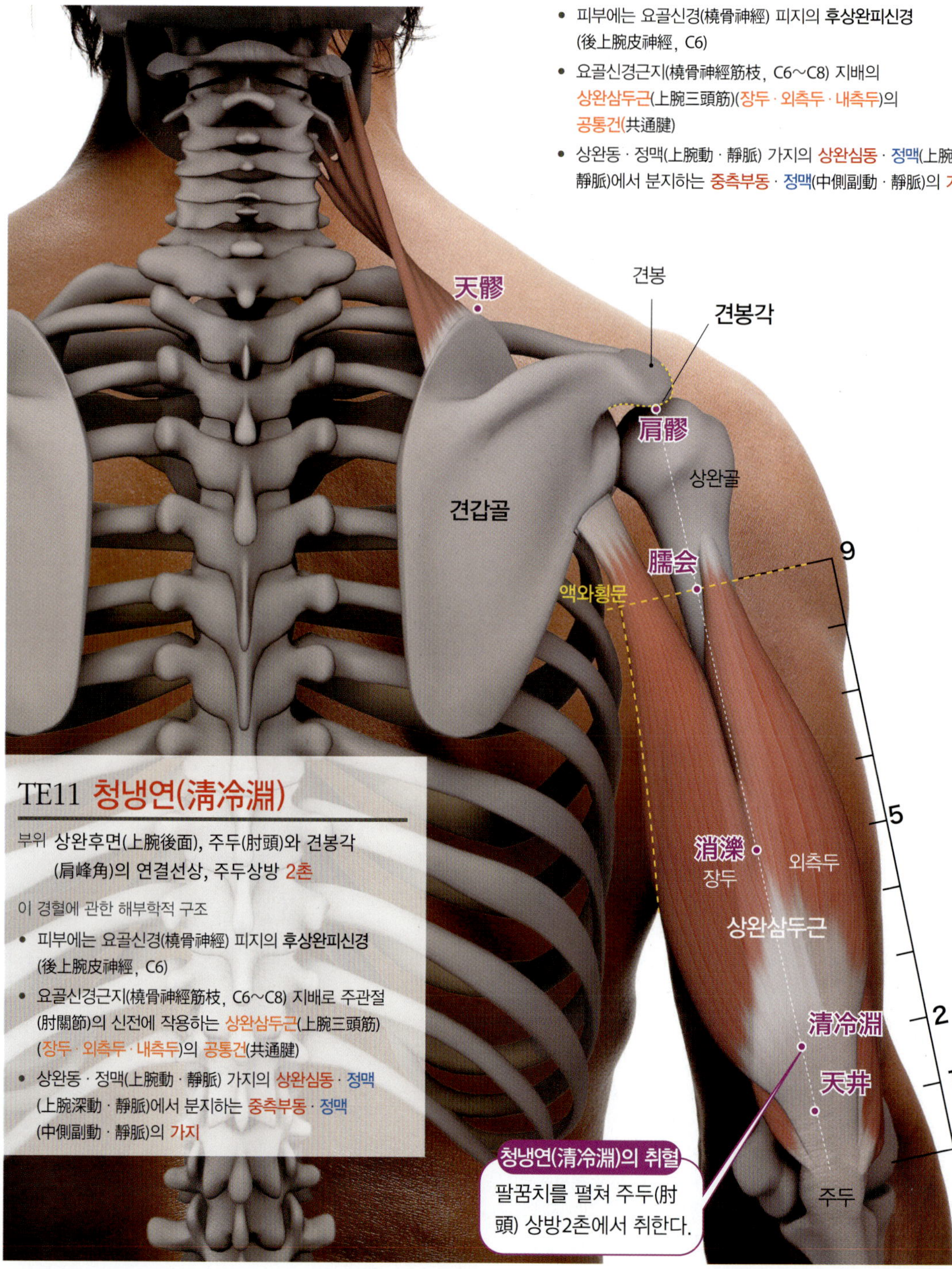

TE11 청냉연(淸冷淵)

부위 상완후면(上腕後面), 주두(肘頭)와 견봉각(肩峰角)의 연결선상, 주두상방 2촌

이 경혈에 관한 해부학적 구조

- 피부에는 요골신경(橈骨神經) 피지의 **후상완피신경**(後上腕皮神經, C6)
- 요골신경근지(橈骨神經筋枝, C6~C8) 지배로 주관절(肘關節)의 신전에 작용하는 상완삼두근(上腕三頭筋)(장두 · 외측두 · 내측두)의 공통건(共通腱)
- 상완동 · 정맥(上腕動 · 靜脈) 가지의 상완심동 · 정맥(上腕深動 · 靜脈)에서 분지하는 중측부동 · 정맥(中側副動 · 靜脈)의 가지

청냉연(淸冷淵)의 취혈

팔꿈치를 펼쳐 주두(肘頭) 상방2촌에서 취한다.

상완삼두근(上腕三頭筋)은 상완후면에 있는 강력한 신근(伸筋)으로 요골신경(橈骨神經)의 지배를 받는다. 장두(長頭), 외측두(外側頭), 내측두(內側頭)로 나뉘며 장두만이 이관절근(二關節筋)이다. 작용은 주관절의 신전과 장두에 의한 견관절의 신전이다. 소원근(小圓筋), 대원근(大圓筋), 상완삼두근 장두로 둘러쌓인 삼각형의 틈을 **내측액와극**(內側腋窩隙)이라 하며 견갑회선동·정맥(堅甲回旋動·靜脈)이 통과한다. 또한, 상완골, 상완삼두근장두, 대원근, 소원근과 견갑하근으로 둘러쌓인 사각형의 틈을 외측액와극이라고 하며 후상완회선동·정맥과 액와신경이 통과한다. (P.176)

TE12 소락(消濼)

부위 상완후면(上腕後面), 주두(肘頭)와 견봉각(肩峰角)의 연결선상, 주두상방 5촌

이 경혈에 관한 해부학적 구조

- 피부에는 요골신경(橈骨神經) 피지의 **후상완피신경**(後上腕皮神經, C5)
- 요골신경근지(橈骨神經筋枝, C6~C8) 지배로 주관절(肘關節)의 신전에 작용하는 상완삼두근(上腕三頭筋)(장두 · 외측두 · 내측두)
- 상완동 · 정맥(上腕動 · 靜脈) 가지의 상완심동 · 정맥(上腕深動 · 靜脈)에서 분지하는 중측부동 · 정맥(中側副動 · 靜脈)의 가지

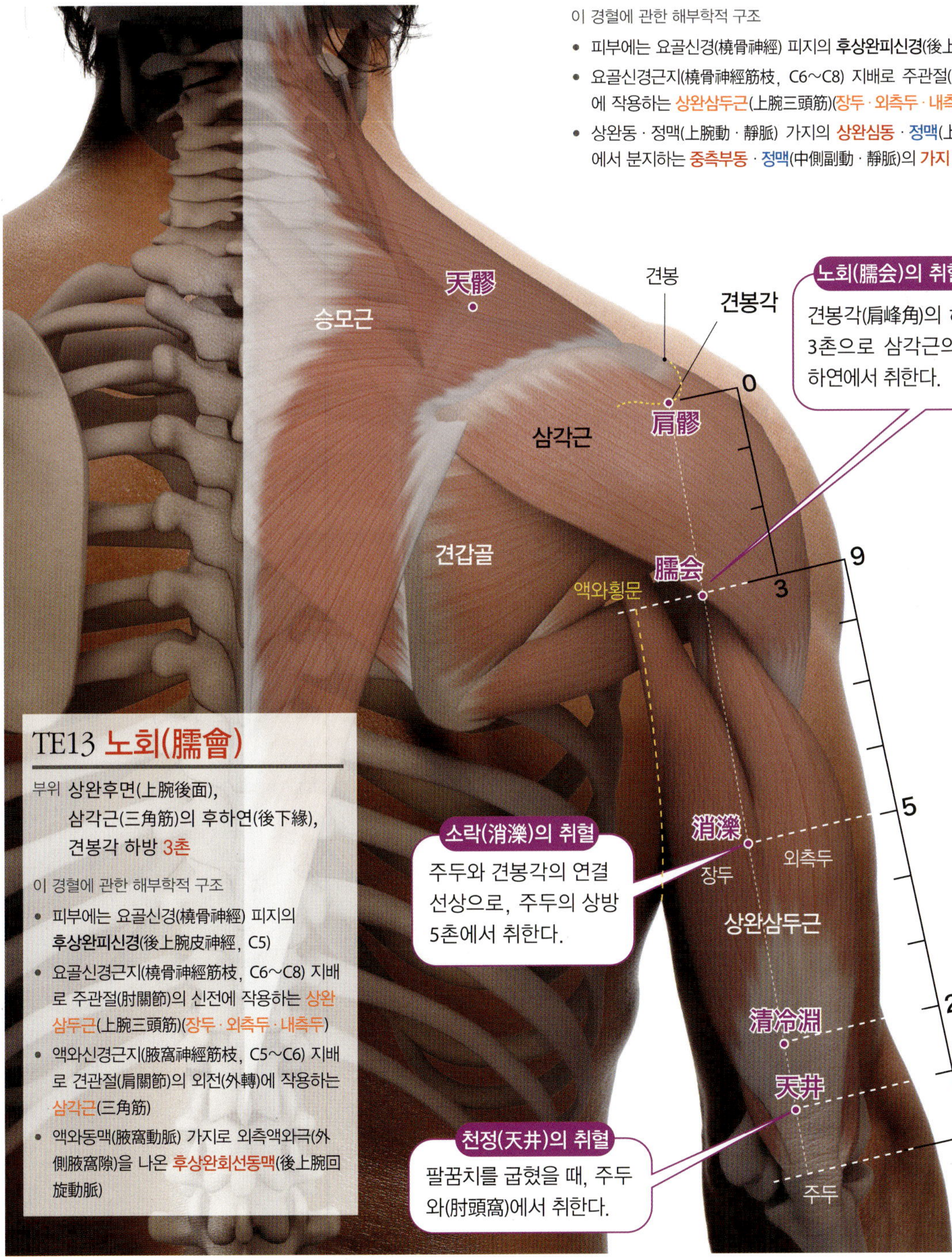

TE13 노회(臑會)

부위 상완후면(上腕後面), 삼각근(三角筋)의 후하연(後下緣), 견봉각 하방 3촌

이 경혈에 관한 해부학적 구조

- 피부에는 요골신경(橈骨神經) 피지의 **후상완피신경**(後上腕皮神經, C5)
- 요골신경근지(橈骨神經筋枝, C6~C8) 지배로 주관절(肘關節)의 신전에 작용하는 상완삼두근(上腕三頭筋)(장두 · 외측두 · 내측두)
- 액와신경근지(腋窩神經筋枝, C5~C6) 지배로 견관절(肩關節)의 외전(外轉)에 작용하는 삼각근(三角筋)
- 액와동맥(腋窩動脈) 가지로 외측액와극(外側腋窩隙)을 나온 후상완회선동맥(後上腕回旋動脈)

TE14 견료(肩髎)

부위 견상부(肩上部), 견봉각(肩峰角)과 상완골대결절(上腕骨大結節) 사이의 함요부

이 경혈에 관한 해부학적 구조

- 피부에는 경신경총피지(頸神經叢皮枝)로 경부(頸部)에서 어깨에 이르는 피부에 분포하는 **쇄골상신경**(鎖骨上神經, C4)
- **액와신경근지**(腋窩神經筋枝, C5~C6) 지배로 견관절(肩關節)의 외전(外轉)에 작용하는 삼각근(三角筋)후부와 견관절의 외선에 작용하는 소원근(小圓筋)
- 액와동 · 정맥(腋窩動 · 靜脈) 가지로 외측액와극(外側腋窩隙)을 나온 후상완회선동 · 정맥(後上腕回旋動 · 靜脈)

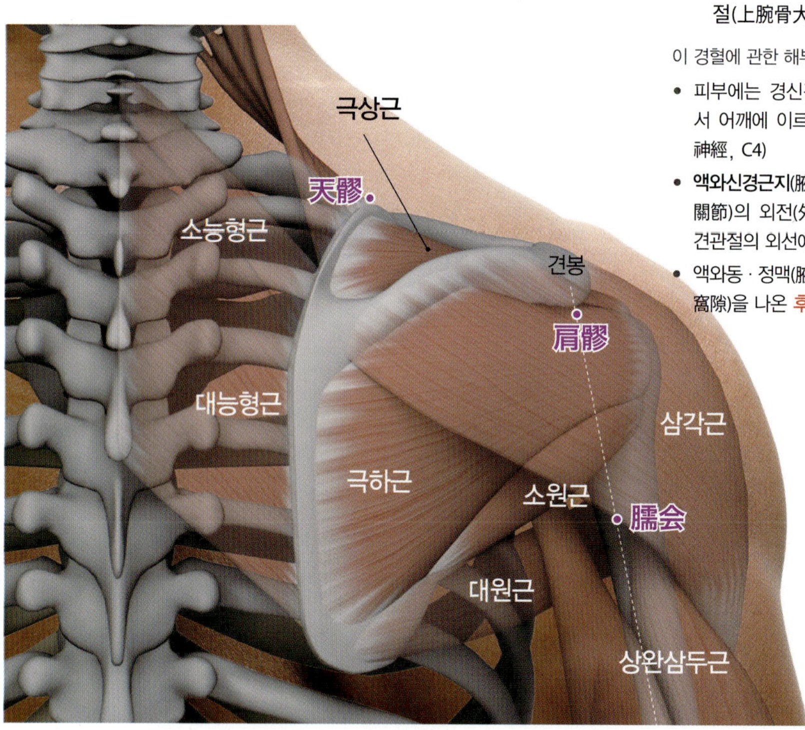

내·외측액와극(内·外側腋窩隙). 삼두근열공(三頭筋裂孔)
triangular space, quardrangular space triceps hiatus

내측액와극(内側腋窩隙)은 대원근·소원근·상완삼두근장두로 둘러 쌓여있는 삼각형의 간극(間隙)이고 **외측액와극**(外側腋窩隙)은 대원근·소원근·상완삼두근장두·상완골로 쌓여있는 사각형의 간극이다. 전자는 견갑골회선동·정맥(肩甲骨回旋動·靜脈), 후자는 후상완회선동·정맥(後上腕回旋動·靜脈), 액와신경이 통과한다. **삼두근열공**(三頭筋裂孔)은 대원근, 상완삼두근장두, 상완골로 쌓여있는 삼각이고 상완심동맥과 요골신경이 통과한다.

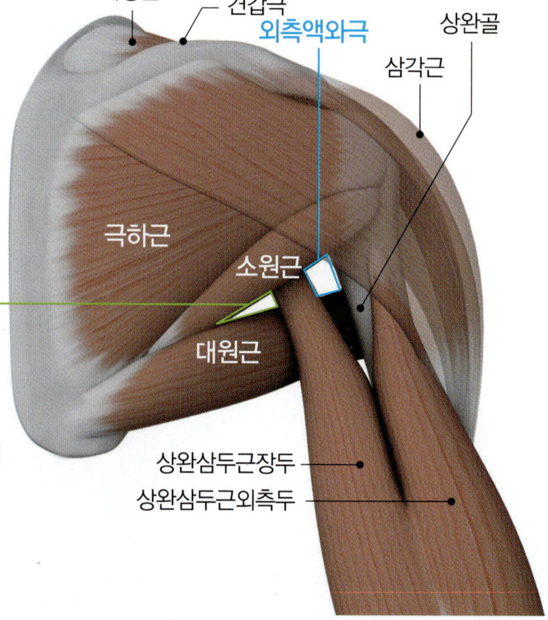

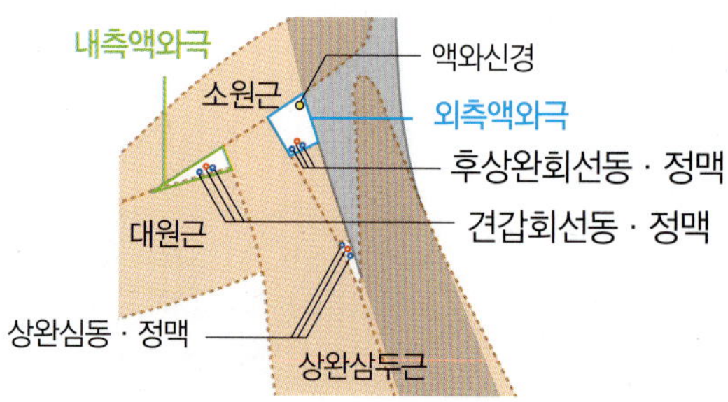

견료(肩髎)가 위치하는 함요부는 삼각근의 중부섬유(中部纖維)와 후부섬유(後部纖維)의 경계부위이다. 유소년기(幼少年期)에 삼각근에 잦은 주사로 인해 '**삼각근구축병**(三角筋拘縮病)'이 발생하는 경우가 있다. 이 병증은 주로 중부 섬유에 발생하며 견관절(肩關節)의 외전구축(外轉拘縮)으로 상지(上肢)를 몸통에 붙히는 것이 어려워진다.

TE15 천료(天髎)

부위 **견갑부(肩甲部), 견갑골상각의 상방 함요부**

이 경혈에 관한 해부학적 구조

- 피부에는 경신경총피지(頸神經叢皮枝)로 경부(頸部)에서 어깨에 이르는 피부에 분포하는 **쇄골상신경**(鎖骨上神經, C4)
- 부신경(副神經) · 경신경총(頸神經叢)의 근지(筋枝, C3~C4) 지배의 승모근(僧帽筋)
- 완신경총(腕神經叢) 가지로 견갑절흔(肩甲切痕)을 통과하는 견갑상신경지배의 견관절외전에 작용하는 극상근(棘上筋)
- 심부에는 견갑극(肩甲棘)이 있다.

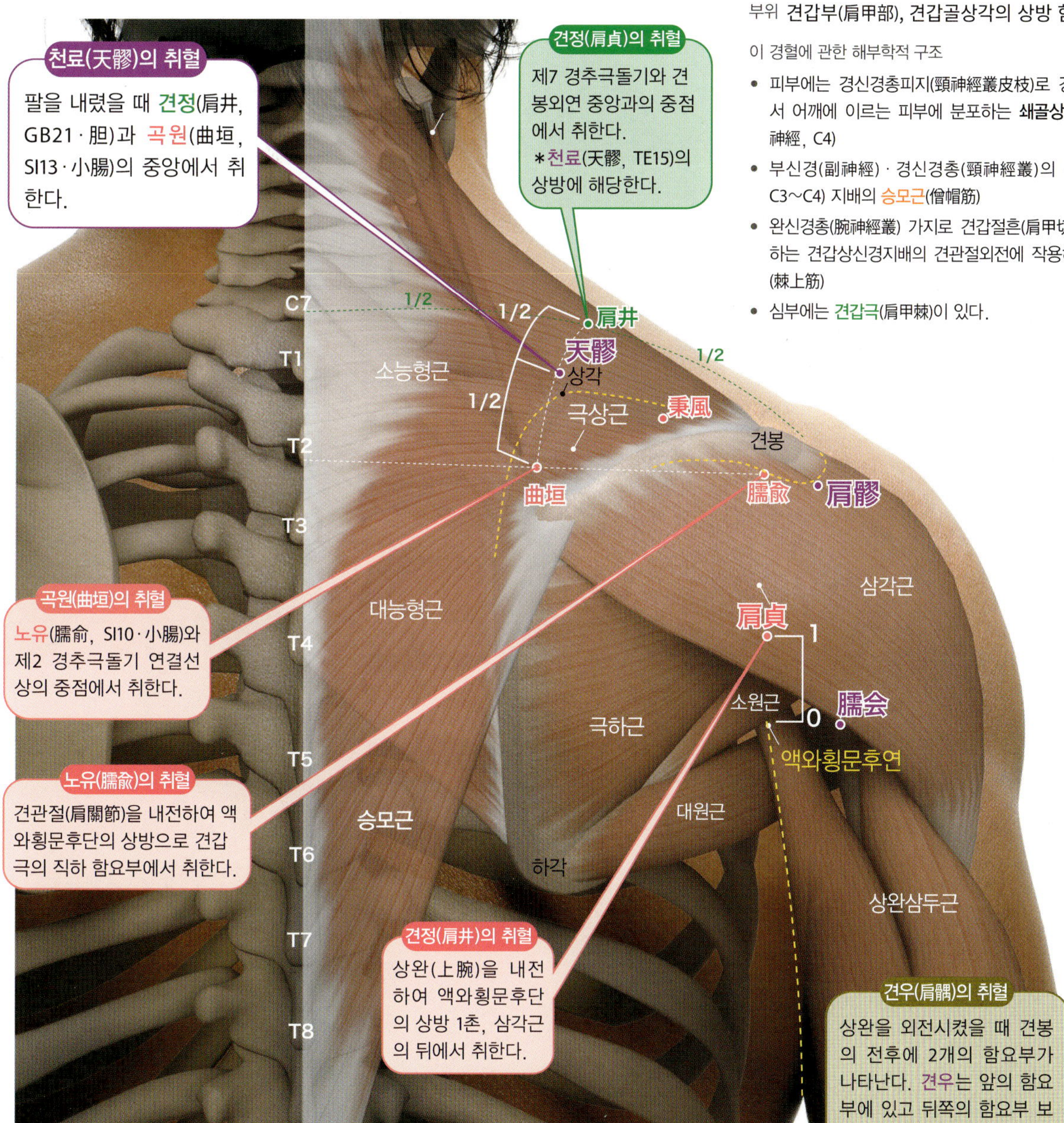

천료(天髎)의 취혈

팔을 내렸을 때 견정(肩井, GB21 · 胆)과 곡원(曲垣, SI13 · 小腸)의 중앙에서 취한다.

견정(肩貞)의 취혈

제7 경추극돌기와 견봉외연 중앙과의 중점에서 취한다.
＊천료(天髎, TE15)의 상방에 해당한다.

곡원(曲垣)의 취혈

노유(臑俞, SI10 · 小腸)와 제2 경추극돌기 연결선상의 중점에서 취한다.

노유(臑兪)의 취혈

견관절(肩關節)을 내전하여 액와횡문후단의 상방으로 견갑극의 직하 함요부에서 취한다.

견정(肩井)의 취혈

상완(上腕)을 내전하여 액와횡문후단의 상방 1촌, 삼각근의 뒤에서 취한다.

견우(肩髃)의 취혈

상완을 외전시켰을 때 견봉의 전후에 2개의 함요부가 나타난다. 견우는 앞의 함요부에 있고 뒤쪽의 함요부 보다 깊다. 견료(肩髎, TE14)는 뒤의 함요부에 있다.

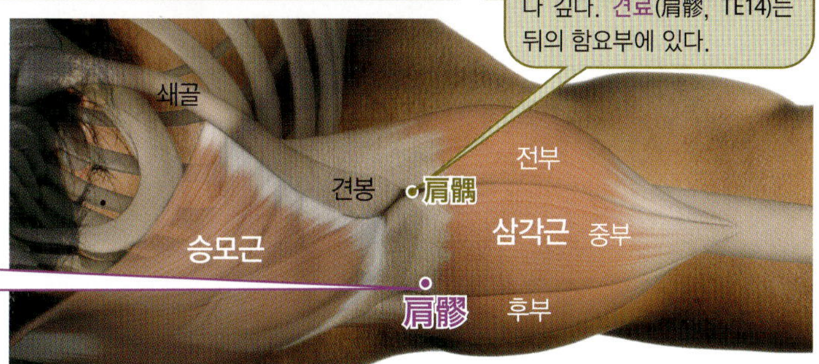

견료(肩髎)의 취혈

팔꿈치를 돌려 상완을 외전하면 견봉의 전후에 2개의 함요부가 나타난다. 견우(肩髃, LI15 · 大腸)는 앞의 함요부에 있고 견료(肩髎, TE14)는 뒤의 함요부에 있다.

TE 수소양삼초경(手少陽三焦經)

천유(天牖), 예풍(翳風), 계맥(瘈脈), 노식(顱息) 외

TE16 천유(天牖)

부위 전경부(前頸部), 하악각(下顎角)과 같은 높이, 흉쇄유돌근후방의 함요부

이 경혈에 관한 해부학적 구조

- 피부에는 경신경총피지(頸神經叢皮枝)로 경부(頸部)에서 어깨에 이르는 피부에 분포하는 **대이개신경**(大耳介神頸)과 **소후두신경**(小後頭神頸, C2~C3)
- 부신경(副神經). 경신경총(頸神經叢)의 근지(筋枝, C2~C4) 지배의 흉쇄유돌근(胸鎖乳突筋), 승모근(僧帽筋)
- 척수(脊髓)신경후지(神經後枝) 지배의 두판상근(頭板狀筋, P.11)
- 경횡동 · 정맥(頸橫動 · 靜脈) 천지(淺枝)인 천경동 · 정맥(淺頸動 · 靜脈)

예풍(翳風)의 취혈

천용(天容, SI17 · 小腸)의 상방으로 유양돌기하단과 하악지(下顎枝)사이의 함요부에서 취한다.

천유(天牖)의 취혈

하악각(下顎角)과 같은 높이로 흉쇄유돌근의 후방 함요부에서 취한다. *흉쇄유돌근을 사이에 두고 천용(天容, SI17 · 小腸)과 상대하는 곳에서 취한다.

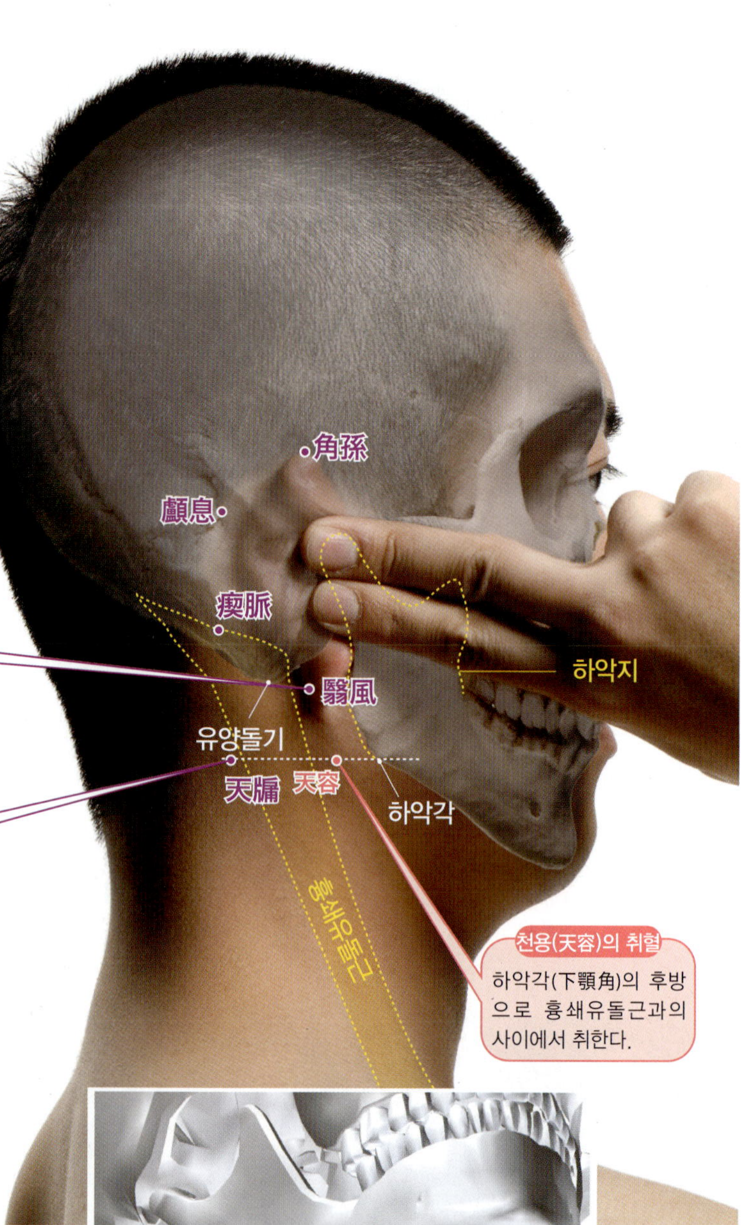

천용(天容)의 취혈

하악각(下顎角)의 후방으로 흉쇄유돌근과의 사이에서 취한다.

TE17 예풍(翳風)

부위 전경부(前頸部), 이수후방(耳垂後方), 유양돌기하단 전방의 함요부

이 경혈에 관한 해부학적 구조

- 피부에는 경신경총피지(頸神經叢皮枝)로 경부(頸部)에서 어깨에 이르는 피부에 분포하는 **대이개신경**(C2~C3)
- 설골상근군(舌骨上筋群)의 하나인 악이복근(顎二腹筋)의 **안면신경(간)**(安眠神經)(幹) 지배의 전복(前腹)과 하악신경지배의 후복(後腹)
- 외경동 · 정맥(外頸橫動 · 靜脈) 후벽(後壁)에서 분기하는 후이개동 · 정맥(後耳介動 · 靜脈)
- 피하(皮下)에는 교근근막(咬筋筋膜)에 쌓여있는 내부를 안면신경의 운동신경이 주행하고 있는 타액선(唾液腺)인 이하선(耳下腺)

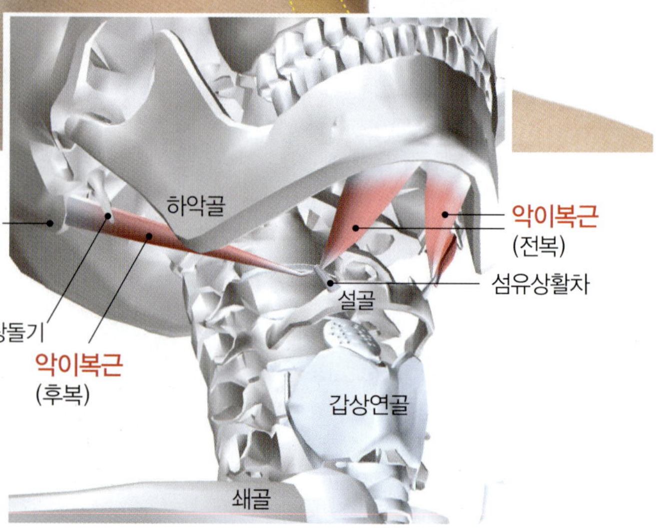

이개(耳介)는 외이공(外耳孔)을 둘러싼 조개껍질 모양의 부위로 음(音)을 모아 외이도(外耳道)에 전달하는 역할을 한다. 짐승은 이개근(耳介筋)이 발달하여 있기 때문에 이개(耳介)를 자유롭게 움직일 수 있지만 인간은 퇴화되어 있어 움직이기 어렵다. 그러나 이개근은 안면신경 지배의 횡문근성(横紋筋性)의 근(筋)이 존재하기 때문에 전기적인 자극을 주거나 훈련을 통해 어느 정도 움직일 수 있는 사람도 있다.

TE18 계맥(瘈脈)

부위 두부(頭部), 유양돌기의 중앙, 예풍(翳風, TE17)과 각손(TE20)을 연결하는 (귀의 윤곽을 따르는) 곡선상, 예풍(翳風)에서 1/3

이 경혈에 관한 해부학적 구조

- 피부에는 경신경총피지(頸神經叢皮枝)로 경부(頸部)에서 어깨에 이르는 피부에 분포하는 **대이개신경**(C2~C3)
- 안면신경지배의 표정근인 후이개근(後耳介筋)
- 외경동 · 정맥(外頸横動 · 靜脈) 후벽(後壁)에서 분기하는 후이개동 · 정맥(後耳介動 · 靜脈)
- 심부에는 유양돌기(乳様突起)가 있다.

TE19 노식(顱息)

부위 두부(頭部), 예풍(翳風, TE17)과 각손(角孫, TE20)을 연결하는 (귀의 윤곽을 따르는) 곡선상, 예풍에서 2/3

이 경혈에 관한 해부학적 구조

- 피부에는 경신경총피지(頸神經叢皮枝)로 경부(頸部)에서 어깨에 이르는 피부에 분포하는 **대이개신경**(C2~C3)
- 안면신경지배의 표정근인 후이개근(後耳介筋)
- 외경동 · 정맥(外頸横動 · 靜脈) 후벽(後壁)에서 분기하는 후이개동 · 정맥(後耳介動 · 靜脈)

노식(顱息)의 취혈

예풍(翳風, TE17)에서 각손(角孫, TE20)에 이르는 원호상으로 각손에서 1/3지점에서 취한다.

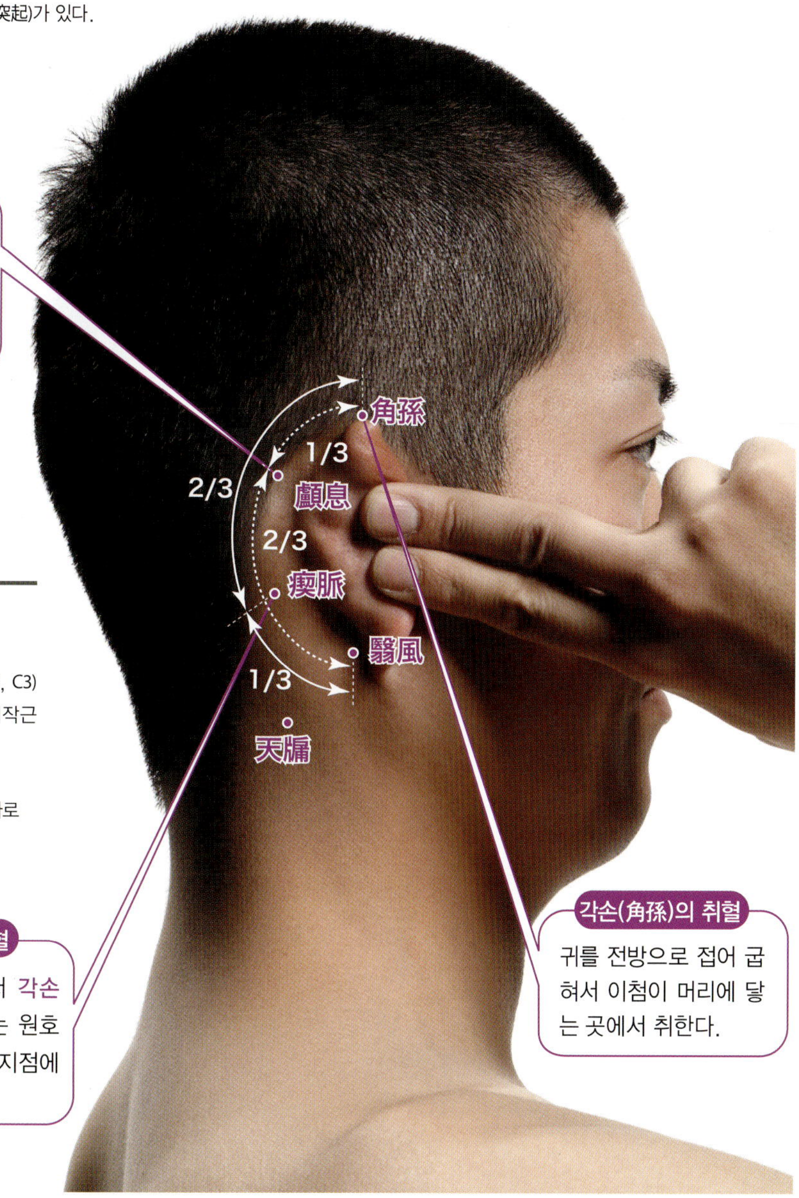

TE20 각손(角孫)

부위 두부(頭部), 이첨(耳尖)이 닿는 곳

이 경혈에 관한 해부학적 구조

- 피부에는 제3경신경에서 온 **소후두신경**(小後頭神經, C3)
- 하악신경운동근지배(下顎神經運動筋支配)의 저작근(咀嚼筋)의 하나인 측두근(側頭筋)
- 안면신경지배의 표정근인 상이개근(上耳介筋)
- 외경동 · 정맥(外頸横動 · 靜脈)의 2종지(終枝)의 하나로 외이도상전(外耳道上前方)의 함요에서 촉지가능한 천측두동 · 정맥(淺側頭動 · 靜脈) 의 가지

계맥(瘈脈)의 취혈

예풍(翳風, TE17)에서 각손(角孫, TE20)에 이르는 원호상으로 예풍에서 1/3지점에서 취한다.

각손(角孫)의 취혈

귀를 전방으로 접어 굽혀서 이첨이 머리에 닿는 곳에서 취한다.

TE 수소양삼초경(手少陽三焦經) 이문(耳門), 화료(禾髎), 사죽공(絲竹空)

TE21 이문(耳門)

부위 안면부(安眠部), 이주(耳珠)상의 절흔(切痕)과 하악골(下顎骨)의 관절돌기(關節突起) 사이의 함요부.

이 경혈에 관한 해부학적 구조

- 피부에는 삼차신경 제3지의 하악신경(下顎神經)에서 분지하는 **이개측두신경**(耳介側頭神經)
- 외경동 · 정맥(外頸橫動 · 靜脈)의 2종지(終枝)의 하나로 외이도상 전방의 함요에서 촉지가능한 **천측두동 · 정맥**(淺側頭動 · 靜脈)
- 피히에는 교근근막(咬筋筋膜)에 쌓인 내부를 안면신경의 운동신경이 주행하고 있는 타액선(唾液腺)의 **이하선**(耳下腺)
- 심부에는 **외이도연골**(外耳道軟骨)이 있다

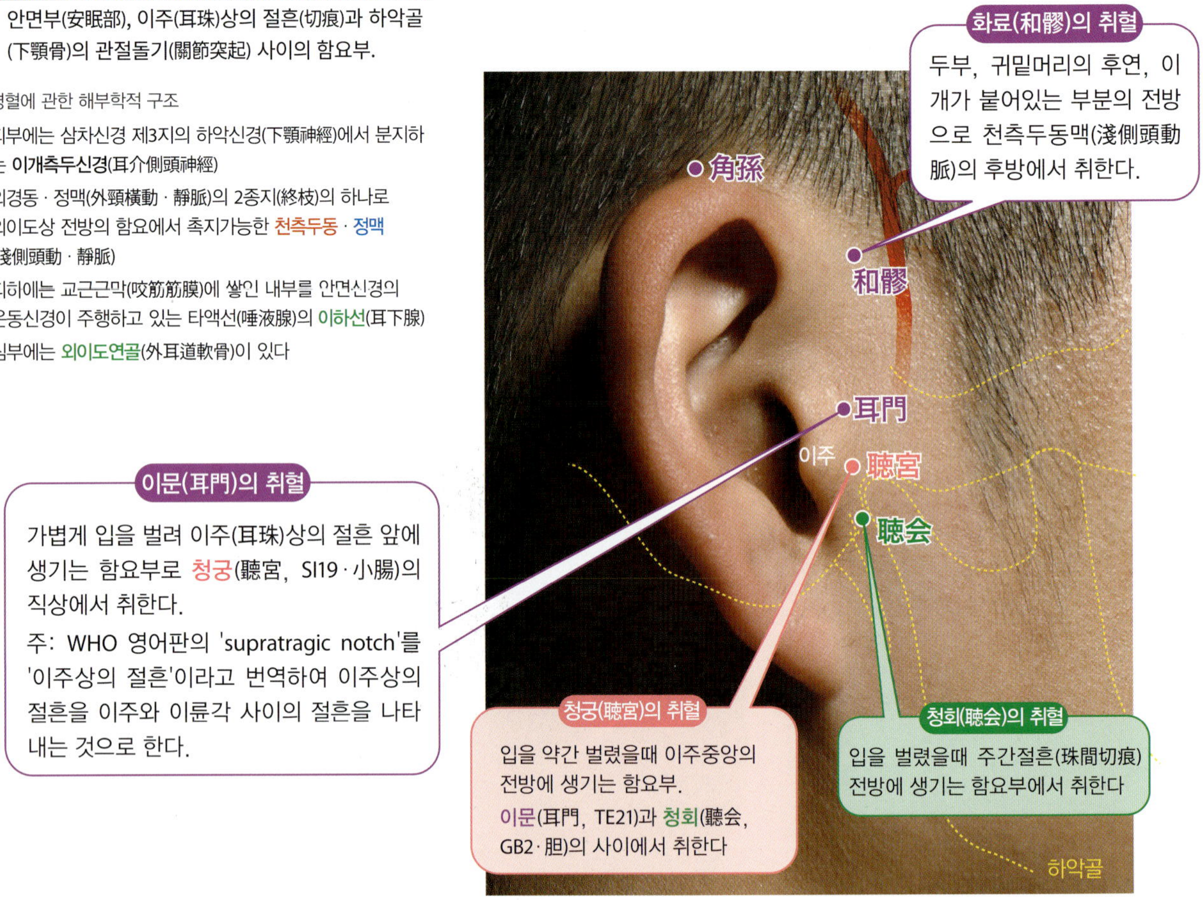

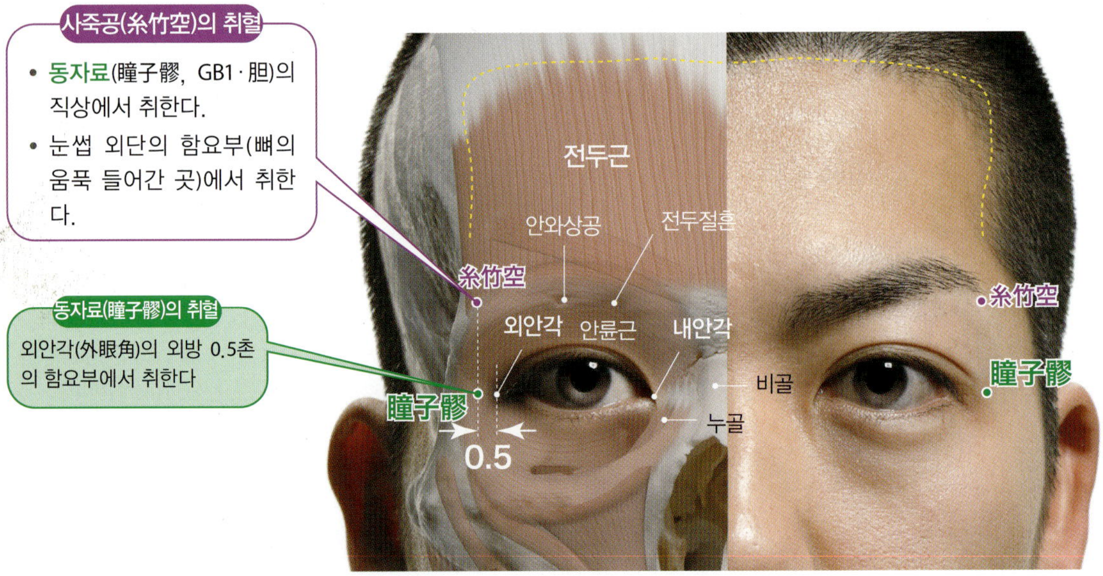

이문(耳門)은 청궁(聽宮), 청회(聴会)와 함께 이명, 난청 등 귀 질환 치료에 잘 활용되고 있다. 청력의 저하를 난청이라 하며 외이와 중이의 소리 전달기관의 장애에 의한 전음난청(傳音難聽), 달팽이관으로부터 중추(中樞)의 장애로 인한 감음난청(感音難聽), 전음기구와 감음기구의 양방의 장애에 의한 혼합성 난청이 있다. 또한, 외부의 음자극이 없는데도 느끼는 음감을 이명(耳鳴)이라고 하며 난청, 현훈(眩暈), 이폐감(耳閉感) 등의 증상을 동반한 귀질환으로부터 이명이 생기는 경우가 많다.

TE22 화료(禾髎)

부위 두부(頭部), 귀밑머리의 후방, 이개(耳介)뿌리의 전방, 천측두동맥(淺側頭動脈)의 후방.

이 경혈에 관한 해부학적 구조

- 피부에는 삼차신경 제3지의 하악신경(下顎神經) 가지인 **이개측두신경**(耳介側頭神經)
- 안면신경지배의 표정근인 전이개근(前耳介筋)
- 외경동 · 정맥(外頸横動 · 靜脈)의 2종지(終枝)의 하나로 외이도 상전방(外耳道上前方)의 함요에서 촉지가능한 천측두동 · 정맥(淺側頭動 · 靜脈)

TE23 사죽공(絲竹空)

부위 두부(頭部), 눈썹외방의 함요부

이 경혈에 관한 해부학적 구조

- 피부에는 삼차신경 제3지의 안신경(眼神經) 가지로서 안와상공(眼窩上孔)에서 나오는 **안와상신경**(眼窩上神經)
- 안면신경지배의 표정근으로 눈을 감게하는 안륜근(眼輪筋)
- 외경동 · 정맥(外頸横動 · 靜脈)의 2종지(終枝)의 하나로 외이도 상전방(外耳道上前方)의 함요에서 촉지가능한 천측두동 · 정맥(淺側頭動 · 靜脈)

외경동맥(外頸動脈, 적색)의 가지는 두개골의 바깥쪽에 분포하고 내경동맥(內頸動脈, 보라색)은 두개골 안쪽의 뇌에 영양을 공급한다. 추골동맥(椎骨動脈, 녹색)은 뇌저에서 내경동맥의 가지와 연결하고 있다. 두개내(頭蓋内)의 혈관은 얇고 투명한 색으로 표시하고 있다.

두경부에 촉지 가능한 동맥

완두동맥(腕頭動脈) 가지의 우총경동맥(右總經動脈)과 대동맥궁(大動脈弓) 가지의 좌총경동맥(左総頸動脈), 외경동맥(外頸動脈)의 2종지의 하나인 천측두동맥(淺側頭動脈), 외경동맥의 제3지의 안면동맥(顔面動脈)

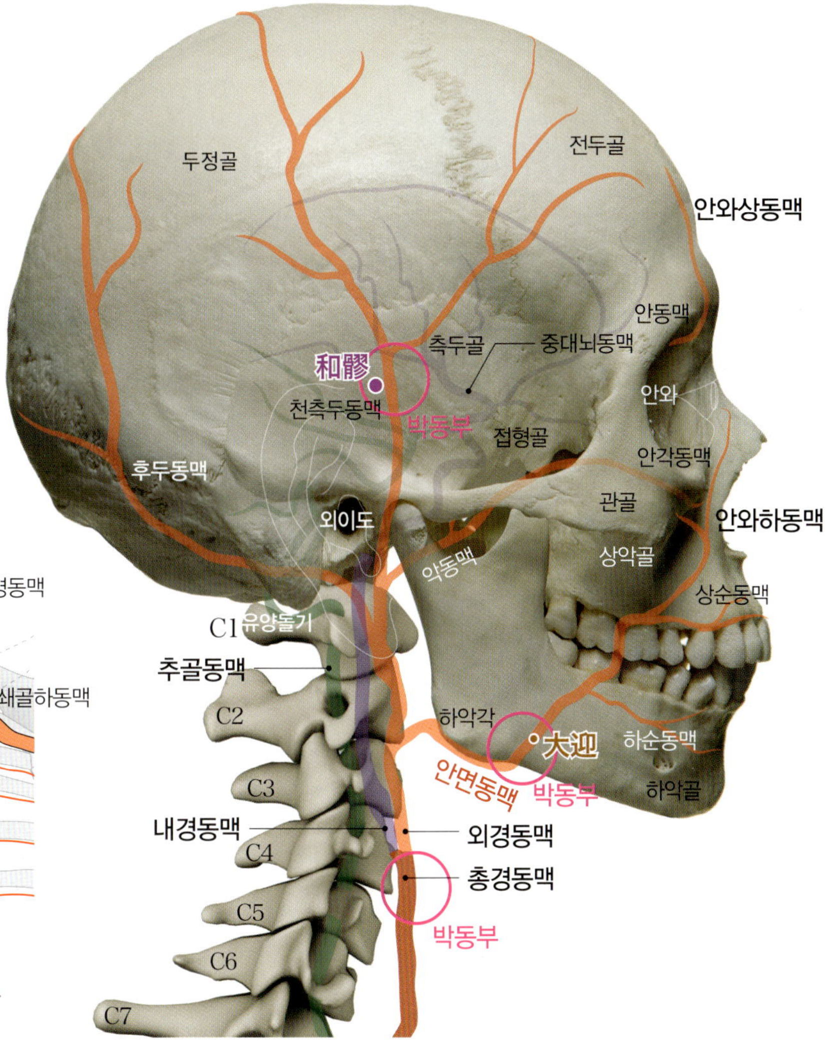

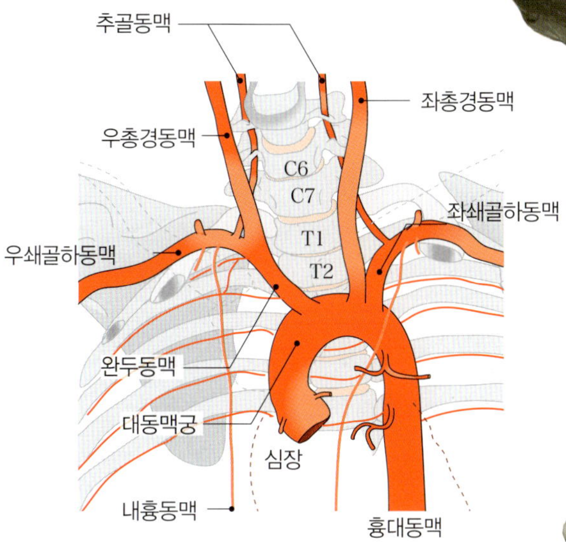

경혈 읽기 테스트(등편)

＊＊ 난이도 (어렵다)
＊ 난이도 (약간 어렵다)

	혈명	기호	페이지
1.	中渚		P.166
2.	瘂門		P.234
3.	崑崙		P.104
4.	膏肓＊＊		P.100
5.	臑會		P.168
6.	秉風＊＊		P.82
7.	下髎		P.98
8.	肩井＊		P.186
9.	厥陰兪＊		P.96
10.	胞肓		P.102
11.	會宗＊		P.166
12.	大杼		P.96
13.	百會＊		P.234
14.	大椎		P.234
15.	浮郄		P.100
16.	天井		P.166
17.	清冷淵		P.166
18.	譩譆		P.102
19.	强間		P.234
20.	中膂兪＊		P.98

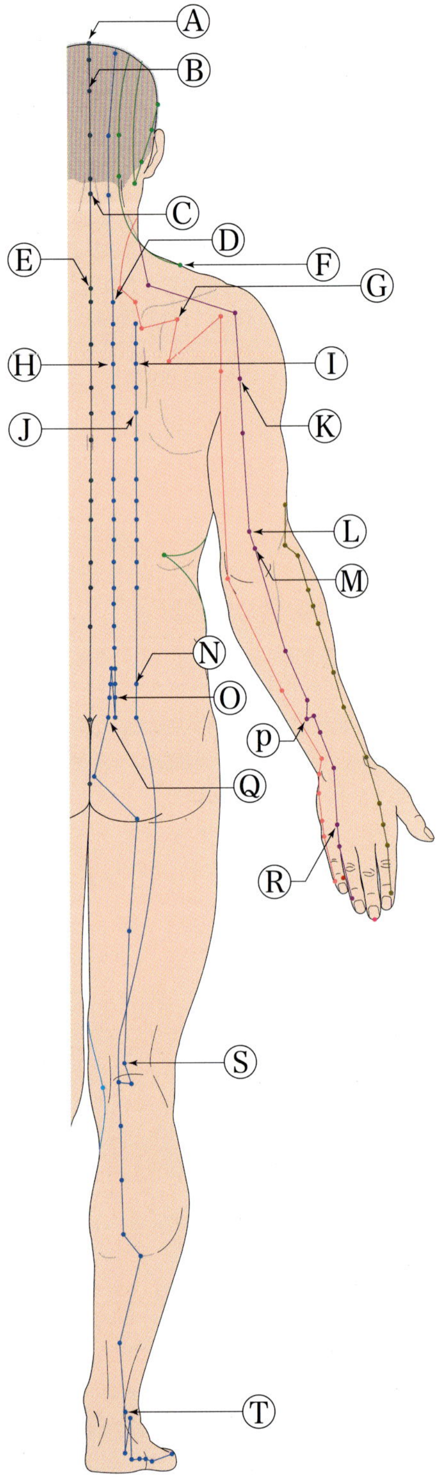

해답: 1. 중저(R) 2. 아문(C) 3. 곤륜(T) 4. 고황(I) 5. 노회(K) 6. 병풍(G) 7. 하료(O) 8. 견정(F) 9. 궐음유(H) 10. 포황(N) 11. 회종(P) 12. 대저(D) 13. 백회(A) 14. 대추(E) 15. 부극(S) 16. 천정(M) 17. 청냉연(L) 18. 의희(J) 19. 강간(B) 20. 중려유(J).

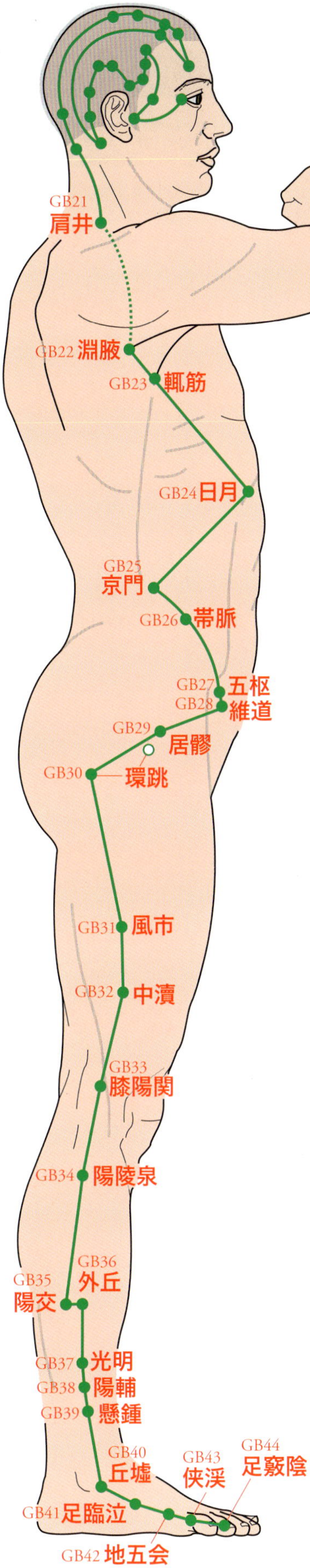

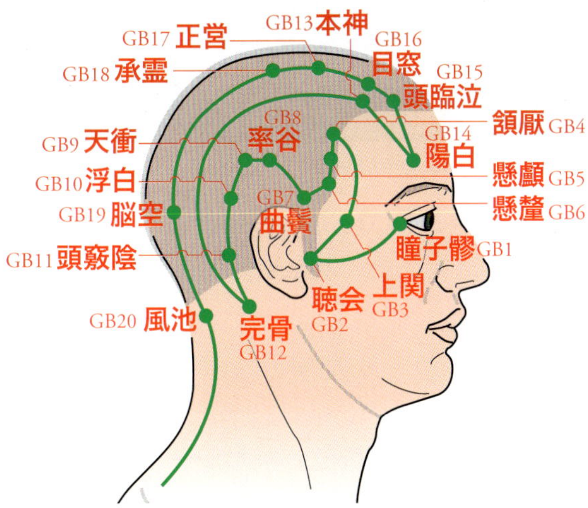

Chapter 11

족소양담경(足少陽胆經)
GB(Gallbladder Meridian)

담(膽)은 결단의 장기

담(膽)은 '중정지관(中正之官)'이라 부르며, 뛰어난 결단은 여기에서 내려진다. 즉, 모든 사람의 담력과 식견(識見)은 담(膽)에서 생겨난다고 할 수 있다.

담은 답즙을 저장하고 배설한다.

간(肝)에서 만들어진 답즙을 저장, 배설하여 비(脾), 위(胃)의 소화흡수를 돕는 작용을 한다. 담(膽)은 육부(六腑) 중에서 유일하게 저장 기능을 갖고 있다.

병증(病症)

시동병(是動病): 입이 쓰고, 한숨을 잘 쉬고, 측흉부(側胸部)가 아파 돌아 눕기가 어려우며, 심하면 안색이 거무칙칙하며, 피부가 까칠까칠하여 윤기가 없고, 발 외측의 화끈거림이 있다.

소생병(所生病):

경맥주행[두각(頭角)에서부터, 이마, 눈끝, 쇄골상와, 액와]상의 통증, 목의 종창, 담경(胆經)의 경맥에 있는 관절의 통증, 발가락 제4지의 마비 등

GB 족소양담경(足少陽胆經) ① 두부(頭部)

GB1 **동자료(瞳子髎)**
혈성: 소산풍열(疏散風熱), 명목지통(明目止痛)

GB2 **청회(聽会)**
별명: **청가**(廳呵)
혈성: 소경활락(疏經活絡), 개규익청(開竅益廳)

GB3 **상관(上關)**
별명: **객주인**(客主人)
혈성: 청열산풍(淸熱散風), 개규아관(開竅牙關)

GB4 **함염(頷厭)**
혈성: 청열산풍(淸熱散風), 지통(止痛)

GB5 **현로(懸顱)**
혈성: 청열산풍(淸熱散風), 지통(止痛)

GB6 **현리(懸釐)**
혈성: 청열산풍(淸熱散風), 지통(止痛)

GB7 **곡빈(谷鬢)**
혈성: 거두풍(去頭風), 이구협(利口頰)

GB8 **솔곡(率谷)**
혈성: 거풍열(去風熱), 이흉격(理胸膈)

GB9 **천충(天衝)**
별명: **천구**(天衢)
혈성: 거풍(去風), 정경(定惊)

GB10 **부백(浮白)**
혈성: 거풍활락(去風活絡), 청두목(淸頭目)

GB11 **두규음(頭竅陰)**
별명: **규음**(竅陰)
혈성: 청열산풍(淸熱散風), 통관개규(通關開竅)

GB12 **완골(完骨)**
혈성:거풍청열(去風淸熱), 지통명목(止痛明目)

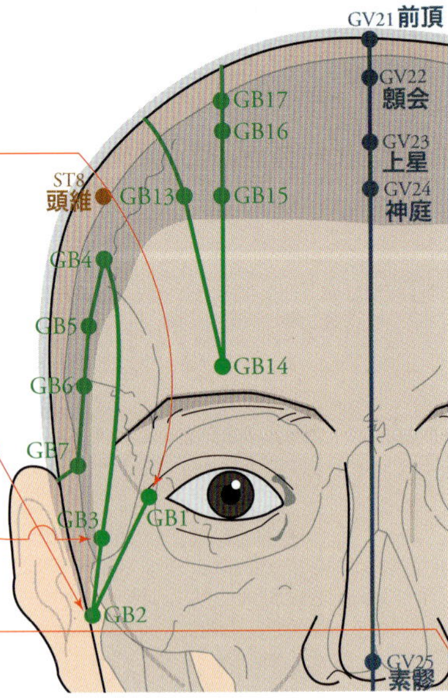

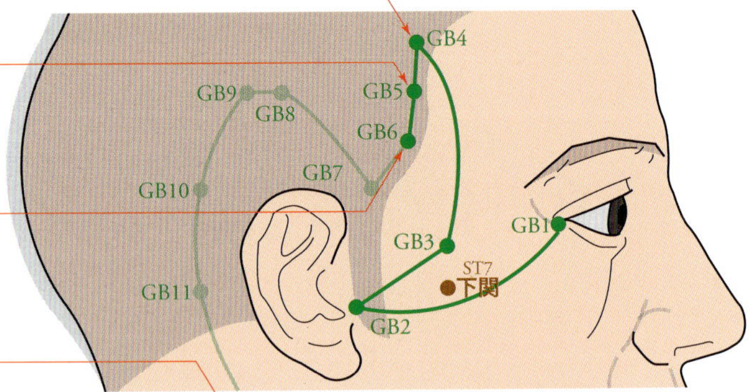

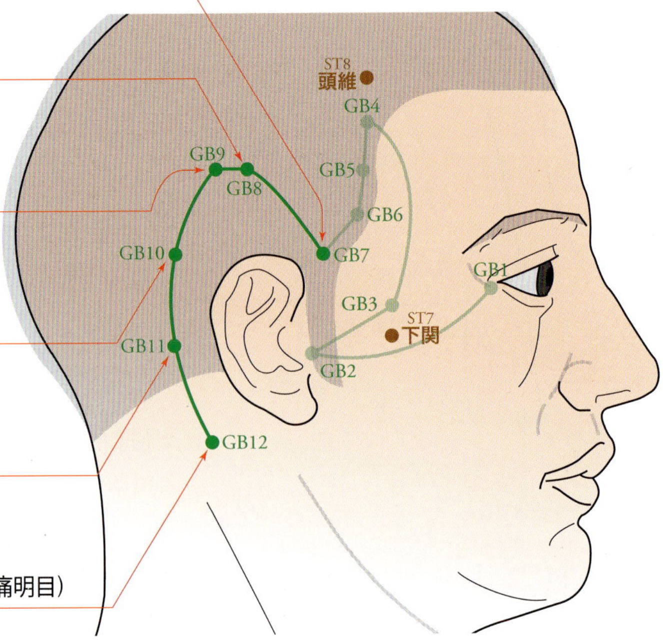

혈성해설

명목(明目): 시력을 높이는 것, 눈질환을 치료하는 것
익총(益聰): 귀를 잘 들리게 하는 것
아관(牙關): 하악골과 어금니
이구협(利口頰): 입과 뺨의 병기에 효과적인 혈이라는 것
거풍(去風): 풍사를 발산(제거)하는 것
정경(定惊): 정신불안이나 의식장애(의식이 몽롱하고 명료하지않은 상태)를 정상적으로 되돌리는 것.(惊은 驚의 약자)
청두목(淸頭目): 머리와 눈을 상쾌하게 하는 것

족소양담경(足少陽胆經)은 수소양삼초경(手少陽三焦經)의 맥기를 받아 외안각(**동자료**瞳子髎)에서 시작하여 측두부(**청회**聴会, **상관**上關, **함염**頷厭)를 지나, 하행하여 귀 뒤쪽에 이른다(**현로**懸顱, **현리**懸釐, **곡빈**曲鬢, **솔곡**率谷, **천충**天衝, **부백**浮白, **두규음**頭竅陰, **완골**完骨).

- 동자(瞳子)는 눈동자(瞳)를 의미하고 료(髎)는 뼈의 우묵한 곳을 나타낸다. 동자료(瞳子髎)는 안와외연(**眼窩外緣**)의 함요부에 있는 경혈.
- 청회(聽会)의 회(会)는 '모이다'는 뜻. 귀의 기가 모이는 경혈로 청력의 기능을 강화하고 귀와 관련한 질환에 효과적인 경혈이라는 뜻
- 상관(上關)의 관(關)은 관골궁(**俠骨弓**)이나 악관절(**顎關節**)을 가리키고 관골궁 위에 있는 경혈이라는 뜻. 하관(下關, P.26)과 같이 하악골(下顎骨)의 관절운동장애에 효용이 있다는 것을 시사한다고도 한다.
- 함(頷)은 턱(顎), 하악골을 나타낸다. 함염(頷厭)은 씹을 때에 하악의 움직임에 따라 측두근(側頭筋, 저작근의 하나)이 융기하는 부분의 경혈이라는 뜻이다. 염(厭)은 우측에 설명한 것과 같이 '무엇인가를 씹다'는 것에서 유래한 한자이다.
- 현로(懸顱)의 현(懸)은 '추를 달다'는 것을 뜻한다. 로(顱)는 두개골(**頭蓋骨**), 둥근머리를 가리킨다. 두유(頭維, P.26) 아래에 추를 달아놓은 곳에 있는 경혈이라는 뜻
- 현리(懸釐)의 리(釐)는 '다스리다, 고치다'의 뜻. 두유(頭維)의 아래에 추를 달아놓은 발제(髮際)의 꺾여지는 곳에 있는 경혈이라는 뜻. 또한, 두통이나 현훈을 '치료하기'에 효과가 있는 경혈이라고도 한다.
- 곡빈(谷鬢)은 빈(鬢, 귀앞의 머리, 귀밑머리)의 앞쪽에서 경락이 굽어 올라가는 경혈이라는 뜻
- 솔곡(率谷)의 솔(率)은 '따르다'의 뜻이고 곡(谷)은 우묵한 곳을 가리킨다. 솔곡은 귀 주위의 발제를 따라 찾을 때 귀 끝 바로 위로 발제에서 1.5촌 위에 있는 경혈이라는 뜻
- 천충(天衝)의 천(天)은 머리를 뜻하고 충(衝)은 '요충(要衝)'의 뜻이다. 천충은 뇌에 통하는 중요한 경혈이라는 뜻도 있다. 또한, 천충은 별의 이름에도 있다.
- 부백(浮白)의 백(白)은 술잔으로서 '귀'를 나타낸다. 귀가 '떠 오르는 곳' 즉 상부에 있는 경혈이라는 뜻. 또한, 백(白)은 백(百)과 통하여 맥기가 백회(百會)에 통하는 경혈이라는 뜻
- 규음(竅陰)의 규(竅)는 '구멍'의 뜻. 귀구멍의 음에 있는 경혈이라는 뜻
- 완골(完骨)은 고대중국에서 귀 뒤에 있는 유양돌기(**乳様突起**)를 가리켰다.

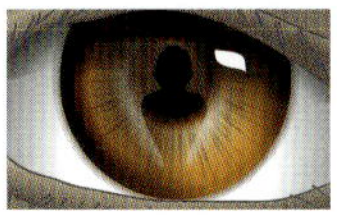

瞳(동)은 커다란 침(針, 辛)으로 노예의 눈을 찌르는 모습을 표한한 것으로 '관통'하다의 뜻

瞳

瞳은 **目**(눈) + **童**(관통하다)의 합성어로 안구에 뚫린 구멍인 **瞳孔**(동공)을 가리킨다. 또한, '**瞳子**(동자)'는 마주 대하는 상대의 눈동자에 자신의 작은 모습이 비추는 것으로부터 '눈동자'를 의미한다.

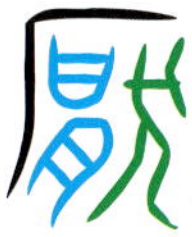

전문(篆文)

猒의 '日+月'에 보이는 부분은 熊(곰)을 나타내는 형상.

厭

厂은 '절벽'의 뜻, **猒**의 좌측은 **熊**(곰)의 뜻. **厭**은 곰이나 개의 질긴 고기를 물리도록 먹다, 싫증이 나다, 싫어하다의 뜻이 나왔다. 덧붙혀서 **厭世**(염세)는 세상을 싫어한다는 뜻이다.

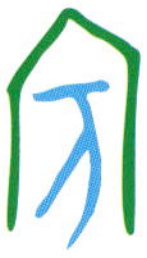

갑골문자

宀 '지붕' + '豚'으로 작은 집에 돼지가 줄서 있는 것을 가리킨다. **賓**(손님)은 **貝**(재화)를 들고있는 주인과 서있는 손님을 뜻한다.

鬢

髟(머리카락)은 머리카락이 길게 늘어진 모양. **鬢**(빈)은 **頻**(빰)과 나란히 겨우 자라난 머리털. **耳際**(이제)의 머리털을 가리킨다.

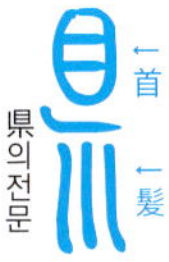

縣의 전문

県은 꺼꾸로 한 머리를 나타내며 세개의 선은 늘어뜨린 머리카락을 가리킨다.

懸

県(현)은 **首**자가 꺼꾸로 된 모양. 머리를 잘라 공중에 메달아 축 늘어진 모양으로 "매달리다"의 뜻을 갖고있다. 여기에서 중앙정부에 매달려 있는 것처럼 의존하는 지방의 '県(현)'을 나타내었다고 한다. **懸**은 '心+縣'으로 마음이 공중에 떠 있는 것처럼, 결정을 못내리고 매달려 있는 것을 의미한다.

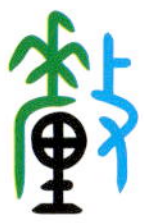

금문

녹색부분은 호미(鋤)를 든 자세의 형상. 里는 정리가 잘된 밭.

釐

釐(리)는 농작물을 **耕作**(경작) 할 때 밭고랑을 잘 다듬는 것을 가리켰다. 여기에서 이치에 닿게하는 것, '고치다' 또는 '치료하다'라는 뜻이 생겨났다.

GB 족소양담경(足少陽胆經) ② 두부(頭部), 액와(腋窩)

GB13 **본신(本神)** 혈성: 소풍청열(疏風淸熱), 지통진경(止痛鎭驚)

GB14 **양백(陽白)** 혈성: 거풍산화(去風散火), 선기명목(宣氣明目)

GB15 **두입읍(頭臨泣)** 별명: **임읍**(臨泣)
혈성: 산풍(散風), 청열(淸熱), 명목(明目)

GB16 **목창(目窓)** 별명: **지영**(至榮)
혈성: 산풍열(散風熱), 청두명목(淸頭明目)

GB17 **정영(正營)** 혈성: 소풍(疏風), 활락(活絡), 지통(止痛)

GB18 **승령(承靈)** 혈성: 청열산풍(淸熱散風)

GB19 **뇌공(腦空)** 별명: **섭유**(顳顬, 관자놀이)
혈성: 거두풍(去頭風), 통비규(通鼻竅)

GB20 **풍지(風池)** 혈성: 거풍해표(去風解表), 청두명목(淸頭明目), 이관규(利官竅)

GB21 **견정(肩井)** 혈성: 이기강담(理氣降痰), 소통활락(疏通活絡)

GB22 **연액(淵腋)** 혈성: 이기활혈(理氣活血)

GB23 **첩근(輒筋)** 혈성: 이기활혈(理氣活血), 평천강역(平喘降逆)

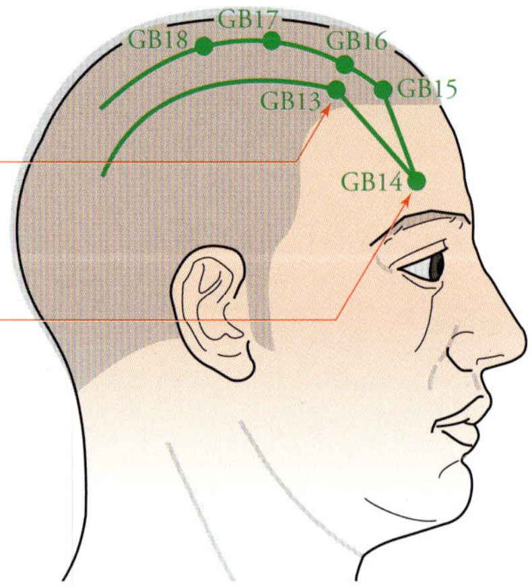

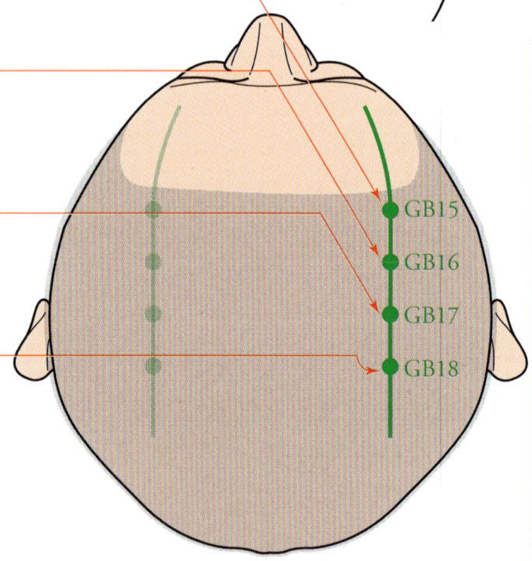

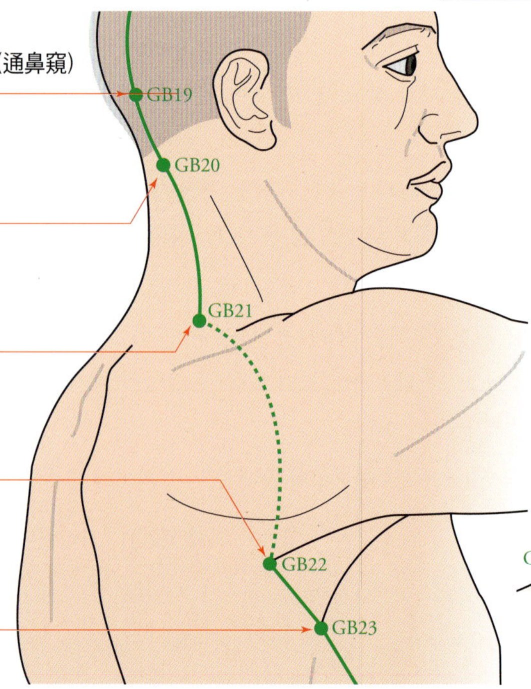

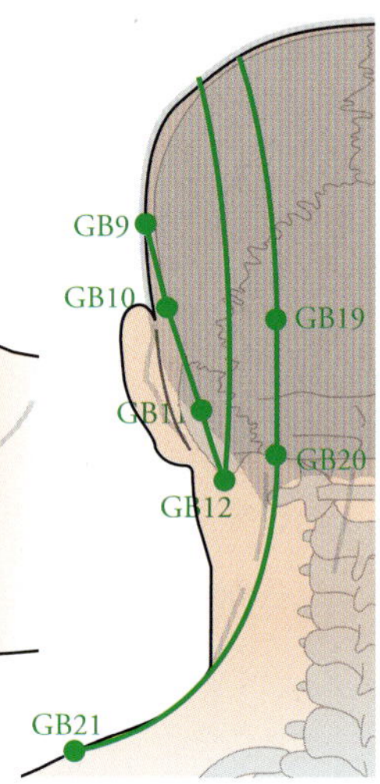

좌측 후두부

혈성해설

지통진경(止痛鎭驚): 통증을 멈추고 정신 안정이나 의식장애(의식이 몽롱하거나, 불분명한 상태)를 개선하는 것.

산화(散火): 화(火)를 흐트러지게 하는 것

해표(解表): 소표(疎表)라고도 한다. 외감 초기에 발한(發汗)으로 체표의 사기를 제거하는 것

이관규(利官竅): 이 · 목 · 구 · 비 · 이음(요도와 항문)의 움직임을 개선하는 것.

평천(平喘): 호흡곤란이나 천식(喘息)을 개선하는 것

후경부(완골完骨)에서 역행하여 상행한 후, 전두부를 거쳐(**본신**本神) 눈썹 위쪽(**양백**陽白)에 도달하여 정명(膀·BL 1)과 만난다. 여기부터 다시 후방으로 주행(**두임읍**頭臨泣, **목창**目窓, **정영**正営, **승령**承霊, **뇌공**脳空, **풍지**風池)한 후 하행하여 견배부(**견정**肩井)을 지나 대쇄골상와(大鎖骨上窩)로 들어간다. 풍지에서 갈라진 지맥은 귀로 들어가 귀 앞을 지나 외안각에 이른다. 외안각에서 갈라진 지맥은 대영(胃·ST5)으로 내려가 삼초경과 만나고 눈 아래에서 목을 타고 내려와 대쇄골상와에서 합류하여 가슴에 이르러 횡격막을 관통하고 간에 낙하고 담에 속한다. 또한, 본경은 대쇄골상와로부터 액와(腋窩)로 내려가(**연액**淵腋, **첩근**輒筋) 계륵부로 이어진다.

- 본신(本神)은 정신이 머무는 뇌가 그 내부에 있는 곳의 경혈(두부에 있는 경혈에는 '신(神)과 뇌(腦), 영(靈)'이라는 이름의 경혈이 많다).
- 양백(陽白)은 소양담경(少陽胆經)상에 있고 '안와(**眼窩**)' 위에 있는 경혈이라는 뜻. 또한, 안 질환에 효과가 있고 시계(視界)를 밝게 하는 경혈이라는 뜻.
- 임읍(臨泣)은 눈물이 나오는 눈 위에 있는 경혈. 안질환에 효과가 있는 경혈이라고도 설명된다.
- 목창(目窓)도 안질환에 효과가 있는 경혈이라는 뜻
- 정영(正營)의 영(營)은 '집결하다'를 나타내며 소양담경(少陽胆經)과 양유맥(陽維脈)이 여기에서 만나 집결하는 장소에 있는 경혈이라는 뜻
- 승령(承靈)은 뇌(腦), 즉 정신질환에 효과가 있는 경혈이라는 뜻.[본신(本神, GB13)의 항목 참조]
- 뇌공(腦空)은 **후두부의 함요부**에 있는 경혈이라는 뜻.
- 풍지(風池)는 풍(風)사가 이곳에서 뇌로 들어가기 때문에 혹은 풍사가 이곳에 쌓이기 때문에, 혹은 풍사, 통풍의 치료에 효과가 있는 경혈이라고 설명되고 있다. 지(池)는 **흉쇄유돌근(胸鎖乳突筋)**과 **승모근(僧帽筋)** **사이의 함요**가 있는 곳을 나타낸다.
- 견정(肩井)은 어깨위의 우묵한 곳을 나타내고(P.167 '천정'참조), 정(井)자는 쇄골상와(**鎖骨上窩**, P.27 '결분') 위, 견갑골의 전상방에 있는 경혈을 의미한다.
- 연액(淵腋)의 연(淵)은 '**깊은 못, 수심이 깊어 흐르지 않는 곳**'을 의미한다. 액와(腋窩, 겨드랑이 아래의 우묵한 곳)의 깊은 못에 있는 경혈이나 혹은 액와 아래에 깊게 감추어진 곳에 있는 경혈을 나타낸다.
- 첩근(輒筋)의 첩(輒)은 '마차 등의 양측 난간'을 가리키고 협복(脇腹)의 늑골궁(**肋骨弓**)을 예로든 것이다. 별설로는 첩(輒)을 마차의 바퀴살로서, 톱니 모양의 전거근(前鋸筋)을 바퀴살로 보아서 그 차축 중심부근에 해당하는 장소에 있는 경혈을 의미한다고도 한다.

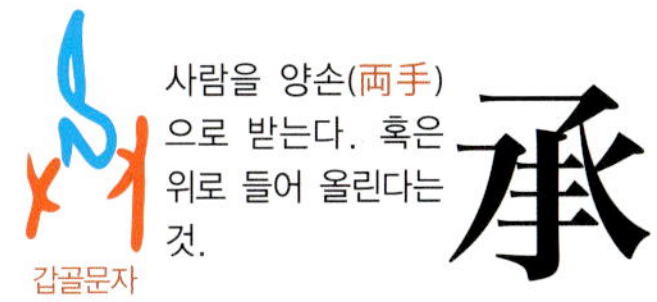

承(승)은 양손으로 바쳐서 받는 것, 윗사람으로부터 받는 것. **繼承**(계승하는 것), **承諾**, **承認**(동의하는 것)을 가리킨다. 경혈명에서는, **承漿**(승장, P.260), **承泣**(승읍, P.26)과 같이 무언가를 받아들이는 모습을 묘사하고 있다.

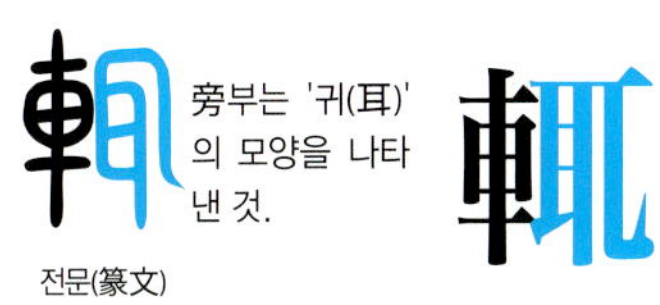

輒(첩)은 귀볼과 같은 형상의 **車**(차) 등받이 나무를 가리킨다. 여기에서 '끈적하게 달라붙다, 얇아서 움직이기 쉽다'는 의미를 포함한다.

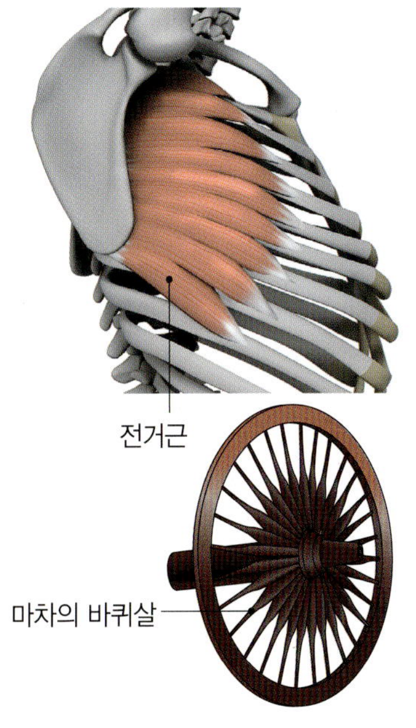

GB 족소양담경(足少陽胆經) ③ 복부(腹部), 요부(腰部), 대퇴(大腿)

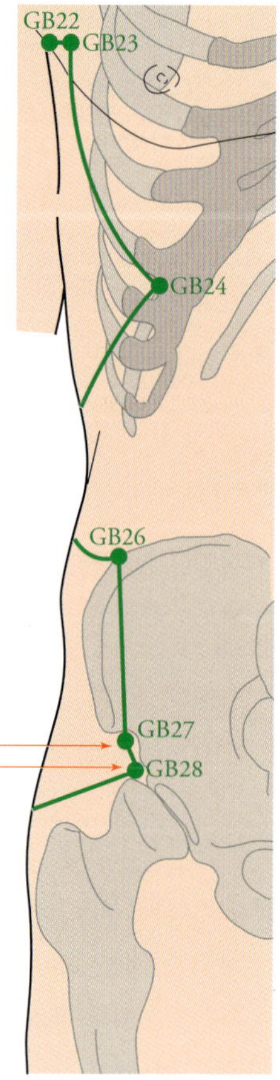

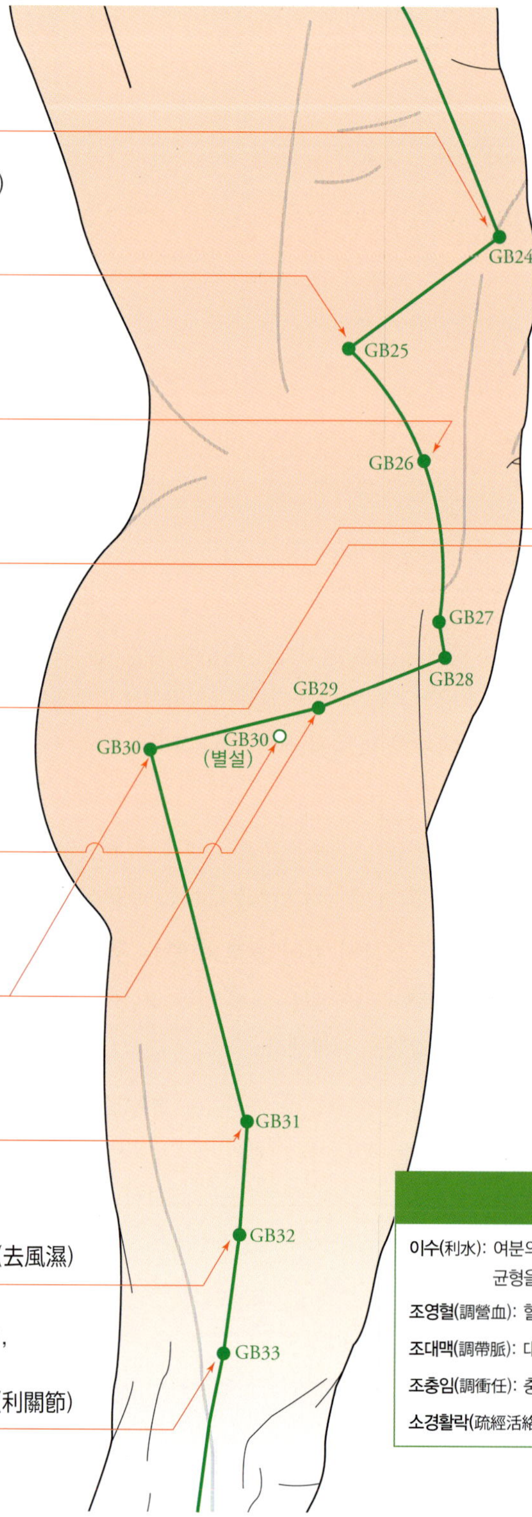

GB24 일원(日月)
별명: **담막**(胆募), **신광**(神光)
요혈: 담의 모혈(募穴)
혈성: 강역이담(降逆利膽)

GB25 경문(京門)
별명: **기부**(氣府), **기유**(氣兪)
요혈: 신의 모혈(募穴)
혈성: 익신이수(益腎利水)

GB26 대맥(帶脈)
혈성: 조영혈(調營血), 보간신(補肝腎), 이하초(利下焦)

GB27 오추(五樞)
혈성: 조대맥(調帶脈), 이하초(利下焦)

GB28 유도(維道)
별명: **외추**(外樞)
혈성: 조충임(調衝任), 이하초(利下焦)

GB29 거료(居髎)
혈성: 소경활락(疏經活絡), 강건요퇴(强健腰腿)

GB30 환도(環跳)
혈성: 거풍습(去風濕), 강요퇴(强腰腿)

GB31 풍시(風市)
혈성: 거풍습(去風濕), 소경락(疏經絡)

GB32 중독(中瀆)
혈성: 소경락(疏經絡), 거풍습(去風濕)

GB33 슬양관(膝陽關)
별명: **양관**(陽關), **관양**(關陽), **슬양관**(膝陽關)
혈성: 소근맥(疎筋脈), 이관절(利關節)

혈성해설

이수(利水): 여분의 수분을 배출하여 체내의 수분 균형을 조절하는 것
조영혈(調營血): 혈액의 흐름을 조정하는 것
조대맥(調帶脈): 대맥의 흐름을 조정하는 것
조충임(調衝任): 충맥, 임맥의 흐름을 조정하는 것
소경활락(疏經活絡): 경락의 흐름을 좋게 하는 것

대쇄골상와(大鎖骨上窩)에서의 본경(本經)은 액와로부터 측흉부로 내려와(**일월**日月), 측복부를 돌아(**경문**京門, **대맥**帶脈) 서혜부(鼠蹊部)를 나와(**오추**五枢, **유도**維道) 외방으로 내려가(**거료**居髎), 고관절(**환도**環跳)에서 지맥과 합류하여 여기에서 대퇴외측(**풍시**風市, **중독**中瀆, **슬양관**膝陽關)으로 내려간다.

- 일월(日月)은 중정지관(中正之官, 치우치지 않은, 공정)인 '담(膽)'의 모혈이다. 담(胆)에서 결단(決断)하는 것과 일월(日月을 더하면 明, 명확해 지는 것)과 관련지어 설명하고 있다. 안질환에 효과가 있거나 월경을 조절하는데 효과가 있는 경혈이라고도 한다.
- 경문(京門)의 경(京)은 사람들이 모이는 곳을 나타낸다. 경문은 기혈이 드나들고 모이는 곳에 있는 경혈이라는 뜻이다. 또는 경(京)이라는 한자가 '높은 장소'라는 의미를 갖고 있기 때문에, 제11 늑골하에 있는 우묵한 곳에 있는 경문의 주위가 '솟아 올라 있기' 때문에 경(京)이라고 한다는 설도 있다.
- 대맥(帶脈)은 허리를 졸라매는 띠의 위치에 있다. 또한 대맥은 소양담경(少陽胆經)과 기경팔맥의 '대맥(帶脈)'(경혈의 대맥과는 별개)이 교차하거나 교회하는 장소이다.
- 오추(五樞)는 오장의 기가 모이는 중요한 경혈이라는 뜻
- 유도(維道)의 유(維)는 '이음, 연결'의 뜻이다. 소양담경(少陽胆經)과 대맥(帶脈)을 연결하는 경혈이라는 뜻.
- 거료(居髎)의 거(居)는 웅크린다는 뜻으로 구부리는 것을 의미한다. 료(髎)는 뼈의 함요부로 무릎을 굽혀 구부릴 때 생기는 함요부[상전장골극(上前腸骨棘)과 대퇴골(大腿骨)의 대전자(大轉子) 사이의 우묵한 곳]에 있는 경혈이라는 뜻.
- 환도(環跳)는 취혈 시의 모습이 도(跳)약할 때와 같이 무릎을 굽히기 대문에 고리(環)처럼 우묵한 곳에 생기는 경혈이라는 뜻이다. 고관절(股關節)이 도약할 때 고리와 같은 하퇴 운동의 축이 된다는 것을 나타내고 있다는 설도 있다.
- 풍시(風市)의 시(市)는 기가 '모이는' 곳을 나타낸다. 풍시는 풍사(風)의 치료에 효과가 있는 경혈이라는 뜻이다. 하지 마비, 반신불수 등의 중풍(風)의 증상에 효과가 있는 경혈이라는 뜻.
- 중독(中 瀆)의 독(瀆)은 '흐름, 커다란 개천'을 가리킨다.(P.167). 또한, 중독의 독(瀆)은 장경인대(**腸脛靭帶**)와 대퇴이두근(**大腿二頭筋**)사이의 홈 또는 외측광근(**外側広筋**)과 대퇴이두근(**大腿二頭筋**) 사이의 틈을 가리킨다고도 한다.
- 양관(陽關)의 양(陽)은 '양측' 즉 발의 경우는 '외측'을 가리키고 관(關)은 슬관절을 나타낸다. 양관은 슬관절 외측에 있는 경혈이라는 뜻.

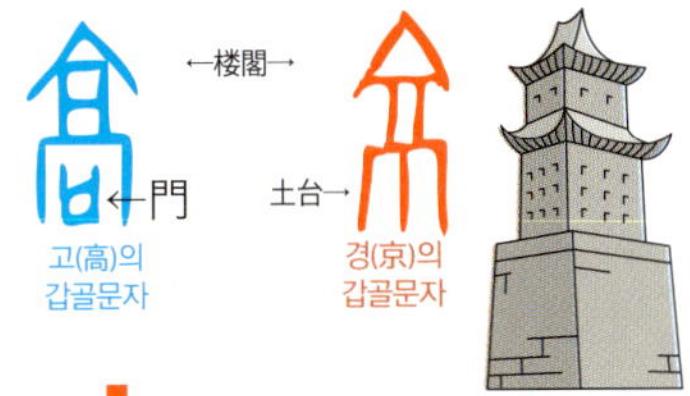

京

京의 상부는 高자의 상부와 같고, 樓閣(누각)을 가리키며, 하부는 약간 높은 토대를 나타낸다.

京(경)은 고대 사람들 특히 귀족들이 햇빛이 잘 드는 언덕위에 많이 살고 있었기 때문에 '높고, 밝고, 크다'의 뜻을 나타내게 되었다.
鯨(고래 경)은 '커다란' 물고기이고, 경색(景色)의 경(景)은 높은 언덕에서 떠오르는 햇살, 햇빛에 따라 선명하게 드러나는 명암의 뜻이다. 뒤집어 말하면 경치(景色)를 의미한다.

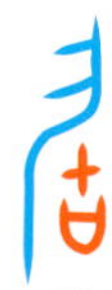

尸(주검 시)의 부수명은 주검시라 하며, 사람이 죽어 웅크리고 있는 모양.

居

거(居)의 금문(金文)

居(거)의 尸는 웅크리고 있는 모양을 가리킨다. 居는 '위패(사람의 형상을 본뜬 인형)'를 제단에 모신 모양을 나타내면서 '웅크리다. 구부리다'라고 하는 뜻이 생겼다. 거주(居住)의 '머무르다'라는 의미는 후대에 나타났다. 덧붙혀서, 尸(주검)은 시체(屍體)의 시(屍)의 경우는 사체(死體)를 나타내지만 尻(엉덩이 고)는 '웅크려 굽혔을' 때에 돌출한 부분으로 붙혀진 이름이다.
尾(꼬리 미), 屎(똥 시), 尿(오줌 뇨), 屁(방귀 비)등 한자의 尸(시)는 오히려 尻(고)와 관련되어 있다.

GB 족소양담경(足少陽胆經) ④ 하퇴(下腿), 족부(足部)

GB34 **양릉천(陽陵泉)**
요혈: 담경의 합토혈(合土穴),
팔회혈의 근회혈(筋会穴),
담의 하합혈(下合穴)
혈성: 청간담(淸肝膽), 소근락(疎筋絡),
이관절(利關節)

GB35 **양교(陽交)**
별명: **별양**(別陽)
요혈: 양유맥의 극혈(郄穴)
혈성: 소간담(疏肝膽), 통경락(通經絡)

GB36 **외구(外丘)**
요혈: 담경의 극혈(郄穴)
혈성: 청간해독(淸肝解毒),
소경활락(疏經活絡)

GB37 **광명(光明)**
요혈: 담경의 낙혈(絡穴)
혈성: 통락명목(通絡明目),
활락명목(活絡明目)

GB38 **양보(陽輔)**
요혈: 담경의 경화혈(經火穴)
혈성: 청간담(淸肝膽), 소경락(疏經絡)

GB39 **현종(懸鍾)**
별명: **절골**(絶骨)
요혈: 팔회혈의 수회혈(髓会穴)
혈성: 거풍습(去風濕), 이근골(利筋骨),
강기역(降氣逆)

GB40 **구허(丘墟)**
요혈: 담의 원혈(原穴)
혈성: 청담열(淸膽熱), 이관절(利關節)

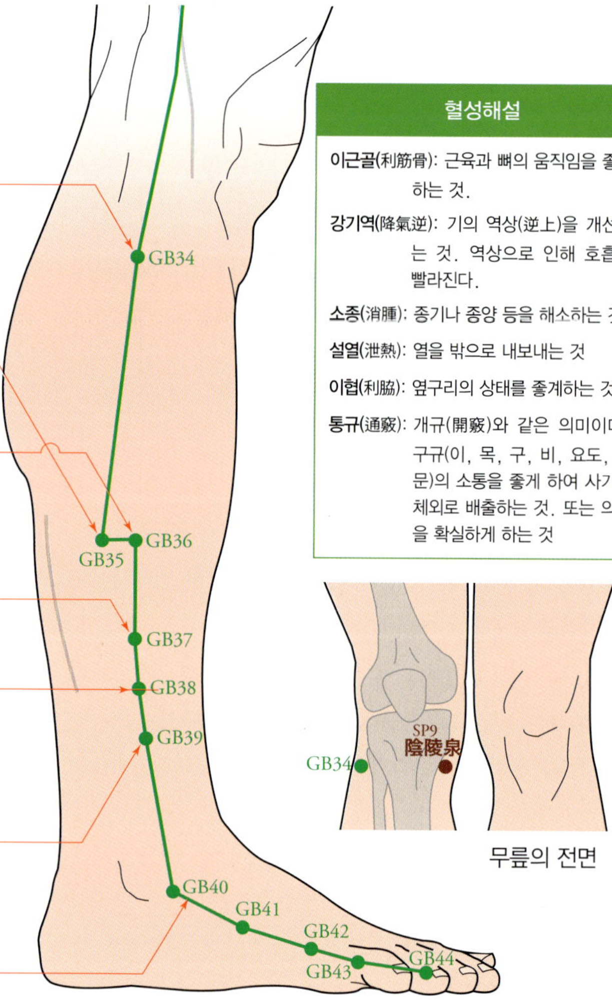

혈성해설

이근골(利筋骨): 근육과 뼈의 움직임을 좋게 하는 것.

강기역(降氣逆): 기의 역상(逆上)을 개선하는 것. 역상으로 인해 호흡이 빨라진다.

소종(消腫): 종기나 종양 등을 해소하는 것

설열(泄熱): 열을 밖으로 내보내는 것

이협(利脇): 옆구리의 상태를 좋게하는 것

통규(通竅): 개규(開竅)와 같은 의미이다. 구규(이, 목, 구, 비, 요도, 항문)의 소통을 좋게 하여 사기를 체외로 배출하는 것. 또는 의식을 확실하게 하는 것

무릎의 전면

GB41 **족임읍(足臨泣)**
요혈: 담의 수목혈(兪木穴)
팔맥교회혈(八脈交会穴)
혈성: 청두명목(淸頭明目), 이흉협(利胸脇)

GB42 **지오회(地五会)**
혈성: 청간담(淸肝膽), 소근락(疎筋絡)

GB43 **협계(俠溪)**
요혈: 담경의 형수혈(滎水穴)
혈성: 청두명목(淸頭明目), 이흉협(利胸脇),
소종지통(消腫止痛)

GB44 **족규음(足竅陰)**
요혈: 담경의 정금혈(井金穴)
혈성: 설열(泄熱), 이협(利脇), 통규(通竅)

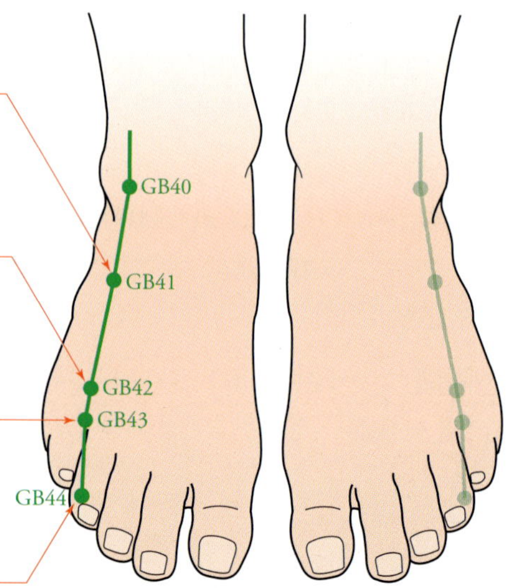

대퇴외측에서 슬외측(膝外側), 비골 앞(**양릉천**陽陵泉)을 내려와 비골하단에 이르러(**양교**陽交, **외구**外丘, **광명**光明, **양보**陽輔, **현종**懸鍾), 외과앞(**구허**丘墟)에서 나와 발등을 돌아(**족임읍**足臨泣, **지오회**地五会, **협계**俠渓), 발가락 제4지 외측단(**족규음**足竅陰)에서 끝이난다. 발등에서 갈라진 지맥은 발가락 제1지 끝에 이르러 족궐음간경(足厥陰肝經)에 연결된다.

- 양릉천(陽陵泉)의 양(陽)은 무릎의 '양측'(즉 외측)을 가리킨다. 릉(陵)은 비골두(腓骨頭)를 나타내고 이 전하방의 함요부를 천(泉)이라 부르고 있다. 경골내측과(**脛骨內側顆**) 하방의 음릉천(陰陵泉)[태음비경(**太陰脾經**)]과 대칭을 이룬다.
- 양교(陽交)는 소양담경(少陽胆經)과 기경팔맥의 양유맥(陽維脈)이 교차(交)하는 곳에 있는 경혈이라는 뜻
- 외구(外丘)는 하퇴외(外)측에 장비골근(長腓骨筋)이 언덕(丘)과 같이 융기하고 있는 부위의 경혈
- 광명(光明)은 눈의 질환에 효과가 있는 경혈이라는 뜻
- 양보(陽輔)의 양(陽)은 양측(외측)을 말한다. 고대에는 비골(腓骨)을 보골(輔骨) 또는 외보골(外輔骨)이라고 불렀다고 한다.
- 현종(懸鍾)의 종(鍾)은 종(鐘)자로 쓰여진 경우도 있다. 현종은 무용수나 어린아이가 이곳에 종(鐘)모양의 방울을 매달았다고 하는 설이 있다. 별명인 절골(絶骨)은 장·단비골근(**長·短腓骨筋**)과 비골후연(**腓骨後緣**)사이의 틈이 '뼈를 끊은' 것처럼 보이기 때문에 붙여진 이름이다.
- 구허(丘墟)의 허(墟)는 '큰 언덕'을 나타낸다. 丘(구)와 허(墟)자 모두가 '외과(**外果**)'의 융기를 가리킨다. 허(墟)의 **丠**는 원래 '우묵한 곳'을 가리키고 허(墟)는 산정상의 중앙에 우묵한 언덕을 나타낸다고 한다. 여기에서 구허는 외과 전하방의 우묵한 곳을 가리킨다.
- 족임읍(足臨泣)은 두임읍(頭臨泣, P.186)과 상대하는 경혈
- 지오회(地五会)의 지(地)는 발을 가리키고 오경(五經)이나 오장(五臟)의 기가 만나는 곳이라는 설이 있다. 또는 발의 5지(趾)를 치유하는데 효과가 있는 경혈이라고도 설명되고 있다.
- 협계(俠渓)는 제4·5지의 발가락 뼈(기절골)사이의 '좁은' 틈이라는 뜻이다.
- 족규음(足竅陰)은 두규음(頭竅陰, P.184)에 통하는 경혈을 뜻한다. 두규음과 마찬가지로 눈이나 귀, 코, 입 등의 공규(孔竅)와 관련한 질환에 효과가 있는 경혈로 알려져 있다.

경혈명의 음과 양

경혈명에는 '음양'이 붙어 있는 것이 많다. 양(陽)은 체간에서는 배부를, 사지에서는 외측을 가리키고, 음(陰)은 체간에서는 복부(腹部), 사지에서는 내측을 가리킨다.

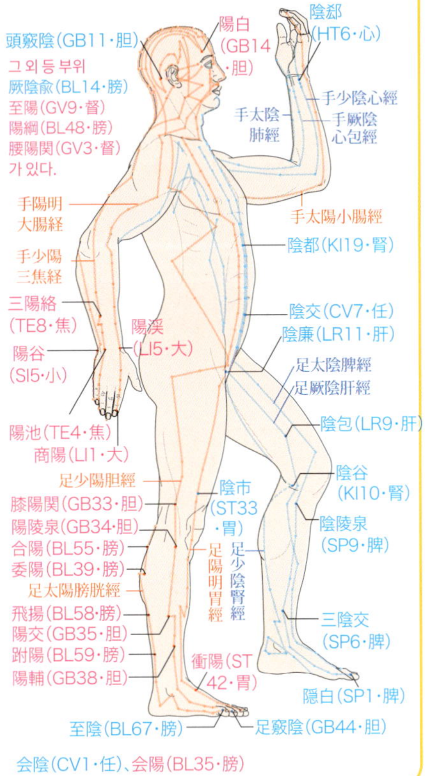

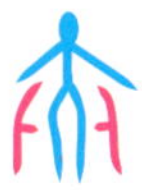

夾은 양옆구리에 작은 사람을 껴안은 큰 사람을 가리킨다.

俠

侠(구자=**俠**)자는 양측에 아이를 껴안은 부모를 가리킨다(任侠、侠客).

挟(구자=**俠**)은 '손에 끼어 있는 것'을 가리킨다. 참고로 **峡**(**峽**, 골짜기 협)은 산의 양쪽에 끼인 계곡 (谷). **頬**(**頰**, 뺨 협)은 얼굴의 좌우에 있는 '볼', **鋏**(가위 협)은 금속을 겹쳐 자르는 '가위'를 가리킨다.

GB 족소양담경(足少陽胆經) 동자료(瞳子髎), 청회(聽会), 상관(上關)

GB1 동자료(瞳子髎)

부위 두부(頭部), 외안각 외방 0.5촌. 함요부

이 경혈에 관한 해부학적 구조

- 피부에는 삼차신경 제2지의 상악신경(上顎神經) 가지로 안와하공(眼窩下孔)에서 나온 **안와하신경**(眼窩下神經)
- 안면신경지배의 표정근으로 눈을 감게하는 안륜근(眼輪筋)
- 외경동 · 정맥(外頸橫動 · 靜脈)의 2종지(終枝)의 하나로 외이도상전방(外耳道上前方)의 함요에서 촉지가능한 천측두동 · 정맥(淺側頭動 · 靜脈)

GB2 청회(聽会)

부위 안면부(顔面部), 주간절흔(珠間切痕)과 하악골(下顎骨) 관절돌기(關節突起)사이의 함요부

이 경혈에 관한 해부학적 구조

- 피부에는 삼차신경 제3지의 하악신경(下顎神經)에서 분지하는 **이개측두신경**(耳介側頭神經)
- 외경동 · 정맥(外頸橫動 · 靜脈) 2종지(終枝)의 하나로 외이도상전방(外耳道上前方)의 함요에서 촉지가능한 천측두동 · 정맥(淺側頭動 · 靜脈)
- 피하에는 교근근막(咬筋筋膜)에 쌓여 내부를 안면신경의 운동신경이 주행하고 있는 대타액선(大唾液腺)의 이하선(耳下腺)

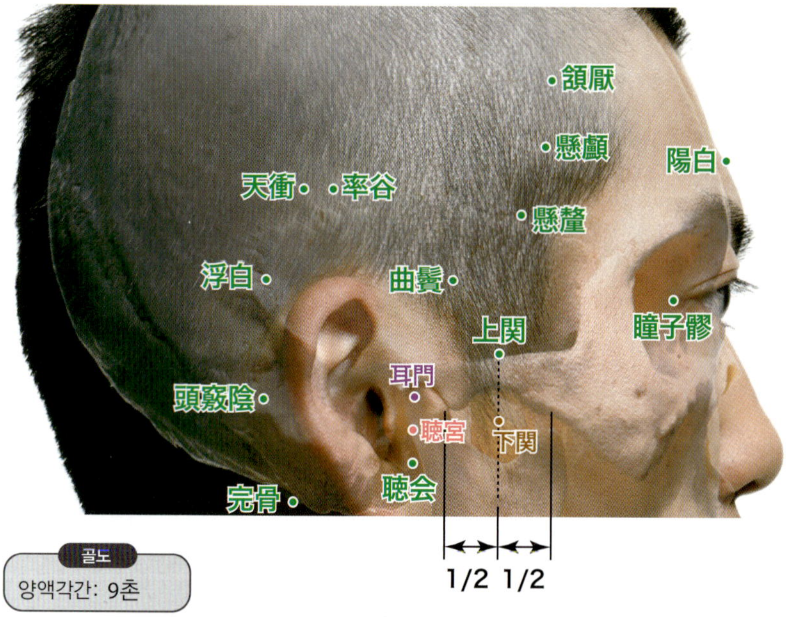

골도
양액각간: 9촌

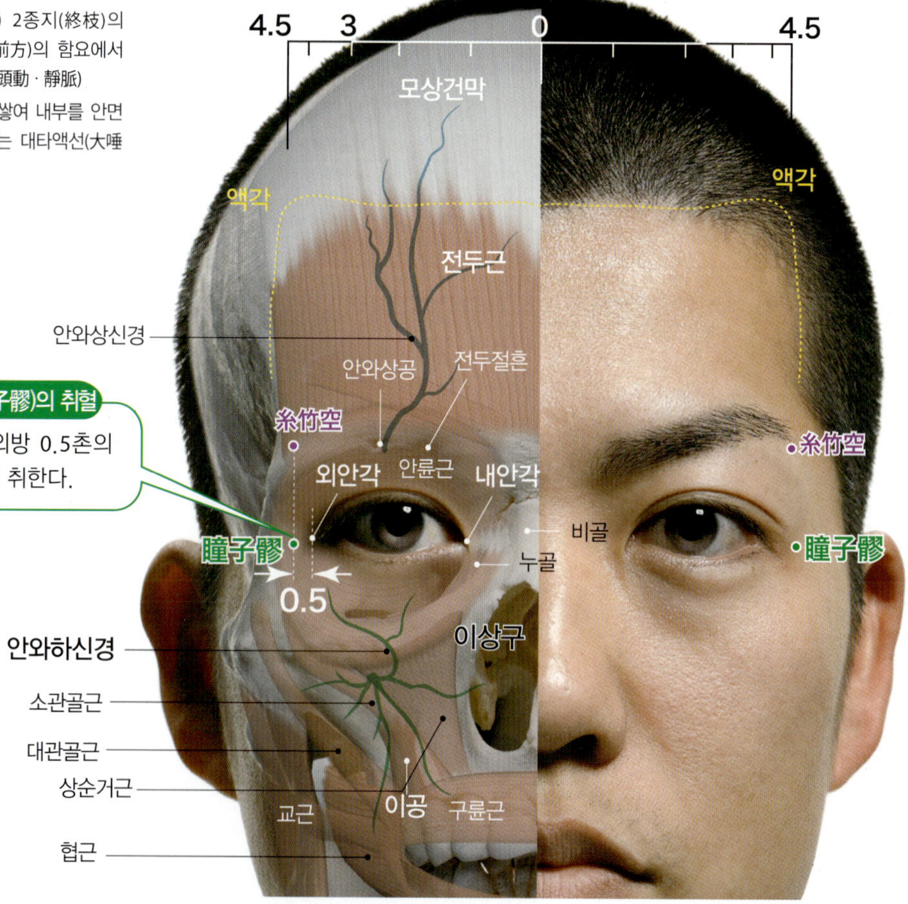

동자료(瞳子髎)의 취혈

외안각의 외방 0.5촌의 함요부에서 취한다.

청회(聽会)는 악관절증(顎關節症)의 압통점이 되는 곳이기도 하다. 악관절은 측두골(側頭骨)의 하악와(下顎窩)와 하악골(下顎骨)의 관절돌기(關節突起)사이의 관절로 느슨한 관절낭과 관절원판이 있어서 관절두를 자유롭게 움직일 수 있다. 악관절은 육식동물에게는 완전한 경첩관절로 관절운동만 가능하다. 다람쥐나 쥐 등의 설치류에게는 거의 전후의 수평운동만 하고 초식동물은 수평면상의 모든 방향으로 운동한다. 사람이나 원숭이 등과 같은 잡식동물은 이러한 3종류의 움직임을 혼합한 구조라고 생각해도 좋다. 이와 같이 악관절의 구조의 차이에서 그 동물 특유의 식성을 이해할 수 있다.

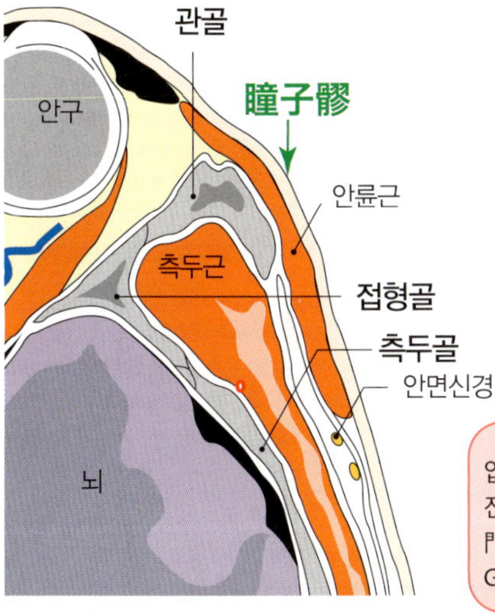

GB3 상관(上關)

부위 두부(頭部), 관골궁(寛骨弓) 중점 상연의 함요부

이 경혈에 관한 해부학적 구조

- 피부에는 삼차신경 제3지의 하악신경(下顎神經)에서 분지하는 **이개측두신경**(耳介側頭神經)
- 외경동 · 정맥(外頸横動 · 静脈) 2종지(終枝)의 하나로 외이도상전방(外耳道上前方)의 함요에서 촉지가능한 천측두동 · 정맥(淺側頭動 · 静脈)
- 심부에는 관골궁을 형성하는 측두골관골돌기(側頭骨寛骨突起)가 있다.

청궁(聽宮)의 취혈

입을 약간 벌렸을때, 이주 중앙 전방에 생기는 함요부. 이문(耳門, TE21 · 三焦)과 청회(聽会, GB2 · 胆)의 사이에서 취한다.

상관(上關)의 취혈

관골궁상연의 함요부로 하관(下關, ST7 · 胃)의 직상에서 취한다.

하관(下関)의 취혈

입을 다물고 관골궁 하방의 함요부 상관(GB3 · 胆)의 직하에서 취한다.

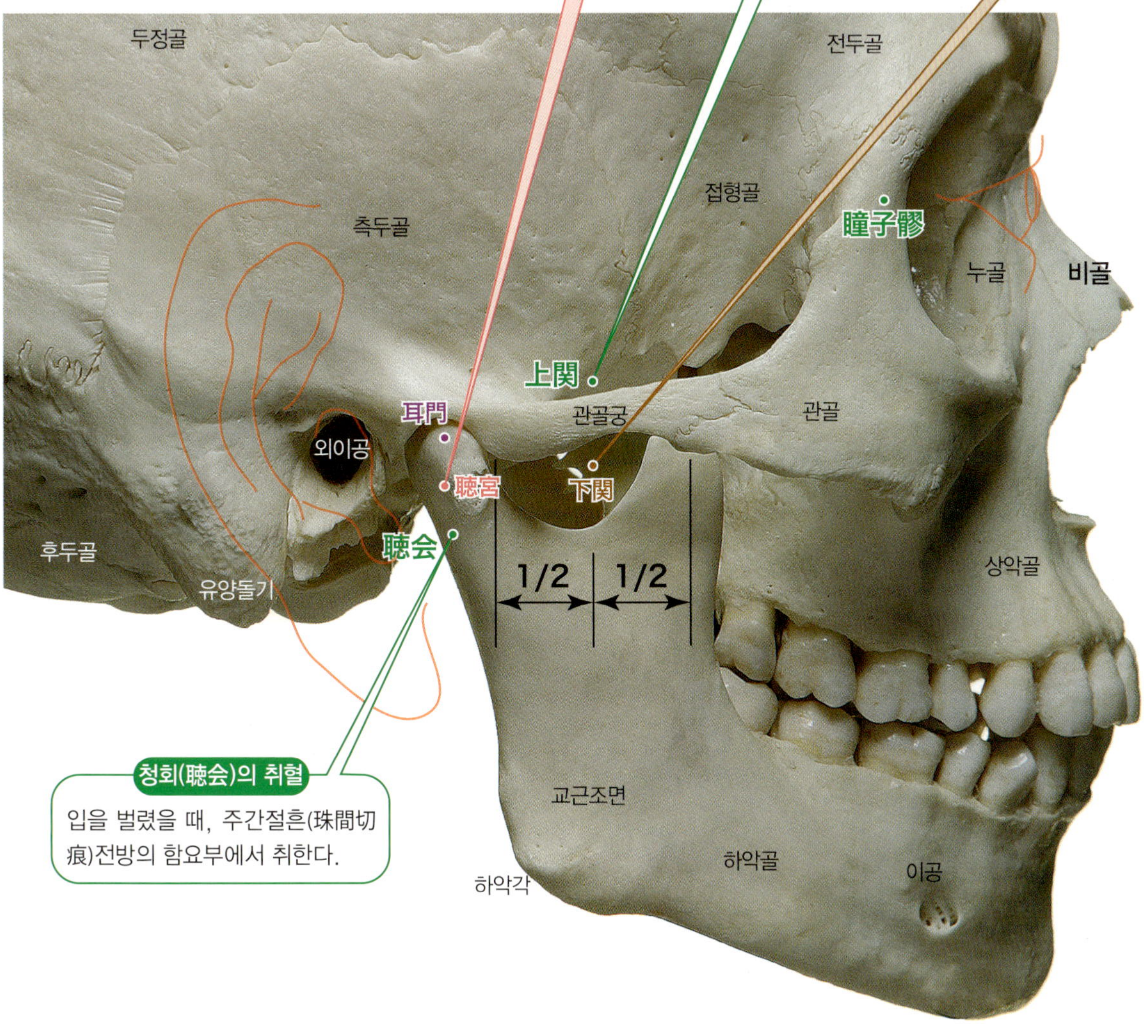

청회(聽会)의 취혈

입을 벌렸을 때, 주간절흔(珠間切痕)전방의 함요부에서 취한다.

GB 족소양담경(足少陽胆經) 함염(頷厭), 현로(懸顱), 현리(懸釐), 곡빈(谷鬢)외

GB4 함염(頷厭)

부위 두부(頭部), 두유(頭維, ST8·胃)와 곡빈(谷鬢, GB7)을 연결하는(측두의 발제를 따르는) 곡선상, 두유에서 1/4

이 경혈에 관한 해부학적 구조

- 피부에는 삼차신경 제3지의 하악신경(下顎神經)에서 분지하는 **이개측두신경**(耳介側頭神經)
- 안면신경근지지배(顔面神經筋枝支配)의 표정근인 측두두정근(側頭頭頂筋)
- 하악신경운동근(下顎神經運動根) 지배로 저작근의 하나인 측두근(側頭筋)
- 외경동 · 정맥(外頸橫動 · 靜脈) 2종지(終枝)의 하나로 외이도상전방(外耳道上前方)의 함요에서 촉지가능한 천측두동 · 정맥(淺側頭動 · 靜脈)의 전두지(前頭枝)

GB5 현로(懸顱)

부위 두부(頭部), 두유(頭維, ST8·胃)와 곡빈(谷鬢, GB7)을 연결하는(측두의 발제를 따르는) 곡선상의 중점

이 경혈에 관한 해부학적 구조

- 피부에는 삼차신경 제3지의 하악신경(下顎神經)에서 분지하는 **이개측두신경**(耳介側頭神經)
- 안면신경근지지배(顔面神經筋枝支配)의 표정근인 측두두정근(側頭頭頂筋)
- 하악신경운동근(下顎神經運動根) 지배로 저작근의 하나인 측두근(側頭筋)
- 외경동 · 정맥(外頸橫動 · 靜脈) 2종지(終枝)의 하나로 외이도상전방(外耳道上前方)의 함요에서 촉지가능한 천측두동 · 정맥(淺側頭動 · 靜脈)의 전두지(前頭枝)

GB6 현리(懸釐)

부위 두부(頭部), 두유(頭維, ST8·胃)와 곡빈(谷鬢, GB7)을 연결하는(측두의 발제를 따르는) 곡선상, 두유에서 3/4

이 경혈에 관한 해부학적 구조

- 피부에는 삼차신경 제3지의 하악신경(下顎神經)에서 분지하는 **이개측두신경**(耳介側頭神經)
- 안면신경근지지배(顔面神經筋枝支配)의 표정근인 측두두정근(側頭頭頂筋)
- 하악신경운동근(下顎神經運動根) 지배로 저작근의 하나인 측두근(側頭筋)
- 외경동 · 정맥(外頸橫動 · 靜脈) 2종지(終枝)의 하나로 외이도상전방(外耳道上前方)의 함요에서 촉지가능한 천측두동 · 정맥(淺側頭動 · 靜脈)의 전두지(前頭枝)

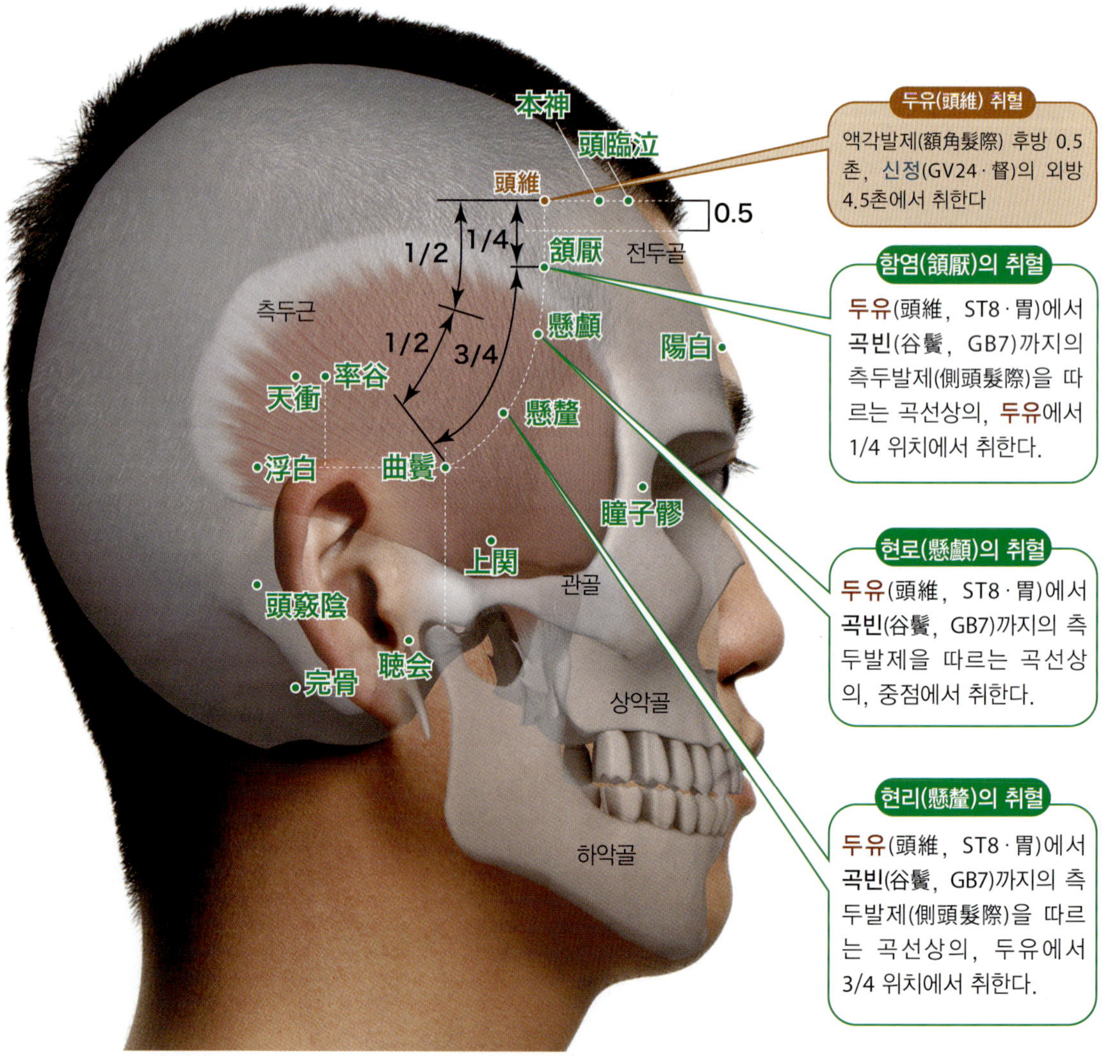

저작근(咀嚼筋)의 하나인 **측두근**(側頭筋)은 씹기운동을 할 경우에 측두부(側頭部)의 움직임을 감지할 수 있다. 머리에 쓰는 관자(망건網巾)가 이 부분의 맥이 될 때 움직인다고 해서 '관자놀이'라 부르며 섭유(顳顬)라고도 한다. 한의학에서는 사람의 몸에 침을 놓는 자리의 하나로 태양혈(太陽穴)이라고 부른다.

GB7 곡빈(曲鬢)

부위 두부(頭部), 귀밑머리 후연의 수직선과 이첨의 수평선의 교점

이 경혈에 관한 해부학적 구조

- 피부에는 삼차신경 제3지의 하악신경(下顎神經)에서 분지하는 **이개측두신경**(耳介側頭神經)
- 안면신경근지지배(顔面神經筋枝支配)의 표정근인 측두두정근(側頭頭頂筋)
- 하악신경운동근(下顎神經運動根) 지배의 저작근의 하나인 측두근(側頭筋)
- 외경동 · 정맥(外頸橫動 · 靜脈) 2종지(終枝)의 하나로 외이도상전방(外耳道上前方)의 함요에서 촉지가능한 천측두동 · 정맥(淺側頭動 · 靜脈)의 전두지(前頭枝)

GB8 솔곡(率谷)

부위 두부(頭部), 이첨(耳尖)의 직상, 발제의 상방 1.5촌

이 경혈에 관한 해부학적 구조

- 피부에는 삼차신경 제3지의 하악신경(下顎神經)에서 분지하는 **이개측두신경**(耳介側頭神經) 및 악신경종피지(顎神經總皮枝)의 **소후두신경**(小後頭神經, C3)
- 안면신경근지지배(顔面神經筋枝支配)의 표정근인 측두두정근(側頭頭頂筋)
- 하악신경운동근(下顎神經運動根) 지배의 저작근의 하나인 측두근(側頭筋)
- 외경동 · 정맥(外頸橫動 · 靜脈) 2종지(終枝)의 하나로 외이도상전방(外耳道上前方)의 함요에서 촉지가능한 천측두동 · 정맥(淺側頭動 · 靜脈)의 전두지(前頭枝)

GB9 천충(天衝)

부위 두부(頭部), 이개(耳介)가 붙어있는 부분의 후연 직상, 발제의 상방 2촌

이 경혈에 관한 해부학적 구조

- 피부에는 제3경신경(頸神經)유래의 **소후두신경**(小後頭神經, C3)
- 안면신경근지지배(顔面神經筋枝支配)의 표정근인 상이개근(上耳介筋)
- 하악신경운동근(下顎神經運動根) 지배의 저작근의 하나인 측두근(側頭筋)
- 외경동 · 정맥(外頸橫動 · 靜脈) 2종지(終枝)의 하나로 외이도상전방(外耳道上前方)의 함요에서 촉지가능한 천측두동 · 정맥(淺側頭動 · 靜脈)의 전두지(前頭枝)

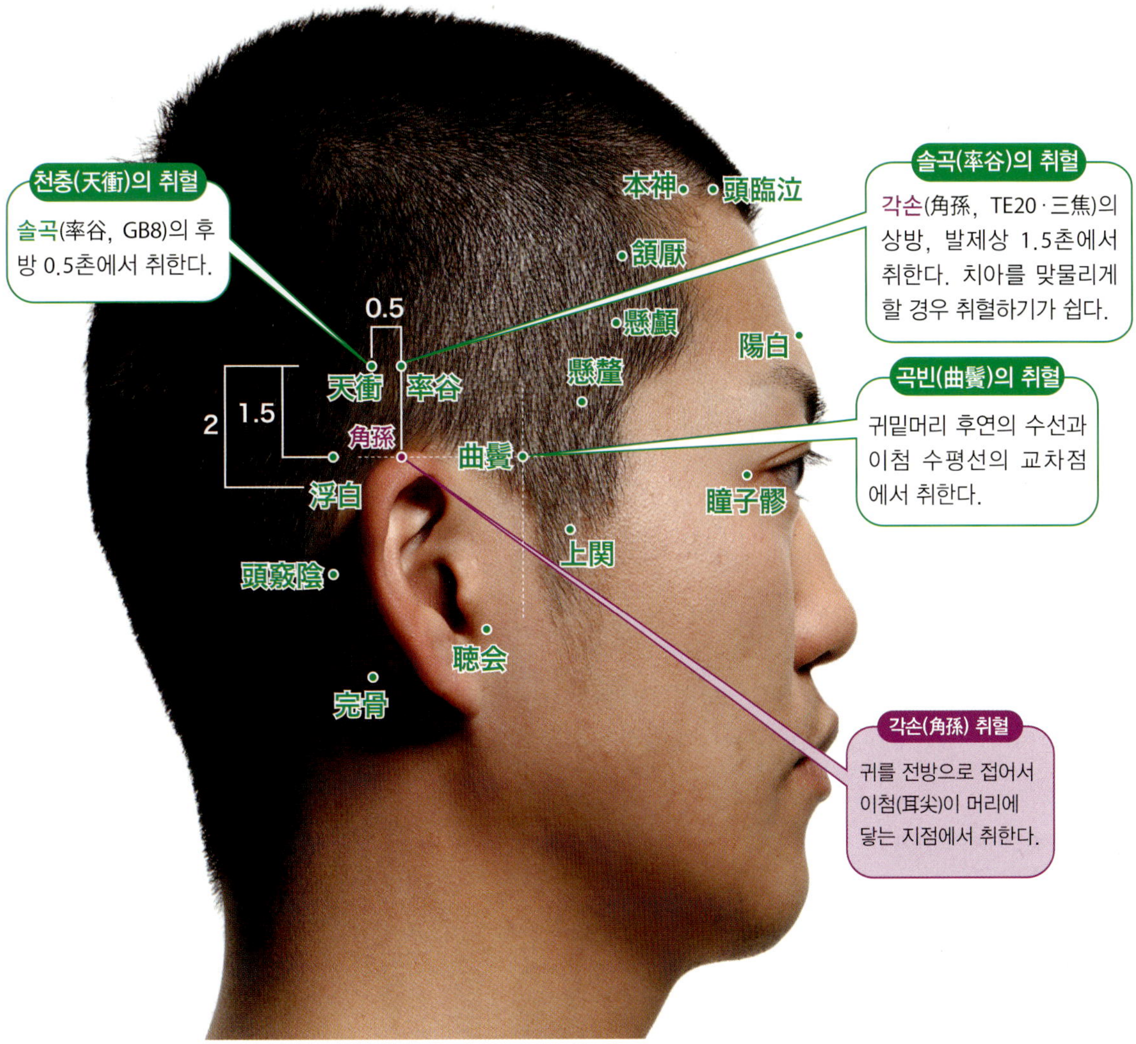

GB 족소양담경(足少陽胆經) 부백(浮白), 두규음(頭竅陰), 완골(完骨), 본신(本神) 외

GB10 부백(浮白)

부위 두부(頭部), 유양돌기(乳様突起)의 후상방, 천충(天衝, GB9)과 완골(完骨, GB12)을 연결하는(귀의 윤곽을 따르는) 곡선상, 천충에서 1/3

이 경혈에 관한 해부학적 구조

- 피부에는 경신경총피지(頸神經叢皮枝)의 **소후경신경**(小後頸神經, C3)
- 후방에는 안면신경근지(顔面神經筋枝) 지배의 표정근(表情筋)인 후두근(後頭筋)
- 하악신경운동근(下顎神經運動根) 지배의 저작근의 하나인 측두근(側頭筋)
- 외경동 · 정맥(外頸橫動 · 靜脈) 2종지(終枝)의 하나인 악동맥(顎動脈) 후방에서 분지하는 후이개동 · 정맥(後耳介動 · 靜脈)

GB11 두규음(頭竅陰)

부위 두부(頭部), 유양돌기(乳様突起)의 후상방, 천충(天衝, GB9)과 완골(完骨, GB12)을 연결하는(귀의 윤곽을 따르는) 곡선상, 천충에서 2/3

이 경혈에 관한 해부학적 구조

- 피부에는 경신경총피지(頸神經叢皮枝)의 **소후경신경**(小後頸神經, C3)
- 후방에는 안면신경근지(顔面神經筋枝) 지배의 표정근(表情筋)인 후두근(後頭筋)
- 외경동 · 정맥(外頸橫動 · 靜脈) 2종지(終枝)의 하나인 악동맥(顎動脈) 후방에서 분지하는 후이개동 · 정맥(後耳介動 · 靜脈)

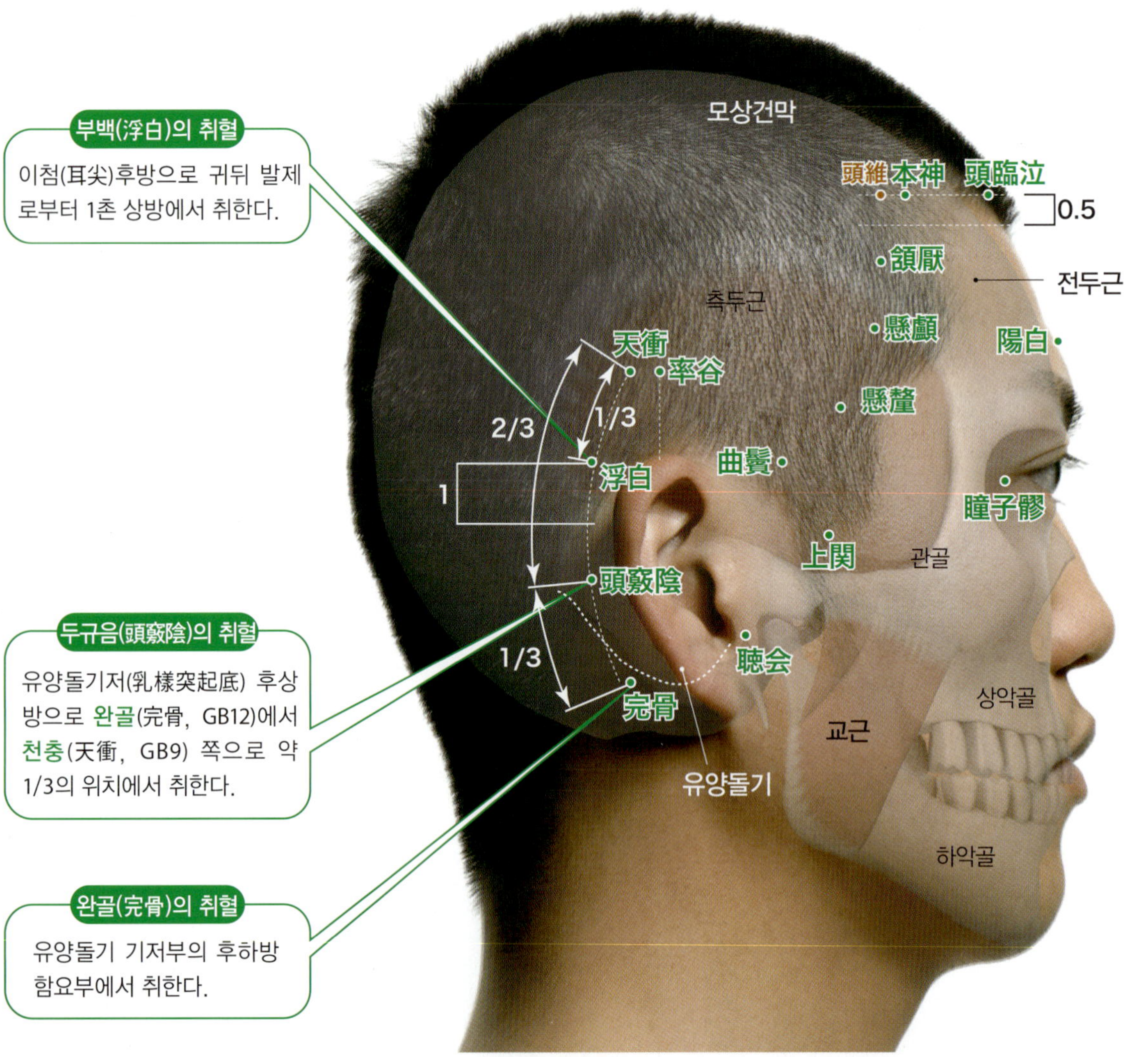

소후두신경(小後頭神經)은 악신경총(顎神經叢, C2~C3)의 분지(감각성)로 흉쇄유돌근(胸鎖乳突筋)과 승모근의 사이를 후상방으로 주행한다. 귀의 후부, 후두부의 피부에 분포한다.

GB12 완골(完骨)

부위 전경부(前頸部), 유양돌기(乳樣突起)의 후하방, 함요부

이 경혈에 관한 해부학적 구조

- 피부에는 경신경총피지(頸神經叢皮枝)의 **소후경신경**(小後勁神經, C3)
- 부신경 · 경신경총(副神經 · 頸神經叢)의 근지(C2~C4) 지배의 흉쇄유돌근(胸鎖乳突筋)
- 경신경후지(頸神經後枝) 지배의 두판상근(頭板狀筋)
- 외경동 · 정맥(外頸橫動 · 靜脈) 가지의 안면동맥(顔面動脈)으로부터 후방으로 분지하는 후두동 · 정맥(後頭動 · 靜脈)

GB13 본신(本神)

부위 두부(頭部), 전발제(前髮際) 상방 0.5촌, 정중선외방 3촌

이 경혈에 관한 해부학적 구조

- 피부에는 안신경(眼神經) 가지로 안와상공(眼窩上孔)을 통과하는 **안와상신경**(眼窩上神經)
- 안면신경근지(顔面神經筋枝) 지배의 표정근(表情筋)으로 전액(前額)에 횡주름을 형성하는 전두근(前頭筋)
- 안동 · 정맥(眼動 · 靜脈) 가지로 안와상공(眼窩上孔)에서 나오는 안와상동 · 정맥(眼窩上動 · 靜脈)

GB14 양백(陽白)

부위 두부(頭部), 눈썹 상방 1촌, 동공선상(瞳孔線上)

이 경혈에 관한 해부학적 구조

- 피부에는 안신경(眼神經) 가지로 안와상공(眼窩上孔)을 통과하는 **안와상신경**(眼窩上神經)
- 안면신경근지(顔面神經筋枝) 지배의 표정근(表情筋)으로 전액(前額)에 횡주름을 전두근(前頭筋)
- 안동 · 정맥(眼動 · 靜脈) 가지로 안와상공(眼窩上孔)에서 나오는 안와상동 · 정맥(眼窩上動 · 靜脈)

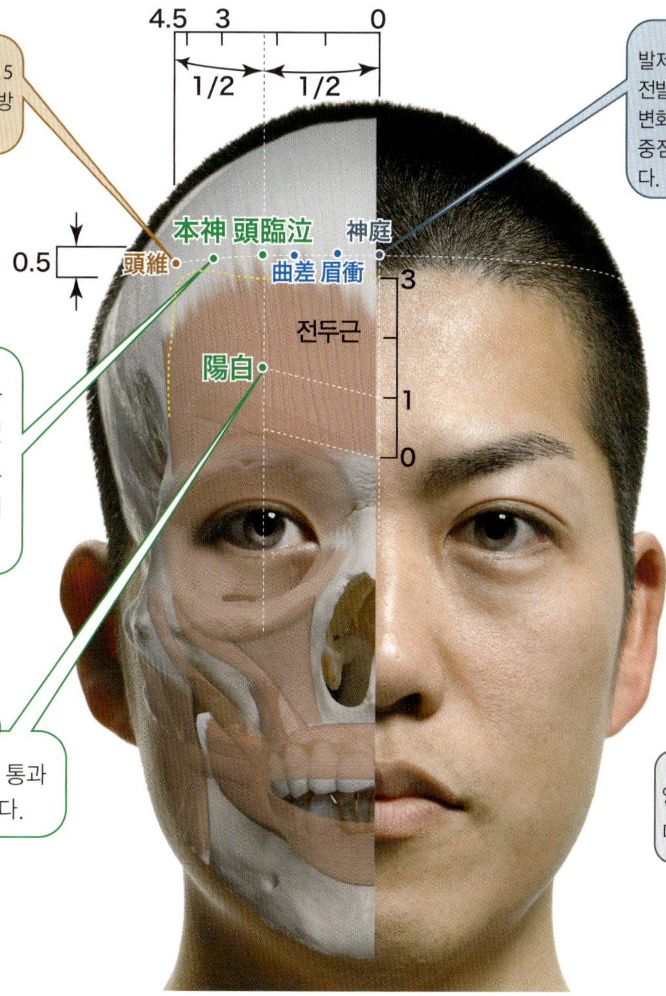

두유(頭維) 취혈

액각발제(額角髮際) 후방 0.5촌, 신정(GV24 · 督)의 외방 4.5촌에서 취한다.

신정(神庭)의 취혈

발제(髮際)에서 0.5촌 상방. 전발제가 확실하지 않거나 변화하였을 경우는 미간의 중점 상방 3.5촌에서 취한다.

본신(本神)의 취혈

신정(神庭, GV24 · 督)과 두유(頭維, ST8 · 胃)을 연결하는(前髮際) 곡선상으로 신정에서 2/3에서 취한다.

양백(陽白)의 취혈

눈썹 상방 1촌, 동공을 통과하는 수직선상에서 취한다.

골도

양액각사이: 9촌

미간~전발제 중점: 3촌

GB15 두임읍(頭臨泣)

부위 두부(頭部), 전발제 상방 0.5촌, 동공선상(瞳孔線上)

이 경혈에 관한 해부학적 구조

- 피부에는 안신경(眼神經) 가지로 안와상공(眼窩上孔)을 통과하는 **안와상신경**(眼窩上神經)
- 표정근(表情筋)인 전두후두근(前頭後頭近)사이에 펼쳐진 모상건막(帽狀腱膜)
- 안면신경근지(顔面神經筋枝) 지배의 표정근(表情筋)으로 전액(前額)에 횡주름을 형성하는 전두근(前頭筋)
- 안동 · 정맥(眼動 · 靜脈) 가지로 안와상공(眼窩上孔)에서 나오는 안와상동 · 정맥(眼窩上動 · 靜脈)

목창(目窓)의 취혈

두임읍(頭臨泣, GB15) 상방 1촌에서 취한다.

신정(神庭)의 취혈

발제(髮際)에서 0.5촌 상방. 전발제가 확실하지 않거나, 변화하였을 경우는 미간의 중점 상방 3.5촌에서 취한다.

골도

양액각사이: 9촌

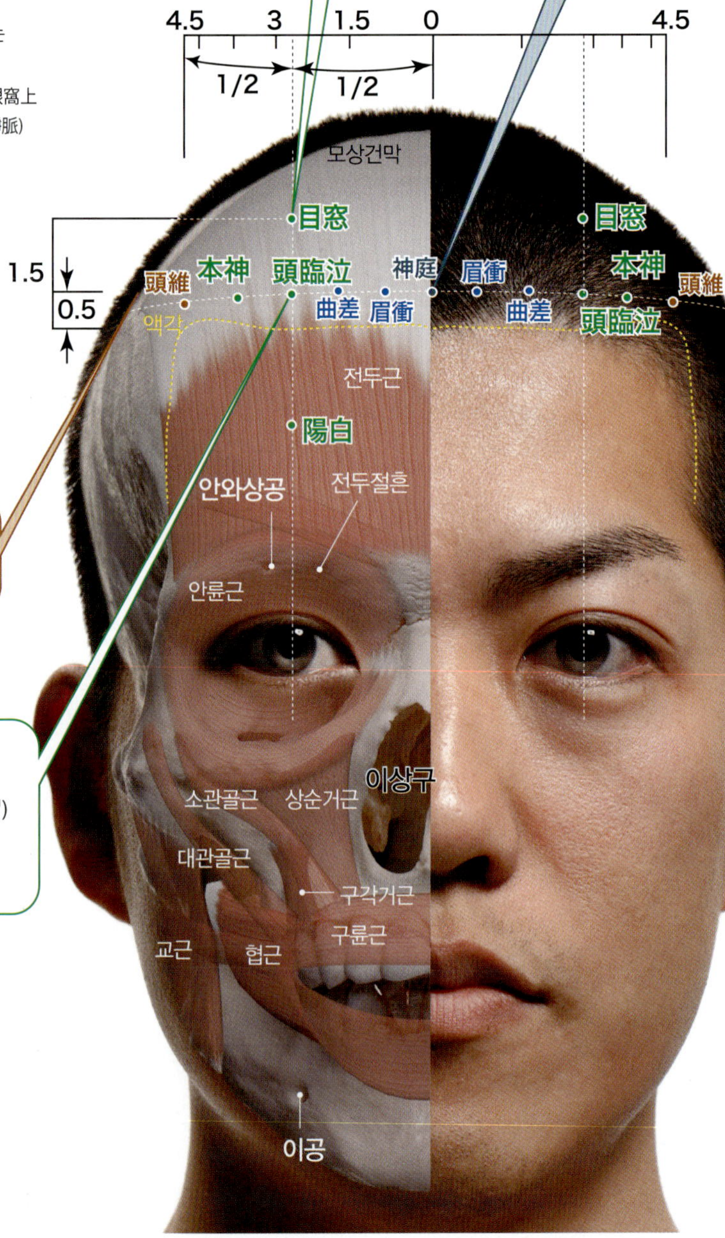

두유(頭維) 취혈

액각발제(額角髮際) 후방 0.5촌, 신정(GV24 · 督)의 외방 4.5촌에서 취한다.

두임읍(頭臨泣)의 취혈

동공중앙의 상방, 신정(神庭, GV24 · 督)과 두유(頭維, ST8 · 胃)를 연결하는(전발제를 따르는) 곡선상의 중점에서 취한다.

동공(瞳孔)은 눈동자라고 하며 홍채의 중앙에 있는 둥근 구멍으로 빛이 강할 때(밝을 때) 작아지고(수축동공縮瞳), 밤이나 어두운 곳에서는 커져(산동散瞳) 눈 속으로 들어오는 빛의 양을 조절한다. 또한, 가까운 곳을 볼때는 축소되어 상을 선명하게 볼 수 있도록 한다. 따라서 홍채는 사진기의 조리개에 해당한다. 축동(縮瞳) 시에는 부교감신경(副交感神經) 지배의 동공괄약근(瞳孔括約筋)이, 산동(散瞳) 시에는 교감신경(交感神經) 지배의 동공산대근(瞳孔散大筋)이 관여한다.

GB16 목창(目窓)

부위 두부(頭部), 전발제로부터 상방 1.5촌, 동공선상(瞳孔線上)

이 경혈에 관한 해부학적 구조

- 피부에는 안신경(眼神經) 가지로 안와상공(眼窩上孔)을 통과하는 **안와상신경**(眼窩上神經)
- 표정근(表情筋)인 전두후두근(前頭後頭近) 사이에 펼쳐진 모상건막(帽狀腱膜)
- 안동 · 정맥(眼動 · 靜脈) 가지로 안와상공(眼窩上孔)에서 나오는 안와상동 · 정맥(眼窩上動 · 靜脈)

GB17 정영(正營)

부위 두부(頭部), 전발제로부터 상방 2.5촌, 동공선상(瞳孔線上)

이 경혈에 관한 해부학적 구조

- 피부에는 안신경(眼神經) 가지로 안와상공(眼窩上孔)을 통과하는 **안와상신경**(眼窩上神經)
- 표정근(表情筋)인 전두후두근(前頭後頭近)사이에 펼쳐진 모상건막(帽狀腱膜)
- 안동 · 정맥(眼動 · 靜脈) 가지로 안와상공(眼窩上孔)에서 나오는 안와상동 · 정맥(眼窩上動 · 靜脈)
- 외경동 · 정맥(外頸動 · 靜脈) 2종지(終枝)의 하나로 촉지가능한 천측두동 · 정맥(淺側頭動 · 靜脈)의 전두지(前頭枝)

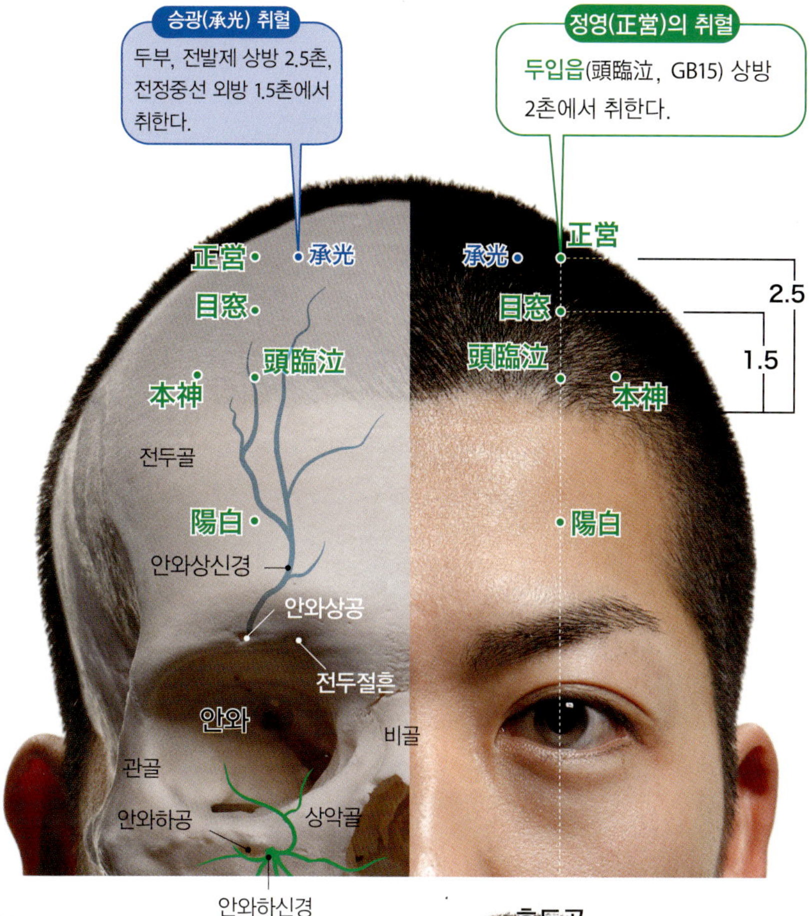

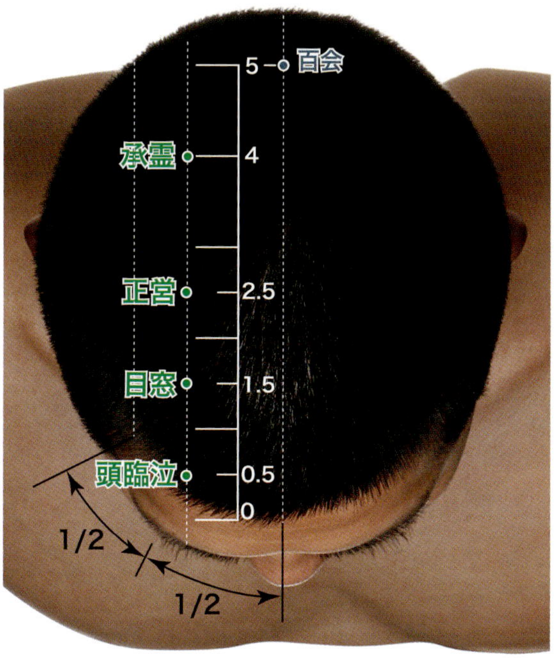

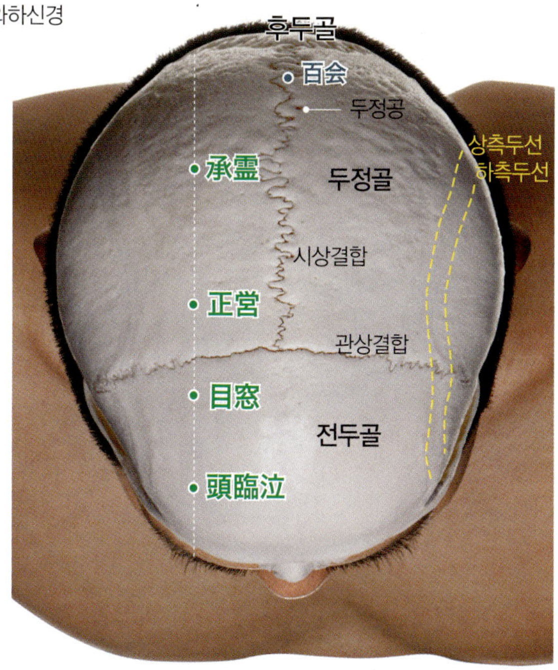

GB 족소양담경(足少陽胆經) 승령(承靈), 뇌공(腦空), 풍지(風池)

GB18 승령(承靈)

부위 두부(頭部), 전발제 상방 4촌, 동공선상(瞳孔線上)

이 경혈에 관한 해부학적 구조

- 피부에는 제2 경신경후지에서 후두부피부에 분포하는 **대후두신경**(大後頭神經, C2)
- 전두후두근(前頭後頭近)사이에 펼쳐진 모상건막(帽狀腱膜)
- 외경동맥(外頸動脈) 2종지(終枝)의 하나로 촉지가능한 천측두동맥(淺側頭動脈)의 전두지(前頭枝)
- 외경동 · 정맥(外頸動 · 靜脈) 가지의 안면동맥에서 후방으로 분지하는 후두동 · 정맥(後頭動 · 靜脈)

GB19 뇌공(腦空)

부위 두부(頭部), 외후두융기(外後頭隆起) 상연과 같은 높이, 풍지(風池, GB20)의 직상

이 경혈에 관한 해부학적 구조

- 피부에는 제2 경신경후지에서 후두부 피부에 분포하는 **대후두신경**(大後頭神經, C2)
- 안면신경근지(顔面神經筋枝) 지배의 표정근(表情筋)인 후두근(後頭筋)
- 외경동 · 정맥(外頸動 · 靜脈) 가지의 안면동맥에서 후방으로 분지하는 후두동 · 정맥(後頭動 · 靜脈)

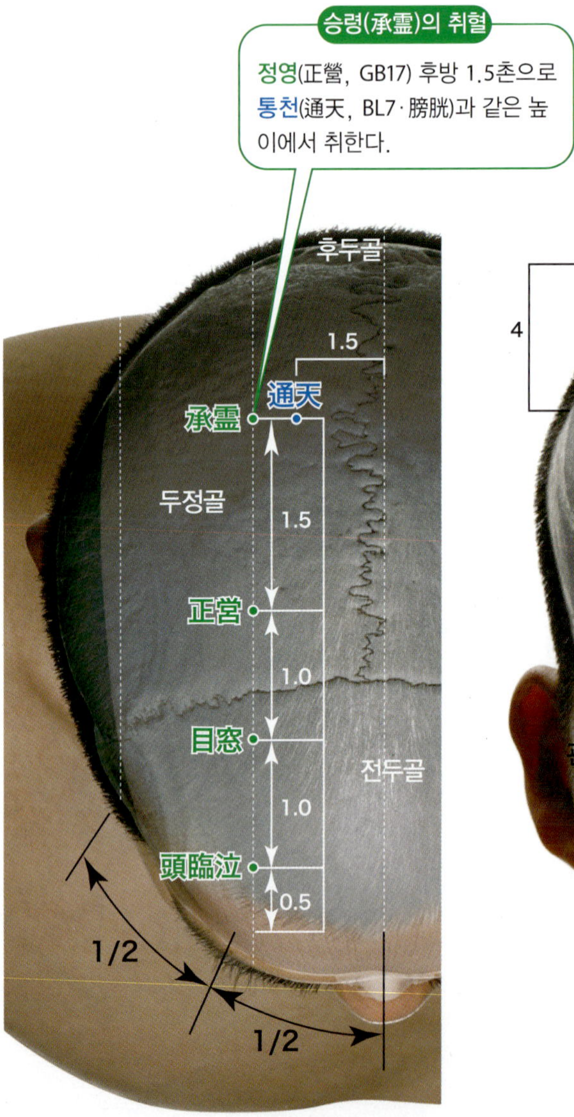

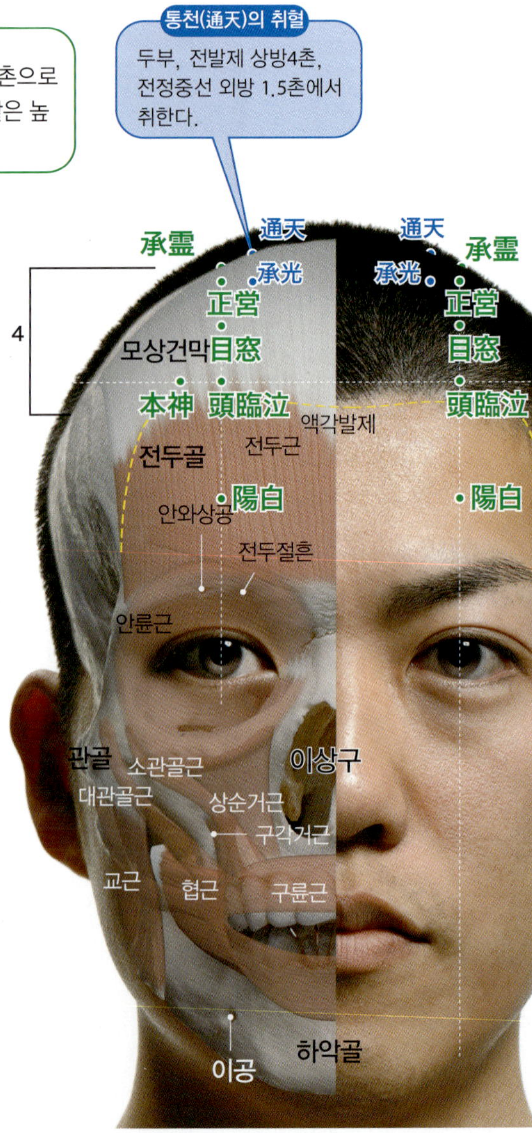

후두부(後頭部)의 직하에서 상부 경추 사이의 심부에는 후두하근군(後頭下筋群)이라고 하는 항근(項筋)이 존재한다. 이들 근의 움직임은 **환추후두관절**(換椎後頭關節)과 **환추관절**(還推關節)의 운동을 미세하게 조정하고, 상부 경추와 머리를 움직여 물체를 향해 얼굴을 쉽게 돌릴 수 있도록 하는 기능이 있다. 또한, 후두하근군(後頭下筋群)은 소후두직근(小後頭直筋), 대후두직근(大後頭直筋), 상두사근(上頭斜筋), 하두사근(下頭斜筋)으로 구성되어 있으며 대후두직근과 상두사근, 하두사근으로 둘러싸인 삼각형을 후두하삼각(後頭下三角) 또는 추골동맥삼각(椎骨動脈三角)이라고 하며 심부에는 뇌에 영양을 공급하는 한 쌍의 동맥(내경동맥과 추골동맥)중 추골동맥이 주행하고 있다.

GB20 풍지(風池)

부위 두경부(頭頸部), 후두골(後頭骨)하방 흉쇄유돌근(胸鎖乳突筋)과 승모근(僧帽筋)의 기시부(起始部)사이의 함요부

이 경혈에 관한 해부학적 구조

- 피부에는 제3경신경유래의 **소후두신경**(小後頭神經, C3)
- 부신경, 경신경총근지(C2~C3) 지배의 흉쇄유돌근(胸鎖乳突筋), 승모근(僧帽筋)
- 경신경후지(頸神經後枝, C3~C8)의 근지(筋枝) 지배의 두판상근(頭板狀筋), 두반극근(頭半棘筋)
- 외경동 · 정맥(外頸動 · 靜脈) 가지의 안면동맥에서 후방으로 분지하는 후두동 · 정맥(後頭動 · 靜脈)
- 심부에는 경추의 횡돌공(橫突孔)을 통하여 뇌에 영양을 공급하는 추골동 · 정맥(椎骨動 · 靜脈)

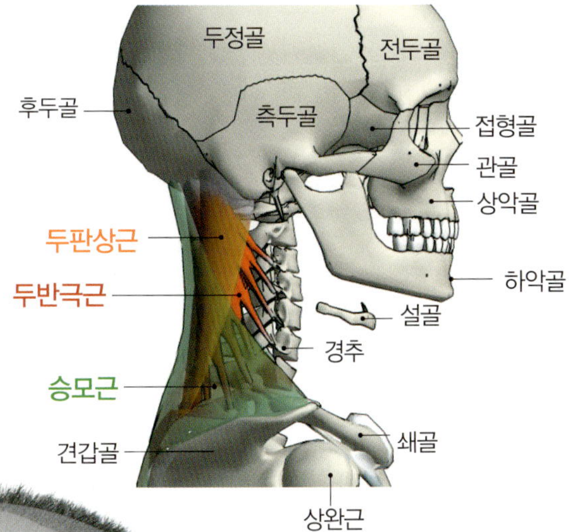

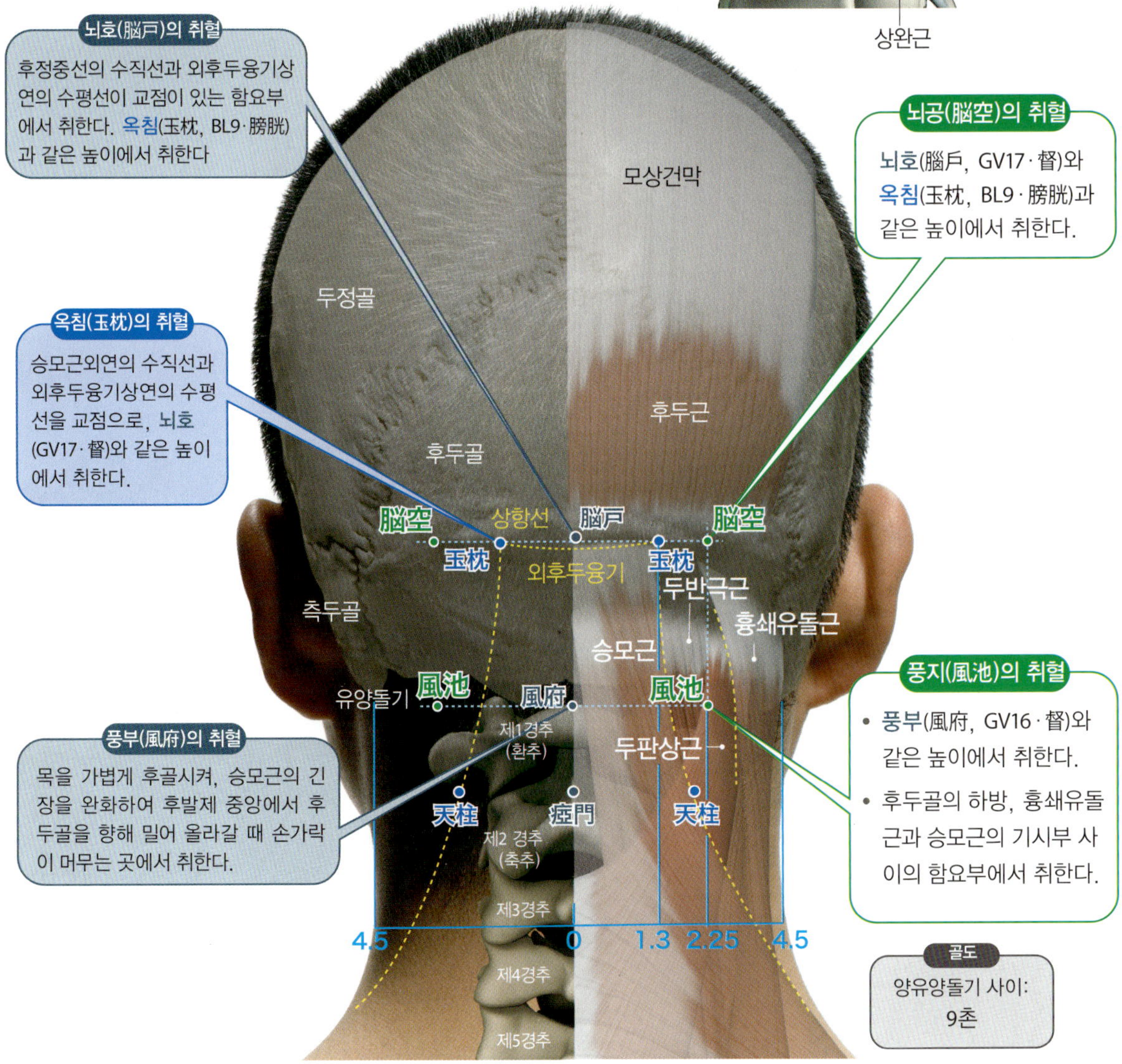

골도
양유양돌기 사이: 9촌

GB21 견정(肩井)

부위 후경부(後頸部),
제7 경추극돌기와 견봉외연의 연결선상의 중점

이 경혈에 관한 해부학적 구조

- 피부에는 경신경총(頸神經叢) 피지로 경부에서 어깨에 이르는 피부에 분포하는 **쇄골상신경**(鎖骨上神經, C4)
- 부신경 · 경신경총 근지(C3~C4) 지배의 **승모근**(僧帽筋)
- 완신경총(腕神經叢) 가지로 견갑절흔(肩甲切痕)을 통과하는 견갑상신경(肩甲上神經, C5~C6) 지배로 견관절외전(肩關節外轉)에 작용하는 **극상근**(棘上筋)
- 쇄골하동맥(鎖骨下動脈) 가지의 갑상경동 · 성백(甲狀頸動 · 靜脈)에서 분지하는 **경횡동** · **정맥**(頸橫動 · 靜脈)

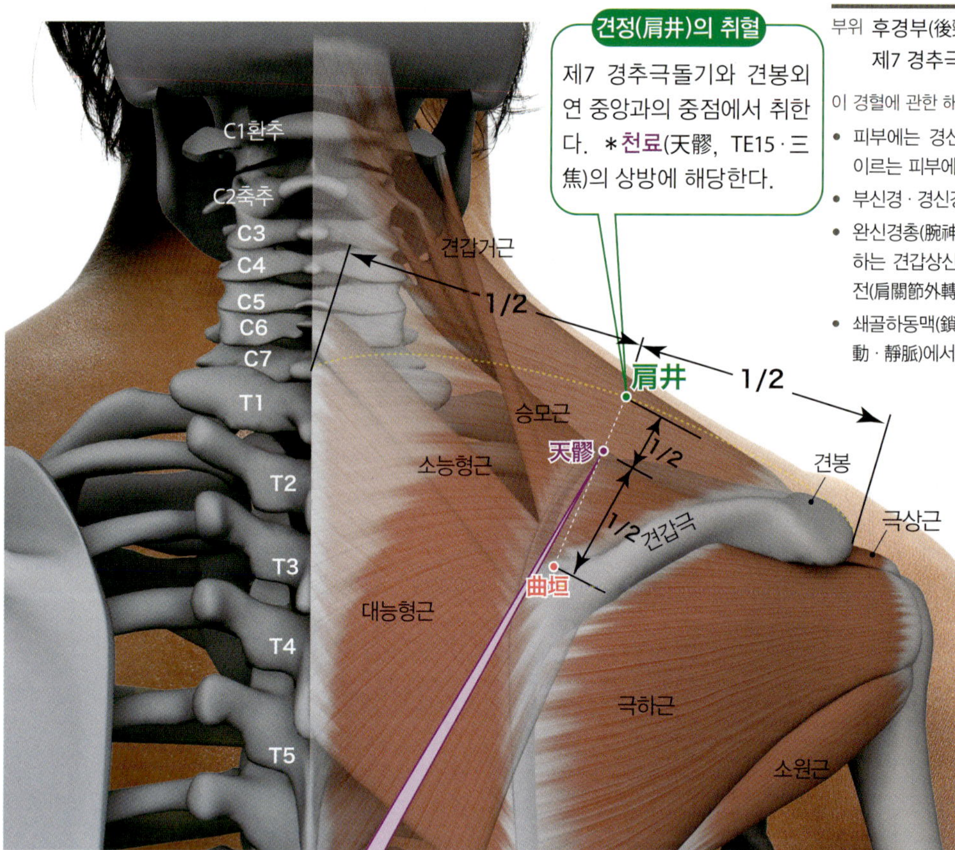

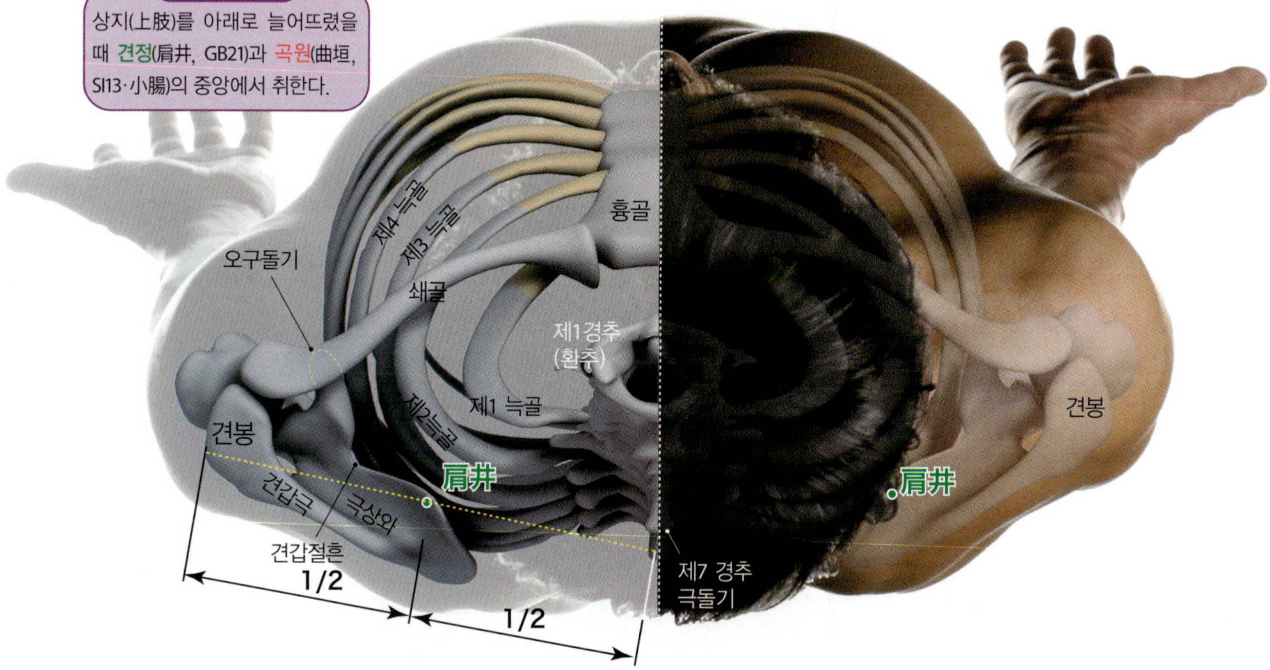

견봉(肩峰)은 견갑극(肩甲棘)의 외측에 위치하는 편평한 뼈융기(骨隆起)로 체표에서 쉽게 촉지할 수가 있다. 견봉은 쇄골(鎖骨)과 관절(견쇄관절 肩鎖關節)을 형성하고 있다. 이 관절은 럭비나 유도 등의 스포츠에서 어깨로 넘어졌을 때 탈구가 일어나기 쉬운 부위이다. 탈구된 경우에는 쇄골이 상방으로 올라오는 증상이 보이지만 기능적인 문제는 거의 발생하지 않는다.

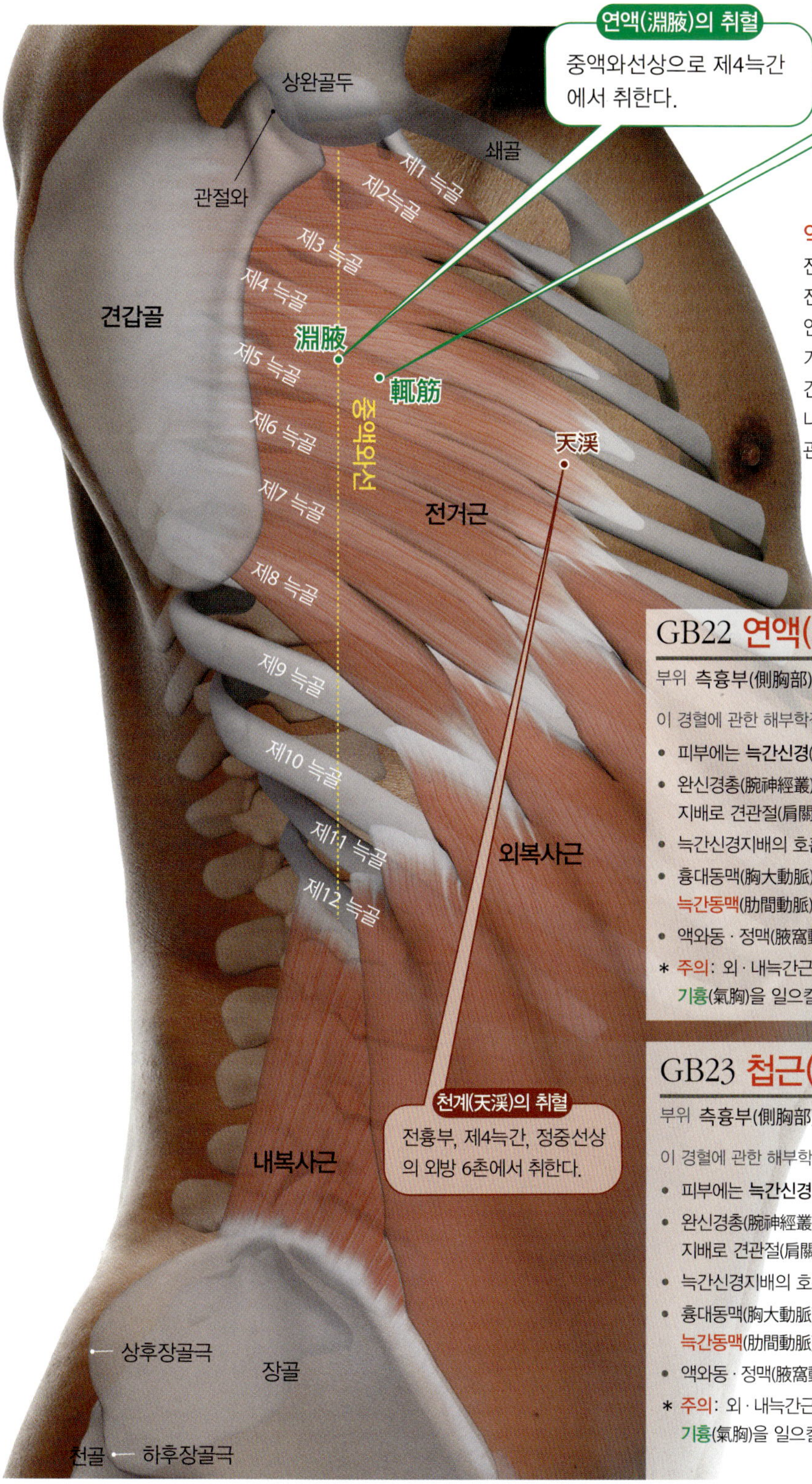

익상견갑 winged scapula
전거근(前鋸筋)은 견갑골을 전진시키기 때문에 그 지배신경인 장흉신경이 마비되거나 전거근의 기능이 약해지면 견갑골이 등쪽으로 튀어나오는 날개형 견갑골이 관찰된다.

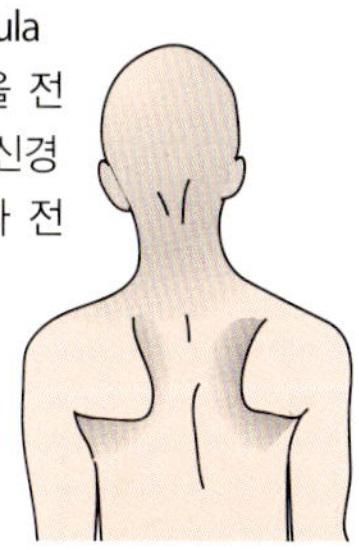

GB22 연액(淵腋)

부위 **측흉부(側胸部), 제4 늑간, 중앙액와선상.**

이 경혈에 관한 해부학적 구조

- 피부에는 **늑간신경**(肋間神經, T4)의 **외측피지**(外側皮枝)
- 완신경총(腕神經叢) 가지로 **장흉신경근지**(長胸神經筋枝, C5~C7) 지배로 견관절(肩關節)의 전진에 작용하는 전거근(前鋸筋)
- 늑간신경지배의 호흡근으로서 작용하는 외 · 내늑간근(外 · 內肋間筋)
- 흉대동맥(胸大動脈)에서 양측(兩側)으로 나가는 측벽지(側壁枝)의 늑간동맥(肋間動脈)
- 액와동 · 정맥(腋窩動 · 靜脈)에서 분지하는 외측흉동 · 정맥(外側胸動 · 靜脈)

＊ 주의: 외 · 내늑간근→벽측흉막→흉막강→장측흉막 → 폐로 도달하여 기흉(氣胸)을 일으킬 가능성이 있다.

GB23 첩근(輒筋)

부위 **측흉부(側胸部), 제4 늑간, 중앙액와 전방 1촌.**

이 경혈에 관한 해부학적 구조

- 피부에는 **늑간신경**(肋間神經, T4)의 **외측피지**(外側皮枝)
- 완신경총(腕神經叢) 가지로 **장흉신경근지**(長胸神經筋枝, C5~C7) 지배로 견관절(肩關節)의 전진에 작용하는 전거근(前鋸筋)
- 늑간신경지배의 호흡근으로서 작용하는 외 · 내늑간근(外 · 內肋間筋)
- 흉대동맥(胸大動脈)에서 양측(兩側)으로 나가는 측벽지(側壁枝)의 늑간동맥(肋間動脈)
- 액와동 · 정맥(腋窩動 · 靜脈)에서 분지하는 외측흉동 · 정맥(外側胸動 · 靜脈)

＊ 주의: 외 · 내늑간근→벽측흉막→흉막강→장측흉막 → 폐로 도달하여 기흉(氣胸)을 일으킬 가능성이 있다.

GB 족소양담경(足少陽胆經) 일월(日月), 경문(京門), 대맥(帶脈)

GB24 일월(日月)

부위 전흉부(前胸部), 제7 늑간, 정중선 외방 4촌

이 경혈에 관한 해부학적 구조

- 피부에는 늑간신경(肋間神經, T7)의 전·외측피지(前·外側皮枝)
- 흉신경(胸神經, T7~T12) 전지(前枝) 지배의 외복사근(外腹斜筋)
- 늑간신경지배(肋間神經支配)의 호흡근(呼吸筋)으로서 작용하는 외·내늑간근(外·內肋間筋)
- 흉대동맥(胸大動脈)에서 양측(兩側)으로 나가는 측벽지(側壁枝)의 늑간동맥(肋間動脈)
- 액와동·정맥(腋窩動·靜脈)에서 분지하는 외측흉동·정맥(外側胸動·靜脈)
- 심부의 우측에는 제7·8늑연골(肋軟骨), 좌측에는 횡행결장(橫行結腸)이 있다

GB25 경문(京門)

부위 측복부(側腹部), 제12 늑골단하연

이 경혈에 관한 해부학적 구조

- 피부에는 늑간신경(肋間神經, T11)의 외측피지(外側皮枝)
- 늑간신경(肋間神經, T1~T12), 장골하복신경(腸骨下腹神經, T12~L1), 장골서혜신경(腸骨鼠蹊神經, L1) 지배의 내·외복사근(內·外腹斜筋)
- 흉대동맥(胸大動脈)에서 양측(兩側)으로 나가는 측벽지(側壁枝)의 늑간동맥(肋間動脈)
- 심부에는 간장(肝藏)과 상행결장(上行結腸)이 있다

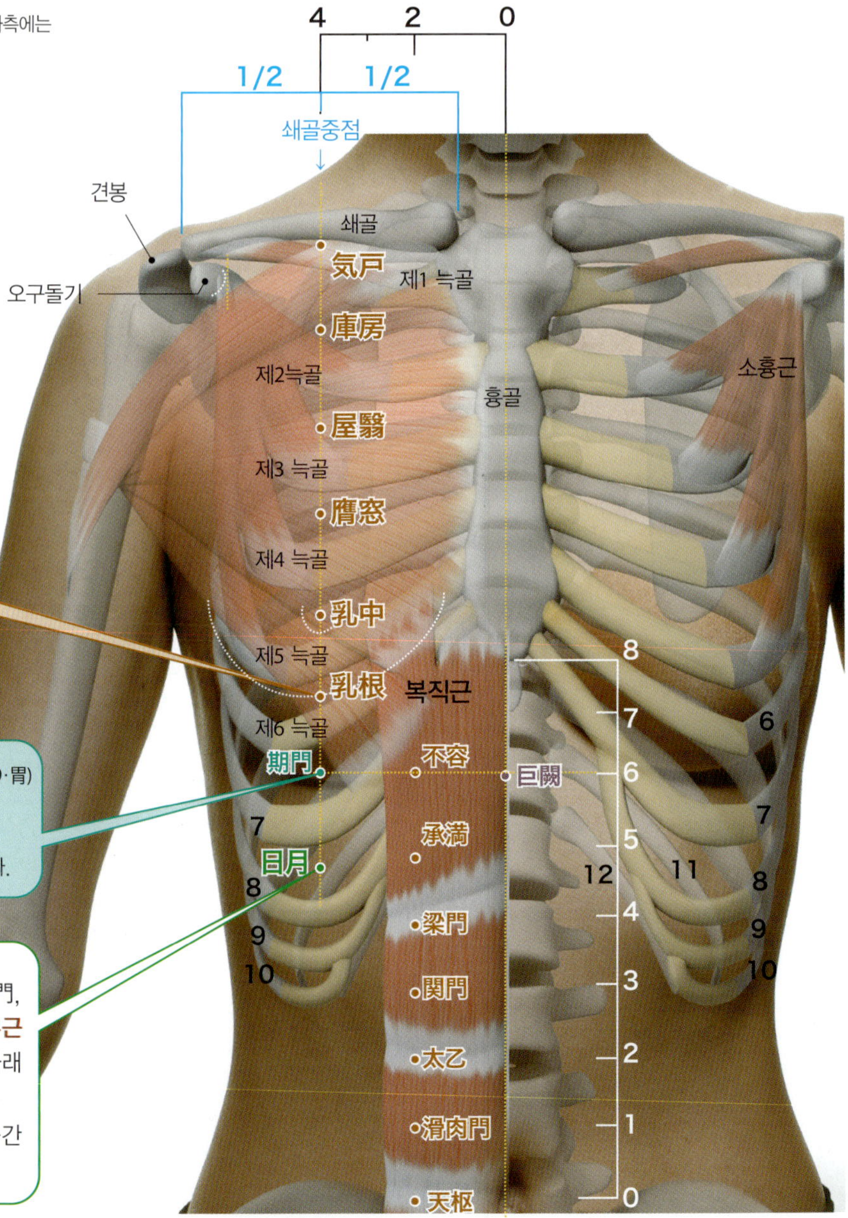

유근(乳根)의 취혈

남성은 유두선과 제5늑간이 교차하는 곳, 여성은 유방하연(乳房下緣)의 중점에서 취한다

기문(期門)의 취혈

유두중앙의 하방, 불용(不容, ST19·胃) 외방 2촌에서 취한다.

*여성에게서는 쇄골중앙선과 제6 늑간 사이의 교점에서 취한다.

일월(日月)의 취혈

유두중앙의 직하에서 기문(期門, LR14·肝)의 제1 늑골아래, 유근(乳根, ST18·胃)의 제2 늑간 아래에서 취한다.

*여성은 쇄골중앙선과 제7 늑간과의 교점에서 취한다.

늑골(肋骨)은 흉골(胸骨), 흉추(胸椎)와 함께 흉곽(胸廓)을 구성하고 있으며 12쌍이 있다. 상위 7개의 늑골은 늑연골(肋軟骨)을 통하여 직접 흉골에 결합하여 있고 **진늑**(眞肋)이라고 부르며, 하위 5개의 늑골은 가늑(假肋)이라고 불리고 있다. 제11 늑골과 12 늑골은 직, 간접적으로도 흉골과 연결되어 있지않아 **부유늑**(浮遊肋)이라고 불리며 내복사근, 외복사근, 요방형근(腰方形筋) 등이 부착되어 있다.

GB26 대맥(帶脈)

부위 측복부(側腹部), 제11 늑골단하방,
제중앙과 같은 높이

이 경혈에 관한 해부학적 구조

- 피부에는 **늑간신경**(肋間神經, T10)의 **외측피지**(外側皮枝)
- 늑간신경(肋間神經, T1~T12), 장골하복신경(腸骨下腹神經, T12~L1), 장골서혜신경(腸骨鼠蹊神經, L1) 지배의 내·외복사근(內·外腹斜筋)
- 흉대동맥(胸大動脈)에서 양측(兩側)으로 나가는 측벽지(側壁枝)의 늑간동맥(肋間動脈)
- 심부의 우측에는 상행결장(上行結腸)이 좌측에는 하행결장(下行結腸) 있다

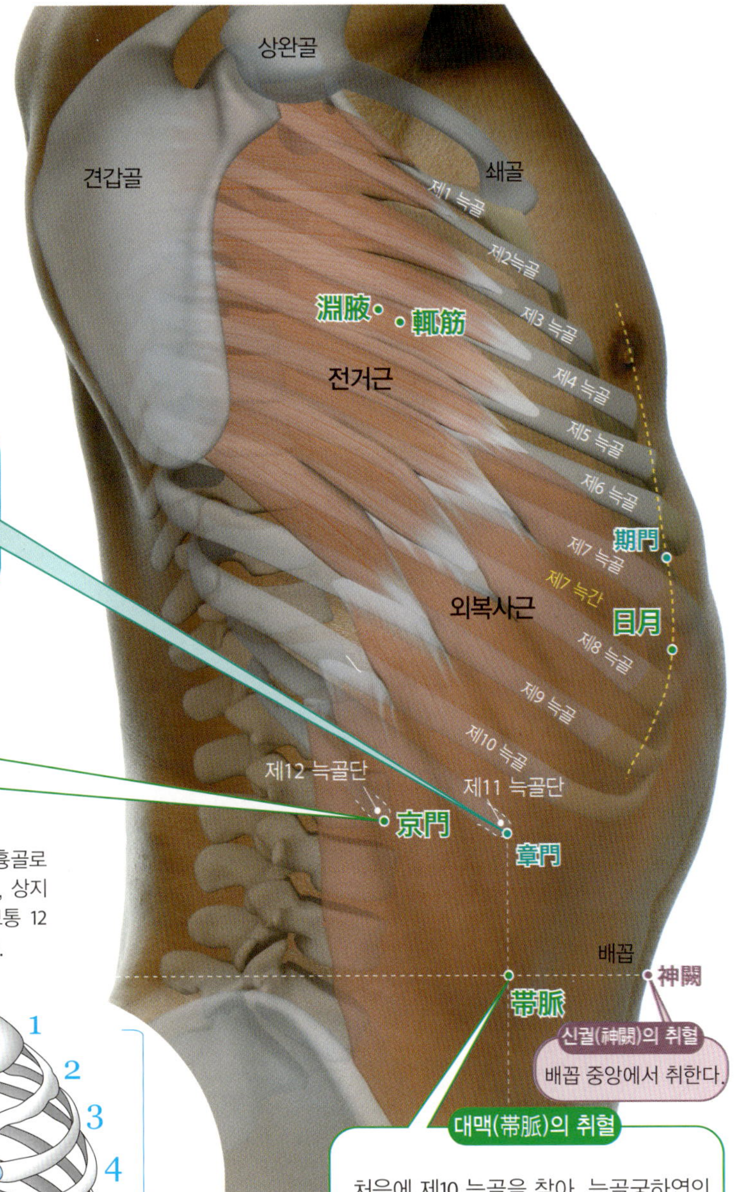

장문(章門)의 취혈

- 옆으로 누워 견관절을 굴곡시켜서 정한다. 제11 늑골단은 늑골궁하연에서 취한다.
- 옆으로 누워 제11 늑골하연을 척주쪽으로 눌러 가면 전단이 촉지되고 그 하연에서 취한다.

경문(京門)의 취혈

옆으로 누워 견관절을 들어올려 정한다. 제12 늑골단은 후액와선(後腋窩線) 후방으로 늑골궁하연의 하방에서 촉지된다. 제12 늑골단하연에서 취한다.

신궐(神闕)의 취혈

배꼽 중앙에서 취한다.

대맥(帶脈)의 취혈

처음에 제10 늑골을 찾아, 늑골궁하연의 직하에 위치하는 제11 늑골단의 장문(章門, LR13·肝)을 찾는다. 제10 늑골은 늑골궁을 형성하고 있고 제11 늑골은 부유하고 있기 때문에 알 수 있다. 그렇지만 엎드려 누웠을 때는 측복부에 제12 늑골을 촉진하여 그앞의 11늑골을 찾는 방법이 이해하기 쉽다. 대맥(帶脈)은 장문의 하방으로 배꼽중앙의 신궐(神闕, CV8·任)과 같은 높이에서 취한다.

흉곽(胸郭)은 12개의 흉추, 12쌍의 늑골과 1개의 흉골로 구성된다. 흉곽은 심장, 폐 등의 내장을 보호하고, 상지대(上肢帶)를 지지하는 역할을 한다. 갈비뼈는 보통 12쌍이지만, 때로는 11쌍이 아닌 13쌍인 경우도 있다.

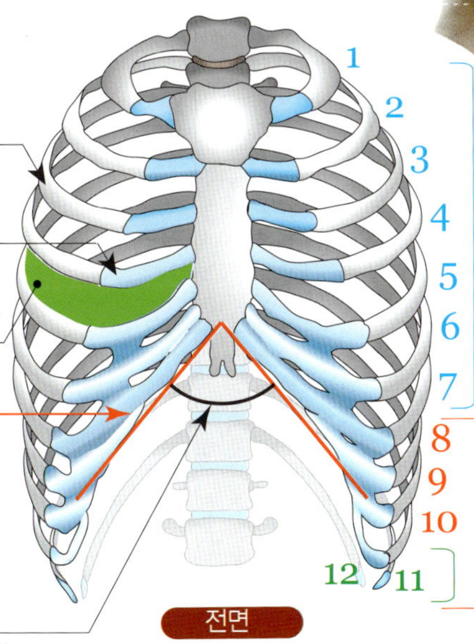

GB27 오추(五樞)

부위 하복부(下腹部), 제중앙하방 3촌, 상전장골극(上前腸骨棘)의 내방

이 경혈에 관한 해부학적 구조

- 피부에는 **장골하복신경**(腸骨下腹神經, L1)의 **외측피지**(外側皮枝)
- 늑간신경(肋間神經, T1~T12), 장골하복신경(腸骨下腹神經, T12~L1), 장골서혜신경(腸骨鼠蹊神經, L1) 지배의 내·외복사근(內·外腹斜筋)
- 혈관열공(血管裂孔)을 나온 직후의 대퇴동·정맥(大腿動·靜脈)에서 분기하여 장골후면(腸骨後面)에 이르는 천장골회선동·정맥(淺腸骨回旋動·靜脈).

GB28 유도(維道)

부위 하복부(下腹部), 상전장골극(上前腸骨棘)의 내하방 0.5촌

이 경혈에 관한 해부학적 구조

- 피부에는 **장골하복신경**(腸骨下腹神經, L1)의 **외측피지**(外側皮枝)
- 늑간신경(肋間神經, T1~T12), 장골하복신경(腸骨下腹神經, T12~L1), 장골서혜신경(腸骨鼠蹊神經, L1) 지배의 내·외복사근(內·外腹斜筋),
- 대퇴동·정맥(大腿動·靜脈)에서 분기하여 장골후면(腸骨後面)에 이르는 천장골회선동·정맥(淺腸骨回旋動·靜脈)과 내측면에 이르는 심장골회선동·정맥(深腸骨回旋動·靜脈)

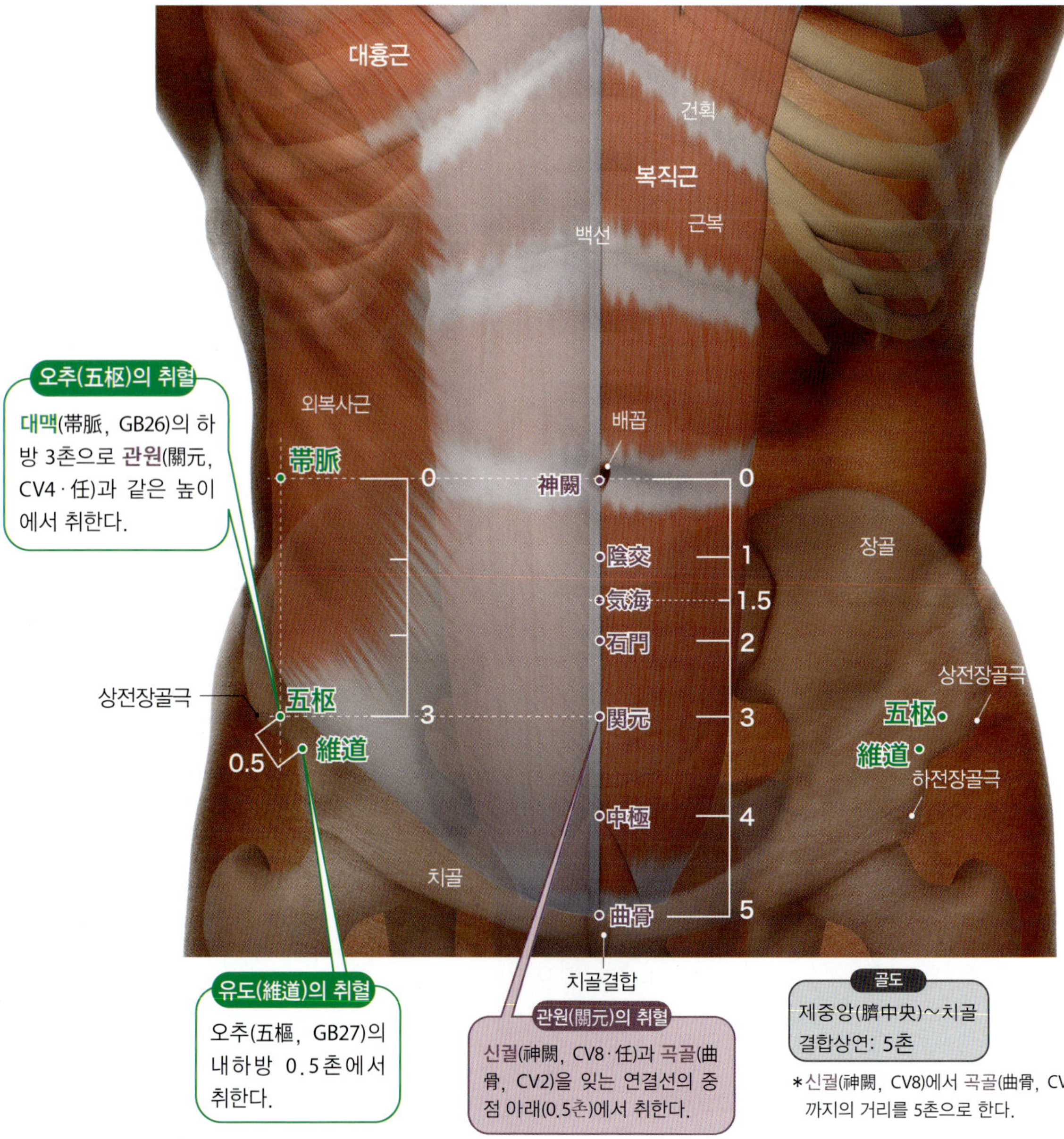

오추(五枢)의 취혈

대맥(帶脈, GB26)의 하방 3촌으로 관원(關元, CV4·任)과 같은 높이에서 취한다.

유도(維道)의 취혈

오추(五樞, GB27)의 내하방 0.5촌에서 취한다.

관원(關元)의 취혈

신궐(神闕, CV8·任)과 곡골(曲骨, CV2)을 잇는 연결선의 중점 아래(0.5촌)에서 취한다.

골도

제중앙(臍中央)~치골결합상연: 5촌

*신궐(神闕, CV8)에서 곡골(曲骨, CV2)까지의 거리를 5촌으로 한다.

전자(轉子)는 '굴러가는 도구'라는 의미로 대퇴골이 이 돌기에 부착된 근육의 작용으로 회전을 하기 때문에 붙여진 이름이다. **대전자**(大轉子)에는 이상근(梨狀筋), 중둔근(中臀筋), 소둔근(小臀筋)이 붙어 있고, 각각 고관절(股關節)의 회선에 작용을 하고 이상근은 외선, 중둔근의 전방섬유는 내선, 중둔근의 후방섬유는 외선, 소둔근은 내선의 작용을 한다. 대전자는 고관절을 45도 굴곡시켜, 좌골결절과 상전장골극을 연결하는 선 **(로저-넬라톤 라인)**상에 위치한다.

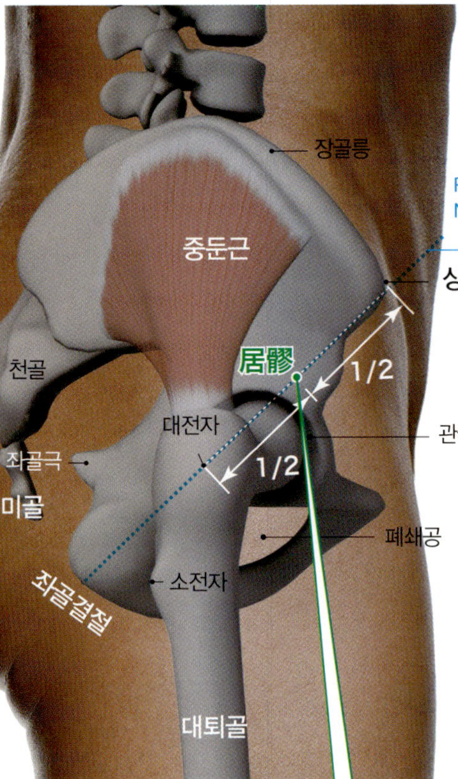

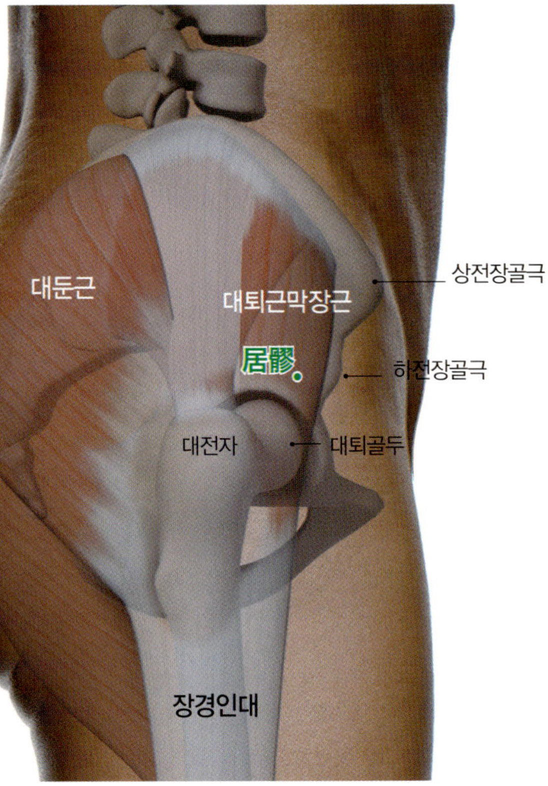

거료(居髎)의 취혈

상전장골극(上前腸骨棘)과 대퇴골 대전자 정점의 중점에서 취한다.

GB29 거료(居髎)

부위 둔부(臀部), 상전장골극(上前腸骨棘)과 대전자의 정점의 중점

이 경혈에 관한 해부학적 구조

- 피부에는 **장골하복신경**(腸骨下腹神經, L1)의 **외측피지**(外側皮枝), **외측대퇴피신경**(外側大腿皮神經)의 **외측피지**
- 이상근상공(梨狀筋上孔)에서 나오는 상둔신경(上臀神經, L4~S1) 지배의 대퇴근막장근(大腿筋膜張筋), 중둔근(中臀筋)
- 상둔동맥(上臀動脈) 가지의 대퇴심동맥(大腿深動脈)에서 분기하는 외측대퇴회선동맥(外側大腿回旋動脈)의 상행지(上行枝)

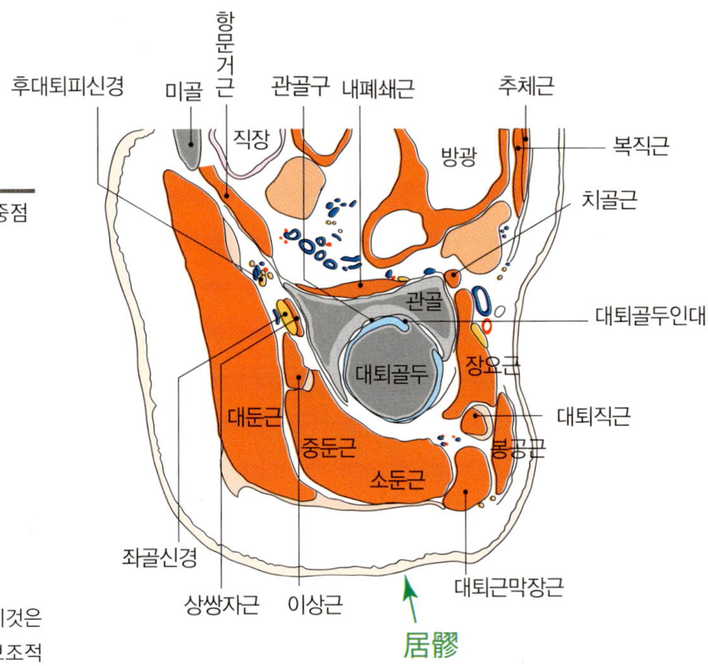

거료를 통과하는 단면

대퇴근막장근(大腿筋膜張筋) tensor fasciae latae과
대퇴사두근(大腿四頭筋) quadriceps femoris

직립시에 슬관절후방을 강하게 누르면 무릎이 탁 꺾이지만, 이것은 슬관절의 신전근으로서 작용하는 대퇴사두근이 직립시에는 보조적으로 쓰이고 주로 **대퇴근막장**근이 기능한다 것을 의미하고 있다.

GB30 환도(環跳)

부위 둔부(臀部), 대전자의 정점과 천골열공(薦骨裂孔)의 연결선상, 대전자 정점에서 1/3.

별설 대퇴부, 대전자의 정점과 상전장골극(上前腸骨棘) 사이, 대전자 정점에서 1/3.

이 경혈에 관한 해부학적 구조

- 피부에는 요신경(腰神經)후지 유래의 **상둔피신경**(上臀皮神經, L2)
- 이상근하공(梨狀筋下孔)에서 나오는 하둔신경(下臀神經, L5~S2) 지배의 대둔근(大臀筋)
- 내장골동맥(內腸骨動脈)의 측벽지(側壁枝)로 이상근상공에서 나오는 상둔동맥과 이상근하공에서 나오는 **하둔동맥**(下臀動脈)
- 심부에는 **좌골신경**(坐骨神經)과 천골신경총(薦骨神經叢) 지배의 **대퇴방형근**(大腿方形筋)

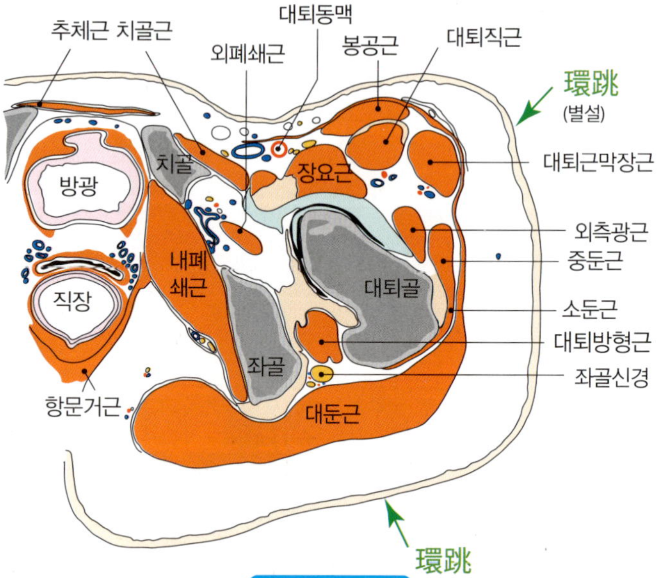

환도의 단면

환도(環跳)의 취혈

천골열공(薦骨裂孔)[독맥(督脈)의 요유(腰兪)]와 대전자의 정점의 연결선을 3등분하여 대전자의 정점에서 1/3지점에서 취한다.

*옆으로 누었을 경우, 고관절을 굴곡하면 취혈하기 쉽다.

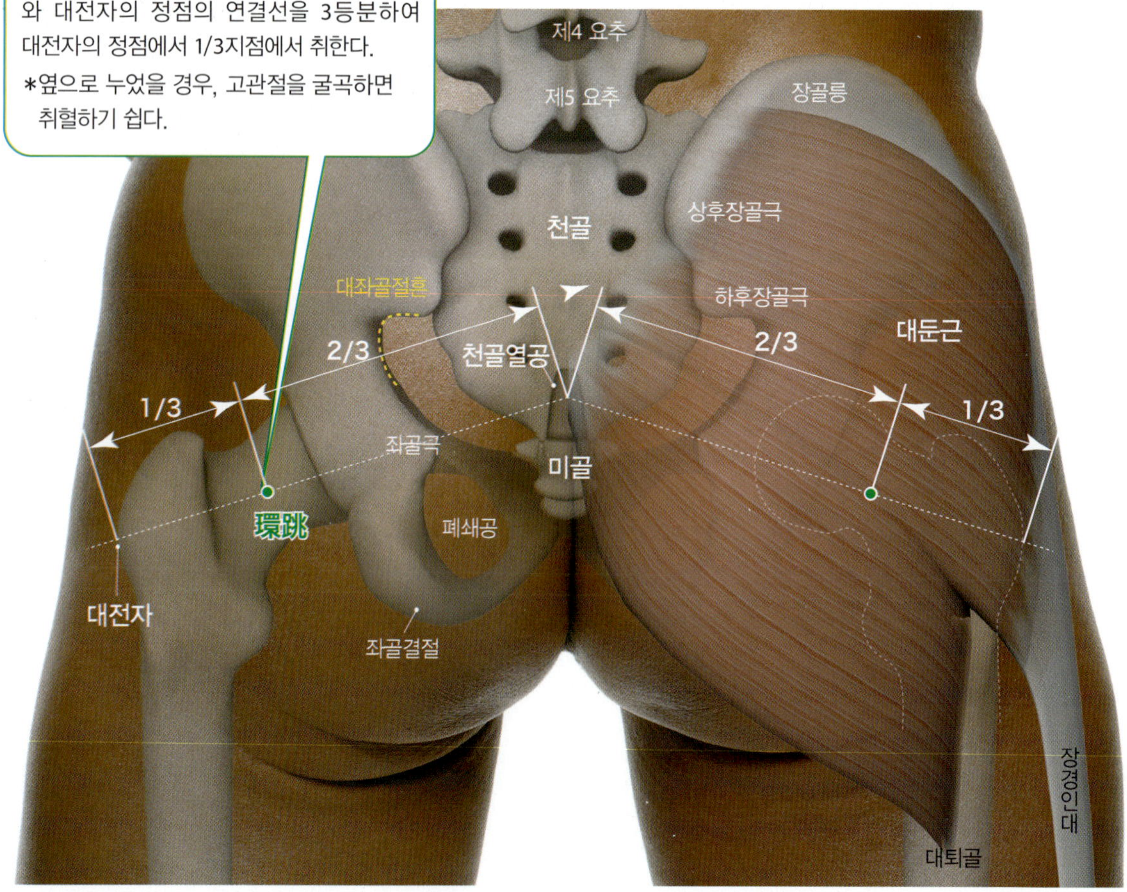

환도(環跳)는 도약(跳躍) 기능을 개선시키는 효과가 있다고 하여 이러한 이름이 붙었다고 한다. 중둔근(中臀筋)은 고관절(股關節)의 외전근(外轉筋)으로 한발 서기를 할 때에 골반을 수평으로 유지해 주는 중요한 작용을 한다. 중둔근의 근력이 저하된 쪽 다리로 한발로 서 있으면 반대쪽 골반이 기울어지는 **트렌델렌버그**(Trendelenburg) **증후군**이 나타난다.

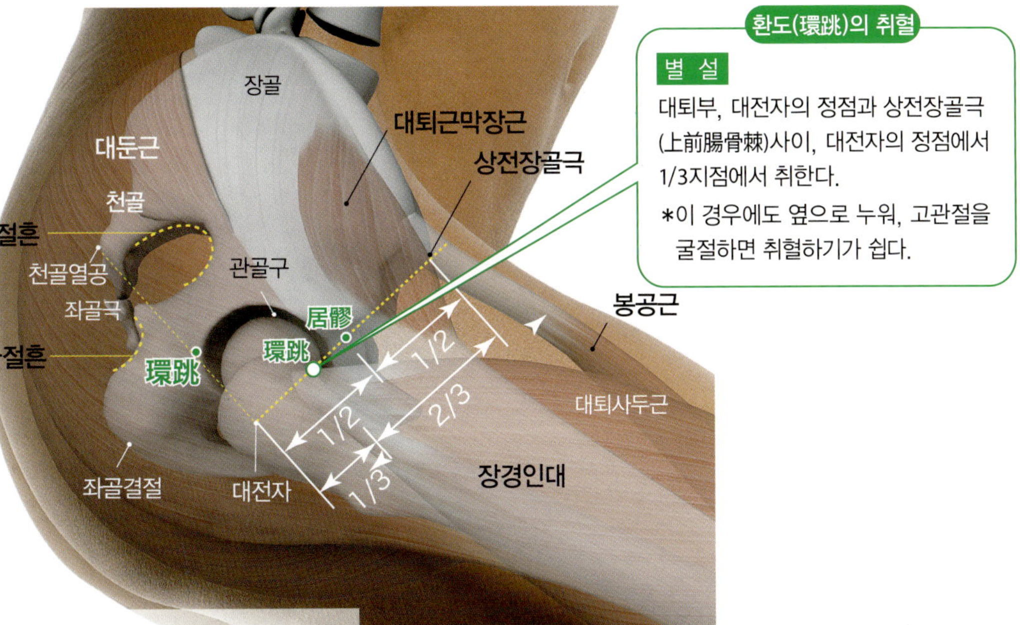

이상근상공(梨狀筋上孔) foramen suprapiriforme과
이상근하공(梨狀筋下孔) foramen infrapiriforme

하후장골극(下後腸骨棘)과 좌골극(坐骨棘)사이에 있는 **대좌골절흔**(大坐骨切痕)에는 천극인대(薦棘靭帶)와의 사이에 **대좌골공**(大坐骨孔)이 형성된다. 남성보다 여성에서 더 넓고, **이상근**(梨狀筋)이 횡으로 가로지른다. 그 결과 이상근보다 위에 있는 것은 **이상근상공**, 아래는 **이상근하공**이 생긴다. 이상근 상공을 천골신경총(薦骨神經叢) 가지의 상둔신경(上臀神經), 내장골동맥(內腸骨動脈) 가지의 상둔동맥(上臀動脈)이, 이상근 하공을 하둔신경(下臀神經), 하둔동·정맥(下臀動·靜脈), 음부신경(陰部神經), 좌골신경(坐骨神經) 후대퇴피신경(後大腿皮神經)이 통과한다.

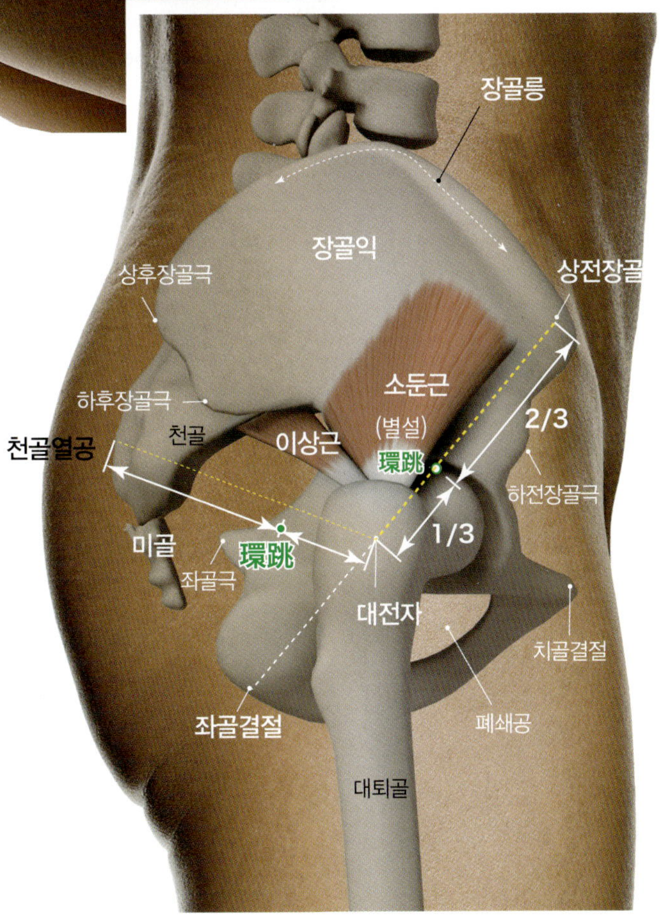

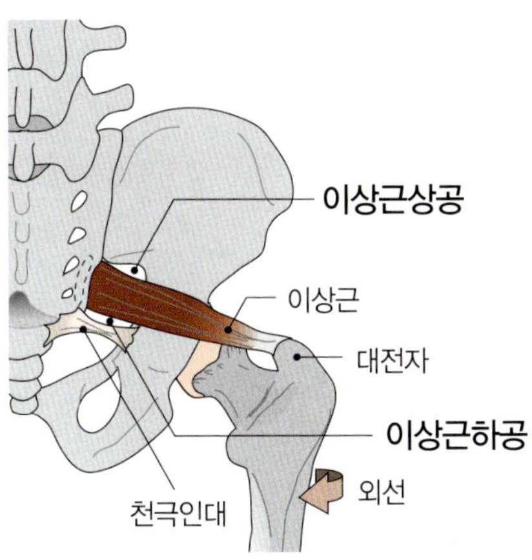

GB31 풍시(風市)

부위 대퇴부외측, 직립후 팔을 아래로 늘어뜨려 손바닥을 대퇴부에 붙혔을 때 중지끝이 닿는 장경인대(腸脛靭帶) 후방의 함요부

이 경혈에 관한 해부학적 구조

- 피부에는 요신경총(腰神經叢) 가지의 **외측대퇴피신경**(外側大腿皮神經, L2)
- 대퇴신경(大腿神經, L2~L4) 지배로 슬관절신전(膝關節伸展)에 작용하는 대퇴사두근(大腿四頭筋)중의 외측광근(外側廣筋)
- 경골신경근지(脛骨神經筋枝) 지배로 슬관절굴곡(膝關節屈曲)에 작용하는 대퇴이두근단두(大腿二頭筋短頭)
- 대퇴심동맥(大腿深動脈)에서 분지한 외측대퇴회선동맥(外側大腿回旋動脈)의 하행지
- 장골릉(腸骨稜)에서 경골외측과(脛骨外側果)로 펼쳐진 강인한 인대로 대퇴근막(大腿筋膜)의 보강기능을 하는 장경인대(腸脛靭帶)가 있다.

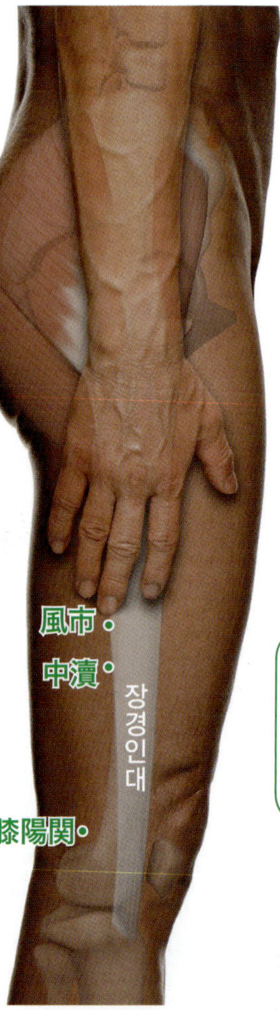

풍시(風市)의 취혈

직립하여 팔을 아래로 늘어뜨렸을때 대퇴부외측에 중지 끝이 닿는 장경인대(腸脛靭帶)후방의 함요부에서 취한다.

중독(中瀆)의 취혈

슬와횡문(膝窩横紋) 상방 7촌으로 장경인대(腸脛靭帶)의 후방에서 취한다.

슬양관(膝陽關)의 취혈

대퇴이두근건(大腿二頭筋腱)과 장경인대(腸脛靭帶)사이의 함요부. 대퇴골외측상과(大腿骨外側上顆)의 후방상연에서 취한다.

골도

대퇴골대전자 외측정점부(大腿骨大轉子)~슬와(膝窩): 19촌

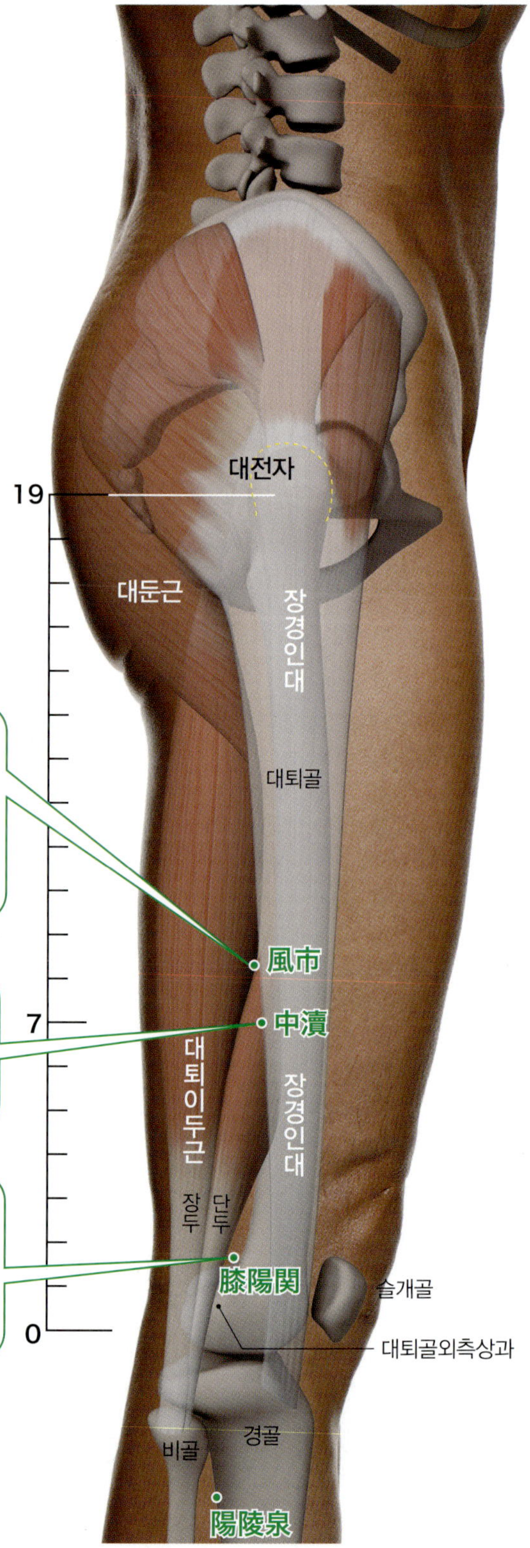

장경인대(腸脛靭帶)는 대퇴근막(大腿筋膜)의 외측부가 건막과 같이 두꺼워진 부분으로 근위에는 대퇴근막장근(大腿筋膜張筋)과 대둔근(大臀筋)에 결합하고 원위에서는 경골상단(脛骨上端)의 전외측면(前外側面, Gerdy 결절)에 부착한다. **장경인대염**(腸脛靭帶炎)은 육상 장거리 선수들에게 흔한 스포츠 질환이다. 이것은, 계속 반복되는 무릎의 접고펴기로 인해 장경인대(腸脛靭帶)와 대퇴골외측상과부(大腿骨外側上顆部)와의 사이에서 일어나는 마찰에 의한 염증성 질환으로 O자형 다리의 정렬이상과도 관계가 있다.

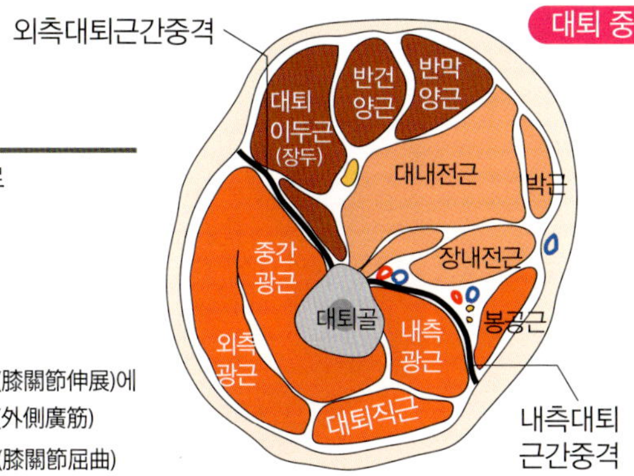

대퇴근막(大腿筋膜, fascia lata)
장경인대(腸脛靭帶, iliotibial tract)

대퇴전체 근육을 덮고 있는 대퇴근막은 대퇴 바깥쪽에서 특히 두꺼워져 장경인대가 된다. 대퇴근막장근이 대둔근과 함께 여기에 붙는다. 대퇴근막은 안쪽과 바깥쪽의 천층에서 심층을 향해 대퇴골 사이에서 내-외측 대퇴근간 중격을 형성하여 앞쪽의 전방 근육군과 후방 근육군을 나눈다.

GB32 중독(中瀆)

부위 대퇴부외측, 장경인대(腸脛靭帶)후방으로 슬와횡문(膝窩橫紋)의 상방 7촌

이 경혈에 관한 해부학적 구조

- 피부에는 요신경총(腰神經叢) 가지의 **외측대퇴피신경**(外側大腿皮神經, L2)
- 대퇴신경(大腿神經, L2~L4) 지배로 슬관절신전(膝關節伸展)에 작용하는 대퇴사두근(大腿四頭筋)중의 외측광근(外側廣筋)
- 경골신경근지(脛骨神經筋枝) 지배로 슬관절굴곡(膝關節屈曲)에 작용하는 대퇴이두근단두(大腿二頭筋短頭)
- 대퇴심동맥(大腿深動脈)에서 분지한 외측대퇴회선동맥(外側大腿回旋動脈)의 하행지
- 장골릉(腸骨稜)에서 경골외측과(脛骨外側果)로 펼쳐진 강한 인대로 대퇴근막(大腿筋膜)의 보강 기능을 하는 장경인대(腸脛靭帶)가 있다.

GB33 슬양관(膝陽關)

부위 슬외측, 대퇴이두근건(大腿二頭筋腱)과 장경인대(腸脛靭帶) 사이의 함요부. 대퇴골외측상과(大腿骨外側上顆)의 후상연

이 경혈에 관한 해부학적 구조

- 피부에는 요신경총(腰神經叢) 가지의 **외측대퇴피신경**(外側大腿皮神經, L3)
- 경골신경(脛骨神經, S1~S2) 지배로 족관절(足關節)의 저굴(底屈)에 작용하는 비복근외측두(腓腹筋外側頭)
- 비골신경(腓骨神經) 지배로 슬관절굴곡(膝關節屈曲)에 작용하는 대퇴이두근(大腿二頭筋)
- 슬와동 · 정맥(膝窩動 · 靜脈)으로부터 분지된 외측상슬동 · 정맥(外側上膝動 · 靜脈)
- 장골릉(腸骨稜)에서 경골외측과(脛骨外側果)로 펼쳐진 강한 인대로 대퇴근막(大腿筋膜)의 보강 기능을 하는 장경인대(腸脛靭帶)
- 심부에는 비복근외측두(腓腹筋外側頭)나 족저근(足底筋)의 기시가 되는 대퇴골외측상과(大腿骨外側上顆) 가 있다.

GB34 양릉천(陽陵泉)

부위 하퇴외측(下腿外側), 비골두(腓骨頭) 전하방의 함요부

이 경혈에 관한 해부학적 구조

- 피부에는 총비골신경(総腓骨神經) 피지의 **외측비복피신경**(外側腓腹皮神經, L5)
- 총비골신경(総腓骨神經) 가지의 천비골신경(淺腓骨神經, L4~S2) 지배로 족관절의 외전에 작용하는 장비골근(長腓骨筋)
- 심비골신경(深腓骨神經) 지배로 제2~제5지의 신전에 작용하는 장지신근(長趾伸筋)
- 외측하슬동맥(外側下膝動脈) 가지와 문합(吻合) 하는 후경골동맥(後脛骨動脈) 분지의 비골회선지(腓骨回旋枝)

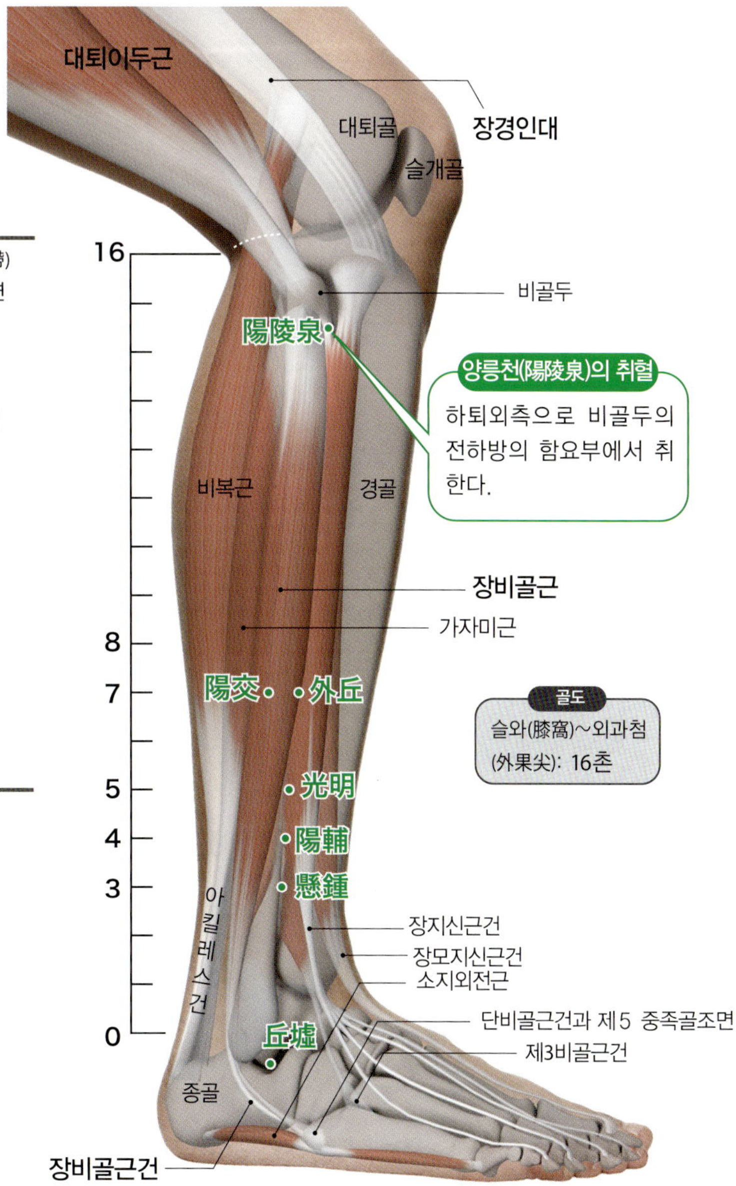

GB 족소양담경(足少陽胆經) 양교(陽交), 외구(外丘), 광명(光明), 양보(陽輔), 현종(懸鍾)

GB35 양교(陽交)

부위 하퇴외측(下腿外側), 비골(腓骨) 후방, 외과첨(外果尖)의 상방 7촌

이 경혈에 관한 해부학적 구조

- 피부에는 총비골신경(総腓骨神經) 피지의 **외측비복피신경**(外側腓腹皮神經, L5)
- 경골신경(脛骨神經, S1~S2) 지배로 족관절(足關節)의 저굴(底屈)에 작용하는 하퇴삼두근(下腿三頭筋; 비복근(腓腹筋), 가자미근)
- 경골신경(脛骨神經, L5~S1) 지배로 모지(母趾)의 굴곡에 작용하는 장모지굴근(長母趾屈筋)
- 총비골신경(総腓骨神經) 가지의 천비골신경(淺腓骨神經, L4~S2) 지배로 족관절의 외전에 작용하는 장비골근(長腓骨筋)
- 슬와동맥(膝窩動脈)으로부터 분지된 전경골동맥(前經骨動脈)의 가지

GB36 외구(外丘)

부위 하퇴외측(下腿外側), 비골(腓骨)의 전방, 외과첨(外果尖)의 상방 7촌

이 경혈에 관한 해부학적 구조

- 피부에는 총비골신경(総腓骨神經) 피지의 **외측비복피신경**(外側腓腹皮神經, L5)
- 총비골신경(総腓骨神經) 가지의 천비골신경(淺腓骨神經, L4~S1) 지배의 장·단비골근(長·短腓骨筋)
- 심비골신경(深腓骨神經) 지배로 제2~제5지의 신전에 작용하는 장지신근(長趾伸筋)
- 경골신경(脛骨神經, L5~S1) 지배로 모지(母趾)의 신전(伸展)에 작용하는 장모지신근(長母趾伸筋)
- 슬와동맥(膝窩動脈)으로부터 분지된 전경골동맥(前經骨動脈)의 가지

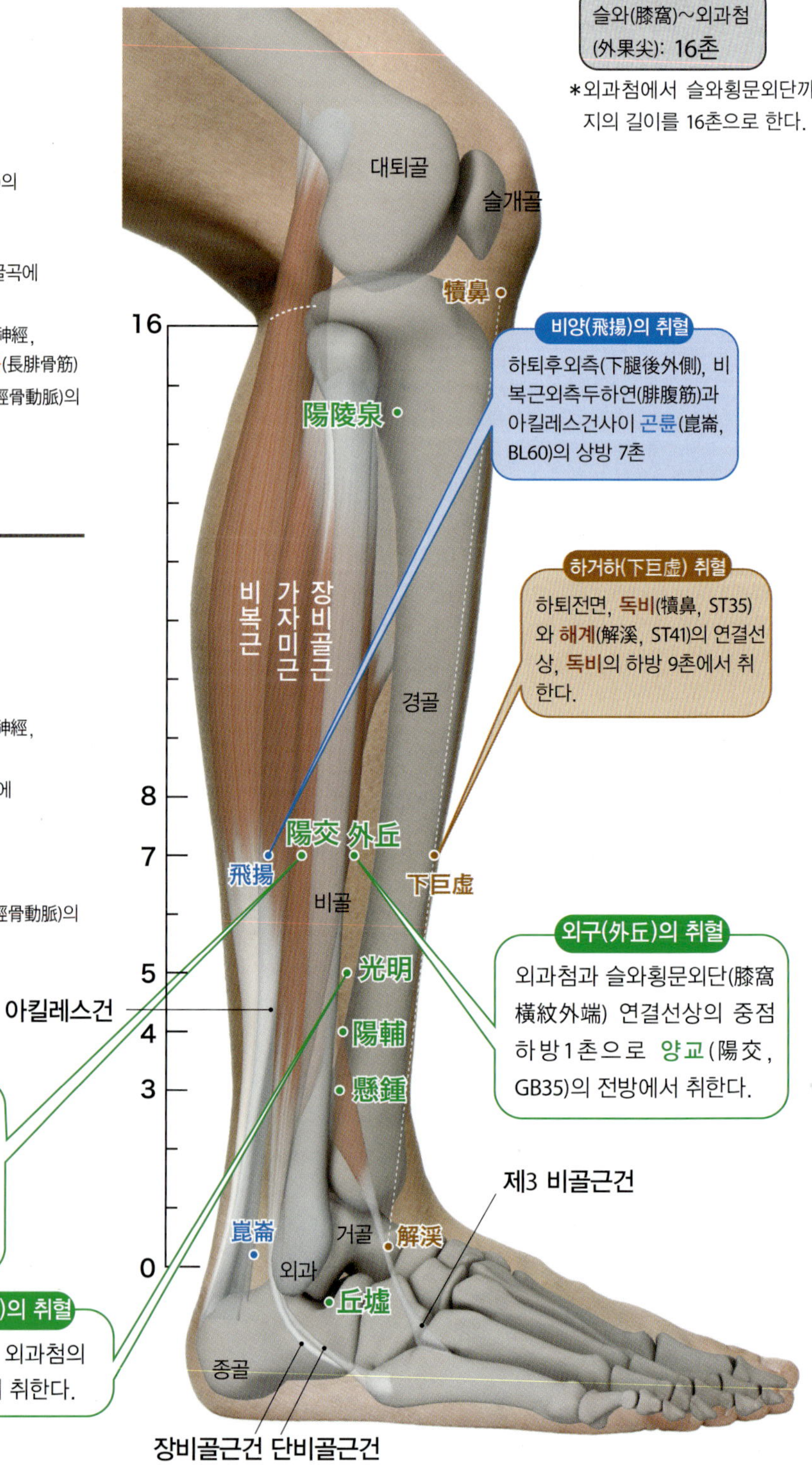

골도
슬와(膝窩)~외과첨(外果尖): 16촌

*외과첨에서 슬와횡문외단까지의 길이를 16촌으로 한다.

비양(飛揚)의 취혈
하퇴후외측(下腿後外側), 비복근외측두하연(腓腹筋)과 아킬레스건사이 곤륜(崑崙, BL60)의 상방 7촌

하거하(下巨虛) 취혈
하퇴전면, 독비(犢鼻, ST35)와 해계(解溪, ST41)의 연결선상, 독비의 하방 9촌에서 취한다.

외구(外丘)의 취혈
외과첨과 슬와횡문외단(膝窩橫紋外端) 연결선상의 중점 하방 1촌으로 양교(陽交, GB35)의 전방에서 취한다.

양교(陽交)의 취혈
외과첨과 슬와횡문외단(膝窩橫紋外端) 연결선상의 중점 하방1촌으로 외구(外丘, GB36)의 후방에서 취한다.

광명(光明)의 취혈
비골의 전방, 외과첨의 상방 5촌에서 취한다.

비골원위단(腓骨遠位端)에 있는 뼈의 융기부위를 **외과**(外果)라고 한다. 외과의 후방을 족관절(足關節)의 외반(外反)에 작용하는 **장·단비골근건**(長·短腓骨筋腱)이 주행한다. 외과는 도르래로서의 기능을 하여 작용하는 힘의 방향을 전환한다. 이 때문에 마찰이 커져 건염(腱炎)이나 건탈구(腱脫口)가 발생하기 쉽게 된다.

GB37 광명(光明)

부위 하퇴외측(下腿外側), 비골(腓骨)의 전방, 외과첨(外果尖)의 상방 5촌

이 경혈에 관한 해부학적 구조

- 피부에는 총비골신경(総腓骨神經) 피지의 **외측비복피신경**(外側腓腹皮神經, L5)
- 총비골신경(総腓骨神經) 가지의 천비골신경(淺腓骨神經, L4~S1) 지배의 장·단비골근(長·短腓骨筋)
- 심비골신경(深腓骨神經) 지배로 제2~제5지의 신전에 작용하는 장지신근(長趾伸筋)
- 경골신경(脛骨神經, L5~S1) 지배로 모지(母趾)의 신전(伸展)에 작용하는 장모지신근(長母趾伸筋), 족관절(足關節)의 내부반전과 저굴에 작용하는 후경골근(後脛骨筋)
- 슬와동맥(膝窩動脈)으로부터 분지된 전경골동맥(前經骨動脈)의 가지

GB38 양보(陽輔)

부위 하퇴외측(下腿外側), 비골(腓骨)의 전방, 외과첨(外果尖)의 상방 4촌

이 경혈에 관한 해부학적 구조

- 피부에는 총비골신경(総腓骨神經) 피지의 **외측비복피신경**(外側腓腹皮神經, L5)
- 심비골신경(深腓骨神經) 지배로 제2~제5지의 신전에 작용하는 장지신근(長趾伸筋)
- 경골신경(脛骨神經, L5~S1) 지배로 모지(母趾)의 신전(伸展)에 작용하는 장모지신근(長母趾伸筋)
- 슬와동맥(膝窩動脈)으로부터 분지된 전경골동맥(前經骨動脈)의 가지

GB39 현종(懸鍾)

부위 하퇴외측(下腿外側), 비골(腓骨)의 전방, 외과첨(外果尖)의 상방 3촌

이 경혈에 관한 해부학적 구조

- 피부에는 총비골신경(総腓骨神經) 피지의 **외측비복피신경**(外側腓腹皮神經, L5)
- 심비골신경(深腓骨神經) 지배로 제2~제5지의 신전에 작용하는 장지신근(長趾伸筋)
- 슬와동맥(膝窩動脈)으로부터 분지된 전경골동맥(前經骨動脈)의 가지
- 심부에는 하퇴골근막(下腿骨筋膜)이 있다.

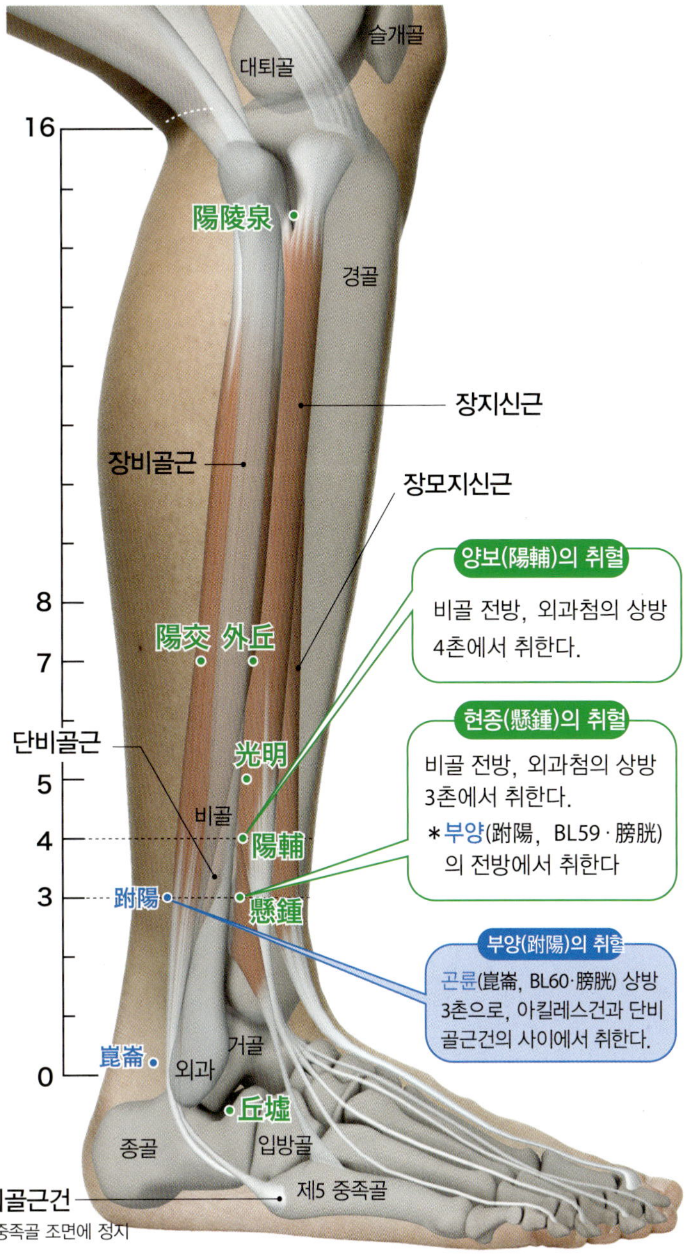

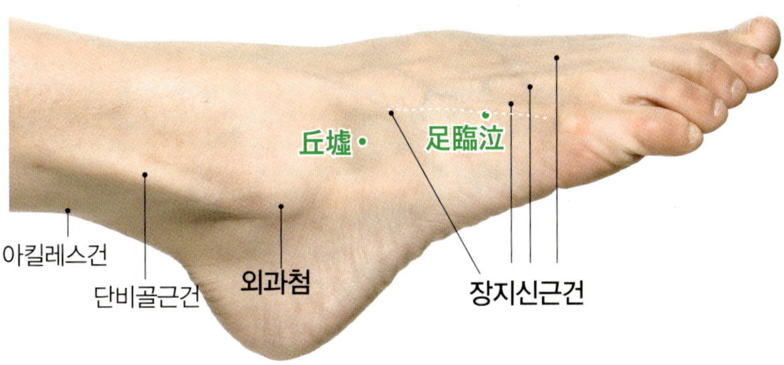

GB 족소양담경(足少陽胆經) 구허(丘墟), 족임읍(足臨泣), 지오회(地五会), 협계(俠溪)외

GB40 구허(丘墟)

부위 족관절전외측(足關節前外側), 장지신근건외측(長趾伸筋腱外側)의 함요부, 외과첨 전하방

이 경혈에 관한 해부학적 구조

- 피부에는 총비골신경(総腓骨神經) 가지인 **천비골신경피지**(淺腓骨神經皮枝)의 **중간족배피신경**(中間足背皮神經, L5)
- 총비골신경(総腓骨神經) 가지인 심비골신경(深腓骨神經, L4~S2) 지배로 제2~제4지의 신전에 작용하는 단지신근(短趾伸筋)
- 선외과동맥(前外顆動脈) 가지로 구성되는 외과동맥망(外果動脈網)
- 하퇴전측(下腿前側)의 신근(伸筋)의 건을 유지하는 하신근지대(下伸筋支帶)

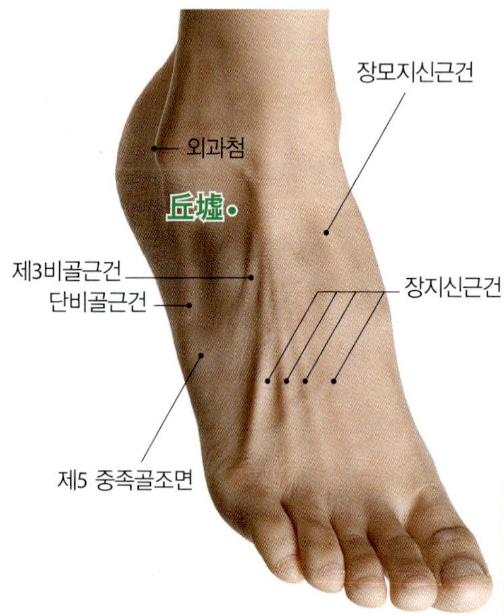

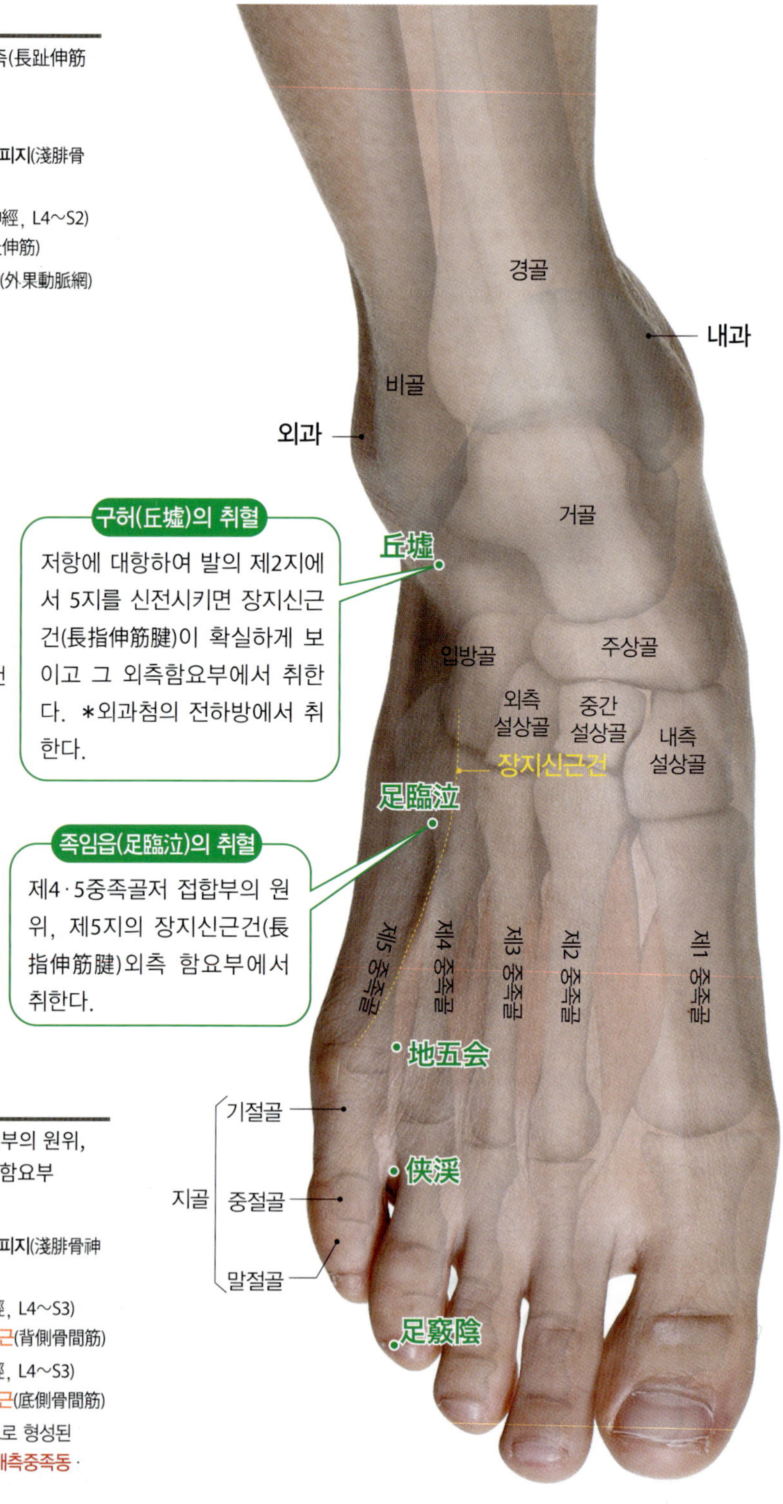

GB41 족임읍(足臨泣)

부위 족배(足背), 제4, 제5 중족골저(中足骨底)접합부의 원위, 제5지의 장지신근건외측(長趾伸筋腱外側)의 함요부

이 경혈에 관한 해부학적 구조

- 피부에는 총비골신경(総腓骨神經) 가지인 **천비골신경피지**(淺腓骨神經皮枝)의 **중간족배피신경**(中間足背皮神經, L5)
- 경골신경으로부터 분지된 **외측족저신경**(外側足底神經, L4~S3) 지배로 제4지의 외전(外轉)에 작용하는 제4 배측골간근(背側骨間筋)
- 경골신경으로부터 분지된 **외측족저신경**(外側足底神經, L4~S3) 지배로 제3지의 내전(內轉)에 작용하는 제3 저측골간근(底側骨間筋)
- 족배동맥(足背動脈)과 외측족근동맥(外側足根動脈)으로 형성된 궁상동 · 정맥(宮狀動 · 靜脈)으로부터 분지하는 제4 배측중족동 · 정맥(背側中足動 · 靜脈)
- 심부에는 제4, 제5 중족골저(中足骨底)가 있다

장지신근(長趾伸筋)은 심비골신경(深腓骨神經) 지배근으로 제2~제5지를 신전시키는 작용을 하며, 다른 동작에서는 배굴(背屈)과 회내(回內)에도 관여한다. 또한, 제1지의 신전에는 장모지신근(長母指伸筋)이 개별적으로 작용한다. 요추추간판(腰椎椎間板) 헤르니아의 호발부위인 제4·5요추간의 추간판헤르니아에는 이 두근육의 근력저하가 나타나는데 특히 장모지신근의 저하가 두드러지게 나타나기 때문에 심해지면 보행 시 발가락이 올라가지 않아 작은 단차에 걸려 넘어지거나 슬리퍼가 벗겨지기도 한다.

GB42 지오회(地五会)

부위 족배(足背), 제4, 제5 중족골간,
제4중족지절관절근위(中足趾節關節近位)의 함요부,

이 경혈에 관한 해부학적 구조

- 피부에는 총비골신경(総腓骨神經) 가지인 **천비골신경피지(淺腓骨神經皮枝)**의 **중간족배피신경(中間足背皮神經, L5)**
- 심비골신경(深腓骨神經, L4~S1) 지배로 제2~제5지의 신전에 작용하는 장지신근(건)(長趾伸筋(腱)), 제2~제4지의 신전에 작용하는 단지신근(건)(短趾伸筋(腱))
- 경골신경으로부터 분지된 **외측족저신경(外側足底神經, L4~S4)** 지배로 제4지의 외전(外轉)에 작용하는 제4배측골간근(背側骨間筋)
- 경골신경으로부터 분지된 **외측족저신경(外側足底神經, L4~S3)** 지배로 제3지의 내전(內轉)에 작용하는 제3저측골간근(底側骨間筋)
- 족배동맥(足背動脈)과 외측족근동맥(外側足根動脈)으로 형성된 궁상동·정맥(宮狀動. 靜脈)으로부터 분지하는 제4배측중족동·정맥(背側中足動·靜脈)
- 심부에는 제4, 제5 중족골두(中足骨頭)가 있다

GB43 협계(侠溪)

부위 족배(足背), 제4, 제5지 사이 적백육제

이 경혈에 관한 해부학적 구조

- 피부에는 총비골신경(総腓骨神經) 가지인 **천비골신경피지(淺腓骨神經皮枝)**의 **중간족배피신경(中間足背皮神經, L5)**
- 심비골신경(深腓骨神經, L4~S1) 지배로 제2~제5지의 신전에 작용하는 장지신근(건)(長趾伸筋(腱)), 제2~제4지의 신전에 작용하는 단지신근(건)(短趾伸筋(腱))
- 궁상동·정맥(宮狀動·靜脈)으로부터 분지하는 제4 배측중족동맥 가지의 배측지동·정맥(背側趾動·靜脈)
- 심부에는 제4, 제5기절골(基節骨)가 있다

GB44 족규음(足竅陰)

부위 족(足), 제4지 말절골외측(末節骨外側),
조갑근 근위외방 0.1촌(指寸), 조갑근외연의 수직선과 조갑기저부의 수평선의 교점

이 경혈에 관한 해부학적 구조

- 피부에는 총비골신경(総腓骨神經)의 가지인 **천비골신경피지(淺腓骨神經皮枝)**의 **중간족배피신경(中間足背皮神經, S1)**
- 궁상동·정맥(宮狀動·靜脈)으로부터 분지하는 제4 배측중족동맥(背側中足指動脈) 가지의 배측지동·정맥(背側趾動·靜脈)
- 제4의 조갑근(爪甲角)

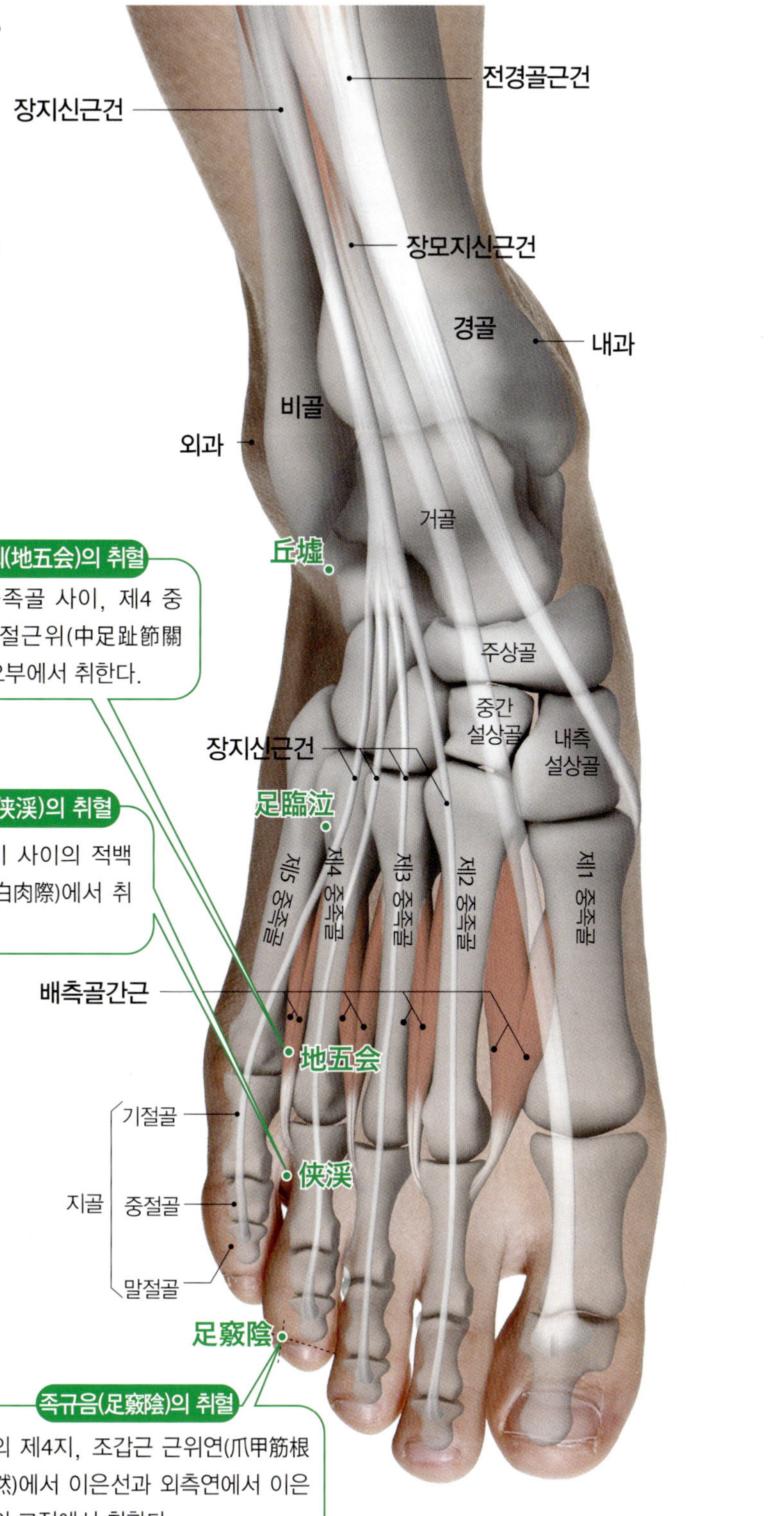

지오회(地五会)의 취혈
제4·5 중족골 사이, 제4 중족지절관절근위(中足趾節關節近位)의 함요부에서 취한다.

협계(侠溪)의 취혈
제4·5지 사이의 적백육제(赤白肉際)에서 취한다.

족규음(足竅陰)의 취혈
발의 제4지, 조갑근 근위연(爪甲筋根威然)에서 이은선과 외측연에서 이은 선의 교점에서 취한다.

경혈 읽기 테스트(측면)

＊＊ 난이도 (어렵다)
＊ 난이도 (약간 어렵다)

	혈명	기호	페이지
1.	肩髃		P.12
2.	京門＊		P.188
3.	谷鬢＊＊		P.184
4.	懸鍾		P.190
5.	二間		P.10
6.	僕參＊＊		P.104
7.	中瀆		P.188
8.	頷厭＊＊		P.184
9.	懸釐＊		P.184
10.	合谷		P.10
11.	陽輔＊		P.190
12.	瘈脈＊		P.168
13.	環跳		P.188
14.	風市		P.188
15.	下廉		P.10
16.	消濼		P.166
17.	蠡溝＊		P.218
18.	天牖＊＊		P.168
19.	顱息＊		P.168
20.	肘髎		P.12

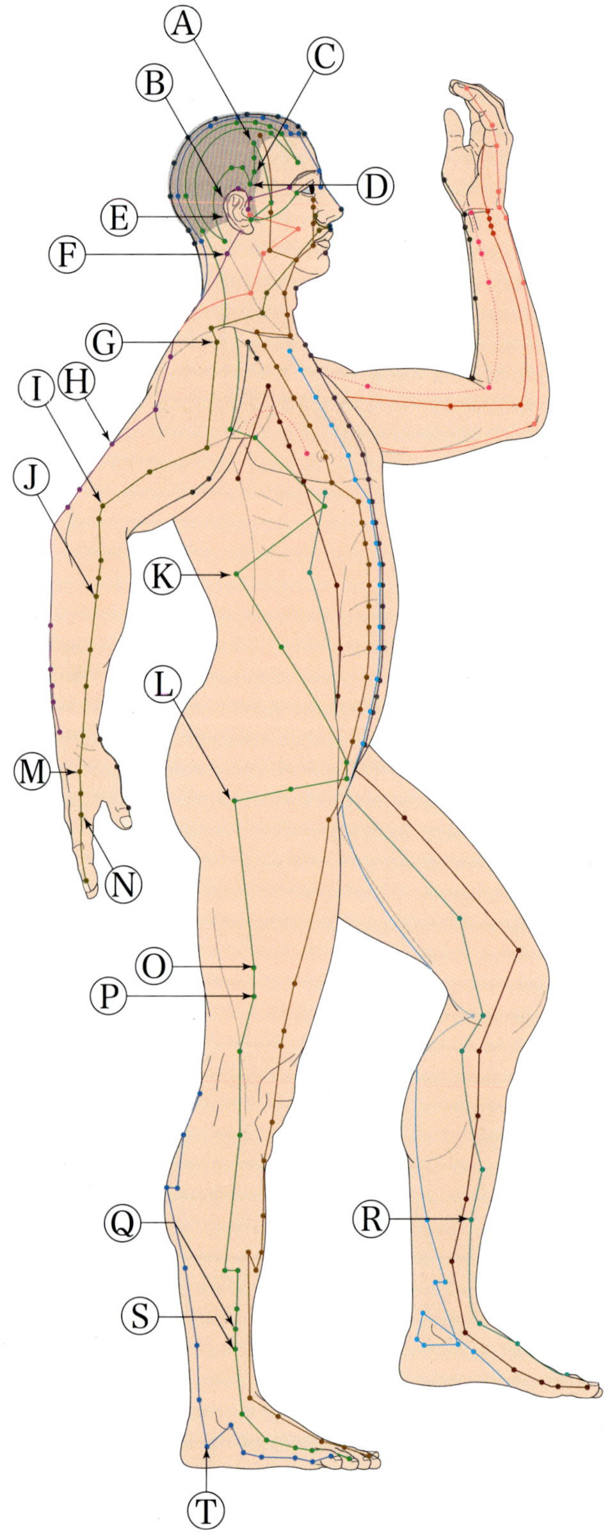

해답: 1. 견우(G) 2. 경문(K) 3. 곡빈(D) 4. 현종S) 5. 이간(N) 6. 복삼(T) 7. 중독(P) 8. 함염(A) 9. 현리(C) 10. 합곡(M) 11. 양보(Q) 12. 계맥(E) 13. 환도(L) 14. 풍시(O) 15. 하렴(J) 16. 소락(H) 17. 여구(R) 18. 천유(F) 19. 노식(B) 20. 주료(I).

Chapter 12

족궐음간경(足厥陰肝經)

LR(Liver Meridian)

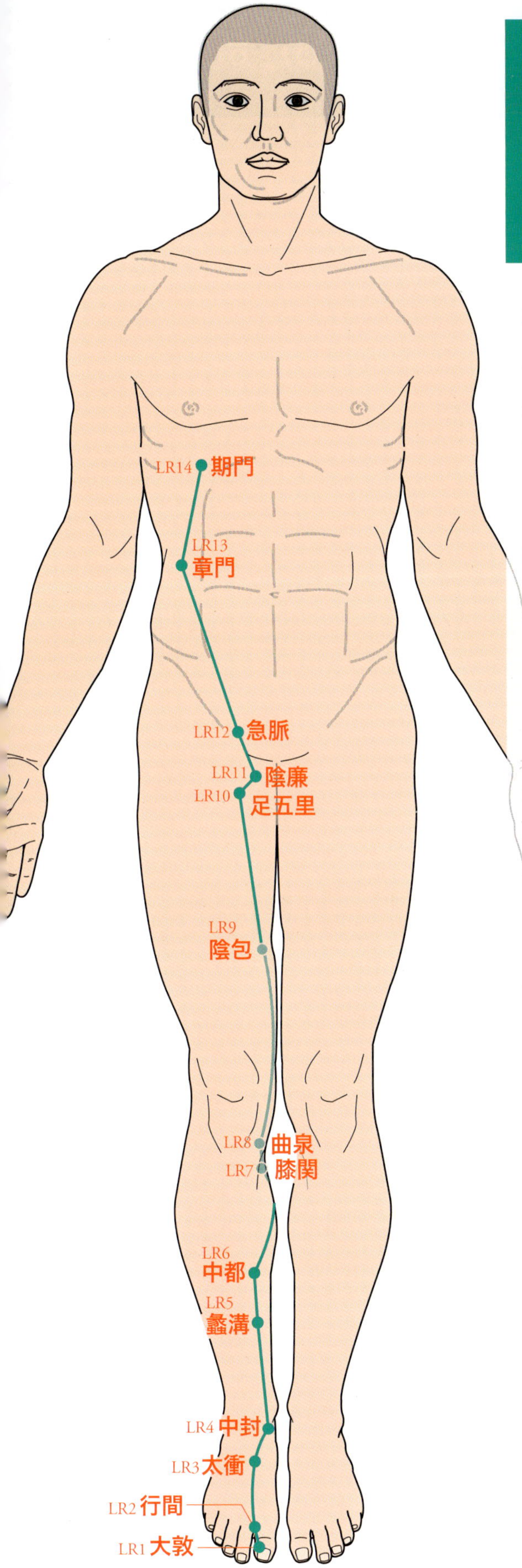

간(肝)은 사유(思惟, 깊게 생각하는 것)의 중추(中樞)

간(肝)은 '장군지관(將軍之官)'이라 부르며 외적(外敵, 병사(病邪)을 방어하는 일체(一切)의 사려(思慮), 계모(計謀)를 담당한다. 즉, 간은 사유활동의 중심이고 사람이 사고사색을 할 수 있는 것은 간 때문이다.

간(肝)은 소설(疏泄)을 담당한다. (氣機를 調節한다)

간은 기가 퍼져 이동해 가는 기능[소설(疏泄)]이 있다. 기는 체내 순환으로 올라가기도 하고 내려가기도 하며, 조직에 들어가기도 하고 나오기도 한다. 이와 같은 기의 움직임(氣機)을 간이 조절한다.

간(肝)은 장혈(藏血)을 담당한다.

간은 혈(血)을 저장하여 신체의 혈량을 조절하는 작용(藏血)이 있다. 간은 과도하게 화를 내면, 정상적인 작용을 할 수 없게 된다.

병증(病症)

시동병(是動病): 요통으로 몸을 눕히거나 뒤집는 것이 곤란하다. 남자는 산기(疝氣, 고환이 부어 아픈 병), 여자는 하복부가 부어 허리가 아프다. 심할 때에는 안색이 검청색으로 변한다.

소생병(所生病): 흉만(胸滿, 가슴 막힘), 구토(嘔吐), 소화되지 않는 변을 본다, 유뇨(遺尿, 무의식적으로 소변이 나온다), 요폐(尿閉, 소변이 나오지 않는다.)

Liver Meridian

LR 족궐음간경(足厥陰肝經) ① 족부(足部), 하퇴(下腿)

LR1 대돈(大敦)

별명: **수천**(水泉)

요혈: 간경의 정목혈(井木穴)

혈성: 설열해경(泄熱解痙), 이기조혈(理氣調血), 통경활락(通經活絡)

LR2 행간(行間)

요혈: 간경의 형화혈(滎火穴)

혈성: 사간화(瀉肝火), 소기체(疏氣滯), 청열진경(淸熱鎭驚)

LR3 태충(太衝)

요혈: 간의 원혈(原穴), 간경의 수토혈(兪土穴)

혈성: 평간진경(平肝鎭驚), 설열이혈(泄熱理血) 청두목(淸頭目), 이하초(利下焦), 소간이기(疏肝理氣)

LR4 중봉(中封)

별명: **현천**(懸泉)

요혈: 간경의 경금혈(經金穴)

혈성: 청간담(淸肝膽), 이하초(利下焦)

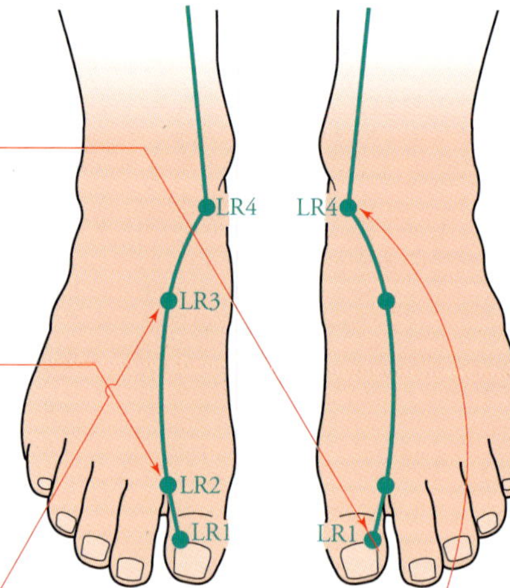

LR5 여구(蠡溝)

별명: **교의**(交儀)

요혈: 간경의 낙혈(絡穴)

혈성: 소간이기(疏肝理氣), 조경활락(調經活絡)

LR6 중도(中都)

요혈: 간경의 극혈(郄穴)

혈성: 조경혈(調經血), 이하초(利下焦)

LR7 슬관(膝關)

혈성: 산풍습(散風濕), 이관절(利關節)

LR8 곡천(曲泉)

요혈: 간경의 합수혈(合水穴)

혈성: 청습열(淸濕熱), 이하초(利下焦), 서근활락(舒筋活絡)

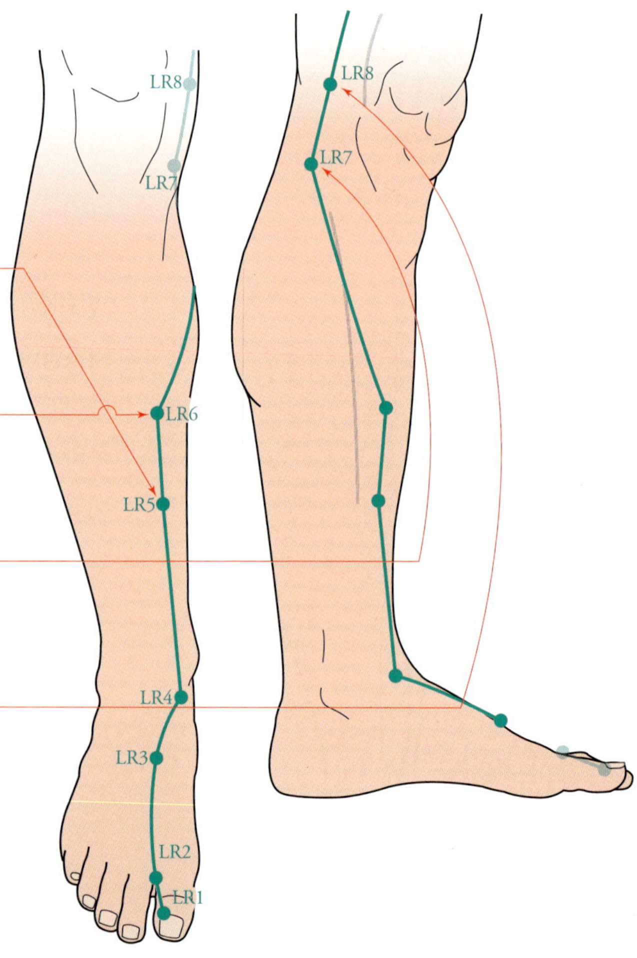

족궐음간경(足厥陰肝經)은 족소양담경(足少陽胆經)의 맥기(脈氣)를 받아 발의 제1지 외측단(**대돈**大敦)에서 시작하여 발등(**행간**行間, **태충**太衝)을 지나 내과 앞(**중봉**中封), 하퇴전내측(**여구**蠡溝, **중도**中都)을 올라가 내과상 8촌에서 족태음비경(足太陰脾經)과 교차하며 슬와내측(**슬관**膝關, **곡천**曲泉)에 이른다.

혈성해설	
사간화(瀉肝火): 간의 화를 없애는 것	**진경**(鎮悰)(驚): 정신적인 불안이나 의식장해(의식이 몽롱하기도 하고 불분명한 상태)를 개선. 경(悰)은 경(驚)의 간체자로 머리가 희미해진다는 뜻을 나타낸다.
진경(鎮驚): 움찔거리기도 하고 쉽게 놀라는 불안감을 진정시켜주는 것	**이하초**(利下焦): 하초의 움직임을 좋게 하는 것
평간(平肝): 간기능을 조절	**청습열**(淸濕熱): 습열을 식히는 것
이혈(理血): 기의 흐름을 좋게 하는 것. 기를 정상적으로 돌려, 기능을 회복하는 치료법	

- 대돈(大敦)의 돈(敦)은 '두텁다'라는 뜻이다. 대돈(大敦)은 크고 두터운 발의 제1지 '모지(母趾)'를 나타내고 있다.
- 행간(行間)은 발(발에 의해서 '가는(行)' 것이 가능하다)의 제1지(모지, 母趾)와 제2지(시지, 示趾)의 사이(間)에 있는 경혈이라는 뜻
- 태충(太衝)의 충(衝)은 동맥의 박동을 촉지할 수 있는 곳으로 자주 사용된다. 또한, 고대 중국에서는 족배동맥을 '태동맥(太動脈)'이라고 불렀다고 한다. 태충은 족배동맥의 박동부에 있는 경혈이라는 뜻.
- 중봉(中封)의 중(中)은 정신(精神)을 가리키고 봉(封)은 '수장(收藏)'을 나타낸다. 중봉은 '정신을 수장(収蔵)하고 정동(情動)의 움직임과 관계하는' 곳에 있은 경혈이라는 뜻이다. 또한, 봉(封)은 성토(盛土)로 나뉘어진 '영토의 경계'의 의미도 있기 때문에 중봉은 장모지신근건(**長母趾伸筋腱**)과 전경골근건(**前脛骨筋腱**)의 중간의 '경계(境)' 또는 족근부와 하퇴의 경계에 있는 경혈이라는 설명도 있다.
- 여구(蠡溝)의 유래는 여러가지 설이 있다. 여(蠡)는 '나무를 갉아먹는 벌레'라는 뜻으로 여구는 경골(脛骨)을 나무에 비유하여 경골과 후경골근(**後脛骨筋**) 등의 하퇴굴근과의 사이에 생긴 '벌레먹은 혈(穴)'과 같은 작은 홈에 있는 경혈이라고 한다. 또한, 음부소양(陰部搔痒, 소양은 가려움 때문에 벌레가 기어가는 것과 같은 느낌)에 효과가 있는 경혈이라고도 해석된다. 별설로는 여(蠡)자가 '호리병(瓢, 瓢箪)'을 의미하기 때문에 비복근(**腓腹筋**)이나 후경골근(**後脛骨筋**)의 근복(筋腹)을 호리병 (또는, 조개로 만든 국자)에 비유했다고도 한다.
- 중도(中都)는 하퇴내측의 중앙(中)에 있고 기혈(氣血)이 모이는 곳의 경혈이라는 뜻
- 슬관(膝關)은 슬(膝)의 관(關)절 근처의 경혈
- 곡천(曲泉)은 무릎을 굴곡시킬 때에 무릎의 내측에 생기는 함요부에 있는 경혈이라는 뜻. 또는, 기혈이 여기에서 샘물(泉)과 같이 모이는 부위의 경혈이라고도 한다.

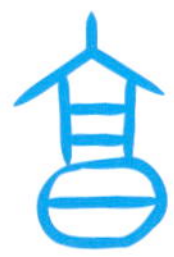

형(享)은 건물의 튼튼한 토대 또는 성벽을 가리킨다.

敦

敦(돈)은 '두텁고, 중후한 것, 튼튼하고 안정되어 있는 것'을 의미한다. 덧붙혀서 중국 서부의 '**敦煌**(돈황)'은 실크로드를 경유하는 동서무역에 의해 '크게 번성했던' 도시이다. **煌**(황)은 '반짝이고 번영하다'는 것

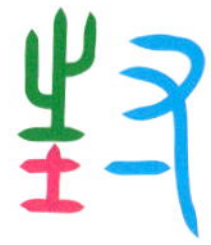

丰의 부분(丰)은 원추형인 벼이삭을 가리킨다. 寸은 손을 나타내고 있다.

封

封(봉)은 '원추형으로 흙을 쌓은 것'. 여기에서 봉(**封**)은 삼각형(원추형)이 되도록 정점에 맞추어 닫는 것(또는 흙을 돋우어 영토를 닫는 것) 여기에서 뜻이 변하여 '닫아서 감추는 것'을 의미하게 되었다. 밀봉(**密封**), 봉투(**封套**) 등.

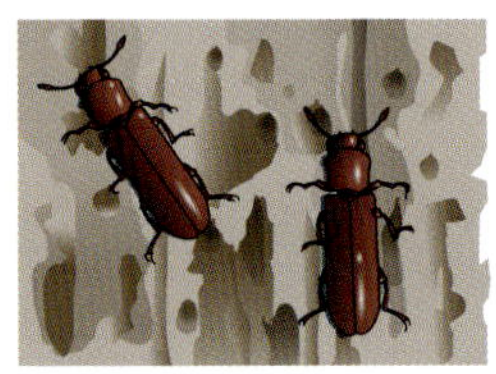

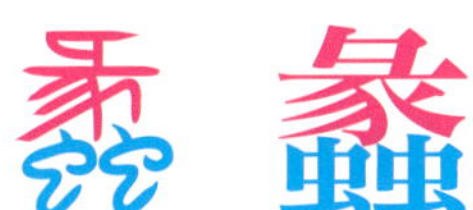

전문(篆文)

彖(단)은 머리가 큰 돼지(입이 튀어나온 돼지), 배가 늘어진 돼지를 뜻한다.

蠡(려)는, 나무먹는 벌레, 또는 담수(淡水)의 우렁이를 가리킨다.

벌레먹은 나무의 속이 텅빈 것에서, 속이 빈 표주박의 뜻도 생겼다.

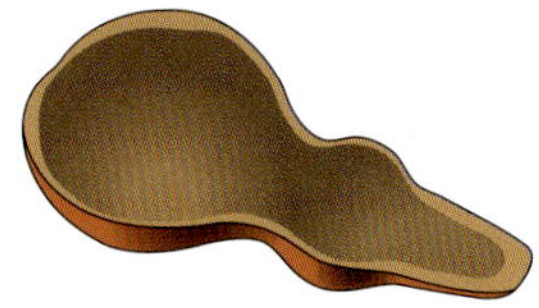

표주박은 호리병박을 잘라 만든 그릇, 국자이다.

LR 족궐음간경(足厥陰肝經) ② 하퇴(下腿), 체간(體幹)

혈성해설

이하열(理下焦): 하초의 작용을 좋게하는 것

청습열(淸濕熱): 습열을 식히는 것

이하초(利下焦): 하초의 움직임을 개선하여 수분의 흐름을 좋게 하는 것.

건비(健脾): 비의 기능(운화運化, 승청昇淸, 통혈統血)을 개선하는 것

활혈화어(活血化瘀): 혈의 지체를 없애고 혈류를 좋게 하는 것

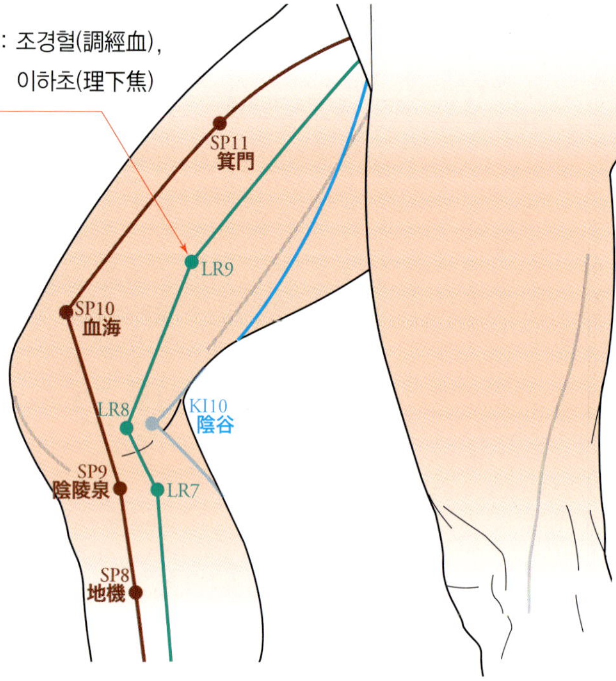

LR9 **음포(陰包)**
혈성: 조경혈(調經血), 이하초(理下焦)

LR10 **족오리(足五里)**
별명: **오리**(五里)
혈성: 청습열(淸濕熱), 이하초(利下焦)

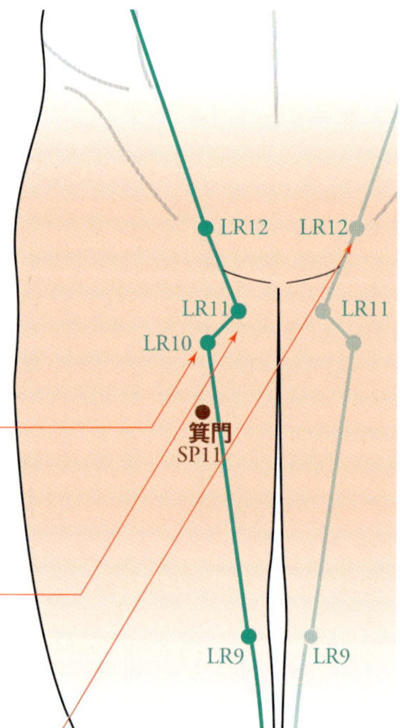

LR11 **음렴(陰廉)**
혈성: 조경혈(調經血), 이하초(理下焦)

LR12 **급맥(急脈)**
혈성: 소간이기(疏肝理氣), 지통(止痛)

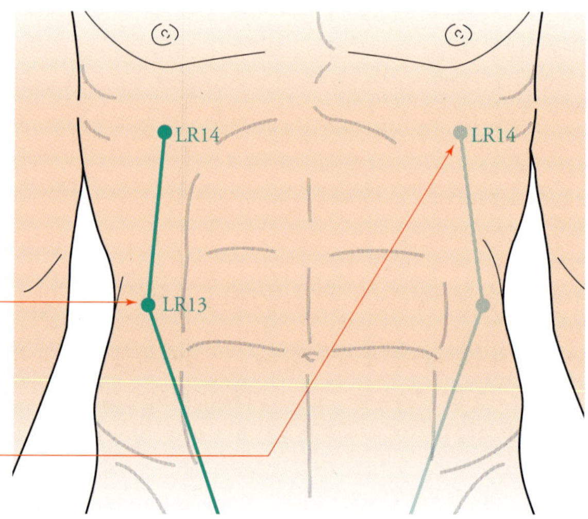

LR13 **장문(章門)**
별명: **장평**(長平), **비모**(脾募)
요혈: 비(脾)의 모혈(募穴), 팔회혈(八会穴)의 장회(臟会)
혈성: 소간건비(疏肝健脾), 활혈이습(活血利濕), 활혈화어(活血化瘀)

LR14 **기문(期門)**
요혈: 간의 모혈(募穴)
혈성: 소간조비(疏肝調脾), 이기활혈(理氣活血), 활혈화어(活血化瘀)

곡천(曲泉)에서 대퇴내측으로 올라가(**음포**陰包, **족오리**足五里, **음렴**陰廉) 서혜부(**급맥**急脈)에서 음모 안으로 들어가 생식기를 둘러싸고 하복부에 이르러 측복부(**장문**章門, **기문**期門)를 지나 위(胃)를 끼고 간(肝)에 속하고 담(胆)에 락한다. 또한, 횡격막을 관통하여 계륵(季肋)으로 퍼져 식도, 기관, 인후, 목계(目系; 안구, 시신경)에 연결되어 이마로 나와 두정부(백회百会, 督 · GV20)에서 독맥과 교차한다. 목계(目系)에서 나뉘어진 지맥은 뺨속으로 내려와 입술 내측을 순환한다. 간(肝)에서 갈라진 지맥은 횡격막을 지나 폐를 거쳐 중초(肺, LU1)에 이르고 수태음폐경(手太陰肺經)과 연결된다.

- 음포(陰包)라는 것은 음부(陰)를 감싸는(包) 위치에 있는 경혈이라는 뜻. 별설로는 대퇴의 음측(陰側), 즉 내측에 있고 **족태음비경**과 족소음신경 사이에 에워싸는(包)듯한 경혈이라는 뜻. 또한, 包(포)자가 '태아를 감싸고 있는 자궁'을 나타내는 것으로부터(→ P.103), 자궁에 맥기가 통하는 경혈이라고도 한다.
- 족오리(足五里)는 기문(P.56) 위, 5촌에 있는 경혈이라는 뜻. 또한, 수오리(手五里)에 대응하는 경혈이라는 뜻.
- 음렴(陰廉)은 음부(陰)의 '옆'에 있는 경혈이라는 뜻. 대퇴의 음측(陰側), 즉 내측에 있고 장내전근건(長內轉筋腱)의 외연에 있는 경혈이라는 뜻
- 급맥(急脈)은 대퇴동맥(大腿動脈)의 박동을 명확하게 촉지가능한 부위에 있는 경혈이라는 뜻
- 장문(章門)의 장(章)은 '구획, 단락 또는 명확한 것'을 가리킨다. 12경맥의 유주가 여기에 와서 끝을 맞이하는 것을 표현했다고 하는 설도 있다.
- 기문(期門)은 간경(肝經)의 마지막 경혈. 기(期)는 '주기(周期)'를 의미하며, 12경맥의 유주가 폐경맥의 중부(中府)에서 시작하여 간경맥의 기문에서 끝나는 것을 의미한다.

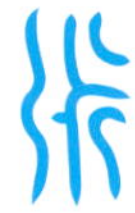

旁(방)은 강으로부터 지류로 나뉘어져 가는 모습을 그려낸 상형이다.

𠂢의 篆文

脈

脈(맥)은 피가 흐르는 모양을 강의 흐름으로 비유한 것이다. 分派(분파)의 派(파)도 원래는 물이 分流(분류)하는 모습을 표현한 것이다. 사람의 종방향으로 흐르는 12'經脈(경맥)'을 주류로 삼는다면, 이 경맥으로부터 나뉘어져 횡방향으로 주행하는 15개의 분류를 '絡脈(낙맥)'이라고 한다.

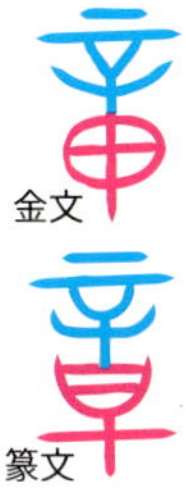

章 金文(금문)에서, 아래부분은 ⊕ 라는 모양을 나타낸다.

篆文(전문)에는, '音(음)'에 + 印으로 되어 있다

章

章의 상부는 '辛'에서 나왔으며, 날카로운 칼을 형상화했다(여기에서 찌르는 듯한 통증, 혀를 찌르는 매운맛이라는 의미도 파생되었다). 金文(금문)의 형태에서는 날카로운 칼로 문신을 새기는 것, 확실하게 하겠다는 의미를 이해할 수 있다. 篆文(전문)에서 본다면 音에 印을 표시를 하는 것. 곡의 한 부분(악장), 게다가 글의 한구획(문장, 제1장)을 의미하게 되었다고 여겨진다.

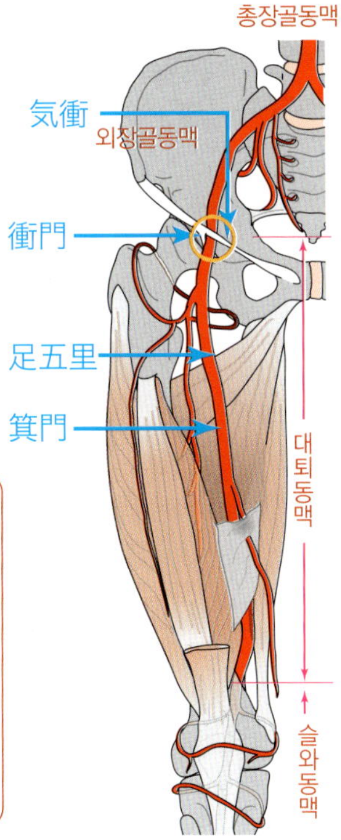

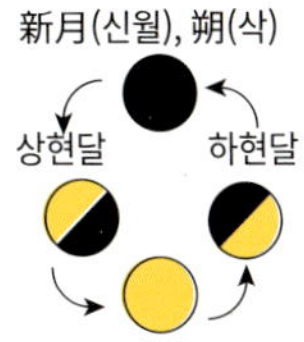

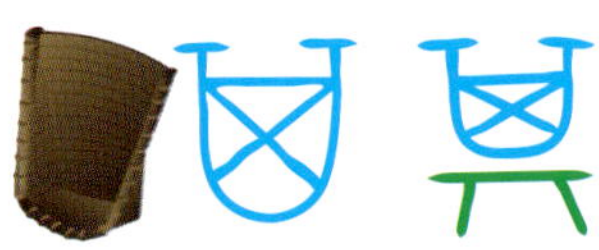

갑골문자(甲骨文字)

其(기)는 탈곡하기위한 도구인 '箕(키)'의 형상이다.

金文(금문)

金文(금문)에서는 아래에 台(태)가 더해졌다.

期

其는 원래 사각형의 농기구인 '箕(키)'를 모방한 것(P.57 '箕門(기문). 여기에서부터 '네모반듯하다, 단정하다'라는 의미를 갖게 되었다. **箕**(기)는 竹(죽)을 엮어 만들었기 때문에 대죽머리부가 붙었다. **期**(기)는 新月(신월, 朔) → 上弦(상현) → 滿月(만월) → 하현(下弦)달이라는 달이 차고 이지러지는 4가지의 상태를 확실하게 반복하는 상태를 묘사한 것이다. 참고로 **旗**(기)는 깃대에 꽂은 네모난 군기를 나타내며 **棋**(기)는 사각형의 바둑판을 나타내고 있다.

주요 동맥 박동부의 경혈

천측두동맥(淺側頭動脈) 화료(和髎)
안면동맥(顔面動脈) 대영(大迎)
총경동맥(總頸動脈) 인영(人迎)
액와동맥(腋窩動脈) 극천(極泉)
요골동맥(橈骨動脈) 경거(經渠), 태연(太淵)
대퇴동맥(大腿動脈) 충문(衝門), 기충(氣衝), 족오리(足五里), 기문(箕門)
족배동맥(足背動脈) 충양(衝陽), 태충(太衝)

LR 족궐음간경(足厥陰肝經) 일월(日月), 경문(京門), 대맥(帶脈)

LR1 대돈(大敦)

부위 족(足)의 제1지, 말절골외측, 조갑근의 근위외방 0.1촌, 조갑근 외측의 수선과 조갑기저부의 수평선의 교차점

이 경혈에 관한 해부학적 구조

- 피부에는 총비골신경(総腓骨神經) 가지인 **심비골신경피지**(深腓骨神經皮枝)로 모지외측(母趾外側)의 **배측지신경**(背側趾神經, S1)
- 궁상동맥(宮狀動脈)으로부터 분지하는 제1배측중족동맥(背側中足動脈)가지의 배측지동 · 정맥(背側趾動 · 靜脈)
- 심부에는 제1지 말절골저(末節骨底)가 있다

LR2 행간(行間)

부위 족배(足背) 제1·제2지사이 적백육제

이 경혈에 관한 해부학적 구조

- 피부에는 총비골신경(総腓骨神經) 가지인 **심비골신경피지**(深腓骨神經皮枝)로 모지외측(母趾外側)의 **배측지신경**(背側趾神經, S1)
- 궁상동맥(宮狀動脈)으로부터 분지하는 제1배측중족동 · 정맥(背側中足動 · 靜脈) 가지의 배측지동 · 정맥(背側趾動 · 靜脈)
- 심부에는 제1 · 제2지 기절골(基節骨) 사이를 통한다

LR3 태충(太衝)

부위 족배(足背) 제1·제2지 중족골사이, 중족골저접합부원위(中足骨底接合部遠位)의 함요부, 족배동맥박동부(足背動脈搏動部)

이 경혈에 관한 해부학적 구조

- 피부에는 총비골신경(総腓骨神經) 가지인 **심비골신경피지**(深腓骨神經皮枝)로 모지외측(母趾外側)의 **배측지신경**(背側趾神經, S1)
- 심비골신경(深腓骨神經, L4~S1) 가지로 제1지의 신전에 작용하는 장 · 단모지신근(長 · 短母趾伸筋)
- 심비골신경 (深腓骨神經, L4~S1) 지배로 제2~5지의 신전에 작용하는 장지신근건(長趾伸筋腱)
- 경골신경에서 분지된 외측족저신경(外側足底神經, L4~S3) 지배로 제1지의 외전에 작용하는 제1배측골간근(背側骨間筋)
- 전경골동 · 정맥(前經骨動 · 靜脈)에서 분지한 촉지가능한 족배동 · 정맥(足背動 · 靜脈)

중봉(中封)의 취혈

상구(商丘, SP5 · 脾)와 해계(解溪, ST41 · 胃)의 중앙에서 취한다.

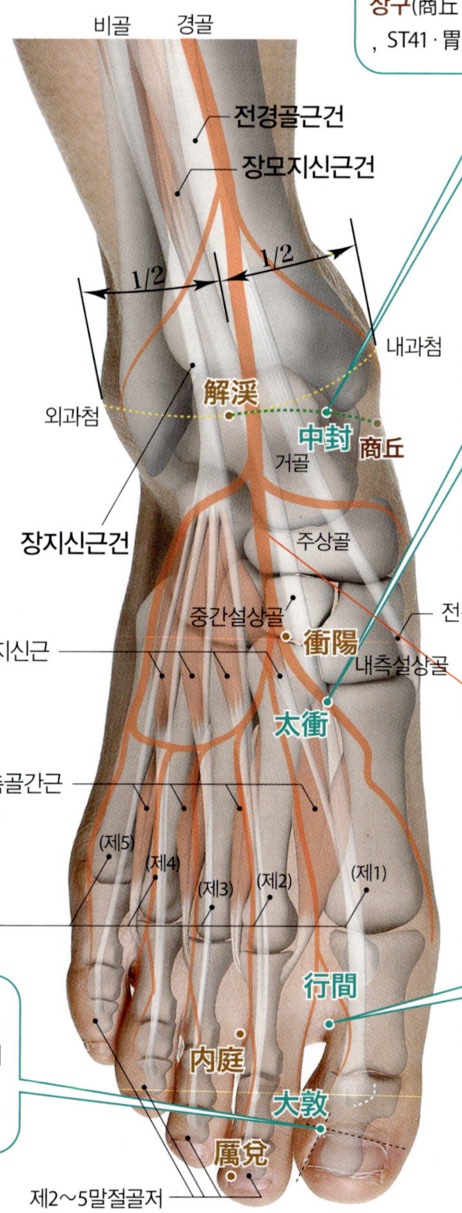

태충(太衝)의 취혈

제1·제2 중족골간을 중족골저부(中足骨底部)를 향해 밀어 올라갈 때의 함요부에서 취한다.

행간(行間)의 취혈

발가락 제1·제2지 사이의 적백육제(赤白肉際)에서 취한다.

대돈(大敦)의 취혈

발가락 제1지 조갑근 근위연을 이은선과 외측연에서 이은 선의 교차점에서 취한다.

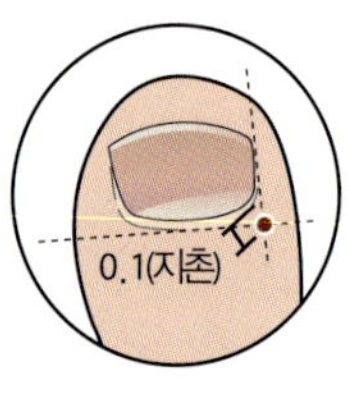

태충(太衝) 부위(장모지신근의 외측부)에서 **족배동맥**(足背動脈)을 촉지하는 것이 가능하다. 족배동맥의 촉진은 하퇴의 동맥병변(動脈病變)이 의심되는 환자의 진찰에 있어서 피부 온도 확인과 마찬가지로 중요하다. 촉지는 양측에서 시행하며 좌우를 확인하는 것도 잊지 말아야 한다. 또한, 부종이 있는 경우 족배동맥의 촉지가 어렵다.

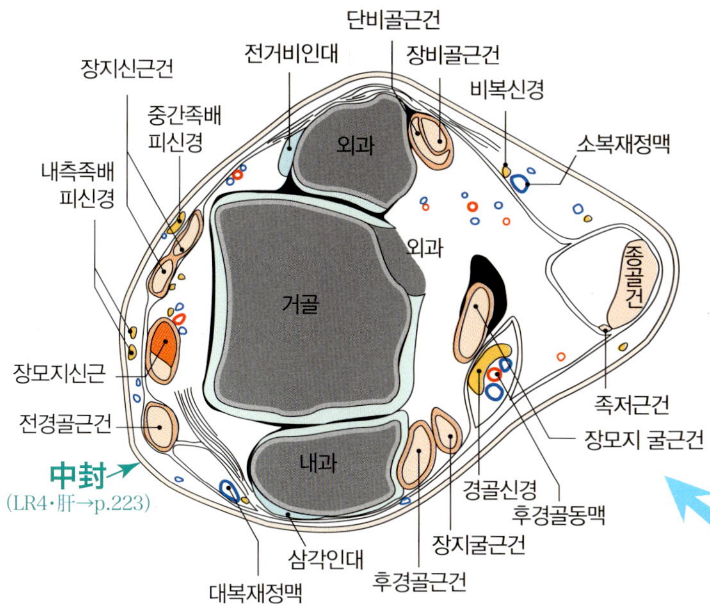

(LR4·肝→p.223)

중봉을 통과하는 횡단면

LR4 중봉(中封)

부위 족관절전내측(足關節前內側),
전경골근건내측(前脛骨筋腱內側)의 함요부,
내과첨의 전방

이 경혈에 관한 해부학적 구조

- 피부에는 대퇴신경(大腿神經)의 피지인 복재신경(伏在神經, L2~L4)의 **내측하퇴피지**(內側下腿皮枝)
- 총비골신경(総腓骨神經) 가지인 심비골신경(深腓骨神經, L4~S1) 근지 지배의 전경골근(건)(前脛骨筋(腱))
- 경골신경(脛骨神經)에서 분지된 전내과동 · 정맥(前內果動 · 靜脈)
- 심부에는 경골내과(脛骨內果)와 거골(距骨)이 있다.

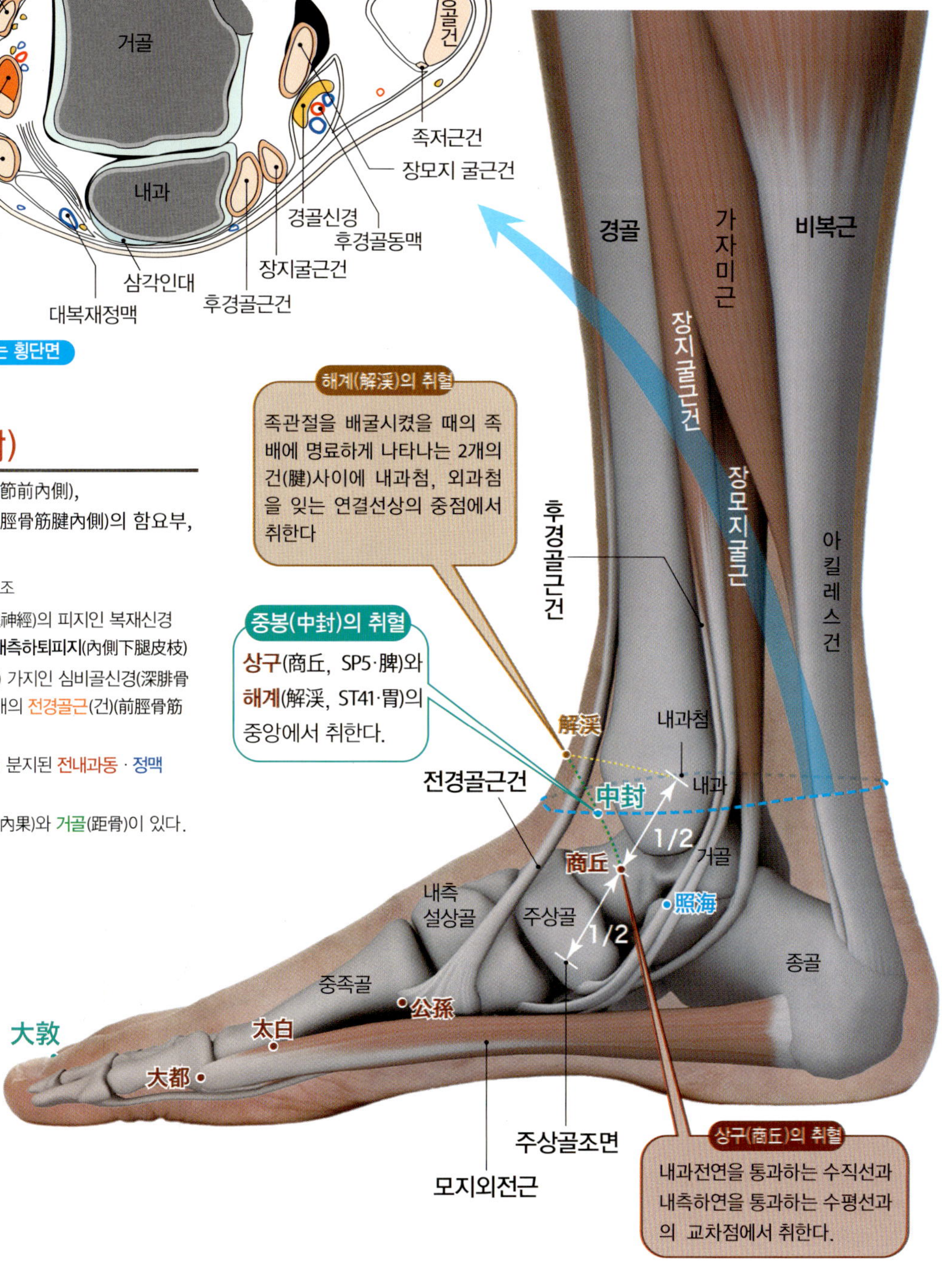

LR 족궐음간경(足厥陰肝經) 여구(蠡溝), 중도(中都), 슬관(膝關), 곡천(曲泉)

LR5 여구(蠡溝)

부위 하퇴전내측(下腿前內側),
경골내측면(脛骨內側面)의 중앙,
내과첨의 상방 5촌

이 경혈에 관한 해부학적 구조

- 피부에는 대퇴신경(大腿神經)의 피지인 **복재신경**(伏在神經, L2~L4)의 **내측하퇴피지**(內側下腿皮枝)
- 경골신경(脛骨神經, L5~S1) 지배로 제2~5지의 굴곡에 작용하는 장지굴근(長指屈筋), 족관절의 내반전·저굴에 작용하는 후경골근(後脛骨筋)
- 전경골동맥(前經骨動脈)의 가지
- 복재열공(伏在裂孔)에서 대퇴정맥으로 유입하는 대복재정맥(大伏在靜脈)
- 심부에는 경골내측면(脛骨內側面)이 있다.

중도(中都)의 취혈

슬개골첨(膝蓋骨尖)과 내과첨의 연결선상의 중점하방 0.5촌으로 경골내측면의 중앙에서 취한다.

여구(蠡溝)의 취혈

슬개골첨과 내과첨의 연결선상에서 내과첨으로부터 1/3, 경골내측면의 중앙, 축빈(築賓, K19·腎)과 같은 높이에서 취한다.

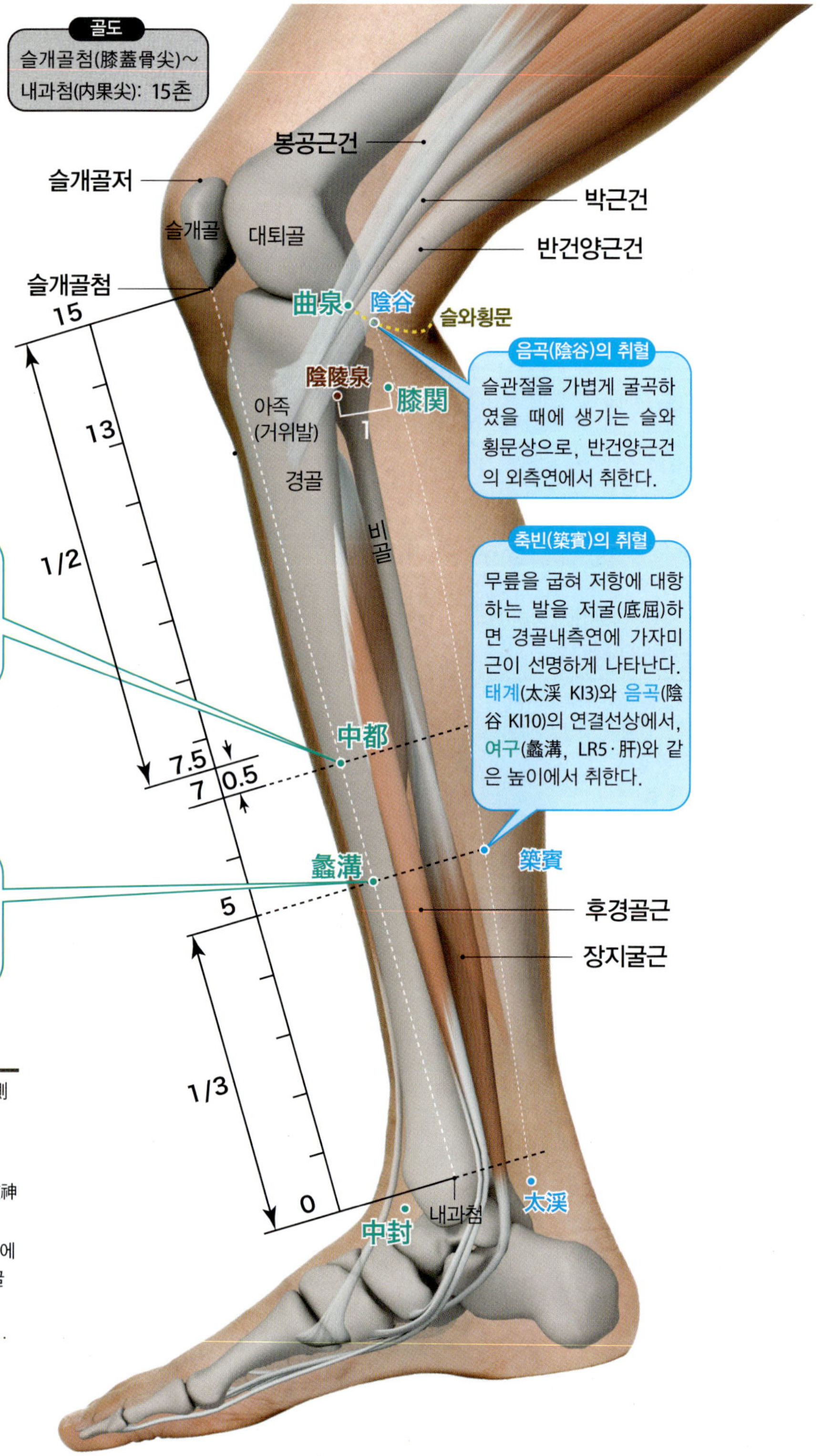

LR6 중도(中都)

부위 하퇴전내측(下腿前內側), 경골내측면(脛骨內側面)의 중앙, 내과첨 상방 7촌

이 경혈에 관한 해부학적 구조

- 피부에는 대퇴신경(大腿神經)의 피지인 **복재신경**(伏在神經, L2~L4)의 **내측하퇴피지**(內側下腿皮枝)
- 경골신경(脛骨神經, L5~S1) 지배로 제2~5지의 굴곡에 작용하는 장지굴근(長趾屈筋), 족관절의 내반전·저굴에 작용하는 후경골근(後脛骨筋)
- 대퇴동·정맥에서 분지하는 하행슬동·정맥(下行膝動·靜脈)의 가지
- 복재열공(伏在裂孔)에서 대퇴정맥으로 유입하는 대복재정맥(大伏在靜脈)
- 심부에는 경골후면(脛骨後面)이 있다.

박근(薄筋)은 치골결합(恥骨結合)의 외측에서 기시하여 **봉공근건(縫工筋腱)**, **반건양근건(半腱樣筋腱)**과 함께 경골조면(脛骨粗面) 내측에 부착하여 **아족(鵝足)**을 형성한다. 고관절내전근군(股關節內轉筋群) 중에 유일한 이관절근이고 대퇴의 가장 내측에 위치하고 있다. 박근(薄筋)은 라틴어로 Gracilis라고 하며 어의(語意)는 '얇다'라는 의미가 아니고, '가늘고 길다'라는 뜻이다.

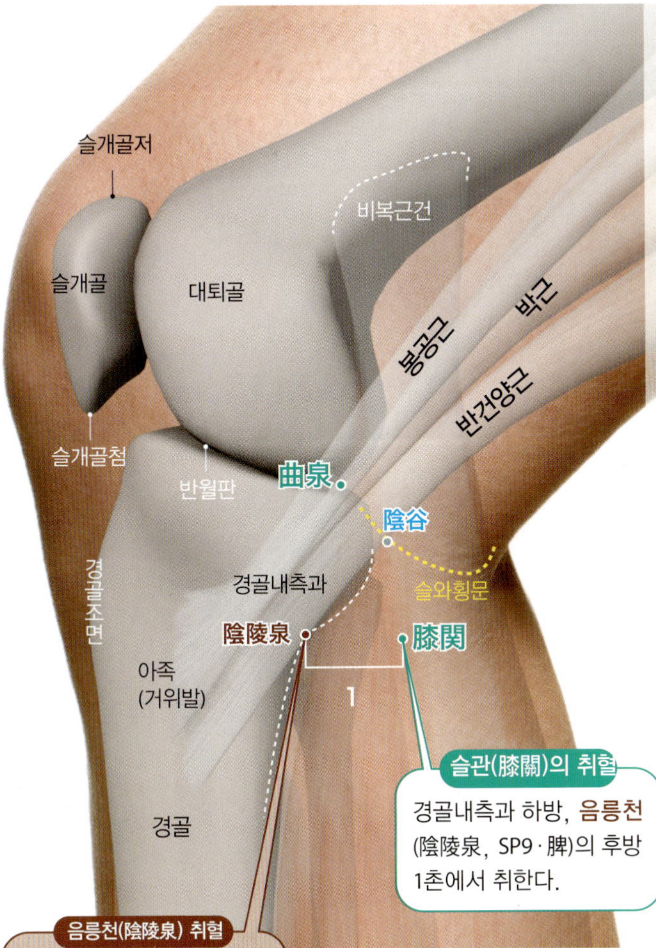

LR7 슬관(膝關)

부위 하퇴경골면(下腿脛骨面), 경골내측과(脛骨內側顆)의 하방, 음릉천(陰陵泉, SP9·脾)의 후방 1촌

이 경혈에 관한 해부학적 구조

- 피부에는 대퇴신경(大腿神經)의 피지인 **복재신경**(伏在神經, L4)의 **내측하퇴피지**(內側下腿皮枝)
- 경골신경(脛骨神經, L5~S1) 지배로 족관절의 저굴에 작용하는 하퇴삼두근(下腿三頭筋)의 하나인 비복근(腓腹筋)
- 폐쇄신경(閉鎖神經, L2~L4)과 경골신경(脛骨神經, L4~S3)이 각각 지배하여 아족(鵝足)을 형성하는 박근(薄筋)과 반건양근(半腱樣筋)
- 슬와동맥(膝窩動脈)으로부터 분지하여 무릎 전방으로 향해 주행하는 내측하슬동 · 정맥(內側下膝動 · 靜脈)
- 대퇴동 · 정맥에서 분지하는 하행슬동 · 정맥(下行膝動 · 靜脈)의 복재지(伏在枝)
- 복재열공(伏在裂孔)에서 대퇴정맥으로 유입하는 대복재정맥(大伏在靜脈). 침은 경골후면을 통과한다.

슬관(膝關)의 취혈

경골내측과 하방, 음릉천(陰陵泉, SP9 · 脾)의 후방 1촌에서 취한다.

음릉천(陰陵泉) 취혈

경골내측연(脛骨內側緣)을 따라 근위로 밀어 올라가면 슬관절 아래에 함요부가 만져진다. 경골내측과하연과 경골후연(脛骨後緣)각의 함요부에서 취한다.

곡천(曲泉)의 취혈

슬관절(膝關節)을 굽혀, 슬와횡문(膝窩橫紋)의 내단에서 가장 확실하게 만져지는 반막양근건의 내측 함요부에서 취한다.

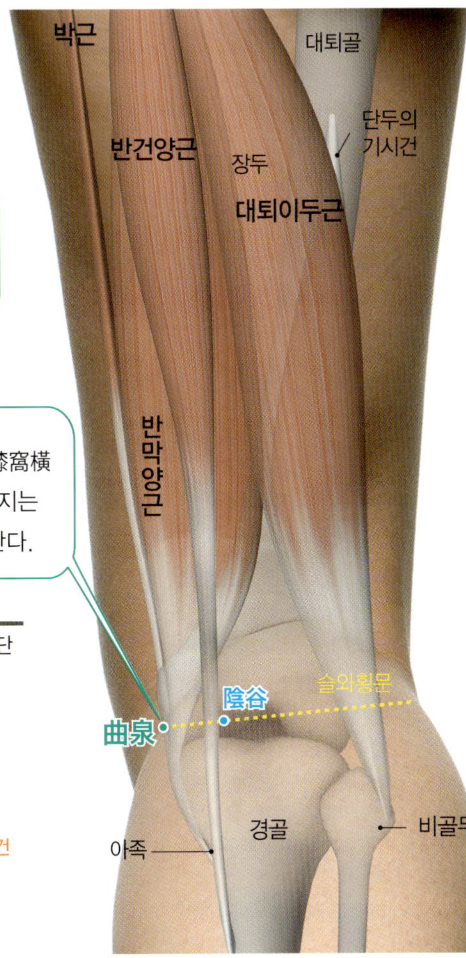

LR8 곡천(曲泉)

부위 슬내측(膝內側), 반건(半腱). 반막양근건(半膜樣筋腱)의 함요부, 슬와횡문의 내측단

이 경혈에 관한 해부학적 구조

- 피부에는 대퇴신경의 피지인 **복재신경**(伏在神經, L4)의 **내측하퇴피지와 슬개하지**(膝蓋下枝)
- 대퇴신경(大腿神經) 지배로 고관절과 슬관절의 굴곡에 작용하는 이관절근의 봉공근(縫工筋)
- 폐쇄신경(閉鎖神經, L2~L4)의 지배로 봉공근(縫工筋), 반건양근과 함께 아족(鵝足)을 형성하는 박근건(薄筋腱)
- 경골신경(脛骨神經, L5~S2) 지배로 고관절과 슬관절 굴곡에 작용하는 이관절근의 반건양근건
- 슬와동맥(膝窩動脈)으로부터 분지하여 무릎 전방으로 향해 주행하는 내측하슬동 · 정맥(內側下膝動 · 靜脈)
- 대퇴동 · 정맥에서 분지하는 하행슬동 · 정맥(下行膝動 · 靜脈)의 복재지(伏在枝)
- 복재열공(伏在裂孔)에서 대퇴정맥으로 유입하는 대복재정맥(大伏在靜脈)

LR9 음포(陰包)

부위 대퇴부내측, 박근과 봉공근 사이, 슬개골저 상방 4촌

이 경혈에 관한 해부학적 구조

- 피부에는 **폐쇄신경피지**(閉鎖神經皮枝, L3~L4)
- 대퇴신경(大腿神經, L2~L3) 지배로 고관절(股關節)과 슬관절(膝關節)의 굴곡에 작용하는 이관절근의 봉공근(縫工筋)
- 폐쇄신경(閉鎖神經, L3~L4)의 고관절(股關節)과 슬관절(膝關節)의 굴곡에 작용하는 이관절근의 박근(薄筋)
- 경골신경(脛骨神經, L4~S2) 지배로 고관절(股關節)과 슬관절(膝關節)의 굴곡에 작용하는 이관절근의 반건양근(半腱樣筋)
- 대퇴동 · 정맥(大腿動 · 靜脈)에서 분지하는 하행슬동 · 정맥(下行膝動 · 靜脈)
- 복재열공(伏在裂孔)에서 대퇴정맥으로 유입하는 대복재정맥(大伏在靜脈)

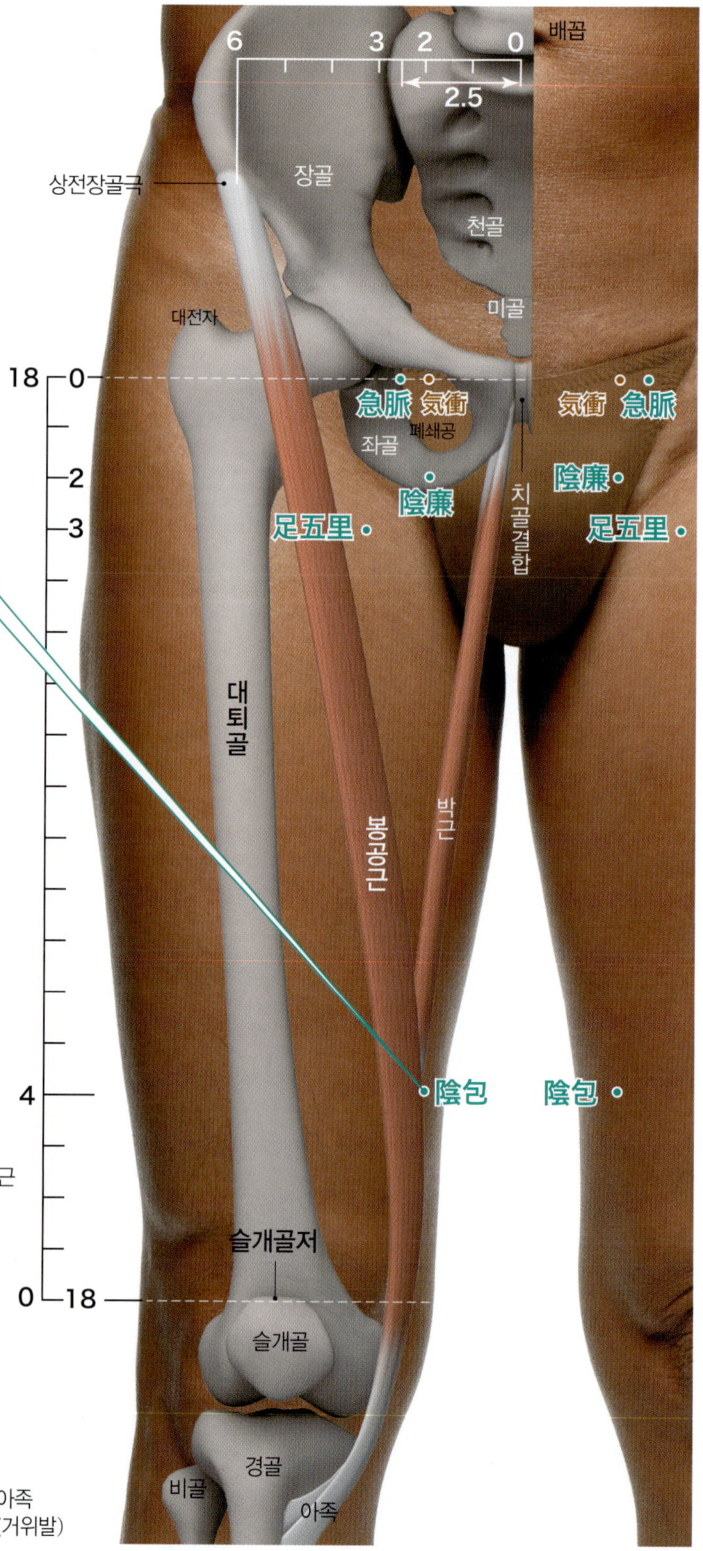

음포(陰包)의 취혈

고관절(股關節)을 약간 굽히고 외전시켜 근을 긴장시키면 봉공근(縫工筋)이 보다 선명하게 보인다. 봉공근의 후방에서 취한다.

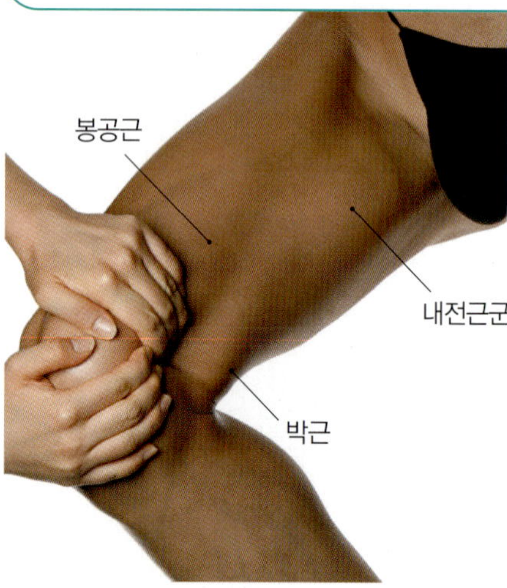

아족(鵝足) pes anserinus

Anserinus는 라틴어의 anser '아조(鵝鳥, 거위)'에서 유래한다. 대퇴내측부의 3개의 근인 봉공근(縫工筋), 박근(薄筋), 반건양근(半腱樣筋)의 정지건(停止腱)은 경골조면(脛骨粗面) 내측부에 부착한다. 이 부분의 형태가 물갈퀴가 있는 거위의 발형상과 유사하다고 하여 아족(鵝足)이라고 하였다.

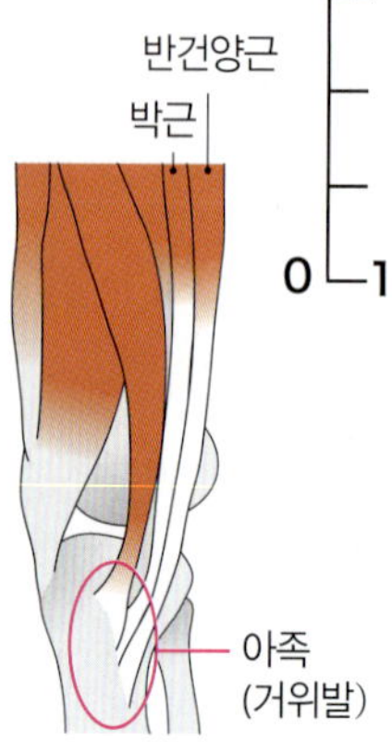

봉공근(縫工筋)은 상전장골극(上前腸骨棘)에서 기시하여 대퇴전면(大腿前面)을 내측으로 내려와 경골조면(脛骨粗面)의 내측에 정지하여 아족(鵝足)을 형성한다. 작용은 고관절(股關節)에 대해서는 굴곡(屈曲), 외전(外轉), 외선(外旋), 슬관절(膝關節)에 대해서는 굴곡에 작용한다. 봉공근(縫工筋)에 의한 급격한 수축으로부터 상전장골극(上前腸骨棘)의 박리골절(剝離骨折)을 일으키는 경우도 있다.

LR10 족오리(足五里)

부위 대퇴부내측, 기충(氣衝, ST30·胃)의 하방 3촌, 동맥박동부

이 경혈에 관한 해부학적 구조

- 피부에는 **폐쇄신경피지**(閉鎖神經皮枝, L3~L4)
- 폐쇄신경(閉鎖神經, L2~L5) 지배로 고관절(股關節)의 내전에 작용하는 장·단·대내전근(長·短·大內轉筋)과 대퇴신경지배로 내전에 작용하는 치골근(恥骨筋)
- 혈관열공(血管裂孔)으로부터 나와 촉지가능한 대퇴동·정맥(大腿動·靜脈)
- 복재열공(伏在裂孔)에서 대퇴정맥으로 유입하는 대복재정맥(大伏在靜脈)

LR11 음렴(陰廉)

부위 대퇴부내측. 기충(氣衝, ST30·胃)의 하방 2촌

이 경혈에 관한 해부학적 구조

- 피부에는 **대퇴신경전피지**(大腿神經前皮枝, L2)와 **음부대퇴신경**(陰部大腿神經)에서 분지하는 **대퇴지**(大腿枝, L2)
- 폐쇄신경(閉鎖神經, L2~L5) 지배로 고관절(股關節)의 내전에 작용하는 장·단·대내전근(長·短·大內轉筋)
- 혈관열공으로부터 나와 촉지가능한 대퇴동·정맥(大腿動·靜脈)
- 복재열공(伏在裂孔)에서 대퇴정맥으로 유입하는 대복재정맥(大伏在靜脈)

LR12 급맥(急脈)

부위 서혜부(鼠蹊部), 치골결합상연(恥骨結合上緣)과 같은 높이, 전정중선 외방 2.5촌

이 경혈에 관한 해부학적 구조

- 피부에는 **대퇴신경전피지**(大腿神經前皮枝)
- **폐쇄신경**(閉鎖神經, L2~L5)과 대퇴신경(大腿神經)의 이중지배로 고관절(股關節)의 내전에 작용하는 치골근(恥骨筋)
- **폐쇄신경**(閉鎖神經, L3~L4) 지배로 고관절(股關節)의 외선(外旋)에 작용하는 외폐쇄근(外閉鎖筋)
- 혈관열공으로부터 나와 촉지가능한 대퇴동·정맥(大腿動·靜脈)
- 복재열공(伏在裂孔)에서 대퇴정맥으로 유입하는 대복재정맥(大伏在靜脈)

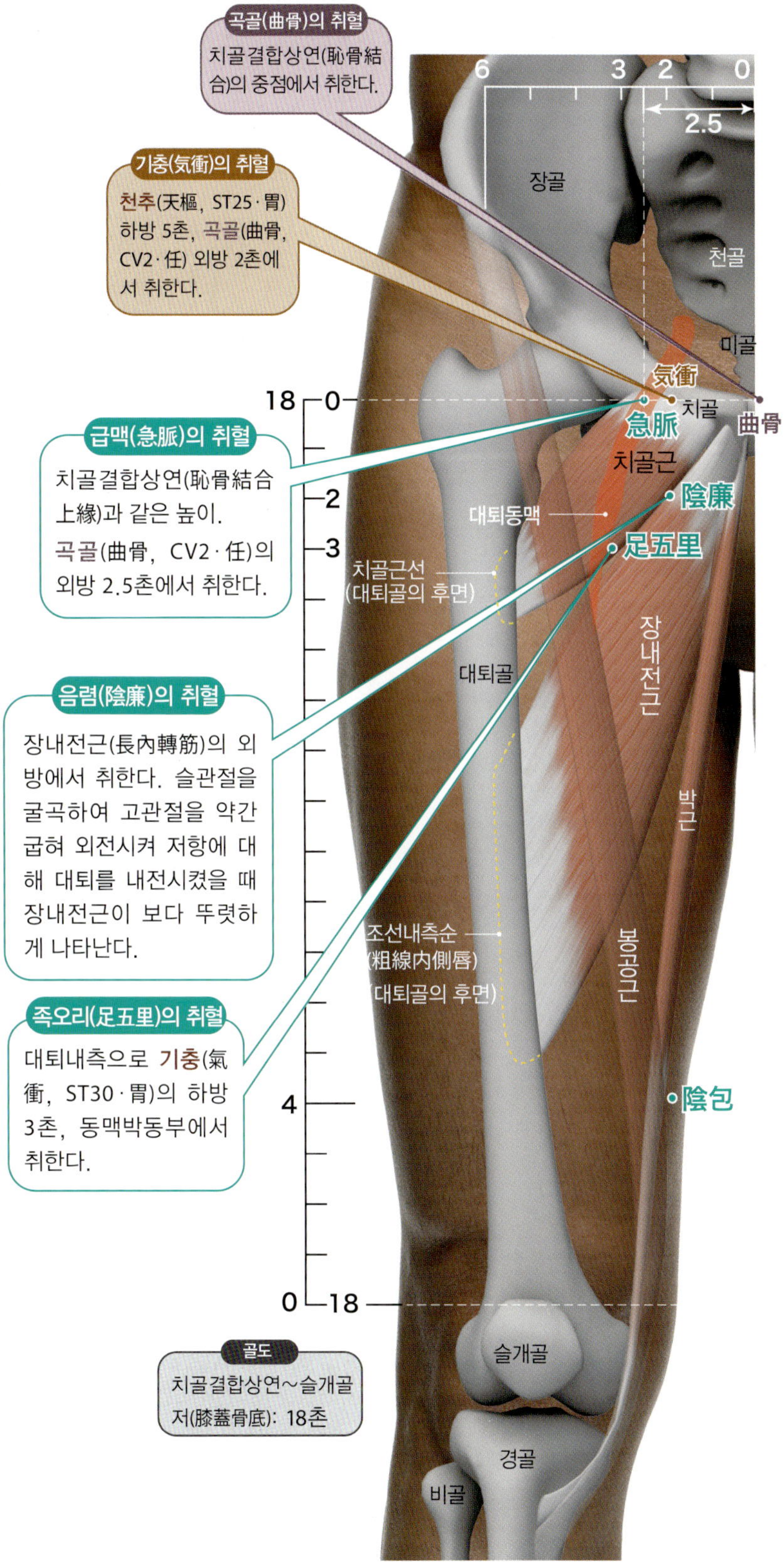

LR 족궐음간경(足厥陰肝經) 장문(章門), 기문(期門)

LR13 장문(章門)

부위 측복부, 제11 늑골단하연(肋骨端下緣

이 경혈에 관한 해부학적 구조

- 피부에는 **늑간신경외측피지**(肋間神經外側皮枝, T10)
- 늑간신경 (肋間神經, T6) 지배의 외 · 내복사근(外 · 內腹斜筋)
- 흉대동맥(胸大動脈)의 양측에서 나오는 벽측시(壁側枝)인 늑긴동맥(肋間動脈)

LR14 기문(期門)

부위 전흉부(前胸部), 제6 늑간, 정전중선의 외방 4촌

이 경혈에 관한 해부학적 구조

- 피부에는 **늑간신경**(肋間神經, T6)의 **전 · 외측피지**(前 · 外側皮枝)
- 늑간신경(肋間神經, T6) 지배의 외복사근(外腹斜筋)과 늑간근(肋間筋)
- 흉대동맥(胸大動脈)의 양측에서 나오는 벽측지(壁側枝)인 늑간동맥(肋間動脈)
- 액와동 · 정맥(腋窩動 · 靜脈) 가지의 흉견봉동 · 정맥(胸肩峰動 · 靜脈)의 흉근지(胸筋枝)
- 심부에는 폐, 횡행결장, 위가 있다. 침은 제6 · 7늑골간극(肋骨間隙)을 통과한다.

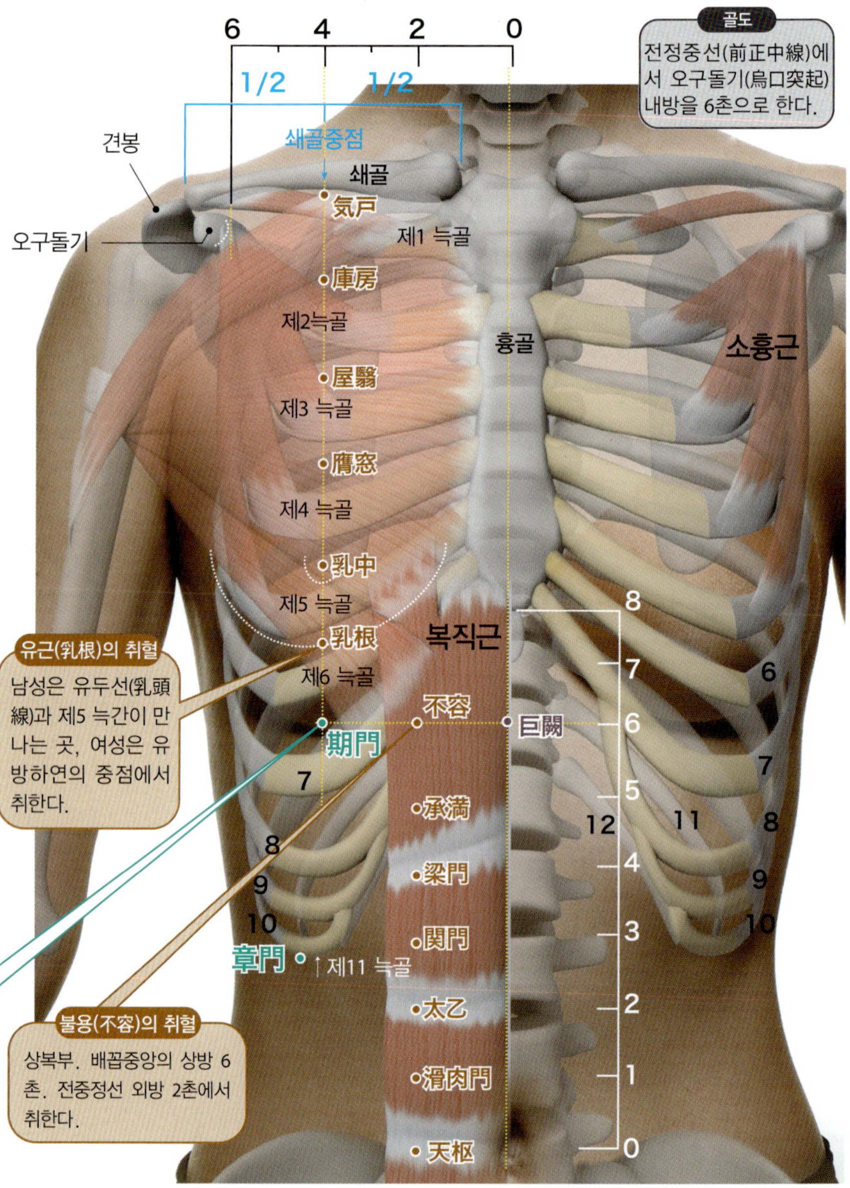

캠퍼근막(筋膜), 피하복근막(皮下腹筋膜), 콜레스근막 Camper's fascia, Scarpa's fascia, Colles' fascia

복벽피하(腹壁皮下)의 천근막(淺筋膜)으로 지방이 풍부하고, 비만인 경우 특히 두껍게 있는 것이 **캠퍼근막**으로 그 심부의 탄성섬유(彈性纖維)에 풍부한 근막이 **피하복근막**(Scarps's fascia)이다. 네발로 걷는 소나 말에서는 내장기관을 지지하고 보호하기 위해 인간보다 더 두껍다. 피하복근막은 외음부에서는 콜레스근막이 된다. 피하복근막은 서혜인대(鼠蹊靭帶)의 약간 아래에서 대퇴부전면(大腿部前面)의 대퇴근막(大腿筋膜)과 유합(癒合)하기 때문에 요도파열(尿道破裂)에 의한 오줌이나 혈액이 회음부에 퍼져도 대퇴하방으로는 침윤(浸潤)되지 않는다.

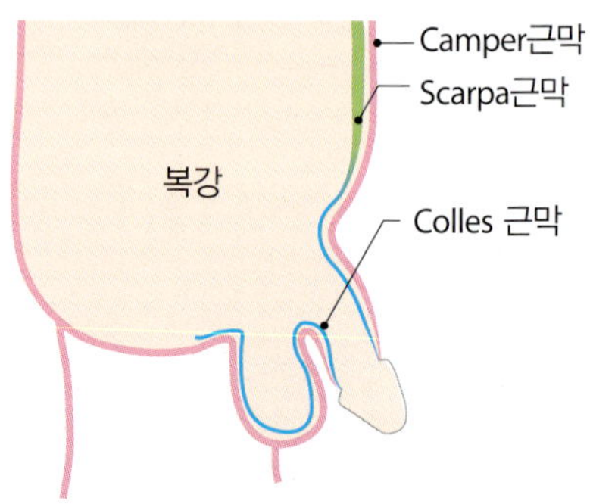

대흉근(大胸筋)은 흉부의 최표층에 있는 강력한 근육으로 ① 쇄골(鎖骨), ② 흉골(胸骨)과 상위늑연골(上位肋軟骨), ③ 복직근초(腹直筋鞘)에서 기시하여 상외측에 모여 상완골(上腕骨)의 대결절능(大結節稜)에서 정지한다. 견관절(肩關節)의 내전, 굴곡, 수평굴곡, 내선이나 강제 흡기시 늑골거상(肋骨擧上)과 흉곽 확대(胸廓擴大) 등의 작용을 한다.

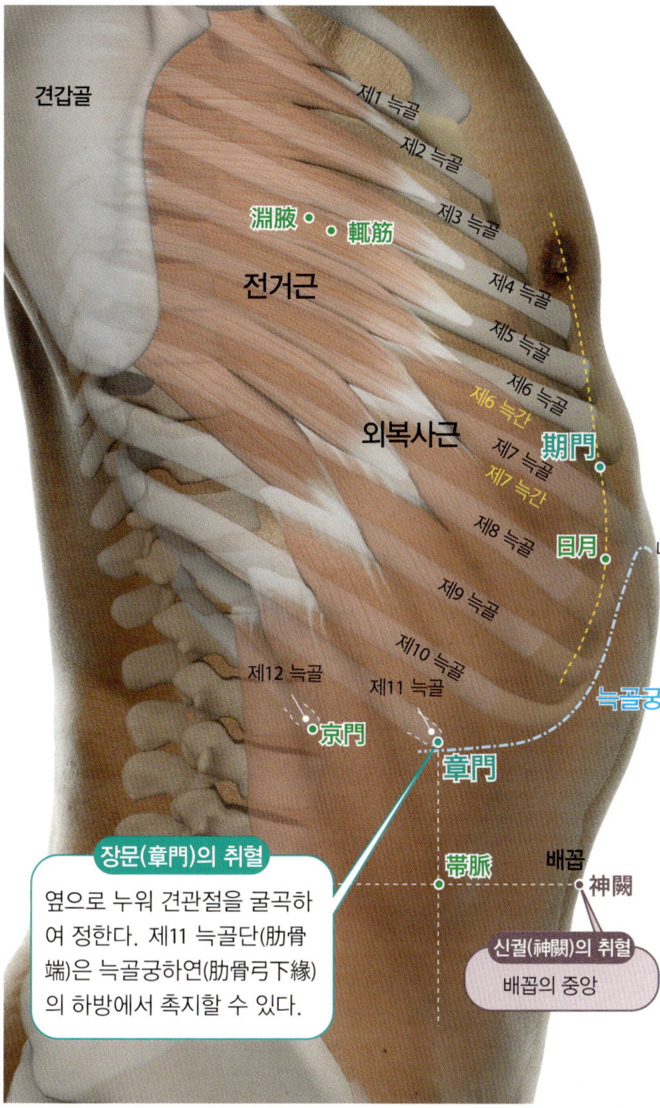

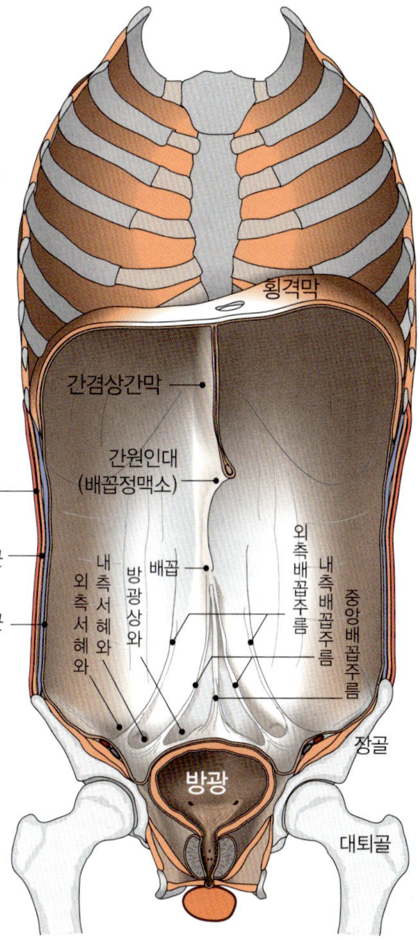

복강의 단면

배측에서 복강내면을 본 단면

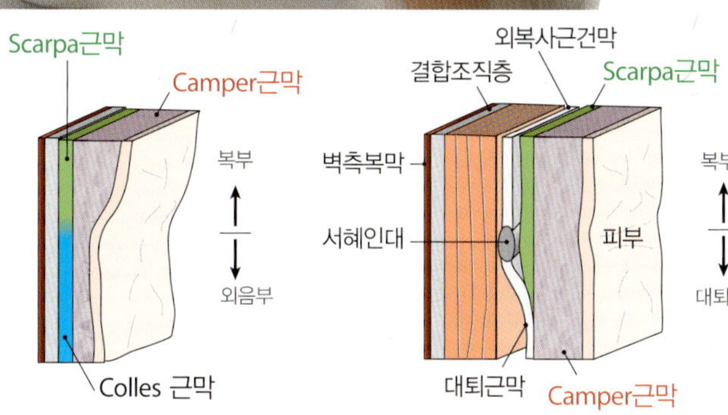

복벽의 구조

복벽(腹壁) abdominal wall

복벽 내면은 배꼽에서 정중, 하외방으로 향해 **중앙배꼽주름, 내·외측 배꼽주름**으로 나뉜다. 중앙배꼽주름 내부에는 제부(臍部)에서 방광첨(膀胱尖)으로 주행하는 요도관소(尿道管索)가 내측 배꼽주름 내부에는 제동맥소(臍動脈索)가 외측 배꼽주름 내부에는 하복벽동·정맥(下腹碧動·靜脈)이 주행하고 있기 때문에 복막이 두꺼워져 각각 주름으로 관찰할 수 있다. 내측서혜와(內側鼠径窩)는 내헤르니아의 **헤르니아문**이 된다.

과도한 감정작용(感情作用)은 질병의 원인

현대에는 '노하면 기가 역상한다.', '놀라서 어떻게 할 바를 모른다.', '고민이 많아 기가 막힌다.', '슬퍼서 의기소침하다.' 등의 감정을 표현하는 많은 단어들이 존재한다. 동양의학에서는 이들의 감정이 과도하거나 부족해지면 오장(五臟)에 변화를 초래한다고 생각하여 감정을 노(怒), 희(喜), 사(思), 비(悲)/우(憂), 공(恐)/경(驚)의 7가지(7情)으로 분류하여 순서대로 간(肝), 심(心), 비(脾), 폐(肺), 신(腎)과 상호 연관지었다.

여기에서는 노(怒)와 간(肝)과의 관계에 대해서 다루어 보겠다. 동양의학에 있어서 간은 현대 서양의학의 간장(肝臟)과는 달리 자율신경계의 중추(中樞)로서의 작용이 그 기능 중 하나로 여겨진다. 자율신경(自律神經)은 생존을 위한 기본적인 순환, 소화, 배설 등의 기능을 무의식중에 상시조절하는 신경으로 교감신경(交感神經)과 부교감신경(副交感神經)으로 구성되어 있다. 교감신경은 주로 긴장하거나 흥분하였을 때에 작용하는 신경으로 심박수 증가, 기관지 확장, 소화기능억제, 혈압 상승 등을 촉진하고 부교감신경은 주로 평상 시나 긴장을 풀고 쉴 때에 작용하며 심박수 감소, 기관지 수축, 소화액 분비촉진, 혈압하강 등의 작용을한다. 스트레스 사회를 살아가는 현대인들에게 분노와 짜증은 가장 절실한 문제이며 이러한 감정은 간(肝)의 기능을 실조(失調)시켜 복통, 혈압 상승, 두통 등 다양한 신체 증상을 유발하는 원인이 된다.

순간 온수기와 같이 부하 직원에게 순간적으로 화를 내는 회사 상사의 경우, 상사의 화를 받는 부하 직원뿐만 아니라 자신의 몸도 희생하고 있다. 먼저 화의 시작은 간기가 올라가 안면홍조, 불면(不眠), 어깨결림의 증상이 생기기 쉽다(간양상항; 肝陽上亢). 또한, 화를 내면 눈 충혈, 두통, 현훈 등의 증상이 나타나(간화상염; 肝火上炎), 최종적으로는 간화가 내풍(內風)을 불러 일으켜 뇌혈관 장애(中風)를 일으킬 수도 있다. 결국 '분노'의 감정은 내몸(간장을 시작으로하는 내장 등)과 상대에게 상처를 입히는 양날의 칼이다. 자율신경 기능에 부조화를 일으키지 않고, 평온한 생활을 해야만 하는 바이다.

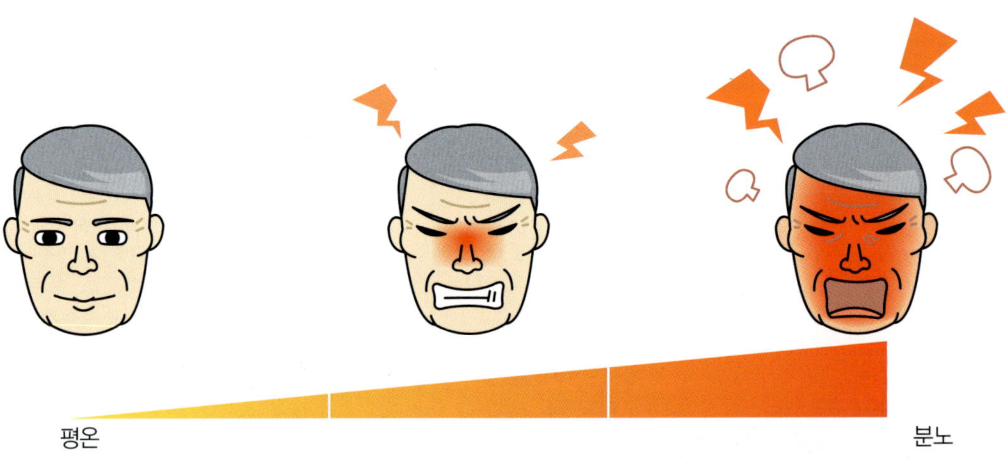

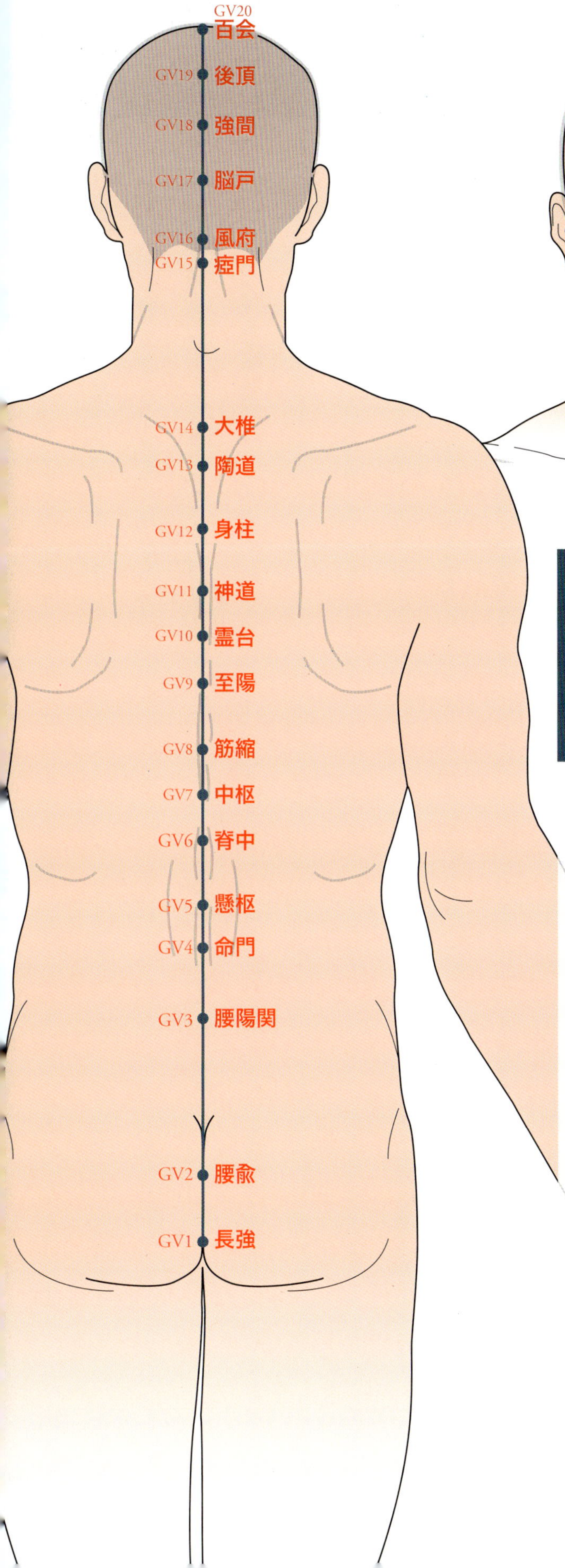

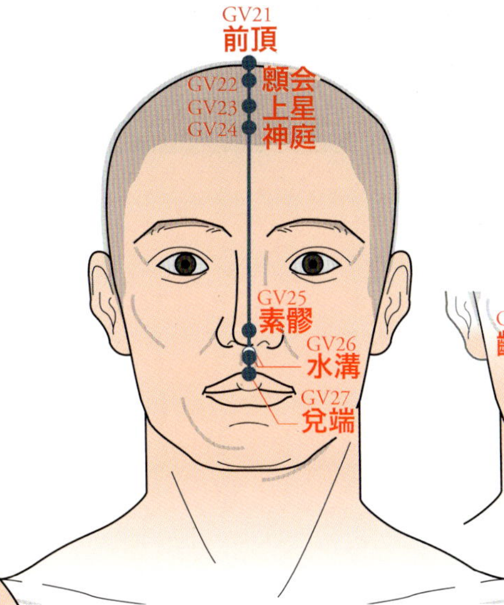

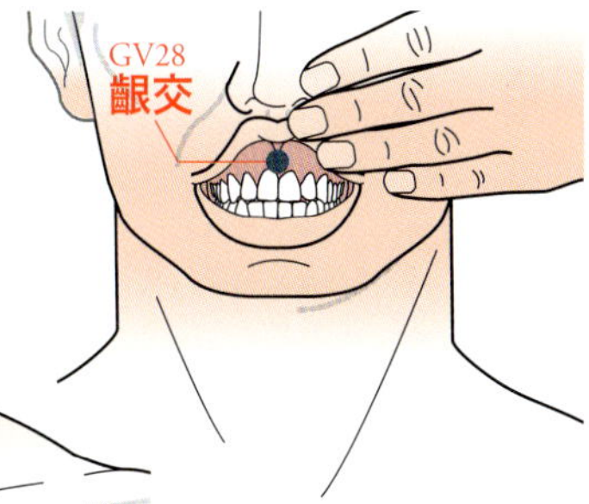

Chapter 13

독맥(督脈)

GV(Governor Vessel)

독맥은 양경을 총괄한다.

'독맥(督脈)'의 독(督)에는 총감독의 의미가 있다. 머리, 목, 배부의 정중선을 운행하고, 6개의 양경맥(陽經脈)[담(胆), 소장(小腸), 삼초(三焦), 위(胃), 대장(大腸), 방광膀胱)]과 대추(大椎, GV14)에서 교차하여 양경맥을 조정하고 감독한다. 이 때문에, 독맥은 '양맥의 바다(陽脈海)'라고 부른다. 또한, 독맥은 뇌에 속하고 신(腎)과 연결된다. 신(腎), 수(髓), 뇌(腦)의 관계에서 독맥(督脈)은 뇌나 척수의 생리와 병리를 반영하여 뇌, 척수와 생식기관을 상호 연계시키고 있다.

병증(病症)

배부(背部)의 경직(硬直), 두통, 족냉증이나 통증, 치질, 하복부에서 가슴까지의 휘몰아치는 듯한 통증, 심부통증, 부종(浮腫), 유뇨(遺尿), 불임(不妊, 여성)

GV 독맥(督脈) ① 배부(背部)

혈성해설

승제(昇提): 비기(脾気)를 끌어 올리는 것

온하원(溫下元): 신(腎)을 따듯하게 하는 것

배원(培元): 익원(益元), 장원(壯元), 보원(補元)이라고도 한다. 활동원인 원기를 보충하는 것.

고본(固本): 활력원을 기르는 것

조중(調中): 중초의 움직임을 조절하는 것

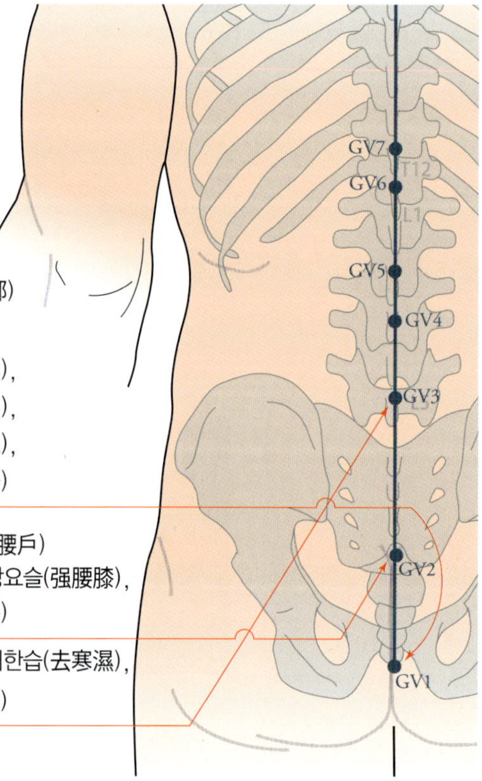

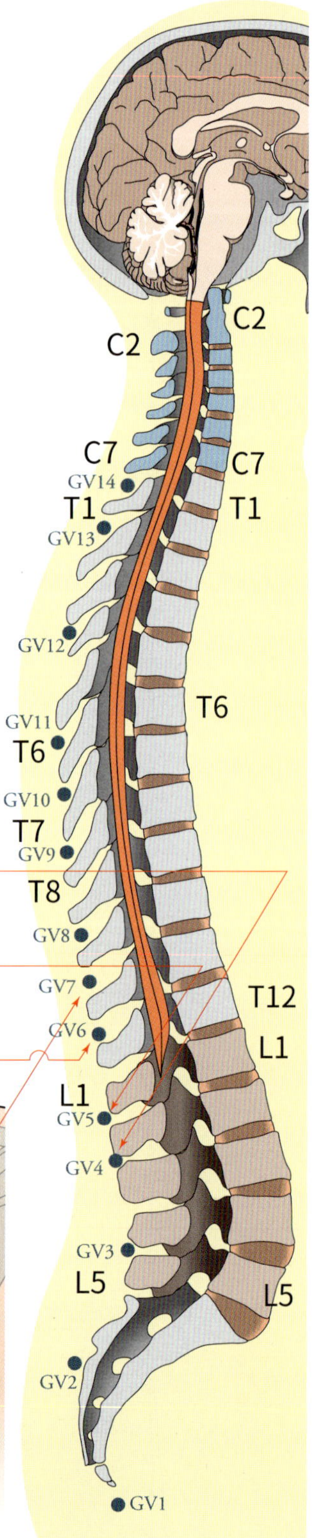

GV1 **장강(長强)**
별명: **기지음극**(氣之陰郄)
요혈: 독맥의 **낙혈**(絡穴)
혈성: 청열이습(清熱利濕), 조리하초(調理下焦), 청열지혈(清熱止血), 승제항장(昇提肛腸)

GV2 **요유(腰兪)**
별명: **배해**(背解), **요호**(腰戶)
혈성: 온하원(溫下元), 강요슬(强腰膝), 거습통락(去濕通絡)

GV3 **요양관(腰陽關)**
혈성: 강요슬(强腰膝), 거한습(去寒濕), 장요보신(壯腰補腎)

GV4 **명문(命門)**
별명: **속루**(屬累)
혈성: 배원고체(倍元固體), 온양보신(溫陽補腎), 소조경기(疏調經氣), 강건요슬(强健腰膝)

GV5 **현추(懸枢)**
혈성: 온신건비(溫腎健脾), 강건요슬(强健腰膝)

GV6 **척중(脊中)**
혈성: 온신건비(溫腎健脾)

GV7 **중추(中樞)**
혈성: 강요보신(强腰補腎), 화위지통(和胃止痛)

GV8 **근축(筋縮)**
혈성: 완급지통(緩急止疼), 통락지동(通絡止疼)

GV9 **지양(至陽)**
혈성: 관흉이격(寬胸利膈), 건비조중(健脾調中), 이기관흉(理氣寬胸)

GV10 **영대(靈臺)**
혈성: 청열해독(清熱解毒), 선폐통락(宣肺通絡)

GV11 **신도(神道)**
별명: **장유**(臟兪)
혈성: 영신(靈神), 청열(清熱), 통경지통(通經止痛)

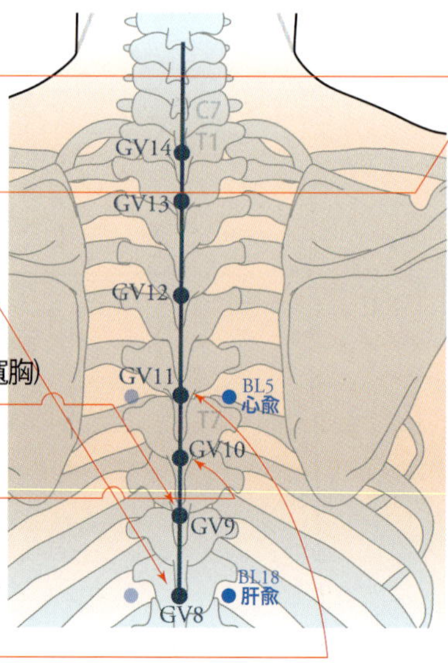

독맥(督脈)은 포중(胞中, 소골반강小骨盤腔)에서 시작하여 회음부로 나와 후정중선상을 따라 미골선단(**장강**長強)에서 요부, 배부(**요유**腰兪, **요양관**腰陽關, **명문**命門, **현추**懸枢, **척중**脊中, **중추**中枢, **근축**筋縮, **지양**至陽, **영대**靈台, **신도**神道)에 이른다.

- 장강(長强)은 독맥의 첫 번째 경혈인 독맥의 '장(長)'으로 등골(背骨)의 경직증상에 효과가 있는 경혈이라는 뜻이다. 독맥이 머리위까지 길게 분포하고 있는 것에서 유래하였다고 한다. 또 다른 설에 따르면 작용이 '강한' 것을 나타내고 있다고도 한다. 게다가, 사람의 미골(尾骨)이 '강하면서 긴 벌레'와 유사하다는 것에서 유래하였다고 하는 설도 있다.
- 요유(腰兪)는 요부(腰部)의 장애를 치료하는데 효과가 있는 경혈.
- 요양관(腰陽關)은 기(氣)가 상행하는 관(關)문에 해당하는 부분에 있는 경혈이라는 뜻
- 명문(命門)은 고대중국에서 좌우 신장(腎臟) 사이에 있는 '생명의 중요한 문', '생명력의 중심'이라고 여겨졌던 경혈을 말한다(자세한 내용은 오른쪽의 그림 참조. 경혈의 명문은 그곳에 있는 경혈이라는 뜻.
- 현추(懸樞)의 추(樞)는 체간을 굴곡하는 가장 중요한 부분이라는 뜻이다. 독맥의 가장 중요한 경혈의 의미라고도 한다.
- 척중(脊中)은 고대 중국에서 척주(脊柱)를 구성하는 추골(椎骨)을 21개(흉추 12개 + 요추 5개 + 선추 4개 = 21개)로 계산하는데 그 가운데(中) 11번째 척추에 있는 경혈을 뜻한다.
- 중추(中樞)는 척주의 중앙(中)에 있고 추요(樞要; 가장 요긴하고 중요한)한 경혈의 의미이다.
- 근축(筋縮)은 간유(肝兪, P.96)와 같은 높이에 위치해 있는 경혈로 간(肝)은 근(筋)을 담당하는 것에서 명명되었다. 또한, 경련(痙攣)에 효과가 있는 경혈의 의미이다.
- 지양(至陽)은 제7 흉추와 제8 흉추의 극돌기사이 즉 횡격막(横隔膜)의 높이에 위치하며 상초와 중초를 구분하는 위치에 있는 경혈이다. 체간에서 전후 음양에서 양측(陽側)은 등쪽(背側)을 가리키지만 상하의 음양에서는 횡격막을 사이에 두고 위쪽을 양, 아래쪽을 음으로 본다. 이 두 가지를 합치면 등쪽(背側)에 횡격막보다 위가 '양중의 양(陽中陽)', 아래는 '양중의 음(陽中陰)'이 된다. 독맥의 기가 올라와서 '양중의 양(陽中陽)'에 이르기 위해, 혹은 '양중의 양(陽中陽)'이 최고의 '양(陽)'이기 때문에, 지양(至陽)이 되었다고 한다.
- 영대(靈臺)의 영(靈)은 심에 통하고 대(台)는 거처를 의미한다. 심질환(心疾患), 정신질환(精神疾患)에 효과가 있는 경혈이라는 뜻.
- 신도(神道)의 신(神)도 역시 심에 통하고 심기(心気)가 통하는 길을 의미한다. 신도는 양협(両脇)에 있는 심유(心兪, P.96) 사이에 있고 정신과 감정의 치료에 효과적인 경혈이다.

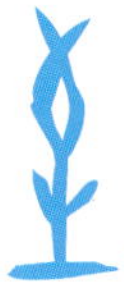

갑골문자

화살(矢)이 목표까지 도달한 모양을 묘사하고 있다.

至

至(지)는 목표한 곳까지 도달한 모양을 나타내고 있는 글자이다. 참고로 '室(실)'은 집안에서 더 이상 나아갈 수 없는 곳, 內室(내실)을 가리킨다. 窒息(질식)의 窒(질)은 穴(구멍)이 더 이상 갈곳이 없어 막힌 모양을 나타내고 있다.

명문(命門)과 우신(右腎)

동진시대(東晋時代)의 난경(難經)에는, 좌(左)측에는 신이있고 우(右)측에는 명문이 있다. 명문은 정신이 머무는 곳으로 남자는 정기를 저장하고 여자는 자궁과 연결된다.'고 되어있다. 이후, 명문은 양신(兩腎)의 사이에 있다는 설도 있다. 게다가, 좌우양신의 총칭이 명문이라는 설까지 생겼으나, 명대(明代)이후에는, 양신의 사이에 있다고 하는 것이 정설(定說)이 되었다.

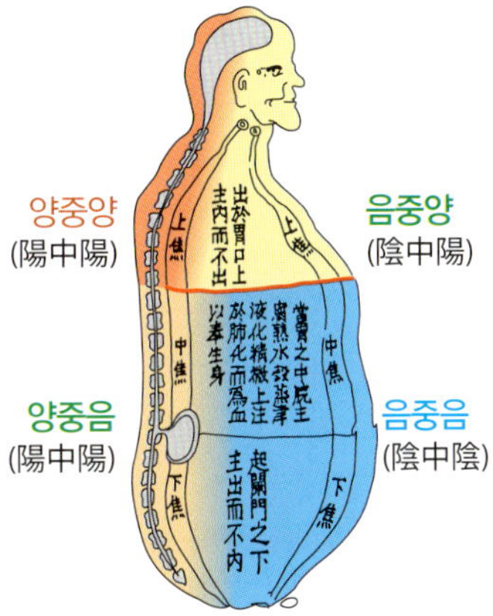

*엄밀(嚴密)하게 횡격막(横膈膜)의 높이는 호흡에 따라 오르내린다. 그림은 '유경도익(類經圖翼)'에 기초로 한다.

GV 독맥(督脈) ② 두경부(頭頸部), 배부(背部)

GV12 신주(身柱)

혈성: 선폐지해(宣肺止咳), 청심영신(淸心寧神), 거풍활락(去風活絡), 이기강역(理氣降逆), 지해평단(止咳平單)

GV13 도도(陶道)

혈성: 청열(淸熱), 해표(解表)

GV14 대추(大椎)

혈성: 소풍해표(疏風解表), 청열통양(淸熱通陽), 소풍산한(疏風散寒), 이기강역(理氣降逆), 진정안신(鎭靜安神), 성뇌해경(醒腦解痙)

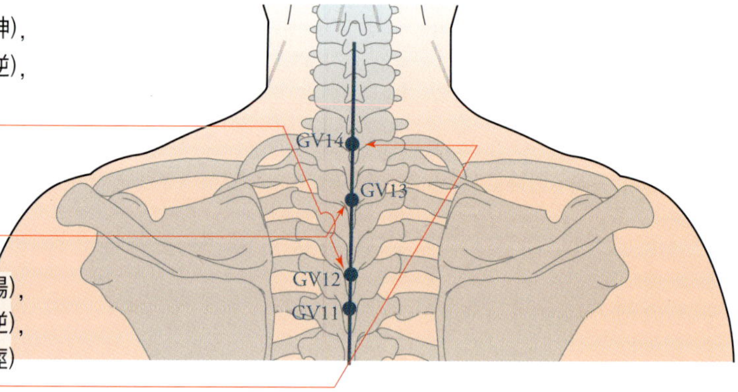

GV15 아문(瘂門)

별명: **설횡**(舌橫), **설염**(舌厭), **암문**(暗門)

혈성: 개규성신(開竅醒神), 안신(安神)

GV16 풍부(風府)

별명: **설본**(舌本), **귀침**(鬼枕), **귀혈**(鬼穴)

혈성: 청열산풍(淸熱散風), 통관개규(通關開竅), 소개뇌부(疏開腦府)

GV17 뇌호(腦戶)

별명: **잡풍**(匝風), **회액**(會額)

혈성: 청열산풍(淸熱散風), 소해뇌부(疏解腦府), 개규(開竅)

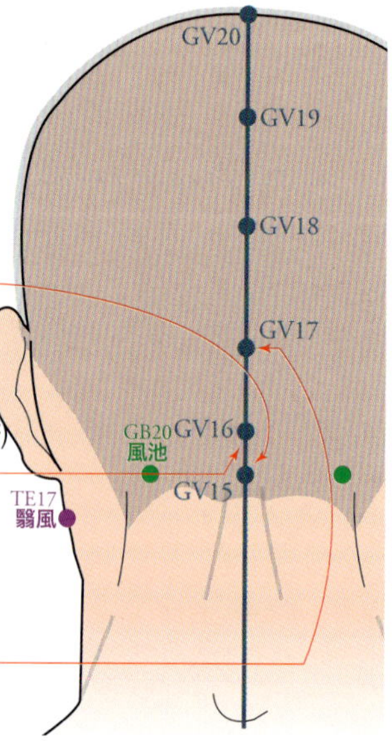

혈성해설

- **선폐**(宣肺): 선백(宣白)이라고도 한다. 폐기를 선통(宣通)하는 치료법
- **해표**(解表): 소표(疏表)라고도 한다. 외감(外感)초기에 땀을 내서 체표의 사기를 제거하는 것
- **성뇌**(醒腦): 의식을 확실하게 하는 것
- **소개**(疏開): 평온하고 명랑하게 하는 것
- **뇌부**(腦府): 뇌의 기능을 뜻함
- **식풍**(熄風): 현훈(眩暈), 떨림, 경련(痙攣) 등의 상태를 개선하는 것
- **승양고탈**(昇陽固脫): 양기을 올려 변비(便秘)나 요폐(尿閉)를 개선하는 것

GV18 강간(强間)

별명: **대우**(大羽)

혈성: 청두목(淸頭目), 안신지(安神志)

GV19 후정(後頂)

별명: **교충**(交衝)

혈성: 청두목(淸頭目), 안신지(安神志)

GV20 백회(百會)

별명: **삼양오회**(三陽五會)

혈성: 소궐식풍(蘇闕熄風), 청열개규(淸熱開竅), 승양고탈(昇陽固脫), 건뇌영신(健腦寧神), 회양고탈(会陽固脫), 평간식풍(平肝熄風)

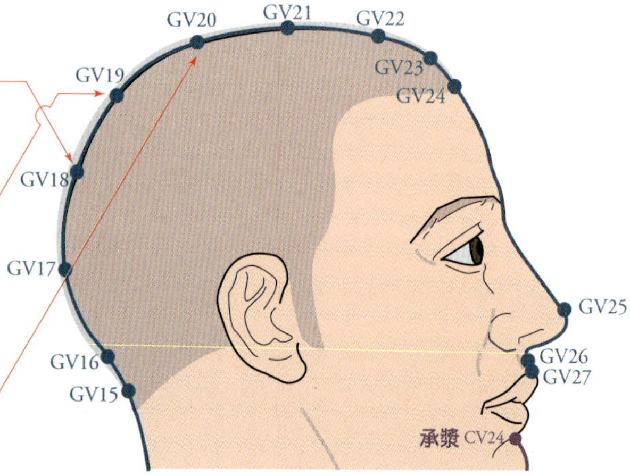

신도(神道)에서 등쪽으로 올라가(**신주**身柱, **도도**陶道, **대추**大椎), 수족삼양맥(手足三陽脈)(수양명대장경手陽明大腸經, 수태양소장경手太陽小腸經, 수소양삼초경手少陽三焦經, 족태양방광경足太陽膀胱經, 족양명위경足陽明胃經, 족소양담경足少陽胆經)과 교회(交会)하고, 후경부(**아문**瘂門)으로 올라가, 외후두융기 직하(**풍부**風府)에 이르러 뇌로 들어간다. 또한, 두부 정중을 통과하여 (**뇌호**脳戸, **강간**強間, **후정**後頂), 두정부(**백회**百会)에 도달한다.

- 신주(身柱)는 신체(身體)의 기둥(柱)인 척주를 가리킨다.
- 도도(陶道)는 제1 혹은 제2 흉추극돌기(**胸椎棘突起**)의 사이에 있고 '토기(土器)를 굽는 화덕' 또는 '언덕(丘)'과 관련된 도(陶)자가 이들 극돌기(**棘突起**)를 표시하고 있다고 여겨진다.
- 대추(大椎)는 경추(頸椎)중에서 가장 큰 제7 경추(**隆椎**)의 극돌기(**棘突起**)를 고대중국에서 대추(**大椎**)라 불렀던 것에서 유래한다.
- 아문(瘂門)의 아(瘂)는 '아(唖, 벙어리), 언어장애'을 뜻한다. 실어증에 유효한 경혈이라고 한다.
- 풍부(風府)의 부(府)는 '모이는 곳'을 가리키고 풍사(風邪)가 침입하는 위치에 있는 경혈의 의미이다. 풍지(風池, P.186), 예풍(翳風, P.168)과 같은 높이에 있다.
- 뇌호(脳戸)는 뇌를 지키는 후두부의 외후두융기(**外後頭隆起**)를 가리킨다는 설과, 뇌에서 척수(脊髄)로 이어지는 혈인 대공[**大孔**, 대후두공(**大後頭孔**)]의 가까이에 있는 경혈이라는 설등이 있다.
- 강간(強間)의 간(間)은 신생아(新生兒)의 소천문(小泉門)에 있는 뼈와 뼈 사이를 가리킨다고 한다. 강(強)은 두개골의 단단한 부분에 있는 침골[枕骨, 후두골(**後頭骨**)]을 나타낸다는 설도 있다.
- 후정(後頂)은 두정에 있는 백회(百會)의 뒤(後)에 있는 경혈이라는 뜻
- 백회(百會)는 두정부에 위치하고 머리의 양기가 모이는 곳으로 태양방광경(太陽膀胱經), 소양담경(少陽胆經), 소양삼초경(少陽三焦經), 독맥(督脈), 궐음간경(厥陰肝經)이 만나는 곳이라는 뜻이다. 또는 머리의 각종 질병을 치료하는 경혈의 의미도 있다.

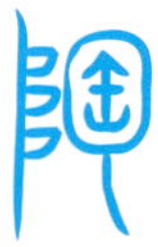

전문(篆文)

缶(부, 질그릇)은 탕이나 물을 넣는 몸통이 크고 주둥이가 작은 토기를 말한다.

陶

陶(도)는 토기를 나타내는 **缶**(부)에 **勹**(포)가 붙어 토기를 반죽하여 형틀에 넣는 것. 또는 토기를 굽는 가마를 가리킨다고 한다. 계단을 나타내는 **阝**(부)가 붙은 것. 여기에서 도자기, **陶器**(도기)를 가리키게 되었다.

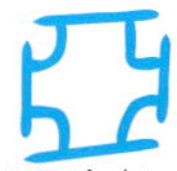

금문(金文)

亞(아)는 지하를 사각형으로 파서 네 귀퉁이의 바깥모서리의 모양을 나타낸다.

瘂

瘂(아)는 **疒**(녁) + **亞**(아, **新字**는 **亜**). **亞**자는 건물의 토대를 만들기 위해, 또는 묘를 쓰기위해 땅을 4각형으로 파낸 모양을 묘사한 것. 밖으로 나오지 않게 '밑받침, 아래에서 막히다'라는 의미로 전환되어 '목이 막혀 말을 할 수가 없다'라는 의미의 '**瘂**, 농아'나 '마음이 아파 가슴이 막히는 나쁜 감정'을 나타내는 뜻이 혐오스러운 글자가 생겨났다고 하는 설도 있다. 게다가, 아래에 있어 겉으로 나오지 않는 것에서, '두번재의, 다음의 것'이라는 의미의 '**亜**, 버금'도 생겨났다. [**亞流**(아류), **亞熱帶**(아열대)]

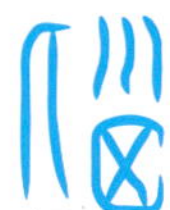

전문

우측은 털이 있는 머리, 두개골을 나타낸 것.

脳

腦(뇌)는 **頭蓋骨**(두개골)을 나타내는 **𡿺**에 **月**(육달월)부가 붙은 것으로 두개골 중에 부드러운 부분이 있는 뇌를 가리킨다. **凶**[구자는 **囟**(신, 정수리)]자의 **乂**는, 두개골의 봉합, 특히 **大泉門**(대천문, 숨구멍, 신생아의 맥이 뛸 때마다 움직이는 부분)을 가리킨다고 한다. 별설로는, 이 **乂**는 **腦回**(뇌회)를 가르킨다고 한다. **惱**(괴로워할 뇌)도 머리를 괴롭히는 것.

Governor Vessel

GV 독맥(督脈) ③ 두부(頭部), 전면(前面)

GV21 **전정(前頂)** 혈성: 청두목(聽頭目), 산풍(散風)

GV22 **신회(顖会)**
별명: **신상**(顖上), **귀문**(鬼門)
혈성: 청두목(聽頭目), 산풍(散風)

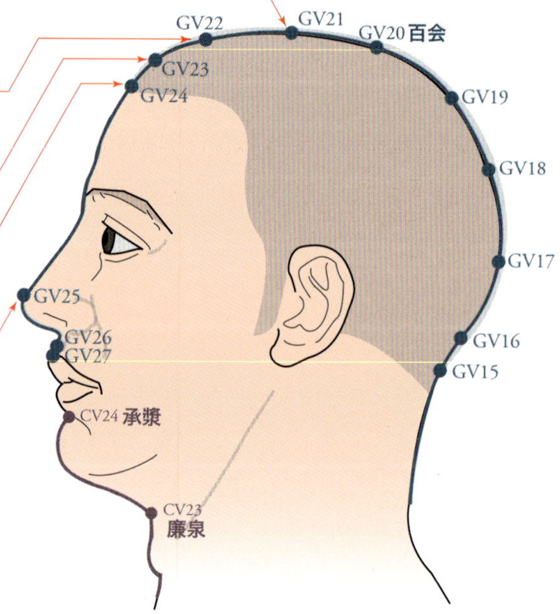

GV23 **상성(上星)**
별명: **귀당**(鬼堂)
혈성: 청열산풍(清熱散風), 선폐통규(宣肺通竅)

GV24 **신정(神庭)**
혈성: 청열산풍(清熱散風), 통규(通竅),
진경안신(鎭驚安神),
진정성뇌(鎭靜醒腦)

GV25 **소료(素髎)**
별명: **면왕**(面王), **면상**(面上)
혈성: 청열(清熱), 통규(通竅)

GV26 **수구(水溝)**
별명: **귀궁**(鬼宮), **귀객청**(鬼客庁), **인중**(人中)
혈성: 청열개규(清熱開竅),
회양구역(回陽救逆), 진통영신(鎭痛寧神)

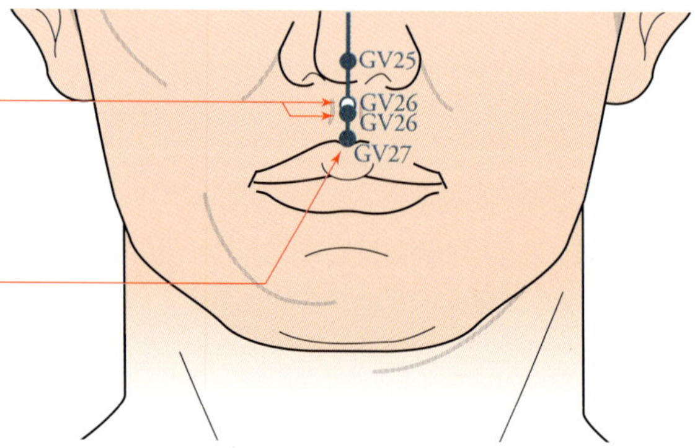

GV27 **태단(兌端)**
별명: **태골**(兌骨), **장골**(壯骨)
혈성: 청열(清熱), 지경(止驚)

혈성해설
진경(鎭驚): 깜짝깜짝 잘 놀라고, 놀라기 쉬운 불안감을 안정시켜주는 것
안신(安神): 정신불안, 동계, 수면장애 등의 증상을 안정 시키는 것
성뇌(醒腦): 의식을 확실하게 하는 것
회양구역(回陽救逆): 양기를 회복하는 것
영신(寧神): 정신의 불안정한 상태를 안정시키는 것

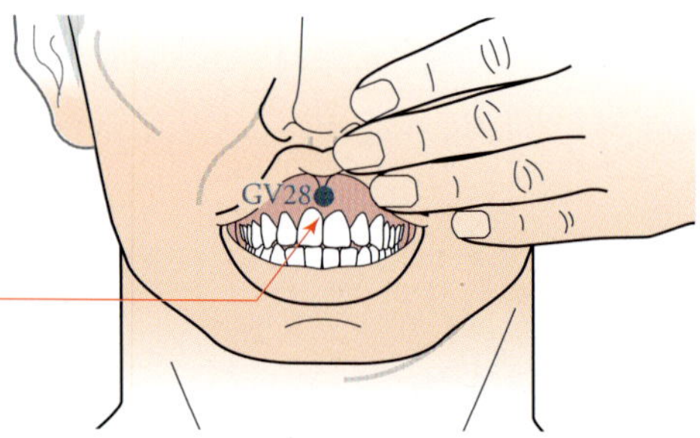

GV28 **은교(齦交)** 혈성: 청열(清熱), 소경(疏經) 영신(寧神)

- 전정(前頂)은 두정부에 있는 백회(百會) 앞(前)에 있는 경혈의 뜻.
- 신회(顖会)의 신(顖)은 대천문(**大泉門**)을 나타내는 글자로 관상봉합에 있는 경혈.
- 상성(上星)은 전머리의 발제에 있고 별(星)을 올려다(上) 볼 때에 가장 높은 곳에 있는 경혈의 뜻이다. 또는 '별'이라는 단어는 '높은 곳'을 시사하여 머리의 높은 곳에 있는 경혈이라는 설도 있다.
- 신정(神庭)의 신(神)은 정신을 담당하는 뇌를 뜻하고 정(庭)은 액(**額**), 전액부(**前額部**)를 가리킨다.
- 소료(素髎)의 료(髎)는 함요부의 혈(穴)을 가리킨다. 소(素)는 원래 실(絲)을 늘어뜨린다는 뜻으로 곧게 뻗은 비근(鼻筋)을 나타내었다고 여겨진다. 소료는 콧날 아래의 비첨(**鼻尖**)에 있는 함요부의 경혈을 뜻한다. 참고로 함요란 비공(鼻孔)이 아니라 비첨을 누르면 특히 움푹패인 부분을 말한다.
- 수구(水溝)는 콧물이 흐르는 도랑이라는 뜻이다. 수구의 별칭인 인중(**人中**)은 천기(공기)를 호흡하는 코와 지기(음식물)를 섭취하는 입의 중간에 있기에 인중이라는 이름을 붙였다고 한다. 사람(人)은 하늘(天)과 땅(地) 사이(間)에 있다,
- 태단(兌端)의 태(兌)는 銳(예, 뾰족한 것, 첨단)와 통하고 입끝(端)에 있는 경혈을 의미한다. 또는 독맥의 끝에 있는 경혈을 뜻한다. 혹은 우측에 설명과 같이 태(兌)자에는 혈(穴)이라는 의미도 있어 입과 연관되어 있다.
- 은교(齦交)의 은(齦)은 치근(**齒根**)을 가리킨다. 은교(齦交)는 상치근(**上齒根**)과 상순소대(**上脣小帶**)가 만나는(交) 부위에 있는 경혈의 뜻.

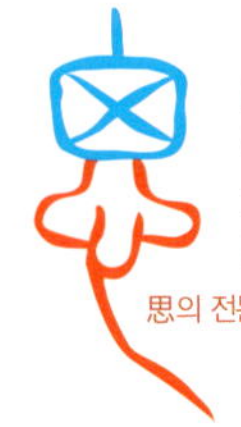

恖의 전문(篆文)

囟(신, 정수리)은 **腦**(뇌)자와 동일한 두개골의 봉합, **大泉門**(대천문)을 가리킨다.

顖

아래의 '心'은 심장의 형상으로 좌우의 심방과 심실(하나밖에 없다)과 대동맥을 묘사하고 있다.

顖(신)의 **頁**(혈)은 머리를 가리킨다. 덧붙혀 말하면, **細**(세)도 본래는 **糸**(사) + **田**(전)이 아니라, **糸**(사) + **囟**(신)으로 소아의 대천문의 '작은 극간(隙間)'을 가리키고 있다. **思**자도 **田**(전) + **心**(심)이 아니라 **囟**(신) + **心**(심)이다.

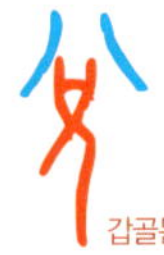

갑골문자

兌 = 八 + 兄(머리가 큰 사람)이지만 八은 다양한 해석이 있다.

兌

兌(태)는 '벗겨지다'와 관계하며, **兌**(태)는 사람이 옷을 벗는 모습이나 기가 빠져 정신이 몽롱한 상태를 가리킨다고 하는 해석이 있다. **脫**(탈)은 '벗는 것'을 **悅**(열)은 마음을 나타내는 심방변(忄)을 붙혀서 '마음속의 응어리가 빠져나오는 것', '매우 기쁜 것'을 나타낸다. **銳**(예)는 금속의 끝을 갈아 송곳이나 창과 같이 날카롭게 만드는 것을 가리킨다. 여기에서 '빠져나오다', 부가해서 '穴(혈), 빠져나갈 구멍'의 의미까지 생겨났다고 생각된다. 추가로 **蛻變**(세변)의 **蛻**(세), 허물을 벗는다는 글자로 매미가 껍질을 '벗다'는 것을 나타내고 있다.

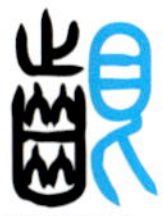

전문(篆文)

齒(치)의 위에 있는 **止**는 발음을 나타내고 '음식물을 씹다'는 의미

齦

艮(간)은 **目**(목) + **匕**(비, 비수, 칼)로 작은 칼로 눈 주위에 지워지지않는 문신을 새기는 것을 나타낸다. 또는 작은 칼로 찌르는 것과 같이 시선을 한 곳에 멈추어 있는 것을 표현하고 있다. 여기에서 '일정한 곳에 머무르다, 움직이지 않는다'라는 의미가 생겼다. **根**(근)은 '나무(木)의 움직이지 않는 부분', '根元(근원)' 을 나타내고 **齦**(은)은 '**齒**의 근원(根元)' 즉 '**齒根**(치근)'을 가리킨다. 덧붙혀서, **銀**(은)은 '부식하기 어려운 금속'을, **限**(한)은 '움직이지 않는 경계'를, **痕**(흔)은 '늘 있는 상처'를 나타낸다. **艮**(간)과 비슷한 **良**(량)은 '곡물을 씻어 깨끗한 모양', 또는 곡물을 **升**(되)로 넣는 모습을 표현하고 있기 때문에 의미도 발음도 전혀 다르다.

GV 독맥(督脈) 장강(長强), 요유(腰兪), 요양관(腰陽關)

GV1 장강(長强)

부위 회음부(会陰部), 미골(尾骨)의 하방,
미골단(尾骨端)과 항문(肛門)의 중앙

이 경혈에 관한 해부학적 구조

- 피부에는 천골신경총(薦骨神經叢) 가지의 **음부신경**(陰部神經, S2~S4)
- 이상근하공(梨狀筋下孔)에서 나온 음부신경(S2~S4) 근지에 지배되는 수의성(随意性) 외항문괄약근(外肛門括約筋)
- 이상근하공(梨狀筋下孔)에서 나온 내음부동 · 정맥(內部陰部動 · 靜脈) 가지의 **하직장동 · 정맥**(下直腸動 · 靜脈)
- 심부에는 **항문미골인대**(肛門尾骨靭帶)가 있다.

GV2 요유(腰兪)

부위 천골부(薦骨部), 후정중선상, 천골열공(薦骨裂孔)

이 경혈에 관한 해부학적 구조

- 피부에는 **천골신경후지**(薦骨神經後枝, S4)
- **천골열공**(薦骨裂孔)을 닫고 있는 **천후천미인대**(淺後薦尾靭帶)
- 이상근하공(梨狀筋下孔)에서 나와 중 · 소둔근(中 · 小臀筋)에 영양을 공급하는 내장골동 · 정맥(內腸骨動 · 靜脈)의 측벽지의 **하둔동 · 정맥**(下臀動 · 靜脈)

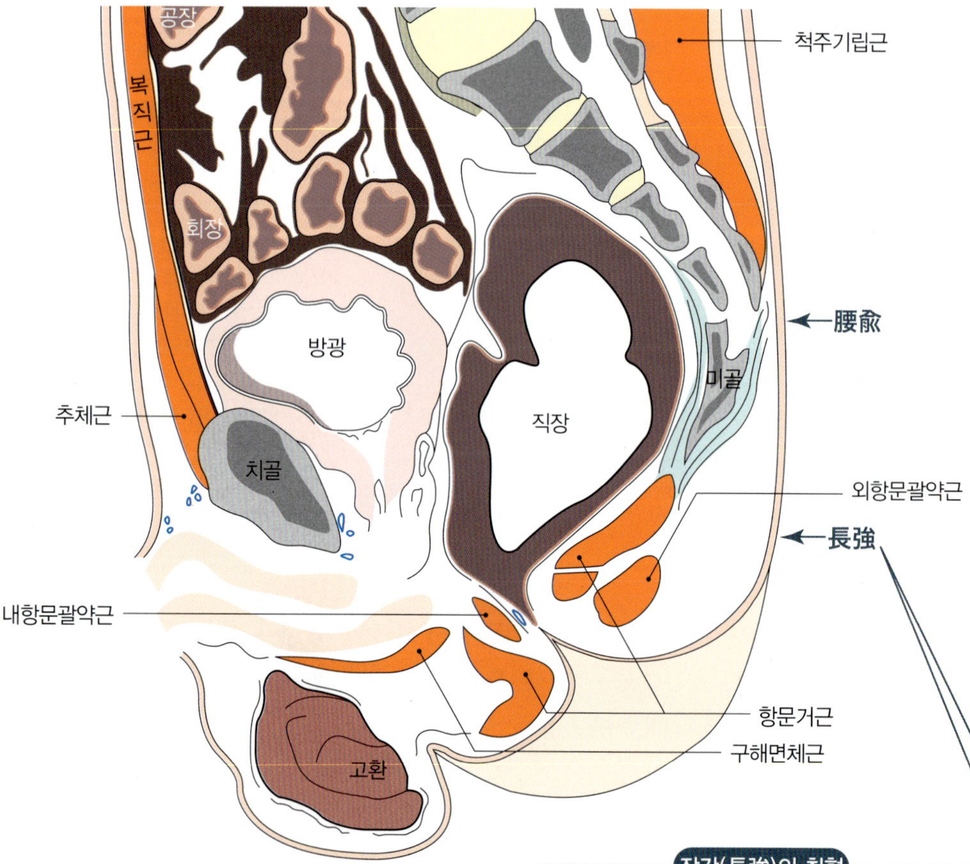

장강을 관통하는 시상면

장강(長強)의 취혈

미골하단(尾骨下端)의 하방 항문과의 사이에서 취한다.

*장강은 복와위(伏臥位)로 자침(刺針)할 수 있다.

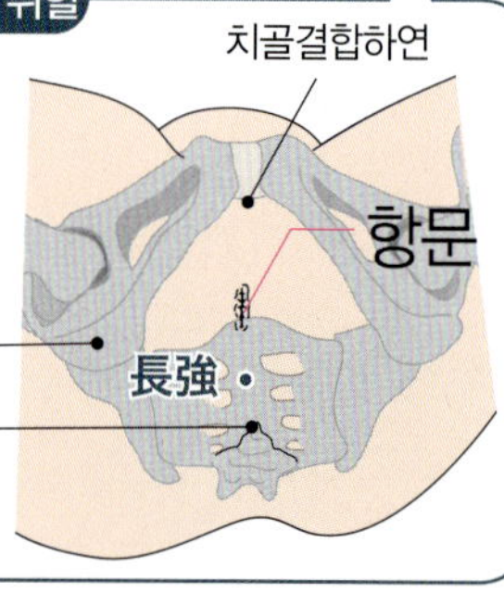

자율신경계(自律神經系)에 속하는 **부교감신경**(副交感神經)은 휴식을 취하고 있을 때에 움직이며 심박수의 저하나 내장의 기능을 활발하게 한다. 부교감신경계의 절전(節前) 뉴런은 뇌간(腦幹) 및 선수(仙髓)에 위치하기 때문에 두선계(頭仙系)라고도 한다. 12대인 뇌신경중에는 동안신경(動眼神經), 안면신경(安眠神經), 설인신경(舌咽神經), 미주신경(迷走神經)이 부교감신경에 포함된다.

GV3 요양관(腰陽關)

부위 요부(腰部), 후정중선상, 제4 요추극돌기 하방의 함요부

이 경혈에 관한 해부학적 구조

- 피부에는 **요신경후지**(腰神經後枝, L4)의 **내측피지**(內側皮枝)
- 척주기립근(脊柱起立筋)을 구성하는 고유배근내측군(固有背筋內側群)의 하나인 요신경후지(腰神經後枝) 지배의 (요)극간근((腰)棘間筋))
- 제7 경추극돌기에서 제4요추극돌기선단(腰椎棘突起先端)사이에 있는 극상인대(棘上靭帶)
- 제4 · 5 요추극돌기 사이에 있는 극간인대(棘間靭帶)
- 복대동맥(腹大動脈)의 양측에서 나오는 벽측지의 요동맥(腰動脈)의 배지(背枝)

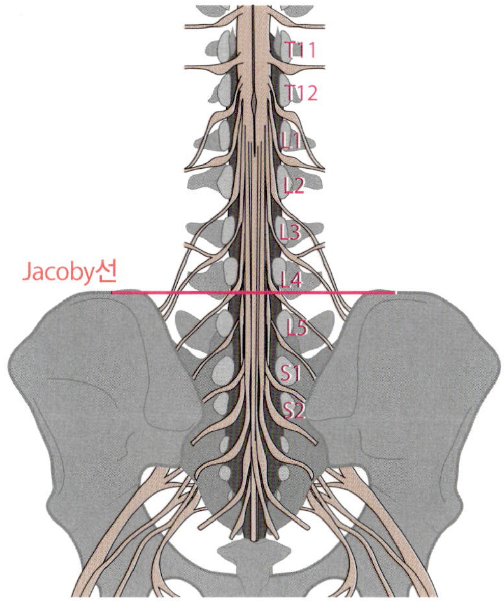

야코비선 Jacoby's Line과 요추천자(腰椎穿刺) Lubar Puncture

좌우 **장골릉의 최고점**을 연결한 **야코비선**은 제4요추의 극돌기를 통과한다. 척수하단(脊髓下端)의 척수원추(脊髓圓錐)가 제1, 2 요추의 높이에서 끝나기 때문에 제3과 제4 요추간의 지주막하강(蜘蛛膜下腔)에서 뇌척수액을 채취하는 요추천자나 지주막하강에 마취약을 주입하는 **요추마취**(腰椎痲醉)를 행하는 것이 가능하다. 제4, 제5 요추간과 제5 요추 · 제1 천골간의 디스크가 가장 많다.

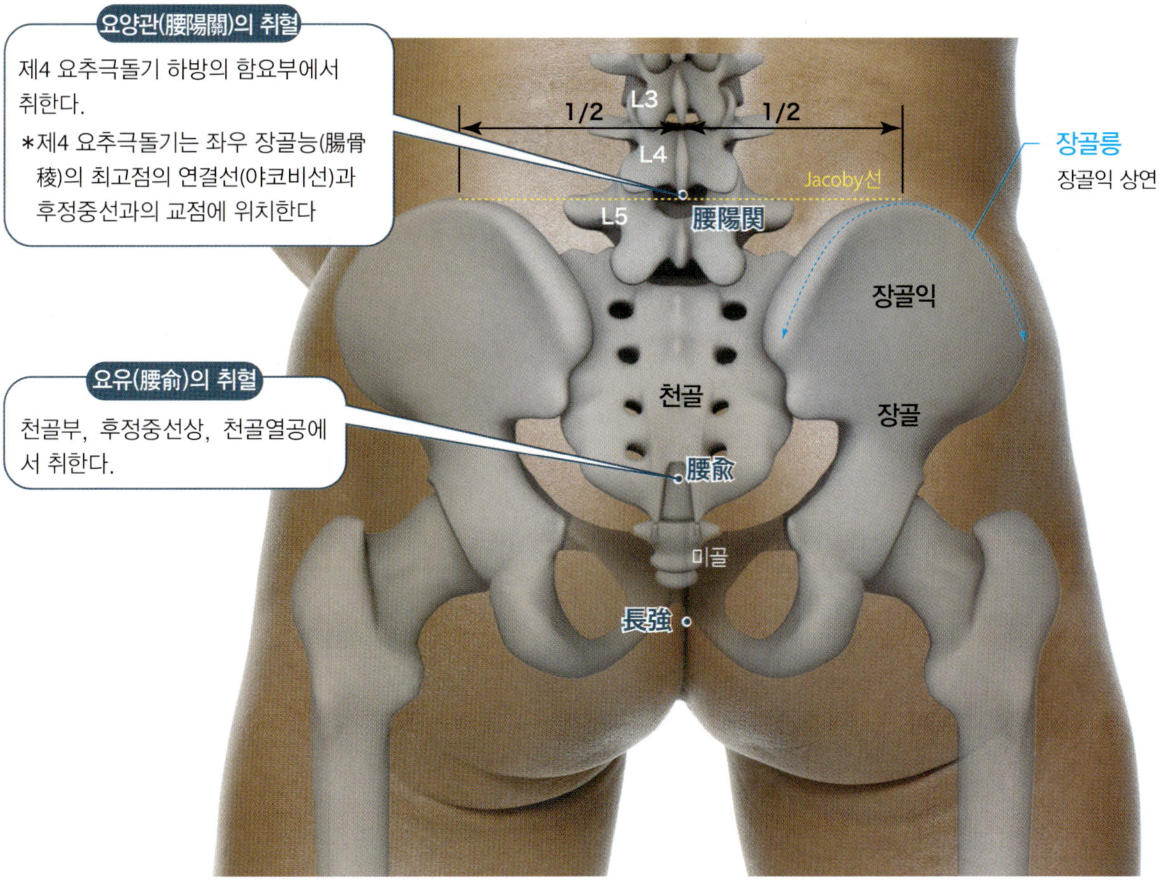

GV 독맥(督脈) 명문(命門), 현추(懸樞), 척중(脊中), 중추(中樞), 근축(筋縮)

GV4 명문(命門)

부위 요부(腰部), 후정중선상, 제2 요추극돌기하방의 함요부

이 경혈에 관한 해부학적 구조

- 피부에는 **요신경후지**(腰神經後枝, L2)의 **내측피지**(內側皮枝)
- 척주기립근(脊柱起立筋)을 구성하는 고유배근내측군(固有背筋內側群)의 하나인 요신경후지(腰神經後枝) 지배의 (요)극간근((腰)棘間筋)
- 제7 경추극돌기에서 제4 요추극돌기선단(腰椎棘突起先端)사이에 있는 극상인대(棘上靭帶)
- 제2 · 3 요추극돌기 사이에 있는 극간인대(棘間靭帶)
- 복대동맥(腹大動脈)의 양측에서 나오는 벽측지의 요동맥(腰動脈)의 배지(背枝)

GV5 현추(懸樞)

부위 요부(腰部), 후정중선상, 제1 요추극돌기하방의 함요부

이 경혈에 관한 해부학적 구조

- 피부에는 **요신경후지**(腰神經後枝)의 **내측피지**(內側皮枝, L1)
- 척주기립근(脊柱起立筋)을 구성하는 고유배근내측군(固有背筋內側群)의 하나인 요신경후지(腰神經後枝) 지배의 (요)극간근((腰)棘間筋))
- 제7 경추극돌기에서 제4요추극돌기선단(腰椎棘突起先端)사이에 있는 극상인대(棘上靭帶)
- 제1 · 2 요추극돌기 사이에 있는 극간인대(棘間靭帶)
- 복대동맥(腹大動脈) 양측에서 나오는 벽측지의 요동맥(腰動脈)의 배지(背枝)

GV6 척중(脊中)

부위 요부(腰部), 후정중선상, 제11 흉추극돌기하방의 함요부

이 경혈에 관한 해부학적 구조

- 피부에는 **흉신경후지**(胸神經後枝)의 **내측피지**(內側皮枝, T11)
- 척수신경후지 지배로 체간의 후굴에 작용하는 척주기립근(脊柱起立筋)
- 제7 경추극돌기에서 제4요추극돌기선단(腰椎棘突起先端)사이에 있는 극상인대(棘上靭帶)
- 제11 · 12 흉추극돌기 사이에 있는 극간인대(棘間靭帶)
- 복대동맥(腹大動脈) 양측에서 나오는 벽측지의 늑간동맥(肋間動脈)의 배지(背枝)

척중(脊中)의 취혈

제2 요추극돌기를 찾은 후, 그 위로 3개의 극돌기를 올라간 제11흉추극돌기 하방의 함요부에서 취한다.

현추(懸枢)의 취혈

제2 요추극돌기를 찾아, 그 위의 제1요추극돌기 하방의 함요부에서 취한다.

제2 요추극돌기의 취혈법

양측의 제12 늑골단을 연결하는 높이가 제2요추극돌기에 해당한다.

명문(命門)의 취혈

제2 요추극돌기 하방의 함요부에서 취한다.

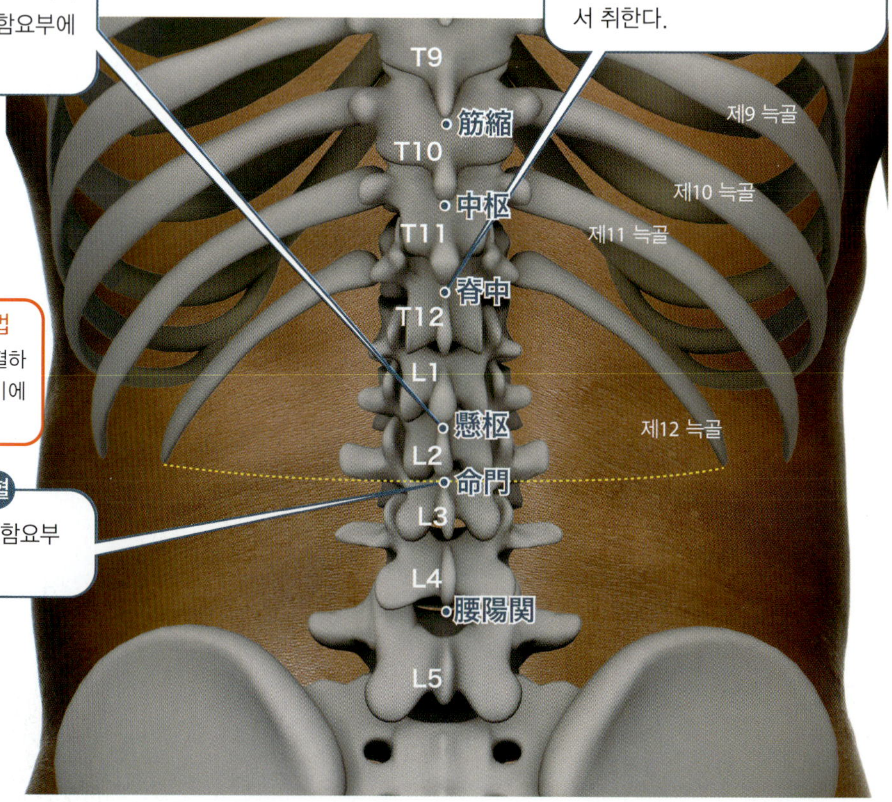

자율신경계(自律神經系)에 속하는 **교감신경**(交感神經)은 긴장하거나 흥분 시에 먼저 움직이고 운동에 적합한 상태로 된다. 교감신경계의 절전(節前) 뉴런세포체는 흉수(胸髓), 요유(腰髓)가 측각(側脚)에 위치하기 때문에 흉요계(胸腰系)라고 한다. 표적기관에 작용하는 화학전달물질(化學傳達物質)은 부교감신경에는 아세틸콜린, 교감신경에는 노르아드레날린(노르에프네프린)이다. 생리학에서는 여러가지 콜린작용성, 아드레날린 작용성이라고 한다.

GV7 중추(中樞)

부위 상배부(上背部), 후정중선상,
제10 흉추극돌기 하방의 함요부

이 경혈에 관한 해부학적 구조

- 피부에는 **흉신경후지**(胸神經後枝)의 **내측피지**(內側皮枝, T10)
- 척수신경후지 지배로 체간의 후굴에 작용하는 척주기립근(脊柱起立筋)
- 제7경추극돌기에서 제4요추극돌기선단(腰椎棘突起先端)사이에 있는 극상인대(棘上靭帶)
- 제10 · 11 흉추극돌기 사이에 있는 극간인대(棘間靭帶)
- 복대동맥(腹大動脈) 양측에서 나오는 벽측지의 늑간동맥(肋間動脈)의 배지(背枝)

GV8 근축(筋縮)

부위 상배부(上背部), 후정중선상,
제9 흉추극돌기 하방의 함요부

이 경혈에 관한 해부학적 구조

- 피부에는 **흉신경후지**(胸神經後枝)의 **내측피지**(內側皮枝, T9)
- 척수신경후지 지배로 체간의 후굴에 작용하는 척주기립근(脊柱起立筋)
- 제7경추극돌기에서 제4요추극돌기선단(腰椎棘突起先端)사이에 있는 극상인대(棘上靭帶)
- 제9 · 10 흉추극돌기 사이에 있는 극간인대(棘間靭帶)
- 복대동맥(腹大動脈) 양측에서 나오는 벽측지의 늑간동맥(肋間動脈)의 배지(背枝)

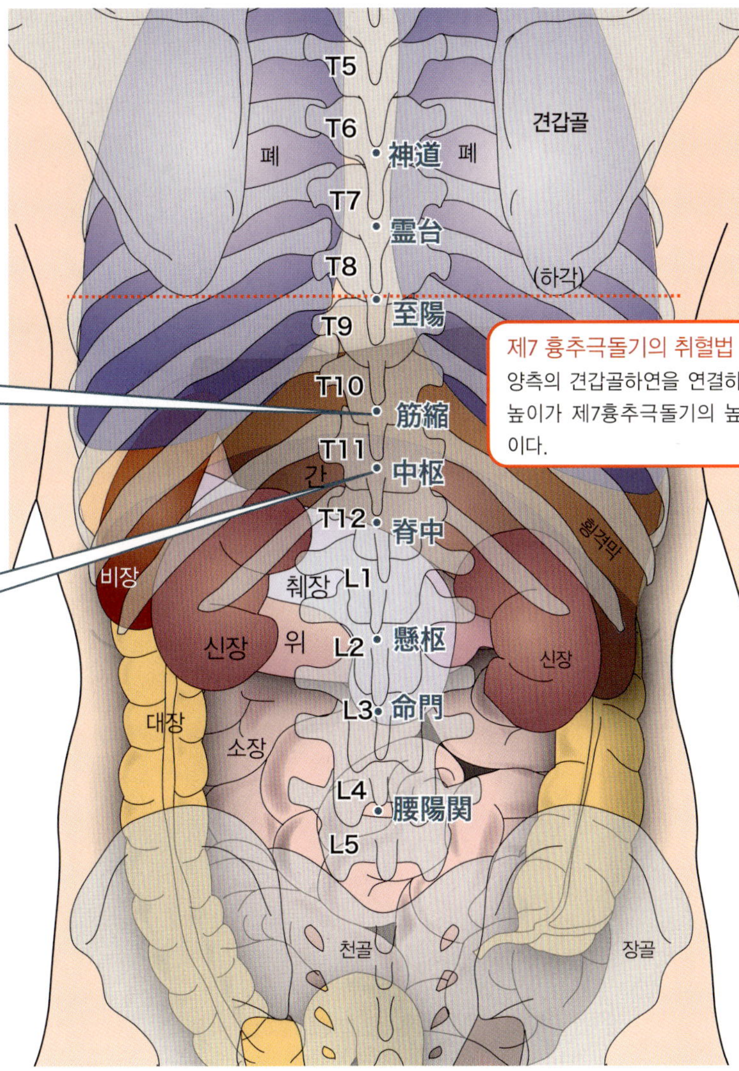

근축(筋縮)의 취혈

먼저 제7 흉추극돌기를 찾은 후 그 아래로 2개의 극돌기를 내려와 제9 극돌기 하방의 함요부에서 취한다.

중추(中枢)의 취혈

견갑골(肩甲骨) 하각의 높이에 위치하는 제7 흉추극돌기를 찾은 후 그 아래로 3개의 극돌기를 내려와 제10 극돌기 하방의 함요부에서 취한다.

제7 흉추극돌기의 취혈법

양측의 견갑골하연을 연결하는 높이가 제7흉추극돌기의 높이이다.

GV9 지양(至陽)

부위 상배부(上背部), 후정중선상, 제7 흉추극돌기하방의 함요부

이 경혈에 관한 해부학적 구조

- 피부에는 **흉신경후지**(胸神經後枝)의 **내측피지**(內側皮枝, T7)
- 부신경(副神經), 경신경총(頸神經叢) 근지(筋枝, C2~C4) 지배의 승모근(僧帽筋)
- 척수신경후지 지배로 체간의 후굴에 작용하는 척주기립근(脊柱起立筋)
- 제7경추극돌기에서 제4 요추극돌기 선단(腰椎棘突起先端)사이에 있는 극상인대(棘上靭帶)
- 제7 · 8 흉추극돌기 사이에 있는 극간인대(棘間靭帶)
- 복대동맥(腹大動脈) 양측에서 나오는 벽측지의 늑간동맥(肋間動脈)의 배지(背枝)

GV10 영대(靈臺)

부위 상배부(上背部), 후정중선상, 제6 흉추극돌기하방의 함요부

이 경혈에 관한 해부학적 구조

- 피부에는 **흉신경후지**(胸神經後枝)의 **내측피지**(內側皮枝, T6)
- 부신경(副神經), 경신경총(頸神經叢) 근지(筋枝, C2~C4) 지배의 승모근(僧帽筋)
- 척수신경후지 지배로 체간의 후굴에 작용하는 척주기립근(脊柱起立筋)
- 제7 경추극돌기에서 제4 요추극돌기 선단(腰椎棘突起先端)사이에 있는 극상인대(棘上靭帶)
- 제6 · 7 흉추극돌기 사이에 있는 극간인대(棘間靭帶)
- 복대동맥(腹大動脈) 양측에서 나오는 벽측지의 늑간동맥(肋間動脈)의 배지(背枝)

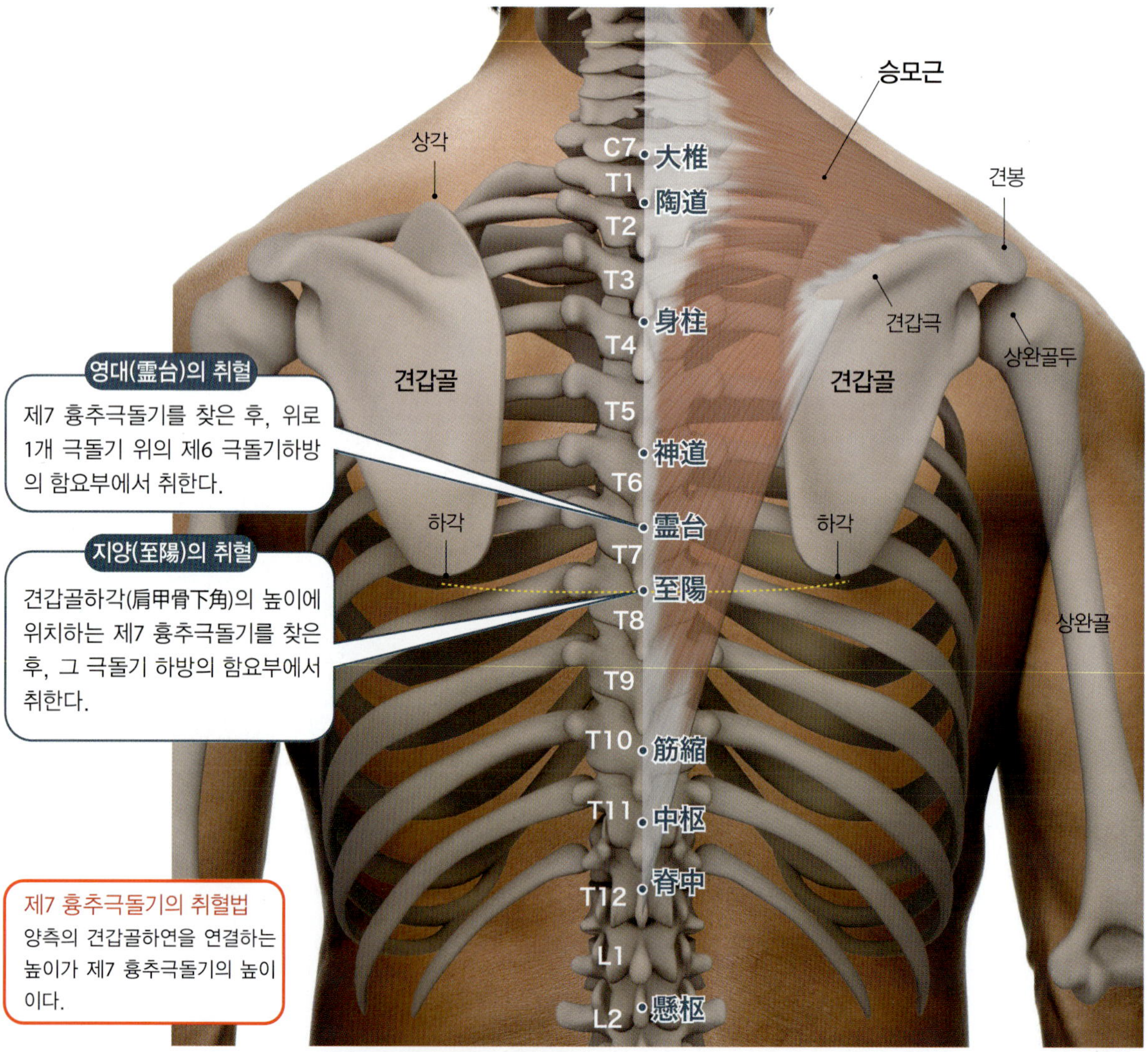

척주의 인대는 추골들 사이를 견고하게 연결하여 다양한 방향의 하중과 축압에 견딜 수 있도록 한다. 추체(椎體)에 부착하는 인대에는 **전종인대**(前縱靭帶), **후종인대**(後縱靭帶)가 있고 척주만곡(脊柱彎曲)의 보호와 지지에 관여한다. 추골궁에 붙어있는 인대에는 **황색인대**(黃色靭帶), **극간인대**(棘間靭帶), **극상인대**(棘上靭帶), **항인대**(項靭帶), **횡돌간인대**(橫突間靭帶)가 있다. 황색인대(黃色靭帶)는 주성분이 탄성섬유(彈性纖維)이기 때문에 황색이고 두텁고 강한 인대이다. 항인대는 극상인대가 상방에 넓게퍼져 있는 것으로 제7 경추에서 외후두융기(外後頭隆起) 사이에 위치한다.

GV11 신도(神道)

부위 상배부(上背部), 후정중선상, 제5 흉추극돌기하방의 함요부

이 경혈에 관한 해부학적 구조

- 피부에는 **흉신경후지**(胸神經後枝)의 **내측피지**(內側皮枝, T5)
- 부신경(副神經), 경신경총(頸神經叢) 근지(筋枝, C2~C4) 지배의 승모근(僧帽筋)
- 척수신경후지 지배로 체간의 후굴에 작용하는 척주기립근(脊柱起立筋)
- 제7경추극돌기에서 제4 요추극돌기선단(腰椎棘突起先端)사이에 있는 극상인대(棘上靭帶)
- 제5 · 6 흉추극돌기 사이에 있는 극간인대(棘間靭帶)
- 복대동맥(腹大動脈) 양측에서 나오는 벽측지의 늑간동맥(肋間動脈)의 배지(背枝)

항인대(項靭帶) nunchal ligament

후경골(後脛骨)의 외후두융기(外後頭隆起)와 제1~제7 경추의 극돌기의 선단(先端)을 연결하는 극상인대(棘上靭帶)를 **항인대**(項靭帶)라고 한다. 네발보행을 하는 동물에게는 잘 발달되어 있고 후두부의 근육과 함께 머리(頭部)를 고정하고 있다.

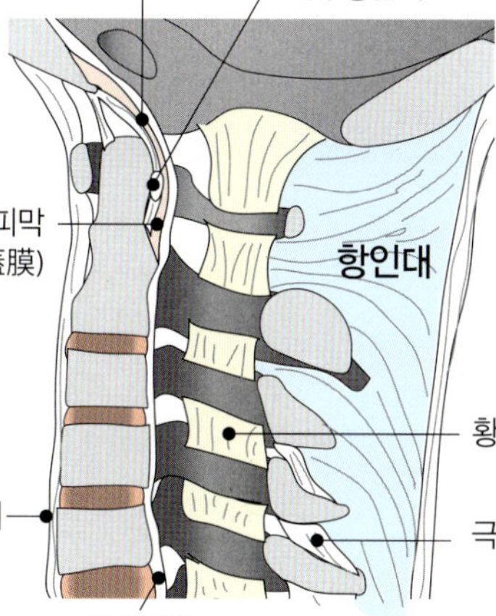

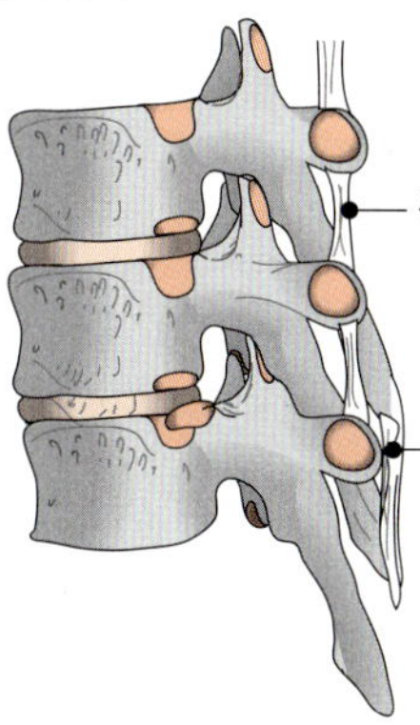

신도(神道)의 취혈

좌우견갑골하연(肩甲骨下緣)의 연결선상에서 제7 흉추극돌기를 찾은후, 그 위로 2개의 극돌기를 올라가 제5 흉추극돌기의 하방 함요부에서 취한다.

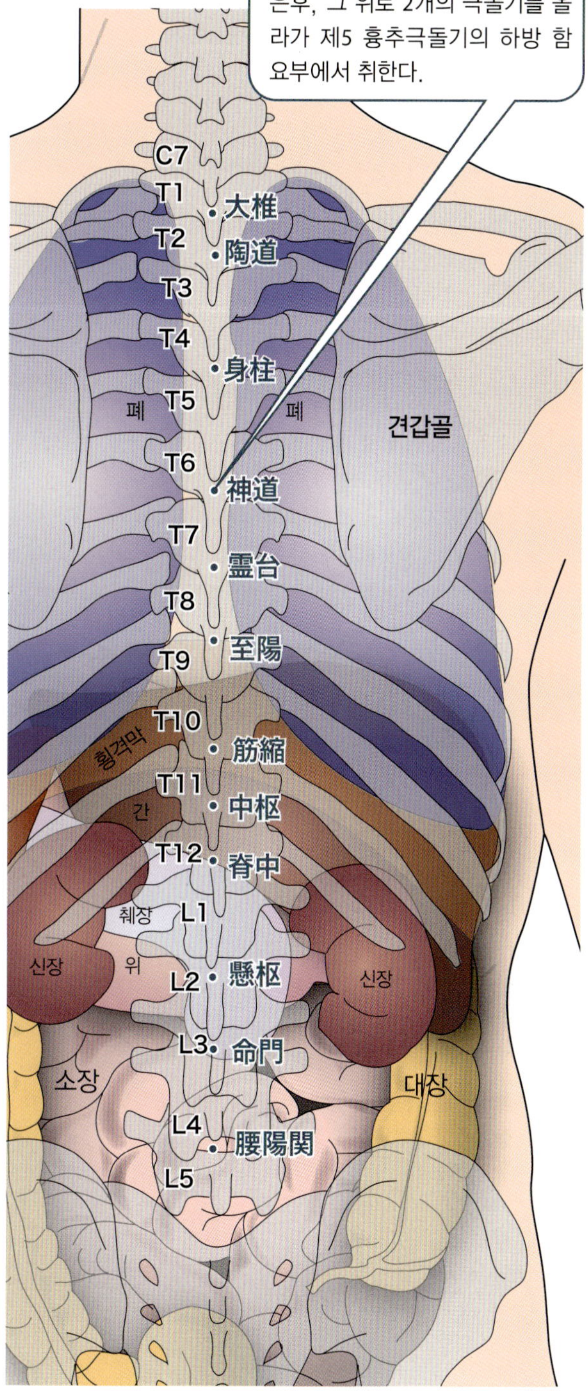

GV 독맥(督脈) 신주(身柱), 도도(陶道), 대추(大椎)

GV12 신주(身柱)

부위 상배부(上背部), 후정중선상, 제3 흉추극돌기 하방의 함요부

이 경혈에 관한 해부학적 구조

- 피부에는 **흉신경후지**(胸神經後枝)의 **내측피지**(內側皮枝, T3)
- 부신경(副神經), 경신경총(頸神經叢) 근지(筋枝, C2~C4) 지배의 승모근(僧帽筋)
- 척수신경후지 지배로 체간의 후굴에 작용하는 척주기립근(脊柱起立筋)
- 제7경추극돌기에서 제4 요추극돌기선단(腰椎棘突起先端)사이에 있는 극상인대(棘上靭帶)
- 제3 · 4 흉추극돌기 사이에 있는 극간인대(棘間靭帶)
- 복대동맥(腹大動脈) 양측에서 나오는 벽측지의 늑간동맥(肋間動脈)의 배지(背枝)

GV13 도도(陶道)

부위 상배부(上背部), 후정중선상, 제1 흉추극돌기 하방의 함요부

이 경혈에 관한 해부학적 구조

- 피부에는 **흉신경후지**(胸神經後枝)의 **내측피지**(內側皮枝, T1)
- 부신경(副神經), 경신경총(頸神經叢) 근지(筋枝, C2~C4) 지배의 승모근(僧帽筋)
- 척수신경후지 지배로 체간의 후굴에 작용하는 척주기립근(脊柱起立筋)
- 제7 경추극돌기에서 제4요추극돌기선단(腰椎棘突起先端)사이에 있는 극상인대(棘上靭帶)
- 제1 · 2 흉추극돌기 사이에 있는 극간인대(棘間靭帶)
- 복대동맥(腹大動脈) 양측에서 나오는 벽측지의 늑간동맥(肋間動脈)의 배지(背枝)

도도(陶道)의 취혈

후경부(後頸部)로 일반적으로 가장 융기된 극돌기인 제7 경추극돌기를 기준으로, 제1 흉추극돌기 하방의 함요부에서 취한다.

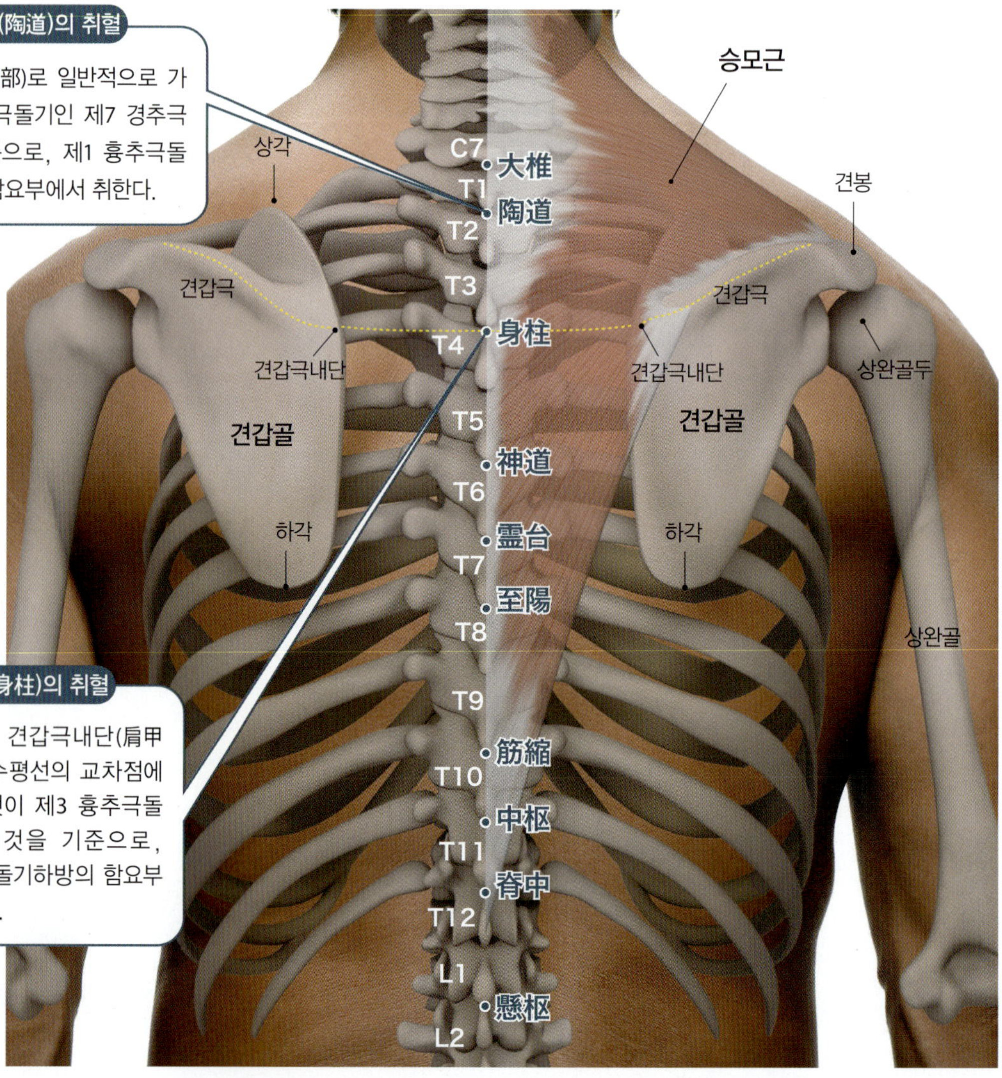

신주(身柱)의 취혈

후정중선과 견갑극내단(肩甲棘內端)의 수평선의 교차점에 위치하는 것이 제3 흉추극돌기이다. 이것을 기준으로, 제3 흉추극돌기하방의 함요부에서 취한다.

경추(頸椎)는 전만(前彎)되어 있고 극돌기는 추체(椎體)에서 후방으로 수평으로 뻗어 있다. 따라서 추체와 극돌기는 거의 같은 높이에 있다. 특히 C3~C5의 극돌기의 길이는 다른 경추의 길이와 비교하여 짧기 때문에, **C7(융추**隆椎**)**의 **극돌기**가 후방으로 돌출되어 촉지하기 쉽다.

GV14 대추(大椎)

부위 후경부(後頸部), 후정중선상, 제7 경추극돌기 하방의 함요부

이 경혈에 관한 해부학적 구조

- 피부에는 **흉신경후지**(胸神經後枝)의 **내측피지**(內側皮枝, C8)
- 부신경(副神經), 경신경총(頸神經叢) 근지(筋枝, C2~C4) 지배의 승모근(僧帽筋)
- 척주기립근(脊柱起立筋)을 구성하는 고유배근내측군(固有背筋內側群)의 하나인 **경신경후지**(頸神經後枝) **지배**의 경극간근(頸棘間筋)
- 제7 경추극돌기에서 제4요추극돌기선단(腰椎棘突起先端) 사이에 있는 극상인대(棘上靭帶)
- 제7 경추극돌기에서 제1흉추극돌기사이에 있는 극간인대(棘間靭帶)
- 쇄골하동맥(鎖骨下動脈) 가지의 갑상경동 · 정맥(甲狀頸動 · 靜脈)에서 분지하는 경횡동 · 정맥(頸橫動 · 靜脈)의 상행지(上行枝)

대추(大椎)의 취혈

제7 경추극돌기하방의 함요부에서 취한다.
*후경부에서 가장 융기하고 있는 것이 제7 경추극돌기이다.

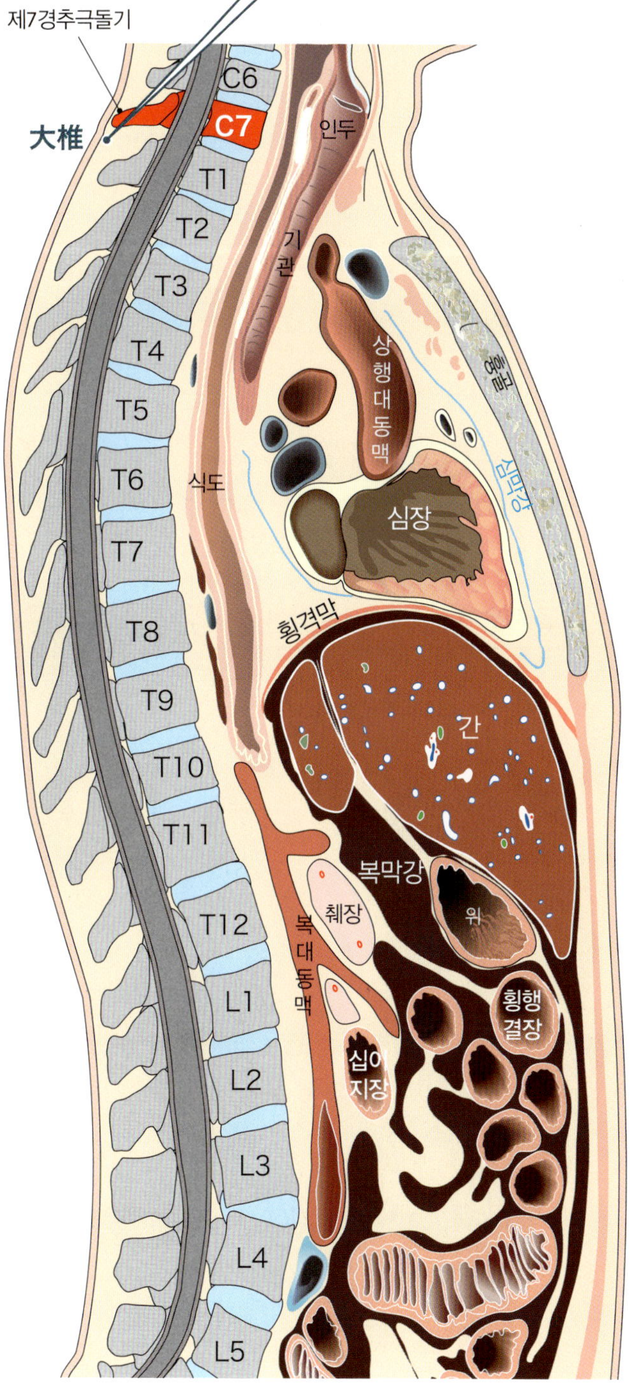

제7경추극돌기의 취혈법

제7 경추극돌기를 어림잡은 상태에서 중지를 대고, 시지(示指)와 약지(藥指)를 상하극을 찾는다. 목을 가볍게 전굴(前屈)하거나, 회선(回旋) 시키면, 움직이는 것이 경추의 극돌기, 움직이지 않는 것이 흉추극돌기이다.

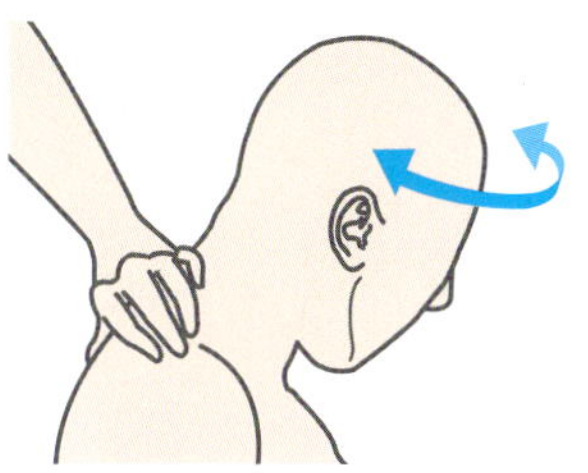

GV 독맥(督脈) 아문(瘂門), 풍부(風府), 뇌호(腦戶)

GV15 아문(瘂門)

부위 후경부(後頸部), 후정중선상, 제2 경추극돌기하방의 함요부

이 경혈에 관한 해부학적 구조

- 피부에는 제3경신경후지(頸神經後枝)로 후경부피부(後頸部皮膚)에 분포하는 **제3후경신경**(後頸神經, C3)
- 외후두융기(外後頭隆起)에서 시작하여 제7경추극돌기까지 있는 탄성섬유(彈性纖維)로 된 항인대(項靭帶)
- 경신경후지(頸神經後枝, C3~C8) 지배로 머리의 신전, 측굴, 회선에 작용하는 두판상근(頭板狀筋)
- 척주기립근(脊柱起立筋)을 구성하는 고유배근내측군(固有背筋內側群)의 하나인 경신경후지(頸神經後枝) 지배의 (경)극간근((頸)棘間筋)
- 경신경후지(頸神經後枝) 지배로 머리의 신전, 측굴, 회선에 작용하는 두반극근(頭半棘筋)
- 쇄골하동 · 정맥(鎖骨下動 · 靜脈) 가지의 갑상경동 · 정맥(甲狀頸動 · 靜脈)에서 분지하는 경횡동 · 정맥(頸橫動 · 靜脈)의 **상행지**(上行枝)
- 심부에는 척수(脊髓)가 있다.

GV16 풍부(風府)

부위 후경부(後頸部), 후정중선상, 외후두융기(外後頭隆起)의 직하, 좌우승모근사이의 함요부

이 경혈에 관한 해부학적 구조

- 피부에는 제2경신경후지(頸神經後枝)로 후경부피부(後頸部皮膚)에 분포하는 **대후두신경**(大後頭神經, C2)
- 부신경(副神經), 경신경총(頸神經叢) 근지(筋枝, C2~C4) 지배의 승모근(僧帽筋)의 기시부인 외후두융기(外後頭隆起)에서 시작하여 제7 경추극돌기까지에 있는 탄성섬유로 된 항인대(項靭帶)
- 경신경후지(頸神經) 지배로 머리의 신전, 회선에 작용하는 두반극근(頭半棘筋)
- 제1 경신경후지(頸神經後枝)의 후두하신경(後頭下神經) 지배로 머리의 회선에 작용하는 대 · 소후두직근(大 · 小後頭直筋)
- 외경동맥(外頸動脈) 가지인 안면동 · 정맥의 뒤에서 분기하는 후두동 · 정맥(後頭動 · 靜脈)
- 쇄골하동 · 정맥(鎖骨下動 · 靜脈) 가지의 갑상경동 · 정맥(甲狀頸動 · 靜脈)에서 분지하는 경횡동 · 정맥(頸橫動 · 靜脈)의 **상행지**(上行枝)

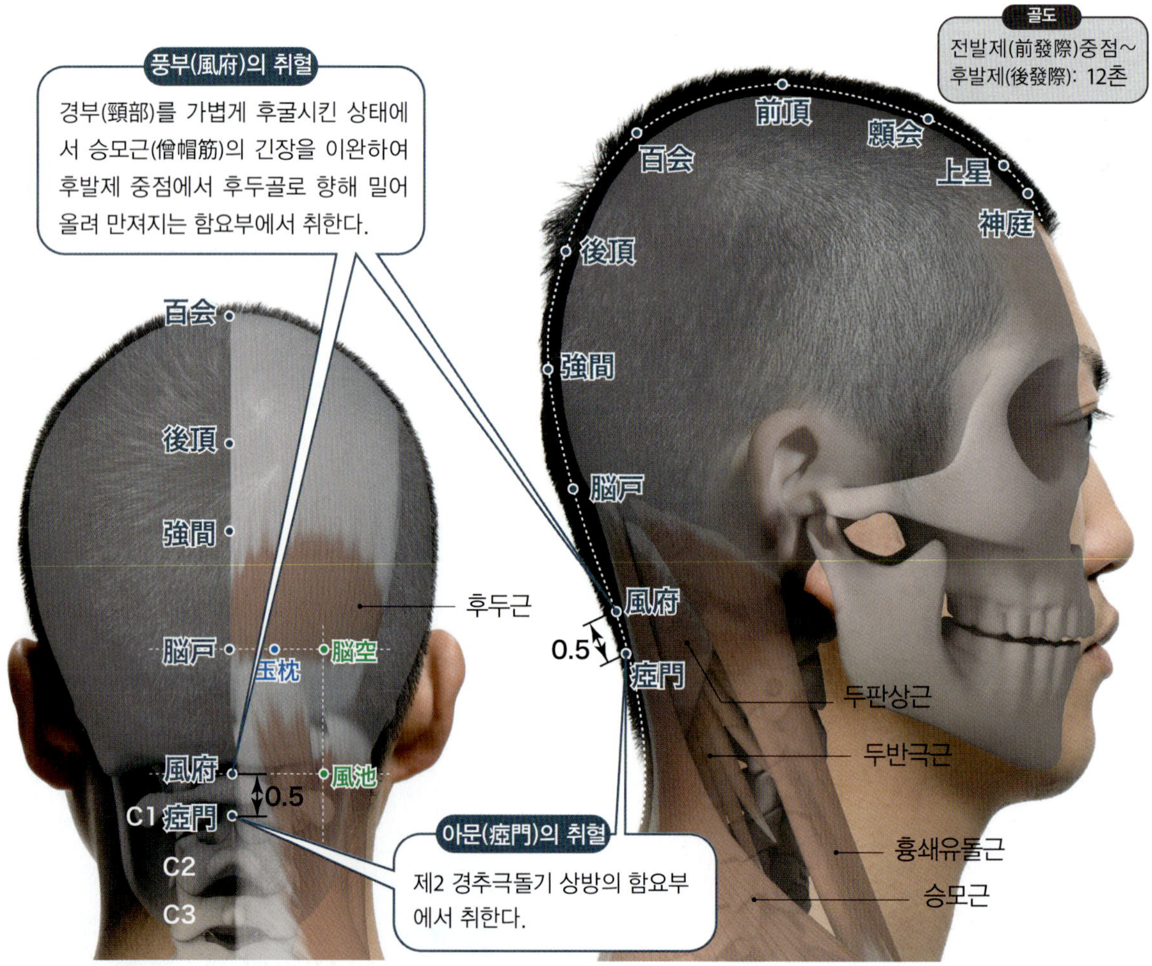

외후두융기(外後頭隆起)는 손바닥으로 후두부를 가볍게 압박했을 때, 가장 돌출된 뼈의 융기 부분이다. 외후두융기의 좌우에 있는 융기선이 **상항선**(上項線) 그 상방에는 **최상항선**(最上項線), 그 하방에 있는 **하항선**(下項線)이 있고 승모근(僧帽筋), 두판상근(頭板狀筋), 두반극근(頭半棘筋) 등이 부착되어 있다. 또한, 외후두융기에서 하방(遠位)로 손가락을 밀어 내려가면 가장 먼저 닿는 극돌기가 **제2 경추극돌기**이고 그 상방에 **아문**(瘂門)이 위치한다.

GV17 뇌호(腦戶)

부위 두부(頭部), 외후두융기(外後頭隆起)상방의 함요부

이 경혈에 관한 해부학적 구조

- 피부에는 제2 경신경후지(頸神經後枝)로 후경부피부(後頸部皮膚)에 분포하는 **대후두신경**(大後頭神經, C2)
- 모상건막(帽狀腱膜)의 후방에 있는 안면신경(安眠神經) 지배의 표정근(表情筋)인 후두근(後頭筋)
- 외경동맥(外頸動脈) 가지인 안면동 · 정맥의 뒤에서 분기하는 후두동 · 정맥(後頭動 · 靜脈)

뇌호(腦戶)의 취혈

- 후정중선의 수직선과 외후두융기상연의 수평선의 교차점에 있는 함요부. 옥침(玉枕, BL9 · 膀胱)과 같은 높이에서 취한다.
- 외후두융기의 상방의 함요부에서 취한다.

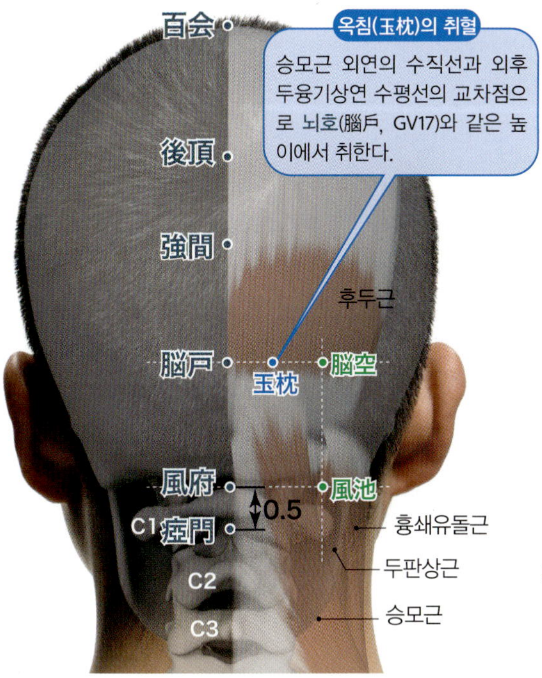

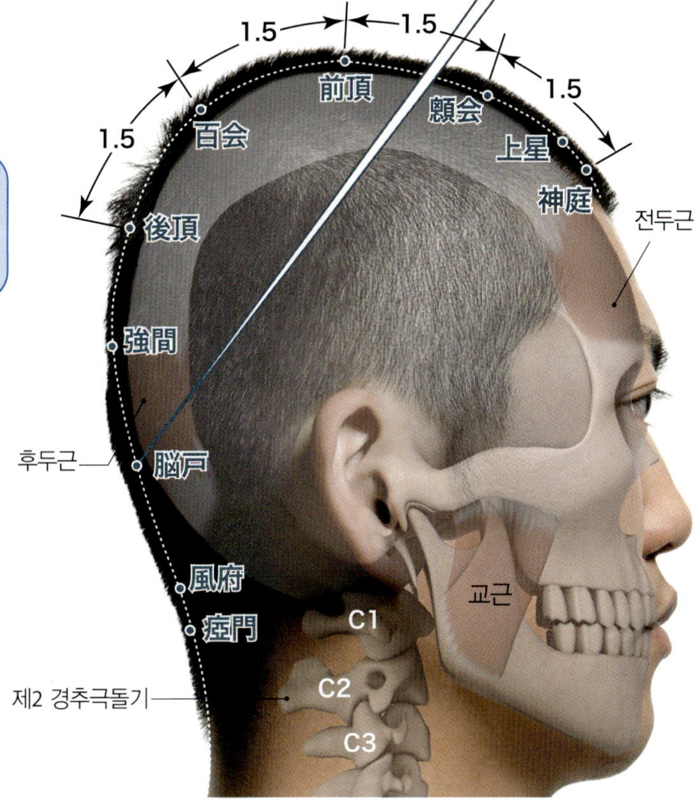

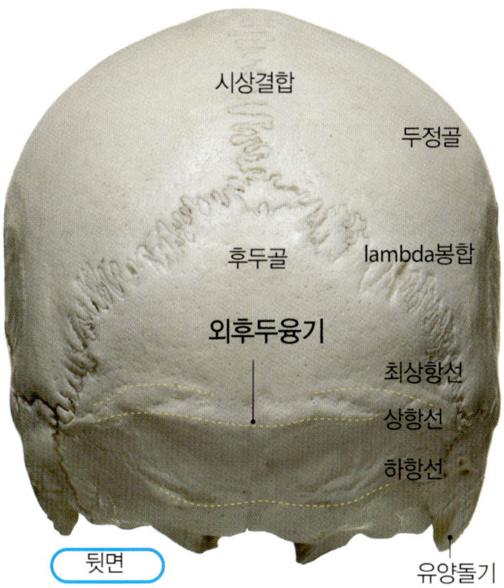

외후두융기

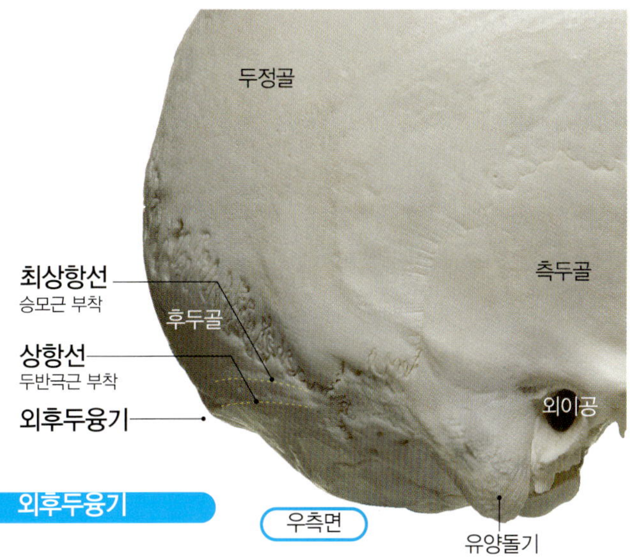

GV 독맥(督脈) 강간(强間), 후정(後頂), 백회(百會)

GV18 강간(强間)

부위 두부(頭部), 후정중선상, 후발제상방 4촌

이 경혈에 관한 해부학적 구조

- 피부에는 제2 경신경후지(頸神經後枝)로 후경부(後頸部) 피부에 분포하는 **대후두신경**(大後頭神經, C2)
- 전두근(前頭筋)과 후두근(後頭筋)의 사이에 있는 모상건막(帽狀腱膜)
- 외경동맥(外頸動脈) 가지인 안면동 · 정맥의 뒤에서 분기하는 후두동 · 정맥(後頭動 · 靜脈)

GV19 후정(後庭)

부위 두부(頭部), 후정중선상, 후발제상방 5.5촌

이 경혈에 관한 해부학적 구조

- 피부에는 제2 경신경후지(頸神經後枝)로 후경부(後頸部) 피부에 분포하는 **대후두신경**(大後頭神經, C2)
- 전두근(前頭筋)과 후두근(後頭筋)의 사이에 있는 모상건막(帽狀腱膜)
- 외경동맥(外頸動脈) 가지인 안면동 · 정맥의 뒤에서 분기하는 후두동 · 정맥(後頭動 · 靜脈)

골도

전발제중점 ~
후발제중점: 12촌

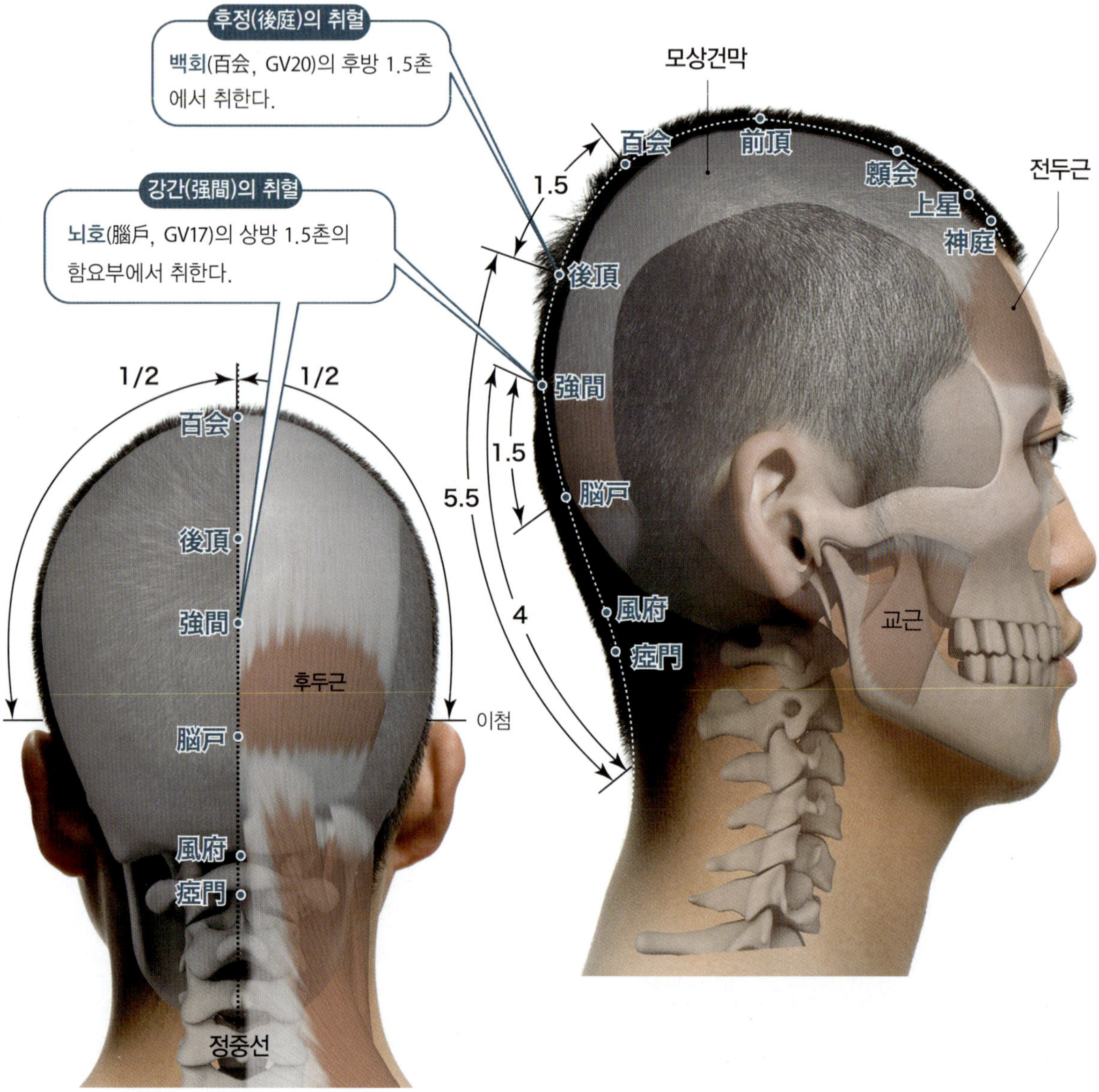

대후두신경(大後頭神經)은 제2 경신경(頸神經)의 후지가 주를 이루는 감각신경이다. 이 신경은 승모근(僧帽筋)을 관통하여 후경부(後頸部)에서 두정부(頭頂部)의 피부에 분포한다. 후경부의 통증이 있고 눈 뒤쪽의 통증과 눈의 피로가 동시에 발생하는 증상으로 **대후두신경**(大後頭神經) **삼차신경증후군**(三叉神經症候群)이 있다.

GV20 백회(百會)

부위 두부(頭部), 전정중선상, 전발제후방 5촌

이 경혈에 관한 해부학적 구조

- 피부에는 제2 경신경후지(頸神經後枝)로 후경부피부(後頸部皮膚)에 분포하는 **대후두신경**(大後頭神經, C2)과 안신경(眼神經) 가지의 안와상공(眼窩上孔)을 관통하는 **안와상신경**(眼窩上神經)
- 전두근(前頭筋)과 후두근(後頭筋)의 사이에 있는 모상건막(帽狀腱膜)
- 외경동맥(外頸動脈)의 2종지중의 하나로 외이도(外耳道)상전방의 함요로 촉지가능한 천측두동 · 정맥(淺側頭動 · 靜脈)
- 안동 · 정맥(眼動 · 靜脈) 가지의 안와상공(眼窩上孔)을 관통하는 안와상동 · 정맥(眼窩上動 · 靜脈)

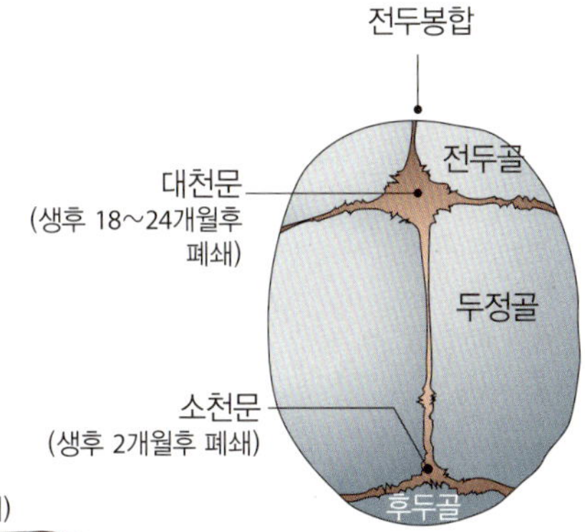

신생아 두개상면

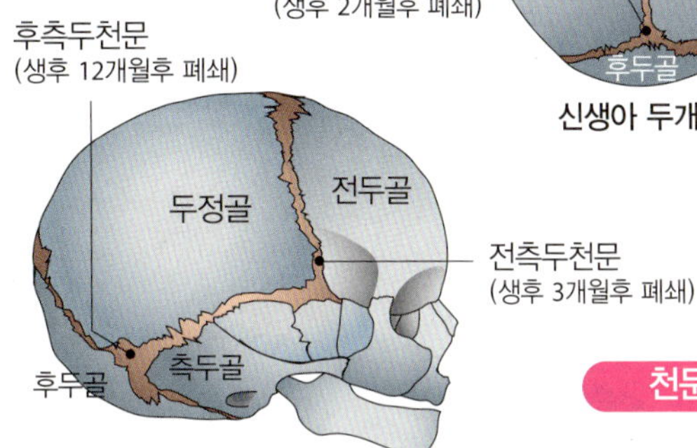

신생아 두개측면

천문

백회(百会)의 취혈

전발제(前發際)와 후발제(後發際) 연결선상 중점의 전방 1촌에 있는 함요부. 귀를 접었을 때 양이첨(兩耳尖)을 연결선의 중점에서 취한다.

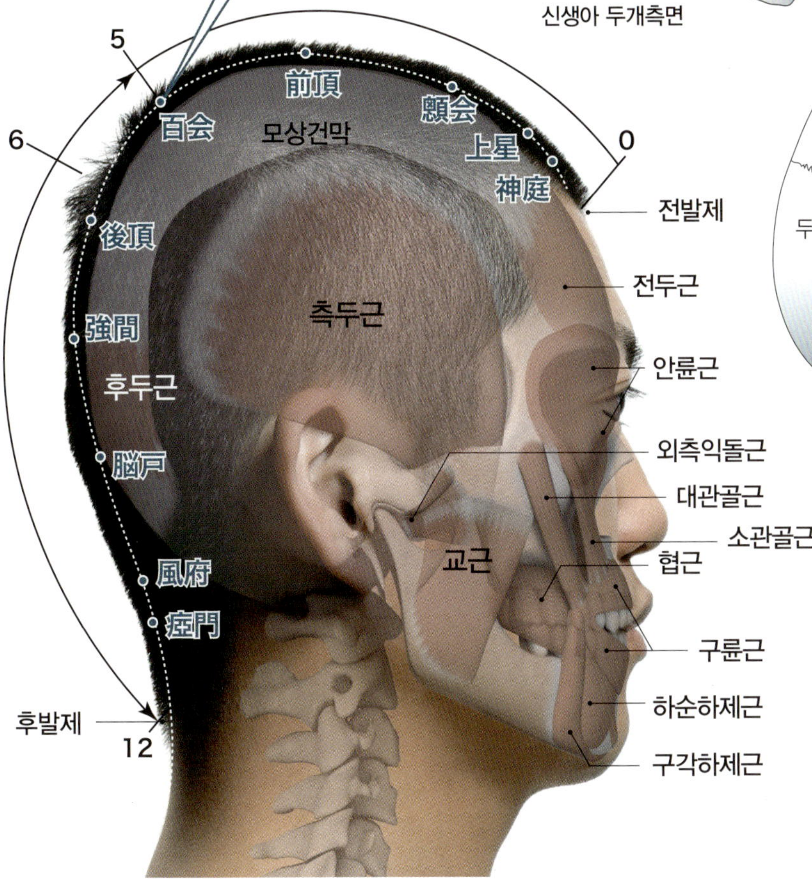

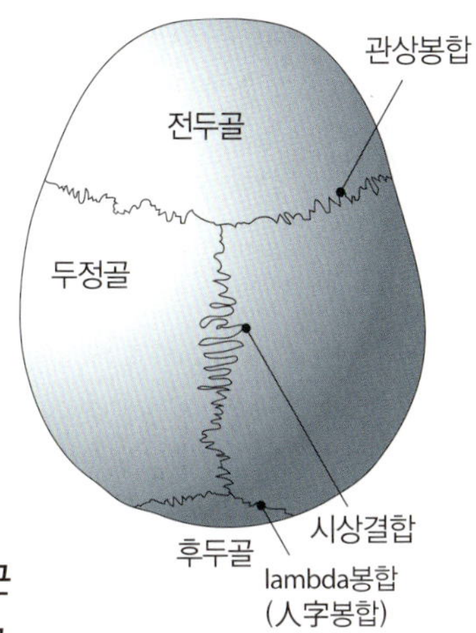

봉합

성인두개상면

GV 독맥(督脈) 전정(前頂), 신회(顖会), 상성(上星), 신정(神庭)

GV21 전정(前頂)

부위 두부(頭部), 전정중선상, 전발제후방 3.5촌

이 경혈에 관한 해부학적 구조

- 피부에는 안신경(眼神經) 가지의 안와상공(眼窩上孔)을 관통하는 안와상신경(眼窩上神經)
- 전두근(前頭筋)과 후두근(後頭筋)의 사이에 있는 모상건막(帽狀腱膜)
- 외경동맥(外頸動脈)의 2종지중의 하나로 외이도(外耳道)상전방의 함요로 촉지가능한 천측두동 · 정맥(淺側頭動 · 靜脈)
- 안동 · 정맥(眼動 · 靜脈) 가지의 안와상공(眼窩上孔)을 관통하는 안와상동 · 정맥(眼窩上動 · 靜脈)

GV22 신회(顖会)

부위 두부(頭部), 전정중선상, 전발제후방 2촌

이 경혈에 관한 해부학적 구조

- 피부에는 안신경(眼神經) 가지의 안와상공(眼窩上孔)을 관통하는 안와상신경(眼窩上神經)
- 전두근(前頭筋)과 후두근(後頭筋)의 사이에 있는 모상건막(帽狀腱膜)
- 외경동맥(外頸動脈)의 2종지중의 하나로 외이도(外耳道)상전방의 함요로 촉지가능한 천측두동 · 정맥(淺側頭動 · 靜脈)
- 안동 · 정맥(眼動 · 靜脈) 가지의 안와상공(眼窩上孔)을 관통하는 안와상동 · 정맥(眼窩上動 · 靜脈)

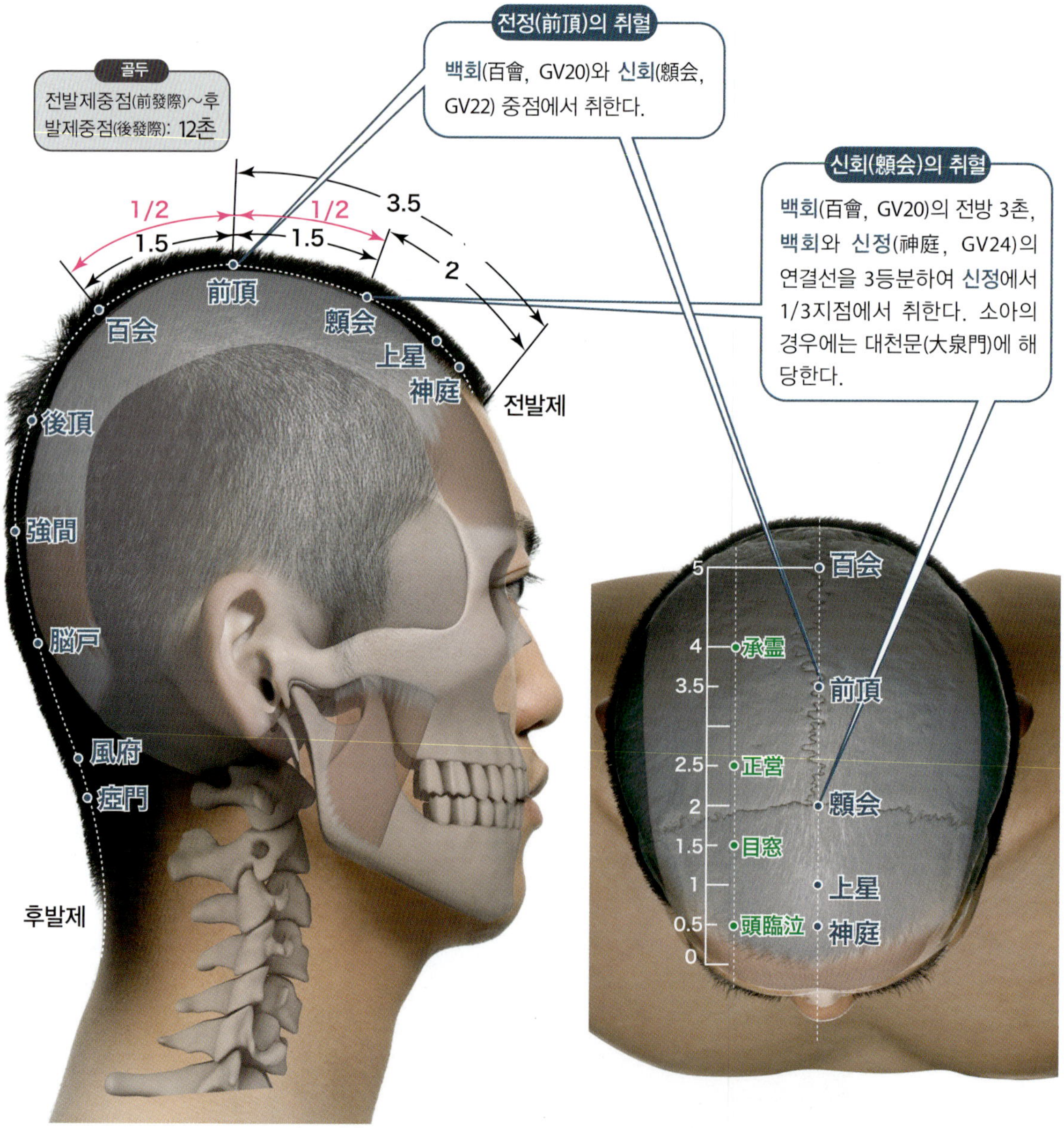

안면신경(顔面神經)은 얼굴에 분포하여 표정근(表情筋)을 지배하지만 얼굴의 감각은 안면신경이 아니라 **삼차신경**(三叉神經)이 담당하는 것에 유의해야 한다. 안면신경 가지 중 특수감각성 고색신경(鼓索神經)은 혀 전방 2/3의 미각에 관여하고 있다. 안면신경 주행의 장애부위에 따라 표정근의 마비(痲痺) 외에 미각장애(味覺障碍), 청각장애(聽覺障碍), 또는 부교감신경(副交感神經) 지배의 눈물(淚)이나 악하선(顎下腺), 설하선(舌下腺)에서의 타액분비(唾液分泌) 장애 등이 일어난다.

GV23 상성(上星)

부위 두부(頭部), 전정중선상, 전발제 후방 1촌

이 경혈에 관한 해부학적 구조

- 피부에는 안신경(眼神經) 가지의 안와상공(眼窩上孔)을 관통하는 **안와상신경**(眼窩上神經)
- 안면신경(顔面神經) 지배의 표정근(表情筋)인 전두근(前頭筋)과 후두근(後頭筋)의 사이에 있는 모상건막(帽狀腱膜)
- 안동 · 정맥(眼動 · 靜脈) 가지의 안와상공(眼窩上孔)을 통과하는 안와상동 · 정맥(眼窩上動 · 靜脈)과 전두절흔(前頭切痕)을 통과하는 활차상동 · 정맥(滑車上動 · 靜脈)

GV24 신정(神庭)

부위 두부(頭部), 전정중선상, 전발제후방 0.5촌

이 경혈에 관한 해부학적 구조

- 피부에는 삼차신경(三叉神經) 제1지의 안신경(眼神經) 가지의 안와상공(眼窩上孔)을 통과하는 **안와상신경**(眼窩上神經)과 전두절흔(前頭切痕)을 통과하는 **활차상신경**(滑車上神經)
- 안면신경(顔面神經) 지배의 표정근(表情筋)인 전두근(前頭筋)
- 안동 · 정맥(眼動 · 靜脈) 가지의 안와상공(眼窩上孔)을 통과하는 안와상동 · 정맥(眼窩上動 · 靜脈)과 전두절흔(前頭切痕)을 통과하는 활차상동 · 정맥(滑車上動 · 靜脈)

골두
미간~전발제중점:
3촌

상성(上星)의 취혈
신회(顖会, GV22) 전방으로 전발제와의 중점에서 취한다.

신정(神庭)의 취혈
전발제가 확실하지 않거나 변화하였을 경우는 미간의 중점 상방 3.5촌에서 취한다.
(미간과 전발제는 3촌)

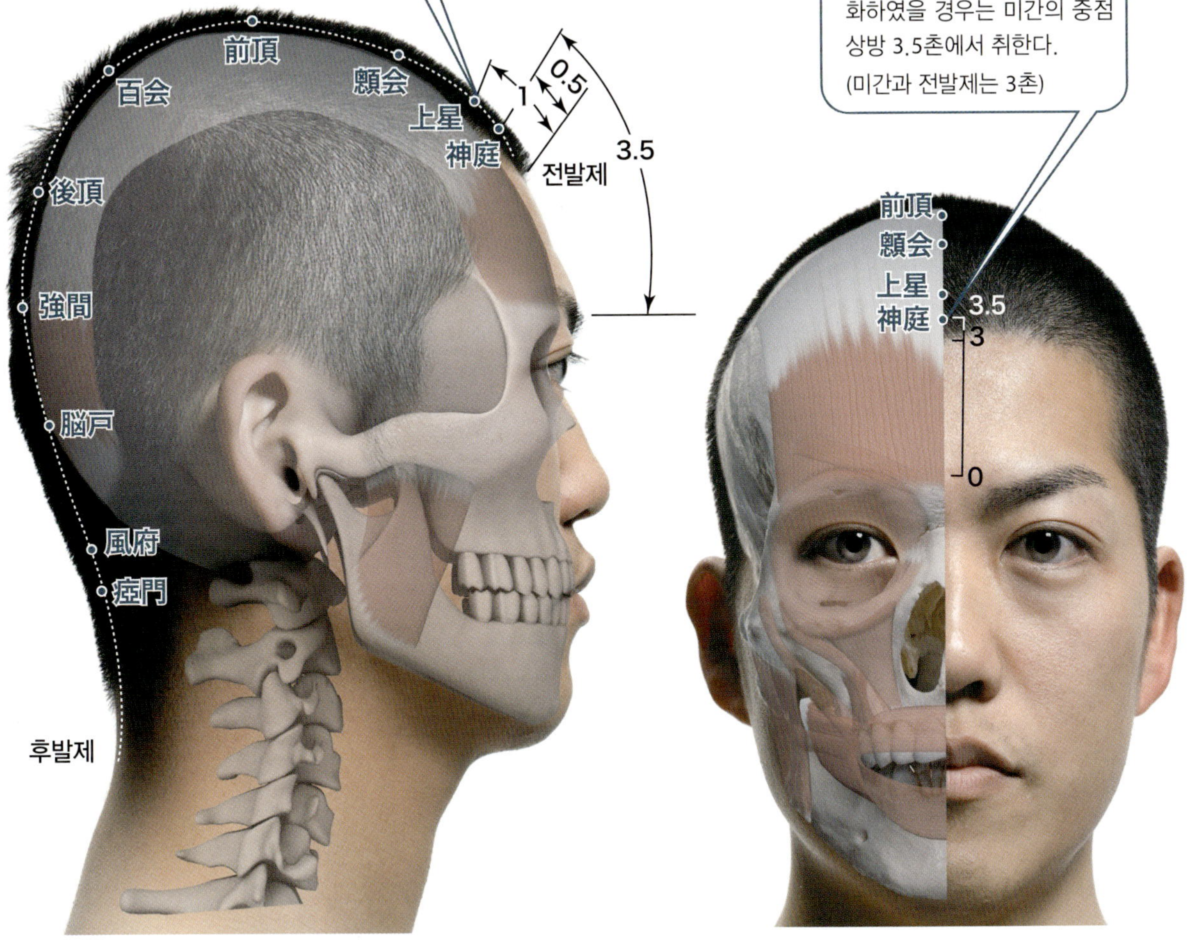

GV25 소료(素髎)

부위 안면부(顔面部), 코의 첨단(尖端)

이 경혈에 관한 해부학적 구조

- 피부에는 삼차신경(三叉神經) 제1지의 안신경(眼神經) 가지의 안와상공(眼窩上孔)을 통과하는 **안와상신경**(眼窩上神經)
- 외경동 · 정맥(外頸動 · 靜脈)의 하나로 촉지 가능한 안면동 · 정맥(顔面動 · 靜脈)과 그에 이어지는 안각동맥(眼角動脈) 분지의 비배동 · 정맥(鼻背動 · 靜脈)

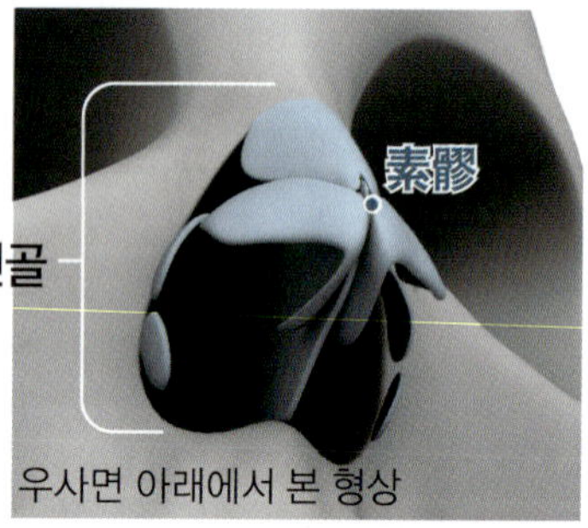

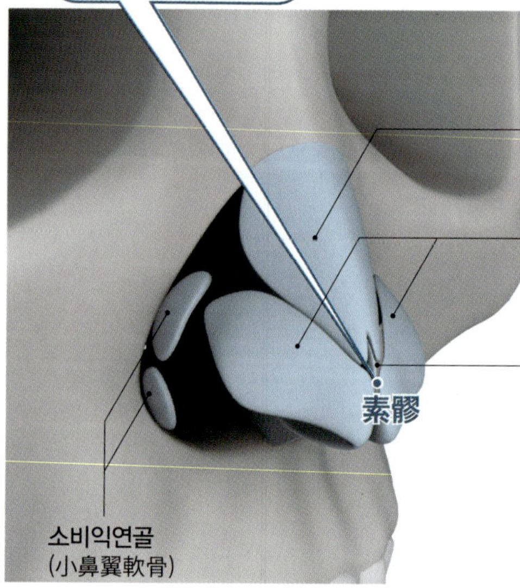

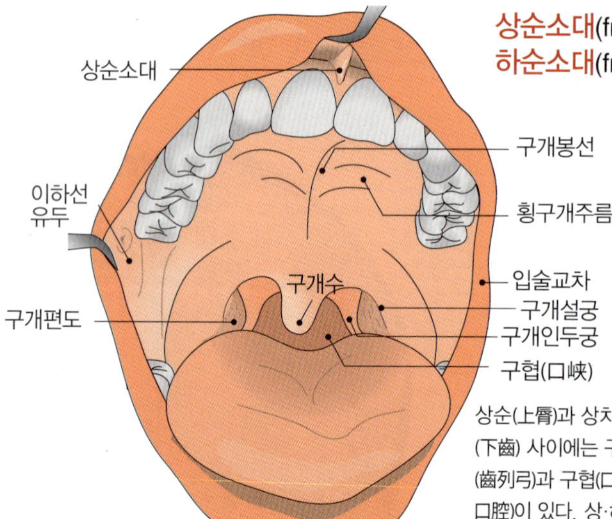

상순소대(frenulum of upper lip)
하순소대(frenulum of lower lip)

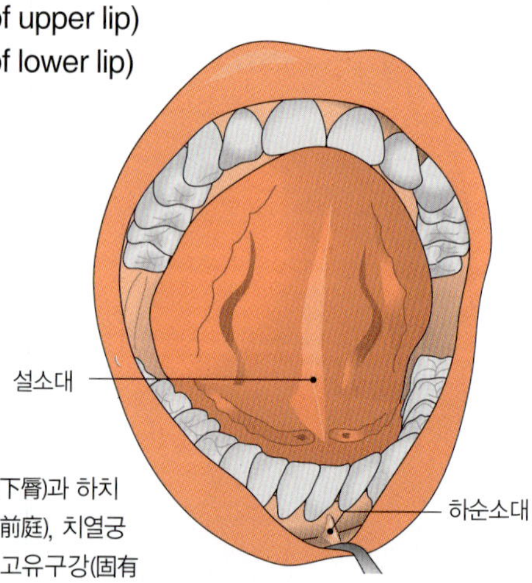

상순(上脣)과 상치(上齒), 하순(下脣)과 하치(下齒) 사이에는 구강전정(口腔前庭), 치열궁(齒列弓)과 구협(口峽)사이에는 고유구강(固有口腔)이 있다. 상·하순내측 정중 점막면에 상순소대와 하순소대라는 점막주름이 있다.

왈다이에르 편도(인두)륜[扁桃(咽頭)輪]

Waldeyer's tonsilar (pharyngeal lymphatic) ring

인두(咽頭)는 인두비부(咽頭鼻部), 인두구부(咽頭口部), 인두후두부(咽頭喉頭部)로 나뉜다. 인두비부의 점막하(粘幕下)에는 임파소절(小節)이 발달한 1개의 **인두편도**(咽頭扁桃), **이관주위**(耳管周圍)는 좌우에 **설편도**(舌扁桃)가 있어, 구강내의 국소면역에 관여하고 있다. 유아기에 인두편도(咽頭扁桃)가 비대하면 **아데노이드**(adenoid)가 되어 비강(鼻腔)이나 이관(耳管)의 폐쇄를 일으키는 호흡장애의 원인이 된다.

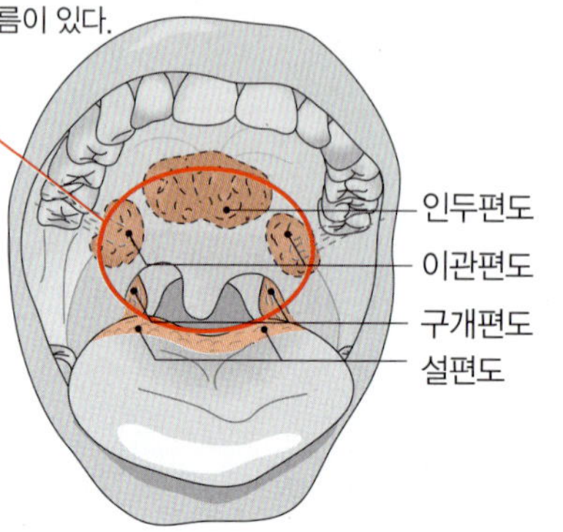

수구(水溝)는 구급(救急) 상용혈로 옛날에는 실신(失神) 등의 의식장애(意識障碍)를 일으켰을 때 사용되었다. 현대에는 이 목적으로 사용하는 경우는 적지만 각성(覺醒)을 목적으로 사용되고 있는 경혈이라는 점에서 매우 민감한 부위인 만큼 자극 강도에 대해서는 주의가 필요하다.

GV26 수구(水溝)

부위 안면부(顔面部), 인중구(人中溝)의 중점
별설 안면부(顔面部), 인중구의 위로 부터 1/3

이 경혈에 관한 해부학적 구조

- 피부에는 삼차신경(三叉神經) 제2지의 상악신경(上顎神經) 가지의 안와하공(眼窩下孔)을 통과하는 **안와하신경**(眼窩下神經)
- **안면신경** 지배로 입을 다물게 하는 구륜근(口輪筋)
- 촉지가능한 안면동 · 정맥(顔面動 · 靜脈) 가지의 상순동 · 정맥(上脣動 · 靜脈)

GV27 태단(兌端)

부위 안면부(顔面部), 상순결절(上脣結節)의 중점

이 경혈에 관한 해부학적 구조

- 피부에는 삼차신경(三叉神經) 제2지의 상악신경(上顎神經) 가지의 안와하공(眼窩下孔)을 통과하는 **안와하신경**(眼窩下神經)
- **안면신경** 지배로 입을 다물게 하는 구륜근(口輪筋)
- 촉지가능한 안면동 · 정맥(顔面動 · 靜脈) 가지의 상순동 · 정맥(上脣動 · 靜脈)

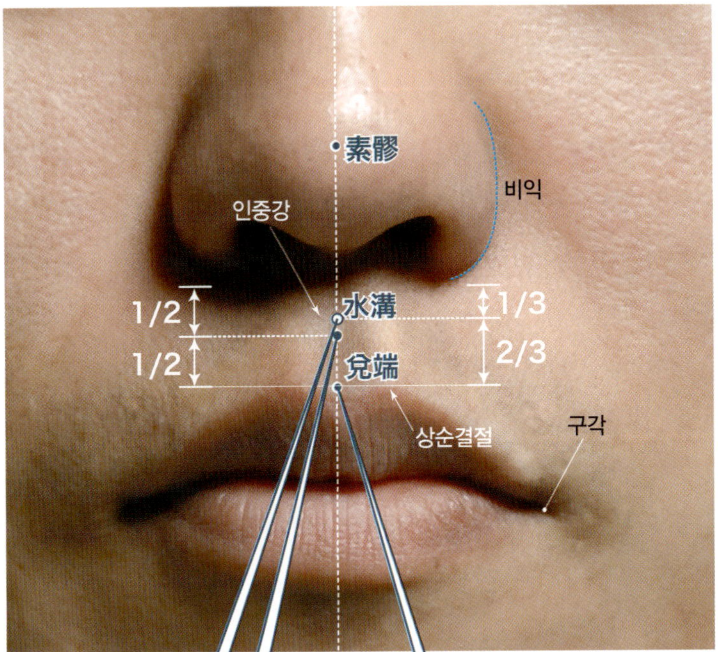

수구(水溝)의 취혈
인중구(人中溝) 중점에서 취한다.
별설
인중구(人中溝)의 위에서 1/3 지점에서 취한다.

태단(兌端)의 취혈
상순결절상연(上脣結節上緣)의 중점에서 취한다.

GV28 은교(齦交)

부위 안면부(顔面部), 상치은(上齒齦), 상순소대(上脣小帶)의 접합부

이 경혈에 관한 해부학적 구조

- 피부에는 삼차신경(三叉神經) 제2지의 상악신경(上顎神經) 가지의 안와하공(眼窩下孔)을 통과하는 **안와하신경**(眼窩下神經)
- 악동맥(顎動脈)에서 분지하는 안와하동 · 정맥(眼窩下動 · 靜脈)이 안와하공에서 나오기 전에 분지하는 전상치조동 · 정맥(前上齒槽動 · 靜脈)
- 상순정중점막면(上脣正中粘膜面)과 절치간(切齒間)에 뻗어있는 점막주름의 상순소대(上脣小帶)

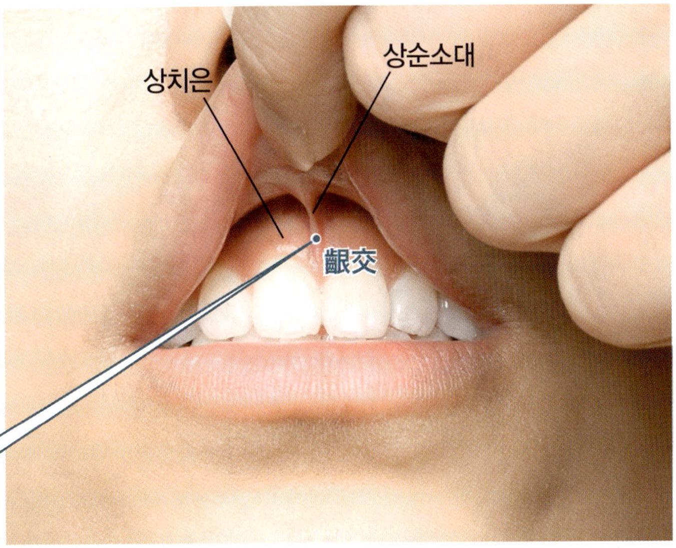

은교(齦交)의 취혈
상순을 들어올려 성문소대(上唇小帶)와 치은과의 이행부에서 취한다.

궁금한 기(氣)

우리는 평소 무심코 기(氣)라는 단어를 매우 많이 사용한다. 기가 세다, 눈치가 빠르다, 신경질적이다, 마음에 두다, 마음이 무겁다, 안절부절 못하다, 기가 흐트러지다, 마음에 들다, 마음을 쓰다(배려하다), 실신하다, 인기(人氣), 원기(元氣), 근기(根氣), 천기(天氣), 공기(空氣), 병기(病氣)…' 등 너무 많아서 헤아릴 수 없을 정도이다. 이것은 우리들의 생활과 기(氣)가 밀접하게 관계하고 있다는 것을 나타내고 있다.

기(氣)의 유래로서는 气(기) 부분은 천체(天體)와 자연을 나타내고 아래의 米(미)는 인간이 팔방에 빛을 발하고 있는 모습(음식물의 쌀(米)이라는 의미도 있으나)을 나타내고 있다. 결국, 사람은 천지 자연에서 에너지를 흡수하여 활기차게 활동하는 것이 가능하다고 하는 것이 기(氣)의 유래이다. 또한, 고대의 중국철학이나 사상 중에도 세계는 기(氣)로부터 성립되었다고 생각하여 사람은 기가 응집되어 형성되었고, 생명활동을 유지한다고 생각하였다.

동양의학에서는 마음도 신체도 포함한 여러가지 병증은 기의 이상으로서 표현된다고 생각하였다. 즉, 기를 전신에 순환시키는 통로가 되는 경락의 흐름이 매끄럽다면 건강하나 경락의 흐름에 이상이 생기면 사람은 병에 걸리게 된다는 것이다. 병은 기로부터라고 하는 말도 자주 사용되지만 이 기의 본래의 의미는 원기(元氣)나 기분(氣分)의 기라고 하는 것 보다는 경락을 흐르는 기(氣)라고 이해하는 것이 보다 정확하다. 따라서 동양의학에 있어서 질병의 치료는 경락상의 경혈에 대하여 침이나 뜸을 이용하여 자연치유력을 높혀 병에 걸리지 않는 몸, 그리고 병에 걸려도 잘 낫는 체질을 만드는 것을 목적으로 한다.

이처럼 "자신"이라고 하는 것은 자연의 일부분이며 사람이 활기차게 활동하기 위해서는 자연이 주는 '기(氣)'가 없어서는 안 되는 것이다. 그러나 현재 전 세계적인 경제 발전에 따라 산림면적의 감소, 수자원 부족, 이산화탄소 등 온실가스 배출량 증가, 지구온난화 등환경파괴 문제가 해마다 심각해지고 있다. 우리 인간이 사리사욕을 추구한 결과이기도 한 자연 파괴는 사람의 '기(氣)'에도 손상을 입혀 각종 질병을 유발한다는 동양의학적인 생각과 연결된다. 자칫 의학의 발달로 눈부시게 발전하고 있는 서양의학적 치료법이 주목받기 쉽지만,자연으로부터 부여받은 기를 소중히 여기는(자연을 소중하게 여겨 공생하는 것)것도 매우 훌륭한 치료법이라고 생각한다.

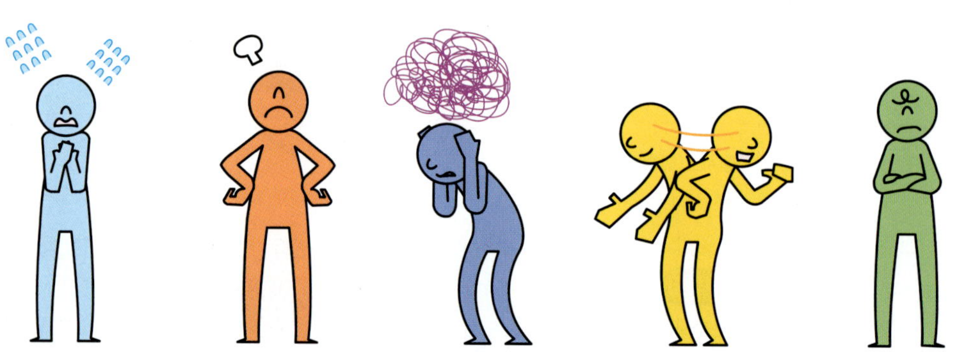

마음에 걸리다 / 기가 세다 / 기분이 침울하다. / 눈치가 빠르다 / 신경질적이다.

Chapter 14

임맥(任脈)
CV (Conception Vessel)

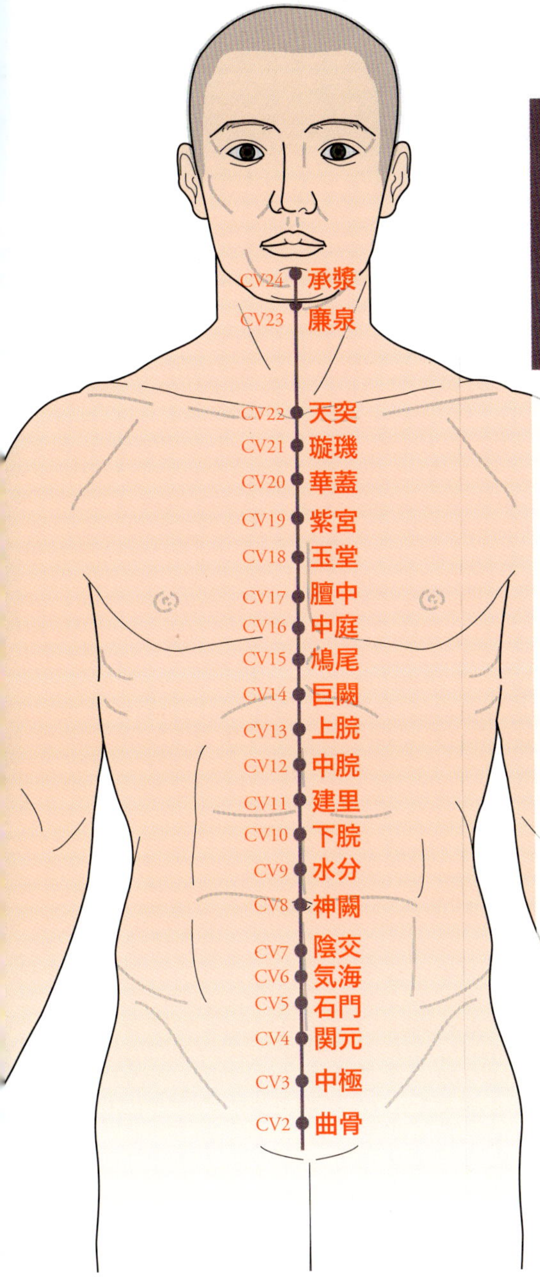

임맥은 음경을 총괄한다.

'**임맥**(任脈)'의 임(任)에는 책임자의 의미가 있다. 몸의 전면의 정중선을 운행하며, 좌우 양측의 족삼음경맥(陰經脈)[간(肝), 비(脾), 신(腎)]과 하복부에 교차하고, 좌우 양측의 음경맥이 서로 연결되어 전신의 음경맥[간(肝), 심(心), 심포(心包), 비(脾), 폐(肺), 신(腎)]을 조절한다. 이 때문에 임맥은 '음맥지해(**陰脈之海**)'라고도 부른다. 또한, 임맥의 任(임)은 妊(임)과 통하며, 월경이나 임신에 관계한다.

병증(病症)

산기(疝氣)＊1, 대하(帶下)＊2, 월경이상(月經異常), 복부피부(腹部皮膚)의 통증이나 가려움증

＊ 1. 산기(疝氣): 남성의 하복부에서 고환에 걸쳐 나타나는 격통(激痛)

＊ 2. 대하(帶下): 여성의 질내(膣內)에서 나오는 점액으로 정상이면 무색투명무취로 양이 적다. 양, 색, 냄새에 이상이 있는 경우는 대하병(帶下病)이라고 부른다.

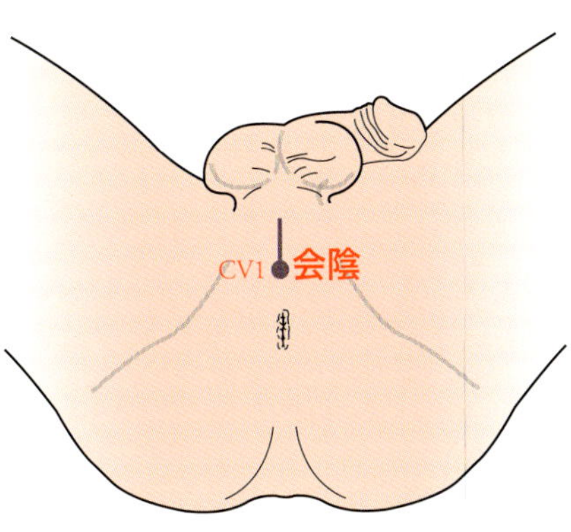

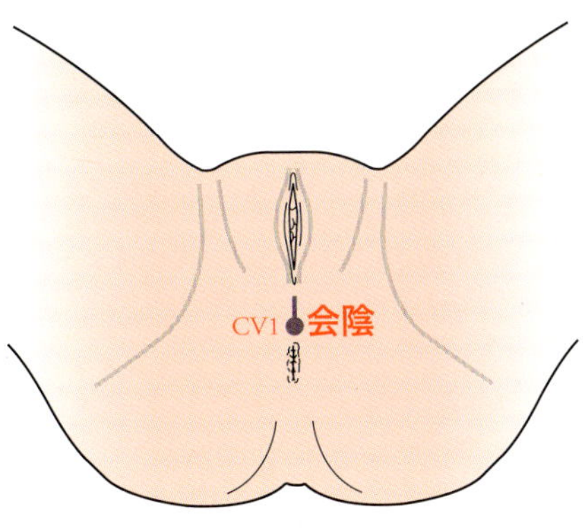

Conception Vessel

CV 임맥(任脈) ① 하복부

CV1 회음(会陰)

별명: **병예**(屛翳), **금문**(金門)

혈성: 온보신양(溫補腎陽), 조경지대(調經止帶)

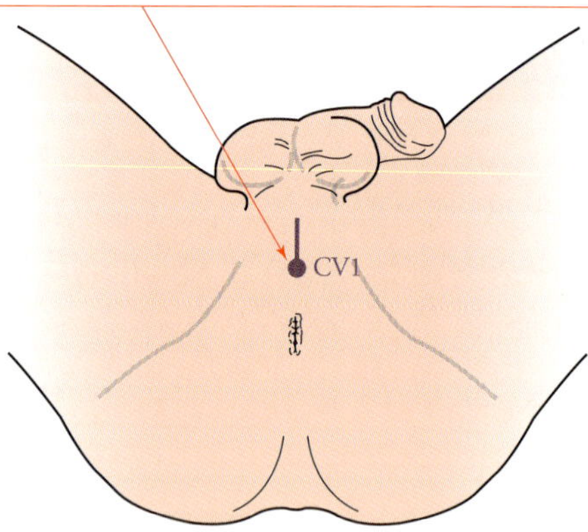

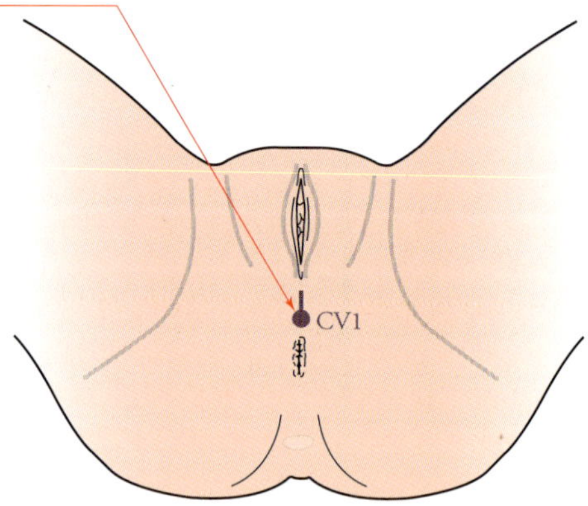

CV2 곡골(曲骨)

별명: **요포**(尿胞), **굴골**(屈骨), **굴골단**(屈骨端)

혈성: 온보신양(溫補腎陽), 조경지대(調經止帶)

CV3 중극(中極)

별명: **기원**(氣原), **옥천**(玉泉)

요혈: 방광의 **모혈**(募穴)

혈성: 조양조경(助陽調經), 이방광(利膀胱),
이하초(利下焦), 배원기(培元氣),
조기화(助氣化), 보신조기(補腎調氣)

CV4 관원(關元)

별명: **차문**(次門), **단전**(丹田)

요혈: 소장의 **모혈**(募穴)

혈성: 온신장양(溫腎壯陽), 배보원기(培補元氣),
통조충임(通調衝任), 배신고본(培腎固本)

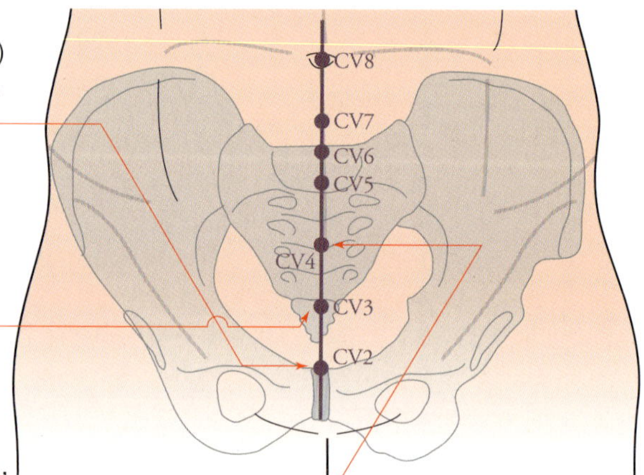

혈성해설	
배보(培補): 양육하고 보충하는 것	**고본**(固本): 활력원(活力源)을 배양하는 것
원기(元氣): 원기(元氣), 진기(眞氣)라고도 한다. 생명활동의 기본이 되는 기	**고정지유**(固精止遺): 정액이 밖으로 새지 않도록 하는 것

CV5 석문(石門)

별명: **이기**(利機), **정로**(精露),
단전(丹田), **명문**(命門)

요혈: 삼초의 **모혈**(募穴)

혈성: 조경지대(調經支帶), 온신장양(溫腎壯陽)

CV6 기해(氣海)

별명: **발앙**(脖映), **하황**(下肓)

혈성: 승양보기(昇陽補氣), 익신고정(益腎固精),
조보하초(調補下焦), 보신허(補腎虛),
익원기(益元氣), 고정지유(固精止遺)

CV7 음교(陰交)

별명: **소관**(少關), **횡호**(橫戶)

혈성: 조경혈(調經血), 온하원(溫下元)

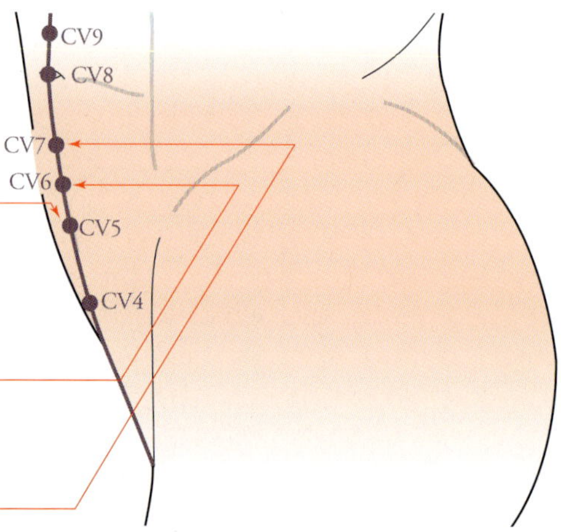

기경팔맥(奇經八脈)의 하나인 임맥(任脈)은 포중(胞中, 소골반강小骨盤腔)에서 시작하여 회음부로 나와(**회음**会陰), 복부의 전정중선을 올라간다(**곡골**曲骨, **중극**中極, **관원**關元, **석문**石門, **기해**気海, **음교**陰交).

- 회음(会陰)은 족태양방광경(足太陽膀胱經)과 독맥(督脈)의 양경이 만나는(会) 장소에 있고 음측(陰側)[체간에서는 복측(腹側)]을 가리킨다. 이에 반해 양측(陽側)(체간의 배측)에 있는 것을 회양(会陽)이라고 한다. 회양(会陽)은 태양방광경의 경혈로 미골하단외방(尾骨下端外方)에 위치한다(BL35, P.98). 해부학용어의 회음(会陰, 라틴어로 Perineum)은 이 경혈명에서 유래하고 있다. 하지만 해부학에서 '회음'은 좁은 의미로는 '외음부(**外陰部**)와 황문(**肛門**)의 사이', 광의(廣義)의 의미로는 '치골결합하연(**恥骨結合下縁**) 좌우의 좌골결절(**坐骨結節**)을 말한다. 미골(**尾骨**)의 첨단(尖端)을 연결하는 능형영역(**菱形領域**)', 즉 골반의 출구 전체를 가리키고 있다(보다 상세하게는 P.262). 이 광의의 회음은 '회음부(perineal region)'라고도 부른다. 해부학적 용어의 '회음(광의, 협의 어느쪽이라 해도)'은 영역을 가리키고 있지만 경혈의 '회음(会陰)'은 영역이 아니라 경혈 포인트를 가리키고 있다는 것에 주의한다.

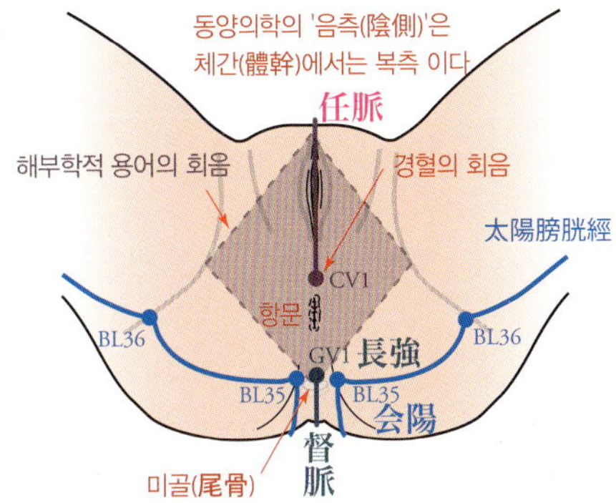

해부학적 회음(会陰)과 경혈의 회음(会陰)

임맥과 태양방광경이 만나는 곳에 회음(会陰)과 회양(会陽)이 있지만 해부학명에 채용되었기 때문에 '회음(**会陰**)'이라는 단어는 동양의학뿐만 아니라 서양의학세계에서도 폭넓게 사용되고 있다. 해부학적 용어로서도 사용되고 있는 경혈명에는 이 외에도 '인중(**人中**, P.237)'이나 '구미(**鳩尾**, P.259)' 가 있다.

- 곡골(曲骨)의 곡(曲)은 치골상연[**恥骨上緣**, 즉 치골능(恥骨稜))의 만곡(彎曲)]을 묘사한 것이다. 곡골은 치골상연의 중앙, 즉 치골결합 중앙의 경혈을 가리킨다.

- 중극(中極)은 전신(全身), 즉 두정(頭頂, 머리끝)에서 발뒤꿈치의 중간으로 신체의 근본적인 위치에 있으며 기의 근원이 되는 중요한 곳을 가리킨다. 별명의 옥천(玉泉)은 방광에 오줌(尿)이 머무르는 것을 묘사하고 있다.

- 관원(關元)은 원기(元氣, 생명활동의 원동력)가 모이는 곳의 경혈을 뜻한다. 별명인 '단전(丹田)'의 단(丹)도 '원기(元氣)'를 가리킨다.

- 석문(石門)의 석(石)은 석녀(石女), 즉 불임증의 부인을 가리킨다. 이 경혈은 불임증이 되기 때문에 임부에게는 금침(禁鍼), 금구(禁灸)로 되어 있다. 한편, 수분조절(水分調節), 조정(造精), 왕장(王臟)의 작용을 도와 음양을 통하게 하는 기능도 있다고 한다.

- 기해(氣海)의 해(海)는 '모이는 곳'이라는 뜻이다. 원기(元氣) 혹은 신기(腎氣)가 모이는 곳을 기해(氣海)라 부른다.

- 음교(陰交)는 음측[체간의 경우 복측(腹側)]에 있고 임맥(음경에 속한다)이나, 충맥, 소음신경이 만나는 곳에 있는 경혈이라는 뜻

CV 임맥(任脈) ② 상복부

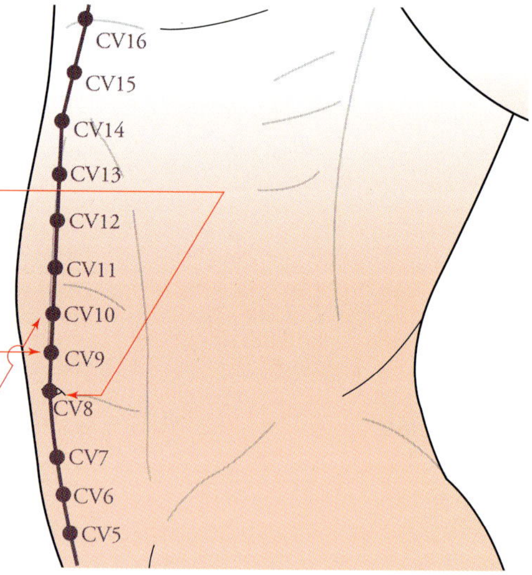

CV8 신궐(神闕)

별명: **제중**(臍中), **기사**(氣舍), **기합**(氣合)
혈성: 건운비양(健運脾陽), 화위이장(和胃理腸), 온양구역(溫陽救逆), 개규복소(開竅復蘇), 이장지사(理腸止瀉)

CV9 수분(水分)

별명: **중수**(中守)
혈성: 건비위(健脾胃), 분리수습(分利水湿), 화중이기(和中理氣)

CV10 하완(下脘)

별명: **하관**(下管)
혈성: 건비화위(健脾和胃), 소식화체(消食化滯)

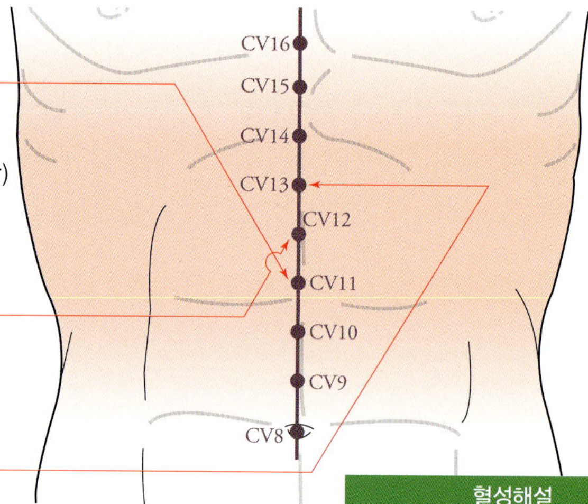

CV11 건리(建里)

혈성: 건비화습(健脾化湿), 소식화체(消食化滯)

CV12 중완(中脘)

별명: **위모**(胃募), **중관**(中管)
요혈: 위의 **모혈**(募穴), **팔회혈**의 부회(腑會)
혈성: 조리중초(調理中焦), 건비화습(健脾化湿), 화위강역(和胃降逆)

CV13 상완(上脘)

별명: **상관**(上官)
혈성: 건위이기(健胃理氣), 강역지구(降逆止嘔)

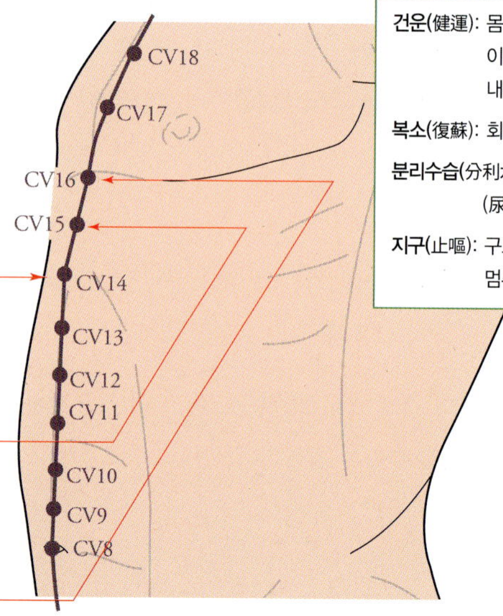

CV14 거궐(巨闕)

요혈: 심의 **모혈**(募穴)
혈성: 관흉화담(寬胸化痰), 화위강역(和胃降逆)

CV15 구미(鳩尾)

별명: **신부**(神府)
요혈: 임맥의 **낙혈**(絡穴)
혈성: 화위강역(和胃降逆), 영심안신(寧心安神)

CV16 중정(中庭)

혈성: 이기강역(理氣降逆), 관흉이기(寬胸理氣)

혈성해설

건운(健運): 몸에 필요한 영양분(營養分)이나 수분(水分)을 전신에 보내는 비위(脾胃)의 기능
복소(復蘇): 회복(回復)하는 것
분리수습(分利水湿): 하리(下痢)나 요폐(尿閉)를 개선하는 것
지구(止嘔): 구토(嘔吐)나 토기(吐氣)를 멈추는 것

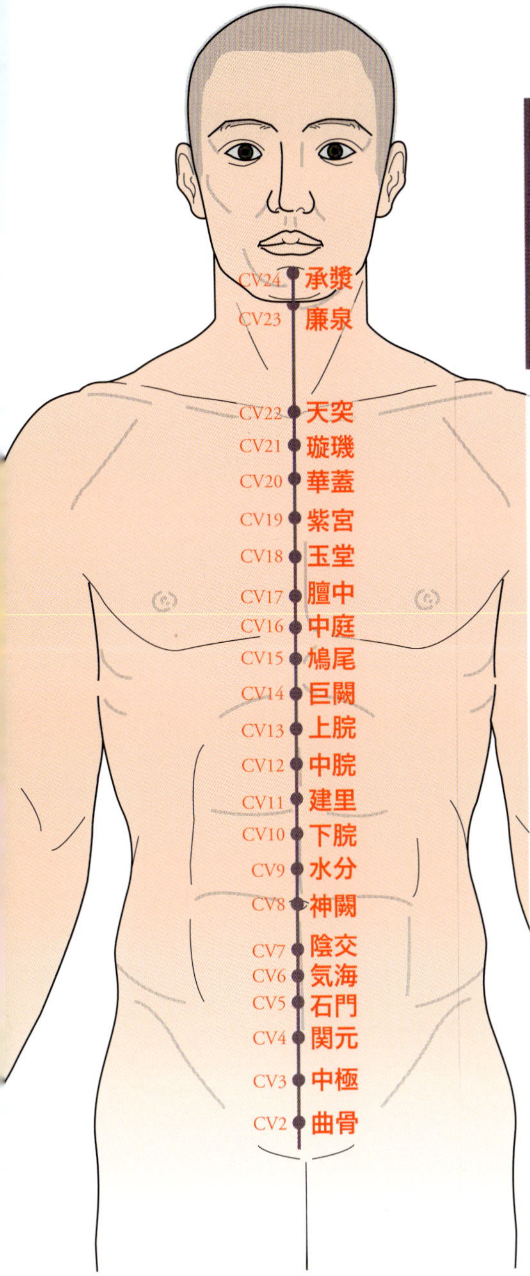

Chapter 14

임맥(任脈)

CV (Conception Vessel)

임맥은 음경을 총괄한다.

'임맥(任脈)'의 임(任)에는 책임자의 의미가 있다. 몸의 전면의 정중선을 운행하며, 좌우 양측의 족삼음경맥(陰經脈)[간(肝), 비(脾), 신(腎)]과 하복부에 교차하고, 좌우 양측의 음경맥이 서로 연결되어 전신의 음경맥[간(肝), 심(心), 심포(心包), 비(脾), 폐(肺), 신(腎)]을 조절한다. 이 때문에 임맥은 '음맥지해(**陰脈之海**)'라고도 부른다. 또한, 임맥의 任(임)은 妊(임)과 통하며, 월경이나 임신에 관계한다.

병증(病症)

산기(疝氣)*1, 대하(帶下)*2, 월경이상(月經異常), 복부피부(腹部皮膚)의 통증이나 가려움증

* 1. 산기(疝氣): 남성의 하복부에서 고환에 걸쳐 나타나는 격통(激痛)

* 2. 대하(帶下): 여성의 질내(膣內)에서 나오는 점액으로 정상이면 무색투명무취로 양이 적다. 양, 색, 냄새에 이상이 있는 경우는 대하병(帶下病)이라고 부른다.

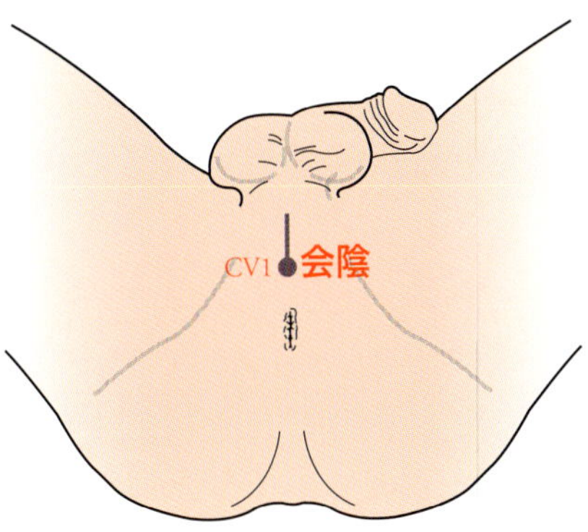

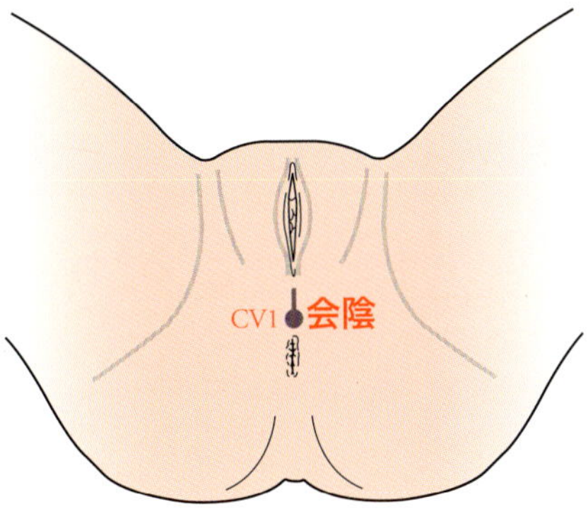

CV 임맥(任脈) ① 하복부

CV1 **회음(会陰)**
별명: **병예**(屛翳), **금문**(金門)
혈성: 온보신양(溫補腎陽), 조경지대(調經止帶)

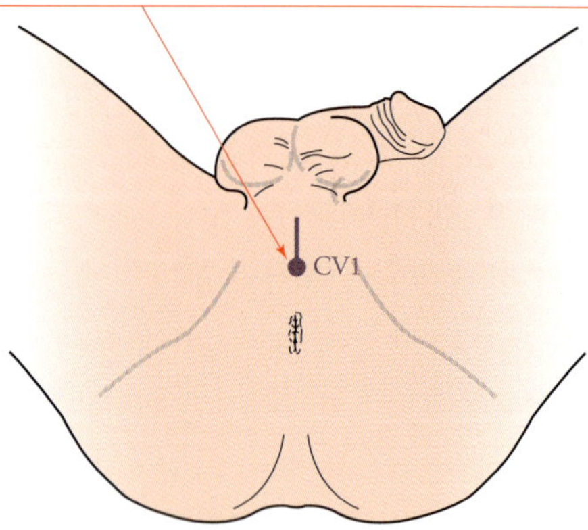

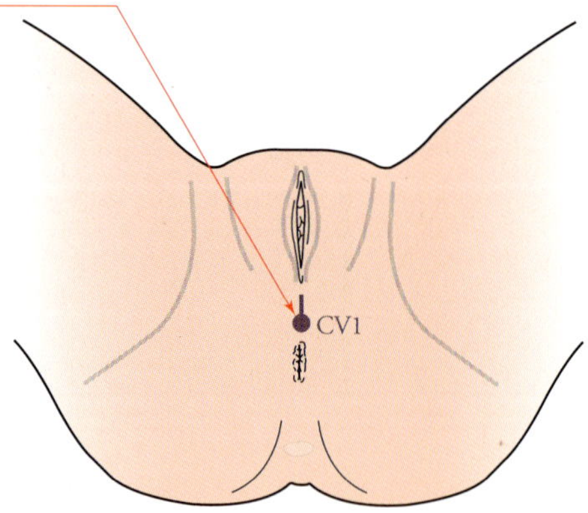

CV2 **곡골(曲骨)**
별명: **요포**(尿胞), **굴골**(屈骨), **굴골단**(屈骨端)
혈성: 온보신양(溫補腎陽), 조경지대(調經止帶)

CV3 **중극(中極)**
별명: **기원**(氣原), **옥천**(玉泉)
요혈: 방광의 **모혈**(募穴)
혈성: 조양조경(助陽調經), 이방광(利膀胱), 이하초(利下焦), 배원기(培元氣), 조기화(助氣化), 보신조기(補腎調氣)

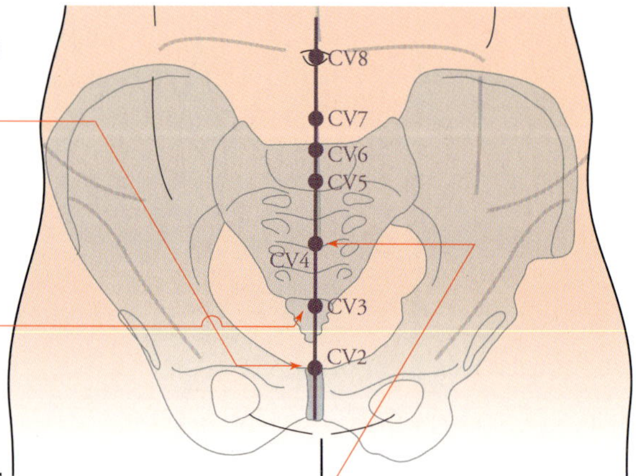

CV4 **관원(關元)**
별명: **차문**(次門), **단전**(丹田)
요혈: 소장의 **모혈**(募穴)
혈성: 온신장양(溫腎壯陽), 배보원기(培補元氣), 통조충임(通調衝任), 배신고본(培腎固本)

혈성해설	
배보(培補): 양육하고 보충하는 것	**고본**(固本): 활력원(活力源)을 배양하는 것
원기(元氣): 원기(元氣), 진기(眞氣)라고도 한다. 생명활동의 기본이 되는 기	**고정지유**(固精止遺): 정액이 밖으로 새지 않도록 하는 것

CV5 **석문(石門)**
별명: **이기**(利機), **정로**(精露), **단전**(丹田), **명문**(命門)
요혈: 삼초의 **모혈**(募穴)
혈성: 조경지대(調經支帶), 온신장양(溫腎壯陽)

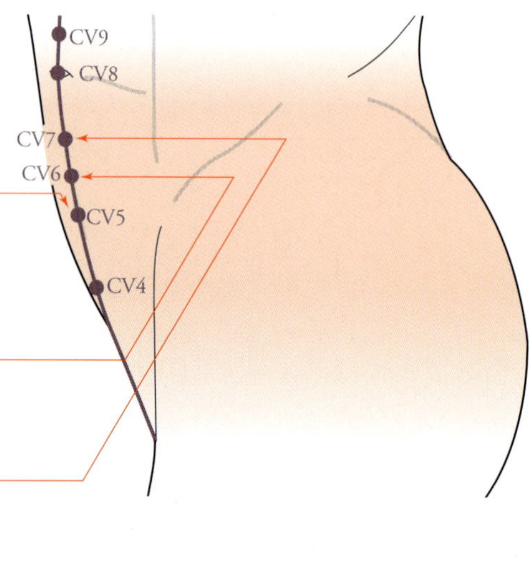

CV6 **기해(氣海)**
별명: **발앙**(脖映), **하황**(下盲)
혈성: 승양보기(昇陽補氣), 익신고정(益腎固精), 조보하초(調補下焦), 보신허(補腎虛), 익원기(益元氣), 고정지유(固精止遺)

CV7 **음교(陰交)**
별명: **소관**(少關), **횡호**(橫戶)
혈성: 조경혈(調經血), 온하원(溫下元)

음교(陰交)에서 복부의 전정중선을 상행(**신궐**神闕, **수분**水分, **하완**下脘, **건리**建里, **중완**中脘, **상완**上脘, **거궐**巨闕, **구미**鳩尾)하여 흉부(**중정**中庭)에 이른다.

- 신궐(神闕)의 궐(闕)은 '궁전(宮臀)의 문(門)'을 가리키고, 신(神)은 '신기(神氣)', 또는 생명력(生命力)을 나타낸다. 신궐은 원기(元気)가 출입하는 문과 같은 곳에 있는 경혈을 뜻한다. 혹은 원기가 그곳에 있는 경혈이라는 뜻이다. 별명 제중(臍中)은 이름 그대로 배꼽의 중앙을 가리킨다.
- 수분(水分)은 고대에는 소장의 아래쪽에 위치하여 소변[小便, 청(淸)]과 대변[大便, 탁(濁)]을 나누는(分) 장소로 생각되었기 때문에, 이수(利水)의 효과가 있는 경혈이라는 뜻이라고 한다.
- 하완(下脘), 중완(中脘), 상완(上脘)의 완(脘)은 위의 위실(胃室)을 가리킨다. 하완, 중완, 상완은 하관(下管), 중관(中管), 상관(上管)이라고 쓰여있는 문헌도 있다. 하완은 위의 하구(下口)에 해당하는 유문(幽門, 또는 유문부), 중완은 위의 중간정도에 있는 소만부(小彎部), 상완은 위의 상구(上口)에 해당하는 분문(噴門)을 가리키고 있다고 본다.
- 건리(建里)의 리(里)는 '인리(人里), 사람이 사는 마을'로 위가 '존재'하는 장소를 가리킨다. 또한, 위의 움직임을 좋게 하고 위와 장의 기능을 조절하여 위장(胃腸)을 '세우는(建)', 건위(健胃)에 효과가 있는 경혈이라는 뜻.
- 거궐(巨闕)의 궐(闕)은 '우묵하게 들어가다, 몸을 웅크리다'는 모양을 나타내는 글자로 심와부(心窩部)에 있는 커다랗게 '우묵하게 들어간' 부분에 있는 경혈이라는 뜻이다.
- 구미(鳩尾)는 검상돌기(劍狀突起)를 비둘기의 꼬리에 비유한 것이다. 좌우 하부의 늑골을 날개로 보았다. 구미(鳩尾)를 '명치, 명문(命門)'라고 읽는 것은 차자(借字). 추가적으로 해부학에서 구미(鳩尾)는 심와부(心窩部, epigastric region), 동양의학에서는 심하(心下)라고도 한다.
- 중정(中庭)에서부터 몇 개의 경혈은 천자(天子)가 있는 궁전(宮臀)의 건물군을 모방하고 있다. 중정(中庭)은 궁중(宮中)의 중정에 해당하는 부위에 있는 경혈이라는 뜻이다.

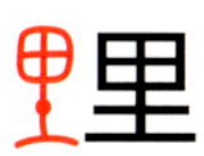

里(리)는 본래, 田(사각으로 나누어 놓은 밭) + 土 '신을 제사지내는 신사'를 상형한 글자. 社(사당, 신사)를 중심으로 사람이 모여든 '村(마을)'을 가리킨다. 후에 '里'는 거리의 단위로서 사용되었다. (주나라 시대의 1里 = 약400m, 현대 중국의 里(市里) = 약 500m, 일본 가도의 이정표가 있는 에도시대의 1里 = 약 3.9Km로 장소, 시대에 따라 다르다.

屰(역)은 '사람이 꺼꾸로 인 모습'의 형상이다. 逆(역)은 역방향으로 진행하는 것을 나타내고 있다.

闕

闕(궐)자의 欮(궐)은 屰(역) + 欠(흠, 사람이 배를 오그려 웅크린 자세)로 그자로 '굽혀' 토하여 넘어지는 모양을 나타내고 있다 (→P.97). 門(문) + 欮(궐)로 城壁(성벽)이나 土塁(토루)의 일부가 그자로 우묵한 입구의 부분을 가리키고 여기에서 '宮臀(궁전) 등의 門(문)을 가리키게 되었다.

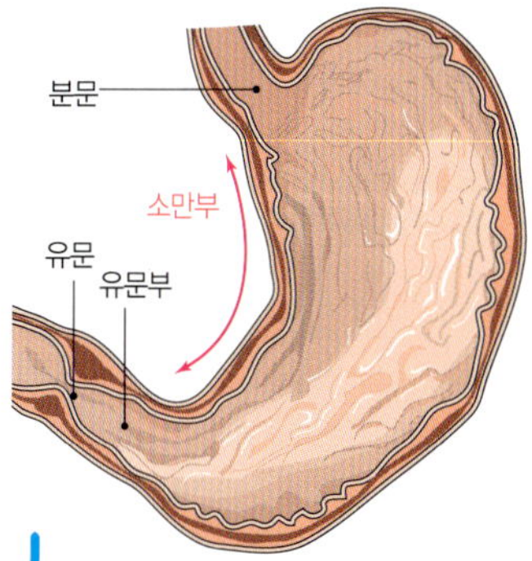

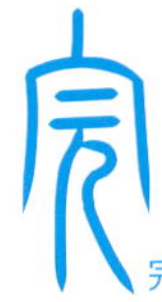

元은 둥근 머리를 나타낸 象形(상형) 문자이다.

脘

脘(완)은 月 + 完(둥굴게 둘러싼 것). 完은 집이나 건물을 가리키는 宀(면) + 元(원)으로 둥굴게 둘러쌓여 결함 없이 지키고 있는 모양을 묘사한 것이라고 한다.

鳩(구)는 九 + 鳥가 합쳐진 글자로 사람이 있는 곳에 모여든 새를 가리킨다

鳩

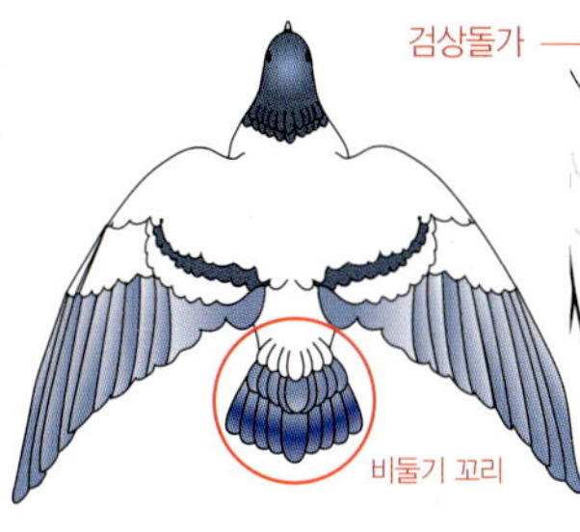

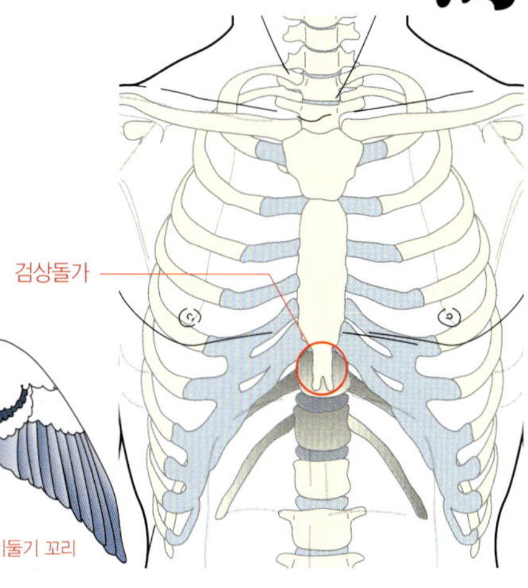

CV 임맥(任脈) ③ 흉부

별명: **원아**(元兒)
요혈: 심포의 모혈(募穴), 팔회혈의 기회(氣會)
혈성: 조리기기(調理氣機), 선폐강역(宣肺降逆),
관흉화담(寬胸化痰), 통유영신(通乳寧神)

CV17 전중(膻中)

별명: **옥영**(玉英)
혈성: 관흉지해(寬胸止咳),
청리폐기(淸利肺氣)

CV18 옥당(玉堂)

CV19 자궁(紫宮)

혈성: 관흉지해(寬胸止咳)

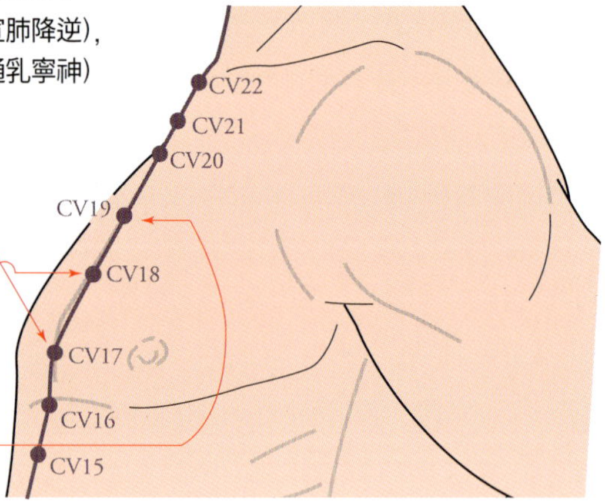

혈성해설
기기(氣機): 기능, 활동을 말함. 각 장기의 활동을 주로 말한다.
청음(淸音): 발성을 월활하게 하는 것
개음(開音): 청음과 같이, 발성을 원활하게 하는 것

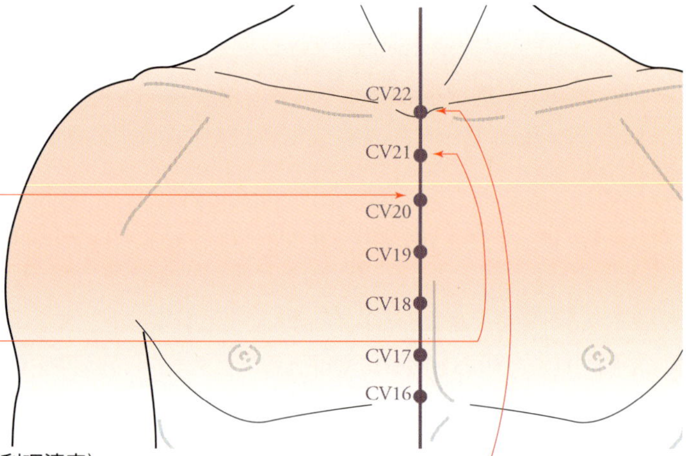

혈성: 관흉지해(寬胸止咳),
청폐화담(淸肺化痰)

CV20 화개(華蓋)

CV21 선기(璇璣)

혈성: 관흉지해(寬胸止咳),)

별명: **옥호**(玉戶), **천구**(天瞿)
혈성: 선폐지해(宣肺止咳),
강역화담(降逆化痰),
청리인후(淸理咽喉), 이인청음(利咽淸音)

CV22 천돌(天突)

별명: **본지**(本池), **설본**(舌本)
혈성: 이후설(利喉舌), 청인개음(淸咽開音)

CV23 염천(廉泉)

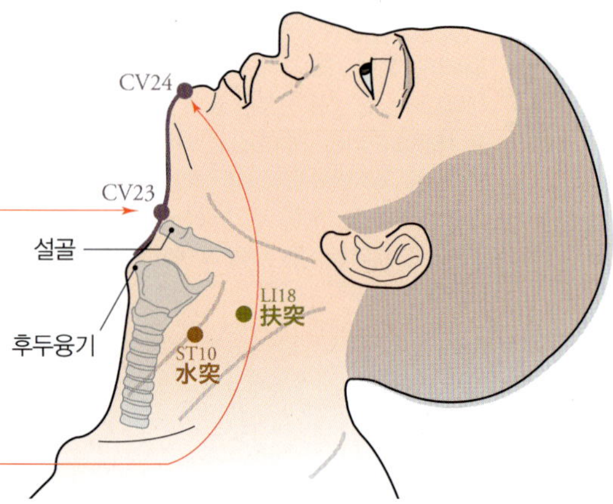

별명: **천지**(天池), **귀시**(鬼市)
혈성: 거풍통락(去風通絡), 통조임독(通調任督)

CV24 승장(承漿)

중정(中庭)에서 흉부의 전정중선(**전중**膻中, **옥당**玉堂, **자궁**紫宮, **화개**華蓋, **선기**璇璣, **천돌**天突) 및 전경부(前頸部)의 전정중선을 따라 올라가 인후에 도달하여(**염첨**臁泉), 하악(下顎)의 전정중선(**승장**承漿)으로부터 구각을 돌아 상순의 은교(齦交, 督 · GV28)에서 독맥과 만나고, 비익의 외방에서 눈 밑의 승읍(承泣, 胃 · ST1)에 이르러 내안(內眼)으로 들어간다.

- 전중(膻中)의 전(膻)은 좌우의 유두(乳頭) 사이 '가슴(胸元)'을 나타내고 전중(膻中)은 그 중앙을 가리킨다. 또 다른 설에 따르면, 전(膻)은 '심포(心包)'를 의미한다고 한다. 흉막(胸膜) 또는 심막(心膜)을 가리킨다는 설도 있다.
- 옥당(玉堂)은 '신전(神臀)' 또는 '제왕(帝王), 군주의 궁전(宮臀)'이라는 뜻이다. '군주지관(君主之官)'인 심장(心藏)의 위치에 있는 경혈을 의미한다.
- 자궁(紫宮)은 천제(天帝), 천자(天子) 또는 신선이 살고있는 곳으로 심장이 있는 부분의 경혈이라는 뜻이다. 이 경혈과 북극성에 있는 자미성(紫微星)과 연계시켜 이 주위의 경혈명은 천체명과 관련되어 있다[선기(璇璣) 등].
- 화개(華蓋)는 '천자가 외출할 때 사용하는 마차에 달린 우산이나 지붕'으로 오장육부(五臟六腑)를 덮는 지붕과 같은 '폐(肺)' 를 가리킨다. 폐에 관련한 질환에 효과가 있는 경혈이라 한다.
- 선기(璇璣)는 고대중국에서 '북두칠성(北斗七星)'의 두번째 별을 선(璇), 세번째 별을 기(璣)라고 불렀다. 하늘(天)의 덮개(蓋)인 폐의 중앙에 있는 이 경혈을 천공(天空)의 북극(北極)을 중심으로 회전하는 북두칠성에 비유 것이라고 한다.
- 천돌(天突)의 천(天)은 인체의 가장 높은 위치를 의미하고 돌(突)은 후두융기(喉頭隆起)의 돌기(突起)를 가리킨다[수돌(水突, P.26), 부돌(扶突, P.12)]
- 염천(廉泉)의 천(泉)은 함요부(陷凹部)를 의미하고 설골상방(舌骨上方)에 있는 함요부를 가리킨다. 염(廉)에 관해서는 여러 가지 의견이 있는데, 염(廉)이 '건물의 경계, 모서리 또는 방의 구석, 능선(稜線)'을 가리킨다고 해석하는 경우, 염(廉)은 '후두융기(喉頭隆起, 바로 바깥 구석과 같은 곳)' 또는 '설골체(舌骨體, 바로 안구석과 같은 곳)'을 가리킨다고 하는 설도 있다. 추가적으로 염(廉)이 '렴(簾, 발, 옥렴, 주렴 등)'을 의미하고 설골(舌骨)에 붙어 있는 근(筋)을 발(簾)로 예시했다는 설도 있다.
- 승장(承漿)의 장(漿)은 '마시는 것, 죽 같은 먹는 것'을 가리킨다. 승장은 물건을 받을 때 즉 마시거나 먹을 때에 입술이 닿는 곳에 있는 경혈을 뜻한다.

膻

膻(전)은 月(육달월) + 物(물건)을 많이 쌓아 둔 것을 나타내는 '亶(단)', 자단(紫檀), 흑단(黑檀), 전단(栴檀) 등의 '檀(단)'은 나무木변 + 亶(단)으로 굵고 튼튼한 나무'를 가리킨다.

'亶(단)'의 상부는 곡물(穀物)을 지붕아래의 울타리안에 쌓아둔 모양을 나타낸다.

華蓋(화개)는 우산(傘)을 의미하지만 고대중국의 문헌에 묘사된 폐는 확실히 우산(傘)과 같은 인상을 준다.

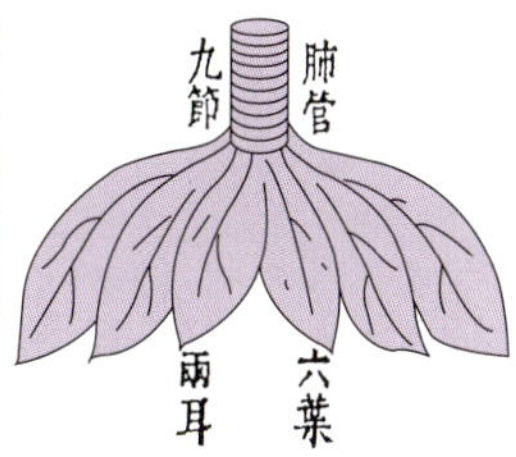

성좌(星座)와 경혈명(經穴名)

본서에는 상술(詳述)하고 있지 않지만 많은 경혈명은 고대중국의 성좌(星座)나 천체명(天體名)과 관계하고 있다.

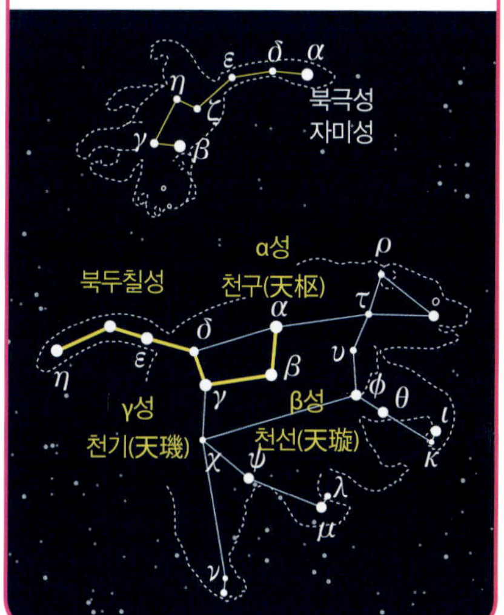

將 漿

將(장)은 '가늘고 긴 중지(中指)', 고대중국에서는 중지(中指)를 장지(將指)라고도 불렀다.

漿(장)은 가늘고 긴 실을 당겨 늘어뜨린 액체, 일반적으로 점도가 있는 액체상태의 마실것을 가리킨다. 윗부분의 將(장)은 중지(中指)를 가리키지만 여기에서 손을 든 장군으로서 통솔하다는 의미가 생겼다. 또한, 장(醬)은 가늘고 길게 늘어나는 점성이 있는 액체인 발효조미료를 가리킨다.

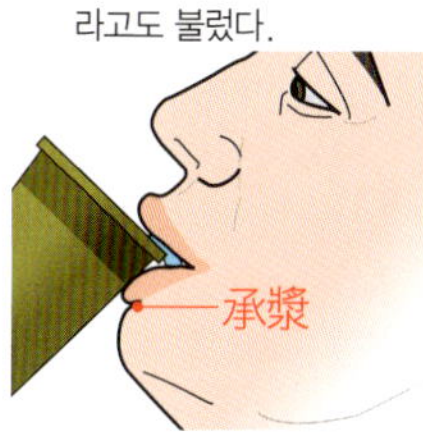

그릇을 입에 붙혔을 때 입술이 승장에 닿는다.

Conception Vessel)

CV 임맥(任脈) 회음(会陰), 곡골(曲骨), 중극(中極), 관원(關元), 석문(石門)

CV1 회음(会陰)

부위 회음부(会陰部), 남성는 음낭근부(陰嚢根部)와 항문(肛門)의 연결선의 중점, 여성은 회음순교련(会陰脣交連)과 항문 연결선의 중점

이 경혈에 관한 해부학적 구조

- 피부에는 천골신경총(薦骨神經叢) 피지인 **후대퇴피신경**(後大腿皮神經, S1~S3)
- 치골결합(恥骨結合), 좌우의 좌골결절(坐骨結節), 미골(尾骨)을 연결하는 능형(菱形)의 부위에 있는 회음부(会陰部)의 중심에 있는 건양조직(腱様組織)의 회음건중심(会陰腱中心)
- 회음건중심(会陰腱中心)에는 외항문괄약근(外肛門括約筋)이나 항문거근(肛門擧筋)에 속하는 치골미골근(恥骨尾骨筋)등이 부착
- **음부신경**(陰部神經, S2~S4) 지배의 외항문괄약근(수의근)(外肛門括約筋(隨意筋))
- 이상근하공(梨狀筋下孔)을 나와 음부신경관(陰部神經管)을 지나 회음(会陰)에 분포하는 내음부동 · 정맥(內陰部動 · 靜脈)

CV2 곡골(曲骨)

부위 하복부(下腹部), 전정중선상, 취골결합상연(恥骨結合上緣)

이 경혈에 관한 해부학적 구조

- 피부에는 **장골하복신경**(腸骨下腹神經, T12~L1)의 **전피지**(前皮枝)와 **장골서혜신경**(腸骨鼠蹊神經, L1)의 전음낭지(前陰嚢枝, 남성) 또는 전음순지(前陰脣枝, 여성)
- 복직근(腹直筋)을 좌우로 나누고 있는 복직근초(腹直筋鞘)의 정중부분의 강인한 소상(素狀)의 백선(白線)
- 외장골동 · 정맥(外腸骨動 · 靜脈) 가지의 하복벽동 · 정맥(下腹碧動 · 靜脈)과 대퇴동 · 정맥(大腿動 · 靜脈) 가지의 천복벽동 · 정맥(淺腹壁動 · 靜脈)

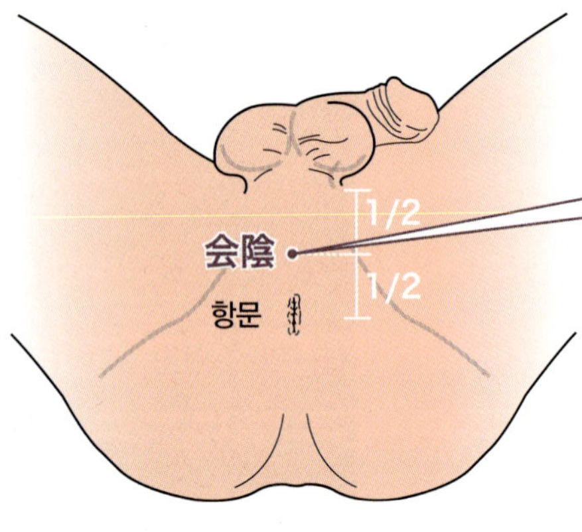

회음(会陰)의 취혈

측와위(側臥位)나 슬흉위(膝胸位)로 남성은 항문과 음낭(陰嚢)과의 사이에서, 여성은 항문과 대음순 사이에서 취한다.

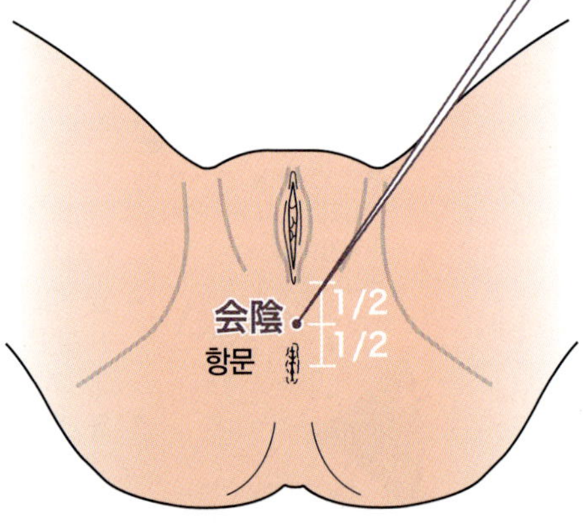

회음(会陰) perineum

치골결합하연(恥骨結合下縁, 해부학용어) 좌우의 좌골결절(坐骨結節), 미골선단(尾骨先端)을 연결하는 능형부분을 말한다. 전방의 삼각을 요생식삼각(尿生殖三角)이라 하고 심회음횡근(深會陰橫筋), 요도괄약근(尿道括約筋), 남성의 요도구선(尿道球腺, Cowper's gland) 또는 여성의 대전정선(大前庭腺, Bartholin gland)이 있다. 또한, 남성의 요도(尿道), 여성의 요도와 질이 관통하고 있다. 후방은 항문삼각(肛門三角)이라고 하며, 항문이 있다.

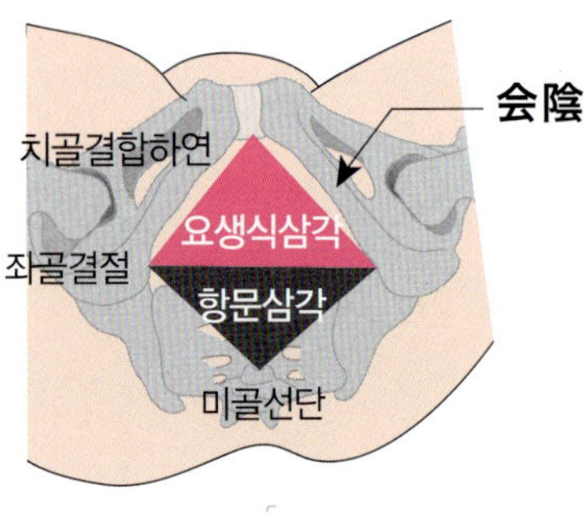

관원(關元)은 배꼽 아래 단전(臍下丹田)의 위치에 있으며 전신의 기가 모이는 곳이라고 한다. 단전은 두정부(頭頂部)나 미간(眉間)의 사이나 가슴(胸) 등 다른 부위에도 존재하며 제하(臍下) 3촌의 부위에 있으므로 **제하단전**(臍下丹田)이라고 부르고 있다. 제하단전(관원혈關元穴)은 인체의 진기(眞氣)나 원기(元氣)가 생겨나는 곳으로서 호흡의 문이기도 하다. 또한, 전신의 장부(臟腑)나 경락(經絡)의 근본이기도 하다.

CV3 중극(中極)

부위 하복부(下腹部), 전정중선상, 제중앙((臍中央)하방 4촌

이 경혈에 관한 해부학적 구조

- 피부에는 **장골하복신경**(腸骨下腹神經, T12~L1)의 **전피지**(前皮枝)
- 복직근(腹直筋)을 좌우로 나누고 있는 복직근초(腹直筋鞘)의 정중부분의 강인한 소상(索状)의 백선(白線)
- 외장골동 · 정맥(外腸骨動 · 靜脈) 가지의 하복벽동 · 정맥(下腹碧動 · 靜脈)과 대퇴동 · 정맥(大腿動 · 靜脈) 가지의 천복벽동 · 정맥(淺腹壁動 · 靜脈)

CV4 관원(關元)

부위 하복부(下腹部), 전정중선상, 제중앙((臍中央)하방 3촌

이 경혈에 관한 해부학적 구조

- 피부에는 **장골하복신경**(腸骨下腹神經, T11)의 **전피지**(前皮枝)
- 복직근(腹直筋)을 좌우로 나누고 있는 복직근초(腹直筋鞘)의 정중부분의 강인한 소상(索状)의 백선(白線)
- 외장골동 · 정맥(外腸骨動 · 靜脈) 가지의 하복벽동 · 정맥(下腹碧動 · 靜脈)과 대퇴동 · 정맥(大腿動 · 靜脈) 가지의 천복벽동 · 정맥(淺腹壁動 · 靜脈)
- 심부에는 소장(小腸)이 있다

CV5 석문(石門)

부위 하복부(下腹部), 전정중선상, 제중앙((臍中央)하방 2촌

이 경혈에 관한 해부학적 구조

- 피부에는 **장골하복신경**(腸骨下腹神經, T11)의 **전피지**(前皮枝)
- 복직근(腹直筋)을 좌우로 나누고 있는 복직근초(腹直筋鞘)의 정중부분의 강인한 소상(索状)의 백선(白線)
- 외장골동 · 정맥(外腸骨動 · 靜脈) 가지의 하복벽동 · 정맥(下腹碧動 · 靜脈)과 대퇴동 · 정맥(大腿動 · 靜脈) 가지의 천복벽동 · 정맥(淺腹壁動 · 靜脈)
- 심부에는 소장(小腸)이 있다

골도

배꼽중앙~치골결합상연(恥骨結合): 5촌

＊신궐(神闕, CV8)에서 곡골(曲骨, CV2)까지의 길이를 5촌으로 취한다.

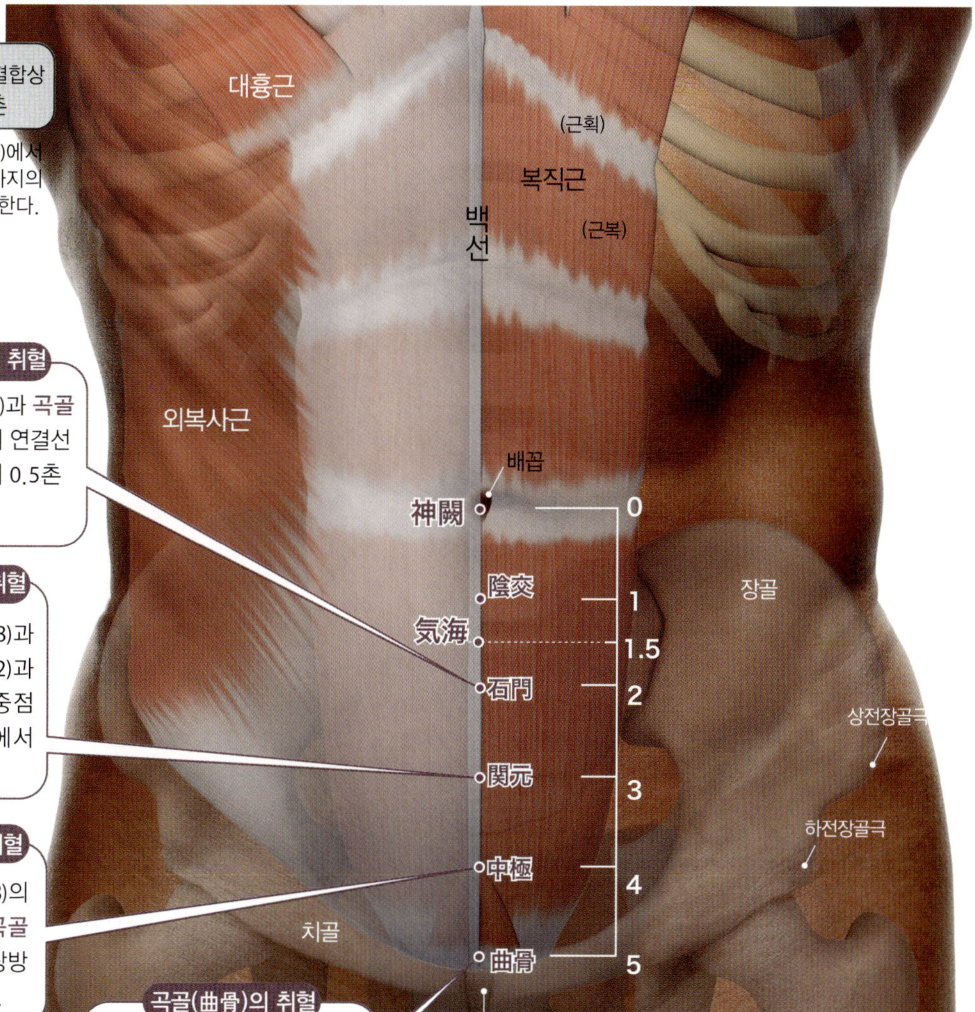

석문(石門)의 취혈

신궐(神闕, CV8)과 곡골(曲骨, CV2)과의 연결선상, 중점 상방의 0.5촌에서 취한다.

관원(關元)의 취혈

신궐(神闕, CV8)과 곡골(曲骨, CV2)과의 연결선상, 중점 하방의 0.5촌에서 취한다.

중극(中極)의 취혈

신궐(神闕, CV8)의 의 하방 4촌, 곡골(曲骨, CV2)의 상방 1촌에서 취한다.

곡골(曲骨)의 취혈

치골결합상연(恥骨結合上緣)의 중점에서 취한다.

CV6 기해(氣海)

부위 하복부(下腹部), 전정중선상, 제중앙((臍中央) 하방 1.5촌

이 경혈에 관한 해부학적 구조

- 피부에는 늑간신경(肋間神經, T10)의 전피지(前皮枝)
- 복직근(腹直筋)을 좌우로 나누고 있는 복직근초(腹直筋鞘)의 정중부분의 강인한 소상(素狀)의 백선(白線)
- 외장골동 · 정맥(外腸骨動 · 靜脈) 가지의 하복벽동 · 정맥(下腹碧動 · 靜脈)과 대퇴동 · 정맥(大腿動 · 靜脈) 가지의 천복벽동 · 정맥(淺腹壁動 · 靜脈)
- 심부에는 소장(小腸)이 있다.

CV7 음교(陰交)

부위 하복부(下腹部), 전정중선상, 제중앙((臍中央) 하방 1촌

이 경혈에 관한 해부학적 구조

- 피부에는 늑간신경(肋間神經, T10)의 전피지(前皮枝)8
- 복직근(腹直筋)을 좌우로 나누고 있는 복직근초(腹直筋鞘)의 정중부분의 강인한 소상(素狀)의 백선(白線)
- 외장골동 · 정맥(外腸骨動 · 靜脈) 가지의 하복벽동 · 정맥(下腹碧動 · 靜脈)과 대퇴동 · 정맥(大腿動 · 靜脈) 가지의 천복벽동 · 정맥(淺腹壁動 · 靜脈)
- 심부에는 소장(小腸)이 있다.

CV8 신궐(神闕)

부위 상복부(上腹部), 제중앙(臍中央)

이 경혈에 관한 해부학적 구조

- 피부에는 늑간신경(肋間神經, T10)의 전피지(前皮枝)
- 복직근(腹直筋)을 좌우로 나누고 있는 복직근초(腹直筋鞘)의 정중부분의 강인한 소상(素狀)의 백선(白線)
- 쇄골하동맥(鎖骨下動脈) 가지의 내흉동 · 정맥(內胸動 · 靜脈)이 하행하여 상복벽동 · 정맥(上腹碧動 · 靜脈)이 되어, 외장골동 · 정맥(外腸骨動 · 靜脈) 가지의 하복벽동 · 정맥(下腹碧動 · 靜脈)과 문합(吻合)
- 심부에는 소장(小腸)이 있다.

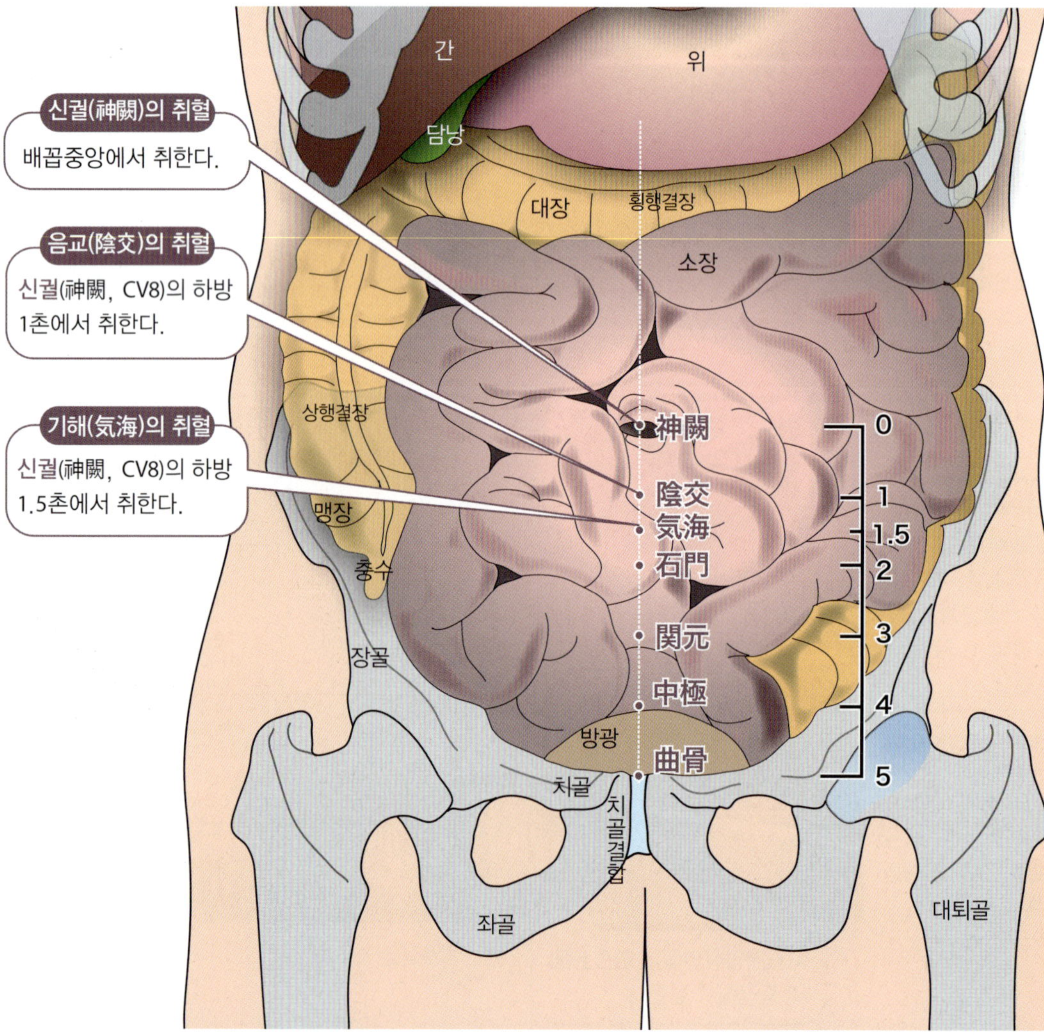

백선(白線)은 좌우 복직근초(腹直筋鞘)의 전엽과 후엽이 정중선상에서 결합한 직선형(直線狀)의 건막(腱膜)의 부분으로 **내복사근**(內腹斜筋)과 **외복사근**(外腹斜筋)이 정지하는 부위이기도 하다. 또한, 백선(白線)의 배꼽(臍) 부분은 **제륜**(臍輪)이라고 하며 제동맥소(臍動脈素)나 제정맥(臍靜脈)의 잔존물(遺殘)인 간원소(肝圓素) 및 요막관(尿膜管)의 잔존물인 정중제소(正中臍素)의 기점이 되고 있다. 제륜(臍輪)이나 백선(白線)은 복벽(腹壁)의 안에서도 압력에 약한 부분이기 때문에 탈장(脫腸, 복부 장기가 복강에서 탈출하는 것)이 생기기 쉽다.

CV9 수분(水分)

부위 상복부(上腹部), 전정중선상,
제중앙(臍中央) 상방 1촌

이 경혈에 관한 해부학적 구조

- 피부에는 **늑간신경**(肋間神經, T9)의 **전피지**(前皮枝)
- 복직근(腹直筋)을 좌우로 나누고 있는 복직근초(腹直筋鞘)의 정중부분의 강인한 소상(素狀)의 백선(白線)
- 쇄골하동맥(鎖骨下動脈) 가지의 내흉동맥(內胸動脈)이 하행하여 외장골동맥(外腸骨動脈) 가지의 하복벽동·정맥(下腹碧動·靜脈)과 문합(吻合)하는 상복벽동·정맥(上腹壁動·靜脈)
- 심부에는 소장(小腸)이 있다.

CV10 하완(下脘)

부위 상복부(上腹部), 전정중선상,
제중앙(臍中央) 상방 2촌

이 경혈에 관한 해부학적 구조

- 피부에는 **늑간신경**(肋間神經, T9)의 **전피지**(前皮枝)
- 복직근(腹直筋)을 좌우로 나누고 있는 복직근초(腹直筋鞘)의 정중부분의 강인한 소상(素狀)의 백선(白線)
- 쇄골하동맥(鎖骨下動脈) 가지의 내흉동맥(內胸動脈)이 하행하여 외장골동맥(外腸骨動脈) 가지의 하복벽동·정맥(下腹碧動·靜脈)과 문합(吻合)하는 상복벽동·정맥(上腹壁動·靜脈)
- 심부에는 횡행결장(橫行結腸)과 소장(小腸)이 있다.

CV11 건리(建里)

부위 상복부(上腹部), 전정중선상,
제중앙(臍中央) 상방 3촌

이 경혈에 관한 해부학적 구조

- 피부에는 **늑간신경**(肋間神經, T9)의 **전피지**(前皮枝)
- 복직근(腹直筋)을 좌우로 나누고 있는 복직근초(腹直筋鞘)의 정중부분의 강인한 소상(素狀)의 백선(白線)
- 쇄골하동맥(鎖骨下動脈) 가지의 내흉동맥(內胸動脈)이 하행하여 외장골동맥(外腸骨動脈) 가지의 하복벽동·정맥(下腹碧動·靜脈)과 문합(吻合)하는 상복벽동·정맥(上腹壁動·靜脈)
- 심부에는 횡행결장(橫行結腸)과 소장(小腸)이 있다.

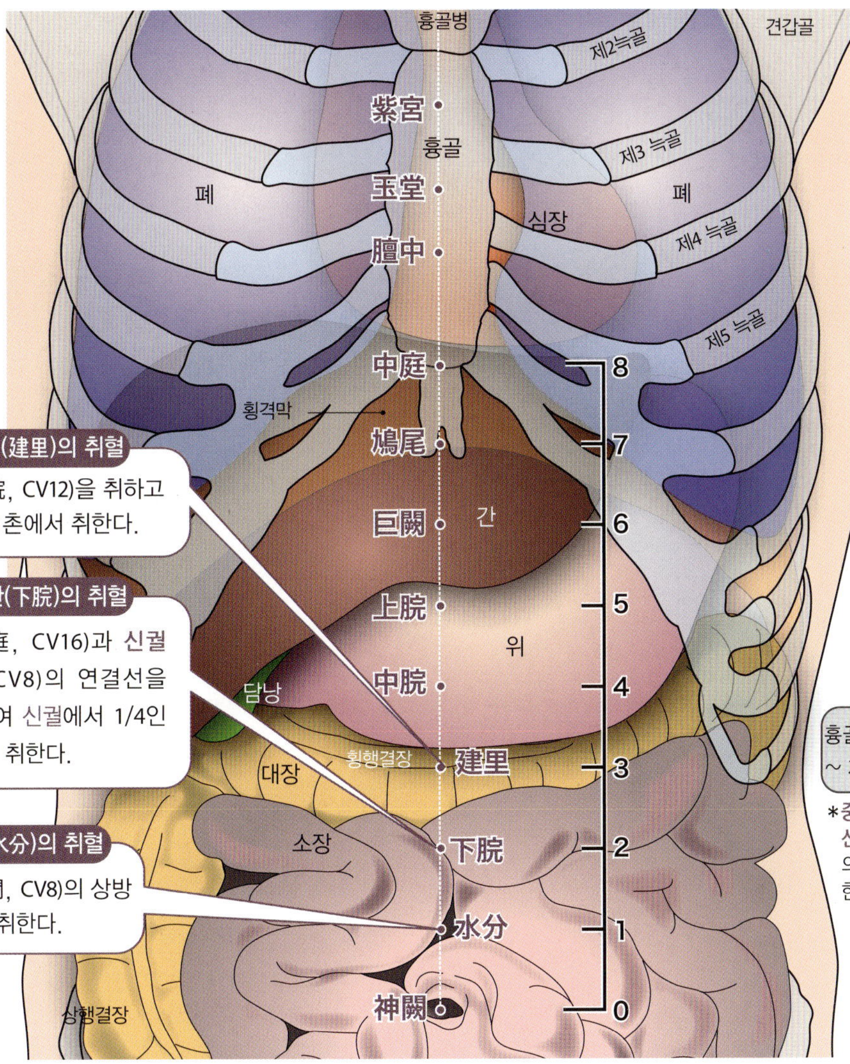

건리(建里)의 취혈

중완(中脘, CV12)을 취하고 그 하방 1촌에서 취한다.

하완(下脘)의 취혈

중정(中庭, CV16)과 신궐(神闕, CV8)의 연결선을 4등분하여 신궐에서 1/4인 지점에서 취한다.

수분(水分)의 취혈

신궐(神闕, CV8)의 상방 1촌에서 취한다.

골도

흉골체하단(胸骨體下端) ~ 제중앙(臍中央): 8촌

*중정(中庭, CV16)에서 신궐(神闕, CV8)까지의 길이를 8촌으로 취한다.

CV12 중완(中脘)

부위 상복부(上腹部), 전정중선상, 제중앙(臍中央) 상방 4촌

이 경혈에 관한 해부학적 구조

- 피부에는 **늑간신경**(肋間神經, T8)의 **전피지**(前皮枝)
- 복직근(腹直筋)을 좌우로 나누고 있는 복직근초(腹直筋鞘)의 정중부분의 강인한 소상(素狀)의 백선(白線)
- 쇄골하동맥(鎖骨下動脈) 가지의 내흉동맥(內胸動脈)이 하행하여 외장골동맥(外腸骨動脈) 가지의 하복벽동 · 정맥(下腹碧動 · 靜脈)과 문합(吻合)하는 상복벽동 · 정맥(上腹壁動 · 靜脈)
- 심부에는 횡행결장(橫行結腸)과 위(胃)가 있다

CV13 상완(上脘)

부위 상복부(上腹部), 전정중선상, 제중앙(臍中央) 상방 5촌

이 경혈에 관한 해부학적 구조

- 피부에는 **늑간신경**(肋間神經, T7,8)의 **전피지**(前皮枝)
- 복직근(腹直筋)을 좌우로 나누고 있는 복직근초(腹直筋鞘)의 정중부분의 강인한 소상(素狀)의 백선(白線)
- 쇄골하동맥(鎖骨下動脈) 가지의 내흉동맥(內胸動脈)이 하행하여 외장골동맥(外腸骨動脈) 가지의 하복벽동 · 정맥(下腹碧動 · 靜脈)과 문합(吻合)하는 상복벽동 · 정맥(上腹壁動 · 靜脈)
- 심부에는 횡행결장(橫行結腸)과 위(胃)가 있다.

구미(鳩尾)의 취혈

중정(中庭, CV16)의 하방 1촌에서 취한다.

거궐(巨闕)의 취혈

중정(中庭, CV16)과 신궐(神闕, CV8)과의 연결선을 4등분하여 중정으로부터 1/4지점에서 취한다

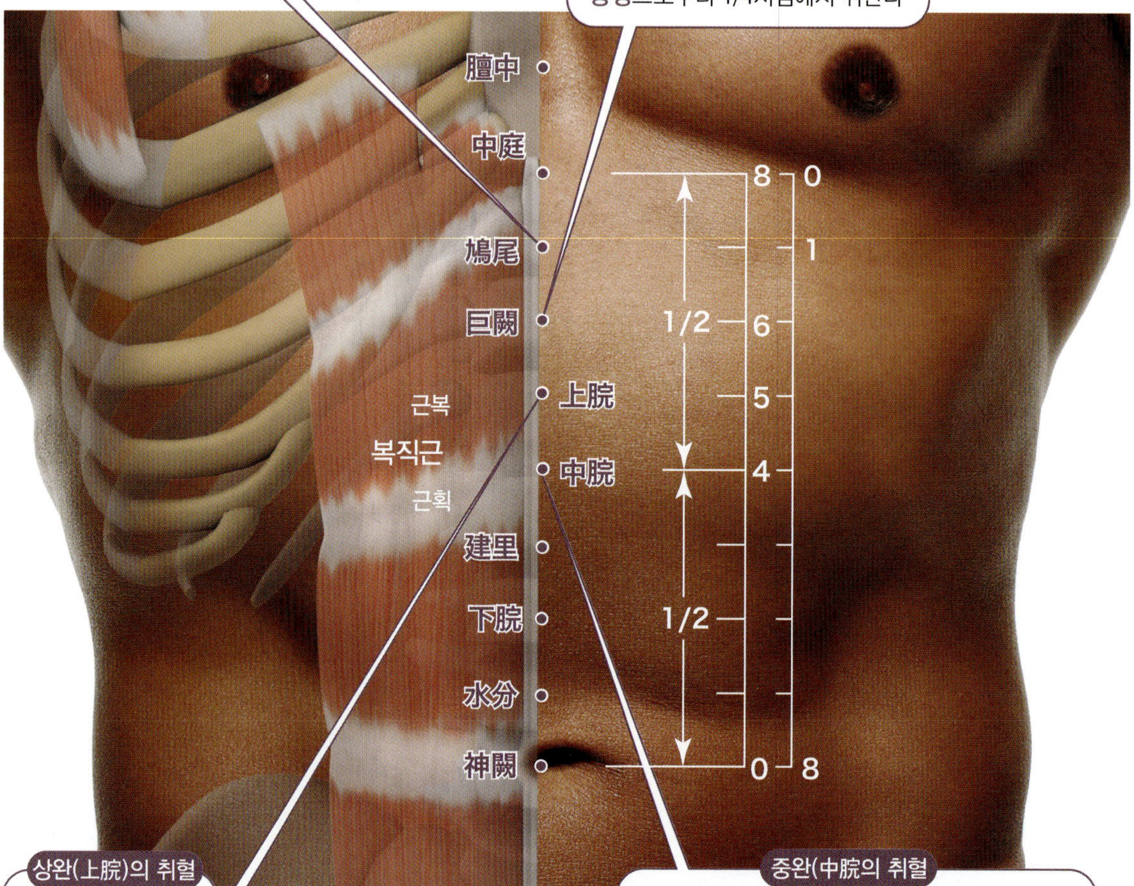

상완(上脘)의 취혈

중완(中脘, CV12)을 취하고 그 상방 1촌에서 취한다.

중완(中脘의 취혈

- 흉골체하단과 제중앙과의 중점에서 취한다.
- 중정(中庭, CV16)과 신궐(神闕, CV8)과의 연결선, 중점에서 취한다

중완(中脘)은 상복부의 거의 중앙에 위치하며, 위의 중앙에 위치한다. 위경(胃經)의 모혈이며 위장의 증상(식후 팽만감, 위염, 위하수, 배변 이상 등)이나 심와부통증(心窩部痛症)이나 스트레스성 증상에 대한 치료에도 사용되어 왔다. 위궤양(胃潰瘍)이나 십이지장궤양(十二指腸潰瘍)에서는 모두 상복부 통증이 나타나는 경우가 있지만 위궤양((胃潰瘍)은 식후에 많고, 십이지장궤양(十二指腸潰瘍)은 공복 시에 나타나는 경우가 많고, 식사를 하면 해결되는 것이 특징이다.

CV14 거궐(巨闕)

부위 상복부(上腹部), 전정중선상,
제중앙(臍中央) 상방 6촌

이 경혈에 관한 해부학적 구조

- 피부에는 **늑간신경**(肋間神經, T7)의 **전피지**(前皮枝)
- 복직근(腹直筋)을 좌우로 나누고 있는 복직근초(腹直筋鞘)의 정중부분의 강인한 소상(素狀)의 백선(白線)
- 쇄골하동맥(鎖骨下動脈) 가지의 내흉동맥(內胸動脈)이 하행하여 외장골동맥(外腸骨動脈) 가지의 하복벽동 · 정맥(下腹碧動 · 靜脈)과 문합(吻合)하는 상복벽동 · 정맥(上腹壁動 · 靜脈)
- 심부에는 위(胃)와 간장(肝臟)이 있다.

CV15 구미(鳩尾)

부위 상복부(上腹部), 전정중선상,
흉골체하단(胸骨體下端)의 하방 1촌

이 경혈에 관한 해부학적 구조

- 피부에는 **늑간신경**(肋間神經, T7)의 **전피지**(前皮枝)
- 복직근(腹直筋)을 좌우로 나누고 있는 복직근초(腹直筋鞘)의 정중부분의 강인한 소상(素狀)의 백선(白線)
- 쇄골하동맥(鎖骨下動脈) 가지의 내흉동맥(內胸動脈)이 하행하여 외장골동맥(外腸骨動脈) 가지의 하복벽동 · 정맥(下腹碧動 · 靜脈)과 문합(吻合)하는 상복벽동 · 정맥(上腹壁動 · 靜脈)
- 검상돌기(劍狀突起)를 촉지하는 경우가 많지만 사람에 따라서는 심부로 향하고 있는 경우에는 촉지하기 어렵다.
- 심부에는 간장(肝臟)이 있다.

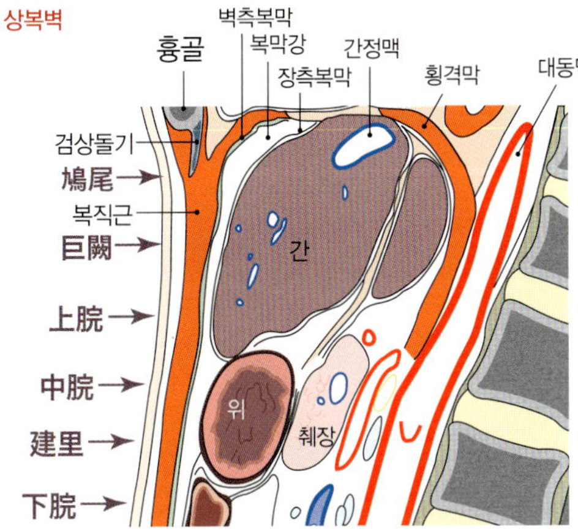

구미(鳩尾) 부근의 정중 시상절단

복부 근섬유의 주행과 허리라인(Waistline)

우측 외복사근(外腹斜筋) 섬유(纖維)와 좌측 내복사근(內腹斜筋) 섬유(纖維)는 서로 같은 방향으로 주행하고 있다. 한편, 우측 외복사근섬유와 좌측 내복사근섬유도 서로 같은 방향으로 주행하고 있다. 이 결과, 복부 근섬유의 주행은 전체적으로는 백선을 중심으로 교차하고 있기 때문에 Waistline이 가능하다.

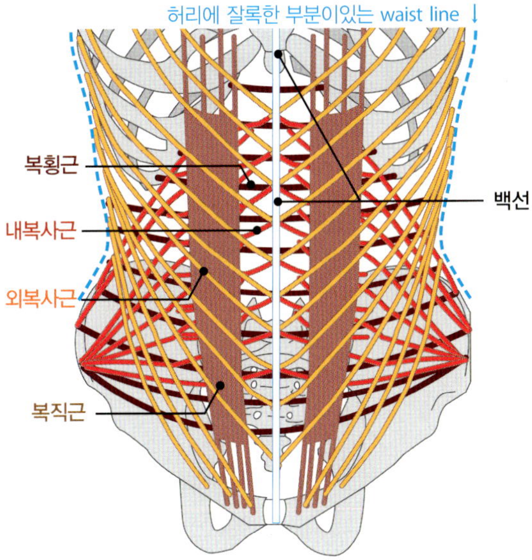

복직근과 복직근초의 전엽과 후엽

rectus abdominis and anterior & posterior rectus sheath

복벽(腹壁)의 네개 근의 하나인 복직근(腹直筋)은 외 · 내복사근건막(內 · 外腹斜筋腱膜), 횡근근막(橫筋筋膜)으로 구성된 전엽과 후엽으로 이루어진 복직근초(腹直筋鞘)에 쌓여있다. 그러나 배꼽과 치골결합(恥骨結合)과의 중점으로부터 하방에는 후엽이 없고 좌우 하연이 궁상(弓狀)으로 되어있기 때문에 궁상선(弓狀線)이라고 부르며 하복벽동 · 정맥(下腹碧動 · 靜脈)이 통과하는 부위로 되어 있다.

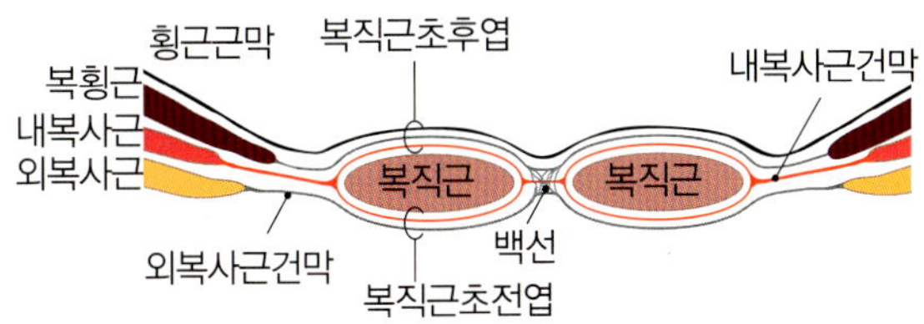

궁상선(弓狀線) 보다 위의 횡단면

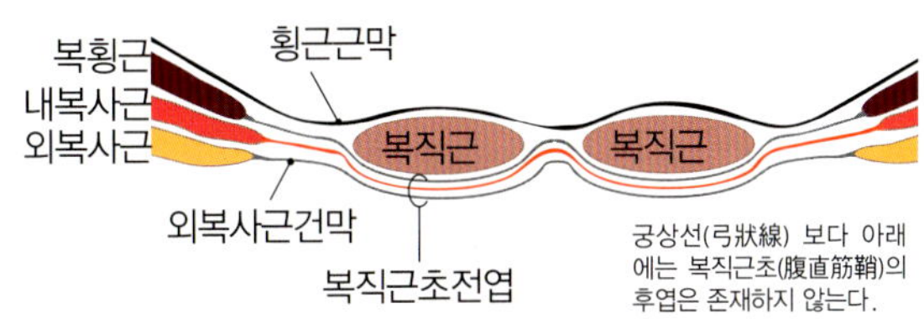

궁상선(弓狀線) 보다 아래에는 복직근초(腹直筋鞘)의 후엽은 존재하지 않는다.

궁상선(弓狀線) 보다 아래의 횡단면

백선과 백선탈장 linea Alba and hernia of linea alba

복벽의 3개의 근육인 외복사근 · 내복사근, 복횡근의 건막(腱膜)은 복직근(腹直筋)의 전부와 후부를 덮고, 전엽과 후엽를 형성한다. 전엽과 후엽의 섬유는 정중선에서 만나 백선을 구성한다. 배꼽보다 위의 백선에 균열(裂隙)이 생기면 복부내장(腹部內臟)이 돌출하는 경우가 있다. 이것을 백선탈장(白線脫腸, hernia of linea alba)라고 한다.

CV 임맥(任脈)

중정(中庭), 전중(膻中), 옥당(玉堂), 자궁(紫宮), 화개(華蓋)

CV16 중정(中庭)

부위 전흉부(前胸部), 전정중선상,
흉골체하단(胸骨體下端)의 중점

이 경혈에 관한 해부학적 구조

- 피부에는 늑간신경(肋間神經, T5,6)의 전피지(前皮枝)
- 복직근(腹直筋)을 좌우로 나누고 있는 복직근초(腹直筋鞘)의 정중부분의 강인한 소상(素狀)의 백선(白線)
- 쇄골하동 · 정맥(鎖骨下動.精脈)에서 분기하는 내흉동 · 정맥(內胸動 · 精脈)의 가지
- 심부에는 흉골체(胸骨體)의 하단(검상돌기, 劍狀突起)가 있다.

CV17 전중(膻中)

부위 전흉부(前胸部), 전정중선상,
제4늑간사이와 같은 높이

이 경혈에 관한 해부학적 구조

- 피부에는 늑간신경(肋間神經, T4,5)의 전피지(前皮枝)
- 내측(C8~T1), 외측흉근신경근지(外側胸筋神經筋枝, C5~C7) 지배로 견관절의 내전에 작용하는 대흉근(大胸筋)
- 쇄골하동 · 정맥(鎖骨下動 · 精脈)에서 분기하는 내흉동 · 정맥(內胸動 · 精脈)의 가지
- 심부에는 흉골체(胸骨體)가 있다

주의: 흉골열공(胸骨裂孔)이 존재하는 경우가 있다.

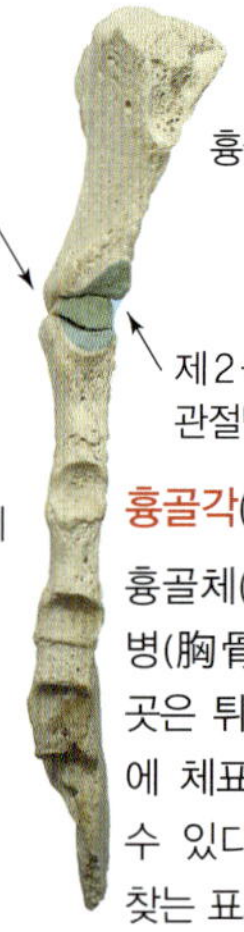

흉골각(胸骨角)

흉골체(胸骨體)와 흉골병(胸骨柄)이 접합하는 곳은 튀어나와 있기 때문에 체표(體表)에서 만질 수 있다. 제2 늑연골을 찾는 표시가 된다.

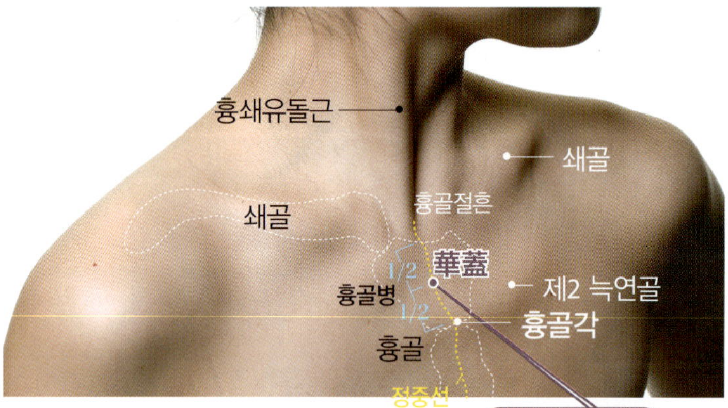

화개(華蓋)의 취혈

흉골전면(胸骨前面)의 전정중선상으로 제1 늑간(肋間)과 같은 높이에서 취한다.

흉골열공(胸骨裂孔) sternal foramen

흉골은 흉골병(胸骨柄), 흉골체(胸骨體), 검상돌기(劍狀突起)로 구분하지만 분절(分節)이 발생하기 때문에 2~8%의 빈도로 제4늑간에 선천성흉골열공(先天性胸骨裂孔)이 생기는 경우가 있다. 흉골열공의 높이와 위치는 전중(膻中)과 같기 때문에 전중에 자침하는 경우는 주의를 필요로 한다. 잘못하여 흉골열공에 자침하면 심장을 찔러 심장압전(心臟壓塡, Cardiac Tamponade)을 일으킬 가능성이 있다. 체표-흉골후면간의 거리측정 연구에서 극단적으로 마른형을 제외하고는 체형에 관계없이 10mm까지 침을 자입해도 심장에 도달할 가능성은 없고, 안전하다고 발표하였다.

문헌 Tomohumi Ozaki 등: '전중혈자침의 안전심도(安全深度) 검토(1) - 사체에서의 흉골열공의 형상과 흉골의 두께 및 생체에서 화상 소견에 의한 안전심도(安全深度)의 검토' 전일본침구학회잡지 50권 1호, 103 ~110, 2003

단중(膻中)의 부근의 정중 시상면

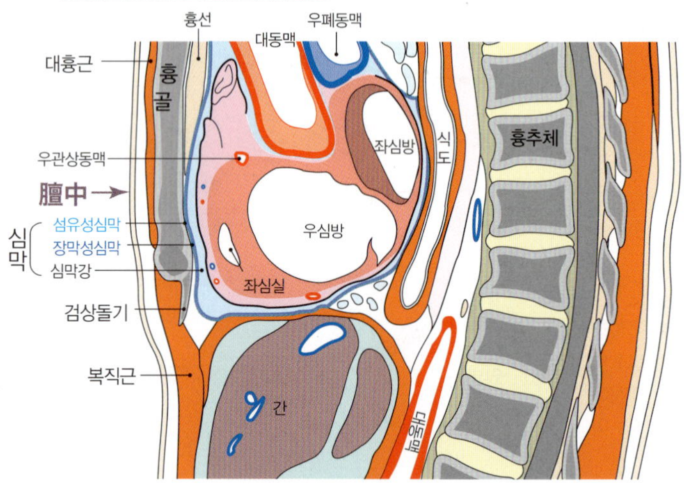

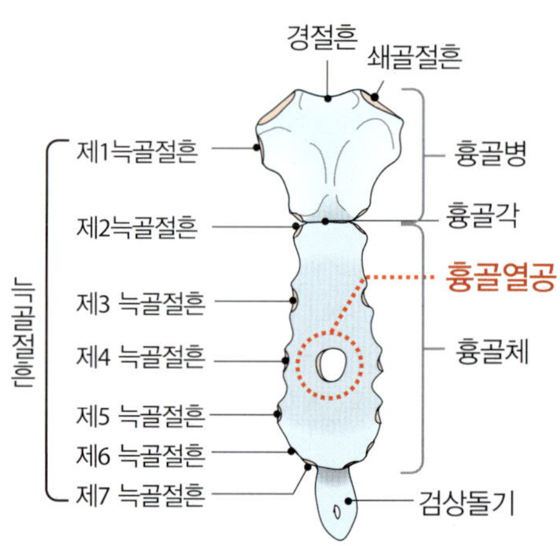

흉골(胸骨)은 위쪽부터 **흉골병**(胸骨柄), **흉골체**(胸骨體), **검상돌기**(劍狀突起)로 되어있고, 사춘기부터 젊은 성인기에는 서로 연골성(軟骨性)으로 결합되어 있지만 나이가 들면서 골성결합(骨性結合)이 된다. 흉골체에는 제2~7 늑연골(肋軟骨)이 연결되어 있고 제7 흉늑관절(胸肋關節)은 흉골체와 검상돌기의 경계(상방은 흉골체, 하방은 검상돌기)가 된다. 제6, 7 늑골이 부착하는 절흔(切痕)은 매우 근접하고 있어 간극이 거의 없다. 검상돌기의 모양은 개인차가 있고 성인에서도 연골성 경우를 볼 수 있다. 또한, 검상돌기에는 복직근(腹直筋)과 횡격막(橫膈膜)의 일부가 부착되어 있다.

CV18 옥당(玉堂)

부위 전흉부(前胸部), 전정중선상, 제3늑간과 같은 높이

이 경혈에 관한 해부학적 구조

- 피부에는 **늑간신경**(肋間神經, T3, 4)의 **전피지**(前皮枝)
- 내측(C8~T1). 외측흉근신경근지(外側胸筋神經筋枝, C5~C7) 지배로 견관절의 내전에 작용하는 대흉근(大胸筋)
- 쇄골하동 · 정맥(鎖骨下動 · 精脈)에서 분기하는 내흉동 · 정맥(內胸動 · 精脈)의 가지
- 심부에는 흉골체(胸骨體), 심장(心臟)가 있다.

CV19 자궁(紫宮)

부위 전흉부(前胸部), 전정중선상, 제2늑간과 같은 높이

이 경혈에 관한 해부학적 구조

- 피부에는 **늑간신경**(肋間神經, T2, 3)의 **전피지**(前皮枝)
- 내측(C8~T1). 외측흉근신경근지(外側胸筋神經筋枝, C5~C7) 지배로 견관절의 내전에 작용하는 대흉근(大胸筋)
- 쇄골하동 · 정맥(鎖骨下動 · 精脈)에서 분기하는 내흉동 · 정맥(內胸動 · 精脈)의 가지
- 심부에는 흉골체(胸骨體)가 있다.

CV20 화개(華蓋)

부위 전흉부(前胸部), 전정중선상, 제1늑간사이와 같은 높이

이 경혈에 관한 해부학적 구조

- 피부에는 **늑간신경**(肋間神經, T1, 2)의 **전피지**(前皮枝)a
- 내측(C8~T1). 외측흉근신경근지(外側胸筋神經筋枝, C5~C7) 지배로 견관절의 내전에 작용하는 대흉근(大胸筋)
- 쇄골하동 · 정맥(鎖骨下動 · 精脈)에서 분기하는 내흉동 · 정맥(內胸動 · 精脈)의 가지
- 심부에는 흉골병(胸骨柄)이 있다.

자궁(紫宮)의 취혈

흉골전면의 전정중선상으로 제2늑간과 같은 높이에서 취한다.

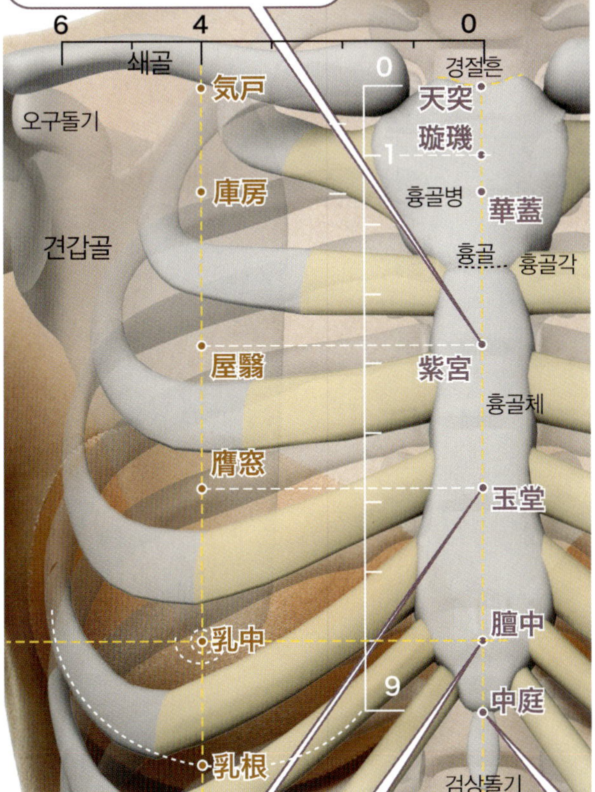

골도

경절흔(頸切痕)~흉골체하단(胸骨體): 9촌

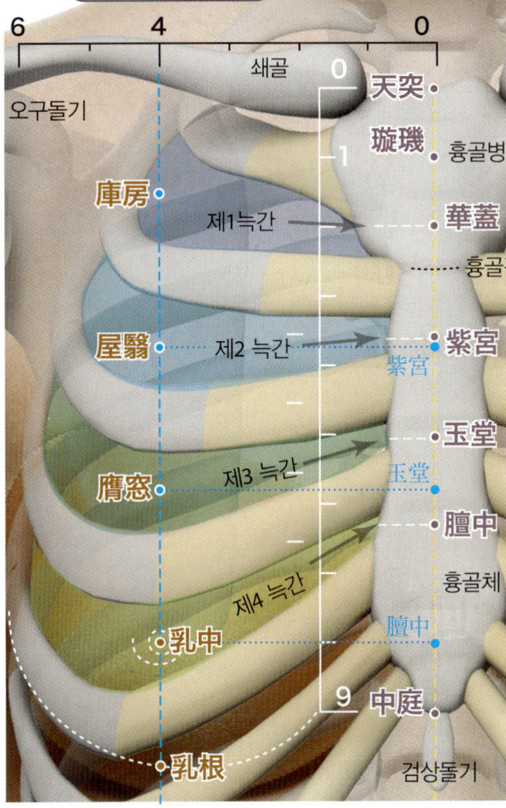

옥당(玉堂)의 취혈

흉골각(胸骨角, 제2 늑골의 높이)를 기준으로, 흉골전면의 정중선상으로 제3늑간의 높이에서 취한다.

전중(膻中)의 취혈

흉골각(胸骨角, 제2늑골의 높이)를 기준으로, 흉골전면의 정중선상으로 제4늑간의 높이에서 취한다.

중정(中庭)의 취혈

정중선상, 흉골체하단(胸骨體)의 중점에서 취한다.

전중(膻中)~화개(華蓋)의 지표가 되는 제1~4 늑간(肋間)은 결코 수평이 아니다. 전중혈에서 화개혈은 이론상으로는 위경(胃經)의 늑간(肋間)의 높이가 되지만(좌측그림), 실제로는 늑골절흔(肋骨切痕)을 찾아가면서 취혈하기 때문에, 늑연골(肋軟骨)과 흉골(胸骨)이 접하는 곳의 제1~4 늑간(肋間)의 위치로 하는 경우가 많다고 생각된다.(우측그림)

CV 임맥(任脈) 선기(璇璣), 천돌(天突)

CV21 선기(璇璣)

부위 전흉부(前胸部), 전정중선상, 흉골상와(胸骨上窩)의 하방 1촌

이 경혈에 관한 해부학적 구조

- 피부에는 **늑간신경**(肋間神經, T1, 2)의 **전피지**(前皮枝)와 **쇄골상신경**(鎖骨上神經(T3, 4)
- 내측(C8~T1), 외측흉근신경근지(外側胸筋神經筋枝, C5~C7) 지배로 견관절의 내전에 작용하는 대흉근(大胸筋)
- 쇄골하동 · 정맥(鎖骨下動 · 精脈)에서 분기하는 내흉동 · 정맥(內胸動 · 精脈) 가지
- 심부에는 흉골병(胸骨柄)이 있다.

CV22 천돌(天突)

부위 전경부(前頸部), 전정중선상, 흉골상와(胸骨上窩)의 중앙

이 경혈에 관한 해부학적 구조

- 피부에는 경신경총(頸神經叢)의 피지로 경부(頸部)에서 어깨에 이르는 피부에 분포하는 **경횡신경**(頸橫神經, C3~C4)
- 경신경(頸神經) 고리(C1~C4) 지배로 설골하근군(舌骨下筋群)의 흉골설골근(胸骨舌骨筋)과 흉골갑상근(胸骨甲狀筋)
- 쇄골하동 · 정맥(鎖骨下動 · 精脈)에서 분기하는 내흉동 · 정맥(內胸動 · 精脈)
- 체표에는 흉골상와(胸骨上窩)가 있다.

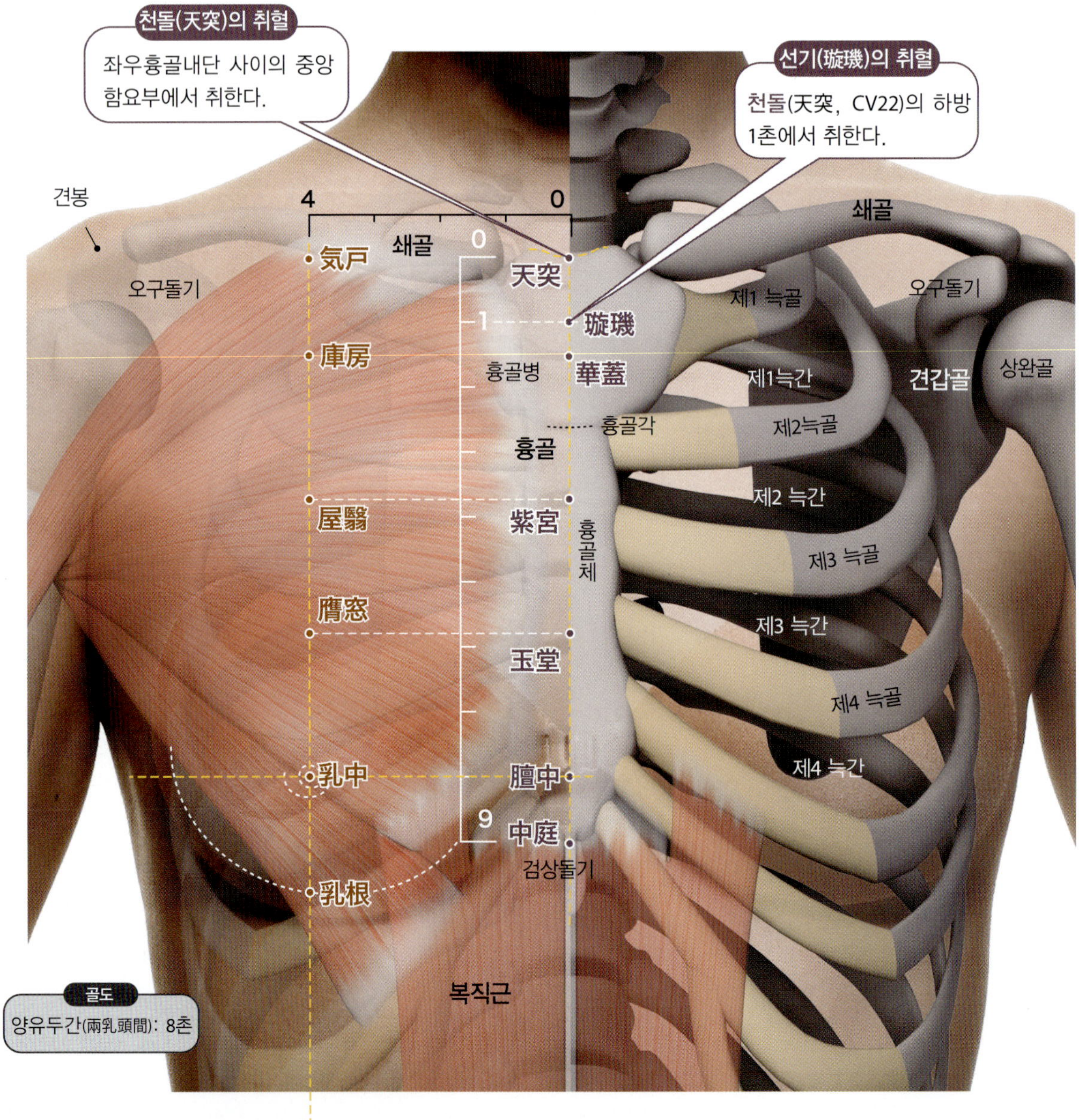

흉골병(胸骨柄) 상연의 우묵한 곳을 **경절흔**(頸切痕)이라 하고 경정맥와(頸靜脈窩)의 하연이 된다. 경절흔의 좌우에는 쇄골(鎖骨)과 관절(흉쇄관절胸鎖關節)을 만드는 우묵한 곳인 **쇄골절흔**(鎖骨切痕)이 있다. 흉골병(胸骨柄)과 흉골체(胸骨體)의 결합부(흉골각胸骨角)에는 제2 늑골(肋骨)의 관절면(關節面)이 있다(제2 늑골절흔肋骨切痕). 이 부분에는 흉골병(胸骨柄)이 흉골체(胸骨體)에 대해 약간 후방으로 경사를 이루고 있다. 제1, 2 흉늑관절(胸肋關節)에 손가락을 대고 심호흡(深呼吸)을 하면 늑골(肋骨)의 움직임을 느낄 수 있다.

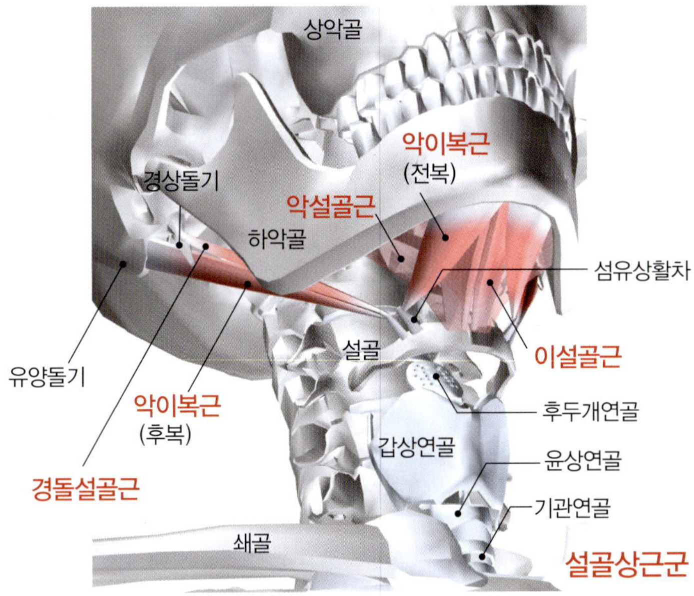

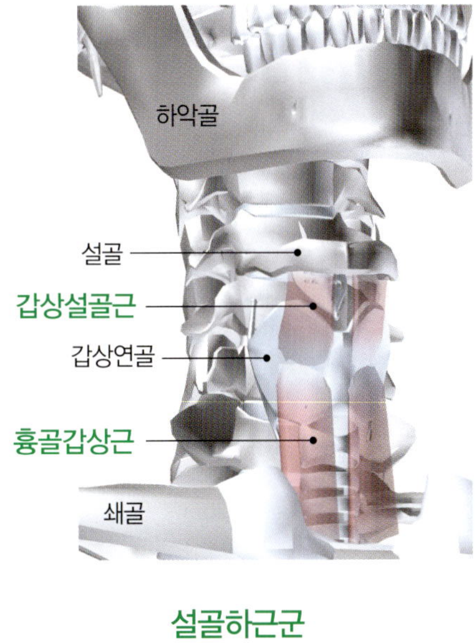

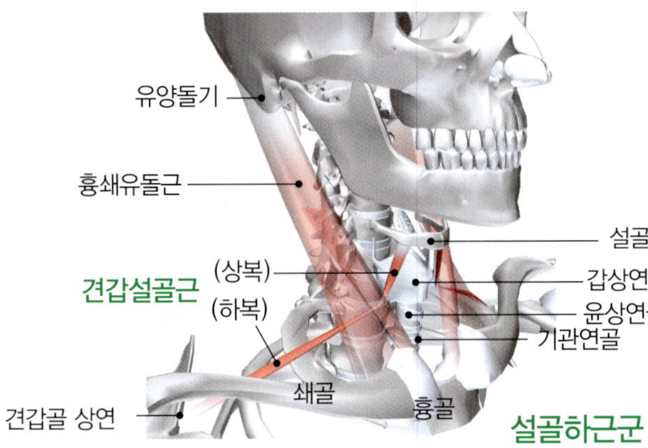

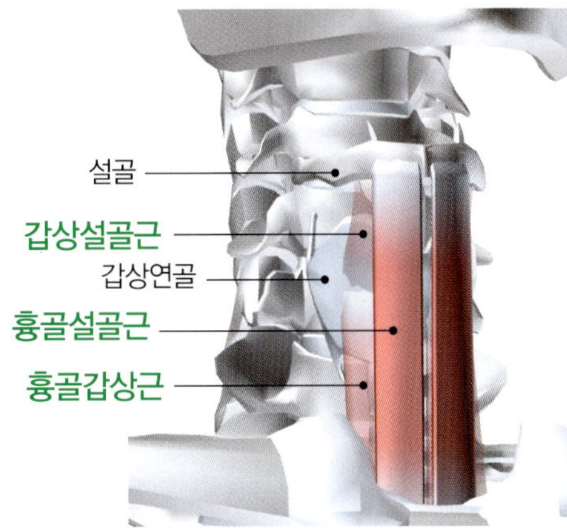

설골상근군(舌骨上筋群)과 설골하근군(舌骨下筋群) suprahyoid muscles and infrahyoid muscles

설골(舌骨)을 중심으로 상, 하에 기시하는 근군(筋群)이 있다. 연하(嚥下, 삼켜서 넘김)나 발성(發聲) 시에 기능한다.

근육		기시(起始)	정지(停止)	지배신경(支配神經)	주요 운동(主要運動)
설골상근군	이설골근	하악골	설골체	C1, 2 전지	설골을 전방으로
	악설골근	하악골(악설골근선)	설골체	하악신경악설골근지	구강저와 혀의 거상
	경돌설골근	측두골(경상돌기)	설골소각	안면신경	설골거상
	악이복근	측두골(유돌절흔)	하악골하연	전복: 하악신경 후복: 안면신경	설골거상, 하악골내림
설골하근군	갑상설골근	갑상연골	설골체	악신경고리:C1, C2로 상근, C2, C3로 하근을 형성하여 이들이 문합하여 경신경고리가 된다.	설골을 후두에 근접시킴
	흉골설골근	흉골	설골체		설골을 내린다.
	흉골갑상근	흉골	갑상연골		후두를 하방으로 당김
	견갑설골근	견갑골상연	설골체		설골을 하방으로 당김

CV23 염천(廉泉)

부위 전경부(前頸部), 전정중선상, 후두융기(喉頭隆起) 상방, 설골(舌骨)의 상방 함요부

이 경혈에 관한 해부학적 구조

- 피부에는 경부(頸部)에서 어깨에 이르는 경신경총(頸神經叢)의 피지인 **경횡신경**(頸橫神經, C1~C4)
- 안면신경(顔面神經) 지배의 표정근(表情筋)으로 구각(口角)을 내리는 광경근(広頸筋)
- 제1, 2경신경전지(頸神經前枝) 지배로 설골(舌骨)을 전방으로 당기는 하악설골근(下顎舌骨筋)
- 외경동 · 정맥(外頸動 · 靜脈)의 가지인 상갑상선동 · 정맥(上甲狀腺動 · 靜脈)
- 심부에는 설골상 · 하근군(舌骨上 · 下筋群)이 기시, 정지하는 설골(舌骨)이 있다.

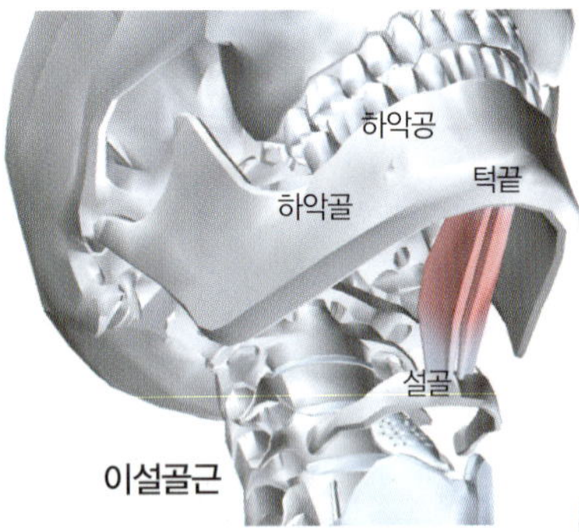

이설골근

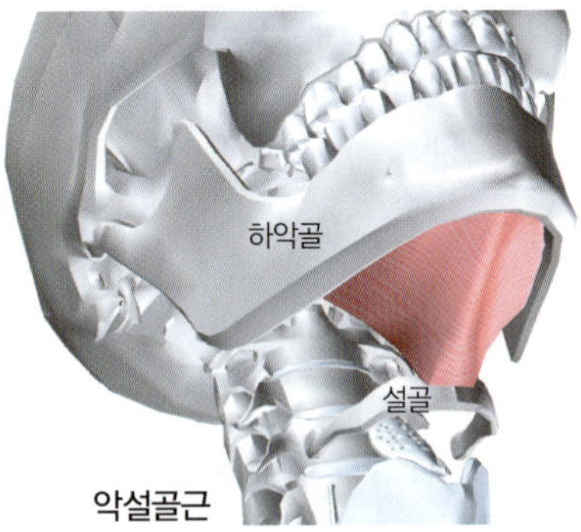

악설골근

염천(廉泉)의 취혈

목을 가볍게 후굴시켜, 설골이 만져지면 그 상방의 함요부에서 취한다.

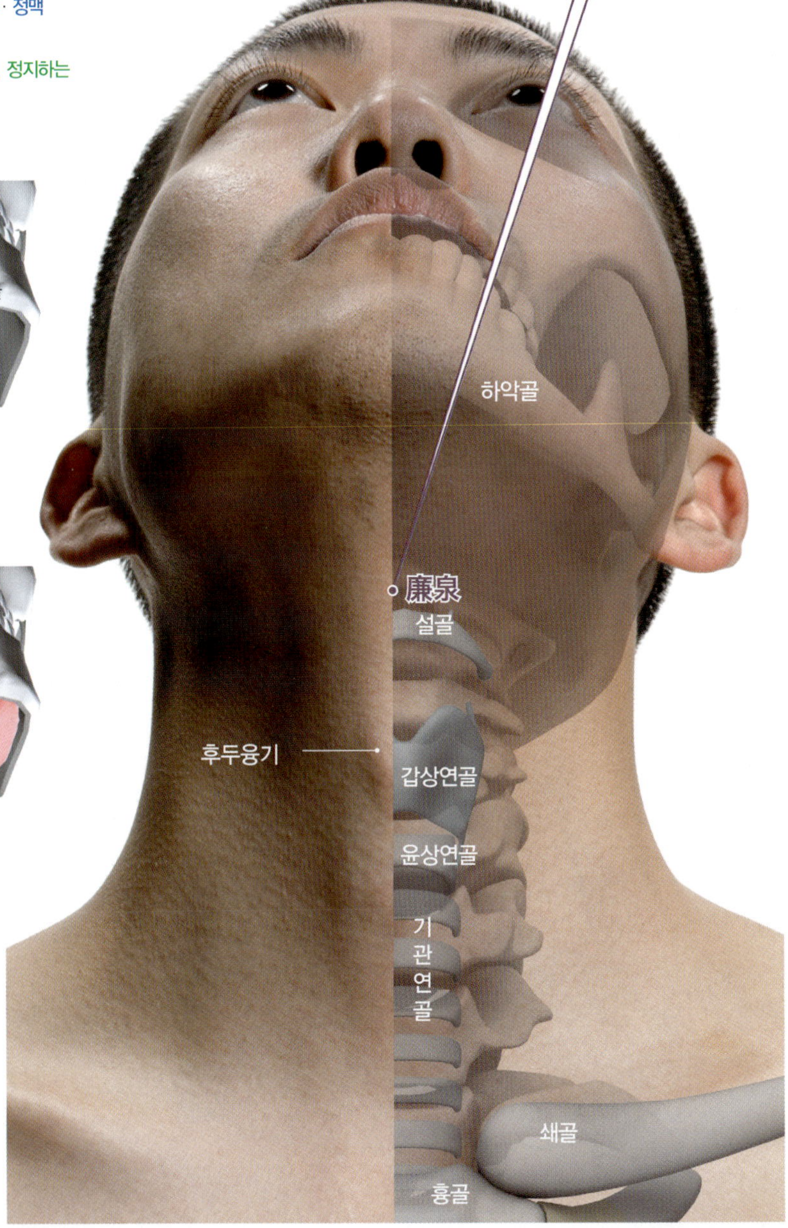

갑상연골(甲狀軟骨) 돌출부인 **후두융기**(喉頭隆起)는 후두결절(喉頭結節), 후불(喉佛)이라고 부른다. 이 이름의 유래는 화장(火葬) 후 남아있는 제2 경추(頸椎, 축추軸椎)의 모양이 좌선을 하고 있는 부처님을 닮았다고 해서 붙여진 이름이다. 갑상연골 자체는 화장의 온도를 견디지 못한다. 또한, 영어로 후두융기를 Adam's Apple이라고 부르는 것은, 금단(禁斷)의 열매인 사과가 아담의 목에 걸려 후두융기가 되었다고 하는 이야기에 기인한다. 하지만 성서에 쓰여있는 것은 선악(善惡)의 지식 나무 열매이지 사과는 아니다. 목에 걸렸다고 하는 것도 후대의 각색이다.

갑상선과 상, 하갑상선동맥

thyroid and superior & inferior thyroid arteries

갑상선은 인두저(咽頭底)의 상피성세포(上皮性細胞)가 증식한 것이다. 갑상선원기(甲狀腺原基)는 아래로 내려가지만, '**갑상설관**(甲狀舌管)'으로 인두(咽頭)와 연결되어 있다. 나중에 이관은 사라지고 처음 갑상선이 발생한 부근에는 **설맹공**(舌盲孔)이 된다. '**갑상설관낭포**(甲狀舌管囊胞)'는 이동 중 갑상설관(甲狀舌管)이 남은 것이다.

하수체전엽(下垂體前葉) 호르몬인 TSH(Thyroid Stimulating Hormone)에 의해 T3나 T4를 분비하는 갑상선에 영양을 공급하는 **상갑상선동맥**(上甲狀腺動脈)은 외경동맥(外頸動脈)의 제1 지로서 분지한다. 한편, **하갑상선동맥**(下甲狀腺動脈)은 쇄골하동맥(鎖骨下動脈) 가지의 갑상경동맥(甲狀頸動脈)으로부터 분기해 온다. 하갑상선동맥 가지는 주로 갑상선의 배측(背側)에 있는 4개의 부갑상선(상피소체上皮小體)에도 영양을 공급한다.

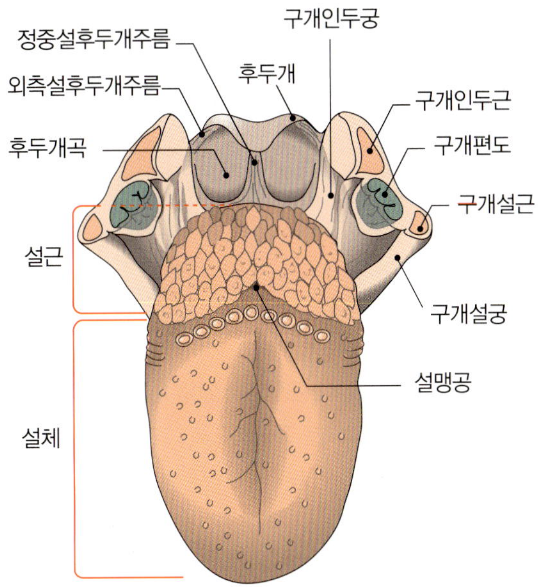

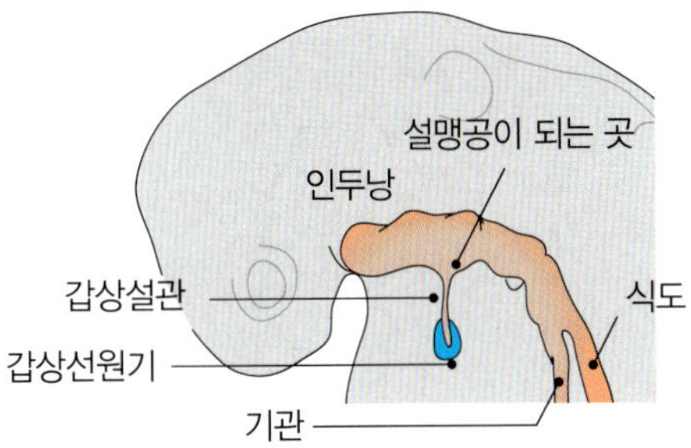

CV24 승장(承漿)

부위 안면부(顔面部),
하악순구(下顎脣溝) 중앙의 함요부

이 경혈에 관한 해부학적 구조

- 피부에는 하악신경(下顎神經) 가지로 하악공(下顎孔)을 나온 **턱끝신경**
- 안면신경(顔面神經) 지배의 표정근(表情筋)으로 입(口)을 다무는 구륜근(口輪筋)과 하순(下脣)을 아래로 당기는 하순하제근(下脣下制筋)
- 교근전연(咬筋前緣)과 하악골하연(下顎骨下緣)의 교점부근에 촉지가능한 안면동 · 정맥(顔面動 · 靜脈) 가지의 하순동 · 정맥(下脣動 · 靜脈)

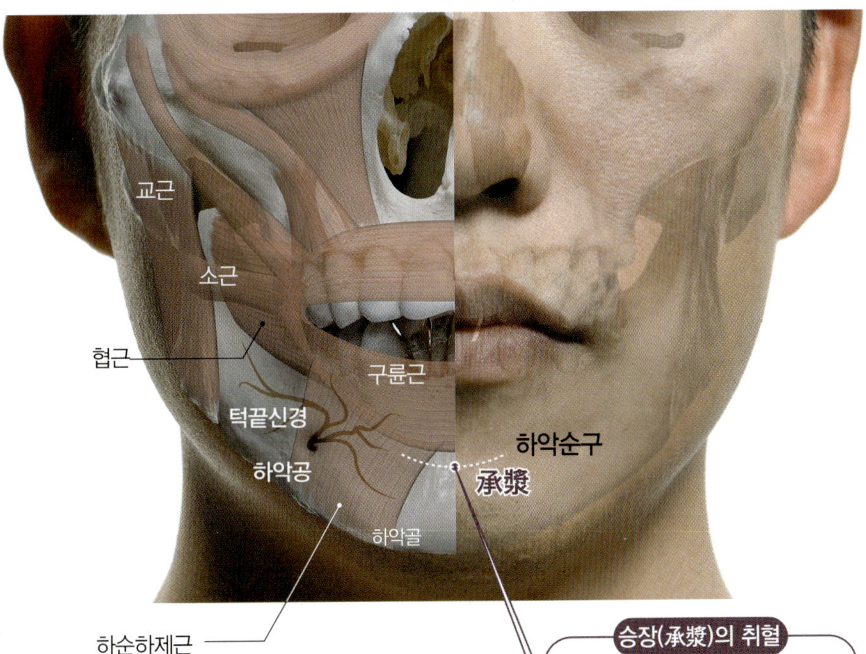

승장(承漿)의 취혈

안면의 정중선상으로 하악 순구(脣溝)의 중앙에서 취한다.

Extra Point

EX 경외기혈(奇穴) ① 두경혈(頭頸穴, Points of Head and Neck)

두경혈(頭頸穴)

백회(百会)의 취혈
P.249 참조

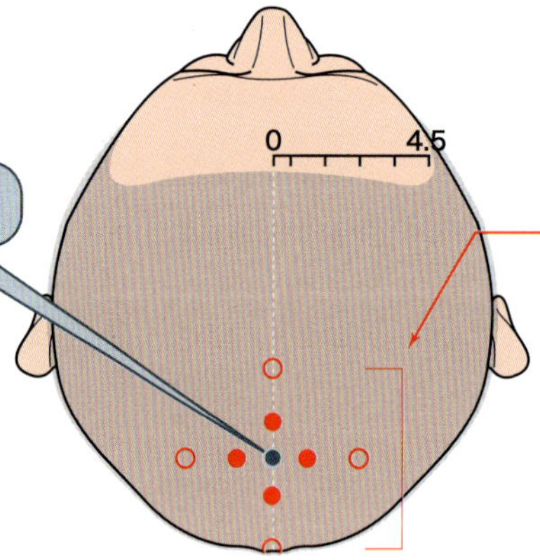

사신총(四神塚) Ex-HN1

부위: 백회(百会, GV20·督)을 중점으로 전후좌우 각각 1촌 혹은 2.5촌의 4혈을 말하지만, 현대문헌의 다수는 백회에서 각 1촌의 4혈로 한다.

당양(當陽) Ex-HN2

부위: 동공(瞳孔)의 직상으로, 전발제에서 1촌 들어간 곳

비고: 두임읍(頭臨泣, GB15·胆)의 0.5촌 상방

인당(印堂) Ex-HN3

부위: 양눈섭 중간의 함중(陷中)이라 한다.

비고: 고대에는 화장법으로 여기에 붉은 인을 찍었다.

두임읍(頭臨泣) 취혈
P.198 참조

어요(漁腰) Ex-HN4

부위: 동공(瞳孔) 직상으로, 눈섭의 중간이라 한다.

비고: 눈섭의 형상을 고기에 비유한 것

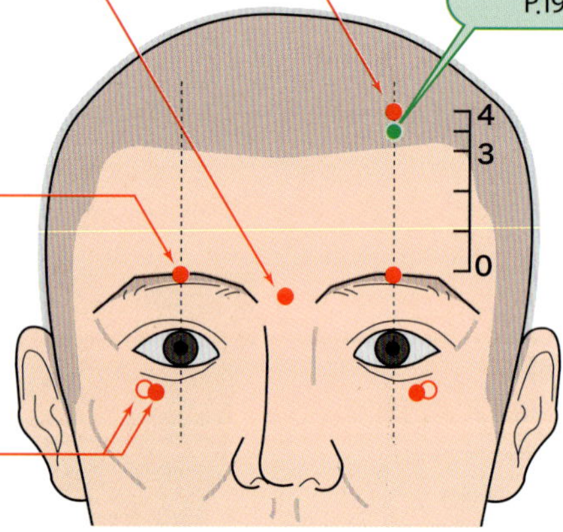

구후(球後) Ex-HN7

부위: 안와하연(眼窩下縁)의 외안각(外案角) 1/3, 혹은 외안각의 1/4과 내안각(內眼角) 3/4의 경계라 한다.

비고: 신혈(新穴), 구(球)는 안구(眼球)를 가리킨다.

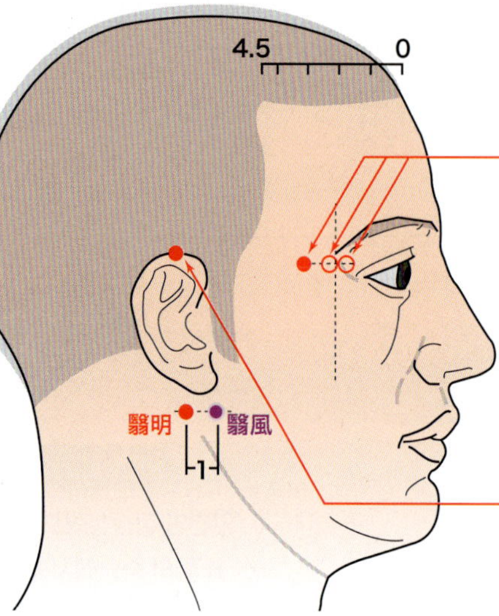

태양(太陽) Ex-HN5

부위: 눈꼬리 외방 0.5촌 혹은 안소자(眼小眦) 후방 1촌, 혹은 눈썹꼬리의 함요부 정맥상이라고도 한다. 현대문헌의 다수는 눈섭 끝과 외안각과의 사이, 후방 약 1지촌의 함요부라고 한다.

이첨(耳尖) Ex-HN6

부위: 이첨(耳尖)의 위쪽

비고: 이첨은 귀를 앞으로 접었을 때 이개의 최정점

여기에는 WHO가 국제표준으로 정한 48개의 경외기혈을 정리하였다.
현재 결정된 것은 기혈 수(48개), 명칭, 표기법이며 경혈의 표준 부위나 취혈법 표기에 대해서는 추후 결정될 예정이다. 그래서 여기에서는 신체부위에 따라 기혈명, 표기법(약기)과 고전에 준한 부위를 표시하였다. 고전과 현재의 기록이 기본적으로 일치하고 있는 것은 ●로 표시하고 여러가지 설이 있는 경우는 ○로 표시했다. 또한, 여러가지 설중에 현대 문헌에 많이 기재되어 있는 것을 ●로 표시했다

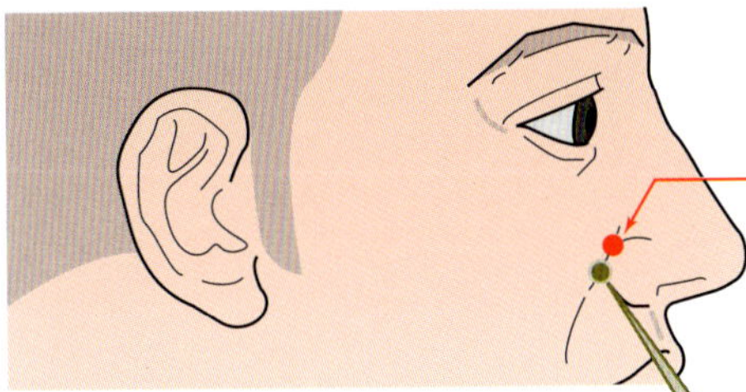

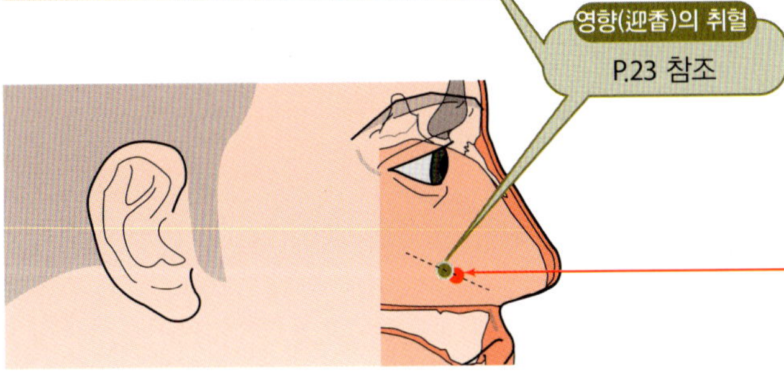

상영향(上迎香) Ex-HN8

부위: 비익외측연(鼻翼外側緣), 비순구(鼻脣溝) 상단으로, 영향(迎香, LI20·大腸)의 위라 한다.

내영향(内迎香) Ex-HN9

부위: 비익(鼻翼)을 사이에 두고 영향(迎香, LI20·大腸)과 상대 하는 비강내(鼻腔内, 비점막상(鼻粘膜上))이라 한다.

취천(聚泉) Ex-HN10

부위: 설상면(舌上面)으로 설정중구(舌正中溝)의 중점이라 한다.

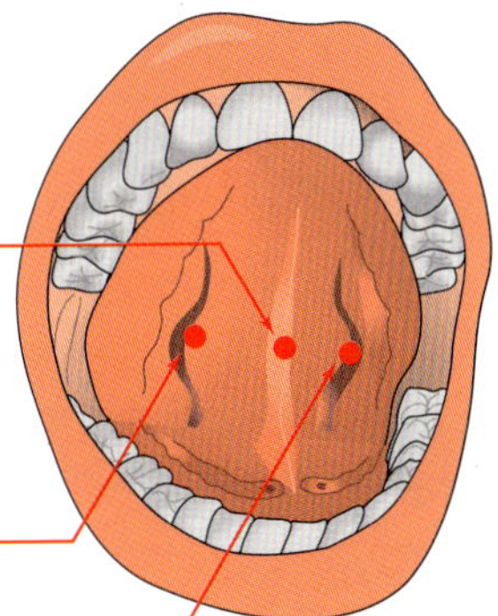

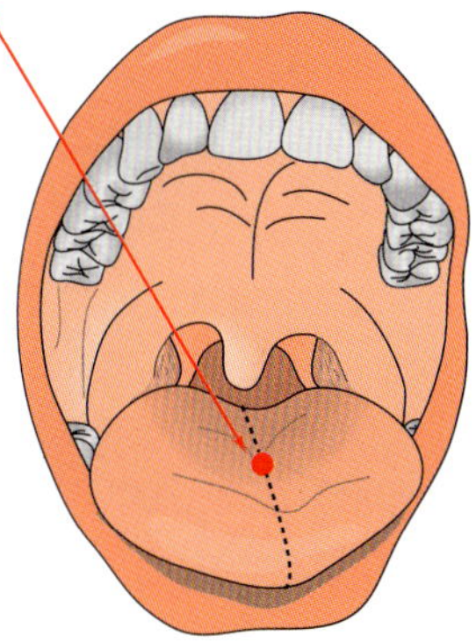

해천(海泉) Ex-HN11

부위: 설하면(舌下面)으로, 설소대(舌小帶)상의 중점이라 한다.

옥액(玉液) Ex-HN13

부위: 설하면(舌下面)으로, 양측에 있는 정맥 위쪽 중 우측이다.

비고: 보라(청)색으로 보이는 것이 정맥, 좌측은 금진(金津)

금진(金津) Ex-HN12

부위: 설하면(舌下面)으로, 양측에 있는 정맥 위쪽 중 좌측이다.

비고: 보라(청)색으로 보이는 것이 정맥, 우측은 옥액(玉液)

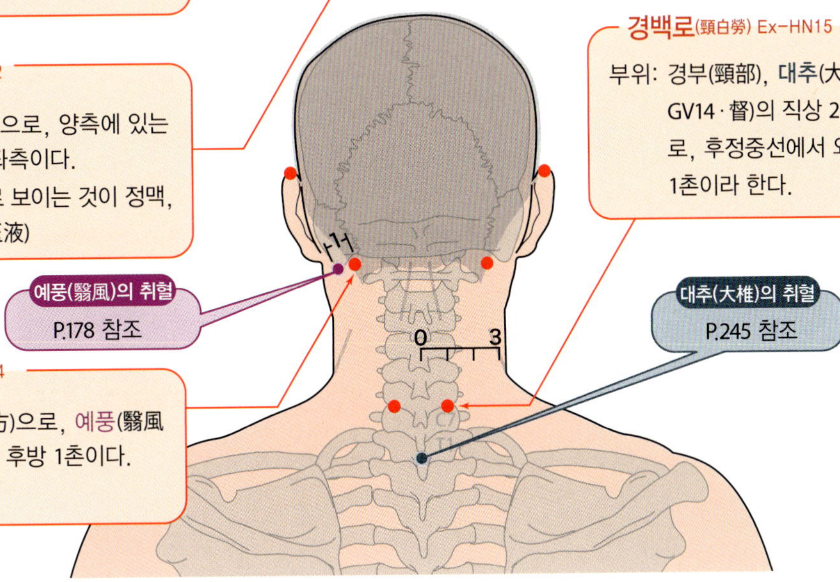

경백로(頸白勞) Ex-HN15

부위: 경부(頸部), 대추(大椎, GV14·督)의 직상 2촌으로, 후정중선에서 외방 1촌이라 한다.

예명(翳明) Ex-HN14

부위: 항하방(項下方)으로, 예풍(翳風 TE17·三焦)의 후방 1촌이다.

비고: 신혈(新穴)

흉복혈(胸腹穴)

자궁(子宮) Ex-CA1

부위: 고전에서는 제하(臍下) 4촌, 중극(中極, CV3·任)의 양외방 2촌 혹은 3촌의 두가지 설로, 후세의 문헌에는 중극의 외방 0.5촌이라 했다.

비고: 중극의 외방 0.5촌은 대혁(大赫, KI12·腎), 외방 2촌은 귀래(歸來, ST29·胃)에 해당한다.

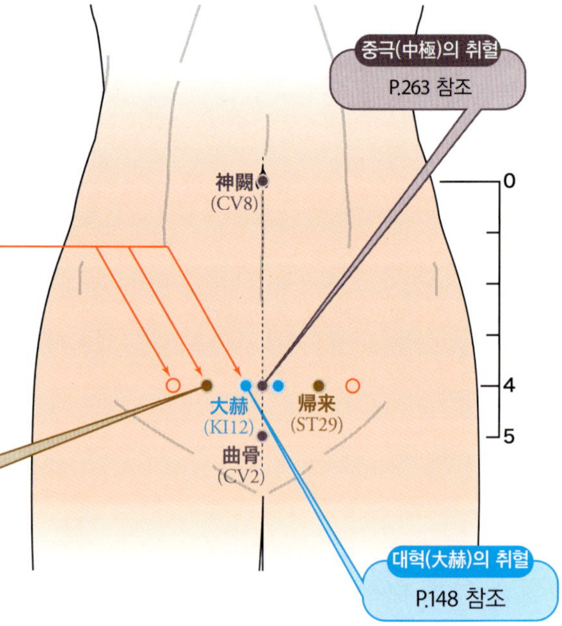

배부혈(背部穴)

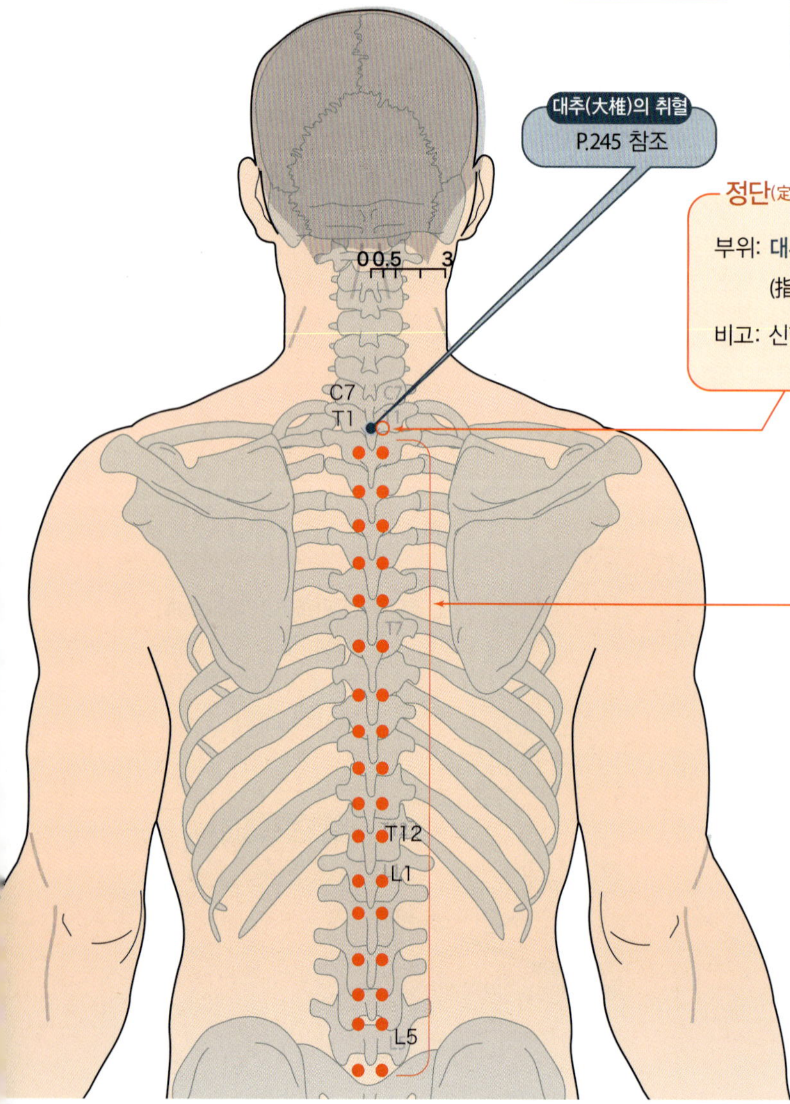

정단(定喘) Ex-B1

부위: 대추(大椎, GV14·督) 외방 1.3촌~1.5지촌(指寸) 혹은 외방 0.5촌이라 한다.(2가지 설)

비고: 신혈(新穴)

협척(夾脊) Ex-B2

부위: 배부(背部), 제1 흉추에서 제5 요추극돌기의 하연(下緣) 까지로 후정중선의 양측외방 0.5촌이라 한다.

비고: 좌우 각 17혈, 합계 34혈. 협(夾)은 '양협(兩脇)'으로부터 사이에 넣은'의 뜻. 척주(脊柱)를 양측에서 사이에 둔 혈

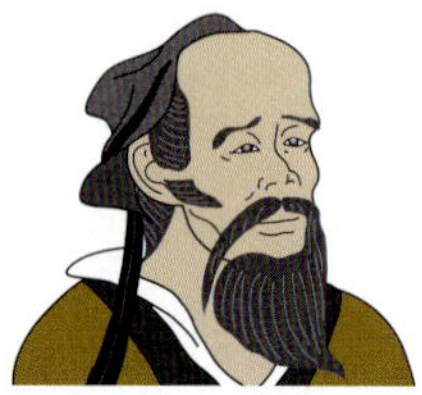

화타(華佗, ? ~ 208)

화타는 중국의 후한(後漢)에서 삼국시대에 걸친 전설적인 명의. '자소(紫蘇)'에 따르면 화타는 사람을 소생시켰다든가, 독화살로 중상을 입은 관우(關羽)를 수술했다 (그런데도 관우는 바둑을 두었다)는 일화가 알려져 있지만 이 화타 협척혈에 관해서도 이와 같은 이름을 붙혔다는 것은 한참 후대의 것이라고 생각된다.

경혈(經穴)이라는 것은 원칙적으로 경락상에 위치하는 것을 가리키지만, 경락상에 존재하지 않는 **기혈**(奇穴)이라고 부르는 경혈도 존재한다. 기혈(奇穴)은 효과적인 시술점(施術点)으로 경험적으로 인정되어 계승되어 왔다. 기혈은 특효혈(特效穴)이라고도 불리며 장부(臟腑)와는 직접 연결되어 있지는 않지만 그 효과는 두드러져 특정(特定) 질환(疾患)에 대해 특별한 효과나 특수한 취혈법 등의 특징이 있다.

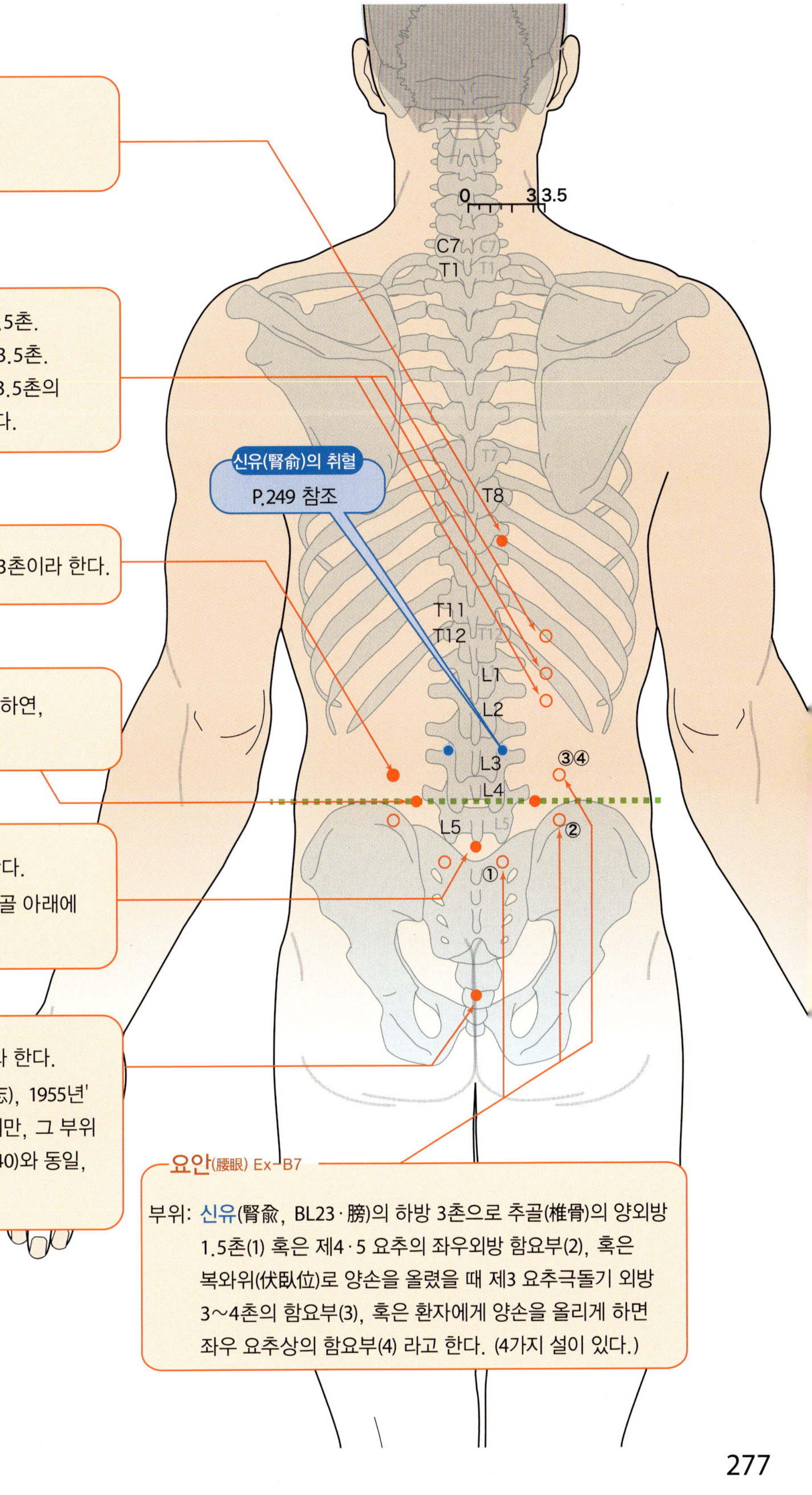

위완하유(胃脘下俞) Ex-B3

부위: 제8 흉추극돌기의 하연,
외방 1.5촌이라 한다.

비근(痞根) Ex-B4

부위: 제1 요추극돌기 하연의 외방 3.5촌.
제12 흉추극돌기 하연의 외방 3.5촌.
제11 흉추극돌기 하연의 외방 3.5촌의 함요부라 한다. 3가지 설이 있다.

신유(腎俞)의 취혈

P.249 참조

하지실(下志室) Ex-B5

부위: 제3 요추극돌기의 하연, 외방 3촌이라 한다.

요의선(腰宣) Ex-B6

부위: 요부(腰部), 제4 요추극돌기의 하연,
외방 3촌이라 한다.

십칠추(十七椎) Ex-B8

부위: 제5 요추극돌기의 하연이라 한다.

비고: 흉추 12 + 요추 5 = 17개의 추골 아래에 위치한다.

요기(腰奇) Ex-B9

부위: 미골단(尾骨端)의 직상 2촌이라 한다.

비고: 신혈(新穴). '중의잡지(中医杂志), 1955년'에서는 미골단의 직상 3촌이지만, 그 부위는 요유(腰俞, GV2·督 → P.240)와 동일, 또는 매우 가까이 있다.

요안(腰眼) Ex-B7

부위: 신유(腎俞, BL23·膀)의 하방 3촌으로 추골(椎骨)의 양외방 1.5촌(1) 혹은 제4·5 요추의 좌우외방 함요부(2), 혹은 복와위(伏臥位)로 양손을 올렸을 때 제3 요추극돌기 외방 3~4촌의 함요부(3), 혹은 환자에게 양손을 올리게 하면 좌우 요추상의 함요부(4) 라고 한다. (4가지 설이 있다.)

EX 경외기혈(奇穴) ③ 상지혈(上肢穴)

상지혈(上肢穴)

주첨(肘尖) Ex-UE1

부위: 주부후면(肘部後面), 팔을 굴곡 했을때 팔꿈치의 돌출부라고 한다.

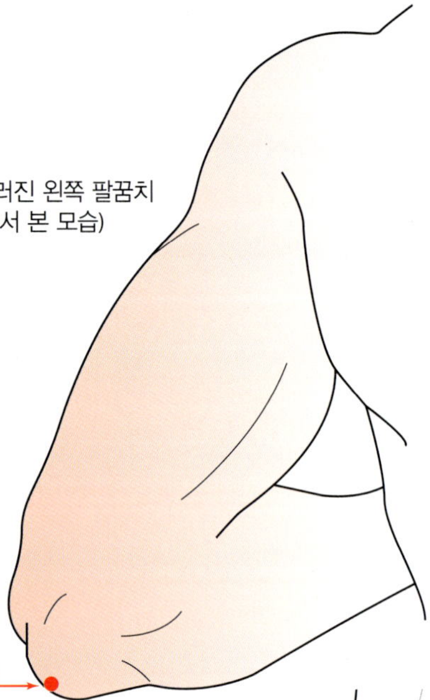

이백(二白) Ex-UE2

부위: 수관절장측횡문(手關節掌側橫紋) 상방 4촌으로 요측수굴근건(橈側手掘筋腱)의 요측과 척측의 2개혈이라 한다.

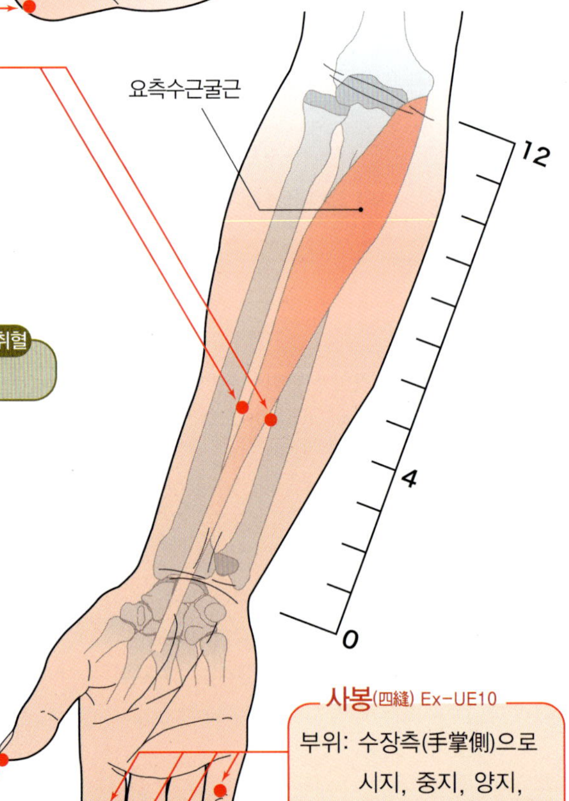

중천(中泉) Ex-UE3

부위: 수배(手背)로 양계(陽溪, LI5·大腸)과 양지(陽池, TE4·三焦) 중점의 함요부라 한다.

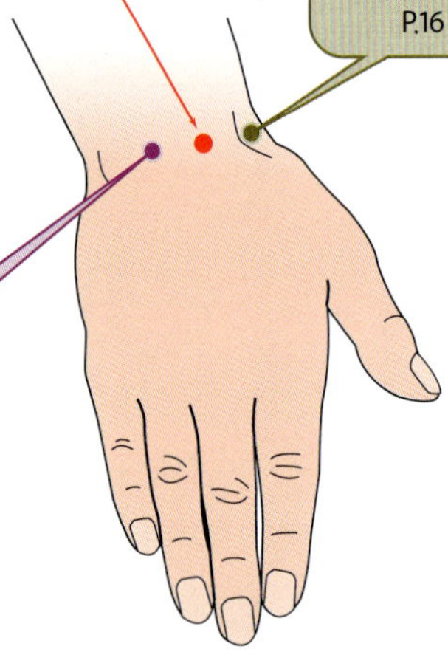

양계(陽溪)의 취혈
P.16 참조

양지(陽池)의 취혈
P.171 참조

사봉(四縫) Ex-UE10

부위: 수장측(手掌側)으로 시지, 중지, 양지, 소지(제2~5지)의 제2지절간관절횡문(指節間關節橫文)의 중점 4개혈이라한다.

십선(十宣) Ex-UE11

부위: 양손 10개 손가락 끝으로 손톱과 1분(分) 떨어진 곳이라 한다. 좌우 10지

기혈(奇穴)의 수는 정혈(正穴)보다 많으며 예로부터 알려진 경혈 외에도 새로 발견된 경혈(**신혈**新穴)도 있다.
WHO가 인정한 정혈은 361혈이지만 동양의학에서 실제로 치료에 사용되는 혈은 1,000개를 넘는다고 한다

중괴(中魁) Ex-UE4

부위: 중지(제3지)로 굴절한 제2지 근위지절간관절(第2指近位指節間關節)의 돌출부라 한다.

대골공(大骨空) Ex-UE5

부위: 모지(제1지) 배측면으로, 말절골(末節骨)과 기절골(基節骨)의 관절사이라 한다.

소골공(小骨空) Ex-UE6

부위: 소지(제5지) 배측면으로 중절골(中節骨)과 기절골(基節骨)의 관절사이라 한다.

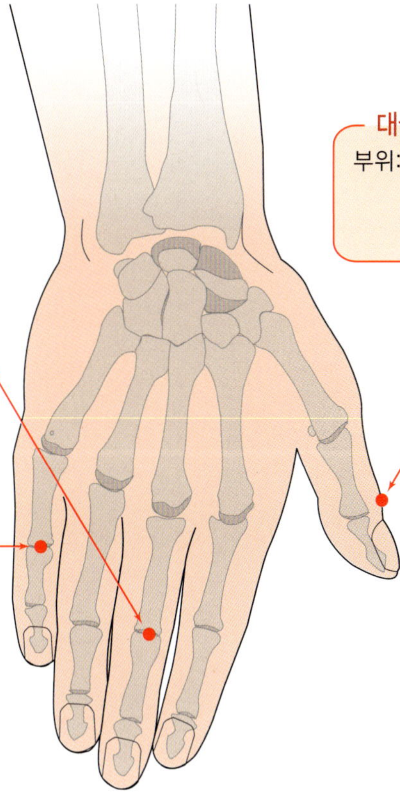

요통점(腰痛点) Ex-UE7

부위: 손등으로 제2, 3 및 제4, 5중수골저(中手骨底)함요부의 2개혈이라 한다.

외노궁(外勞宮) Ex-UE8

부위: 손등으로 제2, 3중수골(中手骨) 근위 1/3의 함요부로 노궁(勞宮, PC8·心 → P.163)에 같은 높이에 있다.

비고: '낙침(落枕)'이라고도 한다.

팔사(八邪) Ex-UE9

부위: 손등으로 제1~5중수지관절간(中手指關節間), 손을 쥐었을 때의 함요부, 좌우로 8개의 혈이 있다.

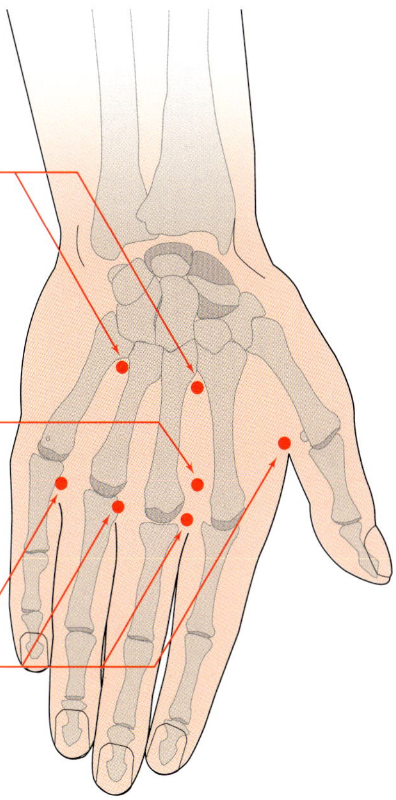

EX 경외기혈(奇穴) ④ 하지부혈(下肢部穴)

하지혈(下肢穴)

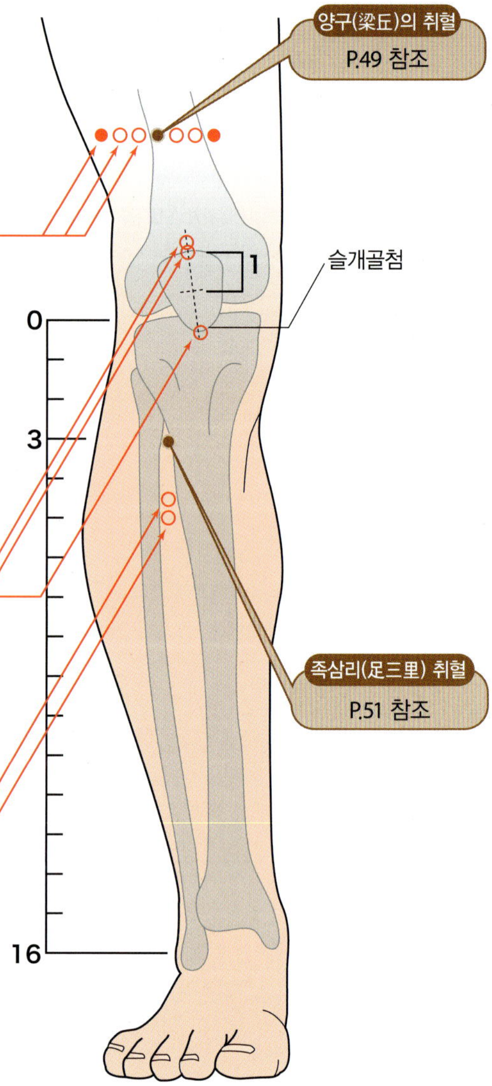

관골(髖骨) Ex-LE1

부위: 슬개골(膝蓋骨)상방으로, **양구**(梁丘, ST34·胃)의 양외방 0.5촌, 또는 1촌 혹은 1.5촌의 설이 있고 현대문헌의 다수는 양구의 외방 1.5촌이라 한다

학정(鶴頂) Ex-LE2

부위: 슬개골(膝蓋骨) 첨상(尖上), 혹은 슬개골의 중점에서 상방 1촌, 또는 슬개골상연 정중의 함요부라고 한다(3가지의 설이 있다).

비고: 슬개골의 형상이 '학의 두정(頭頂)'의 형과 비슷하기 때문이라고 한다.

란미(闌尾) Ex-LE7

부위: 하퇴전외측면(下腿前外側面)의 상부로, 족삼리(足三里, ST36·胃)의 하방 1.5촌 혹은 2촌이라 한다.

비고: 신혈(新穴), 란미(闌尾)라는 것은 중국어로 '충수(蟲垂)'이다.

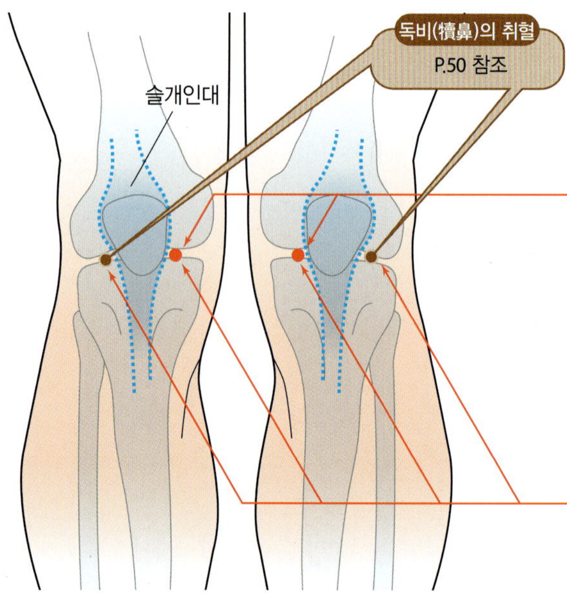

내슬안(內膝眼) Ex-LE4

부위: 슬관절(膝關節) 전면으로, 슬개인대(膝蓋靭帶)내측의 함요부라고 한다.

비고: 외측은 **독비**(犢鼻, ST35·胃)

슬안(膝眼) Ex-LE4

부위: 슬관절(膝關節) 전면으로, 슬개인대(膝蓋靭帶)내측 함요부, 좌우 총 4개혈이라고 한다.

비고: 외측이 **독비**(犢鼻, ST35·胃), 내측이 내슬안(內膝眼)

1) 기혈(奇穴): 1900년이전의 문헌에 기재된 것, 사용빈도 수가 높은 것을 선정

2) 신혈(新穴): 1900년이후의 문헌에 기재된 것, 임상효과가 확실한 것을 선정

슬내(膝內) Ex-LE3

부위: 슬개골(膝蓋骨) 저단으로 상방 2촌 혹은 상방 3촌의 함요부라 하지만, 상방 2촌은 **혈해**(血海, SP10 · 脾)가 위치하기 때문에 **혈해**와 같은 혈이라는 문헌도 있다.

비고 : 백충와(白蟲窩)라고도 한다.

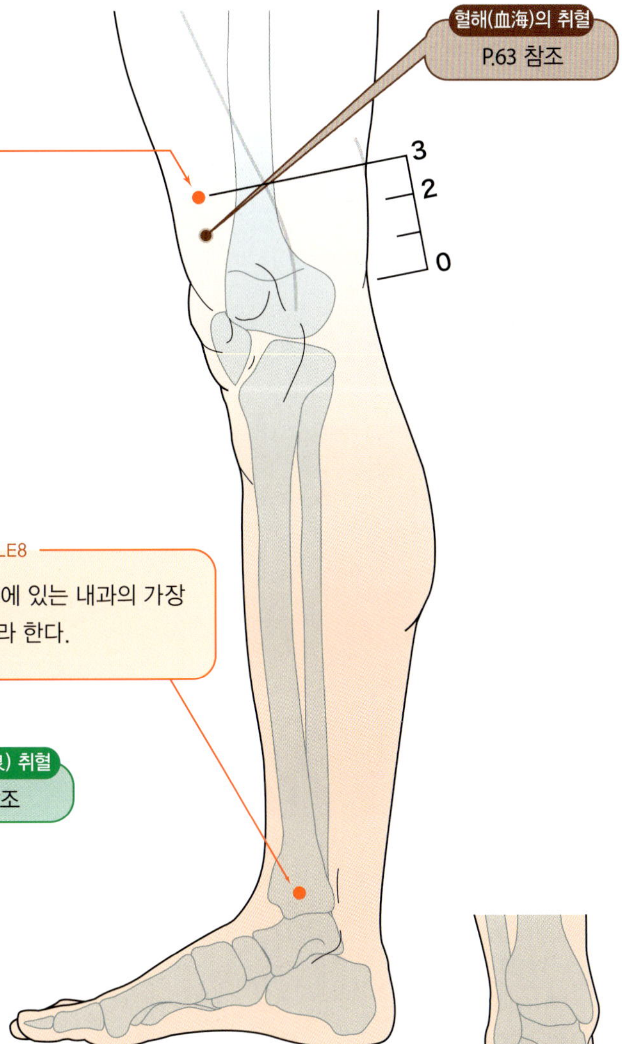

담낭(膽囊) Ex-LE6

부위: 하퇴외측면(下腿外側面)의 상부로, **양릉천**(陽陵泉, GB34 · 胆)의 하방1~2촌이라 한다.

비고: 신혈

내과첨(內果尖) Ex-LE8

부위: 경골(脛骨)하단에 있는 내과의 가장 돌출된 부분이라 한다.

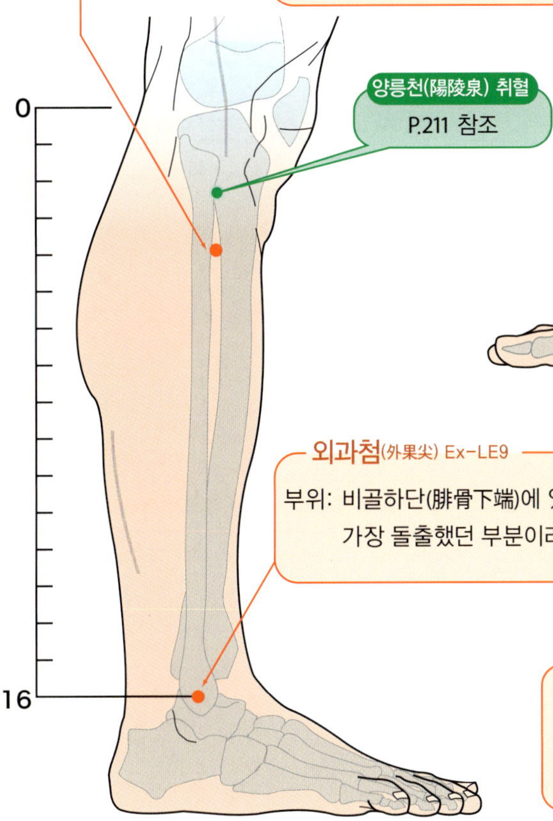

외과첨(外果尖) Ex-LE9

부위: 비골하단(腓骨下端)에 있는 외과의 가장 돌출했던 부분이라 한다.

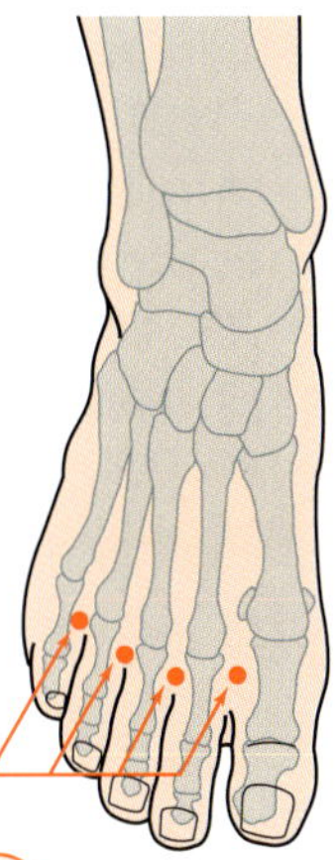

팔풍(八風) Ex-LE10

부위: 족배면으로, 제1~5 지간(趾間)의 물갈퀴 후방의 적백육제, 좌우 8개혈이다.

증상별 · 사례별 경혈 사용 예. 1

현 현대 의학적인 사고에 근거한 처방 사례

한 한의학적인 사고에 근거한 처방 예시

두통(頭痛)

현

근수축성 두통: 天柱(P.111), 風池(P.201), 肩井(P.202), 懸顱(P.194), 完骨(P.197)

편두통: 天柱(P.111), 完骨(P.197), 和髎(P.181), 陽白(P.197), 頷厭(P.194)

한 기혈양허(気血両虚)로 인한 두통

百会(P.249), 心兪(P.114), 脾兪(P.117), 足三里(P.51), 三陰交(P.62), 血海(P.63), 上星(P.251)

한 담탁두통(痰濁頭痛)

中脘(P.266), 豊隆(P.52), 合谷(P.15), 百会(P.249), 頭維(P.37), 足三里(P.51), 陽陵泉(P.211)

안면마비(顔面麻痺)

현 벨 마비(특발성 안면신경 마비, bell's palsy)

陽白(P.197), 四白(P.34), 地倉(P.35), 翳風(P.178), 天柱(P.111), 瞳子髎(P.192)

한 풍한으로 인한 안면마비

地倉(P.35), 頬車(P.36), 陽白(P.197), 四白(P.34), 攅竹(P.106), 下関(P.37)

안면통(顔面痛)

현 비정형 안면통

안면: 四白(P.34), 攅竹(P.106),

목부위: 人迎(P.38), 水突(P.38)

현 특발성 삼차신경통

눈신경(1지): 陽白(P.197), 攅竹(P.106), 曲差(P.107), 頭維(P.37)

위턱신경(2지): 四白(P.34), 承泣(P.34), 巨髎(P.35), 迎香(P.23)

아래턱신경(3지): 大迎(P.36), 頬車(P.36), 地倉(P.35), 承漿(P.273)

한 음허로 인한 안면통

照海(P.146), 三陰交(P.62), 風池(P.201), 太渓(P.145)

한 간위(肝胃)의 열(火)로 인한 안면통

内庭(P.53), 陽陵泉(P.211), 蠡溝(P.224), 大陵(P.162), 合谷(P.15)

현기증(眩暈)

현 현기증

和髎(P.181), 完骨(P.197), 頭竅陰(P.196), 風池(P.201), 肩井(P.202) 内関(P.161)

한 기혈양허(気血両虚)로 인한 현기증

百会(P.249), 脾兪(P.117), 膈兪(P.115), 足三里(P.51), 三陰交(P.62), 気海(P.264)

한 간양항진(肝陽亢進)으로 인한 현기증

風池(P.201), 侠渓(P.215), 陽輔(P.213), 太衝(P.222), 太渓(P.145) 肝兪(P.116), 腎兪(P.118)

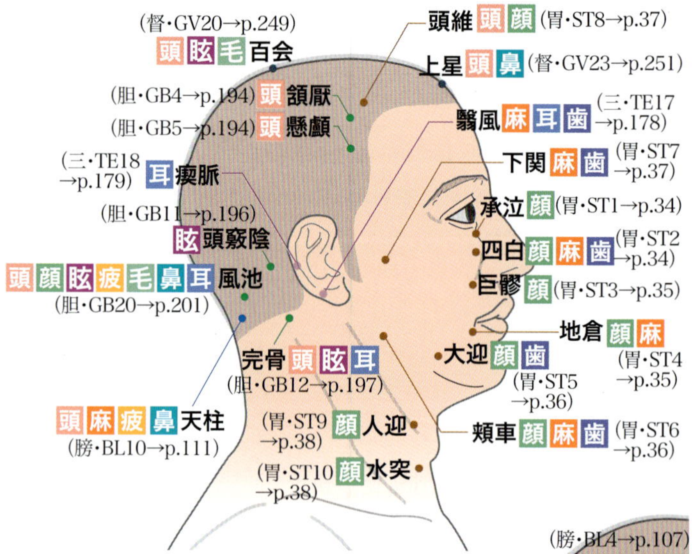

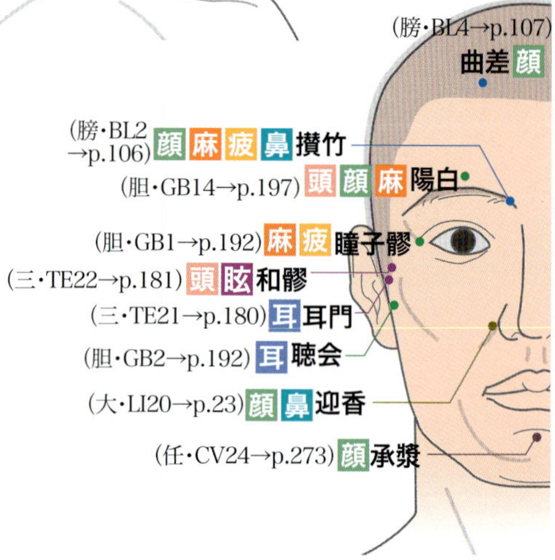

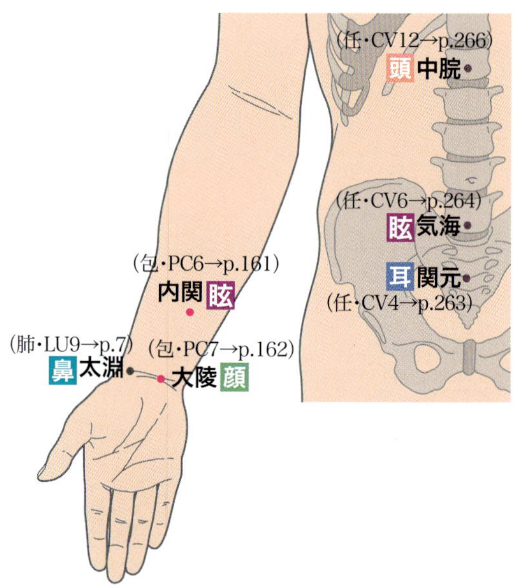

두통은 일본인의 3~4명 중 1명이 겪을 정도로 빈도가 높은 증상이다.

원인은 다양하며 정신적, 육체적 스트레스가 원인인 긴장성 두통과 뇌의 혈관과 혈류, 세로토닌계 신경전달물질의 분비 이상이 원인으로 발생하는 편두통, 그리고 뇌출혈, 수막염, 뇌종양 등 생명을 위협하는 징후로서의 두통까지 다양한 유형이 존재한다.

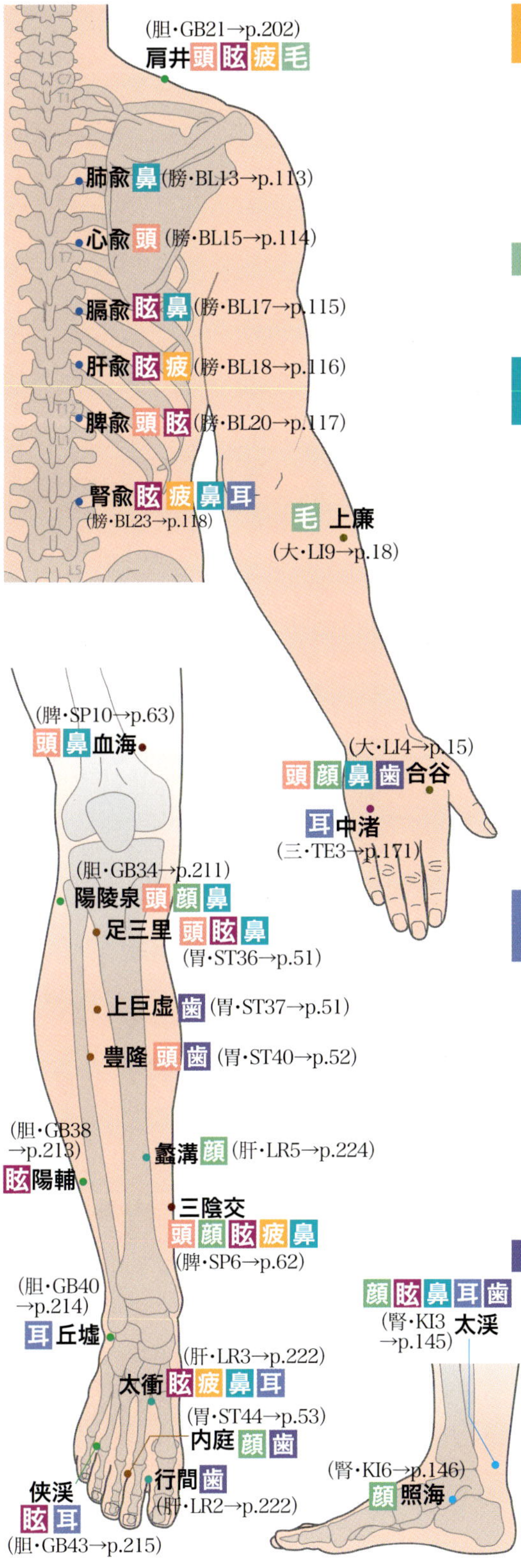

안정피로(眼精疲労)

현
攢竹(P.106), 風池(P.201), 瞳子髎(P.192), 天柱(P.111), 肩井(P.202)

한 간혈허(肝血虚) · 간신음허(肝腎陰虚)로 인한 안정피로
太衝(P.222), 三陰交(P.62), 攢竹(P.106), 風池(P.201), 肝兪(P.116), 腎兪(P.118)

탈모(脱毛)

현 원형탈모증
天柱(P.111), 肩井(P.202), 風池(P.201), 百会(P.249)

비폐(鼻閉) 비즙(鼻汁)

한 간신음허(肝腎陰虚)로 인한 비연(鼻淵)
太渓(P.145), 腎兪(P.118), 血海(P.63), 上廉(P.18), 足三里(P.51)

한 어혈(瘀血)로 인한 비연(鼻淵)
膈兪(P.115), 三陰交(P.62), 血海(P.63), 風池(P.201), 上廉(P.18)

현 알레르기성 비염, 혈관운동성 비염
迎香(P.23), 攢竹(P.106), 風池(P.201), 上星(P.251)

한 폐기허(肺気虚)로 인한 축농증
上星(P.251), 迎香(P.23), 肺兪(P.113), 太淵(P.7), 太渓(P.145), 合谷(P.15)

한 간담울혈(肝胆鬱熱)로 인한 축농증
太衝(P.222), 風池(P.201), 陽陵泉(P.211), 上星(P.251), 迎香(P.23), 合谷(P.15)

이명(耳鳴) 난청(難聴)

현 난청성 귀울림
耳門(P.180), 聴会(P.192), 翳風(P.178), 完骨(P.197), 風池(P.201), 瘈脈(P.179)

한 신정부족(腎精不足)으로 인한 이명, 난청
翳風(P.178), 聴会(P.192), 腎兪(P.118), 關元(P.263), 太渓(P.145), 侠渓(P.215)

한 간화(肝火)로 인한 이명, 난청
翳風(P.178), 聴会(P.192), 侠渓(P.215), 中渚(P.171), 太衝(P.222), 丘墟(P.214)

치통(歯痛)

현 치내염
大迎(P.36), 下關(P.37), 翳風(P.178), 四白(P.34)

한 신음허(腎陰虚)로 인한 치통
下關(P.37), 頬車(P.36), 合谷(P.15), 太渓(P.145), 行間(P.222)

한 실화(実火)로 인한 치통
下關(P.37), 頬車(P.36), 合谷(P.15), 内庭(P.53), 上巨虚(P.51), 豊隆(P.52)

증상별 · 사례별 경혈 사용 예. 2

현 현대 의학적인 사고에 근거한 처방 사례
한 한의학적인 사고에 근거한 처방 예시

기침(咳嗽)

현 감기
天突(P.270), 大杼(P.112), 尺沢(P.5), 厥陰兪(P.113)

한 폐신음허(肺腎陰虛)로 인한 기침
肺兪(P.113), 腎兪(P.118), 膏肓(P.127), 尺沢(P.5), 照海(P.146), 太渓(P.145)

한 간화(肝火)로 인한 기침
肺兪(P.113), 魚際(P.7), 尺沢(P.5), 行間(P.222), 陽陵泉(P.211), 太衝(P.222)

천식(喘息)

현 기관지천식
天突(P.270), 中府(P.4)身柱(P.244), 肺兪(P.113), 膈兪(P.115), 大椎(P.245)

한 신기허(腎気虛)로 인한 천식(哮喘)
肺兪(P.113), 太淵(P.7), 腎兪(P.118), 太渓(P.145), 足三里(P.51), 命門(P.240)

한 담열(痰熱)로 인한 천식(哮喘)
合谷(P.15), 豊隆(P.52), 膻中(P.268), 中府(P.4), 孔最(P.6), 大陵(P.162)

흉통(胸痛)

현 특발성 늑간신경통
전피지: 해당 늑골 부위에서 흉골 옆(흉골점)
외측피지: 전액와(前腋窩)선 위의 해당 늑골부위(액와점)
후지: 극돌기의 외측 3cm의 부위(척주점)

한 양허(陽虛)로 인한 흉통
心兪(P.114), 厥陰兪(P.113), 膻中(P.268), 内関(P.161), 通里(P.75)

한 어혈(瘀血)로 인한 흉통
心兪(P.114), 膈兪(P.115), 膻中(P.268), 巨闕(P.267), 陰郄(P.76), 三陰交(P.62)

오심(悪心) 구토(嘔吐)

현 급성·만성위염
巨闕(P.267), 中脘(P.266), 天枢(P.45), 内関(P.161),
위(胃)의 육뜸 膈兪(P.115), 肝兪(P.116), 脾兪(P.117)

한 비위허약(脾胃虛弱)으로 인한 오심, 구토
中脘(P.266), 内関(P.161), 足三里(P.51), 脾兪(P.117), 章門(P.228)公孫(P.61)

한 식체(食滞)로 인한 오심, 구토
下脘(P.265), 内関(P.161), 足三里(P.51), 天枢(P.45), 内庭(P.53)中脘(P.266), 公孫(P.61)

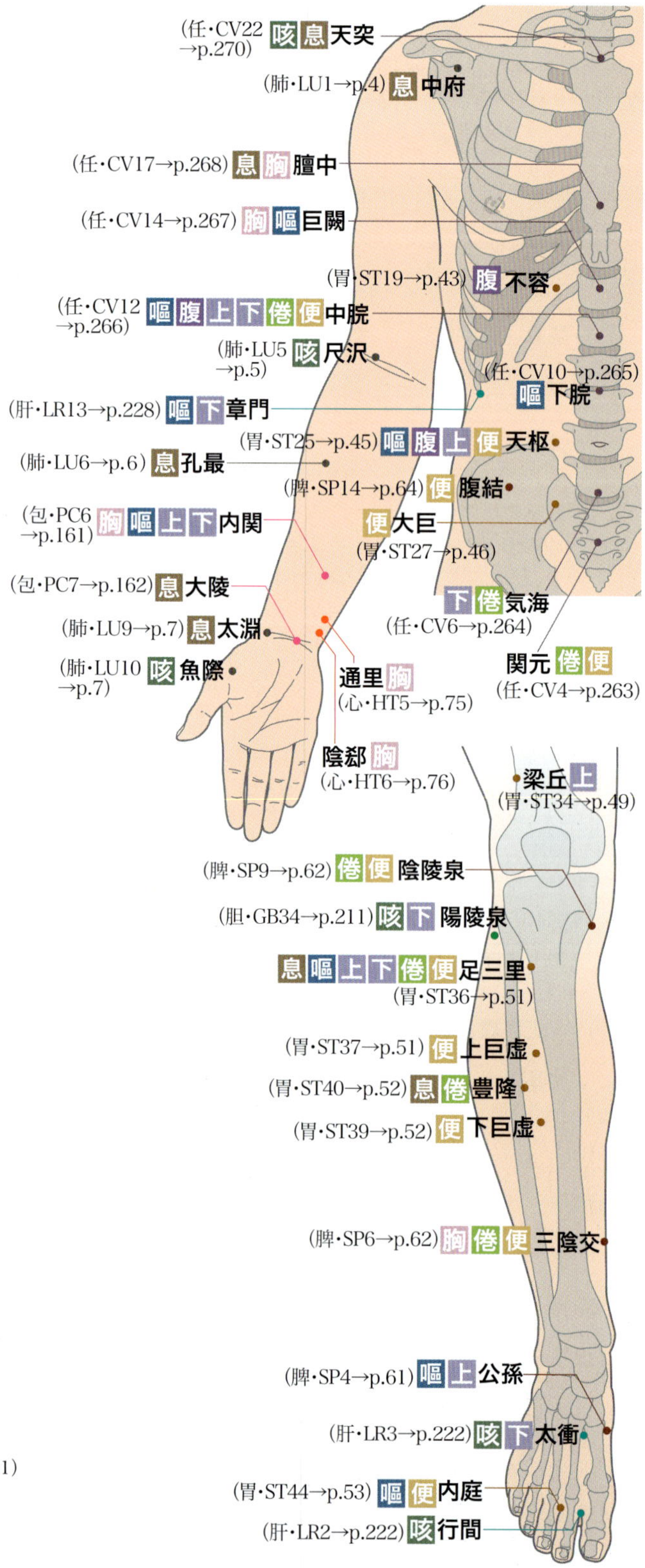

한의학에서 변비는 대변비결(大便秘結)이라고 하는데, 그 원인은 다음과 같이 두 가지로 나뉜다. ① 매운 음식의 편식으로 진액이 손상되어 발생하는 열비(熱秘), ② 정지(情志)의 실조로 인해 기의 흐름이 나빠져 장내 전도기능이 나빠져서 생기는 것(기비気秘), ③ 병후나 산후에 기혈이 회복되지 않는 경우, 장의 전도기능이 저하되고 장의 수분이 없어져 발생하는 허비(虚秘), ④ 허약한 체질인 사람이나 노인에게서 하초(下焦)(장腸)의 양기가 허해져 몸을 따뜻하게 하는 작용이 저하되어 발생하는 냉비(冷秘).

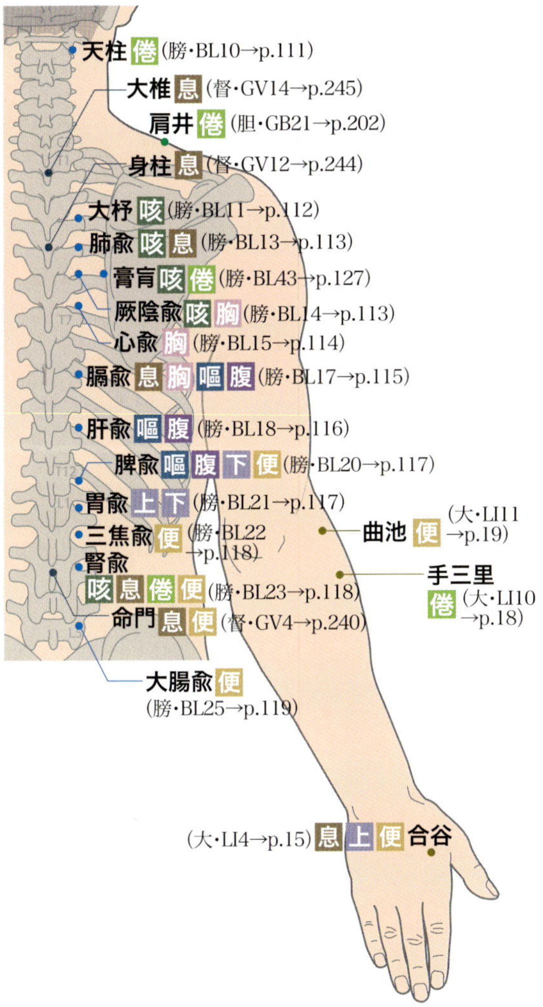

복통(腹痛)	**현** 심인성·만성 소화기질환 복부: 中脘 (P.266), 天枢 (P.45), 不容 (P.43) 등부위: 위의 육뜸[膈兪 (P.115), 肝兪 (P.116), 脾兪 (P.117)]
상복부통(上腹部通)	**한** 비위허한(脾胃虛寒)로 인한 위완통(胃脘痛) 胃兪 (P.117), 中脘 (P.266), 足三里 (P.51), 内關 (P.161), 公孫 (P.61), 天枢 (P.45) **한** 한사(寒邪)로 인한 위완통(胃脘痛) 中脘 (P.266), 足三里 (P.51), 内關 (P.161), 公孫 (P.61), 梁丘 (P.49), 合谷 (P.15)
하복부통(下腹部通)	**한** 비양허(脾陽虛)로 인한 복통 脾兪 (P.117), 胃兪 (P.117), 章門 (P.228), 中脘 (P.266), 足三里 (P.51), 気海 (P.264) **한** 간울(肝鬱)로 인한 복통 章門 (P.228), 太衝 (P.222), 内關 (P.161), 中脘 (P.266), 気海 (P.264), 陽陵泉 (P.211)
피로(疲労) 권태(倦怠)	**현** 생리적피로 肩井 (P.202), 中脘 (P.266), 腎兪 (P.118), 手三里 (P.18), 足三里 (P.51), 天柱 (P.111) **한** 비기허(脾気虛)로 인한 권태 關元 (P.263), 気海 (P.264), 中脘 (P.266), 足三里 (P.51), 三陰交 (P.62), 膏肓 (P.127), **한** 담습(痰湿)으로 인한 권태 關元 (P.263), 中脘 (P.266), 陰陵泉 (P.62), 足三里 (P.51), 豊隆 (P.52), 照海 (P.146),
변비(便秘) 설사(下痢)	**현** 습관성 변비, 과민성대장증후군 腹結 (P.64), 天枢 (P.45), 三焦兪 (P.118), 大腸兪 (P.119), 大巨 (P.46) **한** 기허(気虛), 혈허(血虛)로 인한 변비 脾兪 (P.117), 大腸兪 (P.119), 三陰交 (P.62), 天枢 (P.45), 上巨虚 (P.51), 足三里 (P.51), 關元 (P.263) **한** 위장(胃腸)의 열로 인한 변비 合谷 (P.15), 曲池 (P.19), 内庭 (P.53), 天枢 (P.45), 上巨虚 (P.51), 足三里 (P.51) **한** 신양허(腎陽虛)로 인한 설사 中脘 (P.266), 天枢 (P.45), 脾兪 (P.117), 腎兪 (P.118), 命門 (P.240), 足三里 (P.51) **한** 습열(湿熱)로 인한 설사 天枢 (P.45), 合谷 (P.15), 陰陵泉 (P.62), 上巨虚 (P.51), 下巨虚 (P.52), 中脘 (P.266)

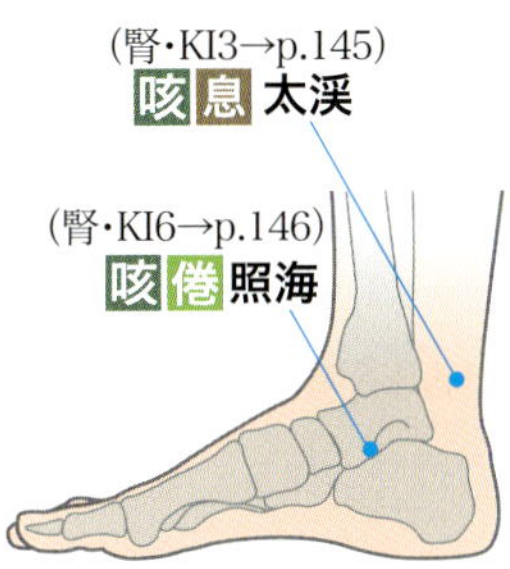

증상별 · 사례별 경혈 사용 예. 3

현 현대 의학적인 사고에 근거한 처방 사례
한 한의학적인 사고에 근거한 처방 예시

월경이상(月經異常)

현 월경전 긴장증, 월경곤란증
關元(P.263), 腎兪(P.118), 次髎(P.122), 三陰交(P.62), 上髎(P.122)

한 기허(気虛)로 인한 조기월경
關元(P.263), 気海(P.264), 血海(P.63), 足三里(P.51), 脾兪(P.117), 三陰交(P.62)

한 울열(鬱熱)로 인한 조기월경
關元(P.263), 行間(P.222), 血海(P.63), 地機(P.62)

한 혈허(血虛)로 인한 조기월경
気海(P.264), 気穴(P.148), 三陰交(P.62), 脾兪(P.117), 膈兪(P.115), 足三里(P.51)

한 한사(寒邪)로 인한 조기월경
気海(P.264), 気穴(P.148), 三陰交(P.62), 帰来(P.47), 天枢(P.45)

한 신허(腎虛)로 인한 불규칙한 월경
關元(P.263), 三陰交(P.62), 腎兪(P.118), 太渓(P.145), 水泉(P.145), 血海(P.63)

한 간울(肝鬱)로 인한 불규칙한 월경
肝兪(P.116), 期門(P.228), 太衝(P.222), 中極(P.263), 三陰交(P.62), 關元(P.263)

배뇨장애(排尿障害)

현 만성 전립선염, 신경인성 방광
中極(P.263), 横骨(P.148), 腎兪(P.118), 次髎(P.122), 三陰交(P.62), 關元(P.263)

한 신양허(腎陽虛)로 인한 방광염
陰谷(P.147), 腎兪(P.118), 三焦兪(P.118), 気海兪(P.118), 委陽(P.125), 命門(P.240)

한 방광습열(膀胱湿熱)로 인한 방광염
陰陵泉(P.62), 三陰交(P.62), 膀胱兪(P.120), 中極(P.263), 次髎(P.122), 中枢(P.241)

발기부전(勃起不全)

현 심인성 발기부전
次髎(P.122), 中髎(P.122), 腎兪(P.118), 中極(P.263), 志室(P.131)

한 명문화쇠(命門火衰)로 인한 발기부전
關元(P.263), 命門(P.240), 腎兪(P.118), 太渓(P.145), 三陰交(P.62)

한 습열(膀胱湿熱)로 인한 발기부전
中極(P.263), 腎兪(P.118), 膀胱兪(P.120), 三陰交(P.62), 陰陵泉(P.62), 足三里(P.51), 豊隆(P.52)

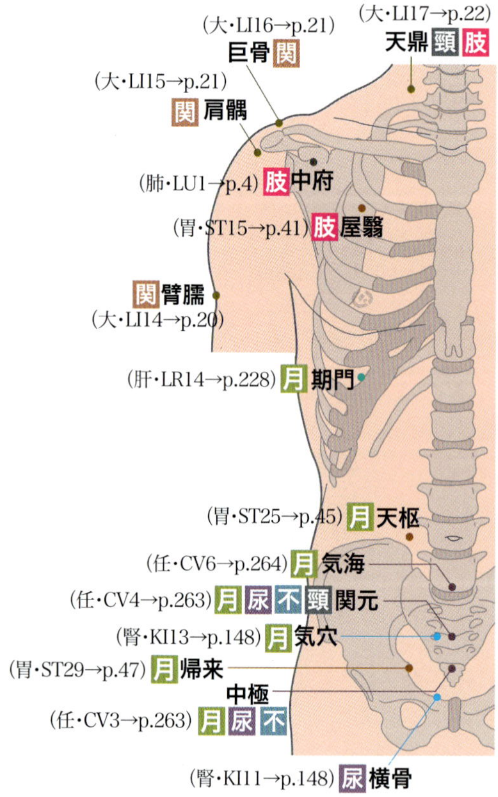

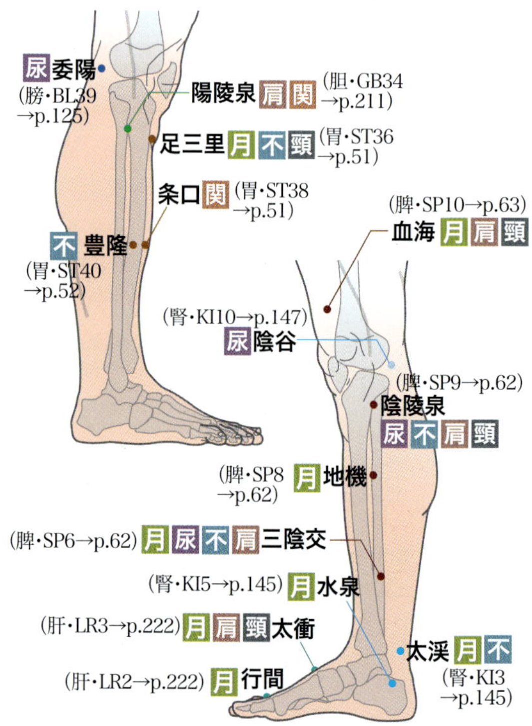

중의학에서의 어깨결림의 원인은, 장시간 사물을 주시하는 것에서의 안정피로(眼靜疲勞)에 의해 기혈이 매끄럽게 흐르지 못하게 되어 간혈부족(肝血不足, 간은 눈과 관계한다)에 의해 발생하는 어깨결림이나, 정신상태의 불안정으로 우울하게 되면 기의 움직임이 나쁘게 되어 견부의 혈행(血行)이 나빠져 어깨결림이 발생한다고 생각되고 있다.

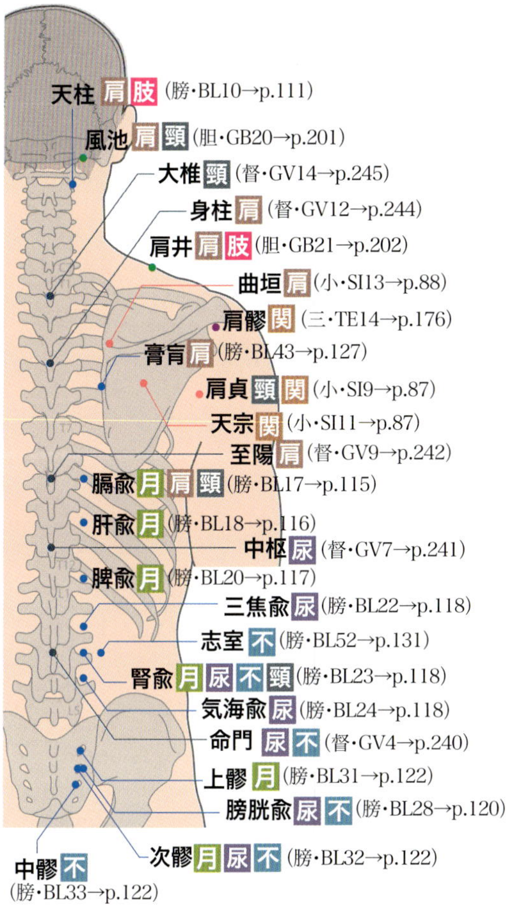

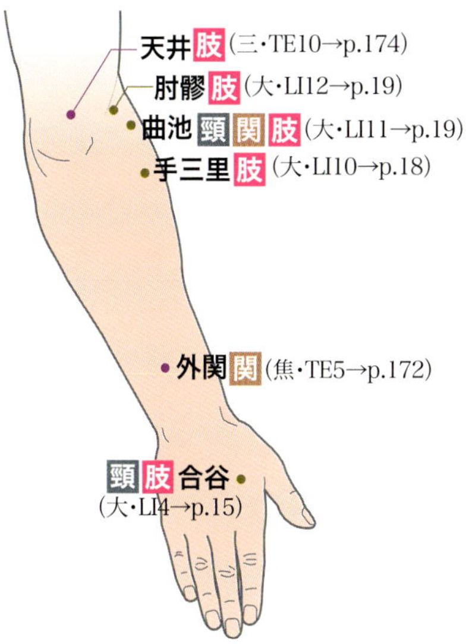

어깨결림 (肩痛)

현
天柱(P.111), 風池(P.201), 肩井(P.202),
膏肓(P.127), 身柱(P.244), 曲垣(P.88)

한 간혈허(肝血虛)로 인한 어깨결림
至陽(P.242), 天柱(P.111), 肩井(P.202),
三陰交(P.62), 血海(P.63), 陰陵泉(P.62)

한 기체혈어(気滞血瘀)로 인한 어깨결림
至陽(P.242), 肩井(P.202), 膈兪(P.115)
太衝(P.222), 陽陵泉(P.211), 血海(P.63)

목, 어깨, 손 통증(頸肩腕痛)

현 경추증, 목, 어깨 및 손목 통증
風池(P.201), 大椎(P.245), 天鼎(P.22),
肩貞(P.87), 曲池(P.19)

한 마비(行痺)
風池(P.201), 膈兪(P.115), 血海(P.63), 太衝(P.222)

한 통증과 마비(痛痺)
腎兪(P.118), 關元(P.263)

한 착비(着痺; 몸에 과도한 진액이 축적되어 생기는 통증)
陰陵泉(P.62), 足三里(P.51)

한 열 마비
大椎(P.245), 曲池(P.19), 合谷(P.15)

견관절통 (肩關節節痛)

현 오십견
肩髃(P.21), 肩髎(P.176), 肩貞(P.87),
巨骨(P.21), 臂臑(P.20), 天宗(P.87)

한 경락형(經絡型)
肩髃(P.21), 肩髎(P.176), 肩貞(P.86),
曲池(P.19), 外關(P.172)

한 경근형(經筋型)
肩髃(P.20), 肩髎(P.176), 肩貞(P.86),
条口(P.51), 陽陵泉(P.211)

상지통 (上肢痛)

현 흉곽출구증후군
天鼎(P.22), 屋翳(P.41), 中府(P.4),
天柱(P.111), 肩井(P.202)

한 주관절통(肘勞)
曲池(P.19), 手三里(P.18), 合谷(P.15),
肘髎(P.19), 天井(P.174)

증상별 · 사례별 경혈 사용 예. 4

현 현대 의학적인 사고에 근거한 처방 사례
한 한의학적인 사고에 근거한 처방 예시

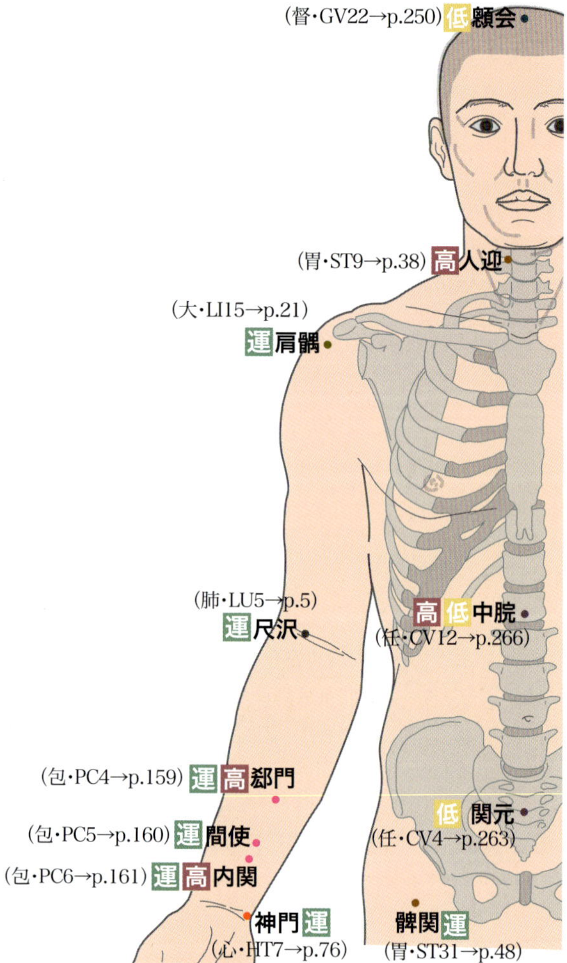

요하지통 (腰下肢痛)

현 근근막성 요통, 추간관절성 요통, 골관절염, 척추변형증
脾兪(P.117), **胃兪**(P.117), **腎兪**(P.118),
志室(P.131), **大腸兪**(P.119), **次髎**(P.122)

현 좌골신경통
胞肓(P.132), **殷門**(P.124), **承筋**(P.133),
陽陵泉(P.211), **足三里**(P.51), **環跳**(P.208)

한 급성형: 기혈의 정체로 인한 허리 통증
腎兪(P.118), **委中**(P.125), **環跳**(P.208),
大腸兪(P.119), **腰陽關**(P.239)

한 만성형: 한습(寒湿)으로 인한 요통
태양형 **腎兪**(P.118), **環跳**(P.208), **大腸兪**(P.119),
委中(P.125), **崑崙**(P.134)
소양형 **大腸兪**(P.119), **環跳**(P.208), **風市**(P.210),
陽陵泉(P.211), **飛揚**(P.133)

한 만성형: 신허(腎虚)로 인한 요통
大腸兪(P.119), **環跳**(P.208), **委中**(P.125),
腎兪(P.118), **太渓**(P.145), **命門**(P.240)

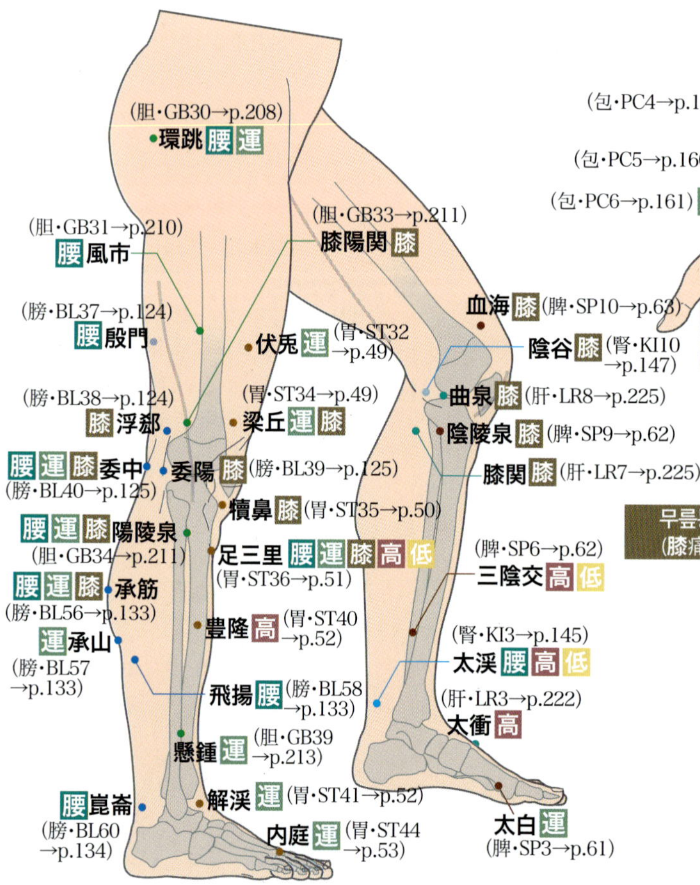

무릎통 (膝痛)

현 변형성슬관절통
梁丘(P.49), **血海**(P.63),
委中(P.125), **犢鼻**(P.50)

한
足三里(P.51), **犢鼻**(P.50), **梁丘**(P.49),
陽陵泉(P.211), **膝陽關**(P.211),
陰陵泉(P.62), **膝關**(P.225), **曲泉**(P.225),
陰谷(P.147), **浮郄**(P.124), **委陽**(P.125),
委中(P.125)

요통의 원인이되는 질환은 여러 가지가 있는데, 그 중 요추 추간판탈출증이 원인인 경우가 많다. 요추 추간판탈출증은 대부분 노화에 따른 추간판의 퇴행성 변성 과정에서 발생하며, 척추의 쿠션 역할을 하는 추간판이 찌그러져 뒤쪽에 있는 신경근을 압박하여 요통뿐만 아니라 하지의 저림, 통증, 감각장애, 근력저하 등의 증상을 유발한다. 대부분의 환자는 보존요법(휴식, 약물요법, 재활치료 등)으로 3개월 이내에 호전된다.

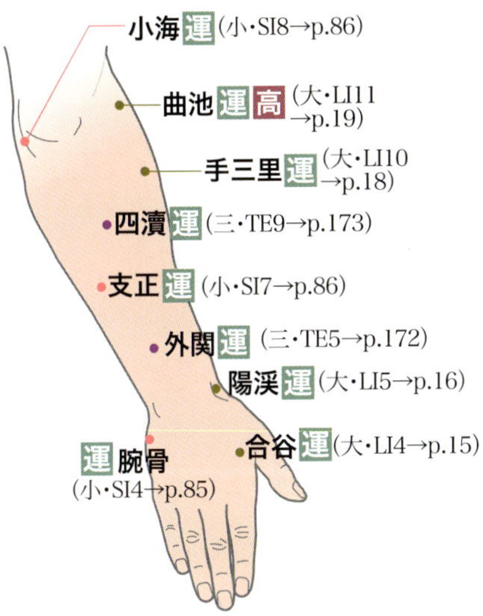

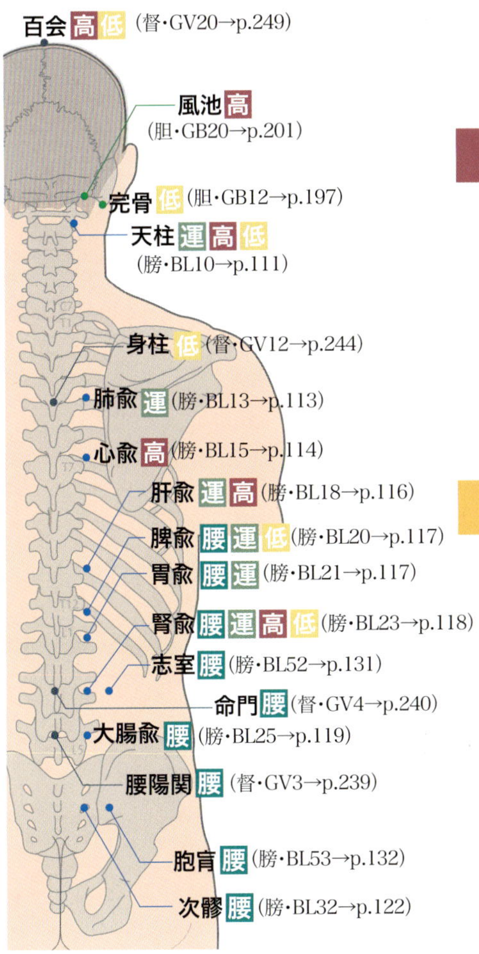

운동마비 (運動麻痺)

현 뇌혈관 장애의 후유증

天柱(P.111), 曲池(P.19), 合谷(P.15), 伏兎(P.49), 足三里(P.51), 解渓(P.52)

현 말초신경 마비

요골신경마비: 曲池(P.19), 手三里(P.18), 合谷(P.15), 四瀆(P.173)

정중신경마비: 郄門(P.159), 間使(P.160), 内關(P.161)

척골신경마비: 小海(P.86), 支正(P.86), 神門(P.76), 腕骨(P.85)

총비골신경마비: 陽陵泉(P.211), 懸鍾(P.213), 足三里(P.51)

경골신경마비: 承筋(P.133), 承山(P.133), 委中(P.125)

한 간신음허(肝腎陰虚), 습열(湿熱)로 인한 운동 마비

상지: 肩髃(P.21), 曲池(P.19), 手三里(P.18), 外關(P.172), 合谷(P.15), 陽渓(P.16)

하지: 環跳(P.208), 伏兎(P.49), 梁丘(P.49), 足三里(P.51), 解渓(P.52), 髀關(P.48)

폐열(肺熱): 尺沢(P.5), 肺兪(P.113)

습열(湿熱): 陽陵泉(P.211), 内庭(P.53), 脾兪(P.117)

비위허약(脾胃虚弱): 脾兪(P.117), 胃兪(P.117), 太白(P.61)

간신음허(肝腎陰虚): 肝兪(P.116), 腎兪(P.118), 懸鍾(P.213), 陽陵泉(P.211)

고혈압 (高血圧)

현 본태성고혈압

天柱(P.111), 人迎(P.38), 心兪(P.114), 腎兪(P.118), 郄門(P.159), 百会(P.249)

한 음허양항(陰虚陽亢)으로 인한 고혈압

風池(P.201), 曲池(P.19), 内關(P.161), 三陰交(P.62), 太渓(P.145), 肝兪(P.116)

한 담음(痰濁)으로 인한 고혈압

風池(P.201), 豊隆(P.52), 足三里(P.51), 太衝(P.222), 中脘(P.266)

저혈압 (低血圧)

현 본태성저혈압

完骨(P.197), 中脘(P.266), 身柱(P.244), 脾兪(P.117), 顖会(P.250), 天柱(P.111)

한 기허(気虚)로 인한 저혈압

百会(P.249), 腎兪(P.118), 脾兪(P.117), 關元(P.263), 足三里(P.51)

한 기음양허(気陰両虚)로 인한 저혈압

脾兪(P.117), 腎兪(P.118), 足三里(P.51), 太渓(P.145), 三陰交(P.62)

증상별 · 사례별 경혈 사용 예. 5

현 현대 의학적인 사고에 근거한 처방 사례
한 한의학적인 사고에 근거한 처방 예시

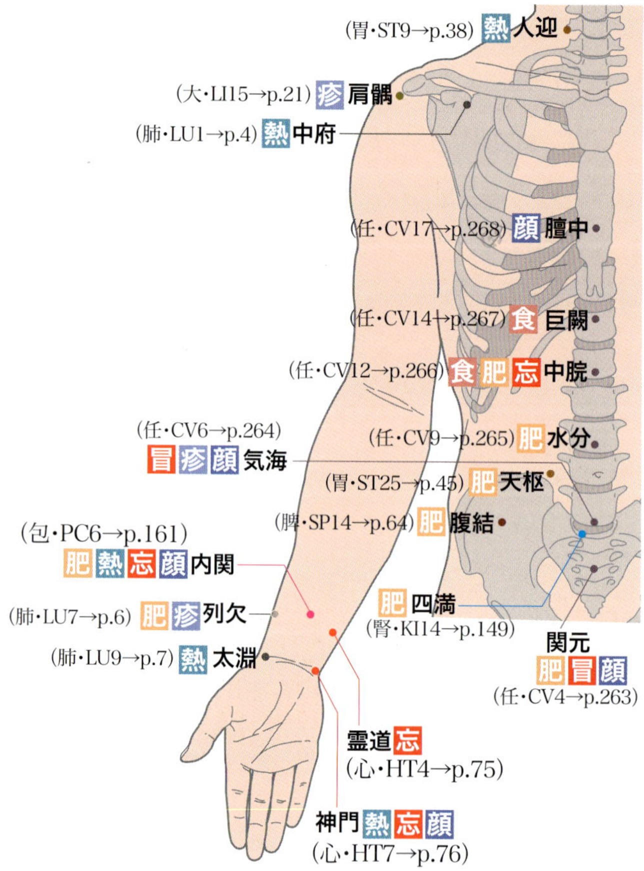

식욕부진(食欲不振)

현 위신경증

中脘(P.266), 巨闕(P.267), 膈兪(P.115), 脾兪(P.117), 百会(P.249), 胃兪(P.117)

한 위음허(胃陰虚)로 인한 식욕부진

足三里(P.51), 解渓(P.52)太渓(P.145), 胃兪(P.117)

한 비위습열(脾胃湿熱)로 인한 식욕부진

中脘(P.266), 足三里(P.51), 曲池(P.19), 陰陵泉(P.62), 三陰交(P.62)

비만(肥満)

현 단순성 비만

天枢(P.45), 脾兪(P.117), 腎兪(P.118), 曲池(P.19), 足三里(P.51), 關元(P.263)

한 기허(気虚)로 인한 비만

内關(P.161), 列欠(P.6), 豊隆(P.52), 三陰交(P.62), 水分(P.265), 天枢(P.45), 關元(P.263), 太渓(P.145)

한 담습(痰湿)으로 인한 비만

曲池(P.19), 支溝(P.172), 三陰交(P.62), 内庭(P.53), 四満(P.149), 腹結(P.64), 中脘(P.266), 豊隆(P.52)

발열(發熱)

현 만성편도염

肩井(P.202), 腎兪(P.118), 中府(P.4), 人迎(P.38), 合谷(P.15)

한 음허(陰虚)로 인한 발열

神門(P.76), 心兪(P.114), 太渓(P.145), 腎兪(P.118), 三陰交(P.62), 内關(P.161)

한 어혈(瘀血)로 인한 발열

心兪(P.114), 膈兪(P.115), 太淵(P.7), 内關(P.161), 太衝(P.222)

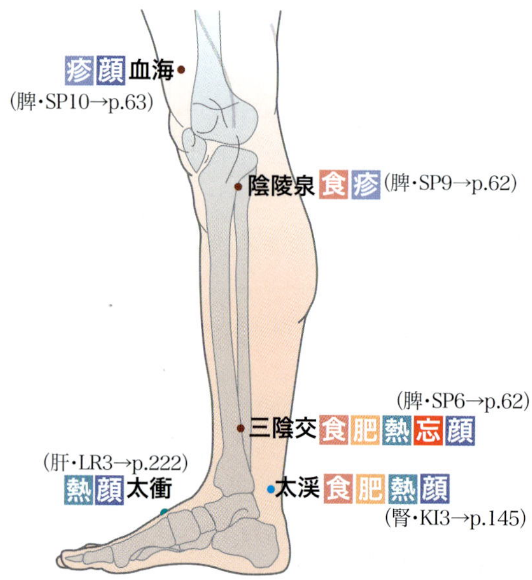

'열이 오르고 차가워지는' 증상을 한의학에서 상열하한(上熱下寒)이라고 하며, 상부(두안면부頭顔面部)의 열성(熱性) 증상과 하부(발足部)의 한성(寒性) 증상이 동시에 발생하는 상태이다. 원인으로는 '불에 속해 양(陽)을 이루는 심(心)과 물에 속해 음(陰)을 이루는 신(腎)의 기능의 균형이 깨져(심신불교心腎不交) 상열하한(上熱下寒)이 발생한다. 따라서 음이 아래에서 왕성해지면서 아래쪽이 차가워지고, 양이 위로 치솟으면서 위쪽이 뜨거워지는 증상이 발생한다.

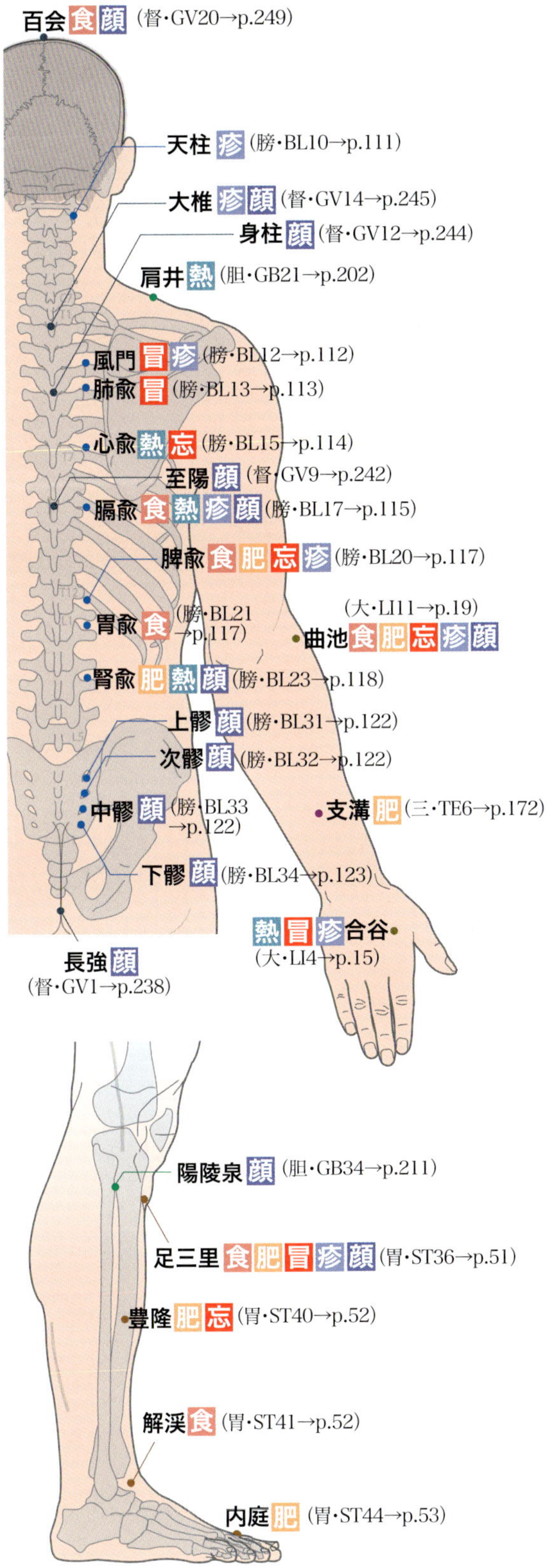

건망증(健忘)

한 심비양허(心脾両虚)로 인한 건망증
神門(P.76), 霊道(P.75), 心兪(P.114), 脾兪(P.117), 三陰交(P.62)

한 담탁(痰濁)으로 인한 건망증
神門(P.76), 内関(P.161), 曲池(P.19), 豊隆(P.52), 三陰交(P.62), 中脘(P.266)

감기(感冒)

한 풍한(風寒)에 의한 감기
合谷(P.15), 風門(P.112), 肺兪(P.113)

한 기허(気虚)에 의한 감기
足三里(P.51), 気海(P.264), 関元(P.263)

발진(發疹)

현 담마진
天柱(P.111), 肩髃(P.21), 曲池(P.19), 足三里(P.51), 大椎(P.245)

한 기혈양허(気血両虚)로 인한 발진
膈兪(P.115), 脾兪(P.117), 気海(P.264), 血海(P.63), 足三里(P.51), 風門(P.112)

한 위장의 습열(湿熱)로 인한 발진
曲池(P.19), 足三里(P.51), 陰陵泉(P.62), 血海(P.63), 列欠(P.6), 合谷(P.15)

안면홍조(顔面紅潮 냉증(冷症)

현 갱년기장애
身柱(P.244), 次髎(P.122), 三陰交(P.62), 足三里(P.51), 太衝(P.222), 曲池(P.19)

한 심신불교(心腎不交)로 인한 발열, 냉증
内関(P.161), 神門(P.76), 三陰交(P.62), 太渓(P.145), 大椎(P.245), 腎兪(P.118), 長強(P.238), 百会(P.249), 関元(P.263)

한 양허(陽虚), 한습(寒湿), 어혈(瘀血)로 인한 냉증
至陽(P.242), 膈兪(P.115), 腎兪(P.118), 上髎(P.122), 次髎(P.122), 中髎(P.122), 下髎(P.123), 膻中(P.268), 気海(P.264), 関元(P.263), 三陰交(P.62), 陽陵泉(P.211) 血海(P.63)

증상별 · 사례별 경혈 사용 예. 6

테니스 엘보는 수관절-손가락의 신근군이 부착하는 상완골외과에 통증이 발생하는 질환으로 테니스 백핸드 동작에서 발병하는 경우가 많아 테니스 엘보라고 불리지만, 일상적인 노동으로 인해 중년 여성에게 많이 발생하는 질환이다. 또한, 점퍼 무릎은 배구나 농구에 많은 점프 동작으로 무릎 주변 근육을 과도하게 사용하여 대퇴사두근건과 슬개골 부착부에 염증이 발생하여 통증을 유발하는 질환이다.

운동성 견관절통 (肩關節痛)

야구견, 상완이두근 장두건염 등

삼각근:
臑会(P.175), 臑兪(P.87), 肩貞(P.87),
肩髃(P.21), 肩髎(P.176)

상완이두근:
天府(P.5), 侠白(P.5), 臂臑(P.20), 天泉(P.158)

극상근: 曲垣(P.88), 秉風(P.88), 巨骨(P.21)

승모근:
肩井(P.202), 肩外兪(P.89), 秉風(P.87),
肩中兪(P.89), 巨骨(P.21), 天柱(P.111), 天髎(P.177)

광배근: 腎兪(P.118), 志室(P.131)

운동성 주관절통 (肘關節痛)

테니스 엘보 등

상완골외측상과: 曲池(P.19), 肘髎(P.19)

주두: 天井(P.174)

전완신전근군:
手三里(P.18), 陽池(P.171), 下廉(P.18), 上廉(P.18)

주와: 尺沢(P.5), 曲沢(P.159)

상완골내측상과: 少海(P.75)

전완굴근군: 支正(P.86), 大陵(P.162), 郄門(P.159)

운동성 슬관절통 (膝關節痛)

점퍼 무릎(슬개골 인대염) 등

슬개인대: 犢鼻(P.50)

대퇴사두근:
血海(P.63), 梁丘(P.49), 陰市(P.49)

경골외측: 足三里(P.51), 陽陵泉(P.211)

경골내측: 陰陵泉(P.62)

운동성 하지통 (下肢痛)

아킬레스건염 등

비복근:
承筋(P.133), 承山(P.133),
合陽(P.133)

가자미근:
飛揚(P.133), 築賓(P.147),
三陰交(P.62)

아킬레스건:
崑崙(P.134), 太渓(P.145),
復溜(P.146), 跗陽(P.133)

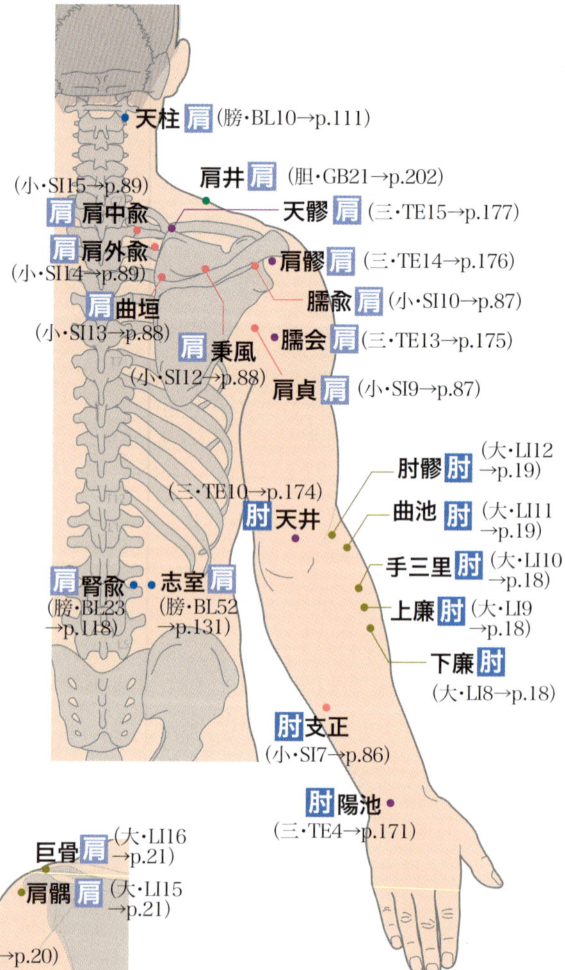

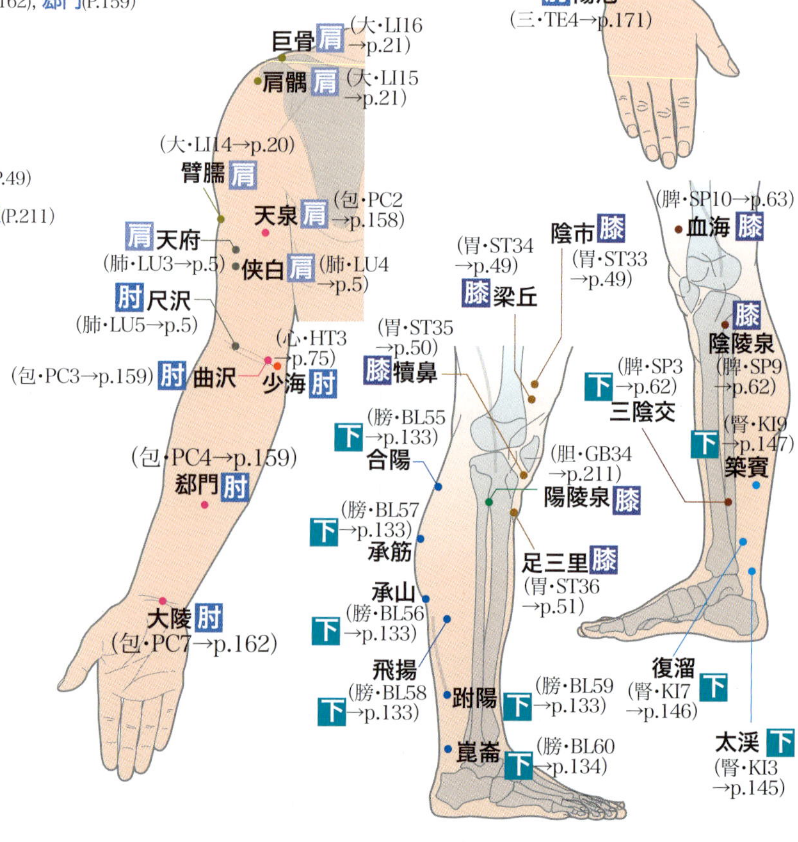

Reference

• 경혈 관계

WHO西太平洋地域事務局 原著, 第二次日本經穴委員会 監訳：WHO/WPRO標準經穴部位ー日本語公式版ー, 医道の日本社(2009)

第二次日本經穴委員会 編：詳解·經穴部位完全ガイド 古典からWHO標準へ, 医歯薬出版(2009)

第二次日本經穴委員会 編：經穴集成 復刻版,医歯薬出版(2009)

形井秀一 著：治療家の手の作り方ー反応論·触診学試論ー，六然社([2001] 2004)

形井秀一 著：からだの声を聴くー東洋医学がよくわかる54話，医道の日本社([1997] 2009)

厳振国 主編, 川俣順一 監訳：カラ-アトラス經穴断面解剖図解(上肢編), (下肢編), 医歯薬出版(1992)

严振国 主编：经穴断面解剖图解(头颈·胸部), (腹盆部), 上海科学技术出版社(1990, 2002)

严振国 主编：全身经穴应用解剖图谱, 上海中医药大学出版社(1997)

山下詢 著：臨床經絡經穴図解 第2版, 医歯薬出版([1972] 2003)

森秀太郎 著，青野三郎 画：解剖經穴図, 医道の日本社(1981)

日本理療科教員連名, (社)東洋療法学校協会 編,教科書執筆小委員会 著, 第二次日本經穴委員会 協力：新版 經絡經穴概論, 医道の日本社(2009)

高橋秀則 医学監修, J.Y.Wong 原著：神經解剖学による鍼治療マニュアル,エルゼビア·ジャパン(2005)

創医会学術部 著：漢方用語大辞典, 燎原([1984] 2005)

伊藤良 著, 森有材 監修：中医学大全科, 法研

高金亮 監修, 劉桂平, 孟静岩 主編：中医基本用語辞典, 東洋学術出版社(2006)

山田光胤, 代田文彦, はやし浩司：図説 東洋医学, 学研研究社(1979)

国分正一, 鳥巣岳彦 監修：標準整形外科学, 医学書院(2005)

伊藤美千穂, 北山隆 監修, 原島広至 著：生薬単, エヌ·ティー·エス([2007] 2010)

• 경혈명의 유래

王德深 主编：中国针灸穴位通鉴 上·下卷, 青岛出版社(2004)

高式国 著：針灸經穴名の解説, 燎原([1988] 2009)

李丁 著, 浅川要, 木田洋, 兵藤明, 生田知恵子, 横山瑞生 訳：針灸經穴辞典, 東洋学術出版所(1986)

小田規矩之助 著, 孫基然,戴昭宇 編：經穴名辞攷, 株式会社パレード(2009)

張晟星,戚淦 著, 川口準子 訳：鍼灸經穴名の解釈と意義, 近代文芸社(1990)

篠原昭二 著：臨床經穴ポケットガイド 361穴, 医歯薬出版(2009)

王暁明, 金原正幸, 中澤寛元 著, 森和 監：經穴マップ, 医歯薬出版(2004)

周春才 著, 土屋憲明 訳：まんが經穴入門, 医道の日本社(2004)

• 한자 관계

山田勝美,進藤英幸 著：漢字字源辞典, 角川書店 (1995)

鎌田正,米山寅太郎 著：漢語林, 大修館書店(1990)

藤堂明保,加納喜光 著：学研漢和大字典, 学習研究社(1978)

藤堂明保,加納喜光 編：漢字源, 学習研究社(1988)

白川静 著：字統 普及版, 平凡社([1994] /1999)

A.Cotterell 著，佐々木達夫 日本語版監修：写真でたどる中国の文化と歴史(「知」のビジュアル百科)，あすなろ書房(2006)

稲畑耕一郎 監修，劉煒 編，尹盛平 著，荻野友範，崎川隆 訳：図説 中国文明史〈2〉殷周ー文明の原点，創元社(2007)

林巳奈夫 著：中国古代の生活史，吉川弘文館(2009)

• 해부학 관계

藤田恒太郎 著, 寺田春水 改訂：生体観察,南山堂([1950] 1976)

青木隆明 監修, 林典雄 著：運動療法のための機能解剖学的触診技術, MEDICAL VIEW(2006)

J.H.Clay & D.M.Pounds 著, 大谷素明 監訳：クリニカルマッサージ ーひと目でわかる筋解剖学と触診·治療の基本テクニックー, 医道の日本社(2004)

河合良訓 監修, 原島広至 著：骨単/肉単/脳単/臓単/3D踊る肉単, エヌ·ティー·エス([2004-2009] 2010)

K.L.Moore, A.F.Dalley：Clinically Oriented Anatomy, L.Williams & Wilkins([1980] 2006)

R.Putz, R.Pabst：Sobotta -Atlas of Human Anatomy-, E.URBAN & FISCHER(2006)

L.M.Ross, E.D.Lamperti：THIEME Atlas of Anatomy, Thieme(2006)

P.Richer, R.B.Hale：ARTISTIC ANATOMY, Watson-Guptill(1971)

Fritz Schider: AN ATLAS OF ANATOMY FOR ARTISTS, Dover(1957)